방사선 치료학

김연래 춘해보건대학교
이정우 건국대학교병원
나수경 김천대학교
민정환 신구대학교
심재구 대구보건대학교
윤일규 중앙보훈병원
정진범 분당서울대학교병원
조정희 연세의료원
박철우 동의과학대학교
김가중 극동대학교
김종언 가야대학교
강보선 건양대학교
박철수 한림성심대학교
이준행 남부대학교
김기복 한서대학교

도서출판 대학서림

개정판 머리말

최근 방사선치료기술은 첨단 치료장치와 기술의 발전으로 종양에 대한 방사선치료 후에 환자의 생존율뿐만 아니라 삶의 질을 높이는 것을 목표로 발전해 왔다. 방사선 분야에서 방사선치료 분야는 다른 분야보다도 짧은 기간 동안 급속도로 변화와 발전을 보이고 있으므로, 방사선치료를 연구하고 공부하는 분들에게 새로운 기술과 장비에 대한 최신 정보 제공이 요구되고 있다. 방사선치료의 궁극적 목적인 종양에 최적의 선량과 정상조직에 부작용을 최소화하기 위한 진단 및 치료 장치와 기술들의 발전이 이루어졌다. 방사선치료는 전산화단층촬영장치를 기본으로 한 치료계획시스템에 MRI와 PET-CT 영상 등을 이용해서 종양과 정상조직의 위치를 2차원, 3차원을 넘어 4차원적으로 확인할 수 있다. 고에너지 방사선을 이용해서 2차원적인 치료와 다엽콜리메니터(MLC)를 이용해서 3차원 입체방사선치료(conformal therapy)와 세기조절방사선치료(intensity modulated radiation therapy, IMRT), 입체적 세기조절 회전 방사선치료(volumetric modulated arc therapy, VMAT) 그리고 4차원적인 호흡동조방사선치료(respiration gated radiation therapy, RGRT)와 영상유도방사선치료(imgae guided radiation therapy, IGRT) 치료를 함으로써 정상조직은 보호하고 종양에 최적의 선량을 조사하는 치료법으로 발전하였다. 치료장치의 발전으로 뇌에 발생한 작은 종양의 치료에 이용되는 정위적방사선치료(stereotactic radiosurgery, SRS)를 할 수 있는 Gamma knife, Cyber knife도 이용되고 있다. 여러 부위 치료를 한 번에 할 수 있는 Tomotherapy도 이용되고 있다. 그리고 정위적방사선치료를 체부에 분할해서 조사하는 정위적체부방사선치료(stereotactic body radiotherapy, SBRT)와 선질의 특성과 선량분포를 조금 더 최적화시킬 수 있는 양성자치료기(proton therapy)와 중입자치료(heavy particle therapy)까지 방사선치료기술에 대한 연구와 발전은 빠른 속도로 진행되고 있다.

그러므로 본 교재는 이러한 빠른 발전과 연구가 진행되는 방사선치료 분야에서 기초가 되는 방사선생물학, 방사선치료물리학, 계측학, 종양학을 기본으로 새롭게 발전된 치료기술과 장치를 포괄적으로 다루었다. 5판 발행 후에 교수진과 임상에서 방사선종양학과 업무를 담당하시는 선생님들의 조언을 바탕으로 새로운 교재의 미흡한 부분을 수정, 보완해서 방사선학을 전공하는 학생과 임상에서 방사선치료를 업무로 하시는 분들에게 방사선치료를 조금 더 쉽게 이해할 수 있도록 개정 6판을 출간하게 되었다.

방사선기술과학과 방사선치료에 관한 많은 교재가 출간되고 있지만, 본 교재는 방사선과학을 전공하는 학생들에게 방사선치료에 대한 기초이론부터 최신 방사선치료기술까지 체계적으로 학습할 수 있도록 구성되었다. 그리고 방사선치료 분야에 근무하시는 전문방사선사, 의료종사자에게 방사선치료 전반에 걸친 폭 넓은 지식을 전달할 수 있으리라 생각된다.

본 6판 교재를 개정하는데 많은 시간과 노력을 아끼지 않으신 교수님과 임상 선생님들께 감사드린다. 그리고 책의 근간을 마련해 주시고 대한민국 방사선치료 분야에 학문적, 기술적 발전에 커다란 공헌을 해주신 원로 교수님과 임상선생님들 그리고 故 김유현 교수님께 고개 숙여 감사드린다. 끝으로 개정에 협조와 격려를 해주신 여러 교수님과 믿음과 신뢰를 주셨던 대학서림 윤진영 회장님, 그리고 마지막까지 애써주신 편집부 여러분께 깊은 감사를 드린다.

2022. 2

저자 일동

차례

Chapter 1. 방사선치료의 개념 및 역사

1.1 암 15

1. 암이란 무엇인가? 15
2. 우리나라 암 발생현황 16
3. 암의 원인 및 특징 18
4. 암의 예방 20
5. 일상생활 속에서 발암 21
6. 암의 조기 발견 22
7. 암의 진단과 치료 22

1.2 방사선치료의 역사 23

1. 방사선의 선질과 선량의 측정 25
2. 방사선치료의 기술적인 발전 25

1.3 방사선치료의 개요 27

1. 종양의 역학 및 방사선치료 27
2. 방사선치료의 대상과 적응 및 목적 28
3. 방사선치료 방법 31
4. 특수 방사선 치료 34

Chapter 2. 방사선 생물학의 기초이론

2.1 종양에 대한 기초지식 41

1. 양성종양과 악성종양 41
2. 악성종양의 분류 42
3. 종양에 대한 방사선치료의 역할 44
4. 악성종양의 증식 44
5. T(tumor). N(node). M(metastasis) 분류 46
6. 악성종양의 전이와 재발 47
7. 세포분열 47

2.2 종양세포에 대한 방사선 효과 49

1. 세포에 대한 방사선의 직접작용과 간접작용 49
2. 방사선량과 세포사 50
3. 방사선 효과를 좌우하는 인자 52
4. 방사선 손상으로부터의 회복 57
5. 방사선 생물학의 4R 58

2.3 건강조직에 대한 방사선 효과 62
1. 종양과 건강조직에 대한 선량효과 62
2. 방사선 장해의 시간적 경과 65
3. 인체 건강조직의 내용선량과 임상적 응용 66
4. 생물 등효과 선량(biological isoeffect dose) 68

2.4 고 LET 방사선의 생물학적 효과 71
1. 산소 효과비(oxygen enhancement ratio: OER) 71
2. 중성자선(neutron beam) 73
3. 양자선(proton beam) 74
4. 중이온 입자선(heavy ion particle) 77

2.5 온열요법 78
1. 온열에 의한 생물학적 효과 78
2. 온열요법 방식 81
3. 임상에서 온열요법을 시행하기 위한 고려사항 87

Chapter 3. 방사선치료 장치

3.1 kV 엑스선치료 장치(kilovoltage units) 94
1. 그랜쯔선치료 장치(grenz-ray unit) 94
2. 표재치료 장치(superficial unit) 94
3. 심부치료 장치(orthovoltage unit) 95
4. 초고압치료 장치(supervoltage unit) 96

3.2 방사성동위원소 원격치료 장치 96
1. 코발트-60 원격치료 장치(cobalt-60 teletherapy unit) 97
2. 137Cs 원격치료 장치(cesium-137 teletherapy unit) 104
3. 감마나이프(gamma knife or Leksell stereotactic gamma unit) 104

3.3 입자가속장치 109
1. 선형가속기(linear accelerator: Linac) 109
2. 마이크로트론(microtron) 120
3. 베타트론(betatron) 122
4. 사이버 나이프(cyber knife) 125
5. 토모테라피(tomotherapy) 128
6. 반·데·그라프 가속기 (van de graaff generator) 131

3.4 중입자 가속장치 132
1. 사이클로트론(cyclotron) 132
2. 싱크로트론(synchrotron) 135
3. 중성자 발생장치(neutron production machine) 136
4. D-T Generator 137

5. 양성자 가속기(proton generator) 137
6. 중이온치료 장치(heavy-ion generator) 143

3.5 방사선치료 관련 기구 143

1. 조사면 정형기구 143
2. 선량분포 보정기구 146
3. 환자 고정기구 148
4. 조사면 확인기구 149

Chapter 4. 방사선 선량측정

4.1 방사선과 물질의 상호작용 152

1. 광자와 물질의 상호작용 152

4.2 방사선량의 단위 155

1. 유량(fluence): 155
2. 에너지 유량(energy fluence): Ψ 156
3. 조사선량(exposure) 157
4. 커마(kinetic energy released per unit mass in the medium: kerma) 158
5. 흡수선량(absorbed dose) 159
6. 물질내의 광자선속과 전자선속의 감약 160

4.3 선량측정 장치 167

1. 선량측정을 하는 이유? 167
2. 선량측정용 팬텀 170

4.4 방사선 측정기 174

1. 전자와 물질의 상호작용 174
2. 2차 전자평형 175
3. 전리함(ionization chamber)의 종류 177
4. 기타 측정기 182

4.5 물질중의 흡수선량 계산법 190

1. 공기 중의 흡수선량의 계산 190
2. 물질 중에서 조사선량에 대한 흡수선량의 계산 191
3. Bragg-Gray 공동이론에 의한 흡수선량 계산 192
4. 법에 의한 물질 중에서의 흡수선량 계산 197
5. 출력 흡수선량 측정 197

Chapter 5. 광자선 치료

5.1 심부선량분포 209
1. 선원-표면거리(source skin distance: SSD) 치료시 심부선량 209
2. 선원-회전축거리(source axis distance: SAD) 치료시 심부선량 211

5.2 심부선량계산 216
1. 콜리메이터 산란계수(collimator scatter factor:) 217
2. 팬텀 산란계수(phantom scatter factor:) 217
3. 조직-최대선량 비(tissue maximum ratio: TMR) 219
4. 조직-팬텀선량 비(tissue phantom ratio: TPR) 220
5. 산란-최대선량 비(scatter maximum ratio: SMR) 221
6. 클락슨법(Clarkson method)에 의한 부정형조사면 선량계산 221
7. 축외 선량비(off-axis ratio: OAR) 223
8. 불균질 물질의 선량보정 224
9. 입사면 경사의 영향에 대한 선량 보정 228
10. 기타 선량 보정 230
11. 선량계산 235

5.3 흡수선량 표시 238
1. 치료용적의 정의 239
2. 표적용적 내의 흡수선량의 정의 241
3. 표적(흡수)선량의 표시 242

5.4 등선량분포곡선(isodose curve) 245
1. 등선량분포곡선의 측정 245
2. 등선량분포곡선의 종류 246
3. 등선량분포곡선에 영향을 미치는 인자 248
4. 1문조사법에서 등선량분포곡선에 영향을 미치는 여러 인자 249
5. 2문조사법에서 등선량분포곡선에 영향을 미치는 여러 인자 251
6. 3문조사법에서 등선량분포곡선에 영향을 미치는 여러 인자 253
7. 회전(Arc)조사법이 등선량분포곡선에 영향을 미치는 여러 인자 256

Chapter 6. 전자선 치료

6.1 전자 상호작용(electron interactions) 263
1. 전자선의 물리적 특성 263
2. 에너지 손실률(rate of energy loss) 264
3. 전자 산란(electron scattering) 266

6.2 전자선 에너지 267
1. 에너지의 정의 267

2. 최빈 에너지와 최대 비정의 관계 269
3. 평균 에너지와 50% 흡수선량 깊이의 관계 269
4. 핵반응 역치법 270

6.3 흡수선량의 측정 271
1. 측정에 이용되는 전리함의 특성 271
2. 흡수선량 계산법 272
3. 팬텀 속의 흡수선량 측정 276
4. 불균질 물질의 보정 계산법 278
5. 기타 보정법 281

6.4 심부선량 백분율 곡선 284
1. 심부선량 백분율 곡선의 특징 284
2. 심부선량 백분율 곡선의 파라미터 285

6.5 등선량분포곡선 287
1. 등선량분포곡선의 특징 288
2. 등선량분포곡선의 작성 288
3. 등선량곡선의 보정 289

6.6 치료계획 297
1. 차폐 297
2. 진자 조사법 300
3. 전신 조사법(total skin electron therapy: TSET) 301
4. 수술중 방사선치료(intraoperative radiation therapy: IORT) 304

Chapter 7. 모의치료

7.1 모의치료 및 장치 309
1. 모의치료(simulation) 309
2. 모의치료촬영장치(simulator) 310
3. 모의치료촬영의 구성 314

7.2 모의치료촬영 과정 318
1. 모의치료촬영 순서 및 방법 318
2. SAD법 & SSD법 320
3. 모의치료촬영장치와 치료장치의 비교 321
4. 모의치료촬영의 기록사항 322
5. 모의치료촬영에서 사용되는 용어 322

7.3 체표윤곽도 제작 및 자세고정 장치 323
1. 체표윤곽도 323
2. 환자 치료자세 고정 장치 327

7.4 방사선 차폐물(shielding block) 제작 — 333

7.5 방사선 치료 확인(treatment verification) — 338

7.6 부위별 모의치료촬영 — 340

1. 뇌(brain) 340
2. 두경부(head & neck) 349
3. 흉부(chest) 354
4. 유방(breast) 359
5. 맨틀 조사법(mantle technique) 365
6. 부 대동맥 림프절(para-aortic lymph node) 369
7. 역 Y자 조사법(inverted-Y field technique) 371
8. 전 복부(whole abdomen) 372
9. 골반(pelvis) 377
10. 척추와 사지(vertebrae & extremities) 381

Chapter 8. 치료계획

8.1 방사선치료계획 개요 — 385

1. 방사선치료계획의 배경 385
2. 방사선치료계획의 과정 385
3. 방사선치료계획에 관한 인력구성 및 역할 386

8.2 치료계획시스템 빔데이터 획득 및 모델링(Beam data acquisition, Pencil beam convolution & AAA model) — 389

8.3 치료계획용 용적 정의(ICRU recommendations) — 396

1. 종양표적에 관련된 용적 정의 397
2. 정상조직에 관련된 용적 정의 399
3. 기타 용적 정의 400

8.4 치료계획 기술 및 응용 — 400

1. 치료방법(장비) 및 방사선의 종류, 에너지 선택 400
2. 치료계획 시 사용하는 빔의 개수와 방향 404
3. 처방선량과 정상조직의 내용선량 고려 404
3. 빔의 선량비중(dose weight) 407

8.5 치료계획 분석 및 평가 — 407

1. 등선량분포 분석 407
2. 선량-체적 히스토그램(Dose-volume histogram, DVH) 409

8.6 방사선종양학과 네트워크 — 411

1. 네트워크 구조 411
2. 전자차트와 R&V 시스템 412

8.7 임상 방사선치료계획 요약 417
1. 뇌종양 치료계획 417
2. 두경부 방사선치료계획 419
3. 유방암 방사선치료계획 421
4. 흉부 방사선치료계획 422
5. 전립선암의 방사선치료계획 425

Chapter 9. 근접치료

9.1 근접치료에 사용되는 방사성동위원소의 종류 431
1. 방사능(radioactivity) 432
2. 붕괴(decay) 432
3. 방사성동위원소(radioisotopes) 432

9.2 근접치료의 선량계산 438
1. sievert integral 438
2. 선량계산법 440
3. 영구자입(permanent implant) 451
4. 치료영역 설정 452

9.3 근접치료 기술 454
1. 표면 주형치료(surface mold brachytherapy) 454
2. 강내 조사(intracavitary brachytherapy) 455
3. 조직내 조사(interstial brachytherapy) 456
4. 관내 조사(intraluminal brachytherapy) 457

9.4 근접치료기 시스템 458
1. 고선량률 원격후장전치료기 시스템(HDR remote afterloading system) 458
2. 초소형 X선 전자근접치료기 (miniature X-ray eBT system) 461
3. 품질관리 및 안전관리(QA & Safety) 464

Chapter 10. 특수 치료

10.1 전신조사(total body irradiation, TBI) 469
1. 전신조사 개요 469
2. 전신조사의 환자 자세 469
3. 전신조사 기술 470
4. 보상 필터 470
5. 산란판(beam spoiler) 470
6. 선량검증 470

10.2 정위적 방사선수술(stereotactic radio surgery, SRS) 471
1. 개요 471
2. 종류 471
3. 치료방법(선형가속기) 473
4. 치료기술 474

10.3 세기변조 방사선치료 (intensity modulated radiation therapy, IMRT) 474
1. 세기변조 방사선치료 개요 474
2. 세기변조 방사선치료 방법의 종류 474
3. 세기변조 방사선치료 기술 475

10.4 4차원 방사선치료(4-D radiation therapy) 476
1. 4차원 방사선치료의 개요 476
2. 4차원 방사선 치료의 방법 476

10.5 입체적 세기변조 회전 방사선치료 (volumetric modulated artherapy, VMAT) 478
1. 입체적 세기변조 회전 방사선치료의 개요 478
2. 입체적 세기변조 회전 방사선치료의 기술 479
3. 입체적 세기변조 회전 방사선치료의 적용 479

10.6 정위적 체부 방사선치료 (Stereotactic body radiotherapy, SBRT) 480
1. 정위적 체부 방사선치료의 개요 480
2. 정위적 체부 방사선치료를 위한 기술적인 준비사항 480
3. 정위적 체부 방사선치료의 시행절차 및 체크항목 481
4. 정위적 체부 방사선치료를 위한 구성 및 필요조건 482
5. 정위 체부 방사선치료에서의 품질관리(QA) 489
6. 정위적 방사선치료에 사용되는 상용화 시스템 491

Chapter 11. 방사선치료의 질 보장

11.1 개 요 497
1. 질 보장(quality assurance, QA)의 필요성 497
2. 역사적 배경 498
3. 조직 및 장비 499
4. 용어의 정의 502

11.2 치료장비의 유지관리 504
1. 개요 504
2. 임상 적용의 안전성(safety)과 적합성(fitness) 평가 505
3. 문서 관리 505

4. 의료의 질(quality of care)감사 505

11.3 치료과정(treatment process) 505

1. 개요 505
2. 환자 자료(patients data) 506
3. 치료기준(treatment protocol) 506
4. 치료선량의 처방과 치료계획(treatment prescription & treatment planning) 507
5. 환자의 방사선치료 507

11.4 QA 방법 및 절차 508

1. 기계적인 정확성(mechanical accuracy) 508
2. 방사선 선량의 정확성(radiation accuracy) 511
3. 안전관리체계(safety system)의 기능성 512

11.5 장비별 QA 기준 514

1. 외부 치료장치(external radiation therapy unit) 514
2. 근접치료기 516
3. 모의치료촬영기(simulator) 518
4. 치료계획장비(treatment planning system) 520

11.6. 세기조절 방사선치료 정도관리 (Intensity Modulated Radiation Therapy, IMRT QA) 521

1. IMRT 치료계획과 방사선 치료 조사 QA 522
2. IMRT 치료 계획 시스템(planning system) 523
3. IMRT 치료 전달 시스템(Delivery System) 523
4. 치료 전 검증 QA(delivery QA) 524
5. IMRT QA의 목표 525
6. IMRT 선형 가속기 QA(Linac QA) 526

11.7 방사선 치료에서의 디지털 영상 평가 528

1. 기술적 배경 530
2. MTF(The modulation transfer function: 변조전달함수) 531
3. NPS(The noise power spectrum: 잡음전력 스펙트럼) 537
4. DQE(Detective quantum efficiency: 양자검출효율) 540

부 록 543

Chapter 1

방사선치료의 개념 및 역사

암
- 암이란 무엇인가?
- 우리나라 암 발생현황
- 암의 원인 및 특징
- 암의 예방
- 일상생활 속에서 발암
- 암의 조기 발견
- 암의 진단과 치료

방사선치료의 역사
- 방사선의 선질과 선량의 측정
- 방사선치료의 기술적인 발전

방사선치료의 개요
- 종양의 역학 및 방사선치료
- 방사선치료의 대상과 적응 및 목적
- 방사선치료 방법
- 특수 방사선 치료

1.1 암

1. 암이란 무엇인가?

악성종양을 암이라고 하는데 세포가 정상적으로 분화되지 않고 성장이 조절되지 않으며, 주위 조직으로 침투하고, 다른 조직으로 퍼져나가 성장하는 질환을 말한다.

우리나라에서는 인구 4명 중 1명이 암으로 사망하고, 해마다 현저히 증가하는 추세에 있다. 이러한 증가는 경제수준의 향상에 따른 수진율의 증가와 진단방법 및 자료수집방법의 발전과 인구의 노령화에 기인한다. 인류가 극복하지 못한 많은 질환 중에서도 특히 암은 우리에게 가장 위협적인 질환인 것은 의심의 여지가 없다.

인체의 모든 기관은 수많은 세포로 구성되어 있으며 이 세포들은 위치와 기능에 따라 여러 종류로 나누어지지만 하나의 수정란에서 기원하고 있기 때문에 동일한 유전 정보를 가지고 있으며 일정한 세포주기를 가지고 분화하고, 성장하고, 소멸한다. 예를 들어 혈액 세포인 적혈구의 경우 골수에서 생성되어 약 120여일 후 비장에서 자연 소멸하게 되고, 신경세포의 경우 일생에 한 번만 생성되는데 사망과 동시에 소멸하게 된다. 그러나 이러한 자연적인 세포주기에 이상이 생겨 세포가 정상적으로 분화하지 않고, 어느 정도 분화한 후에는 성장을 멈추어야 하는데도 불구하고 계속 성장하는 것을 종양(tumor)이라 하며 종양에는 양성종양과 악성종양이 있다. 이중 악성종양을 암이라고 한다.

암의 명칭은 장기발생, 즉 부위나 세포의 유형에 따라 붙여지는데 암세포가 전이되어 생긴 새로운 암도 같은 이름, 즉 원발 부위의 이름이 붙여진다. 만약 폐암이 간으로 전이된 경우 전이성 폐암이라 하며 간암이라고 하지는 않는다. 또한 조직학적인 분류에 의해 암이 어디에서 생겨났느냐에 따라, 즉 위나 폐등의 상피조직에서 생겨난 암을 암종(carcinoma)이라 하고, 뼈나 근육 등 지지조직에서 생긴 암을 육종(sarcoma)이라 한다.

암을 이해하는데 있어 가장 먼저 알아야 할 것은 종양과 암의 의미 및 차이점을 알아야 하는데, 이는 이 두 단어가 쉽게 혼용되고 있기 때문이다. 종양은 아직도 그 발생원인과 기전이 명백히 밝혀져 있지 않고 또 그 생물학적인 성격이 복잡하기 때문에 적절한 정의를 내린다는 것은 어려우나, 일반적으로 종양이란 조직의 자율적인 과잉 성장이며, 이것은 개체에 대하여 의의가 없거나 이롭지 않을 뿐 아니라 정상조직에 대하여 파괴적인 것을 말한다. 종양이란 말은 원래 영어로 neoplasia(new+growth)로서 새로운 성장이란 의미로서, 흔히 tumor라는 말을 더 많이 사용하고 있다.

▸ **신생물(neoplasm, an abnormal new growth of tissue in animals or plants)** 암의 특성을 가장 잘 표현하며 공식적인 의학용어다. 즉 신생물은 조직의 비정상적인 증식을 의미한다. 신생물에는 양성신생물(benign neoplasm)과 악성신생물(malignant neoplasm)이 있으며 양성 신생물은 성장 속도가 느리고 주위 장기 침투나 전신 전이를 하지 않지만, 악성신생물은 성장이 빠르고 주위 장기로의 침투나 전이를 잘 한다.

▸ **종양**(tumor, a swelling)은 '부풀어 오른'의 뜻이 있는데 종기, 혹, 종창 등을 의미한다. 종양이란 조직의 자율적인 과잉성 성장이며, 이것은 개체에 대하여 의의가 없거나 이롭지 않을 뿐더러 정상조직에 대하여 파괴적인 것을 말한다. 종양이란 말은 원래 영어로 neoplasia (new+growth)로서 새로운 성장이란 의미로서, 흔히 tumor라는 말을 더 많이 사용하고 있다. 백혈병 같은 혈액암을 제외하고는 대부분의 신생물은 덩어리를 형성하기 때문에 종양이라 한다. 이중 양성신생물은 양성종양(benign tumor), 악성신생물은 악성종양(malignant tumor)이라 한다. 덩어리를 형성하지 않는 혈액암에는 종양이라는 표현을 사용하지 않는다.

▸ **암**(cancer)은 악성신생물을 의미한다. 뇌종양 같이 병리학적으로는 양성이지만 발생부위가 뇌이기 때문에 임상적으로는 악성의 경과를 밟는 종양도 암이라고 한다. 그래서 암이라는 용어가 좀 더 포괄적인 의미다. 의미의 범위로 따진다면 '암 〉 악성신생물 〉 악성 종양' 순일 것이다. 아주 미묘한 차이는 있지만 '암', '악성신생물', '악성종양'을 비슷하거나 같은 것으로 봐도 무방하다.

암 또는 암종은 영어 cancer를 번역한 용어이다. 의학적으로는 악성종양(malignant tumor)이라는 병변을 일컫는 말이다. 영어 cancer는 라틴어 cancer와 그리스어 카르키노스(carcinus)에서 유래하였는데, 이는 모두 게(crab)를 가리키는 말이다. 의성 히포크라테스는 악성종양을 "카르키노스"라고 기록하였는데, 어떤 암종의 모습이 게의 집게발 모양과 같거나, 또는 암종이 자라나서 퍼진 모습이 게와 같다고 한데서 붙여진 이름이다. 현재 국내외 각종 암 관련 단체의 로고에 게가 그려져 있는 이유가 여기에 있다.

1) 양성종양(benign tumor)

양성종양은 근본적으로 인체에 해를 입히거나 생명을 위협하지는 않는다. 그러나 양성종양도 신체 공간을 점령하므로 인체의 중요한 부위에 생기면 관을 폐쇄시킬 수 있고 생명에 필수적인 조직에 압박을 가하여 생명을 위협할 수도 있다. 양성종양은 쉽게 절제할 수 있어서 예후가 좋다.

2) 악성종양(malignant tumor)

악성종양을 암이라 하는데 공간을 차지할 뿐 아니라 세포가 무절제하고 빠르게 성장하기 때문에 아주 위험하다. 또한 암세포는 전신에 전파될 수 있으며 인체의 대사산물이나 영양분을 빼앗아 환자를 쇠약하게 하고, 빈혈을 일으키고, 감염을 일으킬 수 있다. 악성종양은 주위조직으로 침윤(invasion)되고 또한 먼 곳까지 전이(metastasis)되는 특성이 있어서 이런 경우 외과적 절제나 완치가 어렵다. 이러한 침윤과 전이가 양성종양과의 가장 큰 차이점이라고 할 수 있다.

2. 우리나라 암 발생현황

우리나라 10대 사망원인 중 암으로 인한 사망률이 인구 10만 명당 남자 196.3, 여자 120.2로 다른 사망원인 보다 가장 높게 차지하고 있다(그림 1-1). 국가암정보센터 자료에 따르면 2018년도 암종별 발생현황을 보면 위암이 가장 많이 발생하였고, 이어서 갑상선암, 폐암, 대장암, 유방암, 간암 순으로 암이 발생하였다(표 1-1). 남자의 경우 위암, 폐암, 대장암, 전립선암, 간암 순으로 나타났으며 그 전 통계에 비해 전립선암이 간암보다 높게 나타났다. 여자의 경우 유방암, 갑상선암, 대장암, 위암, 폐암 순으로 나타났으며 그 전 통계에 비해 유방암이 갑상선암보다 높게 나타났다(표 1-2).

그림 1-1 성별 사망원인 순위, 2019년(통계청)

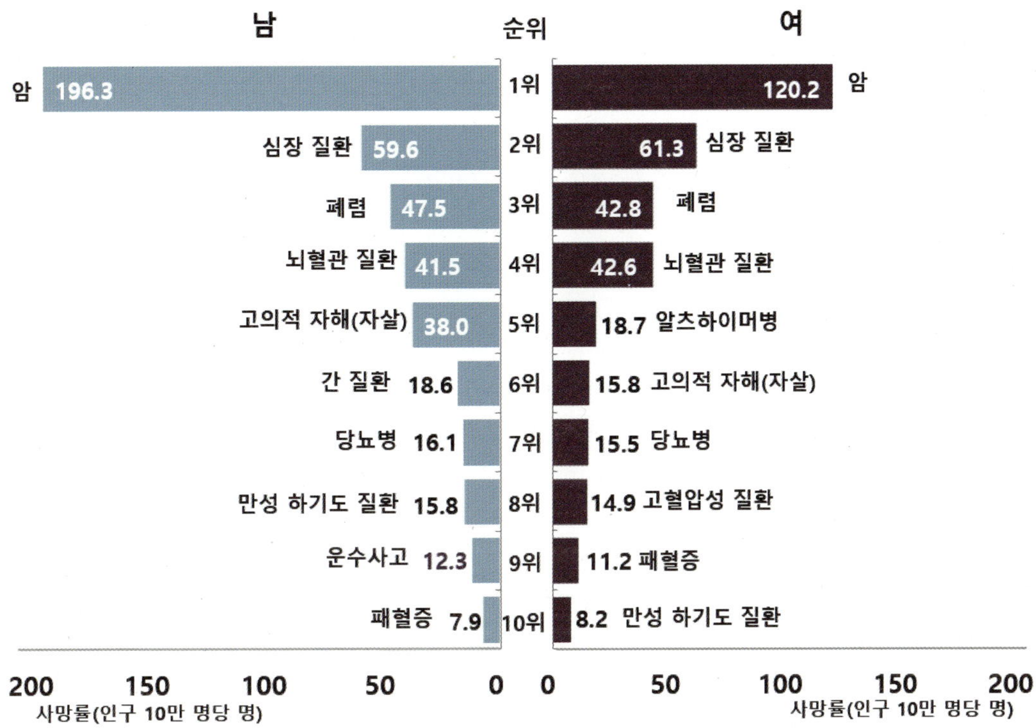

표 1-1 주요 암 발생현황 (국가암 정보센터 2018년)

순위	암종	발생자수(명)	분율(%)	조발생율(명/10만명)
	모든 암	243,837	100	475.3
1	위	29,279	12.0	31.6
2	갑상선	28,651	11.8	48.9
3	폐	28,628	11.7	28.0
4	대장	27,909	11.4	29.6
5	유방	23,647	9.7	32.9
6	간	15,736	6.5	16.7
7	전립선	14,857	6.1	14.3
8	췌장	7,611	3.1	7.6
9	담낭 및 담도	7,179	2.9	6.7
10	신장	5,456	2.2	6.7

표 1-2 성별 주요 암 발생현황(국가암 정보센터 2018년)

순위	남자				여자			
	암종	발생자수(명)	분율(%)	조발생율(명/10만명)	암종	발생자수(명)	분율(%)	조발생율(명/10만명)
	모든 암	128,757	100	502.9	모든 암	115,080	100	447.8
1	위	19,865	15.4	77.6	유방	23,547	20.5	91.6
2	폐	19,524	15.2	76.3	갑상선	21,924	19.1	85.3
3	대장	16,686	13	65.2	대장	11,223	9.8	43.7
4	전립선	14,857	11.5	58.0	위	9,414	8.2	36.6
5	간	11,728	9.1	45.8	폐	9,104	7.9	35.4
6	갑상선	6,727	5.2	26.3	간	4,008	3.5	15.6
7	췌장	4,020	3.1	15.7	췌장	3,591	3.1	14.0
8	담낭 및 담도	3,840	3.0	15.0	자궁경부	3,500	3.0	13.6
9	신장	3,806	3.0	14.9	담낭 및 담도	3,339	2.9	13.0
10	방광	3,650	2.8	14.3	자궁체부	3,182	2.8	12.4

3. 암의 원인 및 특징

1) 암의 원인

내적 요인	외적 요인
유전인자 면역학적인 요인	화학물질(chemical) 방사선(radiation) 바이러스(virus)

암 세포가 세균처럼 외부에서 우리 몸 안으로 들어온 것이 아니고 우리 몸의 정상 세포의 하나가 어떤 이유로 하여 세포내의 유전자(DNA 서열)에 변화가 일어나 암 세포로 변형된 것이라고 믿어지고 있다. 즉, 신체 속 어느 부위에 있던 정상 체세포가 외부에서 들어온 물질에 의하여 유전자에 돌연변이 등을 일으키면 그 성질이 확연하게 달라지는 경우가 있는데. 그 세포가 죽거나 제거되지 않고 살아남게 되면 그것이 암 세포가 된다. 그리하여 암은 사람만이 걸리는 병이 아니고 모든 동물 및 식물에서도 일어나는 병변이다. 수백만 년 전 공룡에서도 종양이 있었다고 믿어지는 흔적이 발견되기도 하여, 암은 지구상에 인류가 나타나기 훨씬 이전부터 생물체의 병으로 존재했었다고 믿어진다.

국제암연구소(International Agency for Research on Cancer, IARC)에서 현재까지 연구결과를 검토하여 인간에게 암을 유발하는 것이 확실한 발암요인을 분류하여 목록을 정리하였다. 암을 일으키는 원인은 여러 가지가 있지만 크게 내적요인과 외적요인으로 구분할 수 있다. 내적요인은 유전인자와 면역학적 요인을 들 수 있다. 외적용인은 의약품, 생물학적요인, 화학물질, 방사선, 생활습관, 직업 · 환경적인 영향이 있을 수 있다(표 1-3).

표 1-3 암을 일으키는 외적요인 (국제암 연구소)

의약품	생물학적 요인	화학물질	방사선	생활습관	직업 · 환경
호르몬치료제 (에스트로겐, 프로게스타겐, 타목시펜 등) 항암제 (백혈병, 발암)	바이러스 헬리코박터균 간흡충 방광주혈흡충	중금속 (비소, 베릴륨, 카드뮴 및 화합물) 분진 석면	전리방사선 (알파, 베타, X선, 감마선) 비전리방사선 (자외선, 자외선 방출 테닝 기구)	흡연 음주 소금에 절인생선 가공육 생활습관	방향족 아민 다환방향족 탄화수소 벤젠 다이옥신 등

내적요인 중 하나로 유전인자가 암 발생에 중요한 역할을 하는데 암 유전자의 발현으로 정상적인 세포주기에 필요한 여러 신호 전달체계에 이상이 발생하거나 억제 유전자의 이상으로 암 유전자가 억제되지 못하고 활동하는 경우에 암이 발생하는 것으로 생각하고 있다. 그리고 어떤 경우는 유전자의 돌연변이가 일어날 경우 암이 유발되는 것으로 확실히 밝혀졌다. 암 발생률이 높은 가족에서 암 유전자를 공유하고 있는 것으로 알려져 있는데 암 유전자가 따로 있는 것이 아니고 정상적으로 우리 몸에 존재하고 있는 유전자들이 없어지거나 돌연변이를 일으켜 비정상적으로 작동할 때 그것을 암 유전자라고 한다. 즉, 암세포는 증식이나 분화의 제어가 불가능해진 미친 세포이다. 정상세포에서는 놀랍도록 정확하게 증식이나 분화를 하지만 우리 몸의 정상 세포 속에는 100여종의 암 유전자가 있으며 이들 중에 어느 암 유전자가 질적, 양적으로 변화하여 암유전자로 되면 결국 암세포가 된다.

외적요인 중 하나인 화학물질에는 직업적으로 노출되는 발암물질(벤즈피린, 아플라톡신, 비소, 석면)이나 흡연, 대기오염, 약물, 식이 등이 포함된다. 이중 가장 중요한 암의 위험요인으로 흡연 단독으로 혹은 음주와 복합작용으로 암을 일으킨다. 흡연은 특히 폐암 발생의 위험요인으로 알려져 있는데 흡연을 하는 사람은 비 흡연자보다 폐암발생의 위험이 10배 정도 높다고 한다. 흡연은 폐암 외에도, 구강암, 인후암, 후두암, 식도암, 신장암, 방광암, 췌장암의 발생과도 매우 높은 연관성이 있는 것으로 알려져 있다. 따라서 암의 가장 효과적인 예방은 금연이다. 흡연이 식도암이나 인두암, 후두암을 일으키는데 보조적인 역할을 하며 과음집단에서 흔히 발생하는 암으로는 간암, 구강암, 폐암, 후두암, 식도암, 위암, 대장암, 직장암, 유방암 등을 들 수 있다.

암의 약 3% 정도가 방사선 노출에 의해 유발되는 것으로 알려져 있다. 이 같은 사실은 히로시마와 나가사키 원폭 투여지역과 체르노빌 원자력 발전소 사고 지역에 있었던 많은 사람들이 백혈병 등 많은 암에 이환 되었다는 것으로 알 수 있다. 태양 자외선에 노출되었을 때 흑색종(melanoma)과 같은 피부암 발생률이 높다.

2) 암의 특징

암세포는 정상세포와 다른 이상구조를 가지고 있으며 세포들끼리 부착하는 성질이 적고 주위조직이나 먼 곳으로 잘 퍼져나간다. 암세포가 주위조직으로 퍼지는 것을 침윤이라고 하고 먼 곳으로 이동하여 성장하는 것을 전이라고 한다. 암세포의 이동은 림프관이나 혈관을 따라서 할 수도 있고 직접적인 접촉으로 장기벽을 뚫고 이동하기도 한다. 또한 암세포는 어느 정도 자란 후 세포분열과 성장을 멈추는 정상세포와 달리 무제한적으로 자라고 성장속도가 매우 빠르다(표 1-4).

표 1-4
종양의 특성

특성	양성종양	악성종양
성장속도	천천히 자람	빨리 자람
성장형태	확대 팽창하면서 성장함	주위조직으로 침윤하면서 성정함
피막	피막이 있어서 주위조직으로의 침윤을 막음	피막이 없어서 주위조직으로 침윤이 잘되고 수술로 종양을 제거하기가 힘듦
세포의 특성	분화가 잘되어 있고 세포가 성숙함	분화가 잘 안되어 있고 세포가 미성숙함
재발	수술로 제거하면 재발이 거의 없음	주위조직으로서 퍼지는 성질이 있어 수술후 재발이 흔함
전이	없음	흔함
종양의 영향	인체에 거의 해가 없으나 주요기관에 압박을 가하거나 폐쇄시 문제가 됨	수술, 방사선 요법 또는 화학요법으로 치료하지 않으면 사망함
예후	좋음	진단시기, 분화정도, 전이여부에 따라 다름

4. 암의 예방

암을 예방을 위해서는 그 원인을 명확히 알고 있어야 하나, 아직 대부분의 암의 원인이 명확히 알려져 있지 않기 때문에 암을 완전하게 예방할 수는 없다. 그러나 암의 위험인자를 피하고 정기적인 검진을 통해 암을 조기 발견하고 조기 치료하면 암에 의한 사망을 예방할 수 있다. 그러므로 보건복지부에서는 암 예방을 위한 수칙을 다음과 같이 공지하였다.

∴ 국민 암 예방수칙 10가지 ∴

- 담배를 피우지 말고, 남이 피우는 담배 연기도 피하기
- 자신의 체격에 맞는 건강 체중 유지하기
- 채소와 과일을 충분하게 먹고, 다채로운 식단으로 균형 잡힌 식사하기
- 예방접종 지침에 따라 B형 간염 예방접종 받기
- 음식을 짜지 않게 먹고, 탄 음식을 먹지 않기
- 성 매개 감염병에 걸리지 않도록 안전한 성생활 하기
- 술은 하루 두 잔 이내로만 마시기
- 발암성 물질에 노출되지 않도록 작업장에서 안전 보건 수칙 지키기
- 주 5회 이상, 하루 30분 이상, 땀이 날 정도로 걷거나 운동하기
- 암 조기 검진 지침에 따라 검진을 빠짐없이 받기

5. 일상생활 속에서 발암

1) 흡연과 암

흡연하는 남성의 경우, 비 흡연 남성에 비해 폐암에 걸릴 가능성이 약 2.5배에서 3.4배 높으며, 흡연하는 여성은 비 흡연 여성에 비해 2배에서 10.8배까지 폐암에 걸리기 쉽다는 연구보고가 있다.

2) 식생활과 암

신선한 채소나 과일, 곡물은 우리 몸에 유익한 것이나 이런 음식물을 가공 처리할 때 사용되는 방부제나 착색제는 암을 유발할 수 있다. 그러므로 가능한 한 음식을 자연적으로 섭취하는 것이 바람직하다.

3) 음주와 암

심한 음주는 인후암과 구강암을 일으킬 수 있으며, 특히 위스키나 진과 같이 알코올 성분의 농도가 짙을수록 암 발생과 관계가 깊은 것을 알 수 있다. 또 천연 양조주의 경우 점막을 자극하여 지속적인 염증을 일으킬 수 있다.

4) 일광과 암

강력한 햇볕을 너무 지나치게 오래 쬐는 경우, 손과 얼굴 등의 세포가 빨리 노화할 뿐 아니라 지속적인 자외선은 피부암을 초래할 수 있다.

표 1-5 인체의 각 기관별 암 검진

신체부위	검 사
유방	· 유방자가검진 : 매달(20세 이상의 여성) · 의사에 의한 유방검진 : 매 3년(20~40세의 여성) 매년(40세 이상의 여성)
대장 및 직장	· 대변 잠혈 검사와 직장경검사 : 매년 · 직장수지검사 : 매 5년 · 대장경 검사 및 직장수지검사 : 매 10년 · 대장암의 위험요인을 가진 사람은 더 자주 검진을 받아야 한다. - 대장암이나 선종성 용종의 과거력 - 대장암이나 용종의 가족력 - 만성 염증성 위장질환의 과거력 - 유전성 대장암 증후군의 가족
자궁경부	· 자궁세포진검사 및 자궁경부검사 : 매년(성관계를 하고 있는 여성이나 18세 이상 여성)
자궁내막	· 자궁내막의 암 위험요인이 있는 여성은 폐경기가 시작되면 자궁내막조직검사를 받아야 한다.
전립선	· 전립선특이항원 및 직장수지검사 : 매년(50세 이상으로 잔여수명이 10년 이상인 사람)

5) 환경과 암

방사선, 공기오염 등은 암을 유발할 가능성이 높다. 불건전한 작업환경이나 오랜 시간에 걸친 심한 자극 등도 암을 유발할 가능성이 있으므로 정기적인 신체검진이 중요하다.

6. 암의 조기 발견

암의 조기발견을 위해서는 정기검진이 필요하다. 미국 암협회에서는 암과 관련된 검진을 일반적으로 20~40세 사람들은 3년마다, 40세 이상의 사람들은 매년 받을 것을 권유하고 있다. 이 검진에 포함되는 항목은 건강상담과 개인별로 갑상선, 후두, 피부, 림프결절, 고환, 난소 등의 암에 대한 검진 및 필요에 따라 다른 질환의 검사 등이 있다(표 1-5).

7. 암의 진단과 치료

암의 진단에는 발생부위와 종류에 따라 다소 차이가 있다. 그러나 대개 진찰, 혈액검사, 방사선 검사, 내시경 검사, 조직 검사의 순서로 한다. 그러나 암의 확진은 조직검사 소견에 근거하며, 조직검사가 용이하지 않을 때에는 세포검사로 대치하기도 한다.

암을 치료하기 위해서는 우선 암의 진단과 병기(staging)가 정해져야 하며, 또한 환자의 상태와 사회 경제적인 요건을 고려하여 치료계획을 세운다. 암의 치료법에는 수술 요법, 방사선 치료, 화학요법이 주가 되며 면역요법, 호르몬 요법, 민간요법 등이 있다.

1) 진찰

진찰은 의사가 환자에게 증상이 시작된 시기 및 과거 병력, 환자의 직업, 습관, 가족적인 특징 등을 질문하면서 시작한다. 다음으로 검사부위를 관찰한 후 만져보고 청진하고 타진하여 진찰을 하게 된다. 경우에 따라서는 직장수지검사, 내진 등의 가벼운 수기도 행해지게 된다.

2) 혈액검사

혈액검사는 환자의 상태를 파악하고 암의 종류, 전이 여부, 예후 등을 판정하는데 사용된다. 비교적 간단한 검사로 많은 정보를 얻을 수 있는 장점이 있기 때문에 자주 시행되는 검사이다.

3) 방사선검사

간단한 단순촬영에서부터 전산화단층촬영(CT), 자기공명영상(MRI), 상부위장관 촬영(UGI), 혈관조영 촬영, 초음파 검사, 핵의학 검사 등을 이용하여 우리 몸 내부 상태를 촬영하여 암을 진단한다.

4) 내시경 검사

광학내시경을 위, 대장, 관절, 기관지, 요도, 담관 등의 신체 내부에 직접 삽입하여 진단 및 치료절차를 수행하는데 사용된다. 위내시경, 기관지 내시경, 대장 내시경, 요로 내시경 등을 통해 병소를 직접 눈으로 보고, 관찰 부위에서 조직 검사를 시행하는 목적으로 행한다.

5) 조직 검사

암의 종류와 분화의 정도를 직접 확인하는 병리학적 진단을 목적으로 간단하게 주사기로 병변 부위를 찔러 조직을 얻은 세침흡인검사부터 수술이나, 비교적 간단한 절제, 내시경을 통해 조직을 얻어서 질병의 특징적인 구조나 세포학적 특성을 찾아 질병을 진단한다.

1.2 방사선치료의 역사

대부분의 사람들은 렌트겐이 X선을 발견하였기 때문에 방사선치료가 시작되었다고 생각하고 있지만 렌트겐(Wilhelm Conrad Roentgen)의 논문에는 X선 치료의 가능성을 시사하는 내용이 한마디도 언급되지 않았다.

1895년 11월 8일 금요일 렌트겐(W. C. Roentgen)은 크룩스관(crookes tube)을 가지고 음극선 연구를 하던 중 관에서 약 1 m 정도 떨어진 작업대 위에 놓여 있는 백금 시안화바륨이 도포되어 있는 종이에서 담록색(淡綠色)의 빛이 발생하는 것을 발견하였다. 렌트겐은 이 새로운 종류의 빛을 X선이라 명명 하였다. 그는 이 빛에 대한 연구를 계속하여 사진건판을 이용하여 최초로 그의 부인의 손을 촬영하는데 성공하였다.

1895년 12월 28일 렌트겐은 X선에 관한 연구논문을 뷔르츠브르크의 물리-의학협회에 "새로운 방사선에 관하여"라는 제목으로 발표하였으며 이 새로운 발견은 곧 세계에 알려지게 되었다. 이 렌트겐의 논문에는 X선 진단기술을 대표하는 두 가지 기술, 즉 X선 투시법을 제2절에 X선 사진법을 제6절에 기록하고 있을 뿐 어디에도 X선이 질병에 효과가 있을 것이라는 말은 없었다. 그렇다면 X선 치료는 왜, 어떻게 시작되었을까?

문헌에 남아 있는 최초의 X선 치료는 1896년 2월 3일, 독일 함부르크에서 보고된 Voight의 치료로, 상당히 진행된 비인두암 환자에게 X선을 조사하여 통증을 완화시켰다고 발표하였으며, 미국에서는 1896년 1월 29일 Grubbé가 수술 후 재발된 유방암 환자에게 X선을 1회 약 한 시간씩 18회 조사하였으나 극적인 결과(dramatic result)는 얻지 못했다고 보고하고 있다. 또 프랑스에서는 Despeignes가 52세의 위암환자에게 1896년 7월 4일부터 1회에 30분간 하루에 2회씩 8일간 X선을 조사한 결과 복부 종양은 급속히 축소되고 통증도 없어졌으나 환자의 건강상태는 좋아지지 않아 같은 해 7월 23일 사망하였다고 보고하고 있다. 이들은 모두 말기 암 환자를 대상으로 하였으며 왜 암환자에게 X선을 조사하였는지는 밝혀지지 않았다. 아마도 그 당시 많은 의사들이 X선 치료를 시작한 것은 렌트켄이 발견했다는 '새로운 광선'이라는 이름에 끌리지 않았나 생각된다. 그 이유는 그 당시 태양광선에 대한 동경 내지 태양광선의 「치료효과」에 대한 기대가 특히 북유럽 쪽에서는 뿌리 박혀 있었다는 것을 다음의 예로서 알 수 있다. 1889년, 위드마르크는 자외선을 조사하면 피부에 특이한 반응을 일으킨다는 것을 발표하였고, 1893년에는 덴마크의 니일스 핀센이 피부장해 작용이 있는 자외선을 제외한 광선으로 천연

두 치료를 실시하여 유명하게 되었으며, 또한 그는 1895년에는 반대로 열선부분을 제외한 빛으로 피부결핵을 치료하여 명성을 날리게 되었다. 핀센의 피부결핵환자에 대한 광선치료법은 렌트겐의 X선 발견과 거의 같은 시기로서 1895년 11월에 시작되었으며, 1896년에는 핀센 광선요법 연구소를 창설하여 그는 이 연구로 1903년 노벨 생리학・의학상을 수상하였다. 이와 같이 광선치료에 대한 기대가 컸던 시대인 만큼 렌트겐의 '새로운 광선'이 자연스럽게 질병치료에 이용되었으리라 생각된다.

다른 한편으로는 렌트겐이 X을 발견한 지 몇 주 후 헨리 베크렐(Henri Becquerel)은 우라늄광을 건판 위에 놓아두었는데 그 다음날 이것을 현상해보니 광석이 있던 부분에 흑점이 나타나 있는 것을 발견하였다. 이 흑점을 나타나게 한 것은 자연적이고 연속적으로 우라늄에서 발생되는 광선이라는 것을 알게 되었다. 즉 방사성 물질이 발견된 것이다. 이 무렵 파리에서 광물학을 연구하던 마리 큐리(Marie Curie)는 그의 남편인 피에르 큐리(Peirre Currie)의 도움을 받아 그의 박사 학위 논문으로 방사능의 현상에 관해 연구를 하던 중 1898년 7월 폴로늄(polonium)을 발견하였으며, 그 해 12월에는 라듐(radium)을 발견하였다.

베크렐과 피에르 큐리는 라듐을 주머니에 넣어 가지고 운반하던 중 가슴에 홍반이 생겼으며, 피에르 큐리는 라듐을 그의 팔에다 실험을 하여 습성 피부염의 변화 과정과 회복에 대해 연구하였다. 이와 같은 방사선을 연구하는 사람들에게 피부에 발적이 생긴다는 사실은 매우 빠르게 알려졌으며 몇몇 의사들이 이러한 효과를 악성종양에 사용하기 시작하였다. 마침내 악성종양 치료에 전리방사선이 사용되기 시작하였으며, 또한 무엇보다도 고통 없이 인체의 내부구조를 볼 수 있다는 사실이 20세기 의학계의 획기적인 발전을 가져왔다. 특히 이것들을 환자에 사용함으로써 암환자 생존율을 크게 향상시킬 수 있었다.

초창기에는 피부나 표재성 암에 놀랄만한 효과를 보여 암을 정복한 듯한 희망에 부풀었으나 이와 같은 기대도 암이 재발하고 정상조직에 장해를 발생시킴으로써 희망이 사라졌다. 암을 제거하기 위하여 일시에 대선량을 조사함으로써 환자에게 부작용이 발생하는 등의 이유로 인해 X선의 사용을 포기하기까지에 이르렀으나, 몇몇 학자들의 연구에 의해 방사선을 소선량으로 분할 조사함으로써 정상조직의 부작용 없이 종양치료에 좋은 효과를 얻을 수 있었다. 또한 초창기의 경험에 의한 라듐은 강내 또는 조직내 조사에 큰 이점이 있는 것을 알게된 이후부터는 대부분이 부인과적 영역에서 종자(seed)나 침(needle)의 형태로 사용되었으나, 최근에는 라듐침이나 라듐 종자가 안전상의 문제로 인공방사성 동위원소로 대체 사용되고 있다.

베크렐과 큐리의 피부화상이 다른 많은 사용자에게 주의를 환기시킨 이후 라듐의 물리학적 특성들이 발견되었으며, 선원의 여과두께와 선원으로부터 조직까지의 거리의 중요성이 환자 치료에 관여하는 물리학자나 화학자, 의사 등에 의해 밝혀졌다.

처음에 라듐을 생산할 수 있는 나라는 프랑스와 오스트리아였으며, 1911년에는 미국의 콜로라도에서 콜로라도 광석으로부터 라듐을 정제하여 사용하기 시작하였으나 1 그램의 라듐을 정제하기 위해서는 광석 500톤, 물 10,000톤, 석탄 1,000톤, 화학물질 500톤이 필요하여 약 120,000불(미화)이 소요되었다.

방사선치료의 선구자들인 대부분의 외과의사나 피부과의사들은 적정한 조사시간의 기준으로 홍반

선량(erythema does) 또는 피부에 발적을 일으키는데 필요한 선량을 사용하였으며, 방사선 치료의 성패로서 정확한 선량의 측정이 절실히 필요하게 되었다.

1911년 큐리부인은 라듐에 대한 표준안을 준비하기 시작하였으며, 이 표준안은 각 선원의 방사능의 양을 결정하는데 사용하였다. 또한 이것은 후에 백금 0.5 mm 두께로 여과된 라듐의 점선원(1그램)이 선원에서 1 cm 거리에 한 시간 동안 조사되는 선량을 8.25 R으로 결정하였다. 조직 속에서의 선원의 분포에 대한 연구가 계속되어 1939년에는 Ralston Paterson과 Herbert Parker에 의해 조직 속에서 선원의 배열이 다소 불규칙하지만 균등한 선량분포를 얻을 수 있는 방법이 고안되었으며, 1941년에는 Quimby에 의해 선량분포가 다소 불균등하더라도 선원을 균등하게 배열하는 선량분포 체계방법이 고안되었다.

1. 방사선의 선질과 선량의 측정

초창기 X선의 선질과 선량의 측정은 1901년 Benoist에 의해 고안된 "penetrometer"에 의한 방법으로 방사선을 직접 측정하였는데 이것은 12단계의 알루미늄 웨지(wedge)와 은박(silver disk)을 접속시켜 투시 또는 촬영으로 흡수차이를 결정하는 방법이었다.

또한 20세기 초에 Holzknecht는 선량을 측정하는 "chromoradiometer"를 고안하였는데 이것을 염화칼륨(potassium chloride)과 탄산나트륨(sodium carbonate)의 혼합물이 X선에 의해 변색되는 정도 차이로 선량을 측정하는 방법으로 최소의 변색을 나타내는 양을 "1H"로, 피부 홍반을 일으킬 수 있는 양을 "3H"로 표시하였다. 또 다른 측정기구는 1904년에 "radiometer"가 고안되어 사용되었으나 만족스럽지 못하여 많은 학자들이 계속 연구하여 여러 종류의 측정기가 개발되었으며, 특히 1928년 Geiger와 Müeller에 의해 고안된 측정기는 1960년대까지 많이 사용되었다. 한편 방사선치료와 관련된 많은 학자들은 구체적으로 사용할 수 있는 선량의 단위와 선질의 측정방법에 대한 필요성을 절실히 인식하고, 1913년에 선질의 측정으로 HVL(half-value layer)를, 1928년에는 X선과 감마선의 측정단위로 R (roentgen)을 사용하기 시작하였으며, 1953년에는 흡수선량의 단위로 rad가 ICRU(Inter-national Commission on Radiological Units)에 의해 사용하다가 1975년부터는 다시 ICRU에서 Gray(Gy)를 사용하기 시작하였다.

2. 방사선치료의 기술적인 발전

1920년부터 1940년대까지 방사선치료 초창기에 사용된 기계는 보잘 것 없는 초보적인 것으로 매우 낮은 투과력의 장치였으나 X선의 사용이 확산됨에 따라 좀 더 좋은 기계의 개발이 요구되었다.

1920년대에 Coolidge는 200~250 kVp의 X선관을 개발하여 심부에 존재하는 종양을 피부에 심한 장애없이 치료할 수 있게 되었다. 더욱이 등선량분포나 조직등가물질 등에 대한 연구와 치료기술에 있어서도 소위 "crossfire"라는 다문조사 기술이 시행되었고 기기장치에서도 디자인이나 안전성에 많은 발전이 있었다.

한편 X선의 여과와 거리역자승법칙, 산란선, 거리에 대한 심부선량 백분율 등이 연구되었으며, 또한 외부조사에 대한 치료시간이 홍반시간 인자로 표현되고 더욱이 라듐(radium)치료에 있어서 홍반선량의 표준측정으로 100 mg/hr이라는 개념을 적용하였으며, 이 시기에 홍반선량이 얼마의 선량인가를 R(roentgen)단위로 사용하였다. 1934년의 인공방사선의 발견은 근접치료의 미래에 큰 영향을 미칠 것으로 예상하였으나, 대부분은 라듐(radium)을 사용하였다. 제2차 세계대전 직후 원자로(중성자)에서 인공방사성동위원소를 생산함으로써 상당량의 의료용 동위원소를 사용하기 시작하여 외조사와 근접조사에 같이 이용하기에 이르렀다.

방사선에 의한 부작용의 감소와 치유율의 증가에 힘입어 치료방사선과 의사들은 좀 더 좋은 선량분포의 고 에너지 기계에 관심을 기울이기 시작하여, 1937년에는 영국의 St. Bartholomew's Hospital에 1 MV 이상의 기계가 처음으로 사용되었고, 제2차 세계대전 후에 원자로에서 대량으로 인공방사성동위원소가 생산되어 그 동안 라듐의 비싼 가격 때문에 보급되지 못하였던 코발트 60(^{60}Co) 동위원소가 보급되어 원격조사를 시행할 수 있게 되었다. 또한 Van de Graaff, betatron, linear accelerator의 사용과 더불어 모의치료장치와 치료계획용 컴퓨터의 개발은 방사선치료의 새로운 장을 열게 되었다.

1940년대부터 산소가 방사선 반응에 미치는 영향을 보고하였으며, 1956년에는 세포배양 기술이 개발되면서 방사선에 의한 세포 생존곡선의 유형을 수학적 모델(model)로 개발함으로써 방사선 반응지표들이 작성되어 방사선생물학 연구에 큰 기여를 하였다.

1959년 Elkind는 방사선장애 회복개념을 제시하였으며 산소효과와 더불어 방사선생물학의 4R개념이 조직의 방사선반응을 이해하는데 큰 변화를 가져왔다. 근래에는 분자생물학 기법을 도입하여 방사선생물학의 새로운 도약이 시도되고 있으며, 1960년부터 현재에 이르기까지 방사선치료 효율을 증진시키기 위한 방법으로 고 LET 방사선, 온열요법(hyper-thermia), biochemical modifier 개발 및 chemotherapy와의 병용요법, 변형된 분할조사법 등의 연구가 현재 활발히 전개되고 있다.

근접치료기술도 Co-60, Ra-226, Cs-137 등의 밀봉소선원을 이용한 전통적인 저선량률(low dose rate, LDR) 조사기술에서 최근에는 Ir-192를 이용한 고선량률(high dose rate, HDR) 조사기술이 개발되어 광범위하게 임상에서 활용하고 있다. 또한 방사선의 조사선량을 종양에 집중하면서 정상조직의 피폭을 최소화하기 위한 방법으로는 근접치료(brachytherapy) 외에 수술 중 조사(intraoperative radiotherapy, IORT)가 개발되어 활용되고 있다. 최근에는 전자공학 및 첨단과학의 발전에 힘입어 뇌정위적 방사선수술(stereotactic radiosurgery) 및 병소를 선원이 움직이면서 다엽콜리메이터(multileaf collimator, MLC)를 자동으로 조절하여 조사면이 어느 방향에서든지 병소의 모양에 맞도록 조사하는 원체조사(3D conformal radiation therapy) 치료가 활발히 진행되었고, 치료장비 및 치료계획장비의 개발이 활발하나 궁극적으로는 입체적 세기 변조 방사선치료(intensity modulated radiotherapy, IMRT)로 치료효율을 물리적으로 극대화시키는 치료법이 도입되고 있다. 인체 내부 장기의 움직임을 고려한 치료 방법인 영상유도 방사선치료(image guided radiotherapy, IGRT)와 인체 체적 내 선량을 조정할 수 있는 단층방사선치료(Tomotherapy), 입체적 세기조절 방사선치료(volumetric-modulated arc therapy, VMAT)가 활발히 진행되고 있다. 종양생물학(cancer biology), 자연경과(natural history), 침윤양상(spread pattern)에 대한 연구가 축적되어 방사선종양학(radiaton oncology)으로 학문의 개념

변화를 나타내고 있다. 방사선종양학은 암치료의 중요한 개념인 집학적 접근(multidisciplinary approach) 방법으로 변화하면서 발전하고 있다.

1.3 방사선치료의 개요

1. 종양의 역학 및 방사선치료

악성종양에 대한 치료방법은 크게 국소요법과 전신요법으로 나눌 수 있다. 국소요법은 병소가 원발병소 및 주위 림프절에 국한된 경우에 해당되며, 각 질병의 특성에 따라 수술이나 방사선치료가 적용된다. 전신요법에는 화학요법과 면역요법이 있으며 각각의 특징은 표 1-6과 같다.

암이 국소적으로 국한되어 있을 때 가장 효과적인 치료는 국소요법으로서 현재 전체 암환자의 약 40% 정도가 5년 이상 장기 생존이 가능한데 이들 중 대략 70~80%는 주로 수술에 의해, 그리고 20~30%는 주로 방사선치료에 의해 완치되는 것으로 생각된다. 수술과 비교한 방사선치료의 특징은 표 1-7과 같다. 방사선치료가 주가 되는 영역은 두경부종양, 부인과종양, 폐 및 식도종양 등 크게 세 가지로 나눌 수 있으며, 이들 각 종양의 치료에서 방사선치료는 단독 혹은 수술 및 항암요법과 병용하여 시행된다.

표 1-6
치료 방법

분 류	치료방법	작용기전	효 과	부작용	기 타
국소요법	수술요법	—	—	있다	관혈적
	방사선요법	일정			비관혈적
전신요법	화학요법	약제에 따라 다르다	종양과 정상조직의 성질에 의존		
	면역요법			—	

표 1-7
방사선치료의 장 · 단점

장 점
1. 병소주위 정상조직의 기능 및 형태가 보존된다. 2. 일반적으로 분할해서 조사하므로 전신적 영향이 적다. 3. 방사선감수성이 큰 병변에 대해서는 수술요법보다 넓은 영역에 걸쳐서 치료할 수 있다. 4. 수술하기 어려운 위치에 대해서도 치료가 가능하다. 5. 수술보다 환자의 전신상태에 덜 구애 받는다. 6. 전신마취, 입원 등이 필요 없다. 즉, 외래치료가 가능하다.
단 점
1. 대상이 되는 병소의 크기뿐 아니라 병리조직소견, 세포주기, 세포의 상태에 따라 치료 효과가 달라지므로 국소치유율의 확실성은 수술에 비해서 떨어진다. 2. 치료기간이 길다.

2. 방사선치료의 대상과 적응 및 목적

1) 방사선치료의 대상 및 치료개념

방사선치료의 대상은 주로 암이나 육종 등의 악성종양이며 양성종양인 혈관종, keloid, polyp 등에도 다른 치료방법이 없는 경우에는 방사선치료를 시행하고 있다. 방사성치료는 악성종양과 정상조직과의 방사선감수성의 차이를 최대한 이용하여 암세포를 파괴시켜 종양을 퇴치시키는 것이다. 방사선치료의 가능성 여부는 방사선감수성 이외에도 종양의 크기나 진전상태, 조직학적 형태 등에 따라 결정한다.

방사선치료의 대략적인 과정은 암 환자에 있어서 종양과 주위 정상조직과의 관계, 종양의 크기나 진전상태, 조직학적 형태 등에 따라 병기를 결정하고 그 병기에 따라 치료부위와 크기 및 조사선량의 결정 등 최적의 치료계획이 세워지고 이 치료계획에 따라 매일 매일의 정확한 치료가 시행된 후 주기적인 관찰을 통하여 종양의 치유 정도, 재발 여부, 치료로 인한 부작용 등을 평가하여 다른 환자에게 적용하는 과정을 거치게 된다(그림 1-2).

방사선 치료 시 적절한 조사선량을 결정함에 있어서 병변의 치유확률 곡선과 주위 정상조직의 장애확률 곡선과의 상호관계를 고려하는 것이 중요하다(그림 1-3).

정상조직의 장애가 발생할 확률이 5~10% 정도까지의 방사선량을 초과하게 되면 장애 발생률이 급격히 증가하기 때문에 가능한 이를 초과하지 않도록 하여야하며, 심각한 장애를 최소화하면서 최대의 국소 치유율을 얻기 위한 최적의 치료선량을 처방해야 한다. 이 최적의 치료선량을 투여하였을 때 병변이 어느 정도 치유될 것인가는 병변의 조직학적 소견, 진행정도 등에 따라 결정된다. 자궁경부암의 경우에 직장 또는 방광에 10~15%의 합병증이 발생할 수 있는 65~70 Gy의 총선량을 조사하였을 때 병기 Ⅰ~Ⅱ는 70~90%, Ⅲ에서는 50%, Ⅳ에서는 20% 정도의 국소치유율을 얻을 수 있다.

그림 1-2 방사선치료 과정

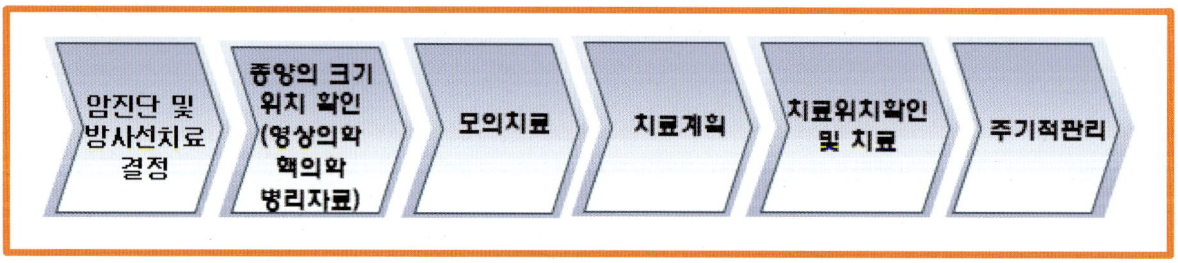
암진단 및
방사선치료
결정
종양의 크기
위치 확인
(영상의학
핵의학
병리자료)
모의치료
치료계획
치료위치확인
및 치료
주기적관리

그림 1-3 종양의 치유확률 곡선과 정상조직의 장애확률 곡선의 관계 및 최대 치료효과비를 나타내는 최적의 선량점(선량 B)

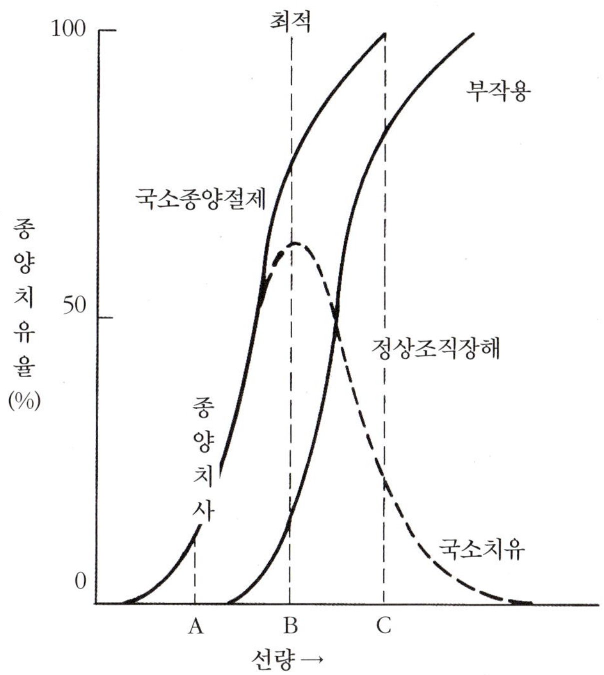

2) 방사선치료의 적응

악성종양이나 그 주변의 정상조직의 방사선감수성, 종양의 진전상태, 환자의 상태 등에 따라 방사선치료의 적응을 결정한다.

한 명의 암 환자를 치료하기 위해서는 방사선치료, 외과적, 내과적 치료법 등 여러 치료방법을 적절히 병용하여 치료효율 및 근치율을 높이면서도 치료로 인한 합병증을 최소화시켜 환자의 삶의 질을 향상시킬 수 있는 집합적치료요법(multidiciplinary treatment of cancer)을 시행하는 것이 바람직하다고 할 수 있다.

방사선치료를 시행할 경우 종양의 방사선감수성, 크기, 진전상태(림프성·혈액성 전이), 종양의 부위(표재성, 심재성) 등과 환자의 연령, 영양 등의 전신상태, 빈혈의 유무, 합병증의 유무 등에 따라 환자의 치료성적이 좌우된다.

(1) 종양의 병리학적 소견

종양의 병리학적 소견에 따라 방사선감수성은 차이가 있다. 방사선감수성은 암종이나 육종의 종류에 따라 차이가 있지만 방사선감수성이 높으면 방사선치료에 더 효율적이기는 하지만 여러 가지 병리학적 특징에 따라 변수가 있기 때문에 방사선감수성이 크다고 해서 방사선치료의 효과가 높은 것만은 아니다. 예를 들면 방사선감수성은 크지만 원격전이가 조기에 잘 일어나는 악성림프종, 소세포성미분화폐암 등은 국소요법인 방사선치료 단독으로는 치유되기 힘들다. 오히려 비교적 국소병변으로 나타나는 중등도 내지 고분화 편평상피암이 방사선치료의 보다 이상적인 적응이 된다.

또한 방사선감수성이 낮은 것으로 생각되는 선암 중에서도 유방암 등은 상당히 방사선감수성이 크다. 국소적으로 진행되어 수술이 불가능한 선암인 경우에도 위암이나 대장암 중에서 일부 방사선감수성이 큰 종양은 방사선치료를 시도하는 경우도 있다. 종양은 육안적 형태가 도움이 되는 경우가 있는데 인두암, 구강암, 식도암, 위암, 자궁경부암 등에서 일반적으로 침윤형, 궤양형에 비해서 외향 돌출형이 방사선치료 효과가 좋은 것으로 알려져 있다.

(2) 종양의 진전도(staging)

종양의 진전도(병기)를 분류하는 방법은 UICC(international union against cancer)와 AJCC(american joint committee on cancer)에서 사용하는 것처럼 우리도 TNM 시스템을 사용하고 있다. 일반적으로 임상적 병기를 결정할 때에는 과거에 치료받은 일이 없는 것에 한하며, 치료 전에 결정하고 치료 후에는 변경하지 않는다. 수술 후 병리조직학적 분류나 수술 전에 다른 치료가 있었을 경우는 별도의 분류방법으로 표시하고 있다. 이와 같은 종양의 병기의 분류는 방사선치료의 목적을 근치적(치료목적) 치료 혹은 고식적(완화목적) 치료로 정하고 치료에 임하고 있다.

이와 같이 병기를 정하는 목적은 다음과 같다.

① 치료계획 작성에 도움이 된다.
② 예후를 예측할 수 있다.
③ 치료결과를 공동평가 할 수 있다.
④ 임상연구의 기초가 된다.
⑤ 암치료 프로그램을 평가하여 장래 연구에 도움이 된다.

(3) 종양과 주위 장기와의 관계

종양과 주위 장기와의 관계는 방사선치료가 국소요법이기 때문에 종양의 방사선에 대한 감수성과 주위 정상조직의 방사선에 대한 감수성과의 차이로 치료 가능성을 결정하는데 중요하며 자세한 사항은 다음 장의 방사선생물학 분야에서 설명한다.

(4) 환자의 전신상태, 합병증 유무 등

방사선치료로 종양을 근치시킬 수 있다 하더라도 환자의 나이가 고령이거나 내과질환(고혈압, 당뇨병, 동맥경화, 폐 · 신장 · 간 · 심기능부전 등)이 있는 경우에는 방사선치료로 종양이 치유되어도 생명연장이 되지 않는 경우가 있다. 즉 종양을 근치 시키는 것은 가능해도 환자가 치료를 감당해 낼 수 없거나, 기존 질환으로 인하여 장기생존의 가능성이 희박하여 증상의 완화 정도로 치료가 끝나는 예도 있다. 따라서 방사선치료를 시작하기 전에 환자의 전신상태에 대하여 충분히 파악하여야 한다.

3) 방사선치료의 목적

암을 치료하기 위해서는 암의 진단과 병기가 결정되어야 하며 그 환자의 정신상태 및 사회경제적인 여건 등을 고려하여 치료방법을 정하게 되는데, 방사선치료를 할 경우에 치료 목적을 근치적 치료목적으로 할 것인가 또는 완화적 치료목적으로 치료할 것인가를 결정한다(표 1-8).

(1) 근치적(치료목적) 치료(curative radiation therapy)

완치를 목적으로 시행되는 방사선 치료를 말하며 장기간의 치료 기간이 소요된다. 종양이 비교적 국소적인 상태에 머물러 있으며 전이가 없거나, 전이가 있어도 원발 병소에 인접해 있을 때는, 근치적 치료가 암의 완치를 위해 단독으로 혹은 주된 치료 방법으로 사용될 수 있다.

해부학적 위치나 기타의 이유로 수술요법으로 종양의 완전 절제가 불가능하거나 전이가 의심스러울 때는 수술 후에 방사선 치료를 하기도 한다. 또한 다른 암 치료 방법(수술, 항암 화학요법 등)이 시행되기 전 또는 후에 보조적 치료로 사용되기도 한다.

(2) 고식적(완화목적) 방사선 치료(palliative radiation therapy)

암이 발견된 당시 상당히 진행되었거나 원격 전이를 동반하여 완치의 가능성이 없는 경우가 있다. 이런 환자의 경우 병리적 골절이나 뇌·척추·상대정맥 등 주요 기관에서 나타나는 압박·혈관 폐쇄와 같은 증상을 예방하거나 완화시키기 위한 목적으로 방사선 치료를 할 수 있다.

이런 완화적 치료의 반응은 암의 종류와 환자의 상태에 따라 차이가 있을 수 있으나 환자의 약 70~80% 정도는 증상 완화의 효과를 볼 수 있다.

표 1-8

방사선치료 목적의 분류

특 성	근치적(치료목적) 치료	고식적(완화목적) 치료
목 적	완치를 목적으로 한다.	생활의 질을 향상시킴. 통증, 출혈, 압박, 폐쇄 등에 대한 치료
적 응	방사선감수성이 크고, 크기가 크지 않으며, 국소에 국한되어 있으며, 전신상태가 별로 나쁘지 않을 때	종양의 크기, 감수성, 전신상태 등으로 보아 치유를 기대할 수 없을 때
조사면	작다	크다
선 량	대선량	저선량(치유목적 선량의 2/3)
조사 기술	고도의 조사기술 이용	간단한 조사기술 이용
정상조직의 장애	회복가능하면 허용	허용하지 않음

3. 방사선치료 방법

1) 체외 방사선조사(external irradiation)

체외치료는 주로 표재치료(100 keV 이하의 X선)장치, 심부치료(150 keV~250 keV X선)장치, 코발트 60 원격치료장치, 선형가속치료장치 등을 이용한다. 요즈음은 대부분 선형가속기를 이용하여 만든 고 에너지의 X-선이나 전자선을 환자의 피부에 통과시켜 몸 내부에 있는 종양을 치료한다. 치료 시 통증은 전혀 없으며 1회 치료 시간은 수분 이내이고, 전체 치료 기간은 치료 목적이나 방사선에 대한 병의 민감도에 따라 다르다.

초기에는 종양 부위와 암세포가 퍼져있을 가능성이 높은 부위를 모두 포함한 넓은 영역을 치료하지만, 몇 단계에 걸쳐 치료 계획을 바꾸어 치료 영역을 점차 줄여나가다가 마지막에는 종양부위에만 방사선을 조사한다.

표 1-9
방사선의 종류

방사선의 종류	입자선	전자파
방사성동위원소	α선(뇌종양의 중성자포획요법) β선(^{32}P), 중성자선(^{252}Cf)	γ선(^{226}Ra, ^{222}Ra, ^{222}Rn, ^{60}Co, ^{137}Cs, ^{198}Au, ^{192}Ir)
고전압발생장치	전자선 중성자선, 양성자선	X선

방사선치료는 종양의 위치에 따라 적절한 방사선(표 1-9)을 선택하여 치료할 수 있다. 전자선은 특성상 피부 근처의 표재성 종양 치료에 적합하며, X선과 γ선은 깊은 부위의 심재성 종양치료에 적절히 이용할 수 있다.

(1) 공간적 선량분포

① **고정조사 :** 1문, 대향 2문, 3문 조사, 십자화조사, 절선조사 등

종양이 표재성인 경우는 대부분 1문 조사로 치료하며, 종양이 심부에 위치한 경우는 2문 이상의 다문 조사를 시행하게 되는데 이는 주위 정상조직의 방사선량을 감소시키고 병변에만 방사선을 집중시킬 수 있도록 치료계획을 수립하고 있다.

② **운동조사 :** 회전조사, 진자조사

운동조사는 다문조사와 마찬가지로 주위 정상 조직의 방사선량을 줄이고 병변에만 방사선을 집중시켜 가능한 정상조직의 장애를 최소화시키는데 목적이 있다.

(2) 시간적 선량배분(time-dose-relationship)

얼마만큼의 총선량을 어떤 선량률로 얼마의 일일 종양선량으로 몇 회에 나누어서 얼마만큼의 간격을 두어 얼마의 전치료 기간에 치료하는가는 치료효과에 커다란 영향을 미친다. 즉, 총선량은 같아도 분할횟수, 선량률, 치료기간에 따라 효과가 달라진다. 따라서 시간적 선량분포를 결정하는 것은 치료성적의 성패에 중요한 인자이다.

일반적으로 1회에 전선량을 일시에 조사하는 것은 수술 중 방사선치료와 정위적방사선수술에만 사용되고, 대부분은 1일 1회 1.5~2.0 Gy 정도를 주 5회 조사하는 단순분할조사법을 이용하고 있다. 그러나 최근에는 단순분할 조사법 외에 일정량을 주 5회에 나누어 치료하던 것을 주 3회로 나누어 치료(선량을 10~20 % 감량)하거나 만성부작용을 감소시킬 목적으로 하루에 2~3회 조사하는 방법인 고분할 조사법(hyperfractionation) 등을 많이 이용하고 있다.

이와 같이 여러 번에 걸쳐 분할해서 치료하는 것은 암 조직은 파괴하면서 주위 정상조직의 손상을 가능한 최소화하기 위한 것이다.

고식적 목적의 방사선치료에서는 대개 3 Gy×10회(2주), 4 Gy×5회(1주), 6 Gy×3회(1주) 등의 방법으로 치료하는데 이는 환자의 생존율이 낮아 치료종료 후에 발생하는 만성 부작용에 대하여 크게 고려하지 않아도 되기 때문이다.

(3) 방사선치료 시행과정

방사선치료는 장기간에 걸쳐(20~30회/4~8주) 시행하므로 매번 같은 부위에 정확하게 조사하는

것이 중요하며 시행과정은 다음과 같다.

① 방사선치료 과정을 환자에게 자세히 설명한다.

② X선 촬영, 전산화단층촬영, 초음파, 자기공명 촬영 등을 이용하여 체내 병변의 위치를 정확히 확인하고 시뮬레이터로 치료부위를 결정한다.

③ 조사부위 또는 조사면을 피부에 표시한다. 치료기간 중에는 피부에 표시한 선이 지워지지 않도록 환자에게 주의시킨다. 치료부위 표시가 외관상으로 문제가 되면 문신을 할 수도 있지만 평생 지워지지 않으므로 필요하다고 판단되면 사전에 환자의 양해를 구한다.

④ 시뮬레이터로부터 확인된 치료부위에 적합한 개인 차폐물을 제작한다.

⑤ 방사선치료 부위를 감마그람(gamma gram) 또는 라이낙그람(linac gram)으로 확인한다.

2) 체내 방사선치료(internal irradiation, brachy therapy)

방사선을 발생시키는 동위원소를 인체 조직 내에 직접 삽입하거나 자궁, 비인강, 기관지, 식도, 담도 등으로 관을 통해 넣어 치료하는 방법이다.

선형가속기를 이용하는 원격 치료와 달리, 암 덩어리 속 혹은 주변에 직접 방사선치료를 하게 되므로 정상 조직으로의 방사선량은 최소화하면서 암에 대한 방사선량은 최대화할 수 있는 치료 방법이다. 근접 치료는 단독으로 시행되는 경우는 드물고 통상적으로 원격 치료 전 혹은 후에 시행된다.

(1) 밀봉 소선원 치료방법(근접치료)

밀봉 소선원으로 mold법, 조직내 조사, 강내 조사, 관내조사를 시행하는 것으로 주위 정상조직에는 선량을 최소화시키면서 종양에 비교적 짧은 시간에 집중적으로 대선량을 조사할 수 있다. 종양이 작을 경우에는 처음부터 사용하지만 종양이 큰 경우에는 외부 방사선치료로 병변의 크기를 축소시킨 후 근접치료를 시행한다. 밀봉 소선원치료에 이용되는 핵종으로 과거에는 ^{226}Ra(라듐)이 주로 이용 되었으나, γ선의 에너지가 높고 투과력이 커서 의료진의 피폭이 큰 단점이 되어 최근에는 인공 동위원소인 ^{137}Cs, ^{192}Ir, ^{60}Co, ^{198}Au, ^{125}I, ^{182}Ta 등을 주로 이용한다(표 1-10). 최근에는 고선량률 치료를 위해 ^{192}Ir를 이용한 원격후장전법(remote after loading system) 치료가 주로 이루어지고 있다.

표 1-10 밀봉소선원 치료에 이용되는 핵종

	반감기	γ 선 에너지(MeV)	γ factor(1cm) (R/hr/mCi)	반가층(HVL) (cm Pb)
Ra-226	1600 y	0.047~2.45	8.25	1.3
Co-60	5.26 y	1.17, 1.33	13.0	1.2
Cs-137	30 y	0.662	3.26	0.65
Ir-192	74.2 d	0.136~1.07	5.0	0.3
Rn-222	3.82 d	0.047~2.45	8.35	1.3
Au-198	2.7 d	0.412	2.32	0.33
I-125	60.2 d	0.027~0.04	1.23	0.003
Pd-103	16.9 d	0.021		0.001

ㄱ. mold법 : 표면의 종양을 치료하기 위한 방법으로 이용되었으나, 현재에는 거의 전자선치료를 시행한다.

ㄴ. 강내조사 : 종자(seed)나 관(tube) 형태의 선원을 이용하여 자궁경부, 상악동, 비강, 식도, 기관지, 담도, 직장, 방광, 자궁, 질 등의 종양에 사용한다.

ㄷ. 조직내 조사 : 유방, 전립선, 혀, 구강, 외음부, 질, 연부조직 등의 종양에 종자(seed)나 바늘형태의 선원을 직접 삽입한다.

ㄹ. 관내조사 : 식도, 담관, 기관지 등의 관으로 이루어진 종양의 치료에 사용

ㅁ. 원격 후장전법(remote after loading system) : 시술자의 피폭을 최소한으로 줄이기 위하여 우선 병변에 기구(applicator)를 삽입한 후에 모의선원으로 위치를 확인한 후 선원을 삽입하는 방법으로 환자가 장기가 입원하지 않고 치료할 수 있다.

(2) 비밀봉 소선원요법

비밀봉 방사성동위원소를 이용한 치료는 비침습적이고, 간단하며, 고통이 적고 안전하게 치료할 수 있는 장점이 있다. 화합물의 체내대사를 이용해서 경구 또는 정맥주사용 방사성동위원소가 체내의 일정 장기 또는 조직에만 선택적으로 집적되어 종양을 치료하는 것으로 대표적으로 ^{131}I(30～100 mCi)를 이용하여 갑상선암의 수술 후 보조요법으로 사용하거나, ^{89}Sr를 이용하여 전신 전이 암을 치료하기 위한 방법이 있다.

교질형(colloid) 방사성동위원소에 의한 준 선택적 조사는 체강 내(암성늑막, 복막삼출액), 조직내(종양 내)에 국소 조사하여 종양을 치료하는 경우로, 대표적인 것은 암성삼출액(복수, 흉수) 또는 유선이나 난소로부터 전이된 암의 치료를 위한 ^{198}Au-colloid 요법과 조직 내의 종양치료를 위한 ^{32}P-colloid 요법 등이 있다.

4. 특수 방사선 치료

최근 정상 조직의 손상을 최소화하면서 종양 조직에만 선택적으로 방사선을 조사할 수 있는 방법들이 활발하게 개발되고 있다. 기존의 방사선 치료에서는 방사선이 암세포뿐만 아니라 정상 조직도 파괴하여 이로 인한 후유증이 있을 수 있다. 그러나 최근에는 전산화 단층촬영나 자기 공명 영상의 첨단 영상과 컴퓨터를 활용하여 종양의 위치, 크기 및 모양을 입체적으로 재구성하여 정상 조직은 가능한 보존하고 종양 세포에만 집중적으로 방사선을 조사하는 특수 방사선 치료가 이루어지고 있다. 특수 방사선 치료가 발달함에 따라, 이를 기존의 다른 암 치료 방법과 함께 사용하여 암이 발생한 장기의 주변 정상조직은 보호하면서도 비슷한 수준의 완치율을 얻을 수 있게 되었으며, 통증과 출혈 없이 뇌종양 수술을 하는 것도 가능하게 되었다. 특수 방사선 치료의 대표적인 예로는 3차원 입체조형 방사선 치료, 정위적 방사선 수술, 세기 변조 방사선 치료 등을 들 수 있다.

1) 3차원 입체조형 방사선 치료(3D conformal radiation therapy)

일반적인 방사선 치료는 치료 계획과 치료방법이 2차원적이라 종양 외에 정상 조직에도 영향을 주게 되는데 입체조형치료는 정상 조직을 제외하고 종양이 있는 부위에만 방사선이 조사되도록 하여 치료의 효과를 높이면서 정상 조직을 가능한 보존하기 위한 치료 방법이다.

환자로부터 얻은 전산화단층촬영나 자기공명영상의 영상들을 첨단 전산화된 소프트웨어를 이용하여 입체적으로 분석하는 것이 가능하여 종양 부위와 정상 장기들을 입체적으로 정확하게 재구성한다. 방사선이 조사하는 종양의 위치와 방향을 입체적으로 조절하여 주변의 정상 조직을 최대한 보호하면서 종양에만 방사선이 조사되도록 한다. 이와 같은 3차원 방사선 치료를 하기 위해서는 3차원 입체 치료계획용 컴퓨터와 방사선 조사면에서 바라본 인체 내부 구조(beam's eye view)를 3차원적 영상으로 재구성 할 수 있게 해 주는 전산화단층 모의 치료 장치, 입체조형 치료가 가능한 선형가속기 등이 필요하다. 3차원 입체조형 방사선 치료는 신체의 거의 모든 부위에 생기는 종양들에 적용이 가능하며 특히 뇌종양, 두경부 종양, 폐암, 간암, 담도암 및 전립선암을 포함한 골반 부위의 종양들에서 방사선 치료로 인한 부작용의 위험을 현저히 낮출 수 있는 최신 치료방법이다(그림 1-4).

그림 1-4 3차원 입체조형 방사선치료

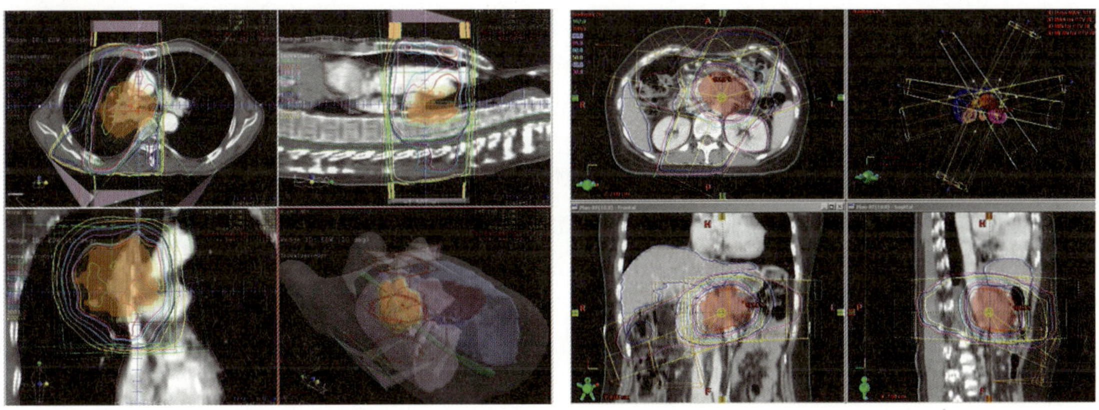

2) 정위적 방사선 수술(stereotactic radiosurgery, SRS)

정위적 방사선 수술이란 두 개강 및 두경부 내의 병소 치료 시 두개골 수술을 하지 않고 정위적으로 매우 정확하게 종양을 파괴시키는 안전하고 비침습적인 최첨단 방사선 수술 치료 방법이다. 즉 환자의 머리에 정위장치를 고정시키고 전산화 단층촬영이나 자기 공명 영상 촬영(Magnetic Resonance Imaging : MRI)을 이용하여 종양의 3차원적 좌표를 획득 후 선형가속기로 치료를 시행하는 방법이다. 또한 정위적 방사선 수술은 감마나이프, 사이버나이프 등의 장치를 이용하여 1회로 치료할 수 있다. 때로는 주변 정상 조직 보호를 위해 1~6주 정도 기간 동안 매일 나누어서 치료하는 분할 정위방사선 치료(fractionated stereotactic radiotherapy, FSRT)도 가능하다. 최근에는 두경부 종양에만 정위적방사선치료가 적용되는 아니라 체부에도 정위적방사선치료가 시행되고 있다. 이러한 치료를 정위적체부방사선치료(stereotactic body radiotherapy, SBRT)라 한다(그림 1-5). 정위적체부방사선치료는 체부에 고정 장치를 이용하여 소분할 고 선량으로 체부 종양을 치료하는 기술이다. 최근에는 폐암, 간암, 췌장암 등 호흡으로 인하여 종양의 움직임이 큰 경우에 호흡동조 방사선치료와 병행하여 시행되기도 한다.

그림 1-5 정위적체부방사선치료

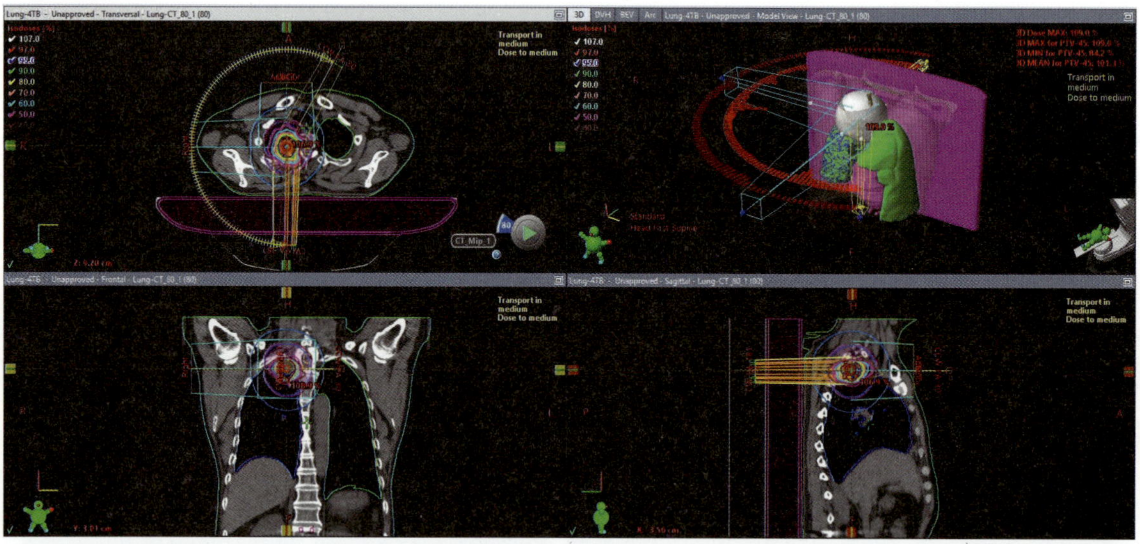

3) 세기조절방사선치료(intensity modulated radiation therapy, IMRT)

세기조절방사선치료는 다엽콜리메이터를 컴퓨터로 정밀하게 조절하여, 방사선 조사 범위를 수백 개의 조각으로 나누어 선량을 조사하는 최첨단 방사선 치료 방법이다(그림 1-5). 기존의 3차원 입체조형 치료보다 더욱 정밀한 방사선 치료가 가능하며, 정상 조직에 나타나는 부작용을 최소화할 수 있다(그림 1-6).

세기조절방사선치료는 치료 계획, 치료, 치료 검증 등 치료의 전 과정에서 고도의 정밀성이 요구되며 모든 치료 과정은 컴퓨터로 분석된 데이트를 바탕으로 이루어져 암 부위만 집중적으로 정확하게 방사선량을 조사하여 치료할 수 있다.

세기조절방사선치료는 암 부위에 특이적으로 방사선량을 많이 조사할 수 있으므로 모든 종양이 대상이 되지만, 치료가 복잡하여 치료준비 및 치료시간이 오래 걸리고, 치료비가 매우 비싸다. 따라서 기존 방사선 치료에서 심각한 부작용이 나타나는 경우가 특히 세기조절방사선치료의 대상이 된다.

- 두경부암: 비인두암, 인두암, 하인두암, 구강암, 성문암 등은 기존 방사선 치료 시 침샘 파괴로 인한 구강 건조증이 문제가 되는데, 세기 조절 방사선 치료를 통해 침샘의 방사선량을 최소화하여 구강 건조증을 감소시킬 수 있다.

그림 1-6 세기조절방사선치료계획

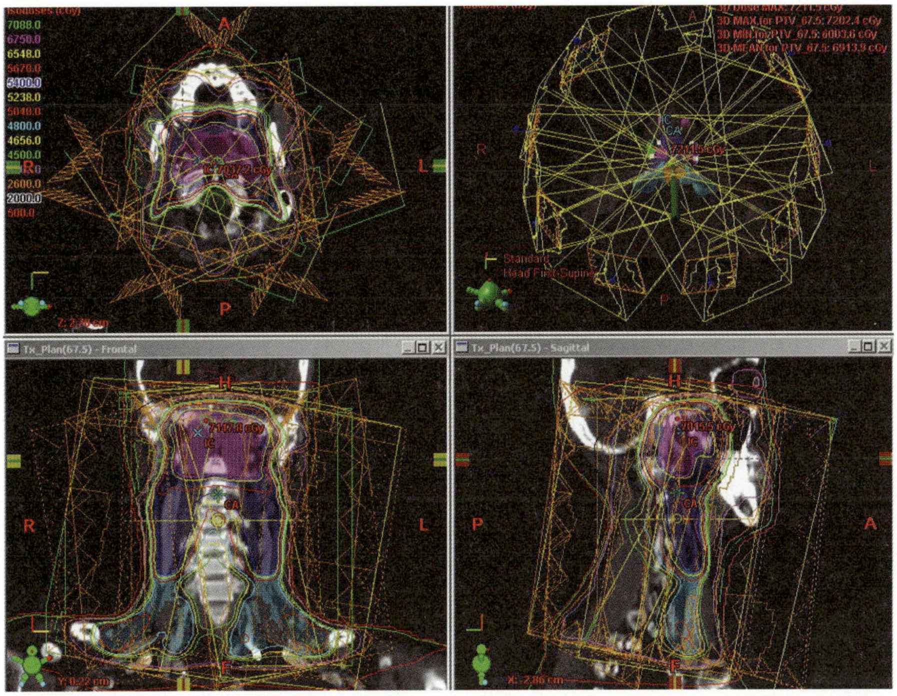

– 전립선암의 경우에는 전립선과 직장, 방광이 매우 근접하게 위치하여 기존 방사선 치료로는 합병증 없이 전립선암 부위에 충분한 양의 방사선을 조사하기가 어려웠다. 이러한 경우 세기조절방사선치료를 이용하여 직장, 방광 등 정상 장기의 방사선 치료 합병증을 최소화하면서 암 완치율을 높일 수 있다.
– 최근에는 뇌종양, 자궁경부암, 간암, 폐암, 유방암 등 거의 모든 암에 세기조절방사선치료가 적용되고 있으며 그 적용 영역이 확대되고 있다.

그림 1-7 전립선암의 3차원입체조영치료계획과 세기 조절 방사선치료계획의 비교

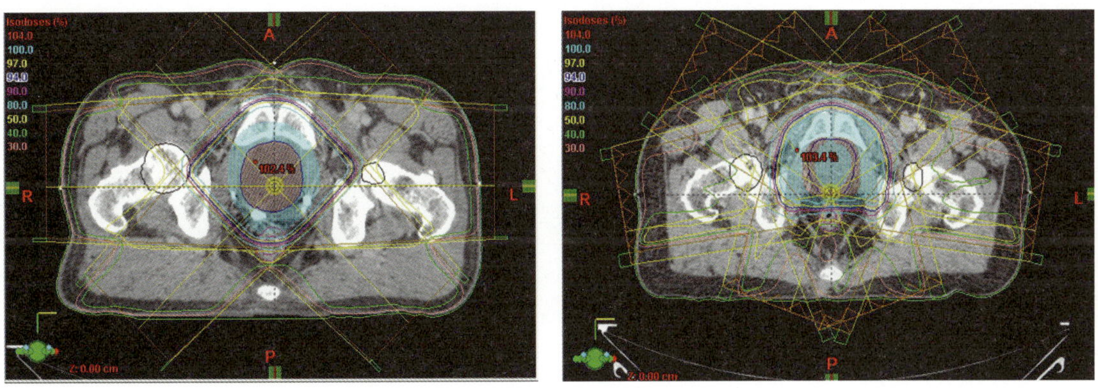

4) 체적조절호형방사선치료(volumetric modulated arc therapy, VMAT)

체적조절호형방사선치료는 세기조절방사선치료의 발전된 형태이다(그림 1-8). 세기조절방사선치료는 갠트리는 고정되어 있는 상태에서 다엽콜리메이터가 움직이면서 강도를 조절하였다면, 체적조절호형방사선치료는 갠트리도 회적하면서 다엽콜리메이터가 움직이지 때문에 치료 부위의 용적선량은 증가지만 종양과 정상조직의 선량분포는 더 우수한 치료방법이다(그림 1-9).

그림 1-8 체적조절호형방사선치료

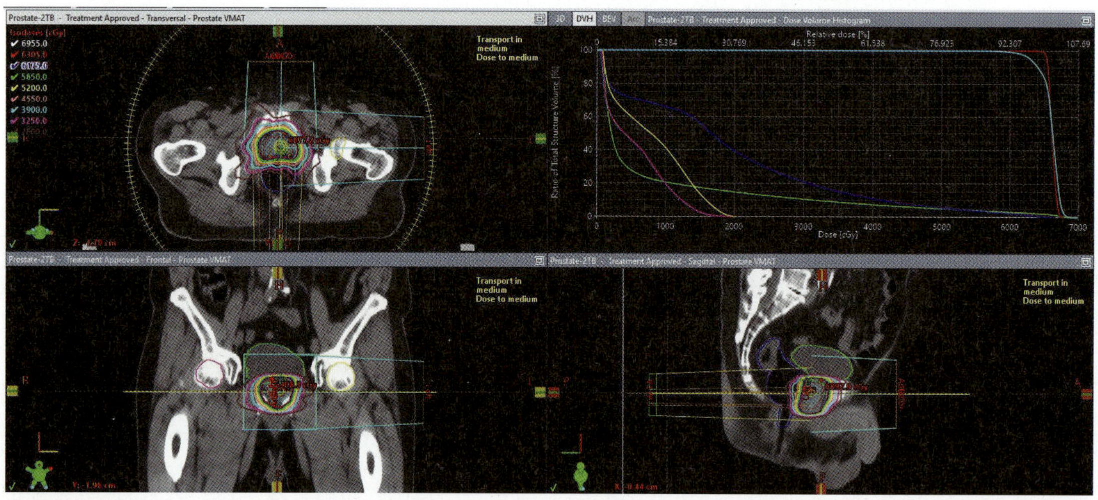

그림 1-9 세기조절방사선치료와 체적조절호형방사선치료의 비교

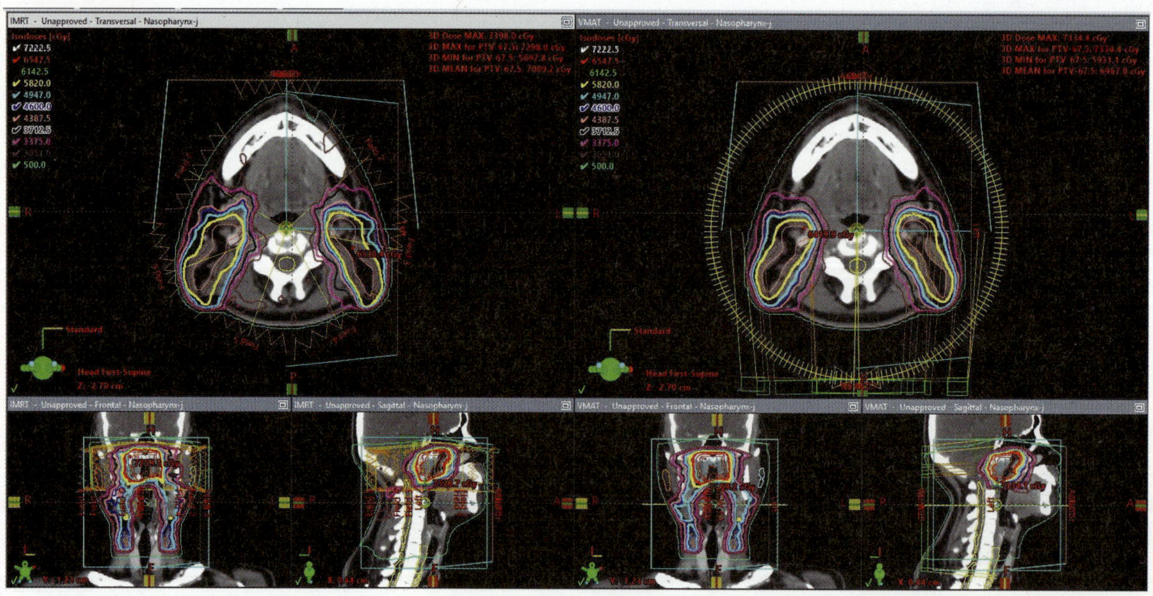

Chapter 2

방사선 생물학의 기초이론

종양에 대한 기초지식
- 양성종양과 악성종양
- 악성종양의 분류
- 종양에 대한 방사선치료의 역할
- 악성종양의 증식
- T(tumor), N(node), M(metastasis) 분류
- 악성종양의 전이와 재발
- 세포분열

종양세포에 대한 방사선 효과
- 세포에 대한 방사선의 직접작용과 간접작용
- 방사선량과 세포사
- 방사선 효과를 좌우하는 인자
- 방사선 손상으로부터의 회복
- 방사선 생물학의 4R

건강조직에 대한 방사선 효과
- 종양과 건강조직에 대한 선량효과
- 방사선 장해의 시간적 경과
- 인체 건강조직의 내용선량과 임상적 응용
- 생물 등효과선량(biological isoeffect dose)

고 LET 방사선의 생물학적 효과
- 산소효과비(oxygen enhancement ratio: OER)
- 중성자선(neutron beam)
- 양자선(proton beam)
- π-중간자선(negative π beam)
- 중이온 입자선(heavy ion particle)

온열요법
- 온열에 의한 생물학적 효과
- 온열요법 방식
- 임상에서 온열요법을 시행하기 위한 고려사항

방사선치료에 있어서 방사선량이 인체에 미치는 영향, 즉, 방사선량이 종양세포와 정상세포에 미치는 영향과 방사선치료 시 방사선의 효과에 영향을 주는 인자에 대해서 학습한다. 방사선치료와 관련된 방사선 생물학의 기초이론을 습득하므로 방사선치료 시에 종양조직과 정상조직의 생물학적 이론을 향상 시키고자 한다.

2.1 종양에 대한 기초지식

인체를 구성하고 있는 세포(cell)는 분열에 의해 2배수로 분열한다. 이와 같이 세포가 분열하면서 증식도 하지만 손상을 받아 변형되는 세포도 있다. 변형된 세포는 스스로 치유도 되고 죽기도 한다. 그러나 여러 가지 이유로 손상을 받은 세포가 회복하거나 죽지 않고 비정상적으로 과다하게 분열, 증식하게 되면 주위 조직뿐만 아니라 인접장기에 전이되어 정상조직을 파괴하고 비정상 세포를 만든다(그림 2-1). 이와 같이 비정상적인 세포를 암(cancer)라 한다. 종양이란 말은 새로운 성장(발육)이라는 뜻으로서 종양에 대한 가장 과학적인 국제술어는 신생물(neoplasia, new + growth)이지만 관습적으로 종양(tumor)이라는 말을 더 많이 사용하며, 종양의 원래 뜻은 종창(swelling)이다.

종양은 일반적으로 임상 및 병리형태학적으로 양성종양(benign tumor)과 악성종양(malignant tumor)으로 구분하며, 본 장에서는 방사선치료와 관련된 방사선생물학을 기술하기 전에 종양의 기초지식에 대하여 설명한다.

1. 양성종양과 악성종양

양성종양은 비교적 서서히 성장하며, 혈관에 침범하지 못하여 신체의 여러 부위에 전이(metastasis)하지 않아 간단히 제거하여 치유할 수 있다. 그러나 총담관을 폐쇄하고 있는 양성종양, 외과적으로 접근이 어려운 두 개강 깊이 존재하는 양성종양, 많은 인슐린을 분비하여 치사적인 저 혈당을 야기하는 양성 췌도종양 등의 경우와 같이 종양이 특이한 위치에 존재하거나 특이한 기능을 발휘한 경우에는 생명에 위험을 초래할 수도 있다.

한편 악성종양은 인체의 일부세포가 어떤 원인에 의해 주위조직의 구조나 기능에 상관없이 무제한으로 늘어나는 것을 말하며, 일반적으로 종양이 비교적 급속히 침윤성 성장을 하며 체내의 여러 부위

그림 2-1 정상세포와 암세포의 분열

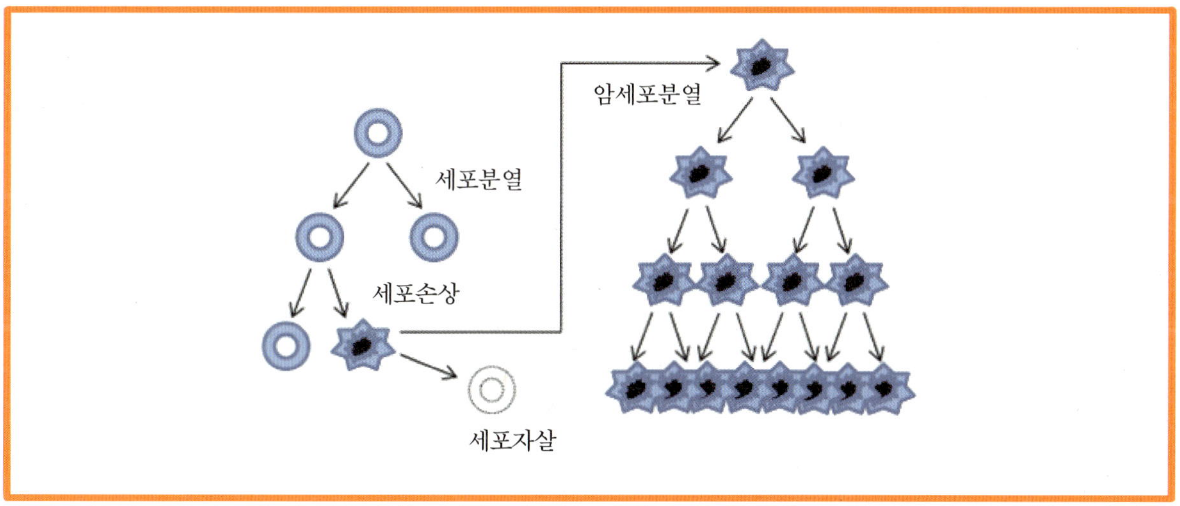

에 확산 및 전이하는 성질을 가지고 있다. 따라서 대부분의 방사선치료는 악성종양을 치료하는 것으로 체내의 여러 부위로 전이 및 확산을 방지하기 위해 림프절을 포함해서 눈으로 보이는 종양보다 넓은 범위 치료를 한다.

모든 악성종양은 통속적으로 암(cancer)이라고 불리어지는데 이 술어는 원래 희랍어 'Karkinos'에서 그리고 후에 라틴어 'Cancrum'에서 유래된 것으로서 두 낱말 모두 '게'(crab)라는 뜻이다. 즉 암은 '게'처럼 신체의 어느 부위에서나 유착하고 그 부위를 완강하게 꽉 붙잡고 있는 것 같아 그렇게 불리는 것이다.

2. 악성종양의 분류

악성종양은 종양이 발생한 장기별로 나눌 수 있다(표 2-1). 오늘날 위암, 폐암이나 자궁암이라 부

표 2-1

각 장기별 종양의 조직형태

장 기	암 종	육 종	기 타 형
피부	편평상피암		흑색종
후두	편평상피암		유두종
폐	선암, 편평상피암, 미분		기관지 carcinoid
타액선	화암		혼합종양
식도	편평상피암, 선암		
위	편평상피암		폴립
장	선암, 미분화선암	림프육종	폴립, carcinoid
간	선암		혈관종, 선종
담낭, 담관	선암(간세포암)		
췌장	선암		
갑상선	선암, 편평상피암		선종
전립선	다형세포암		
난소	선암, 단순암	섬유육종, 미분화배세포종	섬유종, 낭선종, 기형종, 과립막세포종, 남성화배세포종, Brenner 종양
자궁 질부	선암		
자궁 체부	편평상피암, 선암	근육종	근종
유선	선암, 융모암	육종	선종, 섬유선종
신	선암	Wilms 종양	
신우, 요관	선암(Grawitz 종양)		유두종
방광	이행상피세포암		유두종
근	이행상피세포암	횡문근육종	
골		골육종 Ewing 종양	거세포종

수막			수막종
뇌수		수아종	신경교종 수아세포종 교아세포종 성세포종
말초신경		신경섬유육종	신경수종
골수		백혈병, 골수종 Ewing 종양	
림프절		악성림프종(림프육종, 세망 육종, Hodgkin병), 백혈병	
비장		백혈병, 악성림프종	

리는 것은 위, 폐, 자궁의 장기에 생긴 악성조양을 가리키며, 이들은 이 분류법에 의한 것이다. 다음에 악성종양을 조직학적으로 분류하면 피부나 점막 등의 상피성 조직에서 발생한 것을 암종(carcinoma)이라 하며 편평상피암, 선암, 미분화암 등의 부류가 이에 속한다. 편평상피암은 자궁경부암, 위암, 폐암, 피부암 등에 있으며, 선암은 장암, 전립선암, 갑상선암등이 있다. 위암이나 폐암 등 장기별로 분류된 악성종양이 방사선치료에 적응이 되는가 아닌가의 판단은 그 악성종양의 조직학적 분류에 있어서 방사선 감수성이 높은지 아닌지가 큰 지표가 된다. 그 예로서 위암이 방사선치료에 적극적으로 적응되지 않는 것은 이들은 조직학적으로 선암이 많고 이 선암이 방사선 감수성이 낮기 때문이다. 한편, 근육이나 뼈, 지방 등의 비상피성 조직에서 발생한 것을 육종(sarcoma)이라 하며 골육종, 근육종, 섬유육종, 악성림프종, 백혈병 등이 있다. 림프육종은 방사선 감수성이 높은 반면 골육종, 근육종, 섬유육종은 방사선 감수성이 낮다. 따라서 조직학적인 분류에 따른 방사선 감수성에 차이가 있듯이 인체 여러 발생 부위에 따라 방사선 감수성의 차이가 있다.(표 2-2)

표 2-2
인체 암의 방사선 감수성

고 감수성	중 감수성	저 감수성
악성림프종	자궁경부암	악성흑색종
Hodgkin's disease	유암	전립선암
윌름(Wilms) 종양	폐암	위암
림프육종	난소암	장암, 직장암
신경아세포종	갑상선암	골육종, 섬유육종

인체에 발생하는 종양은 조직학적인 분류와 방사선 감수성에 따른 분류가 있을 수 있다. 이와 같이 암세포는 인체의 모든 부위에서 발생할 수 있을 뿐 아니라 혈액과 림프절을 통해 여러 부위로 전이를 한다.(그림 2-2)

그림 2-2 성인 및 소아에 발생하는 암

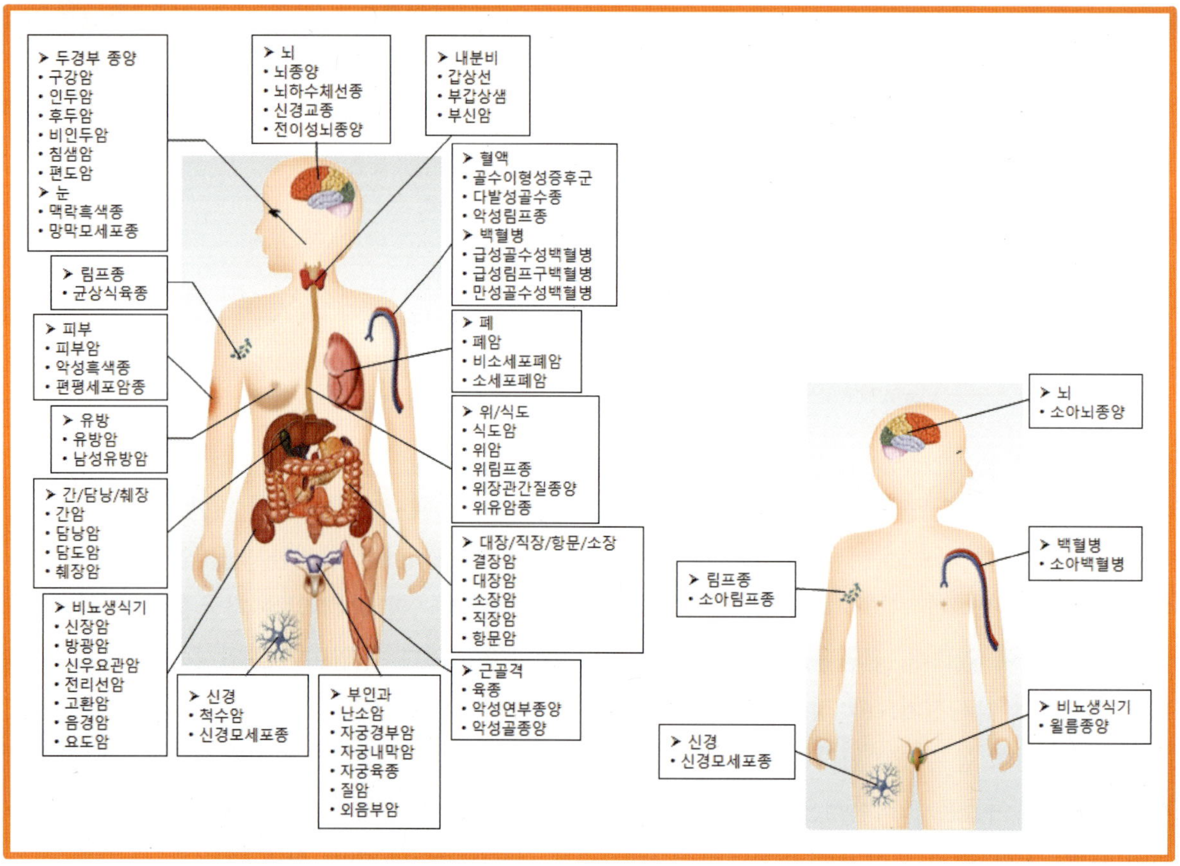

3. 종양에 대한 방사선치료의 역할

방사선치료는 여러 가지 암환자 치료방법 중에서 치료비율이 50%이상 차지할 만큼 암치료에 효과적인 방법 중에 하나이다. 암환자 치료방법 중에서 외과적 수술요법은 초기 전이가 되지 않은 여러 종류의 종양에 사용되었고 좋은 치료 결과를 가지고 있다. 하지만 방사선치료 역시 두경부, 폐, 자궁경부, 방광, 전립선, 피부암 등의 치료에 외과적 수술 못지않게 대체 치료 수단이다. 그리고 화학요법 또한 암환자의 치료에 중요한 역할을 하고 있으며, 최근에는 화학요법과 방사선치료를 함께 시행함으로써 치료효과를 상승시켜서 암환자의 치료 결과를 높이고 있다. 최근의 방사선치료는 수술, 화학요법과 함께 암환자를 치료하는데 중요한 역할을 하고 있으며, 그 활용이 점점 증가하고 있는 추세이다.(표 2-3) 미국에서는 전체 표 2-3처럼 미국은 전체 암환자의 방사선치료 비율은 50% 이상 이루어지고 있고, 국내는 약 25% 정도 방사선치료를 하고 있다.

4. 악성종양의 증식

암세포의 증식은 정상세포와는 다르다. 정상세포는 증식 조절기구가 작용하고 있기 때문에 1개의 세포가 분열하여 2개로 될 때 그 1개는 비증식성 세포가 되어 분화하자마자 바로 사멸하여, 전체적으로

표 2-3 종양의 종류에 따른 방사선치료 비율

종양의 종류	전체 암환자 중 비율(%)	방사선치료를 받는 환자의 비율(%)	모든 암환자 중 방사선치료를 받는 비율(%)
유방암	13	83	10.8
폐암	10	76	7.6
흑색종	11	23	2.5
전립선암	12	60	7.2
부인과암	5	35	1.8
대장암	9	14	1.3
직장암	5	61	3.1
두경부암	4	78	3.1
담낭암	1	13	0.1
간암	1	0	0.0
식도암	1	80	0.8
위암	2	68	1.4
췌장암	2	57	1.1
림프종	4	65	2.6
백혈병	3	4	0.1
골수암	1	38	0.4
중추신경계암	2	92	1.8
신장암	3	27	0.8
방광암	3	58	1.7
고환암	1	49	0.5
갑상선암	1	10	0.1
unknown primary	4	61	2.4
기타	2	50	1.0
합 계	100	–	52.3

항상 일정한 세포수를 유지하고 있다. 그런데 암세포는 1개의 세포가 2개로 분열하고 그것이 또 분열하여 4개로 되어 암조직이 일정한 시간 후에는 상당한 세포가 되어 장기의 기능에 지장을 초래한다.

일반적으로 암조직의 체적이 2배로 되기까지 요하는 시간을 배가시간(tumor doubling time)이라 하며, 표 2-4에서도 알 수 있듯이 1주일~몇 년에 이르는 것이 있다. 이것은 1개의 암세포가 1 cm 직경이 조기암까지 발육하는 데는 약 30회의 배가를 반복하여야 하며 2.5~7.5년이 걸린다. 그러므로 임상적으로 암으로 발병하기까지 이 정도의 기간에 걸쳐서 체내에서 증식하여 온 것을 의미한다. 그리고 직경 1 cm의 암이 직경 10 cm의 크기로 성장하는 데는 약 10회의 배가를 반복하여야 하며 10개월~2.5년이 걸린다고 한다.

표 2-4 암조직의 배가시간

암의 종류	배가시간(일)
골 육 종	14～366
기 관 지 암	17～480
폐 전 이 암	7～465
위 암 전 이	16～60
위 암(진행기)	105～305
조 기 위 암	769～2,309
대 장 조 기 암	636.5
일 반 암	1～3개월 7일～수년
rat 육종	0.35

이와 같이 정상세포가 어떤 발암인자를 받아서 발암하여 암이라고 임상적으로 확인되기까지의 시기를 암의 잠복기라 한다. 이 예로서 대표적인 것이 히로시마, 나가사키의 원폭의 피폭에 의한 백혈병 발생의 예로 잠복기간이 6～12년이 걸렸다. 초기의 암은 주변조직으로 증식 진전은 적고, 암화한 세포가 상피내에 존재하는 시기를 상피내암(carcinoma in situ)이라 부르며 자궁암에서 자주 볼 수 있다. 또 암세포가 주변에 증식하여 점막에 퍼진 것을 점막내암(intramucosal carcinoma)이라 하며 이것을 조기암이라 한다.

5. T(tumor). N(node). M(metastasis) 분류

병이 진행된 것을 포함하여 암이 퍼지는 것을 나타내는 하나의 지표로서 임상적으로 TNM 분류가 이용되고 있다. T는 원발병소(primary tumor)의 크기를 나타내고 T_0～T_4로 분류되며, N은 소속 림프절

그림 2-3 유방암의 TNM 분류

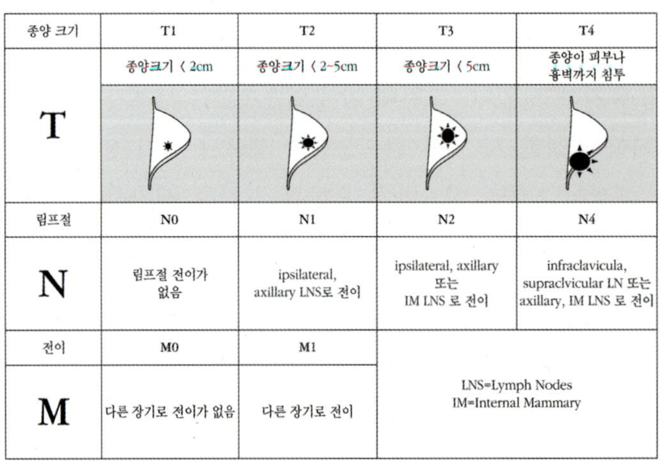

(regional node)의 유무를 나타내며 N_0~N_3로 분류되고, M은 원격전이(distant metastasis)의 유무를 나타내며 M_0, M_1으로 분류되어 있다. 이중에서 원발병소의 소속 림프절 이외의 곳에 림프절전이가 있는 경우는 원격전이에 포함된다. 이들 TNM의 조합에서 각각의 암병소의 병기 분류 S(stage grouping)가 4단계로 분류되어 암치료의 지침이 된다.

6. 악성종양의 전이와 재발

오늘날 의료에 있어서 암이 완치되지 않는 원인의 하나는 암의 원격전이에 의해 전신에 퍼지고 체중감소, 빈혈, 저단백혈증, 전신부종 등의 암 악액질이라는 전신쇠약 상태에 빠져, 결국에는 사망에 이르기 때문이다.

암의 전이에는 혈행성 전이와 림프성 전이가 있으며, 혈행성 전이는 폐암이 간이나 뇌 등의 원격장기로 전이된 경우, 림프성 전이는 우측 유방암이 우쇄골하 림프절 등 국소 림프절로 전이된 경우를 예로 들 수 있다. 암세포는 미분화한 세포 일수록 암조직에서 유리되기 쉽고 암조직에서 유리된 세포는 혈액 또는 림프 중에 방출되어 원격 장기로 이동하여 그 맥관내피 세포에 정착한다. 이 정착성에 영향을 주는 인자는 관 내의 세포 통과성이며 세포 통과성이 낮은 곳 즉 혈관이 가는 곳에 정착하기 쉽다. 그리고 국소의 모세관 내피세포를 변성시켜 관외로 탈출하여 관외에서 증식을 시작하여 전이 병소가 된다.

암세포의 다른 또 하나 우려되는 점은 재발(recurrence)이다. 수술이나 방사선치료 등에 의한 암치료가 끝나고서 빠르면 반년 후 또는 2~3년 경과할 무렵 암의 원발국소 또는 전이국소에서 재발한다. 이것은 수술 등의 치료 후 현미경적 관찰의 암세포가 잔존해 있다고 생각할 수 있고, 이것이 앞에서 설명한 것처럼 장기간에 걸쳐 증식하면서 큰 병소로 성장한 결과라고 할 수 있겠다.

7. 세포분열

세포는 하나의 분열에서 다음 분열까지를 세포주기(cell cycle)라 하여, 그 반복에 의해 증식한다. 그림 2-4에서 나타난 것처럼 세포주기는 분열기(M), DNA 합성준비기(G_1), DAN 합성기(S), 분열준비기(G_2)의 4기로 크기 나뉘며, 분열기는 다시 전기, 중기, 후기, 종기로 나눌 수 있다. 이 세포주기에 있어서 미분화한 세포일수록 G기가 짧고, 이와는 반대로 분화한 세포일수록 G기가 길어지며 G기의 시간은 세포의 분화도와 상관관계가 있다고 한다.

각 암세포의 주기시간은 표 2-5와 같다. 여기에서 주기시간과 배가시간이 다르며 긴 것은 체내에서 분열 후 상당한 암세포가 영양상태 등의 원인으로 사멸하기 때문이라 한다. 이외 세포주기 시간이나 배가시간이 짧고 분열이 왕성한 세포는 Bergonie-Tribondeau의 법칙에서도 알 수 있듯이 방사선 감수성이 높다.

그림 2-4 세포주기

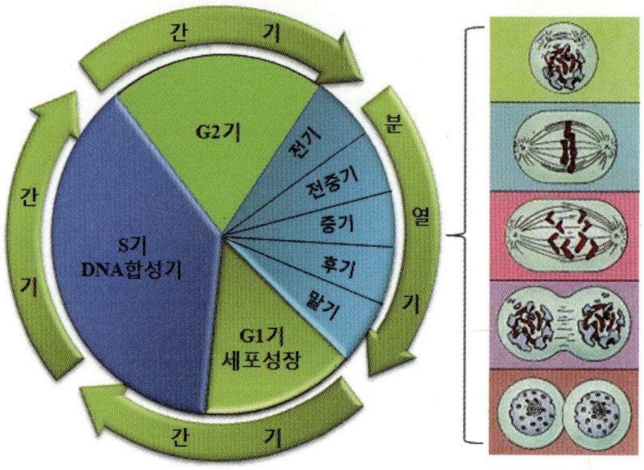

표 2-5 세포분열 주기 시간

암의 종류	주기시간(일)
골 육 종	7
위 암	5.4~12.3
조 기 암	7
정 상 위 점 막	1
대 장 암	4.2~7.0
정 상 대 장 점 막	1
편 평 상 피 암	1~10
정 상 표 피	4
백 혈 병	2~6
정 상 유 약 혈 구	0.75
정 상 장 상 피	0.37~0.58

Bergonie-Tribondeau법칙은

① 세포의 분열능력(대사)이 왕성할수록
② 조직의 재생능력이 활발할수록
③ 형태적, 기능적으로 미분화세포일수록
④ 형태적, 기능적으로 유약세포일수록

방사선 감수성은 높다.

2.2 종양세포에 대한 방사선 효과

1. 세포에 대한 방사선의 직접작용과 간접작용

방사선생물학에서는 세포의 생명에 관여하는 어느 구조가 방사선에 의해 장해를 받으면 그 세포가 죽는가에 대하여 수많은 연구가 이루어져 왔다. 전리 방사선의 조사에 의해 세포의 핵, 세포막, 세포질의 기능을 잃어버리면 간기사를 초래한다. 한편 증식사에 있어서는 핵 그 자체가 주된 표적이 되고 있다. 이것은 같은 염색체 구조를 갖고, 배수성도 같은 세포를 비교하면 방사선 감수성은 DNA의 양에 비례하는 것을 알 수 있다. 즉, DNA양이 많을수록 감수성은 높다.

전리방사선이 물질에 흡수될 때 많은 2차전자를 방출하게 되며 이때 2차전자가 염색체 내의 DNA와 반응하여 고리를 끊게 된다. 이것이 생물학적 변화를 나타내는 일련의 반응의 시작이며, 이 반응에는 직접작용과 간접작용이 있다(그림 2-5). 직접작용에서는 알파(α)선이나 양자선과 같은 선 에너지 전달계수(Linear Energy Transfer, LET)가 높은 전리방사선이 주된 작용을 하고 간접작용은 X선 γ선 같은 저 LET방사선이 있다. 전리방사선이 세포내의 물과 작용하여 아래 식에 나타낸 것처럼 유리기(OH·)를 발생한다.

그림 2-5 DNA에 대한 전리방사선의 직접작용과 간접작용

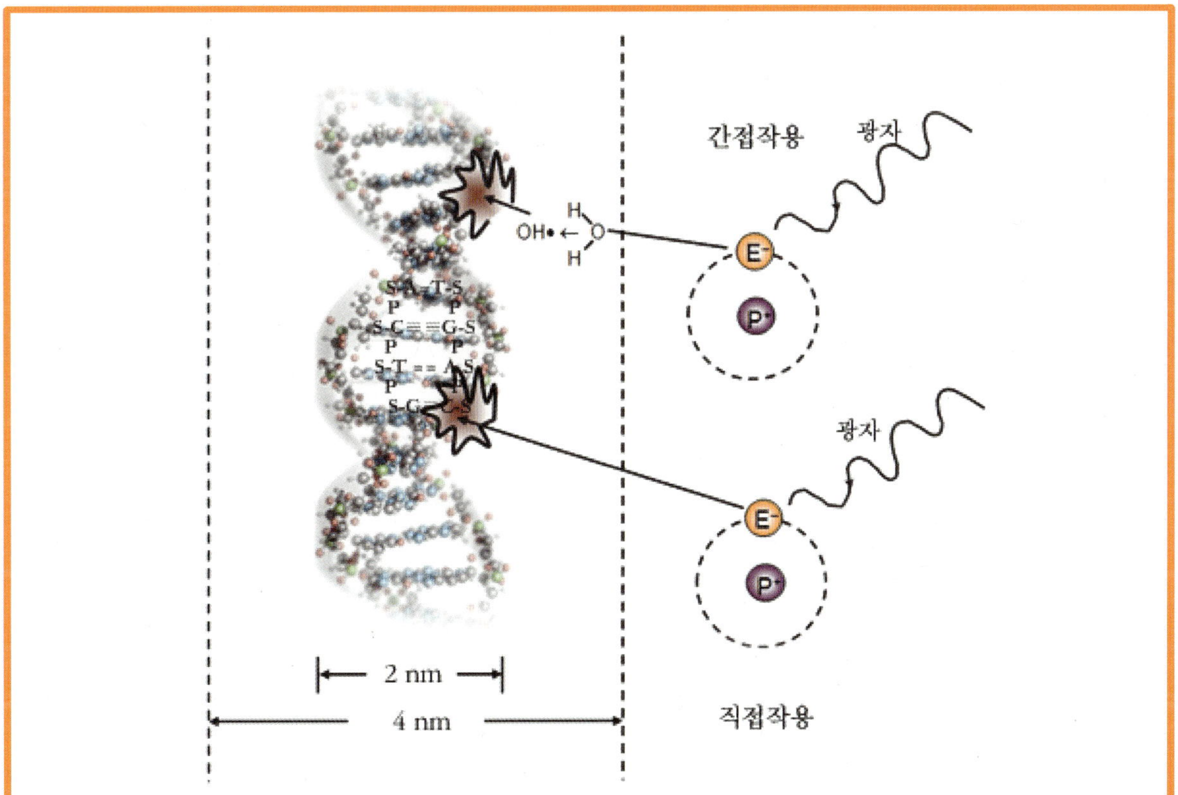

① $H_2O \rightarrow H_2O^+ + e^-$
② $H_2O^+ + H_2O \rightarrow H_3O^+ + OH^\cdot$

간접작용에서 발생한 유리기는 화학 반응력이 매우 강하며 염색체 내의 DNA에 작용하여 사슬 끊는 것이 간접작용이다. 이 간접작용은 X선이나 γ선과 같은 저 LET 방사선이 주로 작용 한다.

2. 방사선량과 세포사

방사선량과 세포사의 관계에 대한 Puck와 Marcus(1956)의 보고에 따르면 개개의 인체 세포에서 집락(colony)을 만드는 배양방법을 발표하여 9일간의 배양으로 50개의 세포보다 큰 자손을 만드는 세포의 증식 능력을 집락(colony)으로서 측정하였다.

그들은 인체의 자궁암에서 채취한 HeLa세포에 관하여 조사선량과 세포 생존율의 관계를 구하여 이것을 그림 2-6로 나타내었다.

그림 2-6 HeLa 세포에 대한 조사선량과 세포 생존율의 관계

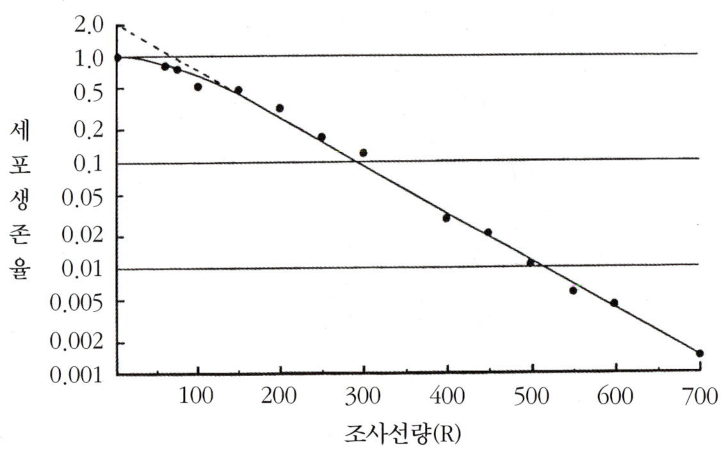

저 LET 방사선에 의한 생존곡선은 "multi-target" 생존곡선으로서 선량의 제곱에 비례한 식이다. 그리고 고 LET 방사선에 의한 생존곡선은 "single-target" 생존곡선으로 선량에 비례한다(그림 2-7).

그림 2-7 전형적인 포유동물 세포의 선량생존율 곡선

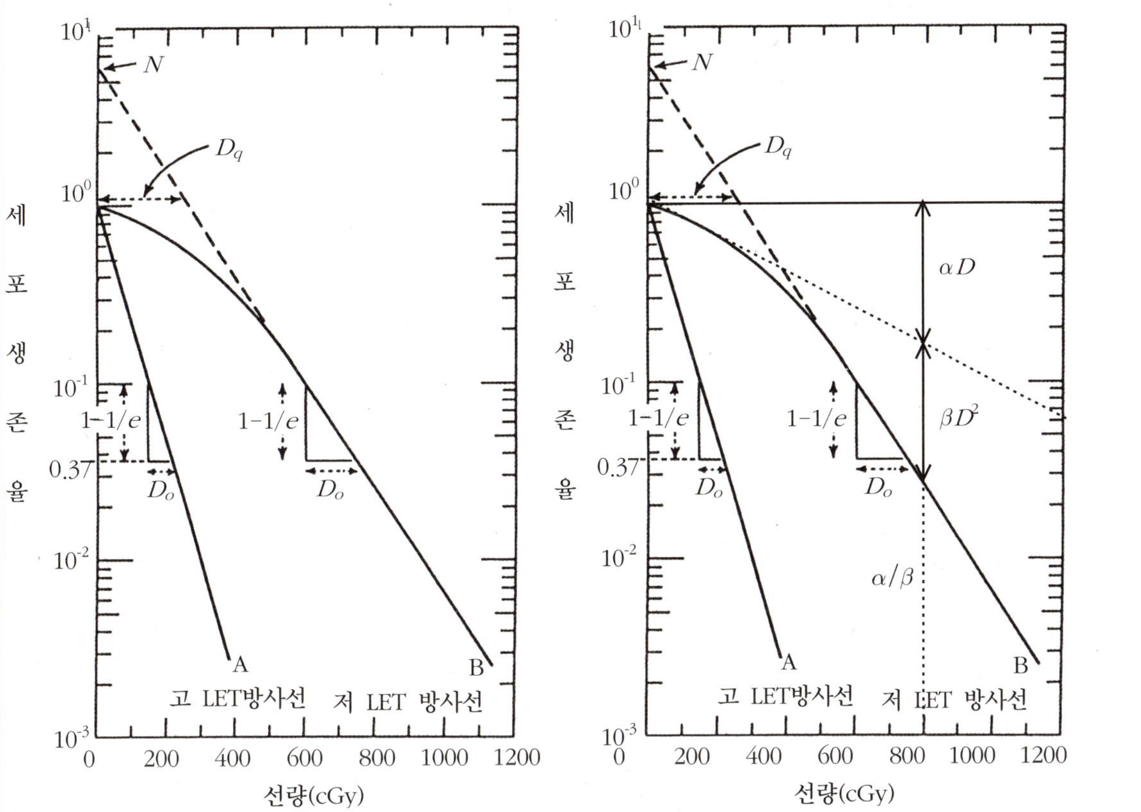

$$S = 1-(1-e^{-D_q/D_0})^N \quad \cdots\cdots (2.1)$$

S : 세포생존율
D_q : 유역치선량
D_0 : 평균치사선량
N: 방사선량이 0일 때의 종축과 생존율곡선의 직선부분 외접과의 교점

D_0는 세포의 감수성을 나타내는 지표로서 사용되며, D_0가 크면 방사선 감수성이 낮아지게 된다. 일반적으로는 D_0는 세포에 따라 달라 100~200 cGy이고 세포 생존확률을 37%로 줄이는데 필요한 선량이다. N은 대부분의 세포에 있어서 2~10의 범위이고 N값이 커지면 어깨 폭이 커진다.

이와 같이 조사선량과 세포의 생존율 사이에는 지수함수의 관계가 성립되지만, 그러나 저선량 영역에서 어깨 부분이 생긴다. 이것은 세포의 아치사장해(sublethal damage)에 대한 증식력을 나타내며, 방사선과의 상호작용에 의해 한 줄밖에 끊어지지 않은 DNA 사슬이 DNA의 회복작용에 의해 장해에서 회복되기 때문이라고 한다. 그것은 그림 2-7의 저 LET 방사선에 대한 생존곡선에서 나타난 것처럼 어깨 폭(D_q)을 유역치선량(quasithreshold dose)으로 정의하고, 100 % 생존율인 곳에서 횡축의 평행선과 생존곡선의 직선 부분의 외접선과의 교점의 선량으로서 나타내게 된다. 한편 고 LET방사선은 아치사자해가 없으므로 D_q = 0 가 된다.

직선, 2차식 모델은 생존확률을 나타내는 모델로 방사선에 의해 염색체가 절단되는 염색체 이상에서 발전했다. 방사선에 의한 세포사는 선량에 비례하는 경우와 선량의 제곱에 비례하는 경우가 있다. 세포사가 선량에 비례하는 경우와 선량의 제곱에 비례하는 경우의 선량값은

$$\alpha D = \beta D^2,\ D = \alpha / \beta$$

이다. 그러므로 α와 β값은 약 8 Gy 부근에서 같게 나타나며, 조기효과는 α/β값이 크고, 만발효과는 α/β값이 작다.

3. 방사선 효과를 좌우하는 인자

1) 세포주기와 방사선 감수성

세포는 DNA 합성 준비기(G1)에서 시작하여 분열기(M)까지 분열주기를 반복하면서 증식하는 것을 설명하였다. 그리고 세포의 각 주기에서 방사선 감수성이 다른 것을 그림 2-8에 나타내고 있다.

이 그림은 Chinese hamster V-79세포를 이용하여 각 주기에서의 세포의 생존곡선을 나타낸 것으로 분열기(M)가 방사선 감수성이 가장 높고, DNA 합성 후기(LS)가 감수성이 가장 낮다. 이와 같이 세포의 각 주기에 따라 방사선 감수성이 다른 것을 주기 의존성이라고 한다.

그림 2-8 세포의 각 주기에서의 방사선 감수성

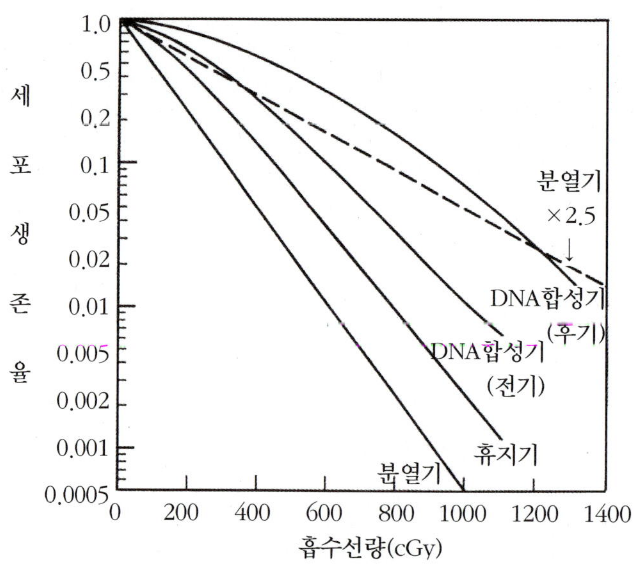

2) 산소효과(oxygen effect)

그림 2-9은 무산소 상태의 세포에 방사선을 조사하였을 때의 방사선 감수성을 1.0으로 하고, 여러 산소분압 상태에서 세포에 방사선을 조사하였을 때의 방사선 감수성을 나타내고 있다.

그 결과, 방사선 감수성은 산소 분압의 상승에 따라서 증가하여 가지만 30 mmHg에 도달하면 그 이상으로 산소분압을 증가하여도 방사선 감수성에 변화 없이 일정해 진다. 또, 무산소 상태에 있는 세포는 산소가 충분히 있는 세포 보다 3배나 방사선 감수성이 낮은 것을 알 수 있다. 산소효과는 주로 간접작용을 통하여 작용한다고 생각하며, 따라서 저 LET 방사선의 경우에 유효하지만 고 LET 방사선에서는 거의 효과를 볼 수 없다.

이 산소효과를 방사선치료에 이용하기 위해서는 방사선치료를 시행하기 전에 고압산소치료실에서 환자에게 충분히 산소를 흡입시키고 나서 방사선을 조사한다. 그러나 종양의 축소 이상으로 건강조직의 방사선장해가 매우 현저히 나타나 현재는 시행하지 않는다.

그림 2-9 세포의 산소압과 방사선 감수성

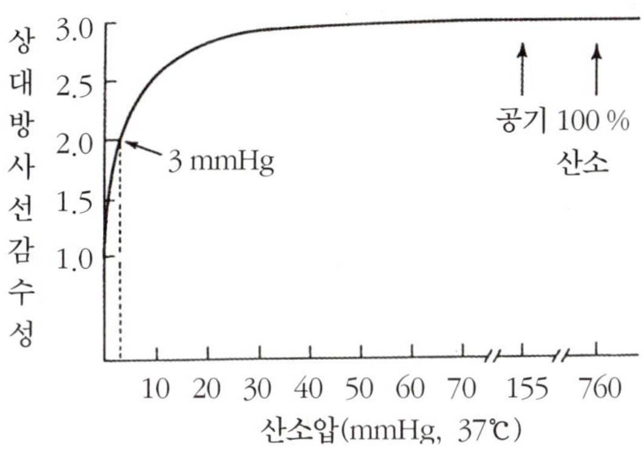

3) 종양내의 저산소 세포의 재산소화(reoxygenation)

종양조직 중에는 산소분압이 높은 세포(oxic cell)와 낮은 세포(hypoxic cell)가 존재한다. 인체 종양의 경우, 종양의 30~40 %가 산소분압이 낮은 세포라고 한다. 또한 이 산소분압이 낮은 세포는 앞에서 설명한 바와 같이 방사선 감수성이 낮다.

Thomlinson은 1955년에 인체의 암에 관하여 저산소 세포와 산소 세포의 관계를 연구하여 종양 내의 모세혈관에서 괴사에 빠져 있는 곳까지의 거리가 100~180μ이라는 측정결과를 보고하였다(그림 2-10). 그리고 저산소분압의 세포가 포함된 종양에 방사선을 조사하면 종양 외측의 산소분압이 높아서 방사선 감수성이 높은 세포가 많이 죽은 결과, 종양의 중앙부에 존재하고 있는 저산소분압의 세포와 외측의 모세혈관의 거리가 짧아져서 종양의 중앙부까지 산소가 들어가 이제까지 저산소분압 이었던 곳이 점차로 산소분압이 높아지는 것으로 나타났다. 이런 현상을 종양의 재산소화라 한다.

그림 2-11은 재산소화 실험을 나타낸 것으로서 방사선 조사를 받은 종양세포에서 산소분압이 높은 부분은 방사선 감수성이 높기 때문에 방사선에 의해 제거된다. 그리고 괴사가 있는 부분이 모세혈관과 가까워 져서 산소를 공급받으면 재산소화가 일어난다. 이와 같은 과정이 반복됨으로써 방사선치료시에 종양의 크기가 줄어들면서 종양세포를 제거할 수 있는 것이다.

그림 2-10 종양의 크기에 따른 저산소세포(괴사)의 진전도

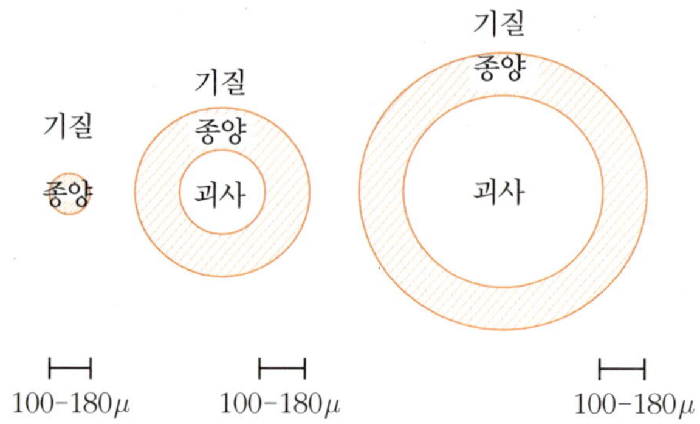

그림 2-11 종양의 재산소화 과정

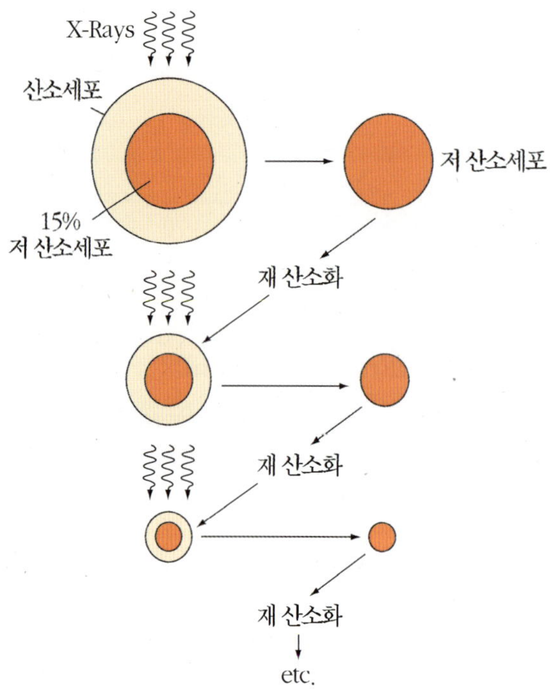

4) 온도효과(heat sensitivity of cells)

암세포가 열에 약한 것은 임상경험에서 잘 알려져 있다. 그 대표적인 예로서, Bruns(1884)는 흑색종 환자에게 단독(丹毒, erysipelas)으로 며칠 동안 섭씨 40도 이상으로 발열시킨 결과 종양이 없어졌다고 보고하고 있다. 그리고 오늘날에는 적절한 가온방법이 개발되어 방사선과 가온요법을 병용한 수많은 우수한 임상결과를 보고하고 있다.

그림 2-12 HeLa 세포의 가온시간과 생존곡선

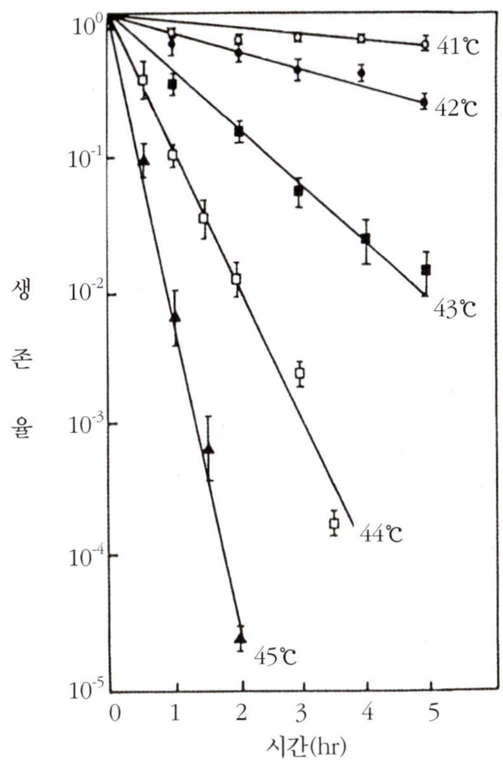

암세포와 가온 온도의 관계는 그림 2-12에서 나타낸 것처럼 암세포의 생존율은 41도 이상으로 가온하면 가온 시간과 함께 지수 함수적으로 감소한다. 더욱이 이 생존율 곡선에 있어서 어깨 부분이 없다는 것에서 가온은 방사선에 의한 아치사장해의 회복을 방지한다고 할 수 있다. 그림 2-13은 HeLa 세포의 세포주기를 동조시킨 후 43도의 가온과 400 cGy의 X선을 조사하였을 때 세포의 각 분열주기에서의 생존율을 나타내고 있다.

그 결과 방사선에 대하여 저항성이 큰 DNA합성기(S기)의 세포가 다른 주기의 세포보다 열에 약한 것을 알 수 있다. 여기서 중요한 것은 가온과 방사선의 병용에 의해 효과를 상승시킬 수 있는 것이다(d). 또한, 저산소 세포가 산소 세포보다 열에 약하고 암세포가 정상세포보다 열에 약한 것을 알 수 있다. 이와 같은 기초실험에서 얻는 자료로부터 앞으로 점점 더 많은 가온과 방사선의 병용치료의 연구가 기대된다.

그림 2-13 가온에 의한 세포의 각 분열주기의 생존율

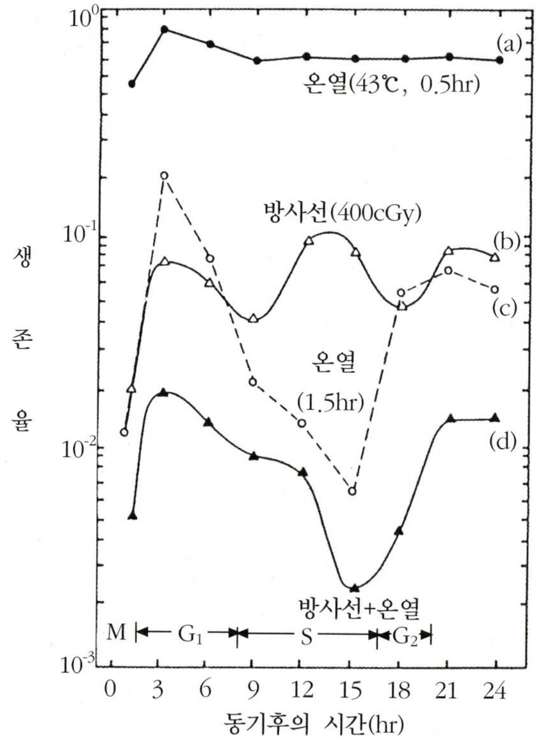

5) 방사선 증감제 및 방어제(radiosensitizers and radioprotectors)

DNA(염색체)를 구성하고 있는 4개의 염기(thymine, cytosine, adenine, guanine)의 동류체를 DNA(염색체)에 결합시키면 방사선 감수성이 높아진다. 할로겐화 피리미딘인 5-브로모데옥시우리딘(BUdR)과 5-요오드데옥시우리딘(IUdR) 증감제는 사이민 동류체로 이것을 결합한 세포(염색체)에 방사선을 조사하면 염색체의 사슬이 끊어지기 쉽고 그렇기 때문에 2~3배 방사선 감수성이 높아진다.

저산소 세포의 방사선 증감제는 고압산소요법을 이용해서 세포에 산소를 공급해서 방사선감수성을 높이는 방법이 있고 화학물질인 미소니다졸, 에타니다졸, 니모라졸을 이용해 방사선치료를 병용하면 치료효과가 증가한다.

그 반대로 SH기를 가지는 시스테인, 시스테아민은 방사선 조사에 의해 DNA에 생긴 라디칼에 SH 화합물이 가지는 수소원자를 줌으로써 라디칼의 작용을 막아 방사선의 작용을 약하게 하는 작용이 있어 방사선 효과를 감소시키는 것으로 알려져 있다. 그리고 화합물로 만든 방어제인 시스타포스, 아미포스틴을 사용해서 방사선에 방어작용을 한다.

4. 방사선 손상으로부터의 회복

1) 아치사장해 회복(sublethal damage repair)

방사선을 조사하면 세포는 손상을 받게 되는데 그 중 일부는 증식력을 잃어 죽지만 어느 것은 그 손상에서 회복하여 무한 증식력을 유지해 가는 것도 있다. Elkind(1960)는 아치사장해를 받은 세포가 그 손상에서 회복하는 것을 발표하였다. 그래서 Elkind 회복이라고도 한다. 그림 2-14은 Chinese hamster 배양세포를 이용하여 1회째에 505 cGy의 조사하고 18.1시간 간격으로 2회째 615 cGy의 선량을 조사한 것을 곡선 B로 나타내고 있으며, 또한 이때 1회째와 2회째의 조사 사이에 시간간격을 두지 않고 조사하였을 경우의 곡선은 A로 나타내었다. 즉 1120 cGy의 조사를 시행하였을 때 0.001의 세포 생존율을 나타내지만 505 cGy 조사 후 18.1시간이 지나고 나서 615 cGy를 조사하였을 때 0.0051의 생존율을 나타내어 5배 이상의 생존율을 나타내었다. 즉, 18.1시간 동안에 아치사장해를 받은 세포의 회복을 나타내고 있다. 그림 2-15는 세포를 실온에 두고 세포주기 변화가 없을 경우 아치사장해의 수복과 정상발육온도를 유지하면서 세포주기 중에 아치사장해의 수복을 나타내었다.

그림 2-14 아치사장해 회복을 나타내는 생존곡선

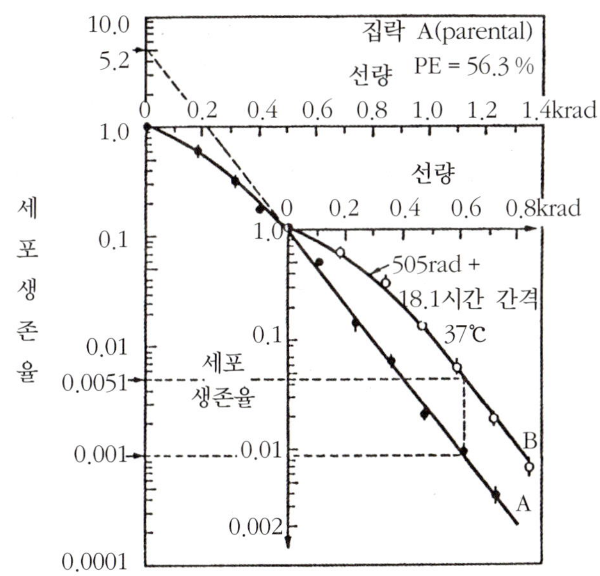

그림 2-15 X선을 2회 조사했을 때 실온(24℃)과 발육온도(37℃)에서의 아치사장해 회복

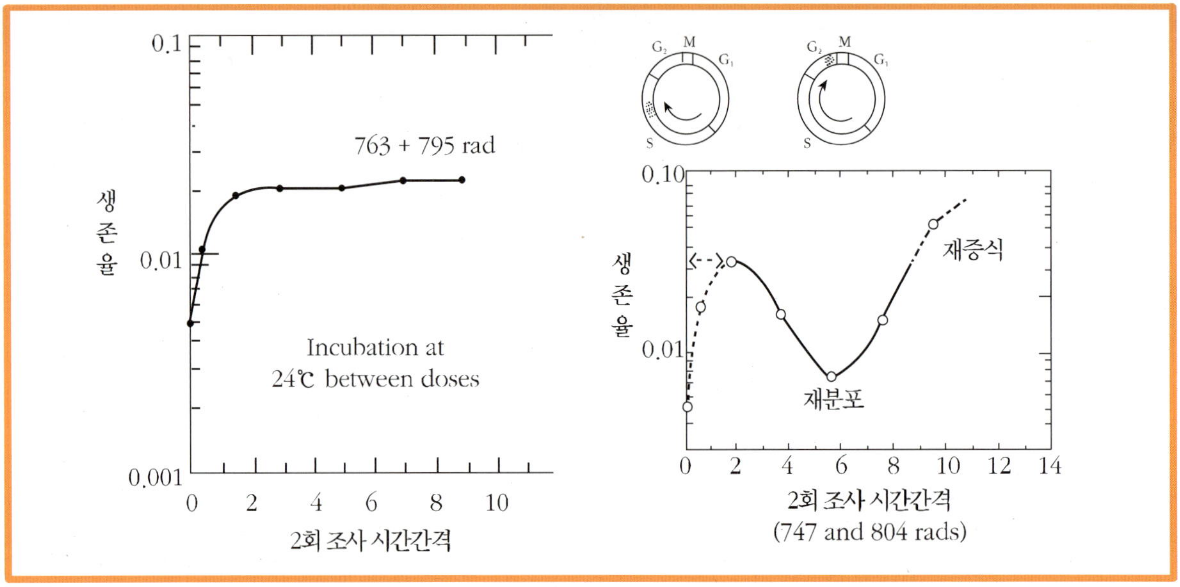

2) 잠재적 치사장해 회복(repair of potentially lethal damage : PLD)

방사선 조사 후 세포는 정상 상태에서는 죽게 되지만, 그러나 적당한 어느 조건에 이르면 죽지 않고서 세포가 손상을 회복하여 다시 살 수 있다고 한다. 이 예로서 Whitmore는 마우스의 L세포에 조사한 후 잠시 섭씨 5도로 유지함으로써 생존율이 올라가는 것을 보고하고 있다.

5. 방사선 생물학의 4R

1) 종양 및 정상조직에 대한 방사선 효과를 나타내는 지표

방사선치료 시에 종양의 치료효과를 높이고 정상조직의 손상을 방지 하지 위해서는 시간 간격을 두고 치료를 시행 한다. 그러므로 한 번에 많은 선량을 조사하지 않고 여러 번 선량을 나누어서 치료하는 분할 조사를 시행한다. 분할 조사의 유용성을 방사선 생물학의 4R로서 설명할 수 있다.

① 아치사장해의 회복(repair, recovery)

② 세포의 재증식(repopulation)

③ 재산소화(reoxygenation)

④ 세포 주기 내에서 재분배(reassortment, redistribution)

방사선치료 시에 대선량 1회 조사를 하지 않고 분할조사를 할 경우, 분할 사이에 시간 간격이 있기 때문에 세포가 회복(repair)하고 재증식(repopulation)해서 정상조직의 장해를 줄일 수 있다. 그리고 종양세포에 대해서는 분할 사이에 재산소화(reoxygenation)가 일어나고, 세포주기가 계속 회전하기 때문에 종양세포가 방사선 감수성이 좋은 주기에 재분배(reassortment, redistribution)되서 종양의 장해를 증가시킨다.

2) 종양 치사선량(tumor control dose : TCD95)

종양이 방사선 조사를 받았을 때 95 %를 사멸시키는데 필요한 선량을 말한다. 이 종양 치사선량에 영향을 주는 인자로서 종양의 분화도, 종양의 크기, 저산소 세포함유율 등을 들 수 있다. 표 2-6은 Rubin 등이 임상에 근거한 각종 종양의 TCD_{95}이다.

표 2-6

종양 치사선량 (TCD^{95})

선량 (cGy)	종 양	병 기
3,500	정상피종	N0
	바이러스 종양	T0(수술후)
	신경아세포종	T1~T3
4,000	호지킨병	N0
	림프육종	N0
	정상피종	N+
4,500	호지킨병	N+
	피부암(기저세포 암, 편평상피암)	T1
5,000	전이성림프절	N0(?)
	편평상피암(자궁, 두경부)	N0
	태아성암	N0
	유암, 난소암	T0(수술후)
	수아세포종	T1~T3
	망막아세포종	T1~T3
	Ewing 육종	—
	미분화세포증	T3~T4

선량 (cGy)	종 양	병 기
6,000 ~6,500	후두암 〈 1 cm	T1
	유암(종양적출)	T0
	피부암(편평상피암)	T2~T3
7,000 ~7,500	구강암	T1
	중인두-상두-하인두암	T2
	방광암	B3
	자궁경부암	T1~T2
	자궁체부암	T2
	난소암	T2
	전이성림프절	T1~T3
	폐암	T1
8,000 이상	두경부암	T3~T4(massive)
	유암	T3~T4(massive)
	골육종	—
	흑색종	—
	연부조직 종양	—
	전이성림프절	N3(massive)
	갑상선암	—

3) 생물학적 효과비(relative biological effectiveness : RBE)

250 kV X선으로 조사한 선량(D_{250})의 생물학적인 효과와 동일한 생물학적 효과를 나타내는데 필요한 다른 선질의 방사선의 선량(D_r)과의 비($\frac{D_{250}}{D_r}$)로 정의된다.

$$RBE = \frac{D_{250}(\text{어떤 효과가 일어나는 데 필요한 표준 방사선량})(cGy)}{D_r(\text{동일한 효과가 일어나는 데 필요한 방사선량})(cGy)}$$

따라서 생물학적 효과비가 1보다 크면 적은 선량으로 250 kV X선과 같은 생물학적 효과를 얻을 수 있음을 의미한다. α선이나 π중간자선 등의 고 LET 방사선은 생물학적 효과비가 1보다 크다.

예를 들어, 50%를 치사시키는 선량을 반치사선량(mean lethal dose, LD_{50})이라 하는데 X선의 LD_{50}이 6 Gy, 중성자선이 4 Gy이라면 X선과 비교한 중성자선 RBE는 그 비가 6/4, 즉 1.5이다.

또, 생존율곡선에서 생존확률을 0.01로 하는 선량을 선택하면 X선은 10 Gy, 중성자선은 6.6 Gy가 필요하여 RBE = 10/6.6 ≒ 1.5가 된다. 생존확률이 0.6에서 비교하면 중성자선은 1 Gy, X선은 3 Gy가 필요하여 이때 RBE = 3/1, 즉 3이다. 단일 조사에서는 선량이 작을수록 RBE가 커지지만, 분할조사에서는 선량이 커질수록 RBE가 커진다(그림 2-16).

그림 2-16 X선과 중성자선에서 세포 생존곡선

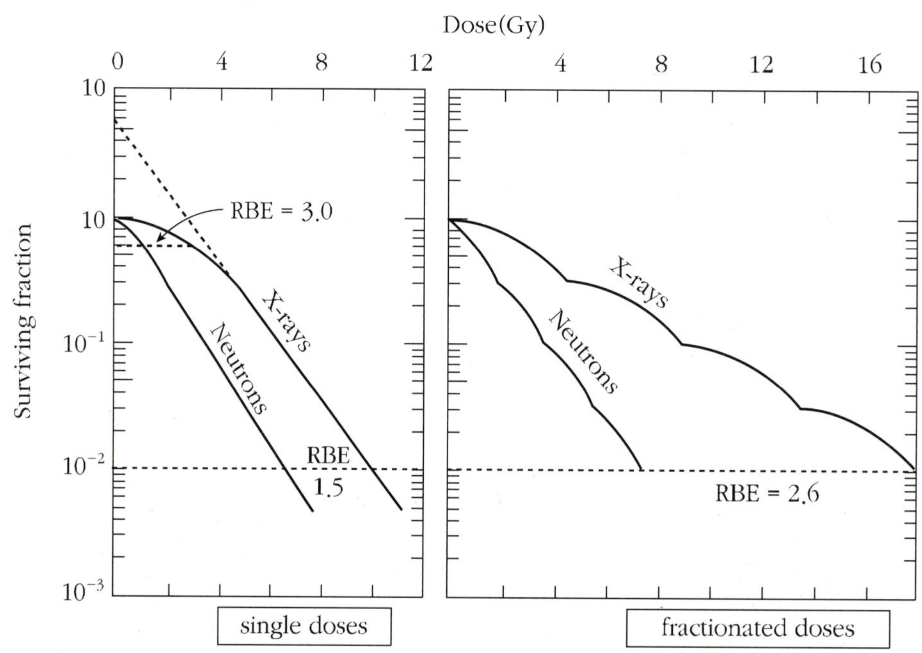

4) 치료 효과개선비(therapeutic gain factor : TGF)

종양조직의 생물학적 효과비와 이것을 둘러싼 건강조직의 생물학적 효과비의 비로, 이 값이 1보다 크면 방사선을 조사하였을 때, 건강조직의 방사선 손상이 적고, 종양조직은 크게 손상을 받아 방사선 치료 효과가 높아진다. RBE는 중성자선처럼 전리를 많이 일으키는 방사선에서는 선량을 분할 조사하는 것이 1회 조사로 치료했을 때의 RBE보다도 크다. 이것은 분할조사에서는 1회 조사선량이 적고, 적은 선량에서는 RBE가 크기 때문이다. 따라서 조사시마다 선량을 적게 하고 분할회수를 증가하면 중성자선은 X선에 비해 유효하게 된다. 방사선치료할 경우 임상에서 중성자가 X선에 비해 유효하기 위해서는 종양이 갖는 RBE가 관련된 정상조직의 RBE보다 커야 한다.

$$\text{치료효과 개선비(therapeutic gain factor)} = \frac{\text{종양조직의 RBE}}{\text{정상조직의 RBE}}$$

즉, 치료 효과개선비가 1보다 커야 한다. 일반적으로 종양의 RBE는 저산소세포가 존재하기 때문에 정상조직의 RBE보다 1회 조사시에는 크지만, 분할조사가 되면 종양의 RBE는 작아진다.

5) 치료가능비(therapeutic ratio : TR)

종양을 방사선으로 치료하는 경우에는 최적의 선량으로 종양세포를 파괴시키는 것이 치료의 제일 전제가 되며, 동시에 주위의 조직이 충분한 방사선내용성과 회복기능을 갖도록 하는 것도 중요한 조건이 된다. 따라서 치료성적을 향상시키기 위해서는 종양에 많은 선량을 조사하여 암세포를 전부 파괴시키는 동시에 주위의 정상조직에는 가능한 한 장해 없이 조사해야 할 것이다.

$$\text{치료가능비(TR)} = \frac{\text{정상조직의 내용선량(tissue tolerance dose, TTD)}}{\text{악성종양의 치사선량(tumor lethal dose, TLD)}}$$

따라서 방사선치료에 있어서, 치료가능비 값이 1 이상이 아니고서는 방사선치료를 시행할 수가 없으며, 치료환자마다 치료가능비를 1 이상 되도록 연구하는 것이 치료계획이다. 그러므로 이 비가 클수록 치료효과의 기대는 크게 되며, 이 비를 크게 하는 방법이라고 할 수 있는 것은 곧 환자의 내용선량을 증가시키는 방법과 악성종양의 치사선량을 감소시키는 방법이라고 하겠다.

환자의 내용선량을 증가하기 위해서는 가장 적절한 공간적인 선량분포의 선택, 시간적인 선량분포의 검토, 국소장해나 전신장해에 대한 처리, 환자의 영양관리 등이 필요하다. 또 악성종양의 치사선량은 간단히 증감할 수 없지만 방사선증감제의 병용, 산소효과의 이용, 중입자선의 활용 등에 의해서 치사선량을 줄이고 있다. 치료가능비의 관점에서 종양 자체에 대해 치료효과가 높다고 말할 수 있는 것은 방사선 감수성이 높은 종양, 중등도(中等度)의 방사선 감수성이면서 치료하기 쉬운 위치에 국한되어 있는 종양이어야 하겠으며, 감수성이 낮은 종양에 대해서는 그 효과를 기대할 수 없다.

TR은 위의 설명처럼 여러 가지 인자에 의해서 영향을 받고 있는데, 이는

① 공간적 선량분포
② 시간적 선량분포
③ 종양측 인자
④ 환자측 인자
⑤ 집합적 요법
⑥ 종양 주위의 국소 정상조직 특이성
⑦ 장해에 대한 처리 및 영양관리
⑧ 종양상(tumor bed)
⑨ 총선량

등의 기타 여러 가지 조건에 의해 변화하고 있다.

6) 산소효과비(oxygen enhancement ratio : OER)

같은 생물학적효과를 지표로 한 경우, 무산소 상태에서의 조사선량과 산소가 충분한 상태에서의 조사 선량비로서 정의하며,

$$\text{OER}=\frac{\text{무산소상태에서 조사한 선량}}{\text{산소상태에서 조사한 선량}}$$

으로 나타낸다.

일반적으로 세포를 저산소 상태에서 조사하여 얻어지는 생존곡선인$(D_0)_{hypo}$ 값과 공기 중의 상태에서 조사한 경우에 얻어지는 생존곡선인$(D_0)_{air}$ 값의 비로 나타내게 된다. 종양에서는 저산소 상태의 세포가 존재하고, 이 세포는 저 LET 방사선에 저항성을 나타내며, X선이나 γ선에서는 3에 가까운 산소효과를 나타낸다. 이 때, 산소효과비가 낮은 고 LET방사선을 조사하면, 저산소 상태의 세포를 많이 사멸시킬 수 있다. 고 LET방사선은 산소에 영향을 받지 않기 때문에 세포의 산소 유무에 상관없이 생물학적 효과비가 비슷하다.

7) 열효과비(thermal enhancement ratio : TER)

가온에 의한 방사선 효과를 나타내는 것으로, 같은 생물학적 효과를 지표로 하였을 때 가온 + X선일 때의 선량과 X선 단독일 때의 선량의 비로 나타낸다.

2.3 건강조직에 대한 방사선 효과

방사선치료가 시작된 초창기에는 1회 조사가 시행되었다. 그러나 Coutrard(1932)나 Baclesse(1958)의 제안으로 분할조사가 시작되었으며 그 이후 많은 임상경험을 근거로 하여 현재 시행하고 있는 전 치료 일수 3~8주간, 5회/주, 150~200 cGy/일의 분할조사법으로 개선되어, 건강조직에 대한 내용선량을 증가시키는 분할조사법이라는 기술로 발전하였다.

1950년대부터 코발트 60 γ선으로 시작하여 선형가속기나 베타트론을 이용한 고 에너지 엑스선, 전자선을 방사선치료에 사용함으로써 환자의 피부선량이 적어지고, 심부선량을 증가시켜 보다 많은 종양선량을 환자에게 투여할 수 있게 되어 방사선치료 성적을 크게 향상시키게 되었다(표 2-7). 그러나 이들 고 에너지 광자선속이 치료에 이용되면서 심부에 있는 건강조직의 내용선량이 문제가 되었으며, 오늘날의 방사선치료에 있어서 투여선량은 이 건강조직의 내용선량에 의존하고 있다.

예를 들면 진행된 자궁경부암을 방사선치료할 때 병소가 남아 있어도 방광이나 직장의 장해 때문에 더 이상 치료를 시행할 수 없게 된다. 이처럼 방사선치료의 목적이 종양치유에 있지만 건강조직을 보호하는 것이 종양의 치유만큼 중요시 되고 있다.

1. 종양과 건강조직에 대한 선량효과

종양 및 건강조직에 대하여 조사선량과 장해의 관계는 선량-효과의 관계로 설명할 수 있다. *in-vivo*의 연구에서는 clone 또는 colony(집락) 세포의 생존능력에 따라 판정한다. 그러나 이 방법으로

표 2-7 방사선치료에 의한 종양의 5년 생존율(국가암 정보센터)

순위	암 종	발생년도				증감*
		'96-'00	'01-05	'06-'10	'14-'18	
–	모든 암	45.1	54.1	65.5	70.3	27.4
1	위	47.3	58.0	68.4	77.0	33.2
2	갑상선	95.0	98.4	100.0	100.0	5.5
3	폐	13.6	16.6	20.3	32.4	19.9
4	대장	58.8	66.9	73.9	74.3	18.1
5	유방	83.6	88.7	91.2	93.3	14.1
6	간	14.1	20.5	28.3	37.0	25.2
7	전립선	69.3	81.0	92.0	94.4	35.2
8	췌장	8.7	8.4	8.5	12.6	2.0
9	담낭 및 기타담도	20.7	23.1	26.9	28.8	10.1
10	신장	67.0	73.7	78.6	84.1	19.9

얻어진 종양에 대한 방사선의 감수성은 조직 중의 종양과 같은 감수성이 아니라고 한다.

동물은 중요장기(critical organ)에 내용선량 이상을 조사했을 때 사망한다. 전신조사에 있어서 죽음은 기관의 신진대사의 장해 때문에 생긴다. 생쥐의 전신에 700~900 cGy를 조사하면 2~3주간 생존하지만 골수장해에 의해 30일 이후에 사망한다. 이것은 방사선에 의한 출혈이나 백혈구의 감소가 원인이다. 또한, 1000~1500 cGy의 고선량에서는 장상피의 탈락으로 3~5일 후에 사망한다(그림 2-17). 또 흉부에 조사하였을 때 식도나 폐 기관의 효과는 그림 2-18에 나타난다. 그러나 일반적으로 동물의 치사를 중심으로 한 선량-효과의 관계는 방사선치료에 있어서 장해 정도와 다르기 때문에 임상에 응용할 수 없다.

일반적인 방사선치료에 있어서 건강조직의 장해에 대하여 5~10% 이내로 장해를 억제하여야 한다고 하지만, 그림 2-19에 나타나듯이 선량을 보다 많이 조사하여 종양의 치유율을 50%에서 85%로 상승시키려면 건강 조직의 장해도 5%에서 20%로 증가한다.

Morrison(1975)의 방광암, Shukovsky와 Fletcher (1973)의 편도선 종양에 대한 보고에서 Morrison은 종양 선량을 5550 cGy에서 6100 cGy로 10% 증가하면, 종양의 치유율이 59%에서 69%로 증대하지만 건강조직의 장해는 7%에서 20%로 증가한다고 보고하고 있다(그림 2-20). 이들 건강조직의 장해에는 출혈, 방광수축, 누공의 형성, 장폐쇄를 들 수 있다. 또한 유방암의 치료에 있어서 분할회수를 5회/주에서 3회/주로 바꾸면 생물등가선량이 약 13% 증가하고, 그것 때문에 종양치유율이 75%에서 88%로 상승하지만 흉벽의 궤양 등으로 건강조직의 장해가 5%에서 18%로 증가하였다고 보고하고 있다. 이와 같이 종양에 대한 효과와 건강조직의 장해와의 관계는 상반되는 것으로 건강조직의 장해는 방사선치료에 있어서 한계를 나타내고 있다.

그림 2-17 생쥐의 선량효과

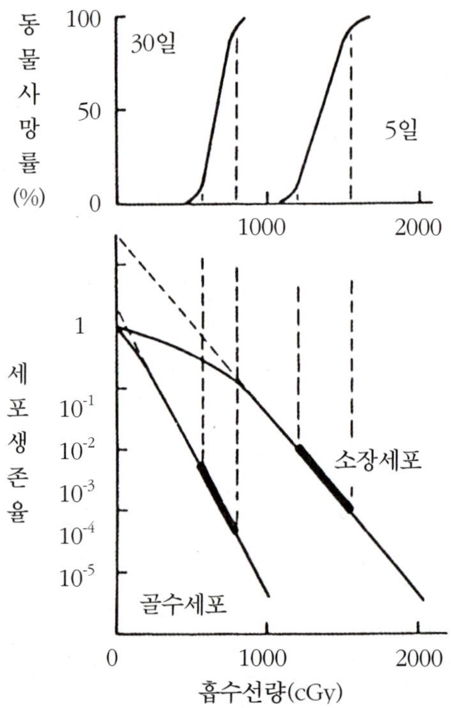

그림 2-18 생쥐의 선량효과

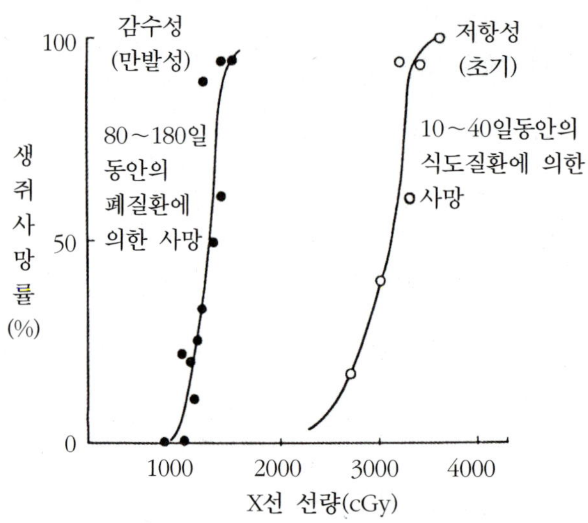

그림 2-19 종양의 치유율과 건강조직의 장해

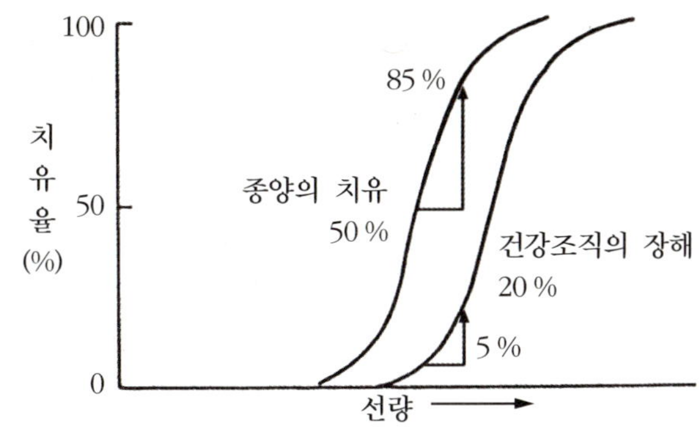

그림 2-20 종양의 치유와 방사선 장해발생의 관계

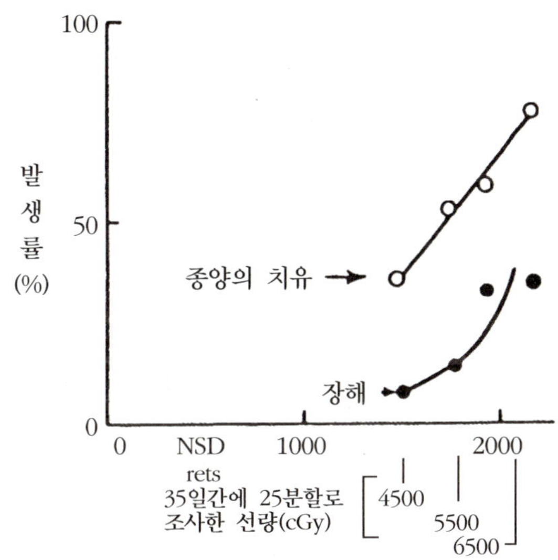

2. 방사선 장해의 시간적 경과

인체의 여러 장기에 있어서 방사선 효과는 방사선치료 중에 생기는 일시적인 반응, 지연 또는 만성적인 증상으로서 나타난다. 이들의 방사선 효과는 시간적인 경과를 수반하는 변화이다(표 2-8).

방사선효과의 조기반응으로서 부종을 들 수 있다. 이것은 모세혈관의 침투성 증가에 의해 생기며, 나아가 조직 내의 증식세포의 죽음 때문이라고 한다. 또한 이들 증식세포의 손실은 나중에 조직의 기능저하로 연결된다. 특히 피부, 구강근, 장상피에서 심하며 6~8개월 후에 혈관이나 섬유조직에 변화를 일으키고, 그리고 마지막으로 섬유화한다. 이것은 서서히 분화하는 조직의 경우이며 어느 조직에서도 최종적으로는 섬유화라는 공통된 과정을 거친다.

장(臟) 장해로 인한 전신사는 생쥐에서 3~5일 안에 생긴다. 이것은 장의 융모장해에 의한 것으로

표 2-8 여러 장기에서의 방사선 장해

장 기	치료 중의 일과성 장해	조기장해	만발장해
소 장	설사, 복통, 소화불량	폐색 : 0.5~1년	폐색 : 1~11년
대장・소장	설사, 복통	설사, 괴사	협착, 섬유화, 경결 : 2~3년
위	식욕부진, 구토, 위산도 감소	표재성궤양	만성 위축성 위염
식 도	연하시의 동통	–	협착 : 1~5년
구강점막	점성, 습성박리	위축 : 2~3개월	섬유화 : 0.5~1년
피 부	홍반, 박리	박리 + 색소침착 : 6~8개월	궤양, 괴사, 위축 : 1~5년
폐	폐염	폐암 : 0~3개월	위축, 궤양, 섬유화 : 6개월~5년
위	–	위경화증 : 6~12개월	섬유화 : 3개월~2년
간	간기능 변화	–	만성 방사선위염 : 1.5~3년
요 관	–	–	간기능변화 : 7개월~1년
방 광	방광염		섬유화, 폐색 : 1~2년
뇌	부종		수축, 방광위축 : 7~8개월
심 장	–	–	괴사 : 1~2년 심막염

상피가 탈락되어 전해질의 균형이 흐트러져 죽음에 이른다. 이것은 분화세포의 이행시간이 2일이기 때문에 갑자기 생긴다.

골수는 장보다 저선량으로 방사선장해가 생기며 혈소판, 과립, 림프구의 감소라고 하는 형태로 장 장해보다 늦게 나타난다. 생쥐의 경우, 백혈구 수는 천천히 감소하고, 여러 가지 합병증을 수반하여 죽음에 이른다. 생쥐는 조사 후 30일 안에 모두 사망하지만 인간은 50~60일 안에 사망한다.

3. 인체 건강조직의 내용선량과 임상적 응용

Rubin과 Casaret는 1972년에 200 cGy/일, 5회/주의 조사법으로, 인체 건강조직의 내용선량(tolerance dose)을 발표하였다(그림 2-20). 그는 $TD_{5/5}$(최소장해선량 : 5년간에 5 %의 확률로 장해가 생기는 선량)와 $TD_{50/5}$(최대장해선량 : 5년간에 50 %의 확률로 장해가 생기는 선량)를 발표하였다. 그러나 이것은 임상 데이터의 판단에 많은 부정확함을 수반하기 때문에 '1~5 %범위' '25~50 % 범위'라 하는 편이 적당하다고도 할 수 있다.

고 에너지 방사선(1~6 MV X선)을 이용하여 5회/주, 200 cGy/일, 1000 cGy/주, 2~8주간의 조사방법으로 치료하였을 때 그림 2-21에서 건강조직의 내용선량을 아래와 같이 설명할 수 있다.

① 1000~2000 cGy/1~2주로 조사하면 골수는 500 cGy 이하에서, 난소는 1000 cGy 이하에서, 고환은 2000 cGy 이하에서 정조세포가 없어진다. 발육 중의 유방, 성장골, 성장연골은 매우 큰 장해를 입는다. 그리고 2000 cGy 이상의 부분조사에 의해 뼈나 연골의 성장이 멈춘다. 수정체는

그림 2-21 건강조직의 내용선량

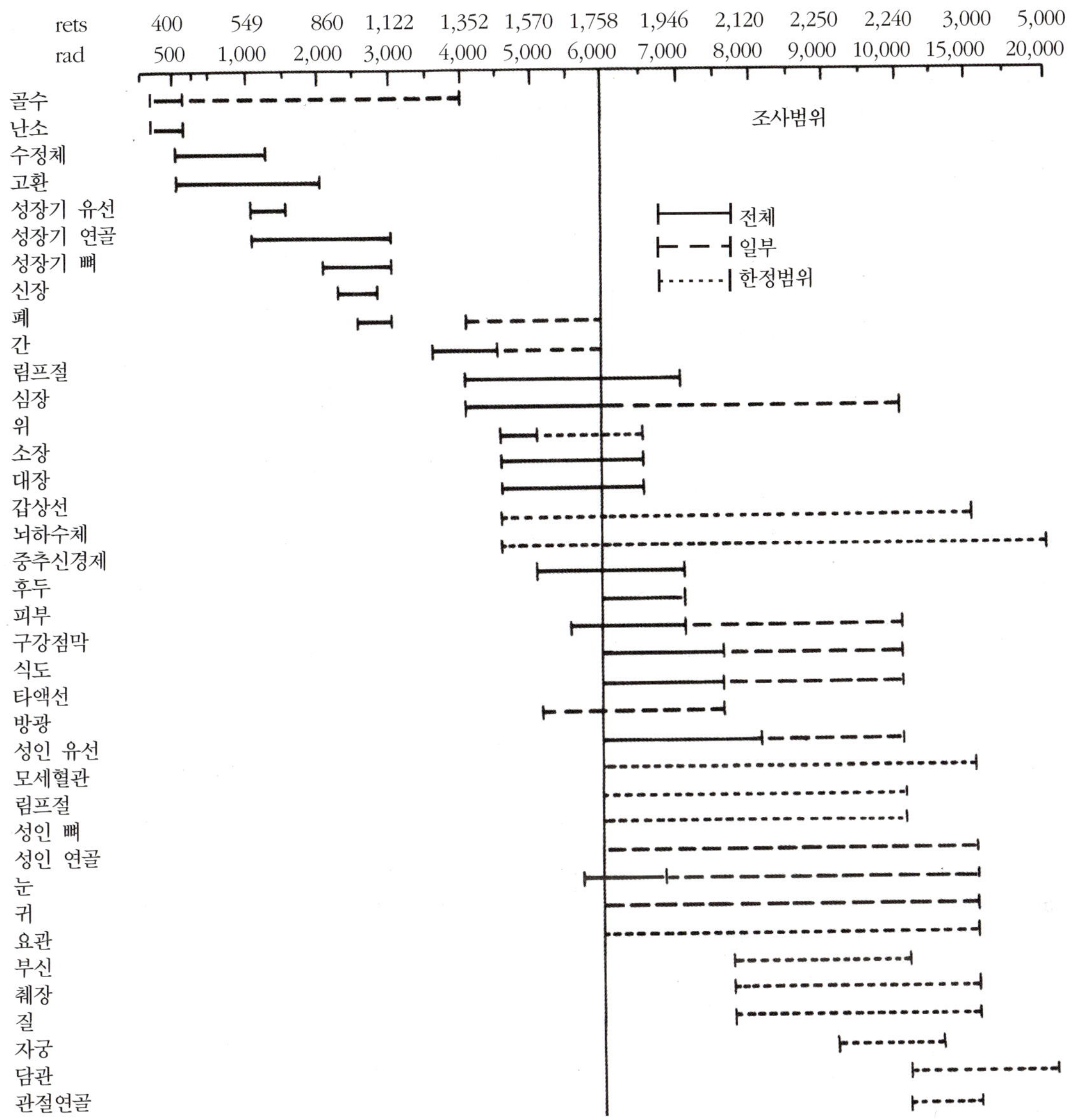

최소장해선량(내용선량) $TD_{5/5}$ 방사선치료 후 5년 이내에 5 %의 증례에 장해가 생기는 선량(부작용)
최대장해선량(내용선량) $TD_{50/5}$ 방사선치료 후 5년 이내에 50 %의 증례에 장해가 생기는 선량(부작용)

500～1400 cGy에서 진행성 백내장이 생긴다. 임신부는 1000 cGy/주 이하의 조사선량에서 태아가 사망한다.

② 2000～4500 cGy/2～4주의 조사에 의해 폐, 간, 신장에 큰 장해를 초래한다. 폐는 2500 cGy/2.5주 이상의 선량으로 양 폐에 조사하면 폐염, 신장에서는 신경화증이 나타난다. 심장은 전체가 조사되면 장해가 생기기 쉽지만 부분적으로 차폐하면 저항성이 생긴다.

③ 4500～7000 cGy/4.5～7주에서 위, 소장, 대장, 피부, 구강근, 식도, 이하선, 방광의 상피층에 변화가 생기고 이 외에 갑상선, 뇌하수체, 성대, 뇌, 인두에도 장해가 생기기 시작한다.

④ 7500 cGy/7주에서 방사선 저항성이 많은 장기가 있다. 요관, 자궁강, 성인 유방, 성인 근육, 담

관, 관절연골 등으로 그 중에서도 연골은 혈관이 적고 산소부족에 의해 가장 저항성이 있다.

4. 생물 등효과 선량(biological isoeffect dose)

방사선치료에 있어서 건강조직에 가장 영향을 미치는 인자로 분할조사법을 들 수 있다. 치료 중에 장치의 고장이나 환자가 치료로 견딜 수 없는 상태 등으로 방사선 조사가 중지되었을 때 표준 분할조사법으로 계산한다. 이 때 전 조사선량을 선택하는 문제로서 생물 등효과 선량의 계산이 시행된다. 이 계산법에 대해서는 Ellis(1969)의 nominal standard dose (NSD), Orton(1973) 등의 time, dose and fractionation factor(TDF) 그리고 Kirk(1971) 등의 accumulative radiation effect(ARE)가 잘 알려져 있으며, 이 계산법은 많은 시설에서 전 조사 일수와 분할회수가 다를 때 조사선량을 지표화 할 때에 이용된다.

1) NSD(nominal standard dose)

여러 분할조사법에서 건강조직의 내용선량을 알아보는 방법은 Cohen과 Derrick (1951)에 의해 제안되었다. 이 Cohen의 모형은 표 2-9와 같으며, 다분할조사법에 있어서 분할회수를 많게 하면 같은 정도의 장해에 도달하는 데는 많은 선량이 필요한 것을 알 수 있다.

그림 2-22a에서 만발성 피부장해가 나타나는 내용선량에 대하여 동일효과가 나타나는 데에는 분할횟수의 증가와 함께 전 조사선량이 증가하는 것을 나타내고, 그 기울기는 0.24이다. 그림 2-22b는 일정한 분할횟수에 대해서 전 치료일수를 변화시킬 때 선량이 증가하는 것을 나타내고, 그 기울기는 0.11이다. Fowler와 Stern(1963)은 그림 2-23에서 나타나듯이 돼지 피부를 이용하여 전조사일수와 분

표 2-9 인두 · 후두암의 분할 조사법에 의한 조사 선량

분할/기간	선 량
10분할/3주간	4500 cGy
15분할/3주간	5000 cGy
20분할/4주간	5500 cGy
18분할/6주간	5750 cGy
30분할/6주간	6500 cGy

그림 2-22 분할조사법

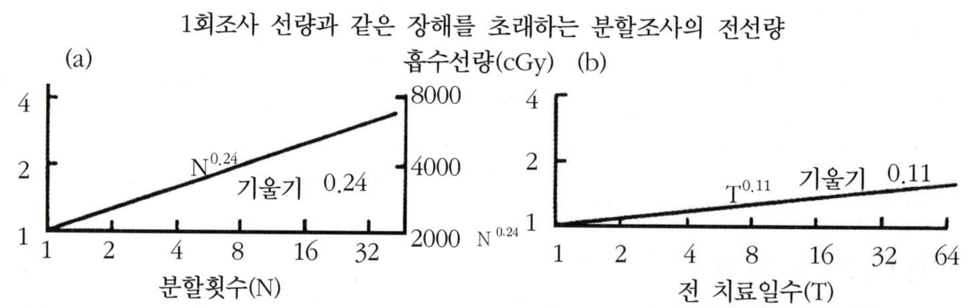

그림 2-23 돼지 피부에 대한 분할조사

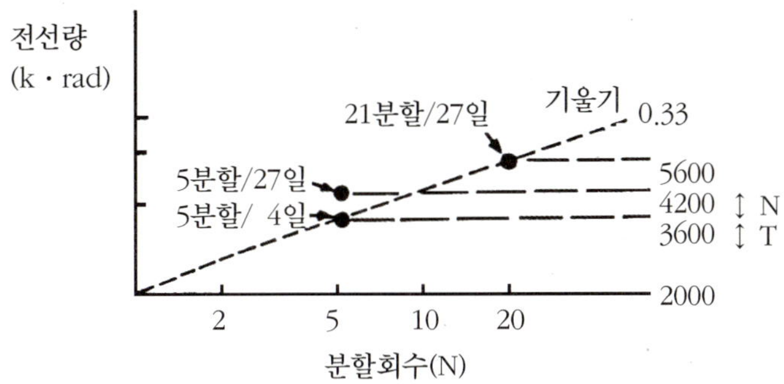

할횟수를 변화시켰을 때 선량변화를 구하여 아래 식을 나타내었다.

$$\text{전 선량} = C(\text{정수}) \times (\text{전조사 일수})^{0.33}$$

Strandquist(1944)는 편평상피암의 치료와 피부반응 양쪽에 관하여 0.22의 기울기를 발표하였다. 이들의 보고에 근거하여 Ellis는 피부에 대한 분할 조사에 의한 내용선량을 아래와 같은 식을 제안하였다.

$$D = (NSD) \times N^{0.24} \times T^{0.11} \quad \cdots\cdots (2.2)$$

D : 선량(Gy)
NSD : nominal standard dose(ret)
N : 분할횟수
T : 조사기간(일)

2.2식에 있어서 D를 Gy의 단위로, d를 1회 선량$(=\frac{D}{N})$Gy, 조사 간격$x(=\frac{T}{N})$로 변환하면 다음 식과 같이 된다.

$$d = [\frac{(NSD)}{100}]N^{-0.65} \times x^{0.11} \quad \cdots\cdots (2.3)$$

생물등효과선량을 계산하는데 Eills의 식은 종양에 대한 효과에 관하여 아무 것도 언급하지 않고, 정상적 혈관-결합 조직의 내성에 관하여만 설명하고 있어 몸의 생명기관을 포함하지 않은 것에 유의하여야 한다. 또한 건강조직의 방사선에 대한 내성은 조사면이 클수록 감소하기 때문에 이 점에 대하여도 고려할 필요가 있다.

2) 내용선량(partial tolerance : PT)

방사선치료에 있어서 환자의 상태에 따라 지체 없이 치료를 중지하지 않으면 안 될 때가 많이 있다. 두 가지의 치료방법을 비교하는 것은 내용선량(partial tolerance dose)이라는 개념을 이용하면 쉽게 이해할 수 있다. 어떤 기간의 N회 분할조사에서 NSD값이 최고 1,800 ret라 가정하면, 이때 이것보다 적은 분할횟수 n회에 의한 부분내선용량 PT는,

$$PT = (\frac{n}{N})NSD = (\frac{n}{N}) \times 1{,}800 \quad \cdots\cdots (2.4)$$

이다.

예를 들면 치료계획의 반, 즉 30회 분할 중 15회가 끝났다고 하면, 이때의 내용선량은 (15/30)×1,800=900 ret이다. 여기서 ret는 시간과 선량이 내포되어 있는 단위로서 rad equivalent therapy에서 유래된 것이다. 이 내용선량을 쓰는 이점은 이들을 계산할 수 있다는 것이다. 예를 들면 치료가 종료되기 전에 그 치료계획을 수정해서 분할 또는 매 조사 시 선량을 변경하면 그 수정 전후의 치료선량 각각의 내용선량, $(PT)_1$과 $(PT)_2$를 먼저 계산하여, 각각의 내용선량을 더하여 그 치료의 전체 효과를 결정할 수 있는 것이다. 즉, $(PT)_1+(PT)_2$이다.

3) 분리치료 코스법(split-course regimens)

치료가 연속적이 아니고 휴지기간을 두고 2개의 코스로 나누어 치료하는 경우, 그 결과를 판정할 때는 제 1코스에 상당하는 TDF값은 제 2의 치료 코스가 시작할 때까지 휴지기간 중에 감쇠하기 때문에 이 감소에 대한 보정을 NSD 기본식에 대입하여 시간인자를 기초로 구하지 않으면 안 된다.

분리 치료코스 전반의 치료일수가 T일이고, 휴지기간이 R일이라고 하면, 분리코스 전반의 TDF는 다음과 같이 보정을 하는 것이 좋다. 즉,

$$\delta = (\frac{T}{T+R})^{0.169} \quad \cdots\cdots (2.5)$$

어느 범위 내의 T(치료기간)와 R(휴지기간)에 관한 계수는 부록 중의 표 6에서 읽으면 된다. 따라서 어떤 분리치료 코스 효과는 다음처럼 계산하고, 연속조사법과 비교하기도 하며 혹은 같게 할 수도 있다. 즉,

$$(TDF)_1 \times (\frac{T}{T+R})^{0.169} + (TDF)_2 \quad \cdots\cdots (2.6)$$

으로 여기서 $(TDF)_1$ 및 $(TDF)_2$는 각각 분리 코스의 전반부와 후반부에 일치되는 시간, 선량, 분할횟수 계수이다.

4) 시간 · 선량 · 조사횟수(time-dose-fractionation, TDF)

NSD 개념에 의한 TDF는 시간 · 선량 · 조사횟수의 인자를 나타낸다.

Orton은 부분내용량 PT = $\frac{n}{N} \times (NSD)$의 식을 1회 선량 d(Gy), 조사간격 x(일)를 고려하여 TDF식

을 만들고 표를 작성하여 사용하기 편리하도록 하였다.

여기서 다루고 있는 것은 d(Gy), x(일), RBE까지 고려한 것으로, RBE는 각 선질에 따라 달라지는 수치이므로 여기서 TDF는 선질까지도 고려되고 있음을 의미하고 있다.

(1) 일반치료의 TDF[부록 표 1~5 참조]

$$TDF = R \cdot n \cdot (100RBE \times d)^{1.538} \cdot x^{0.169} \cdot 10^{-3}$$

$$= 1.025 \cdot 10^{-3} \cdot n \cdot (100RBE \cdot d)^{1.538} \cdot x^{0.169}$$

$$= 1.224 \cdot n \cdot (RBE \cdot d)^{1.538} \cdot x^{0.169} \quad \cdots\cdots (2.7)$$

여기서 n : 조사횟수

d : 1회 선량(Gy)

x : 조사간격(일)

R : 정수(1.025)

[d = 2.0 Gy, 주 5회 조사, 31회 조사의 표준조사계획의 TDF를 100으로 할 경우]

또한, 밀봉소선원에서 고선량률 강내치료의 경우의 TDF는 외조사법에 의한 TDF계산법이 이용되지만, Ra-226선원과 같은 저선량률 조사의 경우 TDF계산법은 다른 책을 참고하기 바란다.

2.4 고 LET 방사선의 생물학적 효과

방사선치료의 성적은 방사선 에너지의 증가와 함께 상승한다는 것은 앞장에서 설명하였다. 그러나 오늘날 방사선치료에 있어서 큰 벽이 되고 있는 문제점 중 첫째는, 방사선의 투과력이 크기 때문에 병소 주변의 건강조직에도 방사선 장해를 많이 발생시켜 방사선치료 방법의 개선이 요구되고 있으나 여기에는 일정한 한계가 있으며, 둘째로 X선이나 γ선에 대하여 저항성이 나타나, 방사선치료 후 이것이 종양의 재증식을 촉진한다. 이러한 문제점에 대하여 고 LET방사선이 체내에 들어가면 에너지에 따라 심부에서 브래그 피크(bragg-peak)를 만들어 이것을 종양 부위에 일치시켜 건강조직보다 종양에 고선량을 조사할 수 있게 하여 선량분포의 개선을 도모할 수 있다. 둘째 문제점에 대하여 방사선 생물학적 관점에서 산소 증강비가 낮고, 방사선 손상으로부터의 회복이 늦어지며 생물학적 효과비가 크기 때문에 치료효과를 크게 기대할 수 있는 것이다.

양자선이나 π중간자선 등의 고속 하전 입자선은 직접 전리방사선으로 입자선이 물질을 투과할 때 물질의 원자핵을 직접 붕괴하고 붕괴에 의해 생긴 많은 종류의 이온입자가 그 비정을 따라서 2차 전자를 조밀하게 만들기 때문에 고 LET방사선이라 불리고 있다.

1. 산소효과비(oxygen enhancement ratio : OER)

전리방사선의 생물학적 효과는 세포의 산소 함유율에 따라 현저한 차이를 나타낸다. 일반적으로 세포에 산소가 많으면 같은 생물학적 효과를 나타내는데 적은 선량의 조사로 충분하고 이 효과를 나타내는 산소효과비는 방사선의 종류에 관계없이 일정하며 선량에 의존하지 않는다.

이 산소효과비와 선 에너지 전달계수(LET)는 밀접한 관계가 있고, 그림 2-24은 저산소와 산소로 가득찬 인체 세포에 대하여 여러 고 LET방사선에 의한 생물학적 효과를 나타내고 있다. 250 keV X선(A)에 있어서 저산소 세포는 산소 세포보다는 생물학적 효과가 낮지만, LET값이 가장 큰 방사선인 2.5 MeV α선(D)에서는 저산소 세포와 산소 세포는 생물학적 효과가 같아진다. 이것은 고 LET방사선의 큰 장점이다. 또한 고 LET방사선은 생존율 곡선에서 어깨 부분이 없기 때문에 아치사장해 회복 효과가 없고, 분할조사법에서는 매일의 조사선량은 단순히 적산하면 된다.

Barendsen은 여러 LET의 다른 방사선을 이용하여, 인체 세포의 산소효과비와 생물학적 효과비의 관계로 LET를 인자로 하여 구하였다(그림 2-24). 그 결과 LET의 증가에 따라 RBE값이 커지며 특히 100 keV/μm 부근에서 최대치를 나타낸다. 이 최대치를 지나면 아무리 고 LET의 방사선을 조사하여도 세포의 생명을 관장하는 표적이 장해를 받을 확률은 같아지며, LET의 상승과 함께 생물학적효과비가 떨어진다는 과치사효과(over kill effect)라는 현상이 생긴다. 한편, 산소효과비는 LET의 증가와 함께

그림 2-24 각 방사선에 대한 산소상태와 저산소상태에서의 암의 생존곡선

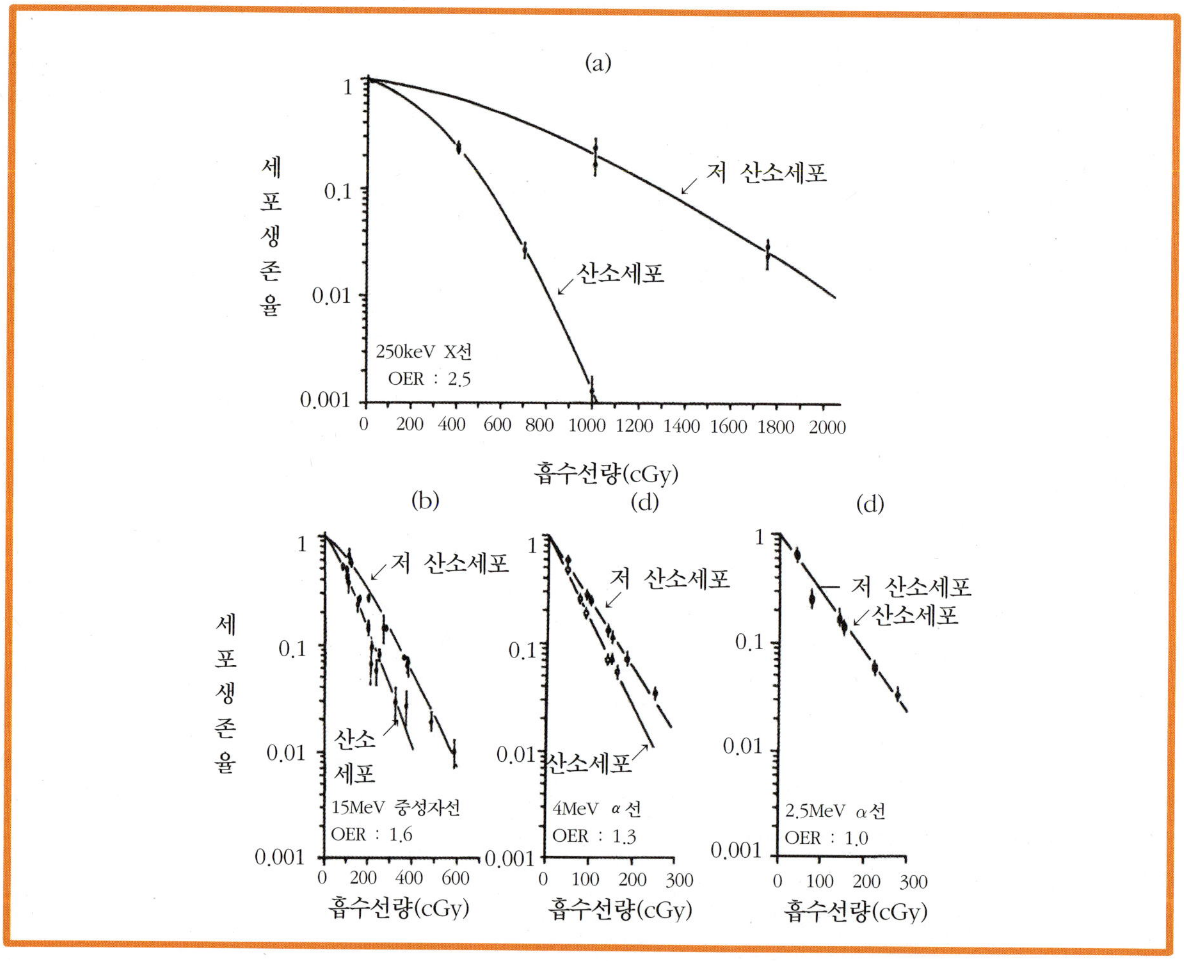

그림 2-25 LET를 인자로 한 OER과 RBE의 관계

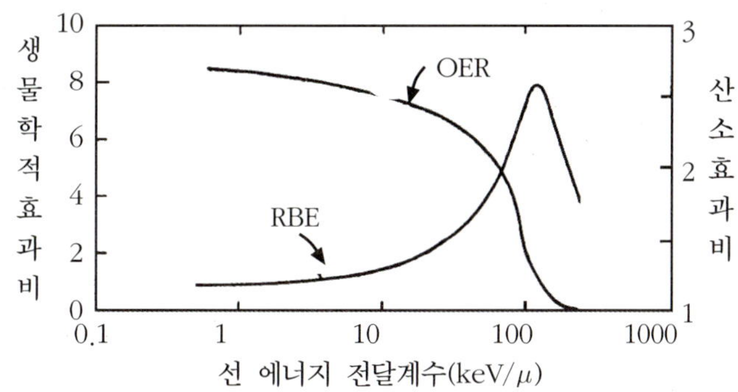

하강하고 종양의 핵에 존재하는 저산소 세포와 산소 세포는 같은 생물학적 효과가 된다. 그림 2-25는 선 에너지 전달계수, 생물학적 효과비, 산소효과비의 관계를 나타낸 것으로, 선 에너지 전달계수가 큰 고 LET방사선을 조사하였을 때 생물학적 효과비는 상승하고 이것에 대하여 산소효과비는 하강하는 것을 나타내고 있다.

2. 중성자선(neutron beam)

중성자는 양자와 같은 질량을 가지며, 전기적으로는 중성인 입자로, 중성자 자체는 가속되지 않는다. 중성자선속은 아래와 같은 장치에 의해 만들어진다.

① 중양자나 양자를 사이클로트론으로 가속하여 베릴늄이나 트리티움의 타겟에 충돌시킨다.

② 원자로

③ Cf-252(1 MeV의 중성자로 강내조사에 주로 이용)

현재 ①의 방법으로 중양자를 베릴늄 타겟에 충돌하여 중성자를 만들어내는 방법을 가장 많이 사용하고 있다. 또, 양자를 베릴늄에 충돌하여 중성자를 만드는 방법은 선량률이 낮지만 고 에너지의 중성자를 얻을 수 있는 장점이 있다. 그리고 중양자를 트리티움에 충돌하는 방식으로 200~300 keV의 중양자를 가속하여 14~15 MeV의 중성자를 생산할 수 있고, 장치가 간단하지만 선량률이 낮은 것이 단점이다.

중성자선 치료의 특성은 저산소효과비에 있다. 중성자선은 심부를 투과할수록 산소효과비가 작아진다. 그림 2-26는 각 중성자 에너지에 대한 산소효과비의 변화를 나타내고 있다. 300 keV의 단일 에너지 중성자선의 산소효과비는 1.3이다. 이것은 탄성산란에 의해 생기는 반조양자(LET : 100 keV/μm)때문이며, 또한 중성자 선속의 에너지가 증가하면 반조양자의 에너지가 증가하여 산소효과비도 상승한다.

14 MeV 중양자선을 트리티움 타겟에 충돌하여 발생하는 중성자선은 1.6~1.8의 산소효과비로, 중성자선속의 에너지가 증가하면 산소효과비 값은 하강한다. 이것은 중성자 선속의 비탄성 산란에 의한 핵포획 때문이며 반면 중성자선속의 심부선량은 거의 Co-60 γ선과 같기 때문에 선량분포에 관한 장점은 기대할 수 없다.

그림 2-26 각 중성자 에너지에 대한 OER

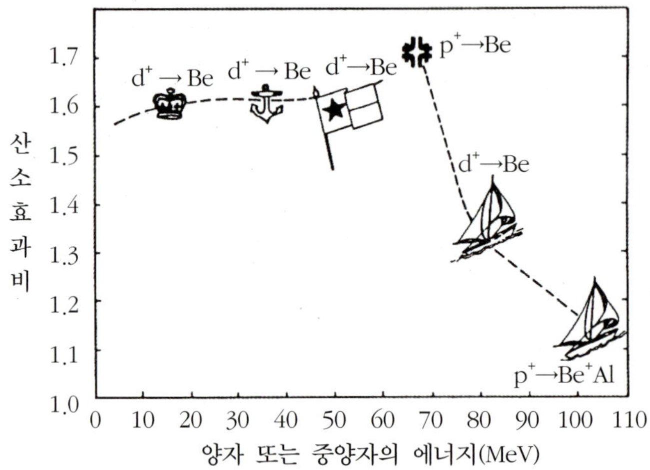

3. 양자선(proton beam)

양자선속은 선량분포에 그 특징이 있으며, 여기서는 그 선량분포를 중심으로 설명한다. 그림 2-27은 160 MeV 양자선의 심부선량곡선(a)으로서 임상에서 이용하는 심부선량곡선(s)은 (a)~(e)의 심부선량곡선의 합성으로 얻어진다. 곡선(a)에서 (e)까지의 최대 위치를 변화시키기 위해서는 두께가 변화하는 여과판(ridge filter)을 사출구에 삽입하여 보다 쉽게 얻을 수 있다.

양자선속은 측방 산란을 방출시키지 않으며, 5 cm의 납으로 선속을 쉽게 조절할 수 있기 때문에 복잡한 조사면을 선택할 수 있고, 반음영이 없다. 또한 불균질 물체의 밀도 등에 대하여 선량을 보정하지 않아도 되는 좋은 장점이 있다.

그림 2-27 양자선속(160 MeV)

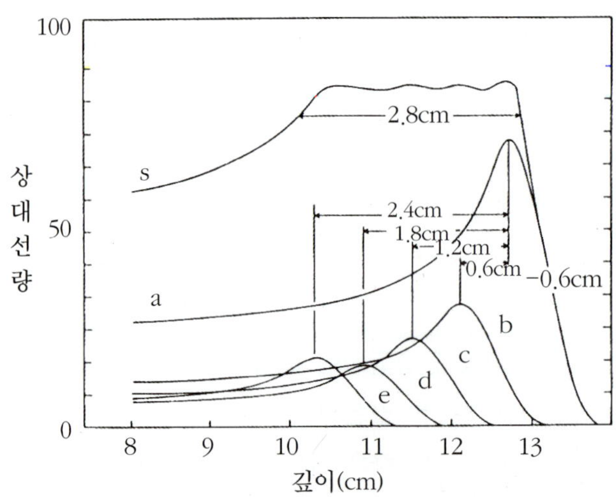

그림 2-28 3 종류 방사선의 대향 이문조사법에 의한 선량분포

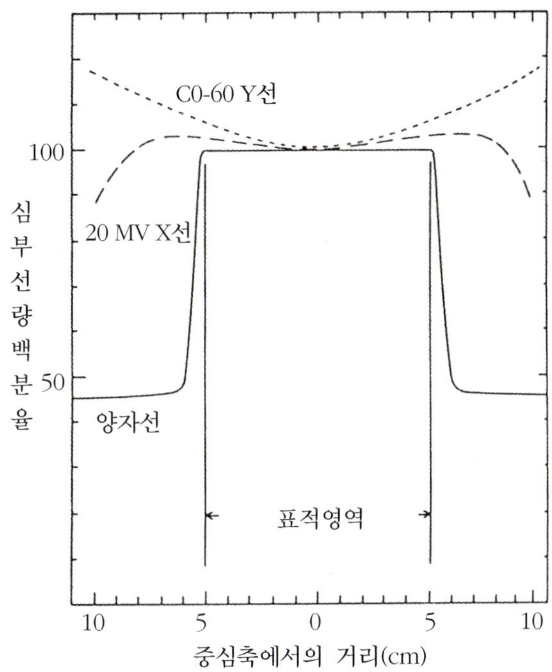

그림 2-28은 코발트 60 γ선, 20 MV X선, 양자선속을 대향 2문 조사하였을 때의 선량분포도로 양자선속은 표적 영역을 넘은 곳에서 선량분포가 급격히 떨어지기 때문에 건강조직의 선량이 매우 적고, 20 MV X선에 비하여 건강조직의 용적선량은 2~5배로 작아진다.

그림 2-29은 전리방사선의 선량분포를 비교하고 있다. 5 MeV의 전자선속은 양자선속과 거의 같은 선량분포를 나타내며, 표재성 종양의 치료에 적합하다. 그리고 전자선의 에너지가 증가함과 동시에 심부병소의 치료에 적합하지만, 심부에서 선량분포의 기울기가 완만해지며, 용적선량이 커진다. 반면 양자 선속은 선량분포가 갑자기 떨어지기 때문에 용적선량이 적고, 건강조직의 장해가 적다.

그림 2-30은 종격동에 대향 2문조사법으로 X선과 양자선속에 의한 선량분포를 비교하고 있다. 이 그림에서 건강조직에 대한 선량이 양자선속에서 매우 적은 것을 알 수 있다.

그림 2-29 전리방사선의 심부선량곡선

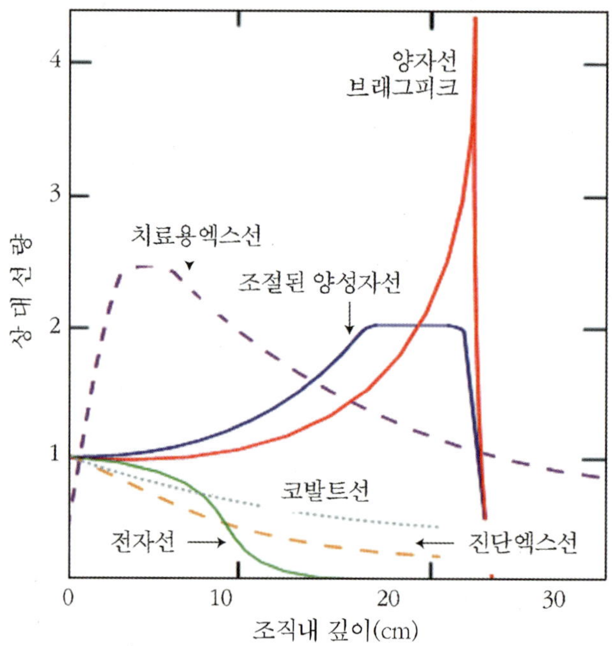

그림 2-30 X선과 양자선속의 대향이문조사법에 의한 심부선량 분포

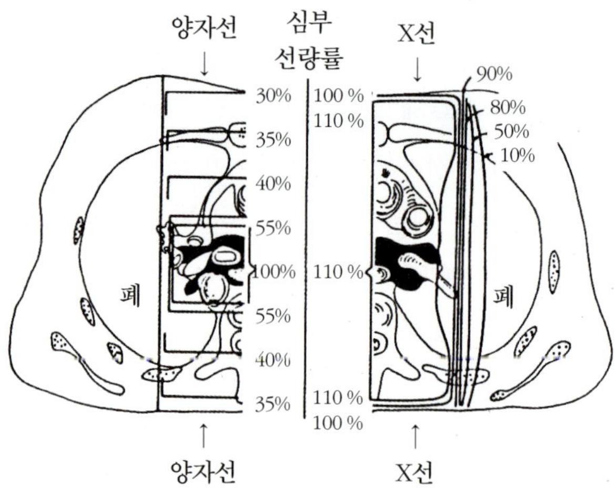

4. 중이온 입자선(heavy ion particle)

그림 2-32은 네온과 알곤 이온의 심부선량 분포를 나타낸다. 흡수선량은 입사부에서 일정한 플래토가 있으며, 플래토의 길이는 입사 입자의 에너지에 의존한다. 입자선속의 비정 끝부근에는 가는 브래그 피크가 있으며, 입자선의 원자번호가 높아지면 브래그 피크가 가늘어지며, 피크와 플래토의 선량비가 커지는 경향이 있다(그림 2-31). 이 피크상태에서 방사선치료는 시행할 수 없으며 릿지필터(ridge filter)를 사용하여 피크를 넓혀 이용한다. 필터를 사용하므로 종양치료에 적합한 선량분포곡선을 만들 수 있다(그림 2-32).

그림 2-31 고에너지 X선, 양성자선, 중입자선의 심부선량곡선

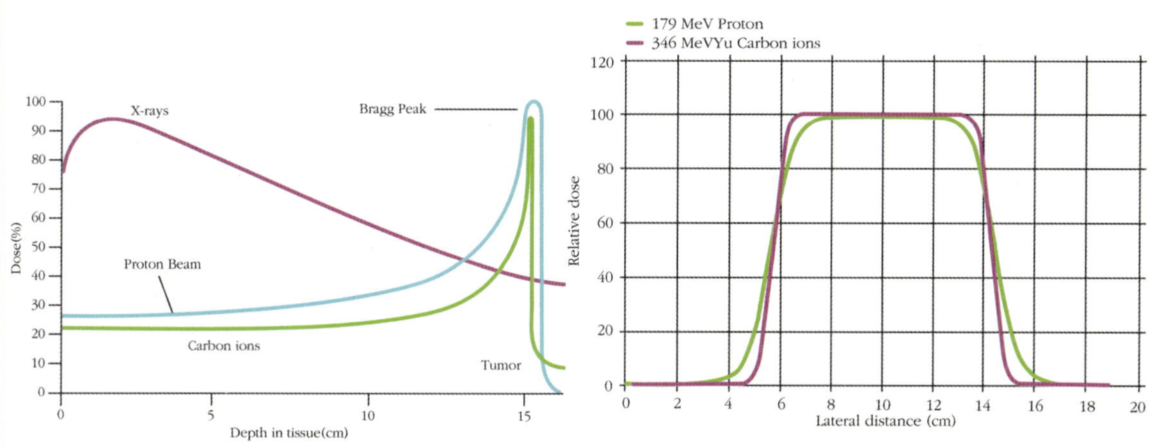

그림 2-32 변형된 심부선량곡선

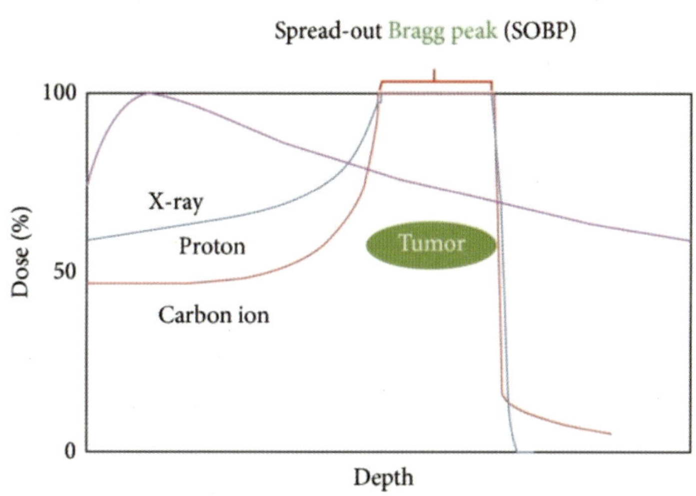

2.5 온열요법

온열요법이란 섭씨 42~43도의 열을 암 조직에 국소 또는 전신적으로 가열하여 암을 치료하는 방법으로, 방사선치료와 항암화학요법과 함께 사용하여 방사선이나 항암제의 효과를 높이는 역할을 한다.

암 치료를 위한 온열요법에 대한 임상적 관심은 온열요법의 종양파괴효과의 증강능력에 기인한다. 지난 20년간의 노력으로 국소에 국한된 종양의 치유율을 방사선치료만 시행하였을 때 30~40%에서 온열요법과 방사선을 병행하여 치료함으로써 65~75%로 향상시킬 수 있었다. 앞으로도 방사선치료 또는 화학요법과 병행하여 첨단의 온열치료장치 및 정도 높은 온열치료기술의 적용은 암 치료에 있어서 상당한 발전을 가져올 것으로 기대된다.

1. 온열에 의한 생물학적 효과

열에 의해 종양의 크기가 줄어든다는 보고는 100년 전부터 있었으나 좀 더 체계적으로 임상에서 종양치료에 열이 이용되기 시작한 것은 약 20년 전부터이다.

1) 열 감수성(thermal sensitivity)과 열 내성(thermal tolerance)

그림 2-33에서와 같이 암세포는 온도의 증가와 가온 시간의 증가에 따라 생존율이 떨어진다. 특히 42℃ 이하에서보다 43℃ 이상이 되면서 시간에 따라 지수함수적으로 급격히 생존율이 떨어지는 것을 볼 수 있다. 또한 1℃ 온도 상승은 생존율 변화에 크게 영향을 준다. 생존율을 37% 떨어뜨리는데 걸리는 시간을 평균치사 가온시간이라 하며 그 역수는 열감수성을 나타내는 지표로 Arrhenius plot을 나타내는데 사용된다(그림 2-34).

그림 2-33 온열처리에 의한 생존율 곡선

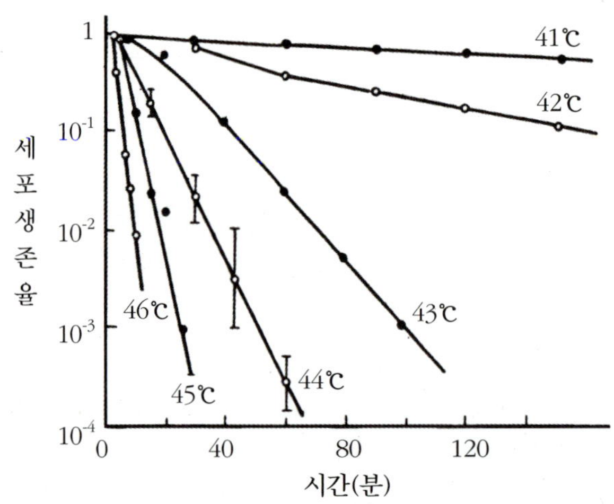

그림 2-34 열감수성의 Arrhenius plot

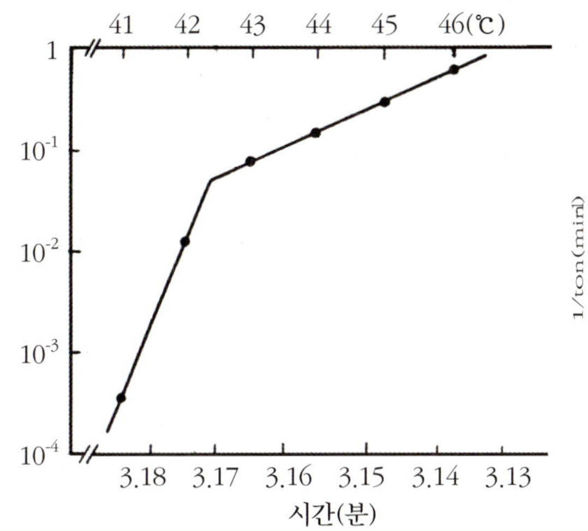

그림 2-33에서 보듯이 42.5℃ 이상에서는 그 이하에서보다 열감수성의 상승이 떨어지기 때문에 임상에서는 보통 42.5℃ 또는 43℃에서 치료온도를 정한다. 암세포는 정상세포에 비해 열에 약한 특징을 가지고 있다. 정상세포는 온도가 상승하면 혈관이 확장되어 버틸 수 있지만 암세포는 빠른 성장으로 혈관이 확장하지 못하기 때문에 국소적으로 온도가 상승하여 생존율이 낮아진다.

한 번 열을 받은 조직은 열에 대한 내성을 가져와 다음 열을 가할 때 그 효과를 반감시키는데 시간이 경과하면 그 내성이 사라지기 때문에 보통 온열치료는 3일에 한 번 꼴로 하여 주 2회 혹은 주 1회 치료한다.

열감수성은 종양조직의 산성도(pH), 세포주기 등에 따라 변화한다. 즉, 산성도가 낮으면 열감수성은 높아지고, 세포주기의 S기에서 열감수성이 높다. 악성종양은 정상조직에 비하여 약 산성 환경인데 이러한 약 산성 환경에서 열 감수성이 높아 열에 의해 정상조직이 손상을 입는 것보다 종양조직이 손상 입기가 쉽다.

2) 종양의 크기에 의한 가온 시간의 변화

그림 2-35는 종양의 크기에 따른 가온시간의 변화를 나타낸다. 즉, 43.5℃로 가온할 때 50%의 종양치유시간 TCD_{50}(tumor cure dose)은 짧아지는데 이것은 종양내의 pH가 종양이 클수록 낮아 열감수성이 높기 때문이다.

3) 온열요법의 치료가능비(hyperthermia therapeutic ratio)

온열요법을 시행할 경우 정상조직의 장해를 고려해야 하며 종양의 50%가 치유되는 가온시간을 TCD_{50}라 하고 정상조직의 50%가 장애를 받을 때의 가온시간을 RD_{50}(response dose)라 하면 치료가능비 = $\frac{RD_{50}}{TCD_{50}}$이다.

이 치료가능비가 1 이상이어야 온열요법을 시행할 수 있다.

그림 2-35 43.5℃ 가열에 의한 종양체적과 치유 가온시간

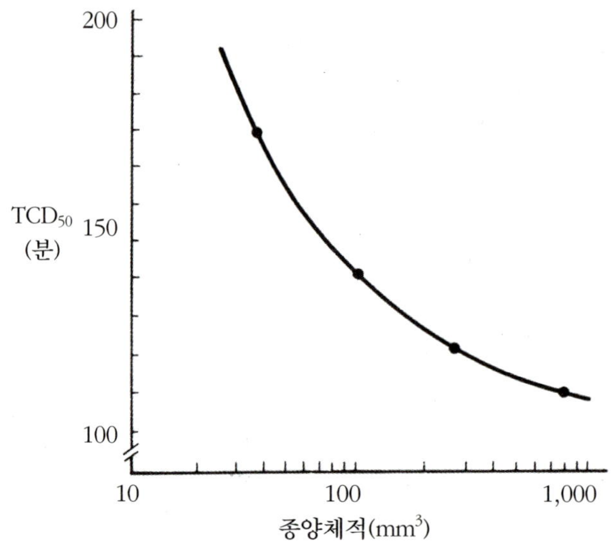

4) 온열요법의 적용과 제한

온열요법을 시행하는 것은 다음과 같은 이유와 제한점을 가지고 있다.

① 암세포는 방사선에 저항성이 강한 S기에 열에 의한 감수성이 높다.
② 악성종양은 정상조직에 비하여 약 산성 환경인데 이러한 약 산성 환경에서 열 감수성이 높아 열에 의해 정상조직이 손상을 입는 것보다 종양조직이 손상을 입기가 쉽다.
④ 열은 아치사장해(sublethal damage : SLD)나 잠재적 치사장해(potentially lethal damage : PLD)에서의 회복을 방해한다. 이것은 종양 치료에는 좋지만 정상조직의 회복에는 좋지 않다.
⑤ 종양내부에는 혈류가 적어 열이 축적되는 경향이 있어 정상조직보다 온도 상승이 용이하다.
⑥ 열은 DNA 손상의 회복을 방해한다. 이 역시 종양치료에는 이점이지만 정상세포에는 단점이다.
⑦ 열은 방사선의 효과를 증강시키는 작용이 있다. 그러나 한번 열을 받은 조직은 열에 대한 내성을 가져 다음 열을 가할 때 그 효과를 반감시키는데 시간이 경과하면 그 내성이 사라지기 때문에 보통 온열치료는 3일에 한 번 꼴로 하여 주 2회 혹은, 주 1회 치료한다.
⑧ 열은 일부 항암제에서 그 효과를 높이는 작용이 있다.
⑨ 온열치료에서는 계획된 것에 따라 똑같이 수행되어지는 것은 거의 불가능하다.
이것은 에너지원에 대한 조직의 반응을 예측할 수 없고 온도 변화에 따른 조직에서의 혈류량의 변화를 예측할 수 없으며, 이러한 혈류량의 변화는 열의 분포를 변화시켜 치료계획에 따른 결과를 예측할 수 없다.
⑩ 온열요법은 인력과 비용이 집중적으로 투입된다.
고가의 장비와 의사 등이 매 치료마다 90분 이상 집중적으로 투입되는 것 때문에 많은 비용을 필요로 하며 기본적인 의료인력과 의료시설을 갖추어야 한다.

이러한 장애와 제약에도 불구하고 온열요법은 암을 치료하기 위한 중요한 방법으로 방사선치료와 병행하여 암 환자들에게 상당한 이익을 제공한다는 것은 결코 부인할 수 없는 사실이다.

2. 온열요법 방식

온열요법의 성패는 조직 내에서의 정확한 온도 측정과 치료의 재현성이다. 탐침(probe)을 조직에 삽입하여 몇몇 고정된 위치의 온도를 얼마나 정확하게 측정할 수 있는가와 계획된 치료 방침에 따라 얼마나 정확하게 재현할 수 있는가가 중요하다.

1) 국소 온열요법

1980년대에 제안된 임상적 시도는 '긍정적 임상결과를 얻기 위해서는 임상의 치료와 장비성능의 두 가지에 대한 질(quality)의 확신이 있어야 한다.'는 것을 보여주었다. 즉, 간단히 말하자면 임상적 결과에 영향을 미치는 중요한 요소는 치료장비의 성능이다.

성공적인 온열요법 프로그램을 만들기 위한 가장 중요한 단계는 성능기준에서 권고한 새로운 장비를 잘 선택하여 구입하는 것이다. 장비를 구입한 다음에는 그 장비가 임상에서 사용되기 전에 표준실험상황에서 테스트하고 임상 조건을 모의 실험해 보아야 한다. 이 임상 사용 전 승인시험에서의 실패는 환자에게 심각한 장해를 초래할 것이다.

일반적으로 국소 온열요법은 환자가 부담을 적게 느끼고 안전하게 시행할 수 있다. 그리고 방사선이나 화학요법의 보조적 수단으로 이용되고 있으며, 주로 다음과 같은 방법을 이용한다.

① 라디오파 가온(radio-frequency heating)

RF(라디오 주파수)란 보통 300 MHz 이하의 주파수를 말하고, 그 이상의 주파수를 마이크로파 주파수라고 한다. RF 가온장치로 사용하고 있는 주파수는 주로 HF(high frequency : 3～30 MHz)이지만, VHF(very high frequency : 30～300 MHz)의 주파수를 쓰는 장치도 있다. 유전가온(capacitive coupling heating)과 유도가온(inductive heating)이 있다.

체내에서의 열발생은 원칙적으로 조직의 전기저항인 Joule 열에 의한다. Joule 열은 (저항)×(전류)^{2}이므로 저항이 높은 곳은 전류밀도가 높아 큰 열이 발생한다. 한편, 전류는 저항이 높은 곳을 피해서 흐른다. 이러한 성질을 생각하면 체내의 열발생 분포를 어느 정도 추정할 수가 있다.

- **RF 유전가온** 그림 2-36의 (a)와 같이 2매의 전극을 체표에 밀착시키고 그 사이에 전류를 흘려 가온시키는 방식이다.

가열 목적부위를 상대로 평행하게 설치한 한 쌍의 평판전극 사이에 전류를 흘려 보내면 이때 생기는 Joule 열로써 가열이 되는데, Thermotron RF-8, Omron HEM-500 등의 장치가 의료용 온열치료 장치로 시판되고 있다.

RF 유전가온법의 큰 특징은 전극의 크기 · 형태 · 배치 · 조합을 변환시키는 것에 의해 여러 가지의 온도분포가 얻어지는 것이며, 또한 조직내 혹은 강내 가온용 applicator를 사용하면 조직내 또는 강내 가온할 수 있는 것이 큰 이점이다(그림 2-36(b)).

강내가온법은 식도, 질 등의 강내에 전극을 삽입하고, 체외에 설치한 전극 사이에 RF 전류를 흘려서 전극이 적은 강내 전극 주위를 선택적으로 가온하는 방식이다(그림 2-36(c)).

- **RF 유도가온** 그림 2-38과 같이 인체 주위에 설치한 코일에 고주파 전류를 흘려 인체 내에 생긴 와류(eddy current)로 가온한다.

그림 2-36 RF 유전가온

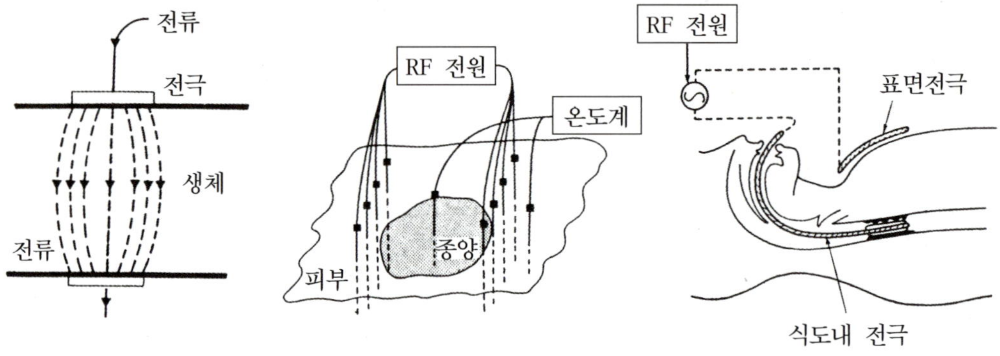

a) 두개의 전극 사이에 전류가 흘러 Joule열로 가온

b) 침식가온 : 조직 내에 probe를 삽입 RF 전류를 흘려 가온

c) 강내가온

② 마이크로파 가온(microwave heating)

주파수가 300 MHz～30 GHz(GHz=109Hz)인 전자파를 micro파(극초단파)라 부른다. 또한 이것은 UHF와 SHF로 나누고 있는데, micro파 가온에서는 UHF가 이용되는 경우가 많지만, 인체 가온 관점에서는 초단파(VHF)인 100 MHz 정도까지를 micro파 가온으로 보는 견해도 있다. 그림 2-38에서 보이는 것처럼 프루브를 환자 몸 위에 올리고 대전된 두 전극사이에 인체를 놓고 고주파 RF 에너지를 유도하여 전류를 흐르게 한다.

그림 2-37 RF 유도가온

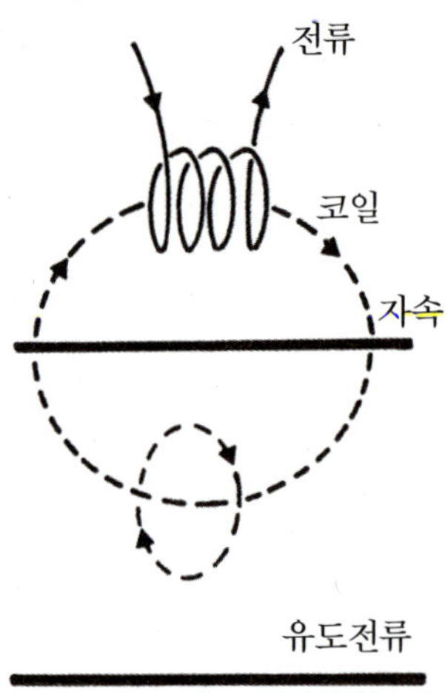

전자파 가온능력은 가온할 수 있는 깊이와 그 가온범위에 의해 결정된다. Micro파도 빛과 같이 다른 매질에 조사하게 되면, 경계면에서 반사와 굴절 또는 매질 중을 투과할 때에 흡수 및 감쇠가 일어

난다. 경계면, 즉 applicator와 체표면 사이에서는 반사가 일어나는데, 그 중요한 원인은 두 물질의 임피던스의 차이에 의한 것이다.

그림 2-38 라디오파 가온 장치

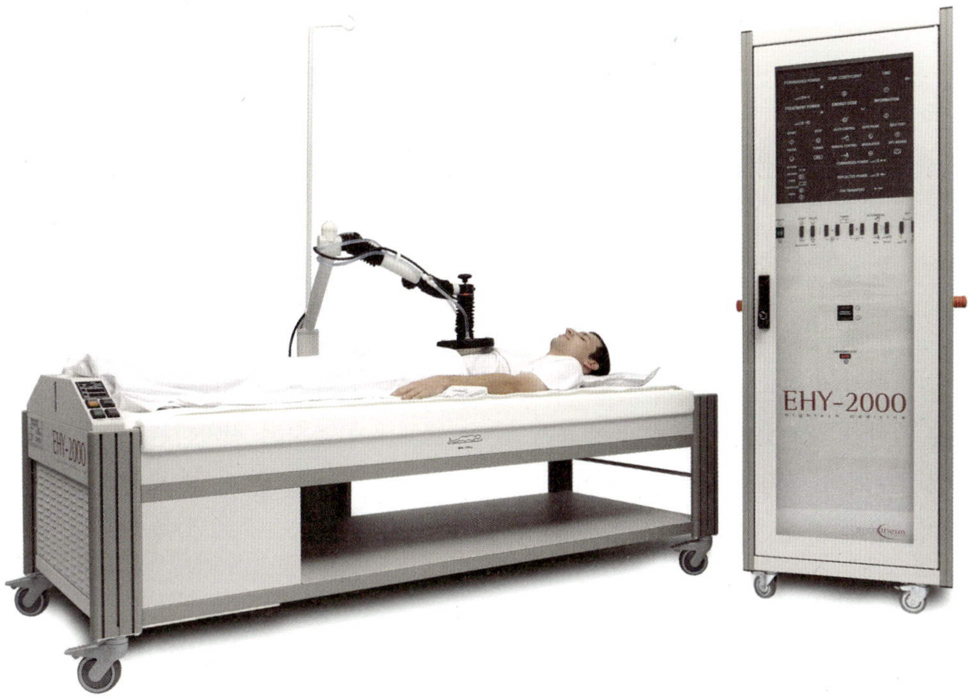

그림 2-39 매질중을 감쇄하면서 전파하는 전자파의 전장(E)과 자장(H)의 모양

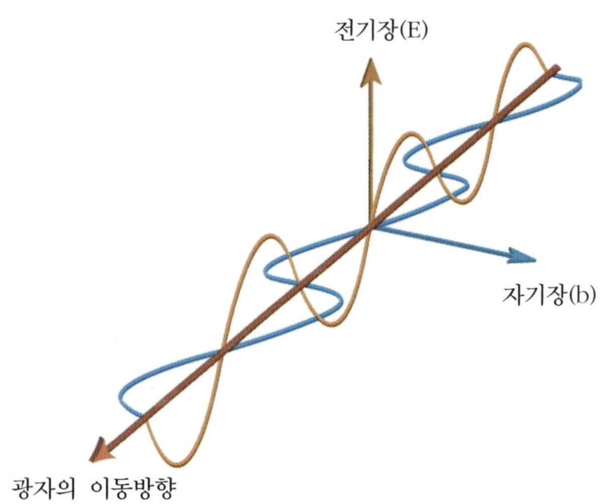

표 2-10
마이크로파 가온의 장단점

장 점	단 점
① 비침습적 가온이 가능하다.	① 근육층에서 감쇠가 커서 심부까지 도달하지 않는다.
② 국소가온이 가능하다.	② 지방-근육 경계에서 반사가 일어나기 때문에 이것에 의한 hot spot가 발생위험이 있다.
③ 지방층의 발열이 적다.	③ applicator 형태가 주파수에 의존하기 때문에 여러 종류의 applicator가 필요하게 된다.
④ 가온분포는 거의 applicator 모양에 따라 결정된다.	④ 도파관형 applicator에서는 입구면에 대해서 가온분포 불균일성이 있다.
⑤ 발열효율이 좋다.	⑤ 조직내 가온형에서는 가온범위가 좁다.
⑥ 표재성 종양에 대해 비교적 용이하게 가온할 수 있다.	⑥ 금속제 온도계와 작용한다.
⑦ 가온장치가 RF 가온에 비해 작다.	

이것을 감소시켜 applicator로부터 발생하는 전자파를 유효하게 생체내에 조사하기 위해서는 각 applicator와 임피던스가 맞도록 조절할 필요가 있다. 생체내에 조사된 전자파는 그림 2-39처럼 조직에 에너지가 흡수되어 감쇠하면서 전파되어 간다. 즉, 전자파가 매질 중에 조사하면 그 에너지 일부가 열로 되어 가온하게 된다.

③ 초음파 가온(ultrasound heating)

초음파 가온은 체표에 초음파 진동자를 놓고 체내에 초음파 에너지를 보내 가온한다. 주파수가 MHz 정도 이하일 경우에도 감쇠가 1 dB/cm 정도로서 심부까지 도달할 수 있다. 또한 집속 초음파를 쓰면 체내에 발열 최대점을 만들 수가 있다. 초음파의 체내의 감쇠는 주파수에 비례하고, 1 MHz에서 1 cm당 10% 정도 진폭 감소가 있다. 초음파는 성질이 다른 매질 경계면에서 반사되므로 공기나 골을 통해서는 에너지를 전송할 수가 없다. 초음파를 집속시키는 데는 보통 오목거울 모양의 진동자를 사용하며 집속부분의 크기는 다음 식과 같다(그림 2-40).

표 2-11
가온방범에 따른 임상적응

	RF 가온	마이크로파 가온	초음파 가온
지방	○	△	△
근육			
표면(2 cm)	○	○	○
심부(2~5 cm)	△(자입 : ○)	△	○
뼈(bone)	○	△	○
공동(air cavity)	○	△	△

○ : 양호 △ : 불량

가온방법에 따른 임상적용을 보면 RF가온 방법이 인체 내부 전체에 양호한 가온방법이다(표 2-11).

그림 2-40 초음파에 의한 가온

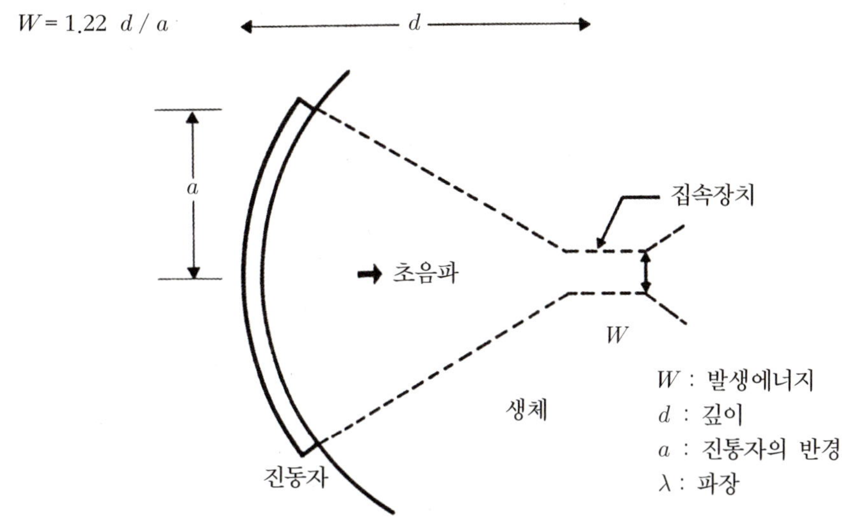

(오목거울 모양의 진동자에 의해 초음파 에너지를 생체내에서 집속시킨다.)

그림 2-41은 최근 임상에서 사용되는 국소적 또는 부위별 온열요법 장비의 전형적인 모형을 나타내고 있다.

- **전원 발생** 전원 발생부는 라디오파(RF), 마이크로파(MWs) 또는 초음파(US)의 전원 발생부인데 전원출력과 주파수는 feed back signal에 의해 정해진 범위 내로 조절될 수 있다.
  온열요법을 시행하는데 이용되는 가장 보편적인 에너지원은 RF(radio frequency) 또는 MW (microwave)이다. 대부분의 나라에서 radio와 microwave 주파수는 정부에서 규제한다. 단지 미국에서는 특정 주파수(27, 915, 2440 MHz)만이 병원에서 사용되도록 허가되어 있다. 그러므로 상업적으로 판매되는 많은 온열요법 시스템은 이 주파수에 에너지원이 제한되어 있다. 에너지 투과특성과 조직에 에너지를 집중시키는 능력은 주파수에 의해 크게 좌우된다. 그러므로 최적의 주파수 선택을 장비선택 과정 중에서 가장 중요한 선택 사항으로 하여야 할 것이다. 국가에서 승인된 주파수가 아니면 특별 등록을 하고, 당국의 규제를 받아 RF차폐시설을 하여 의료기관에서 사용하여야 한다.
- **applicator** : applicator는 waveguide, antenna, 또는 transducer로 구성되어 있으며, 열의 정확한 분포는 applicator의 설계에 달려있다.
  모든 온열요법 시스템은 조직 내 가열과 외부 가열의 두 가지 모두에 이용되는 applicator의 set를 가지고 있다. applicator는 multiple antenna로 배열되어 있거나 분리된 채 동력을 가진 waveguide 이다.

그림 2-41 국소 온열치료 장치의 기본구성

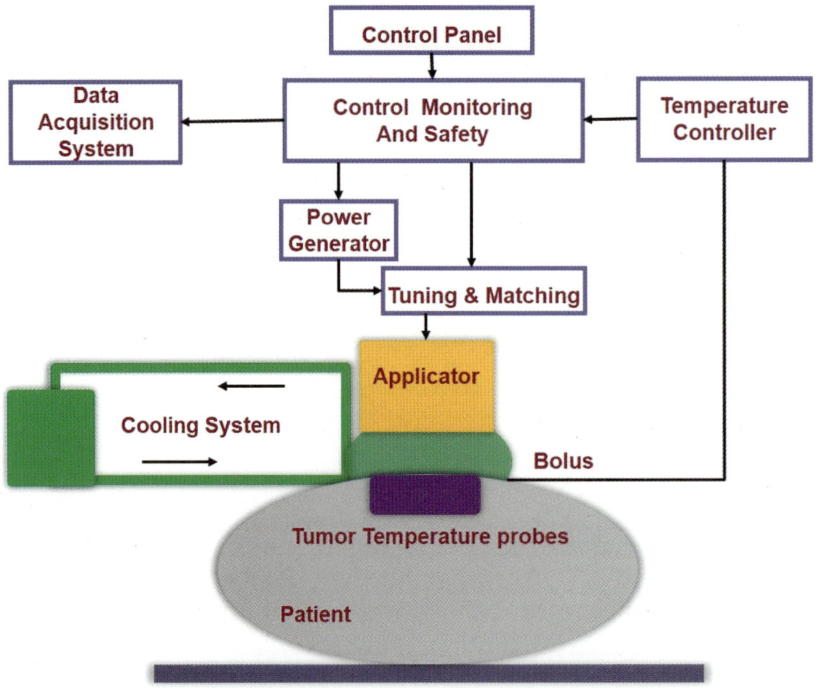

- **Bolus :** Bolus는 열이 몸에 쉽게 전달되게 하기 위해 인체표면과 applicator 사이에 삽입하는 물질이다. 열 전달 효율은 bolus의 원료, 두께 등에 의존한다.
  Target volume에 열을 효과적으로 전달시키기 위해 coupling 매개를 필요로 한다. 초음파의 경우에는 water bolus가 주로 사용되며, MW applicator는 설계와 주파수에 따라 coupling 매개로써 air, oil, deionized water를 이용한다.
- **냉각부(cooling system) :** 피부표면 또는 피하지방을 정해진 온도로 냉각시키는 것이 바람직하다. 보통 cooling system에는 simple air blower(단순히 바람을 일으켜서 식히는 것) 또는 cooling pad(차가운 액체가 순환하는 패드)가 있는데 때로는 coupling bolus와 applicator를 통합하여 사용하기도 한다.
- **온도 감지기(thermometry system) :** 온도감지기는 온도-시간 곡선(temperature-time curves)의 기록을 위한 computer-controlled software로 구성된다.
  전통적인 온열요법을 위한 온도계는 약 20~50℃의 온도 범위를 측정해야하고 0.1℃의 정확도를 가져야 한다.
- **제어판과 데이터 기록부 :** Keyboard로 입력시키는 관련 software와 computer로 구성되며, 온도계의 기록 값과 feedback signal을 검사하여 열분포를 조절하기도 한다. 또한 디스크에 저장된 온도-시간 자료를 기록하고, video screen에 나타내거나 종이 위에 인쇄하기도 한다.

④ 온열치료의 원리

- **혈관변화 :** 종양조직에 열을 가하면 정상조직은 혈류량을 증가시켜 열을 방출하고 열은 종양조직에만 남게 되어 산소와 영양분 부족으로 대사과정 손상이 발생한다. 치료의 반복으로 혈관의 내피세포에 부종, 혈전이 생겨 혈류량이 감소되고 신혈관 생성도 차단된다. 정상조직은 온도 증가시 혈관확장으로 조직의 온도가 상승하지 않지만 암 조직의 신생 혈관은 혈관 확장이 어려워 국소적으로 온도가 상승한다(그림 2-42).

그림 2-42 온도증가에 따른 정상 혈관과 암조직의 신생 혈관의 변화

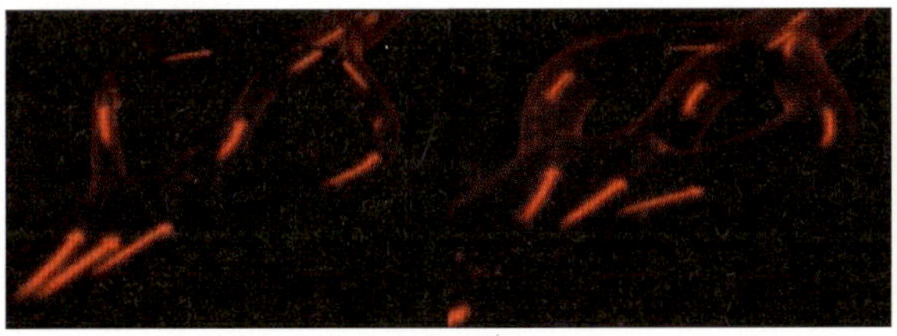

정상 혈관

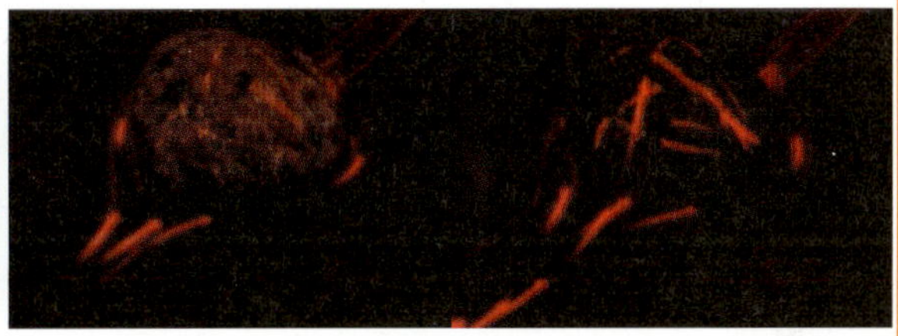

암조직 혈관

- **세포막변화:** 지방층을 연하게 만들고 지방-단백질의 상호작용에 변화를 주어 단백질을 변성시킨다. 종양세포의 분화를 효과적으로 차단한다.
- **젖산형성:** 전산생성증가와 pH감소는 종양세포의 생존을 억제시킨다.
- **DNA 재생변화:** 세포분화과정 중 DNA 합성기에 작용하는 DNA 재생을 차단하거나 감소시킨다. 방사선치료나 항암치료는 G2기에 효과가 높으나 DNA합성기(S기)에는 효과가 낮다. 방사선치료나 항암치료와 병용시 상승작용을 한다.
- **약물효과 증가:** 암세포에 열이 올라가면 세포막 변화로 항암제가 암세포에 효과적으로 침투한다. 항암투여 후에 하는 것이 효과적이다.
- 통증감쇠 전기자극치료와 비슷한 원리로 통증이 감소하고 삶의 질이 호전된다.
- 환자 체중, 신체 사이즈 등의 환자 개인의 임피던스 변화를 분석하여 적정 에너지량을 실시간으로 확인 및 자동 조절하여 개인별 맞춤치료가 가능하다(그림 2-43).

3. 임상에서 온열요법을 시행하기 위한 고려사항

임상에서 온열요법의 필요성은 환자구성에 따라 다르며, 방법은 첫째, 종양의 유형에 따라 국소적 온열요법 또는 전신(whole body) 온열요법의 시행여부를 결정하고, 조직 내 치료방법과 체외 치료방법 중 태일하며, 둘째는 종양의 깊이를 고려하여 종양의 깊이가 3 cm 이하이면 표재, 3 cm 이상이면 심부요법을 시행한다. 셋째, 위의 사항을 고려하여 라디오파(RF), 마이크로파(MWs), 초음파(US) 등의 에너지 원을 선택한다.

그림 2-43 온열요법의 원리

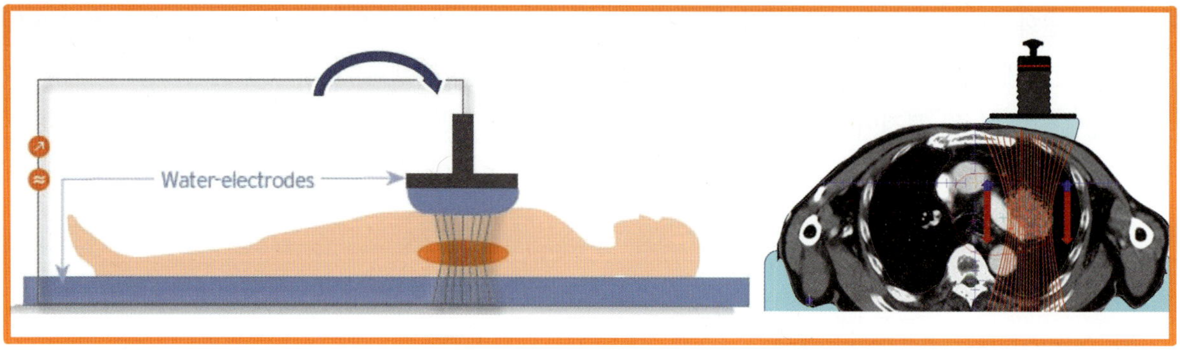

1) 전신온열요법

화학요법(chemotherapy), 방사선치료(radiotherapy), 면역요법(immuno-therapy)과 병행하여 시행된 전신온열요법에 대한 임상에서의 실험적 연구가 최근에 다양한 종양질환의 치료 접근 방법으로 활발히 연구되고 있다. 이러한 치료의 접근에 대하여 기본적으로 인식해야 할 사항은 다음과 같다.

(1) 관습적인 치료법으로는 고치기 힘든 종양은 근본적으로 아주 조직적이다.

(2) 전신온열요법은 치료지침에서 치료효과의 증강을 위한 다른 요법과 함께 이용할 수 있다.

전신온열요법을 시행하는데는 다양한 여러 가지 방법들이 발전되어 왔으며(그림 2-44), 그 방법으로는 1) 뜨거운 wax에 담그기 2) 뜨거운 물 담요나 옷 3) 뜨거운 공기나 마이크로파에 노출시키기 4) 복막세정(peritoneal irrigation) 5) 복사열을 쪼이거나 단순히 외부에서 열을 쪼이기 등이 있다. 표적온도를 유지하기 위하여 feedback loops를 이용하기도 하지만 이 방법은 생리학적 변화가 완전히 재생될 수 있을 때만 필요가 있다.

전신온열요법의 최대 안전표적온도는 41.8℃~42℃이며 이 온도를 유지하는 것이 매우 중요하다. 이러한 관계를 잘 이해하는 것은 안전한 전신온열요법을 위해 무엇보다도 중요하다. 42.5±0.2℃의 범위에서 사망할 가능성이 아주 높다(42.2℃의 심부 온도는 비교적 안전하지만 열방출로 인한 치명적인 합병증을 감소시키기 위해 온도를 내릴 필요가 있다).

임상적으로 중요한 온도변화는 41℃의 온도 범위 내에서 몇 분 이내에 발생할 수 있다. 즉, 41.8℃ 이상에서는 결정적 온도변화가 수 분 이내에 발생할 수 있으므로 온도를 수십 번 내지 수 백 번씩 측정하여야 한다. 이와 같이 온도를 측정 해야지만 어떤 주어진 치료에 있어 안전할 수 있는 것이다. 가장 일반적으로 온도를 측정하는 곳은 직장, 식도, 피부이다.

직장의 온도는 내장온도(visceral temperature)를 나타내고, 식도의 온도는 혈액온도(blood temperature)를 나타낸다. 또한 temperature probe를 brachial artery에 위치하여 측정하여도 혈액온도(blood temperature)를 나타낸다.

그림 2-44 전신온열요법의 종류

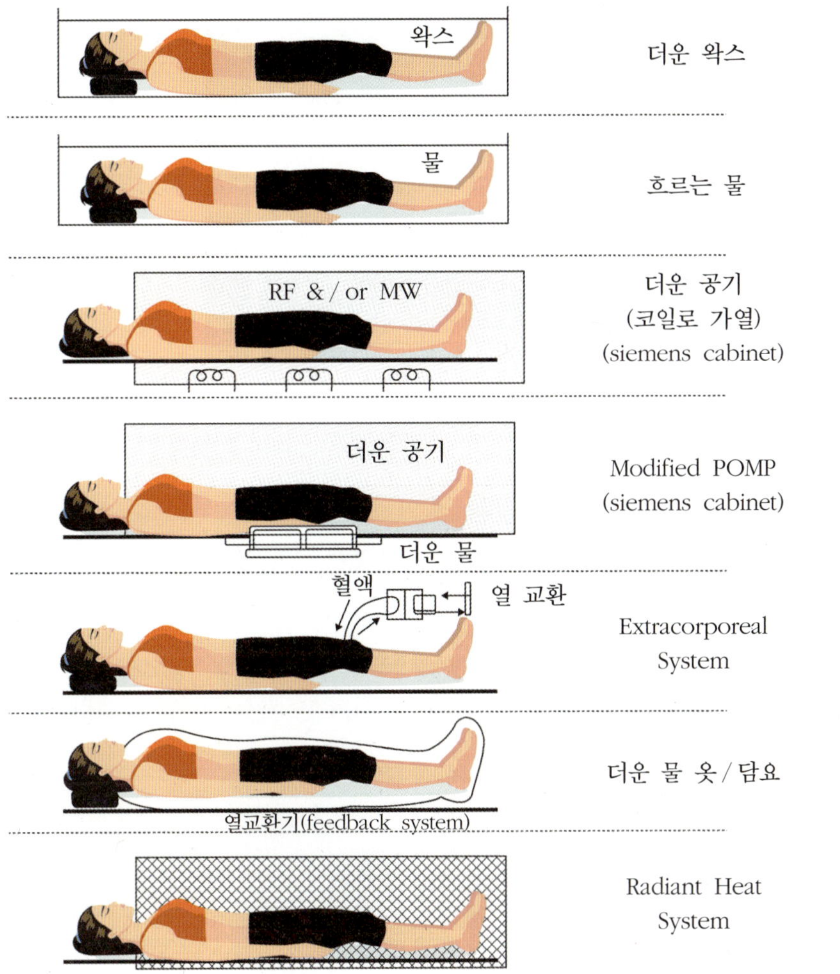

2) 온열치료계획

온열치료가 시행될 경우 종양의 위치를 정확히 확인하고 치료하기 위해 위치의 정확성이 필요하다. 그러므로 치료계획이 시행되고 있다. 과거에는 투시 영상이나 일반촬영 영상을 이용해서 위치확인을 하였만(그림 2-45) 최근에는 CT를 이용해서 치료계획을 하고 있다(그림 2-46). 이와 같이 여러 부위의 종양에 온열치료가 이용되고 있다.

그림 2-45 온열치료계획(투시)

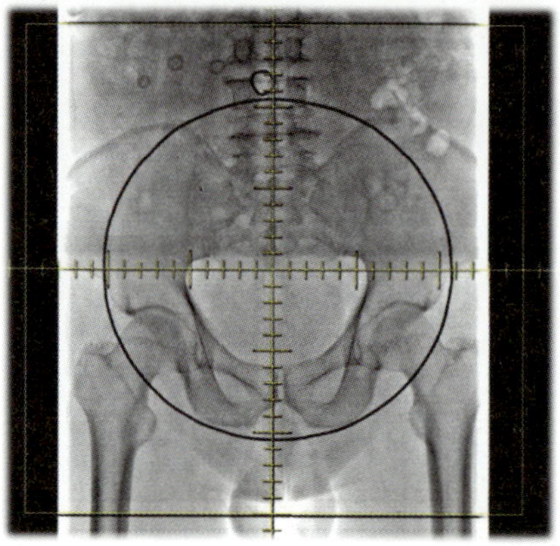

그림 2-46 온열치료계획(전산화단층촬영)

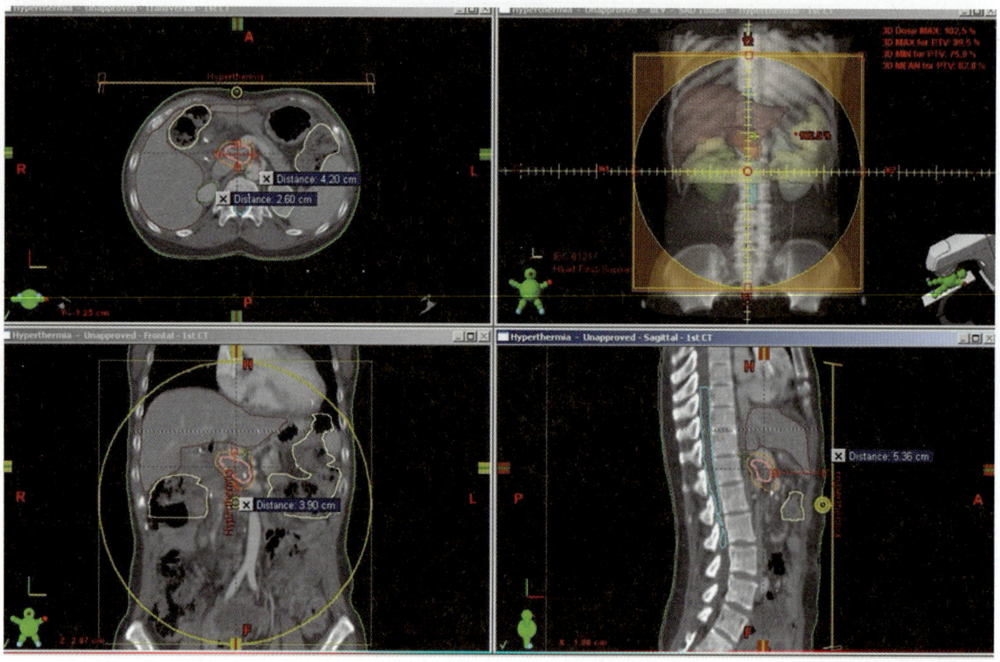

RADIATION THERAPY
THEORY AND APPLICATION

Chapter 3

방사선치료 장치

kV X선 장치(kilovoltage units)
- 그랜쯔선치료 장치(grenz-ray unit)
- 표면치료장치(superficial unit)
- 심부치료장치(orthovoltage unit)
- 초고압치료 장치(supervoltage unit)

방사성동위원소 원격치료 장치
- 코발트-60 원격치료 장치(cobalt-60 teletherapy unit)
- ^{137}Cs 원격치료 장치(cesium-137 teletherapy unit)
- 감마나이프(gamma knife or Leksell stereotactic gamma unit)

입자가속장치
- 선형가속기(linear accelerator: Linac)
- 마이크로트론(microtron)
- 베타트론(betatron)
- 사이버나이프(cyber knife)
- 토모테라피(tomotherapy)
- 반·데·그라프 가속기 (van de graaff generator)

중입자 가속장치
- 사이클로트론(cyclotron)
- 싱크로트론(synchrotron)
- 중성자 발생장치(neutron production machine)
- D-T Generator
- 양성자 가속기(proton generator)
- 중이온치료 장치(heavy-ion generator)

방사선치료 관련 기구
- 조사면 정형기구
- 선량분포 보정기구
- 환자 고정기구
- 조사면 확인기구

방사선을 이용한 종양의 치료방법은 크게 두 가지로 나눌 수 있다. 방사선원과 종양 사이에 일정한 거리를 유지하여 치료하는 원격(외부)치료(teletherapy or external beam irradiation) 방법과 밀봉 소 선원을 가능한 종양에 가깝게 접근시켜 치료하는 근접치료(brachytherapy) 방법으로 분류한다. 따라서 방사선치료용 장치도 이에 준하여 원격치료 장치와 근접치료 장치로 분류하는데, 근접치료 장치는 8장에서 기술하기로 하고, 본 3장에서는 원격치료에 이용하는 장치들의 구성과 기능에 대하여 알아보도록 한다.

방사선치료 장치의 분류

종 류			방사선 / 방사능	
			발 생	에너지
원격치료장치	kV X선 장치	그렌쯔선치료장치	엑스선	~20kV
		표재치료장치	엑스선	50~150kV
		심부치료장치	엑스선	150~500kV
		초고압치료장치	엑스선	500~1000kV
	입자 가속 장치	선형가속기	엑스선, 전자선	엑스선 : 4~15MV 전자선 : 6~21MeV
		마이크로트론	엑스선, 전자선	엑스선 : 4~20MV 전자선 : 2~22MeV
		베타트론	전자선, 엑스선	전자선 : 4~40MeV 엑스선 : ~24MV
		사이버나이프	엑스선	6MV
		토모테라피	엑스선	6MV
		반데그라프	엑스선	2MV
	중입자 가속 장치	사이클로트론	양자가속	15~50MeV
		AVF 사이클로트론	중양자가속	60MeV~
		싱크로-사이클로트론	중양자가속	500~800MeV
		싱크로트론	중양자가속	~1GeV
		중성자선치료장치	중성자선	6~14MeV
		D-T 제너레이터	중성자선	14MeV
		양성자치료장치	양성자선	230MeV
		중이온치료장치	탄소이온선	320MeV
	방사성동위원소 원격치료 장치	코발트-60 원격치료장치	감마선	1.25MeV
		세슘-137 원격치료장치	감마선	0.66MeV
		감마나이프	감마선	223.11TBq
근접치료 장치	원격후 장진장치	Ir-192 원격후장진장치	감마선	370GBq
		C0-60 원격후장진장치	감마선	259GBq

원격치료장치(teletherapy unit)

원격치료 장치는 방사선의 발생중심부에서 치료하고자 하는 병소까지의 거리를 일정하게 유지하여 치료하는 장치를 말하는 것으로, 이는 다시 10~500 kV의 엑스선을 이용한 kV X선 장치, 입자를 가속하여 고 에너지 방사선을 발생시켜 치료하는 입자가속장치, 방사성동위원소를 이용한 방사성동위원소 원격치료 장치 등으로 분류할 수 있다.

3.1 kV X선 장치(kilovoltage units)

1985년 뢴트겐(Roentgen)이 엑스선을 발견한 이후 방사선을 이용한 원격치료에 있어서 1950년도에 이르기까지는 kilovoltage 엑스선 시대라고 할 수 있다. 여기에 이용된 엑스선 에너지의 범위는 관전압이 10~500 kV 정도이었으며, 이때 사용된 엑스선 치료 장치는 그랜쯔선치료 장치, 표면치료장치, 심부치료장치, 초고압치료 장치가 있는데 크기가 소형이고 장치의 조작 및 차폐가 쉬우며, 넓은 조사면(field size)에서 선량분포가 균등하다는 이점 때문에 코발트 60-원격치료 장치, 선형가속 장치 등이 이용되기 이전까지 원격치료 장치로 널리 이용되었다.

1. 그랜쯔선치료 장치(grenz-ray unit)

관전압 20 kV 이하에서 발생되는 매우 약한 저 에너지의 엑스선을 그랜쯔선이라 하고, 반가층이 0.02~1 mmAl 정도이며, 투과 깊이가 매우 낮아 방사선치료에 적합하지 않아 거의 사용되지 않았다.

그림 3-1 엑스선 표면치료장치(Philips, RT-100)

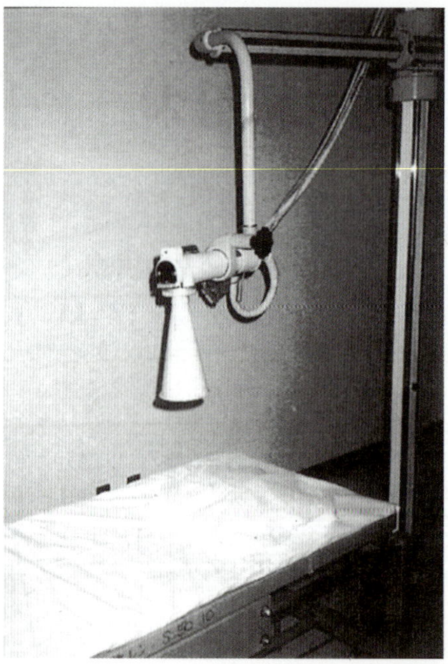

2. 표면치료장치(superficial unit)

관전압 50~150 kV 정도에서 엑스선을 발생하는 장치를 말하여, 피부표면으로 부터 보통 5 mm 정도까지의 깊이에 있는 피부암 및 keloid성 피부질환의 치료에 이용한다(그림 3-1). 그러나 전자선의 이용이 늘어남에 따라 초창기에 잠시 사용되었고 그 이후 거의 사용되지 않았다.

엑스선관은 1~2 mm의 베릴륨(beryllium, Be)창으로 되어 있고 0.1~수 mm의 알루미늄 여과판(Al filter)을 사용하고, 반가층은 1~8 mmAl이다. 초점-피부간거리(FSD)는 10~20 cm 정도 유지하여 치료하며, 조사면은 크기별로 제작된 여러 종류의 조사통(cone)을 사용한다. 또한 이와 같이 고전압을 이용한 표면치료장치의 정류방식에는 자기정류방식, 전파정류방식, villard 정류방식 등을 이용한다(그림 3-2).

그림 3-2 표재치료용 베릴륨창 X선관

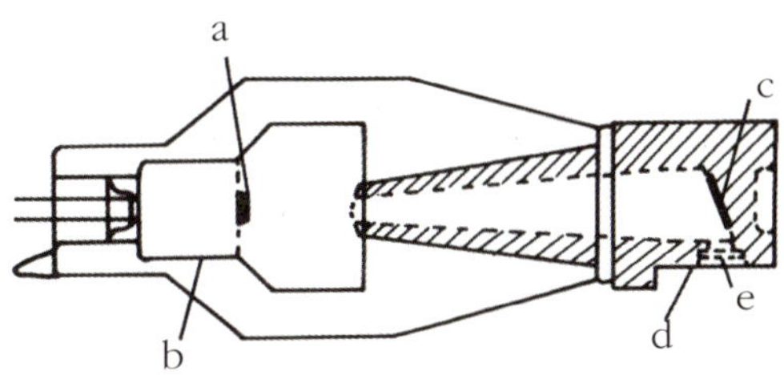

a) 필라멘트 b) 음극 c) 타겟 d) 양극 e) Be창

3. 심부치료장치(orthovoltage unit)

관접압 150~500 kV의 범위에 속하는 엑스선을 발생하는 치료 장치로 피부표면으로 부터 2~3 cm 이상 깊이의 병소를 치료하는데 이용하며, 표면치료장치에 비하여 출력선량이 크고, 조사면 내의 선량분포가 균등하지만 표면치료장치와 마찬가지로 고 에너지 엑스선 발생 장치의 도입 이후 사용되지 않고 있는 장치이다(그림 3-3).

그림 3-3 심부치료장치(200kV)

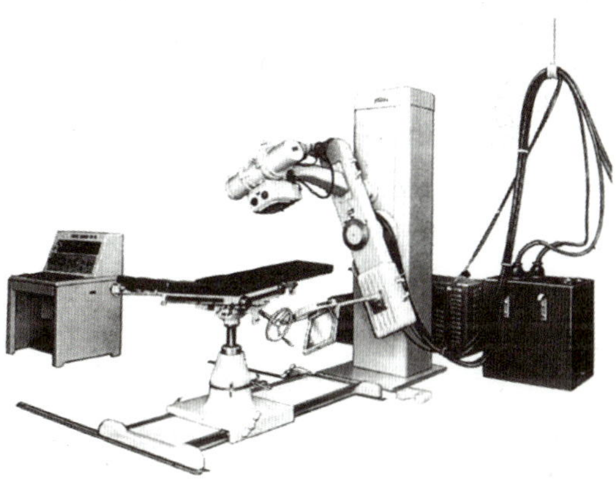

방사구는 유리를 많이 사용하고, 여과판은 Al+Cu, 또는 Al+Cu+Sn과 같은 복합여과판(thoraeus filter)을 사용한다. 이 장치에서는 조사면을 결정하는 조리개(collimator)가 있지만 조사면이 각기 다른 조사통을 교환·부착하여 사용한다. 그리고 고압발생장치의 정류방식은 Greinacher정류방식과 공진변압기형 고압발생 방식을 이용한다.

4. 초고압치료 장치(supervoltage unit)

관접압 500~1,000 kV의 범위에 속하는 엑스선을 발생하는 치료 장치를 말하며, 고전압 변압기로는 공진변압기가 이용되었다. 공진변압기는 철심이 없는 2차 코일이 엑스선관 안에 세로로 배치된 축전기와 병렬로 연결되어 있다. 이때 변압기의 2차 코일과 병렬로 연결된 축전기의 결합이 공명현상을 일으켜 변압기가 입력주파수에서 공명하도록 조절될 때 엑스선관에 걸린 첨두 전압이 매우 크게 되는 것을 이용하여 엑스선을 얻는다.

3.2 방사성동위원소 원격치료 장치

그림 3-4 코발트-60 원격치료 장치

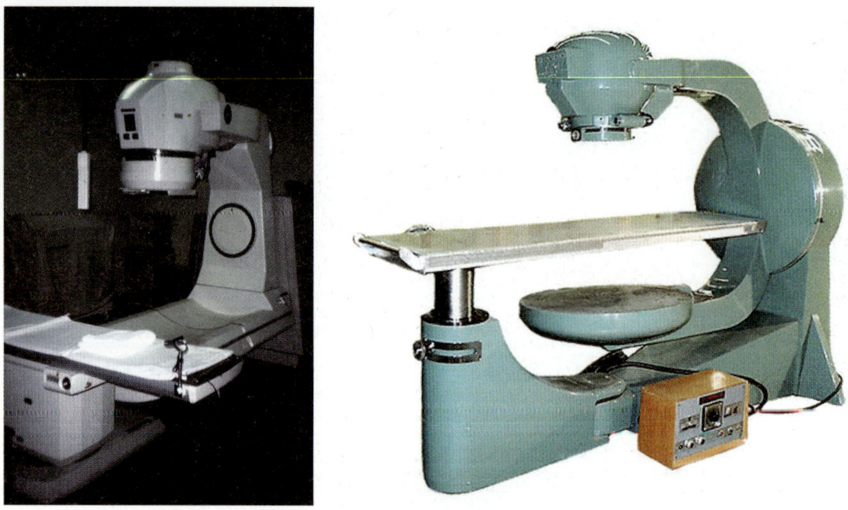

방사성 동위원소에서 발생되는 방사선(γ선)을 이용하여 종양을 치료하는 원격치료 장치이다. 초창기에는 Ra-226, Cs-137, Co-60 선원을 일부 사용하였다. 여러 동위원소 중 Co-60 선원은 비방사능[1] (specific activity)이 높고, 반음영이 작으며, 피부선량이 감소하고 평균 광자에너지가 크기 때문에 널리 이용되었다(그림 3-4).

1) 비방사능(specific activity) : 단위 질량당 방출되는 방사능(Bq/kg)을 말하며, 통상 Ci/g으로 표시한다.

1. 코발트-60 원격치료 장치(cobalt-60 teletherapy unit)

1) 개요

1940년대 후반에 원자력공학에 대한 연구가 활발하게 진행되는 가운데 방사성동위원소에 핵반응을 일으켜 높은 에너지의 감마(γ)선을 방출하는 코발트-60 방사성동위원소를 생산하게 되었다. 의학용 ^{60}Co 장치는 1951년 캐나다의 Saskatoon에 세계 최초로 설치하였으며, 실제로 임상에 적용된 코발트-60 원격치료 장치는 그 다음 해에 Johns와 그의 동료들에 의해서 만들어졌다.

2) 장치의 구성

코발트-60 원격치료 장치는 고정조사 및 운동조사를 할 수 있는 장치로 중요한 구성요소는 선원, 조사용기, 회전 지지장치, 제어장치, 치료용 테이블 등이다.

(1) 선원(^{60}Co-source)

^{60}Co 선원은 보통 원자로에서 안정된 동위원소인 ^{59}Co에 중성자를 충돌시켜 얻게 되는데, 핵반응 및 붕괴식은

$$^{59}_{27}\mathrm{Co} + {}^{1}_{0}\mathrm{n} \xrightarrow{\text{융합}} {}^{60}_{27}\mathrm{Co} \xrightarrow{\gamma\text{ 붕괴}} {}^{60}_{28}\mathrm{Ni} + e^{-} \quad \cdots\cdots (3.4)$$

이며, 붕괴도는 그림 3-5와 같다.

이때 코발트-60이 붕괴하여 $^{60}_{28}$Ni(nickel)로 되면서 β 입자(E_{max}= 0.32 MeV)와 1.17 MeV 및 1.33 MeV의 에너지를 가진 γ 선을 평균 1.25MeV로 방출하며, β입자는 ^{60}Co선원 자체와 선원 용기인 스테인레스 스틸에 흡수되어 제동방사 엑스선과 소량의 특성 엑스선을 방출한다. 그러나 이들의 평균 에너지가 0.1 MeV 정도여서 β입자와 마찬가지로 선원 차체와 선원용기에 감약 되어 환자 선량에는 거의 영향을 주지 않는다. 그러므로 평균 에너지가 1.25 MeV인 γ 선만을 치료에 이용하게 되며,

그림 3-5 ^{60}Co 핵 붕괴도 및 방출 에너지

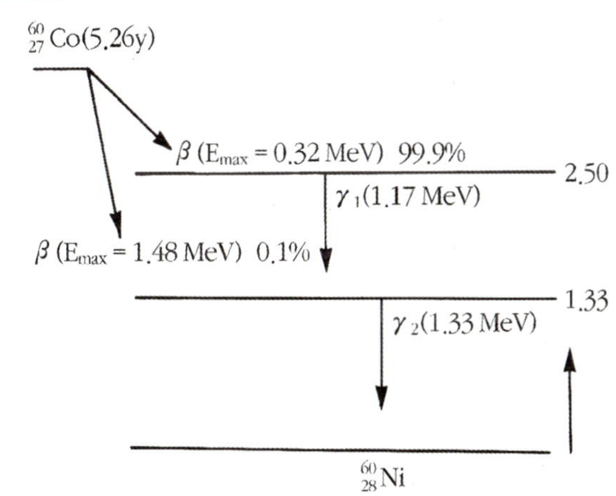

치료선속에는 선원자체, 선원용기, 조리개, 조사용기 등과 γ 선의 상호작용으로 저 에너지 감마선이 포함되어 있다. ^{60}Co 원격치료장치는 평균에너지는 선형가속기에서 발생하는 4MV 광자와 비슷한 평균에너지를 가지고 있다. 5,000~10,000Ci 방사능을 가지고 있는 ^{60}Co 장치는 SSD 80cm에서 약 100~200cYy/min의 선량율을 가지고 있다. ^{60}Co 선원의 특성은 표 3-1과 같 반감기가 5.26년으로 비교적 짧은 것을 제외하고는 거의 단일한 γ 선의 에너지를 방출하고, 비방사능이 높으며, 제조와 구입이 용이해 보편적으로 우수한 선원으로 평가받고 있지만 항상 누설선량이 크다는 단점이 있다. 또 다른 특성으로는 조사되는 선량을 반으로 줄여주는데 필요한 반가층(HVL)의 재질로 사용되는 납(Pb)의 두께는 1.2 cm이며, Γ-factor[2](gamma factor, 조사선량률)는 1.32 RHM이고, 선원의 감약은 1개월에 약 1.1 %가 감쇠한다.

선원의 종류는 coin형, wafer형, pellet형이 있으며, 비방사능은 coin형과 wafer형이 30~60 Ci/g (1.11~2.22×10^6 MBq)인데 비하여 pellet형은 175 Ci/g(6.48×10^6 MBq)으로 비방사능이 높기 때문에 가장 적합하다(그림 3-6). pellet형 선원의 크기는 1~2cm의 지름과 2.5cm의 높이를 가지고 있다. 선원의 지름이 크기 때문에 선형가속기에 비해서 반음영이 크다. 선원은 일반적으로 반감기 시기나 5년에 한번 교체해 준다.

그림 3-6 ^{60}Co 선원

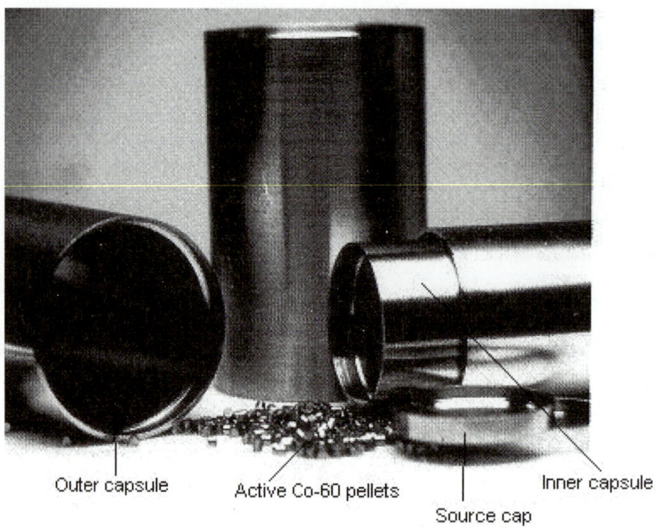

(2) 조사용기(source container, housing)

조사용기는 source head라고도 하고 치료선속이 조사될 수 있도록 선원을 이동시키며 방사선의 방어 목적으로 사용하는데, 가격이 저렴하고 가공하기 쉬운 납 용기를 사용하였지만 장치의 소형화 추세로 인하여 근래에는 주로 텅스텐 합금(WHA : W : 96 %, Cu : 2.5 %, Ni : 1.5 %)을 많이 사용하였다.

2) Γ-factor ; γ선을 방출하는 어떤 동위원소가 방사능 1 Ci당 사방 1 m 거리에서 1시간 동안 방출되는 선량

표 3-1 ^{60}Co 및 ^{137}Cs의 특성

선원	에너지	반감기	반가층	Max build up
Cobalt-60	1.17 MeV 1.33 MeV	5.26년	1.2 cm Pb	0.5 cm
Cesium-137	0.662 MeV	30년	0.6 cm Pb	0.15 cm
선원	**Γ -factor**	**비방사능**	**선원감약**	**선원직경**
Cobalt-60 Cesium-137	1.32 RHM 0.32 RHM	~200 Ci/g ~ 50 Ci/g	1.1 %/월 2. 0%/년	2.0 cm(6000 Ci) 3.63 cm(2000 Ci)

열화우라늄은 텅스텐 합금보다 차폐 능력이 우수하지만 사용허가가 필요하기 때문에 조리개 등 일부에만 이용하고 있다.

표 3-2는 조사용기의 재질을 비교한 것인데, 조사용기의 두께로 납은 약 25 cm, 텅스텐 합금은 약 18 cm, 열화우라늄 합금은 약 14 cm의 두께가 필요하며 비 조사 시 누설 선량률은 선원용기부터 1 m 떨어진 거리에서 1시간당 선량률이 2 mR 이하가 되도록 하는 차폐능력이 있어야 하고, 조사용기는 선원용기 개폐장치, 조리개, 조사면 표시장치 등으로 구성되어 있다.

a. 선원용기(source capsule)

선원의 크기는 방사성동위원소협회가 정한 2중 캡슐(capsule)의 stainless steel로 만든 선원용기의 내경으로 표시하고 있으며, 이 선원용기 안에 과립(또는 동전, 둥근 과자)모양으로 되어있는 여러 개의 ^{60}Co 선원이 담겨져 있다.

^{60}Co 선원 중 pellet형은 가장 널리 이용되었고, 원통형의 작은 과립형상으로 되어 있으며, 크기는 1 mmϕ × 1 mm이고, 1 과립당 중량은 7 mg으로 2중 stainless capsule에 봉인되어 있다.

표 3-2 조사용기 재질의 특성

재 질	원자번호	반가층	밀 도	내열성(용융점)	가격
Pb	82	1.2 cm	11.3 g/cm^3	약함(327℃)	저가
WHA(W : 96 %, Cu : 2.5 %, Ni : 1.5 %)	74	0.9 cm	18.0 g/cm^3	강함(1495℃)	고가
열화 우라늄	92	0.66 cm	18.7 g/cm^3	약함	고가

그리고 175 Ci/g인 pellet형 선원용기의 내경 크기는 직경 1~1.5 cmϕ, 유효높이 1.85 cm 정도이고, 선원용기의 외경크기는 1.5~2 cm, 유효높이는 약 3 cm 정도이며, pellet형 6000 Ci 선원의 크기는 약 2 cmϕ ×2 cm이다. 그림 3-7는 코발트 원격치료 장치에 장착되어 있는 선원용기이며, 그 안에 있는 ^{60}Co 선원은 pellet 형태이다.

그림 3-7 ^{60}Co 선원 및 선원용기(pellet type)

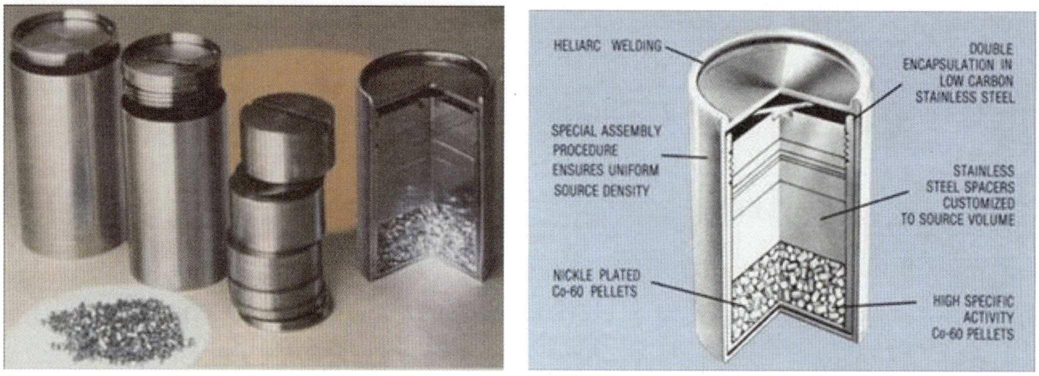

b. 개폐장치(shutter)

개폐장치는 방사선을 조사하거나 차단하기 위해 선원을 이동시키며, 개폐기 자체를 개폐하는 장치를 말하는데, 그 중에서 가장 중요한 것은 정확한 개폐동작으로 선원의 차폐가 완전히 이루어져야 한다는 것과 정전 또는 비상시 자동 혹은 수동으로 즉시 방사구를 차폐할 수 있는 안전장치가 있어야 한다. 개폐기의 개폐방식으로는 선원은 고정시키고 개폐기를 이동시켜 개폐하는 선원고정식과 선원을 이동시켜 개폐하는 선원이동식이 있는데, 선원이동식은 선원이 수평으로 이동하는 수평이동식과 선원이 회전하면서 개폐가 이루어지는 선원 회전식이 있다(그림 3-8).

한편 선원고정식은 개폐기 자체가 무거워 개폐 시 시간이 걸리는 단점이 있는데 비해 선원이동식은 셔터의 개폐 시간이 대체로 1초 또는 그 이하이다.

c. 조리개(collimator)

조리개는 그림 3-9에 있는 바와 같이 방사선의 조사면(field size)의 크기를 결정해 주는 조리개 역할을 하는 장치이며, X, Y축 방향으로 개폐하게 된다. 재질은 텅스텐합금을 가장 많이 사용하며, 납과 우라늄도 일부 사용하기도 한다. ^{60}Co 원격치료 장치에서 조사면 크기는 선원의 중심부터 피부표면까지 거리(source-skin distance : SSD)가 80 cm되는 위치에서 0×0 cm^{2}부터 35×35 cm^{2}까지 조정이 가능하게 설정되어 있다.

그림 3-8 개폐장치의 종류

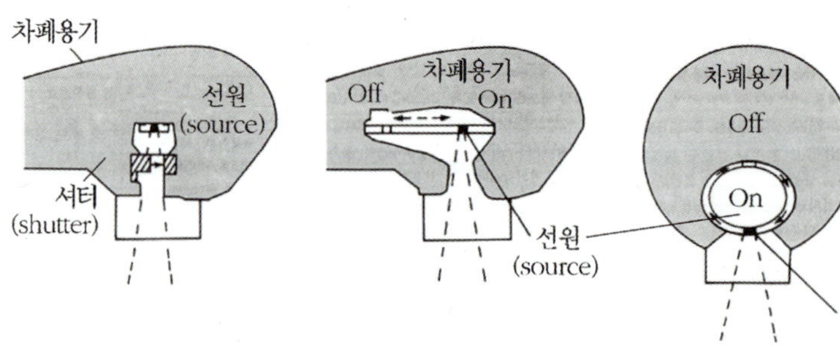

그림 3-9 Co-60 치료장치의 조사용기

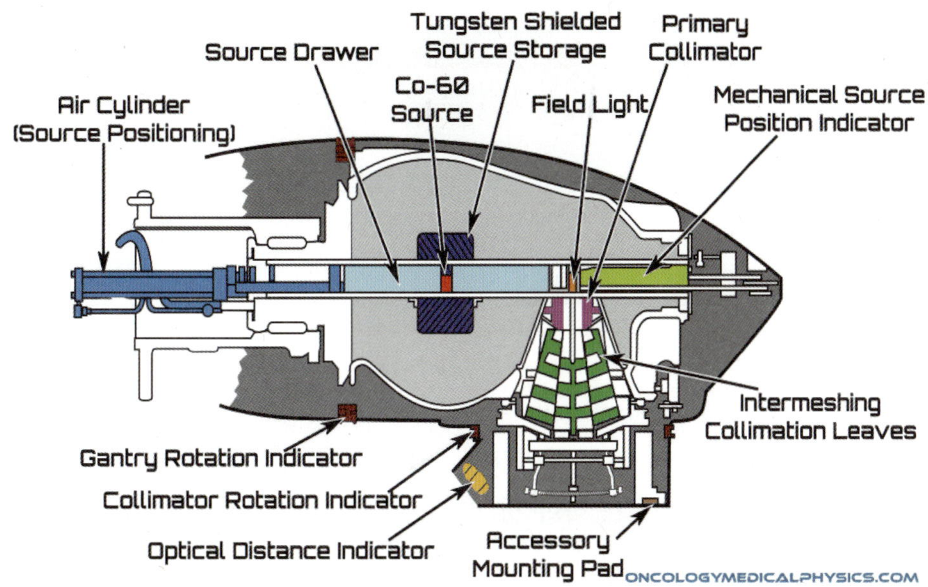

조리개의 종류에는 SSD가 짧고 소 선원 조사에 이용되는 것과 조사면이 다양한 크기로 설정되어 있어 교환 부착이 가능한 교환 콜리메이터가 있다.

일반적으로 대선원의 치료 장치에는 평면 콜리메이터, 조사되는 방사선의 방사각도에 맞추어 개폐되기 때문에 반음영을 적게 할 수 있는 구면(spherical) 콜리메이터, 우물형(well)으로 여러 겹으로 겹쳐 있어 반음영을 줄일 수 있는 다단(multistage) 콜리메이터가 있으며, 이 중 산란선과 반음영을 줄이기 위해서 다단구면(spherical multistage) 콜리메이터를 많이 이용하고 있다(그림 3-10, 11).

한편 조리개의 아래에는 정상조직을 보호해 주며, 종양형태가 일정하지 못한 병소를 치료하기 위해

그림 3-10 Co-60 치료장치의 조사용기와 선형가속기 비교

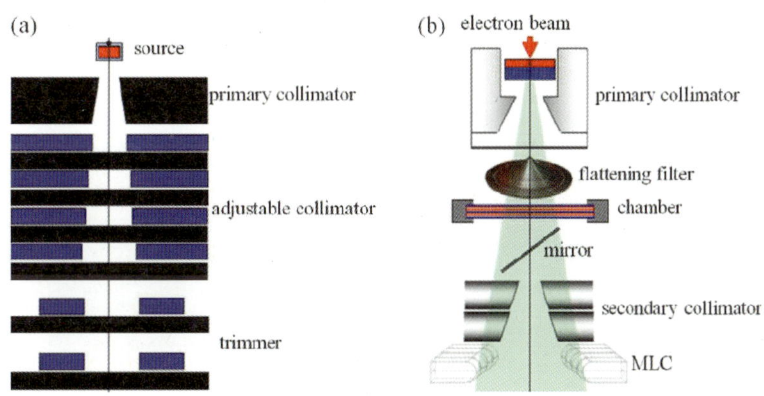

(a) C0-60 (b) 선형가속기

그림 3-11 다단콜리메이터

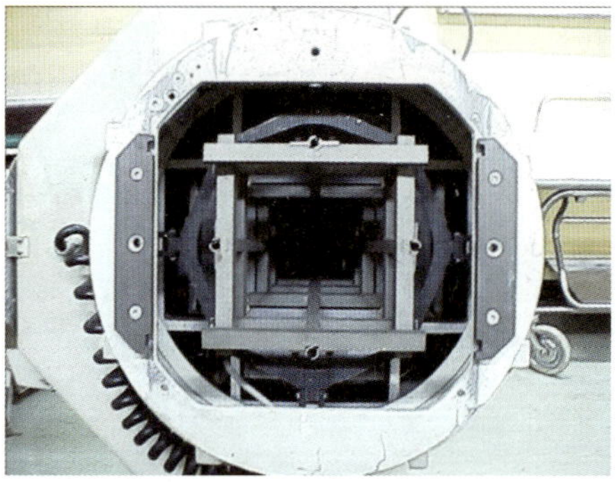

d. 조사면 표시장치(light localizer system)

조사면 표시장치는 그림 3-9와 같이, 광원(light beam)을 방사선 선원과 기하학적으로 일치시켜 치료 전에 방사선의 조사면을 미리 확인하여 정확한 치료를 할 수 있도록 해주는 빛 발생 장치이다.

(3) 회전지지 장치(gantry)

조사용기를 지지하고 있는 것으로(그림 3-4), 360° 회전이 가능하여 여러 방향에서 치료를 할 수 있으며, 특히 회전조사를 할 수 있도록 제작되어 있다. 또한 인체를 투과한 방사선을 흡수하여 치료실 내의 방어벽 역할과 회전축의 균형을 유지시켜 주기위한 선속저지체(beam stopper)가 부착되어 있으며, 이의 재질로는 납을 사용하고 있다.

(4) 제어장치(control unit)

실제 치료를 위한 선원의 개폐와 치료방법 및 치료조건을 제어하는 장치를 말하며, 선원을 개폐하는 전원스위치와 방사선치료 시 조사시간을 맞추어 정해진 시간만큼 방사선이 조사될 수 있도록 하는 타이머, 갠트리의 회전 및 방향설정을 하는 장치와 조사 중 또는 치료실 문의 개폐를 알려주는 표시램프 등이 있다(그림 3-12).

그림 3-12 코발트-60 제어장치(CGR, Alcyon)

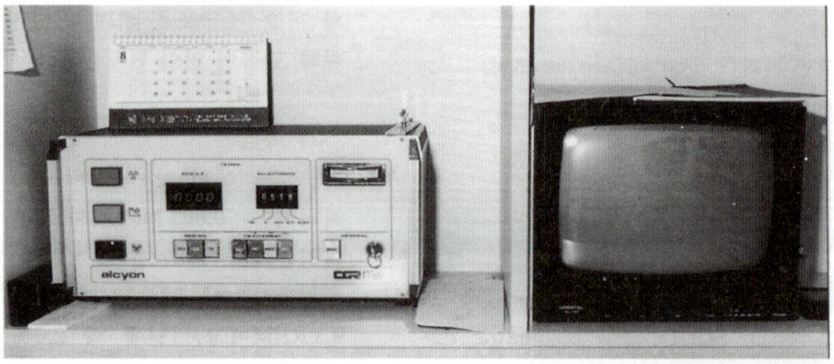

(5) 치료 테이블

선원과의 거리조정을 위해 높낮이를 조절하며 조사면의 중심을 맞추기 위하여 전후, 좌우 그리고 회전이 가능하도록 설치되어 있다.

3) 기하학적 반음영(penumbra)

기하학적 반음영이란 선원의 크기와 여러 기하학적 요인에 의하여 주변에 음영이 생겨 필요 없는 조사면을 형성하는 것으로 아래 그림 3-13와 같다.

그림 3-13 선원- 피부- 조직간의 기하학적 반음영

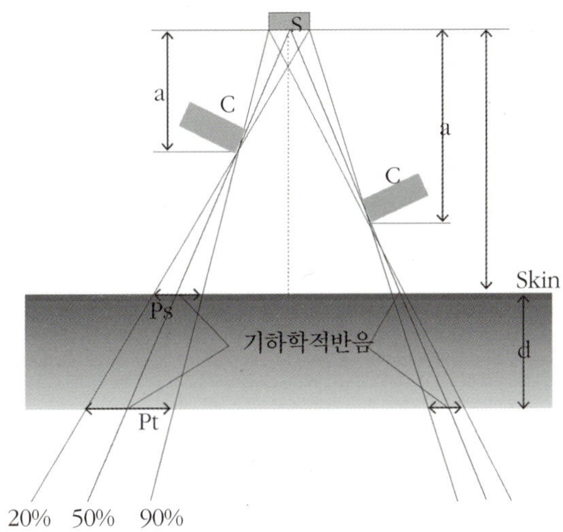

$$Ps = \frac{s(f-a)}{a}\ \text{cm} \quad \cdots\cdots (3.5)$$

$$Pt = \frac{s(f+d-a)}{a}\ \text{cm} \quad \cdots\cdots (3.6)$$

s : 선원크기(source size)
c : 콜리메이터(collimator)
a : 선원－콜리메이터 거리(source collimator distance)
f : 선원－표면 거리(source surface distance)
d : 깊이(depth)
Ps : 체표면의 반음영
Pt : 조직 속에서의 반음영

(1) 영향인자

반음영은 산란선과 투과특성에 의한 물리적 요소와 선원크기, SSD, SCD(source collimator distance)를 포함하는 기하학적 요소에 의해 식 3.5와 3.6과 같은 영향을 받는다.

(2) 범위

반음영의 범위는 최대선량 영역에서 등선량곡선(isodose curve)의 90~20 % 선량곡선까지의 거리를 말하며, 콜리메이터가 3/5정도 열려있고, SSD가 80 cm일 때 선원의 크기가 2 cmϕ인 경우 기하학적 반음은 1.5~2.0 cm 정도이다.

2. ^{137}Cs 원격치료 장치(cesium-137 teletherapy unit)

1) 개요

방사성동위원소 ^{137}Cs에서 방출되는 γ선을 치료에 이용하는 ^{137}Cs 원격치료 장치는 ^{60}Co 원격치료 장치와 비슷한 구조를 가지고 있지만, ^{60}Co 원격치료 장치에 비해 단점을 많이 가지고 있어 널리 이용되지 않았다.

2) 특성

표 3-2에서 보는 바와 같이 반감기는 약 30년, 에너지는 0.622 MeV이며, 선원과 피부표면과의 거리는 15~40 cm를 유지하여 치료한다. 비방사능이 22~23 Ci/g로 낮으며, Γ-factor는 0.3 RHM이고 , 1년에 약 2.0 %의 선원이 감쇠되며, 반가층은 납 0.6 cm이다. 이러한 특성 이외에 선원의 크기가 ^{60}Co에 비하여 크기 때문에 반음영이 크다.

3. 감마나이프(gamma knife or Leksell stereotactic gamma unit)

1) 개요

감마나이프는 1949년 스웨덴의 Leksell에 의해 처음 소개되었으며, 뇌 속에 존재하는 종양이나 혈관기형에 선량을 집중적으로 치료하는 방법으로 정위적 방사선수술(stereotactic radio surgery)이라고 한다.

그림 3-14 C-type 감마나이프(Leksell gamma units, Switzerland)

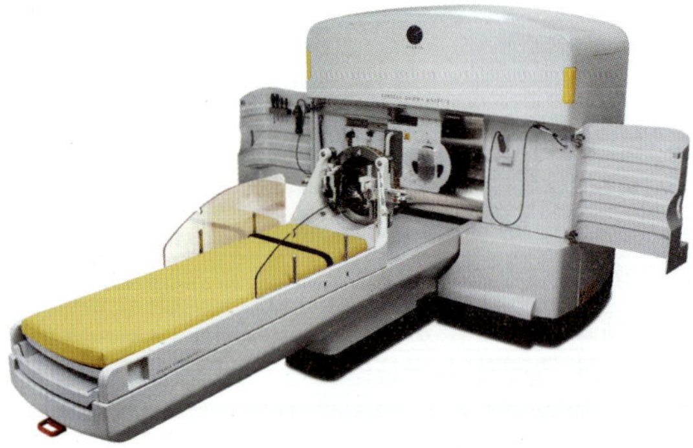

그림 3-15 C-type 감마나이프 구성도

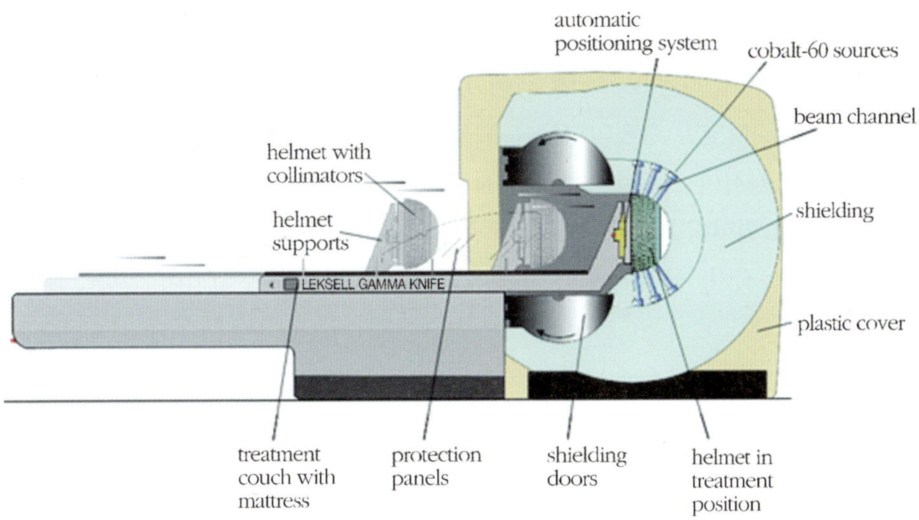

방사선 수술에 사용되는 장치는 여러 가지가 있으며, 감마 나이프는 중 B, C 타입은 201개의 작은 ^{60}Co 밀봉소선원이 반구형으로 일정하게 배열되어 있으며, 이것과 연결된 좁은 원통형의 구멍(hole)이 있는 콜리메이터가 장착된 헬멧을 통하여 뇌 속에 있는 병소에 집중적으로 방사선을 조사하는 정위적 치료 장치이다(그림 3-14, 3-15, 3-16).

이후 계산된 좌표를 손으로 고정하지 않고 자동으로 위치를 이동시켜 치료할 수 있는 자동위치 시스템(automatic positioning system, APS)이 개발되어 C-type으로 발전되었다. 그러나 이전과 같은 콜리메이터 헬멧 시스템을 사용하므로 자동으로 좌표를 이동하는데 제한이 많고 환자의 테이블이 고정된 상태에서 머리만 이동하게 되어 환자의 목에 무리가 가해지는 등 문제점을 가지고 있으며, 뇌의 중심부에서 양측으로 멀리 떨어지거나 뇌의 심부 치료에는 제한된 부위에만 자동위치 시스템을 사용하고 나머지는 기존처럼 수동으로 위치를 고정하게 되어 환자오차를 줄이기 어렵다.

그림 3-16 자동위치 콜리메이터 시스템(C-type)

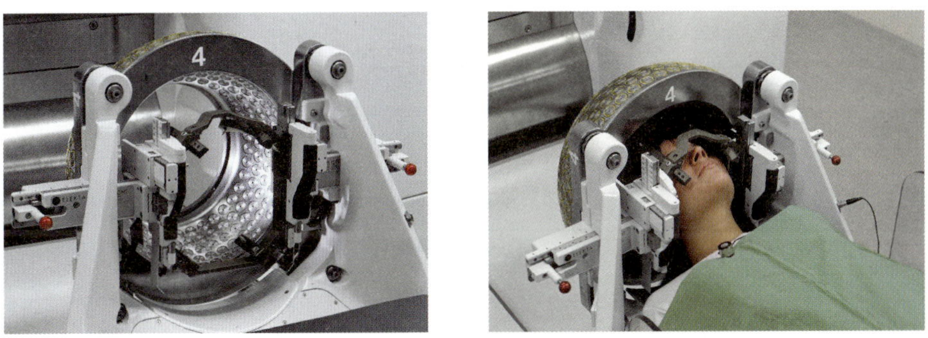

2) gamma knife perfexion 구성

2007년에 새로 개발된 Gamma Knife Perfexion은 치료시간을 단축할 수 있으며, 시술자의 동선을 최소화 하고 완전 자동화를 실현하여 발생할 수 있는 오차를 완전히 제거하였다. 또한 기존의 4, 8, 14, 18 mm 콜리메이터를 8개의 분리된 sector에 의해 4, 8, 16 mm로 나누어 각 각의 섹터에 24개의 선원이 모터에 의해 이동하며, 다양한 형태의 선량분포를 형성하여 종양주변의 중요한 장기를 보호하면서 충분한 선량을 종양에 조사하여 치료효과를 향상시켰다. Perfextion은 좌표간 이동이 신속하고 다양한 패턴의 curve를 구사하며 넓어진 helmet system으로 경추2번 부위 종양까지 치료범위를 넓힐 수 있다. 이 장치는 제어장치, 치료장치, 콜리메이터, 치료계획시스템 등으로 구성되어 있다(그림 3-17).

그림 3-17 감마나이프 장치(gamma knife perfexion) 구성

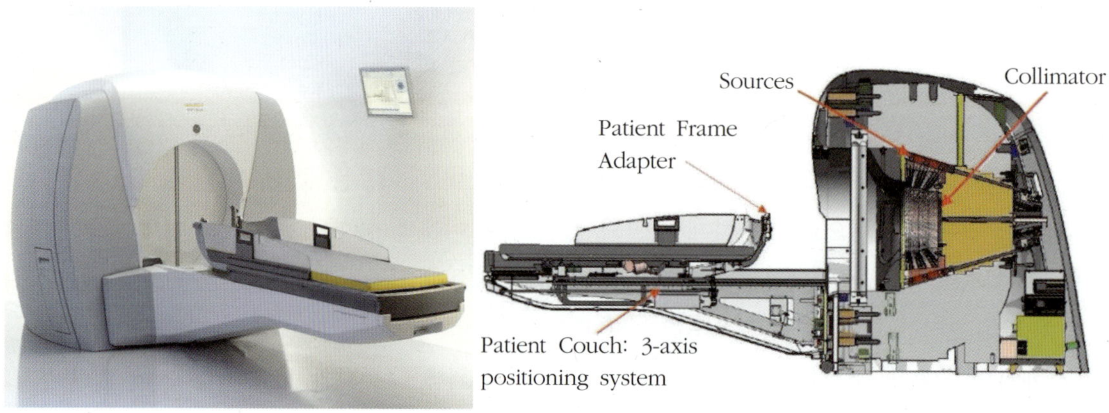

(1) 제어 장치(control unit)

치료계획이 완료되면 치료계획된 정보를 제어부의 제어장치 컴퓨터로 전송하고, 전송된 치료데이터에 따라 자동으로 치료가 실행된다. 치료 시에는 다양한 안전장치와 정밀한 센서에 의해 치료가 계획대로 진행되도록 한다.

(2) 치료 장치(treatment unit)

치료장치는 테이블과 collimator system, motor로 구성되어 있으며, 테이블은 환자의 정위적 좌표로 테이블 전체가 이동하기 때문에 환자는 전혀 이동을 느낄 수 없어 편안하게 치료를 받을 수 있다(그림 3-18).

(3) 콜리메이터 시스템(collimator system)

콜리메이터 시스템은 B 또는 C타입의 콜리메이터처럼 외부에서 테이블위에 고정시켜 사용하는 것이 아니라 조사 body 안에 8개의 sector로 나누어져 있으며, 각 각의 섹터는 24개의 선원으로 구성되어 있다. 각 섹터는 4 mm, beam off, 8 mm, 16 mm 순으로 48개의 다양한 패턴을 구현하여 위험한 장기를 보호하면서 병소를 효과적으로 치료할 수 있다(그림 3-19).

(4) 치료계획 시스템(gamma plan system)

치료계획 시스템은 환자의 뇌정위적 영상으로 3차원 재구성된 영상을 보면서 종양부위를 표시하고 주변의 중요장기를 critical structure로 지정하여 중요장기의 손상을 최소화하면서 방사선수술을 할 수 있도록 치료계획을 진행한다(그림 3-20, 3-21).

그림 3-18 치료부 단면도

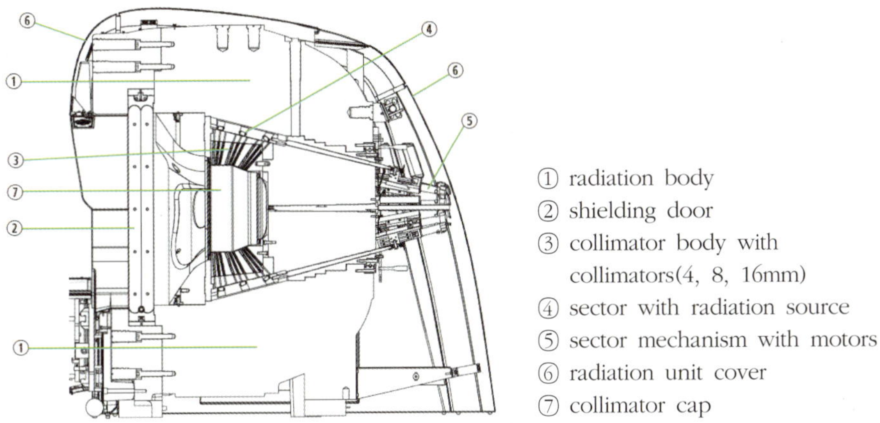

그림 3-19 콜리메이터 시스템

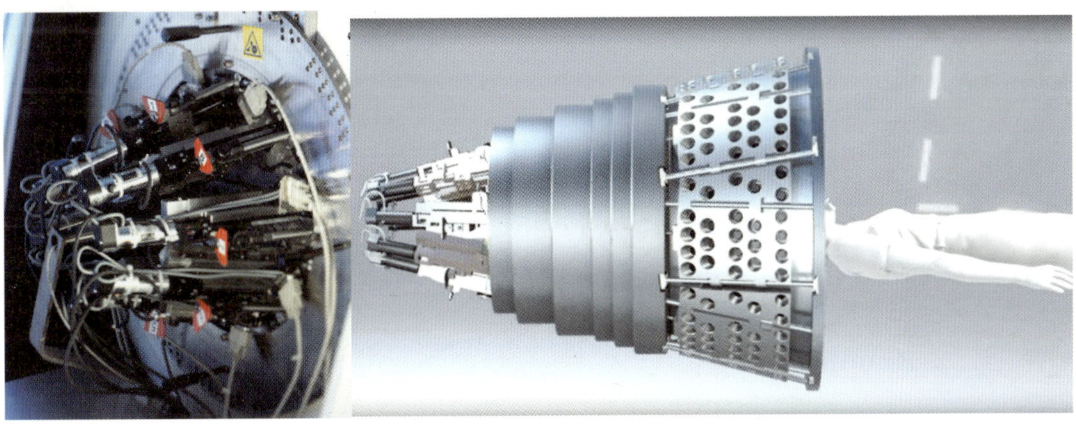

그림 3-20 치료계획 영상

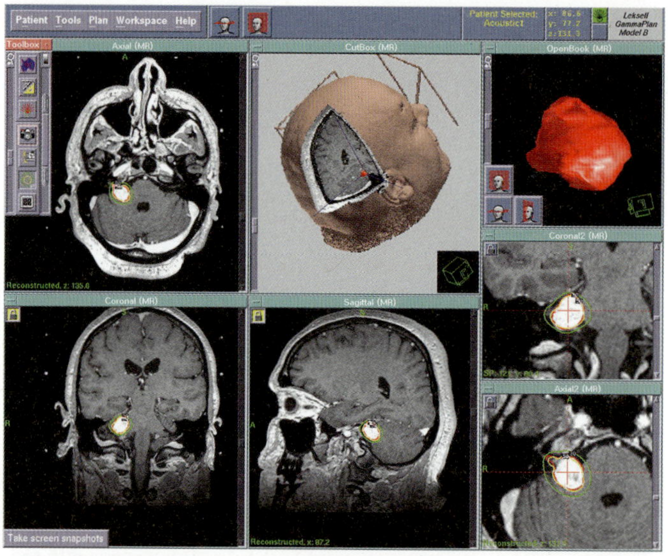

그림 3-21 각 콜리메이터의 거리별 표적선량 단면도

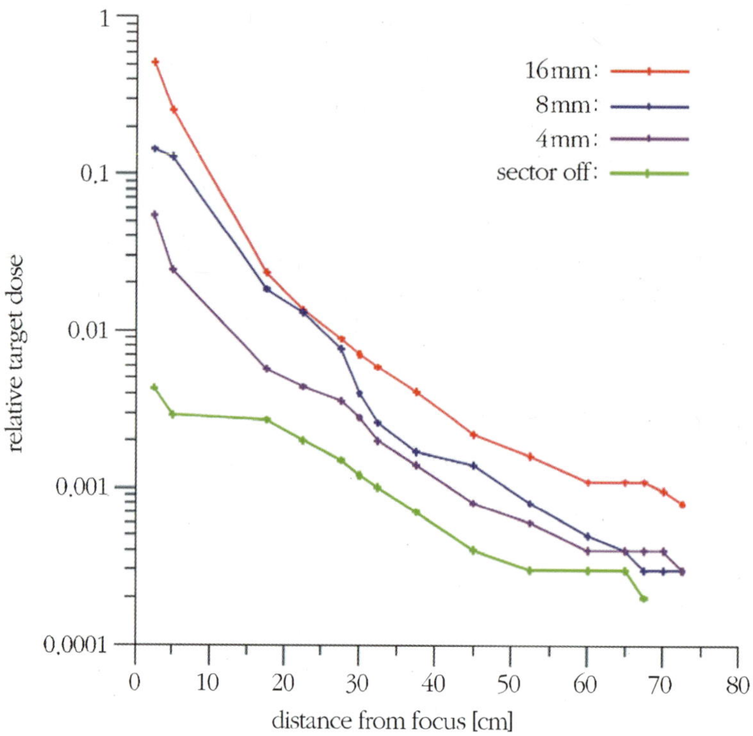

3.3 입자가속장치

입자가속장치란 전자와 양자 같은 하전입자를 어떤 일정한 속도로 가속하거나 또는 이 가속된 입자를 어떤 표적(target)에 충돌시켜 얻은 방사선을 치료에 이용하는 장치를 말하는 것으로, 전자를 가속하는 장치로는 선형가속기, 마이크로트론, 베타트론, 반·데·그라프 등이 있다.

1. 선형가속기(linear accelerator : Linac)

선형가속기는 양자 등 무거운 입자를 가속하는 직선양자 가속장치(Alvarez형 가속기)와 전자를 가속하는 직선전자 가속장치가 있는데, 직선양자 가속장치는 대형 사이클로트론(cyclotron)의 입사기로 사용되고 속중성자, 양자, 중간자를 발생시키는 가속기로 주로 이용되다. 직선전자 가속장치는 현재 의료분야에서 가장 광범위하게 사용하는 장치로서 3장에서는 직선전자 가속장치에 대해서 공부하게 되며, 이하 최근에 가장 많이 사용되고 있는 선형가속기가 직선전자 가속기를 말한다(그림 3-22). 이 직선전자 가속기는 1953년 영국 런던에 있는 Hamersmith 병원의 방사선 연구센터에서 의학용으로 처음 이용하기 시작하였다.

1) 발생원리

선형가속기는 전자와 같은 하전입자를 직선형의 가속관에서 고주전자기파를 이용하여 가속시켜 고에너지의 방사선을 발생시키는 장치이다. 전자총에서 발생된 전자를 고주전자기파(high-frequency electromagnetic waves : microwave ~3,000 MHz)에 실어 가속하는 장치로서, 이때 고주전자파는 마그네트론(magnetron) 또는 크라이스트론(klystron)에서 발생하여 도파관(wave guide tube)을 통하여 가속관에 공급되며,

그림 3-22 선형가속기(ix, True Beam, Varian)

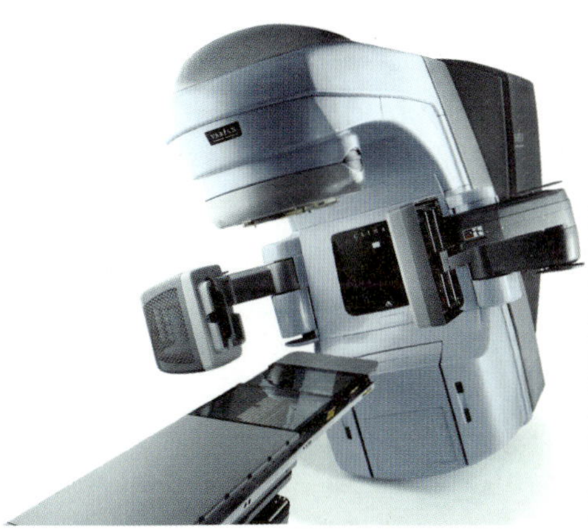

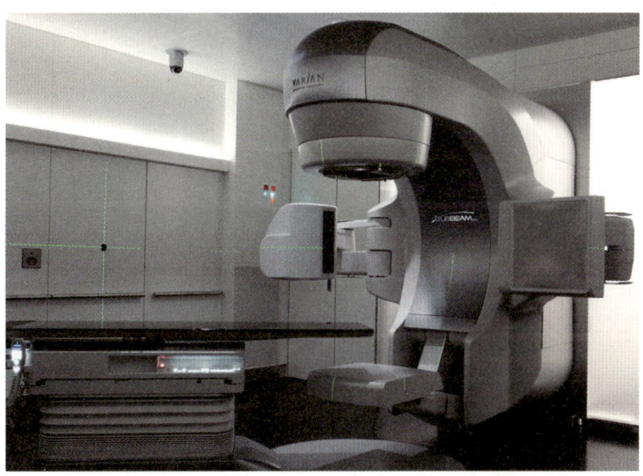

전자는 6~45 MeV의 에너지를 얻어 전자선을 발생하며, 타겟(target)에 충돌시켜 엑스선을 발생시킨다(4~15 MV).

2) 장치의 구성

현재 의료용으로 사용하고 있는 선형가속기는 고주파 발진부, 가속부, 조사 헤드부, 회전지지 장치, 제어장치, 치료대로 구성되어 있다(그림 3-23).

(1) 고주파 발진부(microwave network)

전자를 가속시키기 위한 ~3000 MHz 전후의 고주파를 발생시키는 장치 및 전원을 말하는 것으로 마그네트론 또는 클라이스트론, 도파관, 펄스 전원장치로 구성되어 있다.

그림 3-23 선형가속기의 구성도

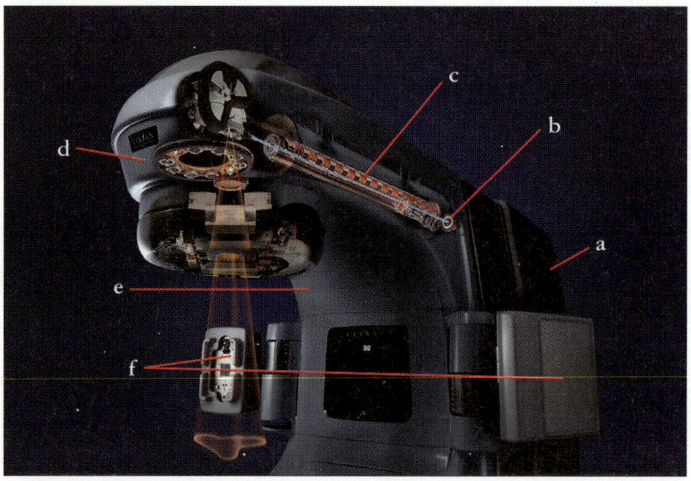

a) 고주파발진부 b) 전자총 c) 가속관 d) 조사 헤드 e) 회전지지축 f) cone beam 시스템

a. 마그네트론(magnetron)

마그네트론은 고주파를 발생시키는 것이며, 이때 발생되는 고주파는 약 3000 MHz이다. 구조는 그림 3-24 같이 원통형으로 되어 있으며 중심에 음극이 있고, 그 주변에 몇 개의 발진 구멍(hole)을 갖추고 있는 양극으로 구성되어 있다. 마그네트론은 크라이스트론(klystron)에 비해 소형이며, 조작이 간단하고, 가격이 저렴하기 때문에 실용적인 발진관이지만, 수명이 짧고 출력의 안전성이 나쁜 단점이 있다. 따라서 보편적으로 13 MeV 이하의 전자선과 6 MV 이하의 에너지를 가진 엑스선을 발생시키는 장치에 주로 이용한다.

b. 크라이스트론(klystron)

크라이스트론은 고주파 발진기라기보다는 고주파 증폭기라 할 수 있으며 저 에너지의 고주파발진기는 별도로 부착되어 있다. 그림 3-25은 klystron의 단면도이며 기본적으로 2개의 hole이 있으며 이때 음극에 의해서 발생된 전자는 양극에 의해 가속되어 4~5 단계의 buncher를 통과하면서 마이크로파와 같이 밀도가 변조되고, 밀도가 변조된 전자군을 공진전자파로 전환시켜 5~7 MW의 대출력을 가진 고주파를 얻을 수 있다. 이것을 도파관을 통해 가속관에 보내어 전자총에서 발생된 전자를 실어 가속시키게 된다.

또한 크라이스트론은 마그네트론에 비해 수명이 길고, 발진 주파수가 안정되어 엑스선과 전자선을 발생할 수 있는 이중선질(dual photon beam)장치에 유리하며, 큰 출력을 얻을 수 있어 최근에 많이 사용하고 있는 18 MeV 이상의 전자선과 10 MV 이상의 고 에너지 엑스선을 발생시킬 수 있는 선형가속기에 사용하고 있다.

그림 3-24 마그네트론

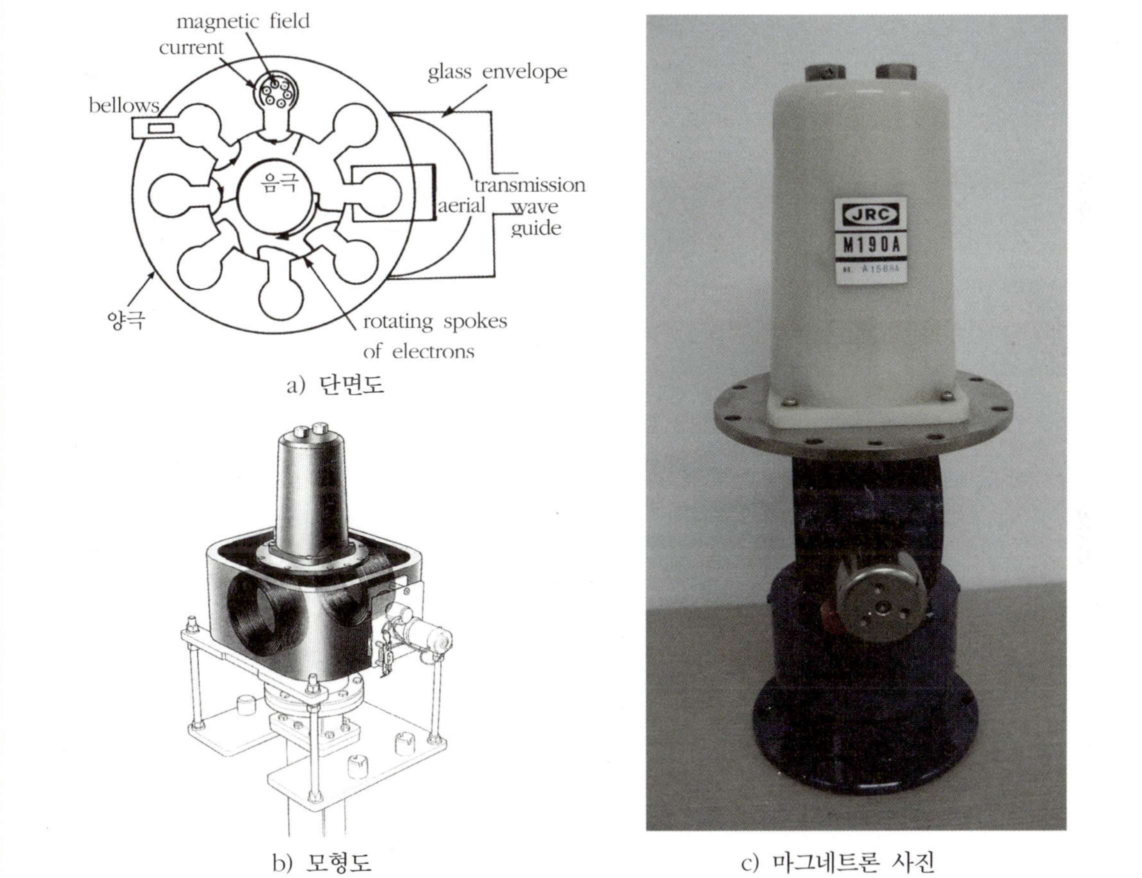

a) 단면도

b) 모형도

c) 마그네트론 사진

c. 도파관(wave guide tube)

마그네트론 또는 크라이스트론에서 발생된 초고주파(microwave)를 구리로 만든 금속관 내부를 통하여 가속관으로 전달하는 장치를 도파관이라 한다(그림 3-25).

d. 펄스 전원

전자총에서 전자를 발생시킬 경우나 마그네트론 또는 크라이스트론이 마이크로파를 발생시키는 데 필요한 대 출력의 펄스를 만들어 주는 전원을 말하며 펄스변조기(pulse modulator)라고도 한다. 여기에는 발진회로의 개폐에 관여하는 thyratron이 있고, 펄스전원의 과부하 방지를 위해 사용되는 de Qing 회로가 있다.

그림 3-25 크라이스트론

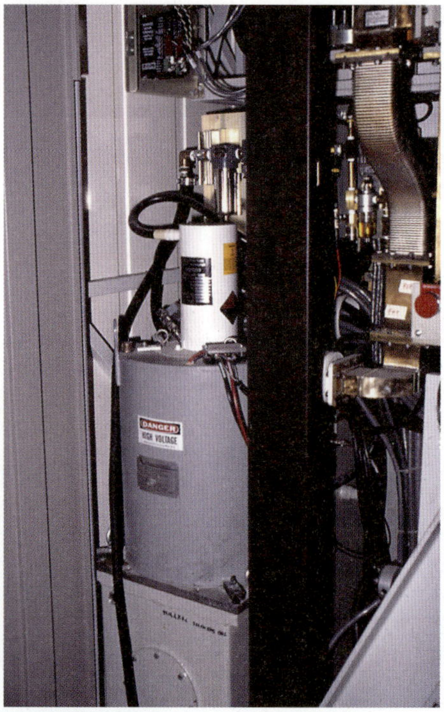

a) 선형가속기에 설치된 사진

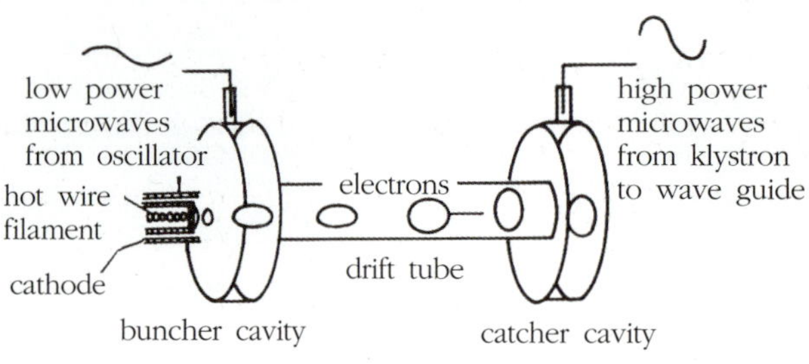

b) 횡단면

(2) 가속부

방사선치료에 이용할 수 있는 고 에너지 전자선 및 고 에너지 엑스선을 발생시키기 위해서는 전자를 진공상태의 관에서 가속시켜야 얻을 수 있는데 이러한 장치들은 선형가속기의 가속부에 속하며, 이 가속부를 이루는 장치의 구성으로는 전자총, 가속관, 이온펌프, 편향전자석 등이 있다.

a. 전자총(electron gun)

의료용 선형가속기에서는 가속관 내에 전자를 공급하기 위한 전자총을 사용하고 있는데, 전자총은 2극진공관 방식과 3극진공관 방식을 이용하고 있다(그림 3-26). 어느 방식이든 음극과 양극 사이에 1

0~70 kV의 전압을 걸어주게 되면 음극에서 방출 열전자가 양극으로 가속되어 진행하게 되며, 이때 보조전극인 정전렌즈에 의하여 수 mm의 전자선속으로 집속되어 광속의 1/2속도로 가속관에 입사한다.

이때, 산화바륨(BaO) 또는 산화토륨(ThO_2)을 입힌 텅스텐판 사이에 전압을 가하여 필라멘트에서 발생된 전자를 이 금속판에 충돌시켜 양적, 질적으로 많고 강하게 하여 전자를 얻어내는 전자충돌 방식(bombard type)을 사용하고 있으며, grid에 의해 전자수를 제어하는 3극관 방식도 있다.

b. 가속관(accelerating tube)

전자총에서 발생된 전자를 크라이스트론 또는 마그네트론에서 발생된 초 고주파의 위상속도와 같게 하여 여기에 전자를 실어 가속시켜 높은 에너지를 얻게 하는 장치를 말하는데, 가속관은 벽면에서의 에너지 손실을 작게 해야 하기 때문에 전기전도가 좋은 순도가 높은 무 산소 구리를 사용하고 있으며, 그의 내부는 중앙에 구멍이 뚫린 copper discs로 나뉘어져 있다. 또한 작동 중에는 많은 열이 발생하므로 일정한 온도를 유지하기 위해 증류수를 이용한 별도의 냉각장치를 설치해야 한다. 한편 전자를 가속시키기 위한 가속관의 종류로는 정재파형과 진행파형이 있다.

그림 3-26 전자총(electron gun)

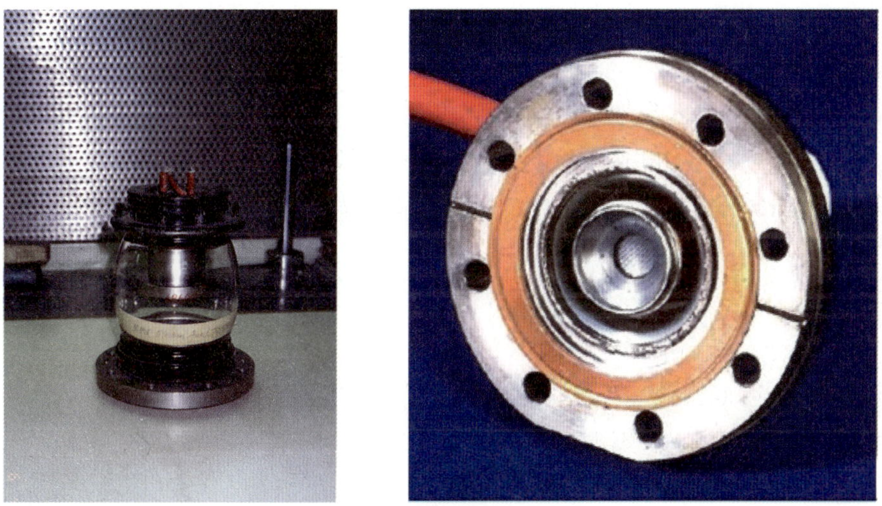

① 정재파형 가속관

정재파형 가속관은 공진기의 결합공동을 통해 마이크로파의 전파를 전달하고, 가속공동에 정재파가 형성되어 가속공동에서 전자가 가속된다(그림 3-27). 이 경우 위상속도가 변화하지만 에너지는 변화하지 않고 4 MV형 선형 가속관의 길이는 타겟과 전자총을 포함하여 약 30 cm 정도이며 더 높은 에너지를 발생하는 장치의 정재파형 가속관 길이는 약 100 cm 정도이다.

② 진행파형 가속관

그림 3-28 같이 전자총에서 가속관으로 들어온 전자는 동시에 공급된 고주파(microwave) 위에 실려 같이 진행하게 되며, 이렇게 고주파 위상(phase)의 진행 방향과 일치하여 전자를 가속시키는 타입을 진행파형 가속관이라고 한다.

그림 3-27 정재파형 가속관

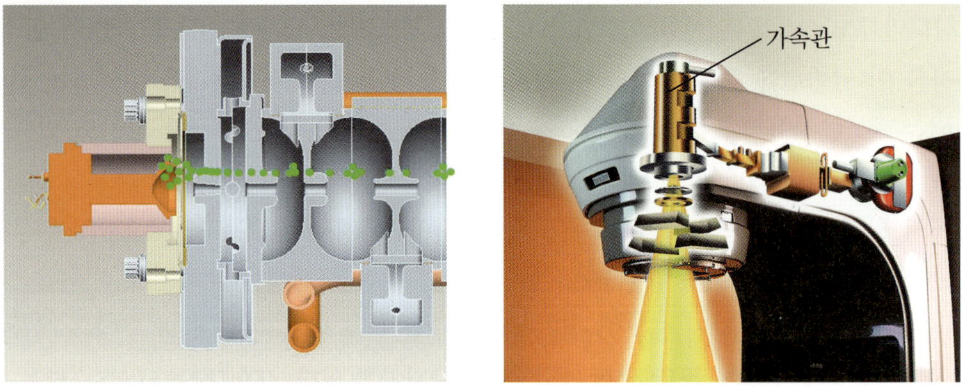

a) 가속원리 b) 가속관 모형도

이때 전자의 속도는 광속의 약 1/2 속도로 진행하다가 에너지가 높아짐에 따라 그 속도는 점차 빛의 속도에 가깝게 증가하게 된다(그림 3-28). 따라서 이러한 전자의 속도와 일치하도록 마이크로파의 위상속도를 연속적으로 변화시켜 주어야 한다. 이를 위해 가속관 내부에 서로의 간격이 다르고 중앙에 구멍의 크기가 서로 다른 금속원판을 설치하게 되는데 이 부분을 가속관의 집속부(buncher part)라 한다. 한편 전자의 속도가 광속에 가깝게 되면 거의 일정하게 가속되어 가속관 밖으로 방출하게 되는데, 이러한 부분은 원판의 간격과 구멍의 크기가 일정하기 때문에 정연부(regular part)라고 하며, 6~25 MeV의 선형가속기의 진행파형가속관의 길이는 140~150 cm 정도이다(그림 3-29).

그림 3-28 진행파형 가속관의 가속원리

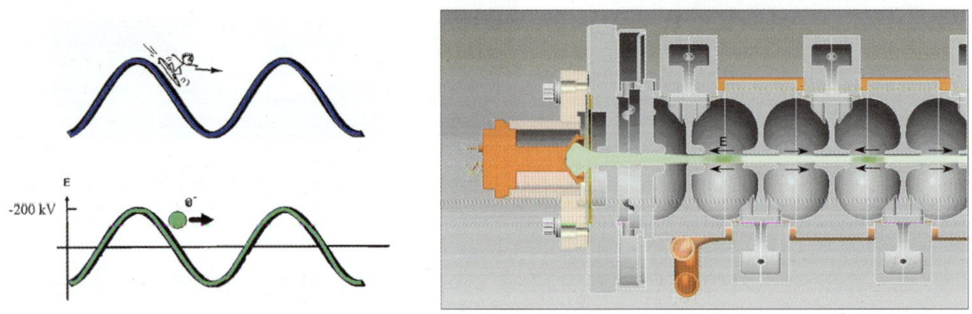

c. **이온펌프(ion pump)**

가속관 내부는 방전 또는 전자와 공기의 충돌을 막기 위하여 고진공도가 필요하게 된다. 따라서 이온펌프를 이용하여 가속관 내부를 항상 일정한 진공도(10^{-6}~10^{-7} torr, 1 torr≈1 mmHg)를 유지시켜야 하며, 이를 위해 선형가속기의 전원 스위치가 꺼진 상태에서도 이온펌프를 계속해서 작동시켜야 한다.

그림 3-29 가속관, 이온펌프

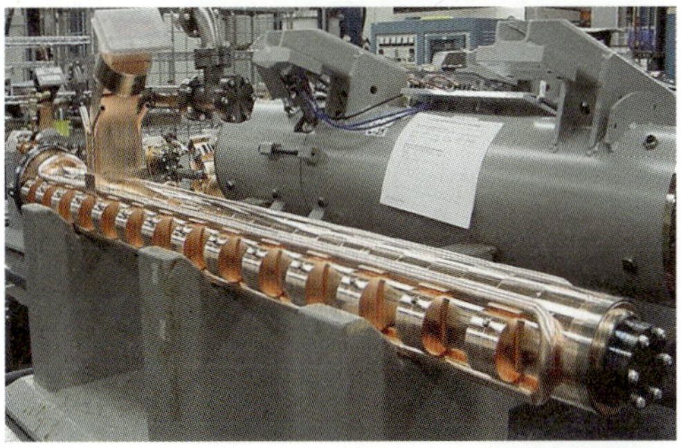

a) 외부

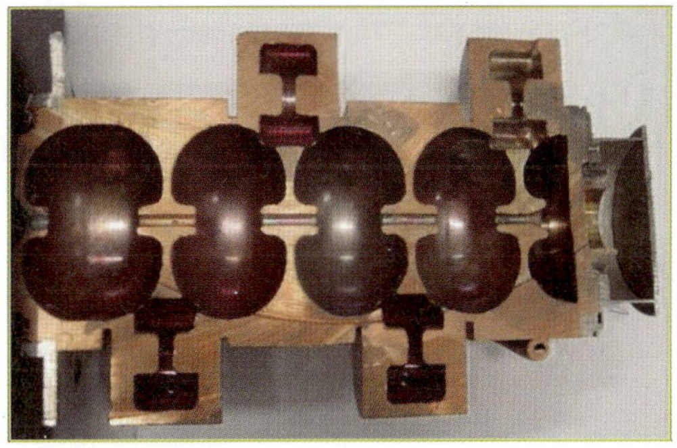

b) 내부

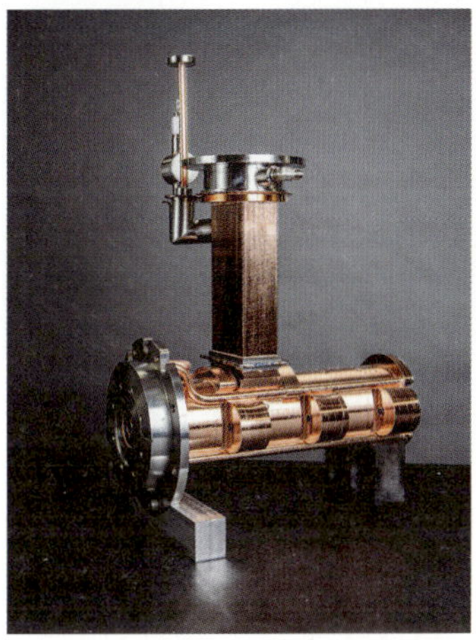

c) 가속기, 이온펌프

그림 3-30 전자 선속(electron beam)의 편향원리 및 편향전자석

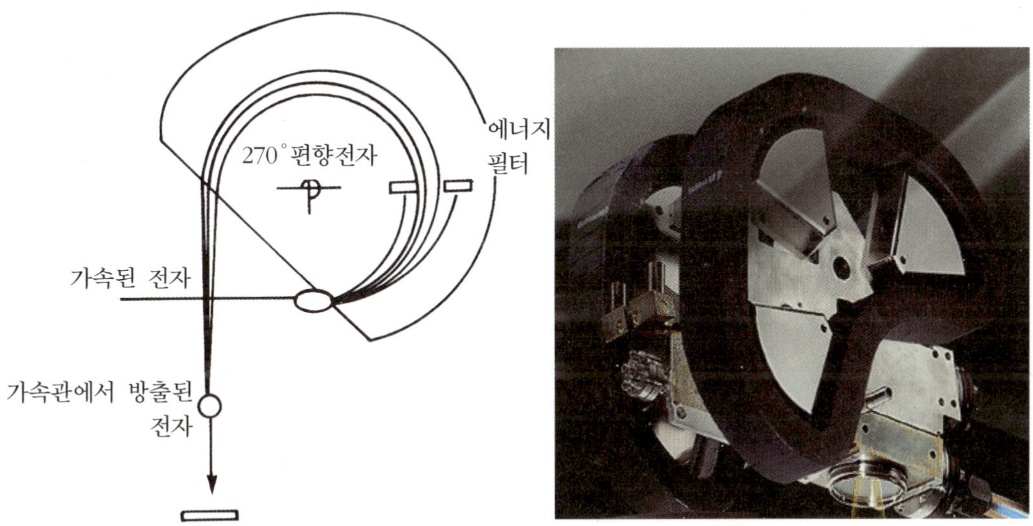

그림 3-31 조사 헤드 구성

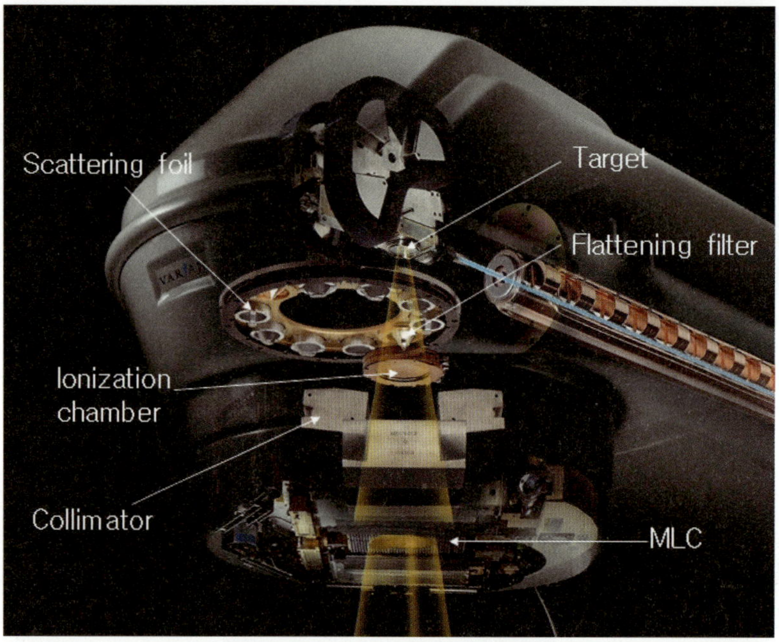

d. 편향전자석(bending magnet)

전자선 또는 엑스선을 방출시키기 위해서는 가속관을 통하여 가속된 전자를 어떤 목표물에 정확하게 통과시켜야 한다. 따라서 계속해서 직진하게 되는 전자선속을 선형가속기의 구조상 어떤 일정한 각도로 방향을 변화시켜 주어야 하는데, 이때 사용되는 편향전자석(그림 3-30)은 전자선속을 일반적으로 270˚로 편향시켜 주며, 그의 끝부분에는 약 0.1 mm 두께의 티타늄(Ti)으로 된 얇은 판막을 사용하여 진공을 유지하고 있다. 편향전자석은 4, 6 MeV 전용 선형가속기 가속관에는 거의 사용하지 않으며, 10 MeV 이상의 고 에너지를 방출하는 선형가속기의 가속관에는 정확한 편향을 위해 270˚로 편향되는 편향전자석을 사용한다.

(3) 조사 head

조사 헤드는 납 또는 텅스텐과 납의 합금으로 된 물질로 이루어져 있어 누설선량(일차선의 1/1000)을 차폐한다. 실제 치료에 이용하는 전자선 및 엑스선은 가변적인 조사면을 통하여 방출하며, 360˚회전 하면서 방사선을 조사할 수 있고, 회전중심점(isocenter)[3]의 오차는 2 mm 이내의 정밀도를 유지하여야 한다.

또한 여기에는 타겟, 산란박, 선속평탄여과기, 방출되는 선량을 측정할 수 있는 이온선량계(ionization chamber), 조사면을 결정하는 조리개, 조사면 및 치료거리를 육안으로 확인하여 맞추는 light localizer system 등으로 구성되어 있다(그림 3-31).

3) isocenter : light beam의 조사면 중심과 치료거리(SSD, SAD)를 맞추기 위한 side laser beam, 그리고 실제 조사되는 방사선의 중심점이 일치되는 지점을 말한다.

그림 3-32 타겟

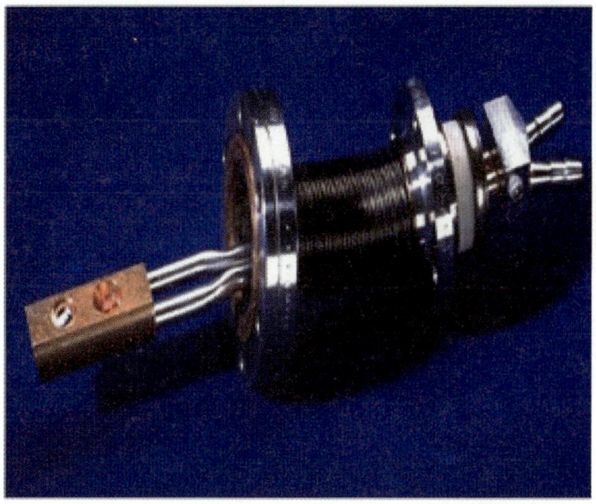

a. **타겟(target)**

고 에너지 전자선과 엑스선을 선별적으로 발생시키는 장치로 가속 편향된 전자선속이 타겟을 통과하지 않으면 고 에너지 전자선이 방출된다. 그리고 원자번호가 높은 타겟(그림 3-32)을 통과하게 되면 고 에너지 엑스선을 방출하게 되며, 이때 여러 영역의 에너지를 발생하는 장치에서는 엑스선 타겟과 전자선을 발생시키는 타겟이 별도로 구성되어 있다.

일반적으로 재질은 텅스텐 합금(WHA : W 95.5 %, Cu 4%, Ni 0.5 %), 텅스텐, 백금, 우라늄 등을 사용하고 있으며 에너지가 10 MV이상 엑스선을 발생하는 장치의 타겟 재질은 주로 백금(Pt)이 사용되고 있다. 타겟의 직경은 1~3 mmϕ 정도이며, 심부선량 분포에서의 반음영은 1~2 mm 정도이다.

b. **산란박(scattering foil)**

가속관에서 가속된 전자선속이 전자선 타겟을 그대로 통과하게 되면 약 3 mm 정도의 가는 연필심 선속(pencil beam)이 된다. 따라서 두께가 0.1 mm 정도 되는 납판을 이용한 얇은 산락박(scattering foil)(그림 3-33a)에 전자선속을 통과시켜 산란 및 확산을 시키게 되면 조사면 전체에 균등한 전자밀도를 분포시키게 할 수 있다. 이때 산란박의 두께가 얇기 때문에 대부분의 전자가 제동방사를 하지 않고 선속을 확산시키지만 전체 에너지의 일부는 제동방사로 바뀌고 전자선속 내에 오염 엑스선이 발생하게 된다.

c. **선속평탄여과판(beam flattening filter)**

가속관에서 발생한 전자선속이 타겟(target)을 통과하게 되면 고 에너지 엑스선이 발생하는데, 이때 선형가속기는 megavoltage 범위에서 전자를 생성하기 때문에 엑스선의 강도는 전진 방향에서 최고가 된다. 그러므로 선속의 강도가 중심부는 매우 강하고 주변부로 갈수록 강도가 약해져 이를 직접 치료에 이용하게 되면 균등한 선량을 조사할 수가 없게 된다. 그러므로 선속평탄여관판을 사용하므로 중심부와 주변부의 선량을 평탄하게 만들어 준다(그림 3-38). 최근에 강도조절방사선치료(IMRT)가 많이 시행되면서 다엽콜리메이터의 움직임으로 작은 조사면(beamlet)으로 치료가 이루어지면서 선속평탄여과판을 사용하지 않고 X선 치료를 하는 경우도 있다.

그림 3-33 a) 산란박, b) 선속평탄여과판

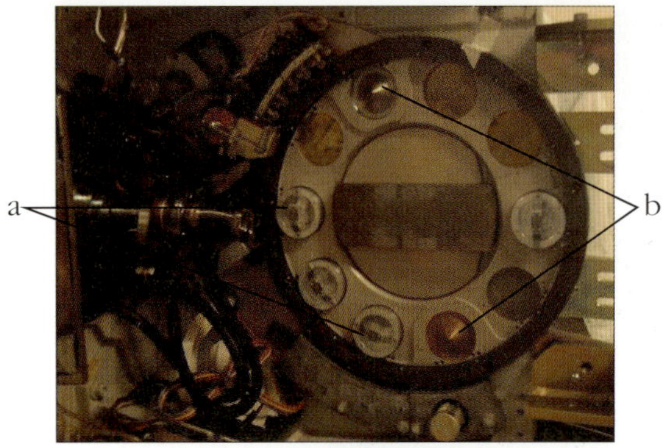

a)

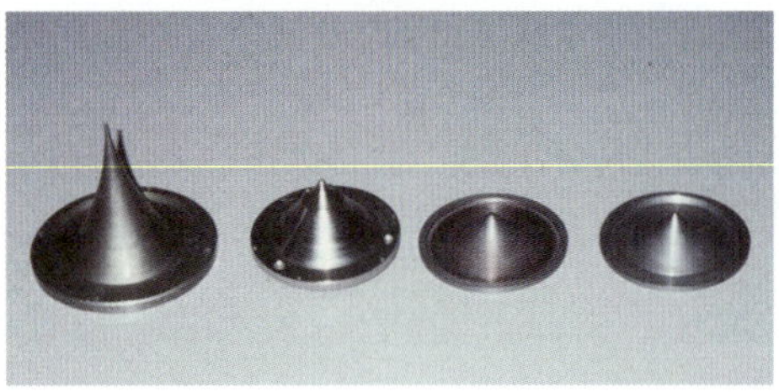

b)

따라서 발생된 엑스선을 그림 3-33와 같은 팽이 모양의 선속평탄여과판에 통과시키게 되면 조사면 전체에 균등한 선량강도가 분포되도록 할 수 있으며, 재질로는 보통 납으로 만들어진다. 이때 선속에 따라 선속평탄여과판와 산란박이 선택적으로 이용된다.

d. 이온 선량계(ionization chamber)

엑스선 또는 전자선이 조사될 때 선량을 측정하여 조정제어기(control box)의 모니터에 측정된 수치를 알려주는 것으로, 이온선량계는 2개 이상의 평행평판형 전리함 또는 원통형 전리함으로 이루어져 있는데 그 이유는 어떤 요인에 의해 1개의 선량계(chamber)가 정상적으로 작동하지 못할 경우 나머지 선량계가 작동하여 back-up monitor로 기능을 발휘하게 된다. 전리함의 기능은 선량률과 집적선량(integrated dose), 그리고 선속의 평탄도와 대칭도를 알 수 있게 하며, 이때 조사되는 선량계의 지시값을 모니터 선량단위(monitor unit : MU)이라고 한다(그림 3-34).

그림 3-34 이온선량계

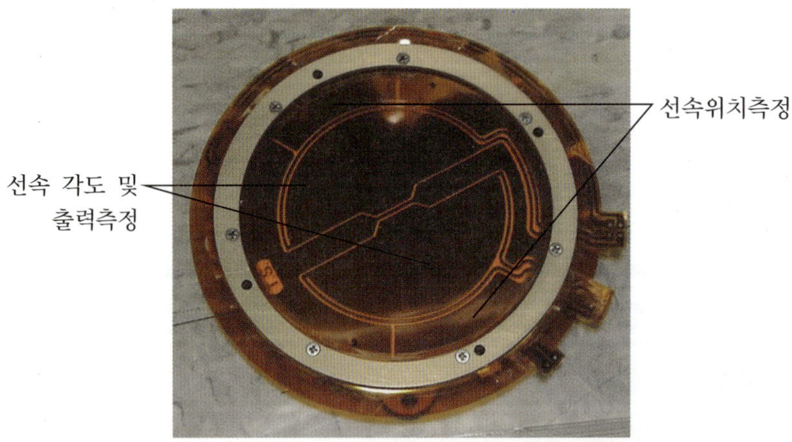

그림 3-35 콜리메이터

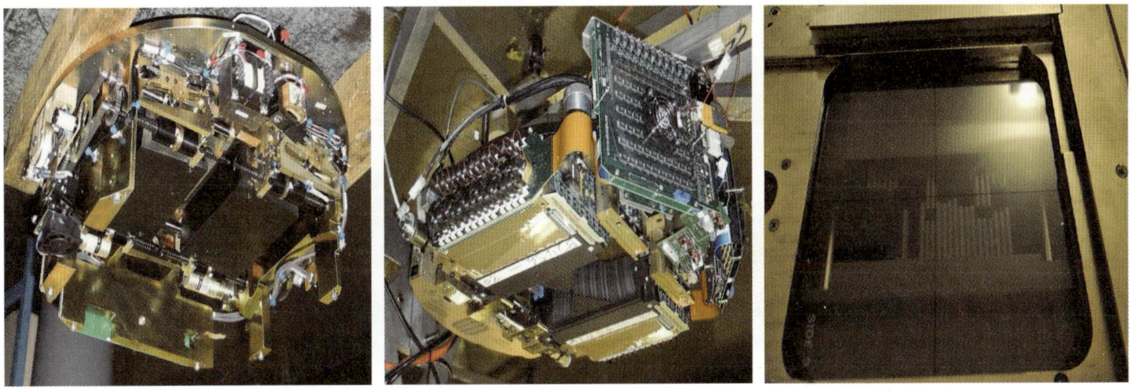

a) b) c)

a) 직각형 콜리메이터 b) c) 다엽콜리메이터

e. 조리개(collimator)

치료에 이용하는 1차선의 조사면을 결정해 주는 것으로, 이는 종양중심 면적을 기준으로 0×0 cm에서 40×40 cm까지 조절이 가능하며, 보통 0.5~1 cm 간격으로 조사면을 결정할 수 있다. 조리개는 X, Y축으로 두 겹의 사각형으로 되어 대칭적으로 작동하는 것과, X축의 조리개가 각각 독립적으로 이동이 가능한 independent jaw가 있다(그림 3-35a). 또한 X축 콜리메이터를 종양의 형태에 맞추어 조절함으로써 차폐체를 사용할 필요가 없는 다엽콜리메이터(multileaf collimator, MLC)가 있으며, leaf의 수는 120~160개 정도이고, 이때 leaf 사이의 누설선량은 4% 이하가 되어야 한다(그림 3-35b). 주로 사용되는 조리개의 재질로는 텅스텐, 또는 텅스텐 합금(텅스텐 96%, 구리 2%, 니켈 2%: WHA) 등이 있다.

f. 조사면 표시장치(light localizer system)

방사선치료를 시행하기 전에 방사선원과 같은 위치에서 광원(light beam)을 비추게 하여 조사면과 선원중심을 맞추어 정확한 치료를 할 수 있도록 하는 빛 조사장치이다.

(4) 회전지지 장치(gantry)

회전지지 장치는 조사 head부를 지지하고 있어 고정조사 및 운동조사를 할 수 있도록 360° 회전이 가능하고, 선원으로부터 회전중심점(isocenter)까지의 거리는 발생되는 에너지에 따른 장치에 의해 80cm 또는 100 cm가 되도록 사용한다. 또한 회전축의 균형을 유지하기 위하여 선속저지체(beam stopper)가 부착되어 있기도 하며, 이것은 방어벽(1차 선속을 1/1000 차폐)의 보조역할을 겸하고 있고 탈·부착이 가능하도록 되어있다.

(5) 조정제어기(control units)

이 장치는 치료 장치와는 별도로 조정실에 설치되어 있으며, 선형가속장치에서 발생되는 엑스선 또는 전자선을 선택할 수 있고, 에너지와 조사면을 선별적으로 선택할 수 있다. 또한 선량률 및 조사선량을 조정하고 회전각도 및 회전조사 등을 조정할 수 있으며, 조정실의 조정 제어기를 통하여 조절이 가능하다. 한편 치료실 내에서는 hand switch(pendant switch)에 의해 조사면 및 회전지지 장치 각도 등을 조정할 수 있다(그림 3-36).

그림 3-36 조정제어기

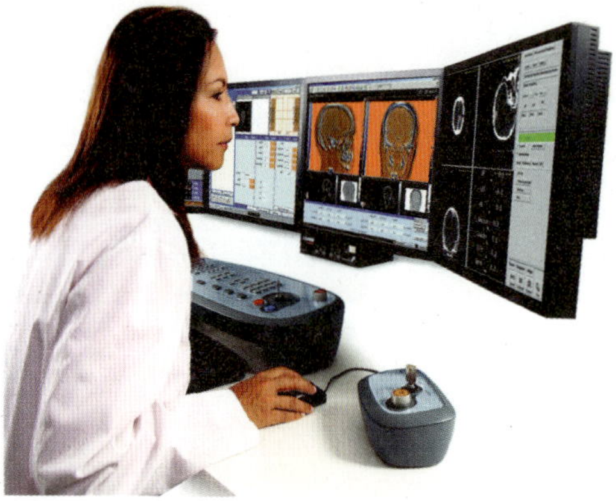

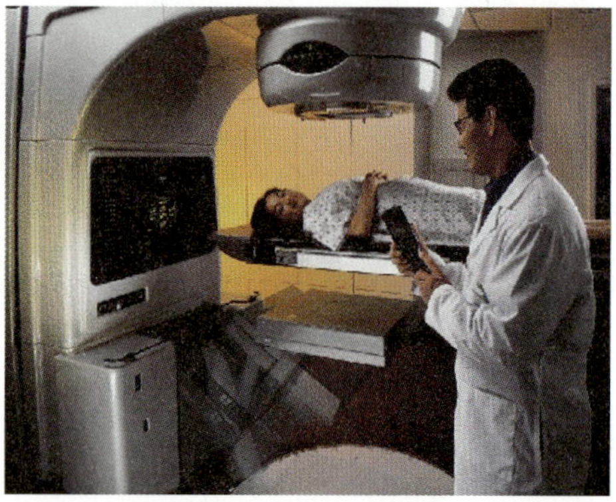

2. 마이크로트론(microtron)

마이크로트론은 1944년 구 소련의 V.Veksler에 의해 고안되었지만 1972년 스웨덴의 Karolinska 연구소에서 최초로 실용화되어 현재까지 사용되고 있으며, 이러한 마이크로트론 선형가속장치(linear accelerator)와 앞으로 언급하게 되는 사이크로트론(cyclotron)의 원리를 혼합한 형태로 전자를 가속시켜 에너지를 얻는 장치이다(그림 3-37).

그림 3-37 마이크로트론 치료장치

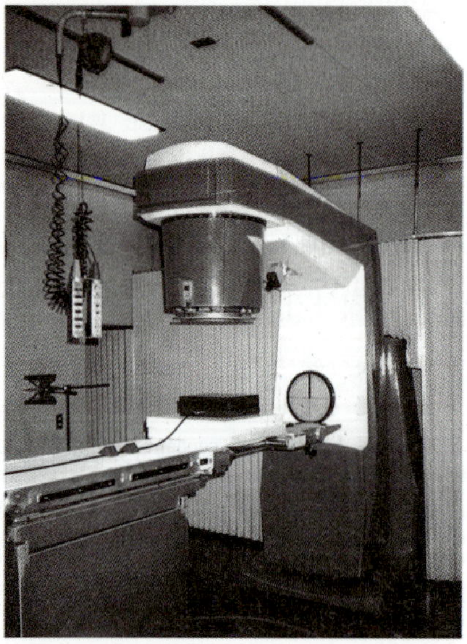

그림 3-38 마이크로트론 발생원리

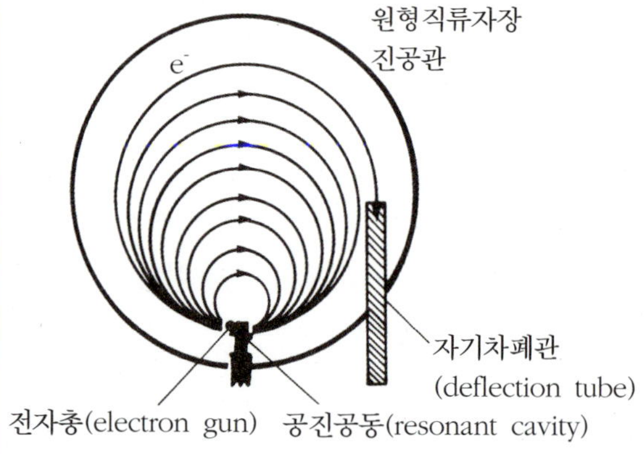

1) 발생원리

전자총에서 발생된 전자를 크라이스트론(klystron) 또는 마그네트론(magnetron)에서 발생된 고주파에 실어 공진공동(resonance cavity)에 의해 가속된 전자가 원형의 직류자장 진공관 내를 물결파가 퍼져나가는 형태로 회전 가속하면서 필요한 에너지를 얻게 된다(그림 3-38).

2) 구성

의료용으로 사용되는 마이크로트론의 구성요소는 그림 3-39에서와 같이 본체, 유도관, 그리고 직접 치료에 이용하는 에너지를 발생시키는 조사부(gantry, 조사 head), 제어부(control part)로 구성되어 있다.

(1) 본체(microtron body)

전자를 고주파에 실어 회전자계를 이용하여 반복 회전시켜 가속하는 장치로서 구성과 기능은 다음과 같다.

전자총(electron gun)에서 발생된 전자가 크라이스트론(또는 마그네트론)에 의해서 발생된 수천 MHz(약 2850 MHz)의 고주파에 실려 원형의 공진공동에 도달되면 약 1.5 Kgauss의 자계를 이용하여 전자를 회전시키면서 가속하게 된다. 여기서 전자는 보통 1회전할 때마다 비례하여 가속이 증가하게 되는데, 전자의 가속이 증가할수록 높은 에너지의 전자선속을 얻게 된다. 이때 어느 범위에 속하는 전자선을 얻을 것인가에 따라 자기차폐관(deflection tube)을 원형궤도 내에서 적당한 위치로 이동시켜 원하는 전자선속을 방출시키게 된다.

(2) 유도관(beam transport pipe)

본체에서 발생된 전자선속을 2~3개로 나누어진 치료 장치로 보내주는 관을 말하며, 이때 전자선속은 유도관을 둘러싸고 있는 편향전자석(bending magnet)에 의해 손실이 거의 없이 치료 장치로 보내지게 된다.

그림 3-39 마이크로트론 구성도

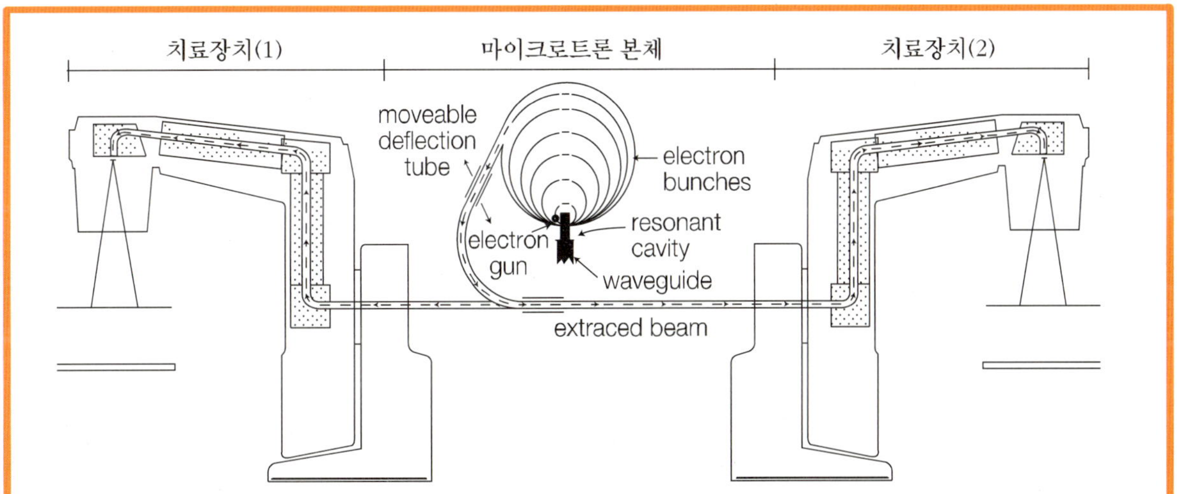

(3) 조사부(gantry 및 조사 head)

조사부는 선형가속기와 비슷한 역할을 하는 회전지지축(gantry)과 조사 head로 구성되어 있지만, 마이크로트론은 1대의 본체에 보통 2~3개(그림 3-39)의 치료 장치를 연결하여 사용할 수 있어 1대의 치료 장치에서 환자를 치료하는 동안 다른 치료 장치에서는 치료 할 환자를 미리 set up하고 있다가 먼저 환자의 치료가 끝남과 동시에 바로 치료를 시행할 수 있다. 또한 선형가속기처럼 회전지지축에는 가속관이 없는 대신에 단순히 유도관만 있게 되며, 초점의 크기는 2 mm 정도이고, 조리개가 있어 조사면은 0×0 cm^2에서 32×32 cm^2까지 조절이 가능하다.

(4) 제어부(control part)

제어부는 2~3개의 치료장치를 각각 제어할 수 있도록 2~3개의 control box로 되어 있으며, 6, 10, 21 MV의 엑스선과 2, 5, 7, 9, 11, 13, 16, 18, 20, 22 MeV의 전자선을 에너지별로 선택하여 방출시킬 수 있도록 조정이 가능하며, 그 외 기능은 회전조사 및 선량률 조절이 가능한 선형가속장치와 비슷하다.

3. 베타트론(betatron)

베타트론은 hollow doughnut이라는 원형가속관에서 자장(magnetic field)을 이용하여 전자를 같은 궤도반경을 회전시키면서 가속하는 장치를 말한다. 베타트론의 가속이론은 1927년 R. Wideroe가 주장한 후 1950년대 초에 최초로 방사선치료에 이용되기 시작하였다. 베타트론은 엑스선과 3~30 MeV의 에너지를 가진 전자선을 얻을 수 있는데, 보통은 6~50 MeV 정도의 전자선을 치료에 이용하고 있다(그림 3-40).

그림 3-40 베타트론 치료장치

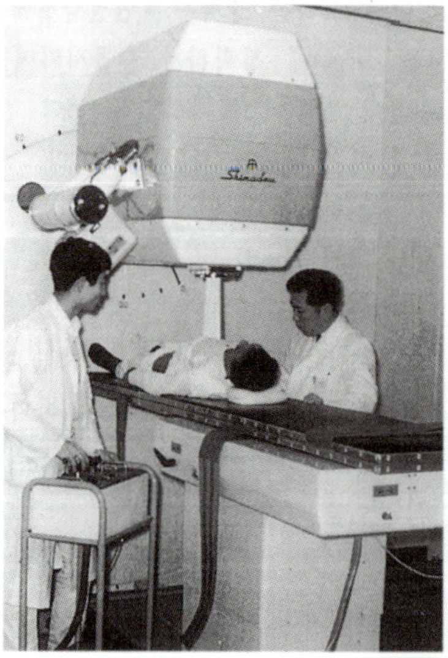

그림 3-41 베타트론 구성 및 발생원리

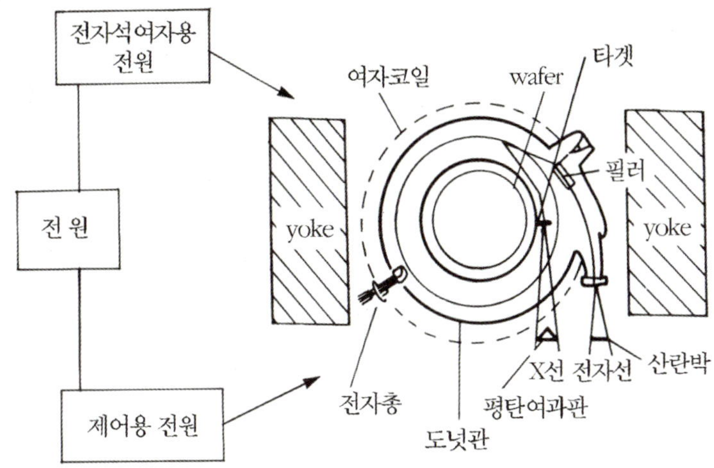

1) 발생원리

베타트론의 발생 원리는 교류자장, 또는 교번자계(alternating magnetic field)에 의해 원형가속진공관(일명 doughnut tube) 내에서 전자를 일정하게 회전시키면서 가속하는 원리를 이용하게 된다. 즉 전자총에서 발생한 전자는 도넛관이라고 불리어지는 원형 가속관 내에 주입된 후 도넛관 주변에 설치된 교류변압기에 의해서 발생된 자계의 수직방향으로 힘을 받아 회전운동을 하게 되고, 시간적으로 변하는 자속에 의해서 발생된 전계의 작용으로 전자를 가속하게 된다(그림 3-41).

이때 전자가 도넛관을 1번 회전하게 되면 평균 25 eV 정도의 에너지를 얻을 수 있기 때문에 최종 25 MeV의 에너지를 발생하기 위해서는 백만번을 회전시켜야 한다.

2) 구성

베타트론은 양자(proton)처럼 무거운 입자를 가속시키는 장치도 있지만 이것은 의료용으로는 사용이 불가능하며, 방사선치료에 이용하는 베타트론 치료 장치는 전원부, 전자석, 도넛관, 조사 head부와 펄스 발생장치, 그리고 지지 장치 및 조정제어 장치로 구성되어 있다.

(1) 전원부

베타트론의 전원부는 전자석 여자용 전원과 제어용 전원으로 구성되어 있다.

a. 여자용 전원

여자용 전원은 전자를 회전시키기 위한 자장을 만드는데 필요한 전원을 공급하는 장치로, 보통 50~60 Hz, 200 V이기 때문에 에너지 출력변동을 작게 하기 위해서 수천 볼트로 승압한 다음 여자 coil에 공급하고 있다. 하지만 이 경우는 역율이 나쁘고 소비되는 전력이 크기 때문에 동조용 콘덴서가 여자코일과 병렬로 연결되어 있다.

b. 제어용 전원

제어용 전원은 전자가 입사 또는 출력될 때 사용되는 펄스 전압발생기, 지지 장치, 냉각계를 제어하는데 필요한 전원을 공급하게 된다.

(2) 전자석

전자석은 가속관 내의 전자의 집속과 회전을 유지하기 위한 자극과 여자 코일, 그리고 여자 코일을 둘러싸고 있는 철심으로 구성되어 있다.

a. 자극(pole)

자극은 전자를 일정궤도상으로 회전 가속시키기 위하여, 시간적으로 변화하는 자계를 얻기 위한 얇은 규소강판을 여러 층으로 겹쳐서 만들고 있으며, 특히 도넛관의 중앙부를 분리하고, 중앙부의 공극을 좁게 하기 위해 wafer라고 하는 얇은 원판 모양의 자극을 사용하고 있다.

b. 철심(yoke)

철심은 자극에 자속을 공급하여 궤도상의 자속분포를 일정하게 하는 역할을 하며, 철심의 형태로는 세 가지가 있는데 주로 2각형은 저 에너지 장치에 이용하고, 4각형과 6각형은 고 에너지 장치에 이용한다.

c. 여자 코일

여자 코일은 yoke에 자속을 발생시키기 위한 기전력을 발생시키며, 사용되는 재질로는 1 mm 정도의 구리선에 내열성 에나멜선을 혼합해서 만든다.

(3) 펄스발생장치

펄스발생장치에는 두 가지가 있는데 그 하나는 전자총에서 전자를 도넛가속관 내로 입사시키는데 필요한 injection 제어 펄스계와 나머지 하나는 엑스선 혹은 전자선을 발생시키기 위한 expansion 제어 펄스계가 있다.

(4) 도넛관(doughnut tube)

가속관이 원형의 도넛 형태를 이루고 있어 도넛관이라고 불리워지고 있으며 관유리, 전자총, 타겟, 필러(filler)로 구성되어 있다(그림 3-42).

그림 3-42 도넛관(doughnut tube)

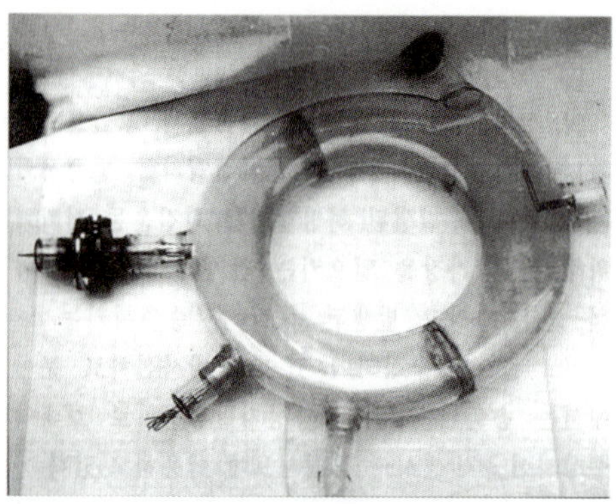

a. 관유리(tube glass)

가속관의 내압은 $10^{-6} \sim 10^{-7}$ mmHg의 진공도를 유지하고 있고, 관유리의 재질은 세라믹 또는 유리가 쓰이고 있으며, 내부의 벽은 산화동으로 얇은 피막을 입혀 사용하고 있다. 한편 전자선이 방출되는 입구에는 흡수율이 낮은 베릴륨(beryllium, Be)으로 된 방사구가 있다.

b. 전자총(electron gun)

도넛관 내로 전자를 입사시키는 장치로서 이때 전자총으로부터 40~70 kV로 가속된 전자가 4~5μsec 정도의 펄스로 방사한다.

c. 타겟(target)

타겟은 주로 관유리의 내벽에 고정되어 있으며 가속된 전자가 이것을 통과하여 엑스선이 발생하게 되는데 재질로는 1 mm 정도의 두께로 되어 있는 백금(Pt)을 사용한다.

d. 필러(filler)

베타트론은 엑스선과 전자선을 방출시킬 수 있는데 바로 이 filler라는 장치는 가속된 전자선속을 타겟에 정확하게 충돌시켜 엑스선을 발생시키며, 전자선 치료 시 전자를 베릴륨 창에 맞추어 통과하도록 하여 전자선을 방출시키게 하는 역할을 하는 장치이다.

(5) 조사(head)

도넛 가속관으로 부터 방출된 엑스선 및 전자선을 치료에 이용하는데 조사면 내 선속의 평탄도와 선속을 제어하는 부속장치들이 있다. 여기에는 조리개, 선속 평탄여과기, 산란박, 선량계, 차폐용기 등으로 구성되어 있다.

a. 조리개(collimator)

조리개는 조사면을 결정하고 최대로 사용할 수 있는 조사면은 선원으로부터 100 cm 거리에서 15×15 cm 정도이며, 재질로는 텅스텐 또는 텅스텐 합금 등을 사용하고 있다.

b. 선속평탄여과기(flattening filter)

선속평탄 여과기는 선형가속기에서와 마찬가지로 발생된 엑스선 조사면의 중심부와 주변부의 강도 분포를 균등하게 만들어주며, 여기에 사용되는 재질로는 텅스텐 혹은 납 등이 있다.

c. 산란박(scattering foil)

산란박은 도넛관의 방사창을 통과하여 나온 전자선을 얇은 박막을 통과하도록 하여 산란시켜 조사면 전체의 분포를 균등하게 만들어 주는 기능을 한다. 이때 사용되는 재질은 Al, Ni, Cu, Pb 등이 있다.

d. 차폐용기(shielding container)

차폐용기는 불필요한 방사선을 흡수하기 위해 조사 head를 납으로 둘러싸고 있으며, 이때 누설선량은 발생되는 1차 선량 강도의 1/1000 이하로 차폐하여야 한다.

4. 사이버나이프(cyber knife)

1) 개요

사이버나이프는 미국 스탠포드 대학병원 신경외과 전문의 John R. Adler에 의해 개발되었으며, 1994년 최초로 뇌 및 두경부암 환자를 대상으로 최초로 사이버나이프 수술이 시행되었다. 이는 기존의 선형가속기를 이용한 X-knife와 감마나이프의 장점만을 활용한 치료 장치라고 할 수 있다.

사이버나이프는 미국 항공 우주국 NASA의 미사일 항법 기술을 응용한 영상 유도 기술로서, CT 또는 MR촬영 영상에 나타난 환자의 골격계 구조물 및 병변에 삽입된 표지물(gold marker)을 좌표로 인식하여 치료실 천정에 위치한 엑스선 발생장치에 의해 얻어진 환자의 실제 영상을 합성하여 실시간으로 병변의 위치를 추적하면서 치료하게 된다.

그림 3-43 사이버나이프

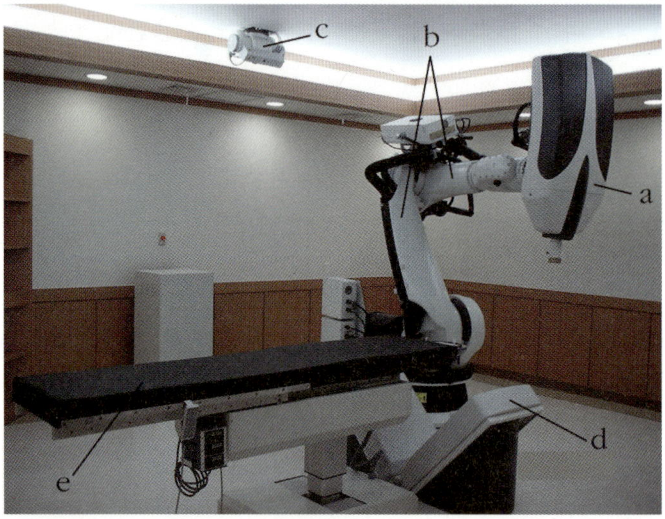

a) 가속관 b) 로봇팔 c) 엑스선 튜브 d) 영상감지기 e) 치료대

2) 구성

사이버나이프는 엑스선을 발생시키는 선형가속기, 선형가속기를 지지 및 이동시키는 로봇팔, 병소 위치를 실시간 감지하는 병변추적 장치, 자동조절 치료대 및 치료계획과 치료를 시행하는 컴퓨터 시스템으로 이루어져 있다(그림 3-43).

(1) 가속관(accelerator)

사이버나이프에 부착된 선형가속기는 소형이며 경량화 된 장치로 9,300 MHz의 주파수를 가지며 6 MV의 단일한 엑스선을 발생시킨다. 병소의 크기에 맞게 5~60 mmϕ 크기별로 12종류의 원형 조리개(collimator)를 부착하여 사용하게 된다(그림 3-44).

그림 3-44 콜리메이터

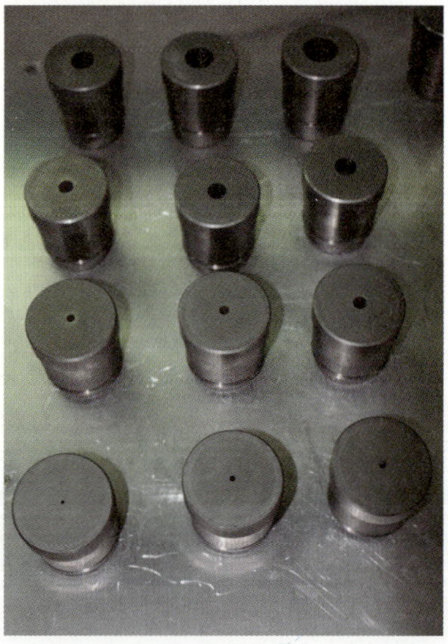

(2) 로봇팔(robotic arm)

6개의 자유도 관절축을 가진 로봇팔은 선형가속기가 약 1290여개의 방향에서 빔을 조사할 수 있도록 선형가속기를 지지하면서 움직이게 된다. 조정 정밀도는 0.12 mm이며, 환자치료에 있어서 자유로운 접근성을 가지고 치료할 수 있도록 한다. 이때 치료 거리로는 65 cm, 80 cm, 100 cm의 isocentric technique 뿐만 아니라 non-isocentric technique으로 불규칙한 모양의 종양 치료에도 이용된다.

(3) 병변추적 장치(target locating system)

두 개의 엑스선 영상유도 장치를 통하여 획득한 영상과 치료계획 시 CT를 이용한 재구성 디지털영상(digital reconstruction radiogram)을 서로 비교하여 병변의 위치를 인식하고 추적하는 장치이다. 이때 병변추적 장치의 오차는 1 mm 이하로 하고 있다.

a. 엑스선 튜브(X-ray tube)

치료실 천정에 45도 각도로 병변추적용 엑스선을 발생하여 영상감지기에 영상을 감지하도록 하여 치료테이블 위에 누워있는 환자의 병변을 실시간으로 추적할 수 있도록 한다.

b. 영상감지기(X-ray detector)

치료테이블 옆에 45도 또는 테이블 아래 바닥에 위치하여 실시간으로 영상을 감지하여 병변의 위치를 추적할 수 있도록 영상정보를 제공하게 된다(그림 3-45).

c. 호흡추적 장치(synchrony respiratory tracking system)

사이버나이프를 이용한 폐, 간, 췌장 등과 같이 호흡에 따라 움직이는 장기를 치료할 때 적용하며, 환자의 몸에 부착한 LED의 움직임을 통하여 외부 호흡을 인식하고 치료 중 실시간 촬영한 엑스선 영상을 이용하여 내부종양의 움직임을 일치시켜 움직이는 병소를 추적하면서 치료할 수 있도록 한다(그림 3-46).

그림 3-45 병변추적장치

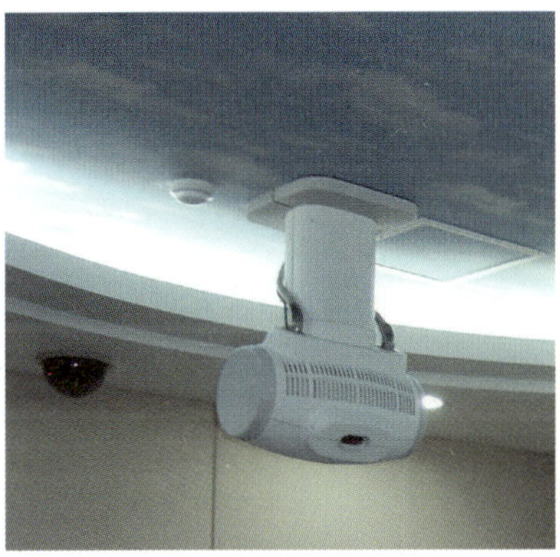

a) 엑스선 튜브

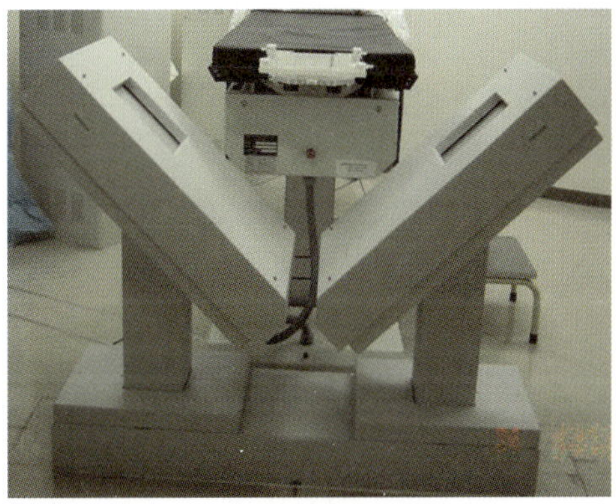

b) 영상감지기

그림 3-46 호흡추적 장치

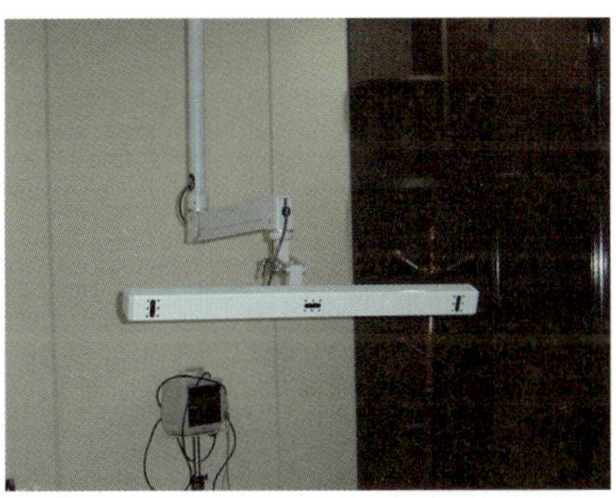

a) 호흡추적 센서

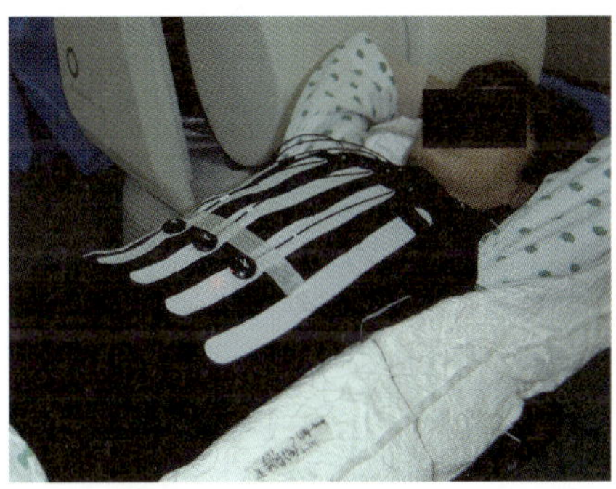

b) LED

그림 3-47 치료제어 시스템

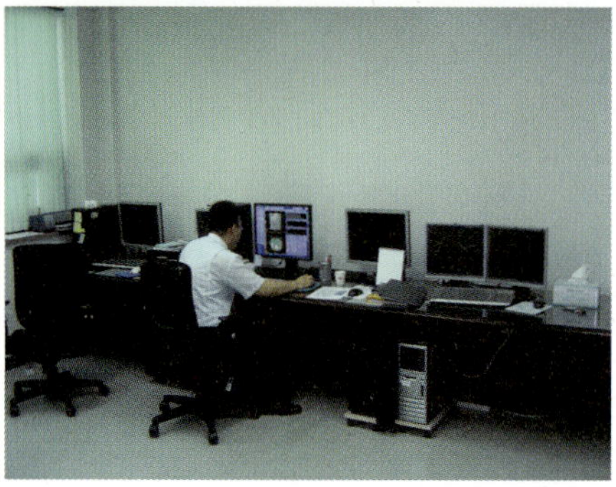

a) 치료계획 시스템

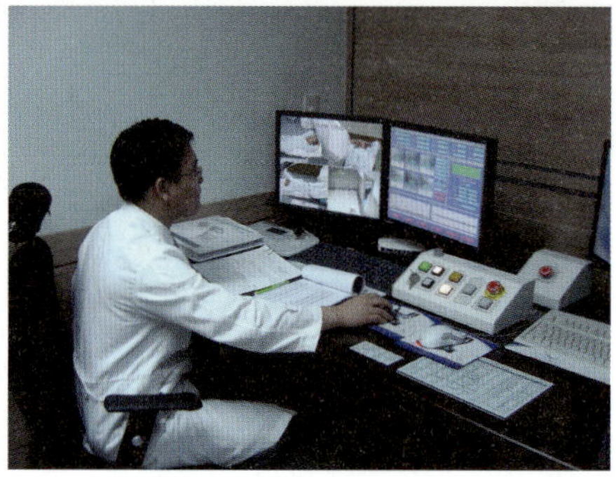

b) 치료 시스템

d. 자동조절 치료대(auto couch)

병변추적 장치에 의해 얻어진 좌표를 6개 방향으로 자동 조절이 가능하며, 6개 방향은 X축, Y축, Z축 및 X축 회전(roll), Y축 회전(pich), Z축 회전(yaw)로 교정할 수 있다.

(4) 치료제어 시스템(treatment control system)

치료계획을 위한 CT 영상에 MR, 혈관조영 영상 등을 합성하여 보다 정확한 종양 용적을 설정할 수 있다. 정상조직의 장애 없이 정밀한 방사선 치료가 이루어지도록 역 방향의 치료계획(inverse planning system)을 수립하고 컴퓨터 제어를 통하여 치료가 진행되는 동안 치료과정을 추적하여 오작동 또는 환자의 움직임에 대한 안전을 위하여 치료를 중단시키는 기능을 포함한다(그림 3-47).

3) 특징

일반적인 외과 수술에 비하여 안전하며 외상이 없고, 치료 부위에 대해 제한 없이 전신 어느 곳이든지 치료가 가능하다. 또한 로봇팔의 동작 오차가 적어 병소부위를 정확하게 치료할 수 있고, 비 침습적 고정기구를 사용하므로 환자의 고통이 없으며 통원치료가 가능하다.

5. 토모테라피(tomotherapy)

1) 개요

치료 전 치료계획 시 설정해 놓은 표적 계획 영상과 치료 당일 촬영된 실제 표적 영상을 서로 융합시켜서 치료하고자 하는 병소에 대하여 방사선 발생장치가 360도 회전하면서 전 방향에서 다수의 단층으로 쪼개어 치료하는 것을 말한다. 이때 방사선의 세기와 형태, 크기가 연속적으로 컴퓨터에 의해 조절되며 동시에 환자의 고정용 침대가 천천히 이동하여 나선형의 방사선 조사가 이루어지게 된다. 또한 토모테라피는 정교한 세기변조방사선치료(intensity modulation radiation therapy, IMRT)방법이면서도 방사선치료 전 계획과 환자의 위치잡기 그리고 방사선 조사가 하나의 시스템에서 통합적으로 이루어지도록 되어 있다(그림 3-48).

그림 3-48 토모 장치(Hi-ART system, OTS)

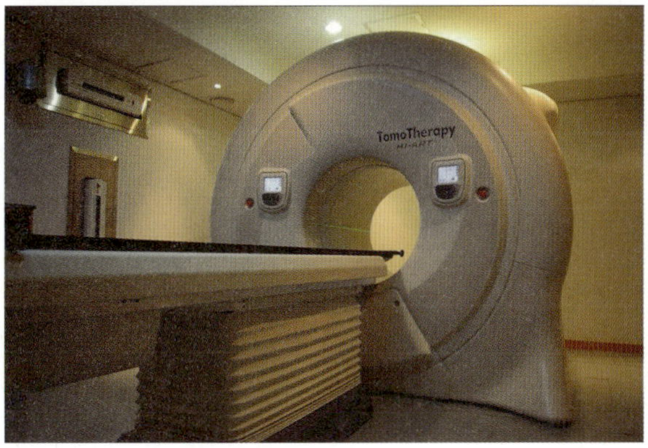

2) 구성

토모치료 장치는 3단계 과정으로 이루어지게 되는데 1단계는 치료계획수립 단계이며, 2단계는 1단계의 계획에 의해 치료실에서 환자의 위치 및 자세를 조정하고, 3단계는 준비된 대로 표적에 방사선을 조사하는 단계이다. 토모치료 통합시스템은 치료계획 시스템, 치료시스템, 제어시스템 그리고 데이터베이스 시스템으로 구성되어 있다(그림 3-49).

(1) 치료계획 장치(planning console)

치료 전에 CT 또는 MR과 같은 3차원적인 영상을 얻은 다음 치료계획 소프트웨어를 이용하여 치료에 필요한 표적을 설정하고, 방사선의 강도와 선량분포 및 조사할 방사선의 양에 대한 값 등을 계산하게 된다.

그림 3-49 토모치료 시스템

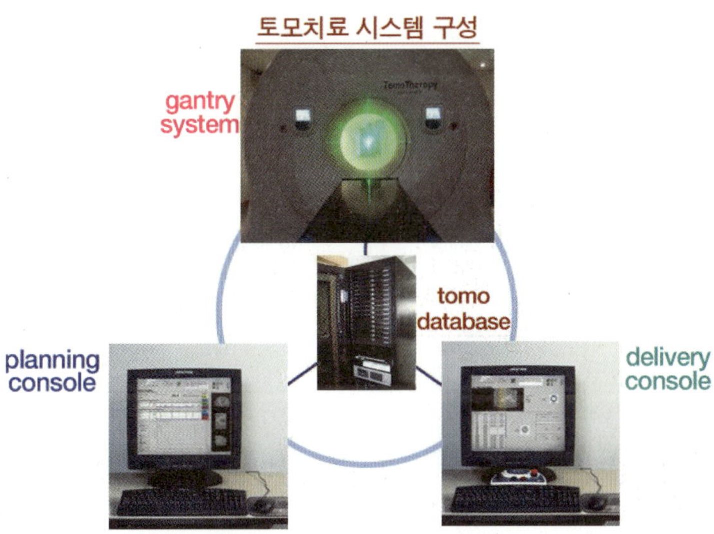

그림 3-50 치료장치 구성

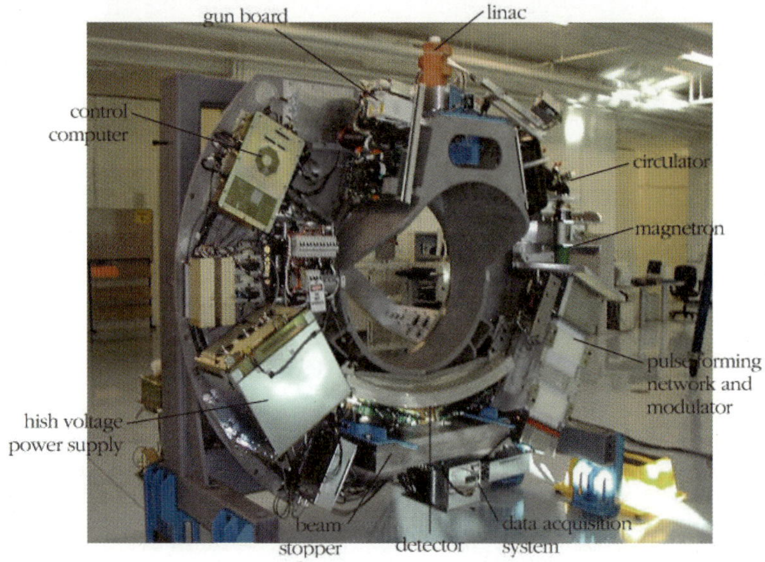

(2) 치료 장치(gantry system)

토모 치료는 다엽(multileaf) 콜리메이터를 이용하여 세기변조방사선 치료와 360도 방향에서 나선형 조각 치료를 시행하는 장치이다. 구성으로는 가속관, 영상획득 시스템, 검출기, 컴퓨터 제어기 등으로 구성되어 있다(그림 3-50).

a. 가속관(accelerator)

가속관에서는 6MV 엑스선이 발생하며, 동일한 가속기에서 3.5MV의 에너지를 가진 엑스선을 발생시켜 MVCT를 시행하므로 치료계획시 촬영한 전산화단층 모의치료 영상과 비교하여 치료 위치를 확인한다. 선량률은 1000 MU/min이고 선원은 1.5 mm의 point source이다. 지퍼 형태의 64개의 binary multileaf 콜리메이터를 갖추고 있어 세기변조 방사선치료를 할 수 있으며, 6.15 mm의 폭을 가진

그림 3-51 다엽콜리메이터

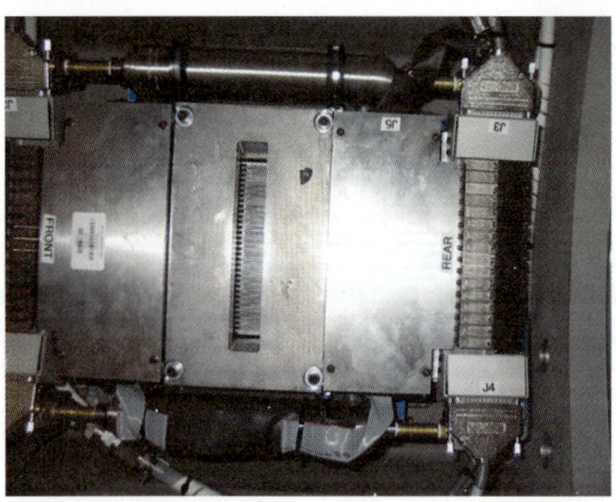

그림 3-52 MVCT 검출기

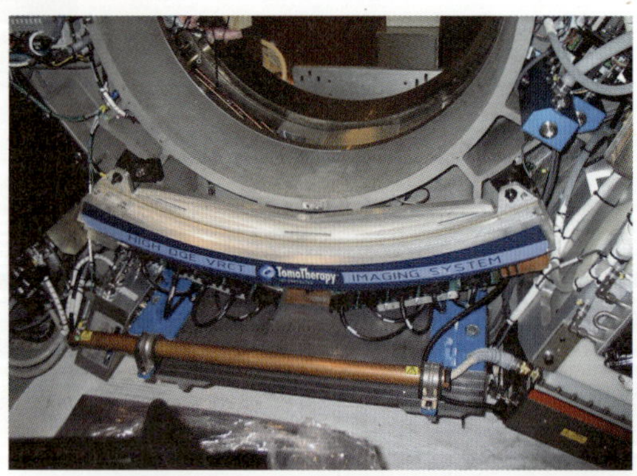

콜리메이터의 조사면은 최대 X, Y축 각 각 40 cm과 5 cm까지 조사가 가능하다(그림 3-51).

b. MVCT 검출기(Mega Voltage Computed Tomograghy detector)

토모치료는 타겟에서 발생된 약 3.5MV의 에너지를 가진 엑스선으로 매 치료 시작 전에 영상을 촬영하여 최초에 치료계획을 잡아놓은 표적(planning image)과 일치시켜 치료하게 된다. 이때 MVCT 검출기는 발생되는 MV 엑스선을 수집하여 영상을 재구성할 수 있도록 한다(그림 3-52).

c. 데이터 획득 시스템(data acquisition)

토모치료가 갖고 있는 특징 중의 하나로 image registration이라는 독특한 방식이 있는데 이는 계획 이미지와 당일 촬영된 실제 표적 이미지를 서로 융합시켜 치료를 요하는 병소의 공간을 최대한 정교하게 일치시켜 방사선조사를 하게 된다. 이러한 모든 데이터를 획득하여 치료가 원활하게 이루어질 수 있도록 하는 기능을 말한다.

(3) 제어 시스템

토모치료 장치가 360도 회전하면서 방사선의 세기와 형태, 크기 등이 연속적으로 컴퓨터 제어 시스템에 의해서 조절되며, 동시에 환자 치료테이블이 천천히 이동하면서 조각 나선형 조사가 이루어지도록 제어 기능을 한다.

(4) 데이터베이스 시스템(database system)

치료계획 단계와 병소의 위치를 정확하게 확인하는 단계를 거쳐 치료하는 단계까지 one stop으로 치료하기 위해서는 각 각의 단계에서 이루어지는 자료를 공유하여야 한다, 이를 위해 대용량의 컴퓨터(cluster)가 필요하다.

3) 특징

토모치료는 실시간 MVCT 영상을 토대로 병소의 위치 및 표적의 변화를 알 수 있고, adaptive plan이 가능하여 종양에 정밀한 방사선 조사를 할 수 있다. 또한 종양의 크기와 수에 제한을 받지 않으며 여러 곳에 흩어져 있는 암 들도 동시에 치료할 수 있는 장점이 있다.

그림 3-53 반 · 데 · 그라프 가속장치

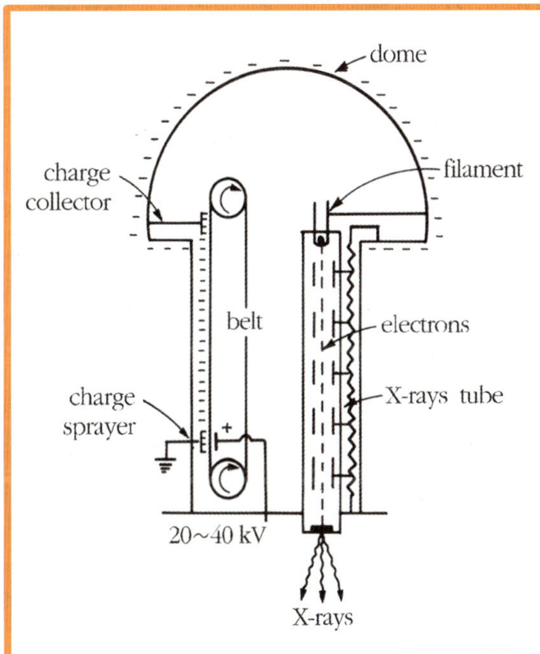

6. 반 · 데 · 그라프 가속기 (van de graaff generator)

1) 개요

1931년 R. J. Van de Graaff에 의해서 개발된 이 가속기는 그림 3-53에서 절연물질로 된 벨트에 20~40 KV의 충전전압을 가하면 전자들이 벨트 위에 인가되어 발생하게 된다. 집속전극에 의해서 이 전자들이 spherical dome에 분포하게 되면 대지와 spherical dome 사이에 높은 전압의 전위차가 발생하게 되고, 이 전압을 엑스선관에 직렬로 연결시켜 주면 filament에 이미 발생되어 있던 전자가 금 또는 구리로 된 타겟에 충돌하여 2~3 MV 정도의 에너지를 가진 엑스선을 발생시킬 수 있다. 그리고 가속기(generator) 자체는 강철 탱크 내에 삽입되어 질소(^{7}N)와 이산화탄소(CO_2) 가스로 고압을 절연하고 있으며, 타겟의 주변에 가는 관을 삽입하여 이 관내로 물을 순환시켜 냉각시킨다.

방사선치료에 적합한 에너지를 방출하는데 반 · 데 · 그라프 가속기는 고압의 절연과 장치의 제작상 문제로 인하여 현재는 사용하지 않고 있다.

3.4 중입자 가속장치

중입자 가속장치는 양자, 중양자, α 입자, 탄소, 헬륨 등을 가속하는 사이클로트론, 싱크로트론, 중이온 가속기 등이 있다.

1. 사이클로트론(cyclotron)

사이클로트론은 1930년 E. O. Lawrence와 M. S. Livingston에 의해서 고안되었으며 베타트론이 전자를 회전운동하게 하면서 가속시키는데 비하여 사이클로트론은 비상대성 이론의 영역(V<<C)에서 양자(proton)와 같은 무거운 입자를 원 운동시키면서 어떤 일정한 주기로 가속시키는 장치를 말한다(그림 3-54).

이 장치는 원자핵실험 분야에서 ^{13}N, ^{15}O, ^{67}Ga, ^{201}Tl, ^{123}I 등과 같은 방사성동위원소를 생산하는데 이용하고 있으며, 방사선치료 분야에서는 양자를 가속시켜 중성자선 및 양자선 발생 장치와 연동하여

그림 3-54 사이크로트론

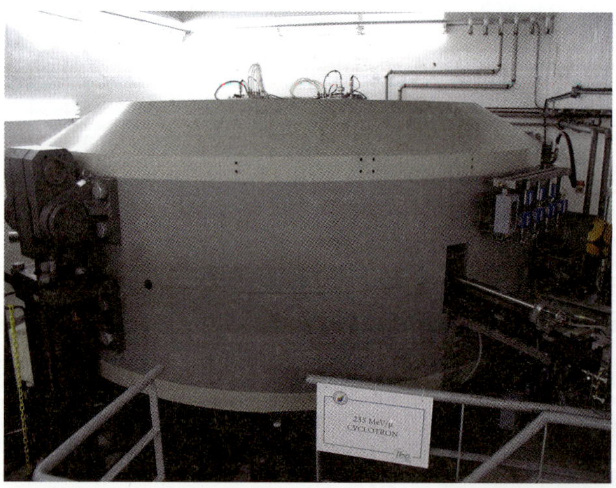

그림 3-55 Dee 가속관의 구조 및 가속원리

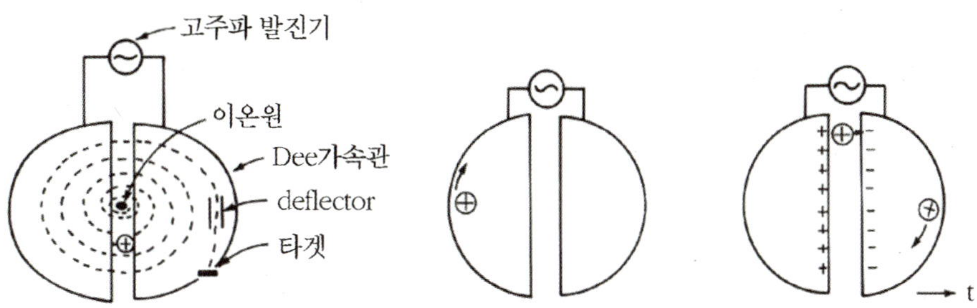

암 치료에 이용하고 있다. 또한 사이클로트론은 향후 방사선 치료에 이용 가능성이 있는 π^- 중간자도 발생시킬 수 있으며, 이 장치의 종류로는 cyclotron 외에 AVF cyclotron, synchrocyclotron 등이 있다.

1) cyclotron

(1) 개요

사이클로트론은 전자석의 중간에 두 개의 반원형 전극으로 되어 있는 Dee라고 불리는 가속관에 일정하고 강한 자장과 교번 고주파의 전장(magnetic field)을 바꿔줌으로써 이온원(ion source)에서 발생된 무거운 하전입자를 회전 운동시키면서 15~50 MeV 정도의 에너지로 가속하는 장치를 말한다(그림 3-55).

(2) 발생원리

이 장치는 Dee라고 하는 가속관과 고압 고주파를 제공하는 고주파 발진기, 하전입자를 발생시키는 이온 원, 발생된 하전입자를 회전운동 시키기 위해 강한 자장을 일으키는 전자석 코일과 전자석 철심, 그리고 발생된 선원을 송출시키는 deflector 등으로 구성되어 있으며, 방사선치료 분야에서는 송출된 양자를 중성자 발생장치로 보내어 중성자선을 발생시키며, 양성자선 치료 장치와 연결하여 종양치료에 이용하고 있다.

(3) 장치의 구성

a. 가속관(일명 Dee)

이온 원에서 발생된 하전입자를 두 개의 Dee 가속관에서 가속하게 되는데, 하나의 Dee 가속관에서 자장에 의해 반원운동을 하게 되고 두 개의 Dee 사이에 있는 전극을 거쳐 또 하나의 Dee로 이동된 하전입자는 재차 가속하게 되며, 이러한 과정을 일정주기로 반복하면서 하전입자를 가속하게 하는 장치이다.

b. 고주파발진기

하전입자는 Dee 가속관 내에서 입자의 속도에 관계없이 일정주기로 회전운동을 하게 되는데 고주파발진기에서 이 회전주기와 같은 고주파전압을 공급하게 되며, 이때 가속관이 반주기마다 극성이 변하지만 고주파의 주파수를 설정해 놓기 때문에 가속이 가능하다.

c. 이온원(ion source)

이온원은 두 개의 Dee 사이에 있는 전극의 중심부에 위치하며, 가속관 내에서 가속하게 될 하전입자를 발생하게 되는데, 여기서 입자의 중성가스를 이온화 장치로 보내 가스를 arc 방전으로 전자를 충돌시켜 양자 또는 중양자(deuterones)와 같은 하전입자를 발생시킨다.

그림 3-56 Cyclotron 구성도

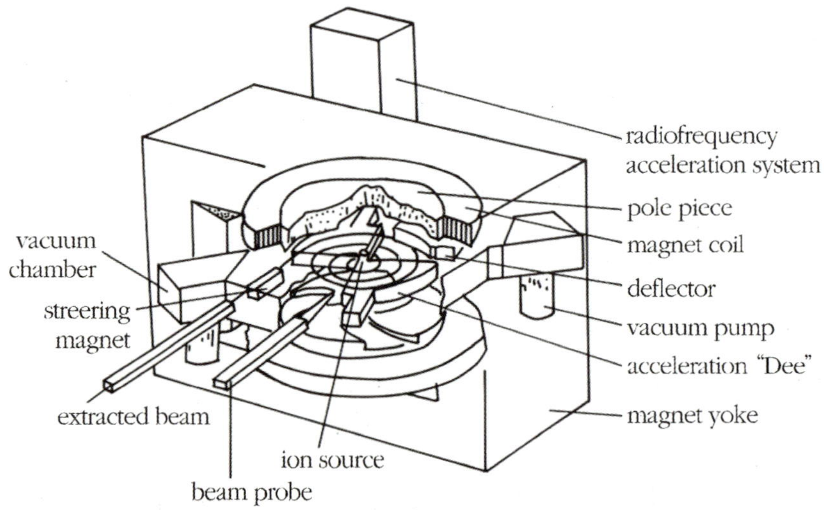

d. deflector

하전입자가 적정한 최대 에너지를 갖게 되면 이를 편향시켜 사이크로트론의 외부 수송라인으로 송출시키는 장치를 deflector라고 하며, 이때 식(3.1)에 의하여 최대로 된 에너지 K는 deflection 전극의 부 전압에 의해서 운동방향으로 굴곡하여 외부로 나오게 된다.

$$K = \frac{q^2 B^2 R^2}{2Mo} \qquad (3.1)$$

K : 하전입자의 최대에너지
R : Dee 전극내의 최대궤도반경
B : 전극에 의해 만들어진 자속밀도
q : 입자의 전하
Mo : 입자의 정지질량

2) AVF cyclotron(azimuthally varying field cyclotron)

일반적으로 cyclotron은 양자를 가속할 수 있는 범위가 50 MeV 정도로 제한되어 있기 때문에 양자를 더 높은 에너지로 가속할 수 있는 AFV cyclotron과 synchrocyclotron이 개발되었다. 즉 AVF cyclotron은 자장이 회전주기 방향에서 변화된 분포를 가진 방위각형 자장을 이용해서 입자의 집속, 발산을 반복하면서 발생된 입자를 강하고 높은 에너지(약 60 MeV 이상)로 가속시킬 수 있으며, 현재 AVF cyclotron은 중성자원으로 이용할 수 있는 중양자 및 ^{11}C, ^{13}N, ^{18}F 등의 방사성동위원소 생산에 많이 이용하고 있다.

3) synchro cyclotron

사이클로트론과 같은 원리이나 에너지가 높을 때는 상대성 이론을 보정하는 주파수 변조형을 말하는 것으로 일반 사이클로트론 장치에서 하전입자의 에너지가 높게 되면 입자의 질량이 커지게 되고 사이클로트론의 원형궤도를 회전하는 입자의 속도가 변화하게 된다. 따라서 속도에 맞추어 주파수를 변경시켜 입자를 가속하는 장치를 synchro cyclotron이라고 하며, 이 장치는 양자 또는 중양자를 가속하여 속중성자, 양자를 생산할 수 있다.

또한 중성자보다 더 높은 LET를 갖고 있는 π^-중간자(negative pi-meson)를 이 장치에서도 발생시킬 수 있으며 이때 π^-중간자는 양자를 가속하여 흑연에 충돌시켜 발생하게 된다.

또한 일반 사이클로트론과 비교해서 하전입자 회전주기의 위상이 좀 더 안정적이고 사이클로트론보다 출력전류가 약 1/100 정도 밖에 되지 않으며 펄스 형상을 갖고 있다. 그리고 가속전압이 사이클로트론에 비해서 높지 않으며 양자를 500~800 MeV까지 가속할 수 있는 특성을 갖고 있다.

2. 싱크로트론(synchrotron)

싱크로트론 가속장치는 증가하는 자장을 이용하여 하전입자를 일정한 원형궤도 위를 회전시키고 그 도중에 고주파를 걸어 가속하는 장치를 말하며 전자 싱크로트론과 중입자 싱크로트론이 있다(그림 3-57).

전자 싱크로트론은 C형 자석에 의해 발생한 전자의 운동을 어떤 일정한 원형궤도를 유지하도록 하고 전자의 가속은 고주파전계에 의해 가속하게 된다. 일반적으로 저 에너지(수 MeV)로부터 고 에너지(수 GeV)로의 가속이 한 곳에서 이루어지기는 어렵기 때문에 입사용 선형가속기로 전자를 광속에 가깝게 가속시킨 후 싱크로트론에 입사시켜 일정한 고주파에 의해 연속적으로 가속시켜 1 GeV 정도까지의 에너지를 가진 전자를 발생시킬 수 있다. 이때 1 GeV 정도의 에너지를 가진 전자를 가속시킬 수 있는 전자 싱크로트론은 직경이 10 m 정도이기 때문에 일반병원에서는 설치하기가 어렵다.

한편 중입자 싱크로트론에 의해서 가속된 중양자는 일부 치료에 이용하고 있으며, 발생된 중양자를 흑연으로 된 타겟에 충돌시켜 얻을 수 있는 π^-중간자는 치료에 이용하고 있다.

그림 3-57 싱크로트론

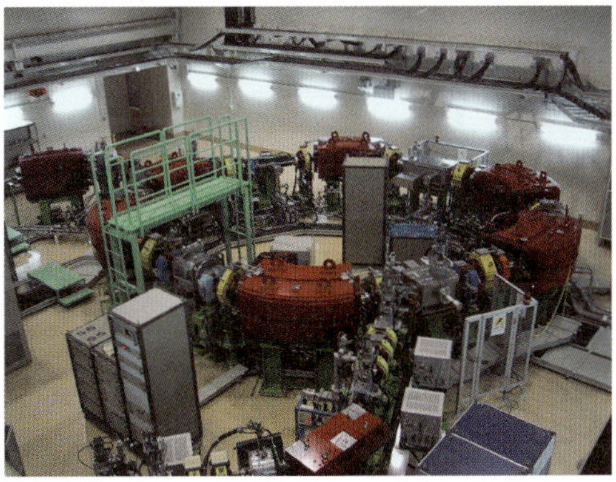

그림 3-58 MC-50 cyclotron 및 중성자 발생장치

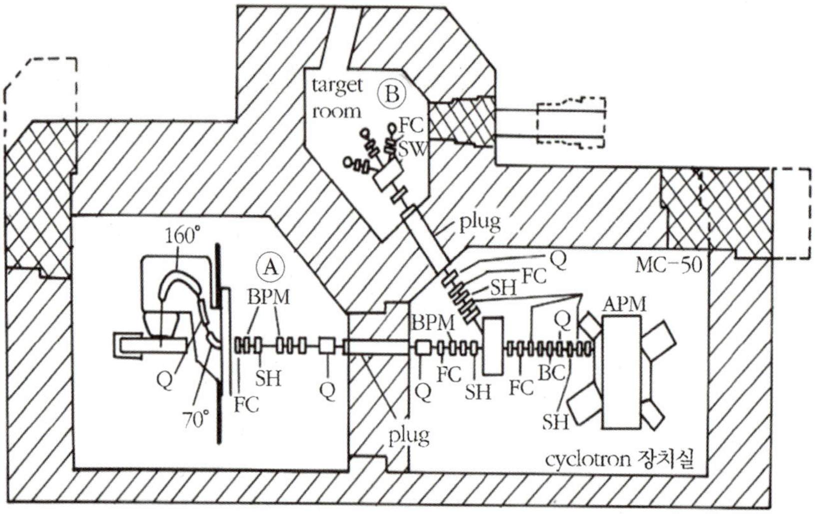

3. 중성자 발생장치(neutron production machine)

중성자 발생장치는 일명 속중성자선 치료 장치라고도 하며, 이 장치는 1944년 미국 Berkeley연구소에서 Stone이 처음 개발하였으며 사이크로트론에서 발생된 약 15~50 MeV의 에너지를 가진 양자를 중성자 발생장치로 보내 베릴륨(beryllium, Be) 타겟에 충돌시키게 되면 속 중성자선을 발생하게 되는데 이 속 중성자선을 이용하여 악성종양을 치료하고 있다.

이때 암을 치료하기 위해서는 중성자선의 에너지는 최소 10 MeV 이상이어야 하고, 중성자 치료기

그림 3-59 NT-50 중성자치료 장치

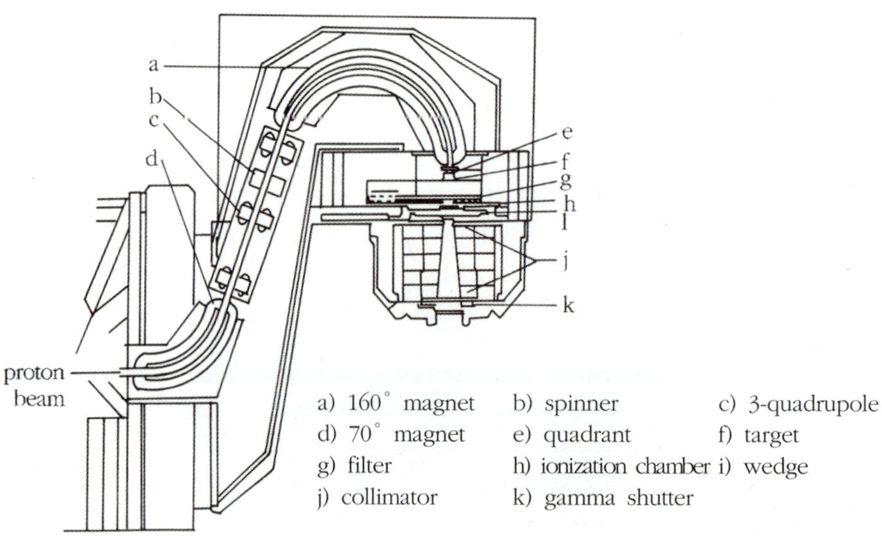

는 방사선 조사 후에도 치료실의 벽, 공기 등의 물질과 중성자선의 작용으로 2차 산란선이 계속해서 발생한다. 따라서 치료 후 약 30분 이상의 시간이 지난 후 다음 환자를 치료해야 하는 번거로움이 있어 널리 이용하지는 않고 있으며, 또한 심부선량률은 Co-60 γ선원(14 MeV 중성자선)과 비슷하다.

$$ {}^{9}_{4}Be + {}^{1}_{1}H \longrightarrow {}^{9}_{5}B + {}^{1}_{0}n \quad \cdots\cdots (3.2) $$

4. D-T Generator

D-T(deuterium-tritium, 중양자-3중수소)가속장치는 저 에너지(100~300 KeV) 중양자선을 3중수소(T 또는 ${}^{3}_{1}H$) target에 충돌시켜 약 14 MeV의 에너지를 가진 중성자선을 얻을 수 있는 장치를 말한다.

$$ {}^{2}_{1}H + {}^{3}_{1}H \longrightarrow {}^{4}_{2}He + {}^{1}_{0}n \quad \cdots\cdots (3.3) $$

위의 반응식에서와 같이 중양자와 3중수소가 핵반응하여 헬륨핵과 중성자가 발생하는데, 이때 중성자는 단일방출 에너지를 가지며 사방으로 균등하게 방출되지만 최대선량률이 선원으로부터 1 m 거리에서 약 15 cGy/min로 낮기 때문에 적정한 치료 거리에서의 선량률로는 적합하지 못하다.

5. 양성자 가속기(proton generator)

1) 개요

양성자 가속기는 미국 페르미 국립 입자가속연구소와 레온 레더만 박사에 의해서 1990년 캘리포니아 로마린더 병원에서 암 환자 치료전용으로 세계 최초로 설치되었으며, 방사선치료에 이용할 수 있는 양자선 에너지의 범위는 150~250 MeV 정도이며, 양성자선의 특징 중 하나인 브래그 피크(bragg peak)로 인하여 종양에는 80 % 이상의 에너지를 전달하고 주변 조직에는 방사선이 급격하게 저하되어 정상조직의 장애를 최소화 할 수 있다.

2) 가속원리

양성자 가속기는 양자와 같은 중하전입자를 가속하는 경우 그 입자의 속도가 가속하는데 따라서 크게 변화하게 된다. 따라서 그 회전반경을 일정하게 유지하기 위해서 고주파의 주파수를 입자의 속도에 맞추어 변화시키게 되면 높은 에너지의 중양자와 같은 중 입자선을 얻을 수 있게 된다.

3) 구성

양성자 가속 장치의 구성은 입자를 가속하는 가속부(accelerator), 가속된 입자의 에너지를 구분해 주는 에너지 선택 시스템(energy selection system, ESS) 가속된 입자를 전달하는 전달부(beam transport system, BTS), 종양을 치료하는 치료부(gantry)와 제어부(treatment control room, TCR)로 구성되어 있다(그림 3-60).

(1) 가속부

양자를 가속하는 장치로 사이클로트론과 싱크로트론이 이용되고 있으며 사이클로트론은 운동하는 하전 입자가 자기장 속에서 원을 그리게 되는 것을 이용해서, 자기장 속에서 입자를 회전시키면서 그 회전 주기에 맞추어 고주파 전압을 가해 가속하게 된다. 반면 싱크로트론은 예비적으로 가속된 입자를 전기장과 자기장의 작용 하에서 처음부터 원 궤도를 따라 가속시켜 1 GeV 이상의 높은 운동에너지로 가속시킬 수 있는 장치이며, 사이클로트론은 원 궤도 지름이 바뀌는 데 반해, 싱크로트론의 원 궤도 지름은 변하지 않는다(그림 3-61).

그림 3-60 양성자센터 구성도

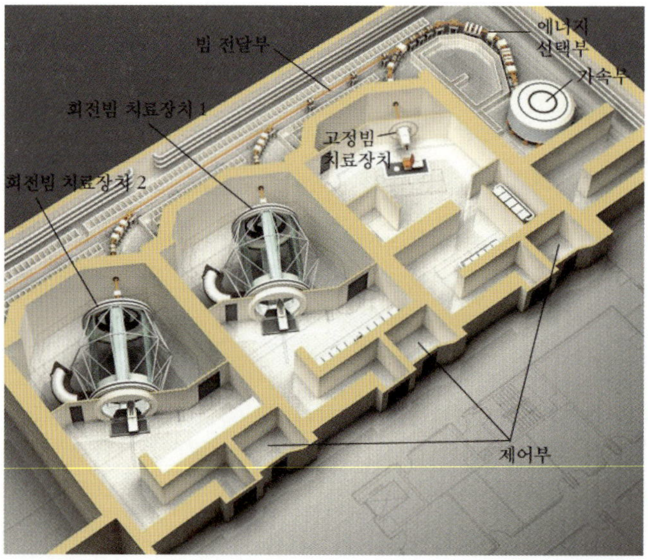

그림 3-61 가속부

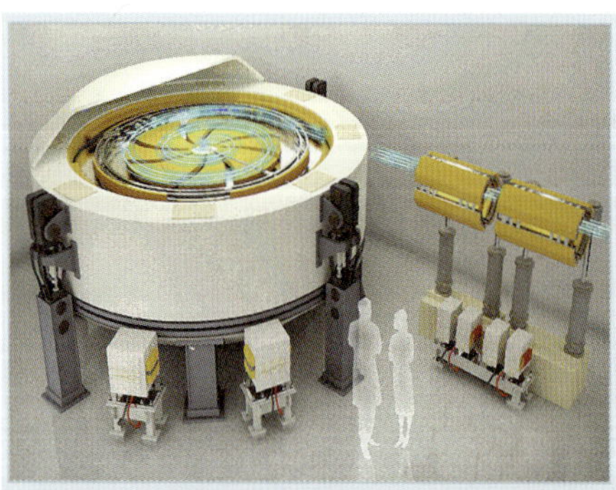

a) 사이클로트론 모형도

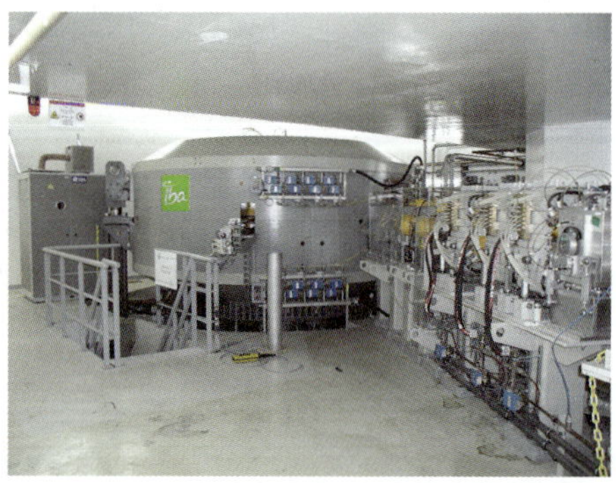

b) 사이클로트론

a. 이온 원(ion source)

가속관 내에서 가속하게 될 입자를 수소원자에서 양성자 또는 중양자와 같은 하전입자를 발생하게 된다.

b. 가속관(accelerator)

변화된 소립자의 속도(에너지)를 증가시키기 위해 전기적 또는 자성을 사용하는 장치로 에너지 선택장치의 시작부와 이온 원 사이의 주변장치를 포함한다. 치료 제어 시스템(therapy control system)은 본 가속장치와의 연결을 통하여 각 환자의 치료에 따라 변화 되는 선량의 빔을 만든다. 이때 빔의 속도는 빛의 60 %(178,700 km/초) 정도까지 가속된다.

(2) 에너지 선택부(energy selection system, ESS)

가속기에서 생성된 양성자는 고정된 고 에너지이므로 에너지 선택부(ESS)의 에너지 감쇠기(energy degrader)를 통하여 고정 빔인 230 MeV를 70 MeV~230 MeV의 에너지 범위를 가지게 하는 장치이다(그림 3-62). 얻어진 에너지는 감쇠 없이 자장으로 통제하여 전달부로 전달하게 되며, 감쇠기는 이차 반응이 적어야 하므로 낮은 원자번호와 고 밀도를 가지고 있는 흑연이나 고 밀도 탄소가 사용된다.

(3) 전달부(beam transfer)

양성자 빔 전송장치는 가속관에서 발생된 하전입자를 각 각의 치료 장치로 보내주는 수송관 역할을 하는 것으로 장치의 종류에 따라 수십 m에서 수백 m까지 다양하다(그림 3-63).

(4) 치료부(treatment room)

전달부를 통해 온 하전입자는 각 각의 치료실로 전달되어 종양을 직접 치료하게 되는데 고정 빔 치료장치와 회전 빔 치료장치가 이용된다(그림 3-64).

그림 3-62 감쇠기

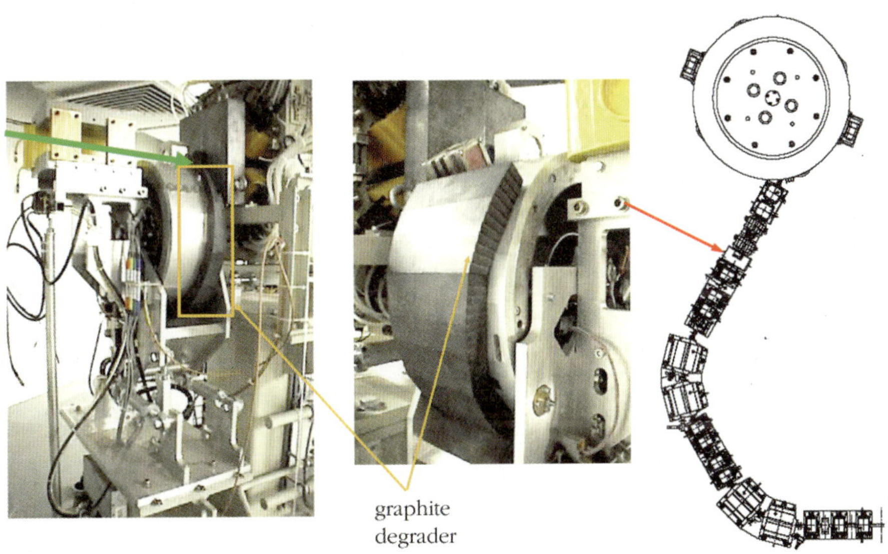

그림 3-63 빔 전달부

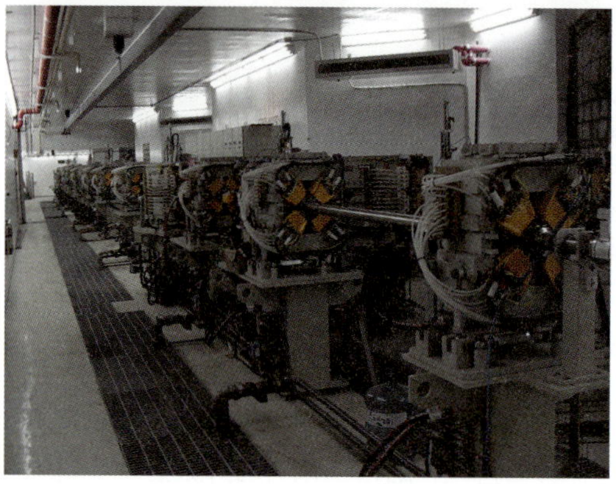

그림 3-64 치료부

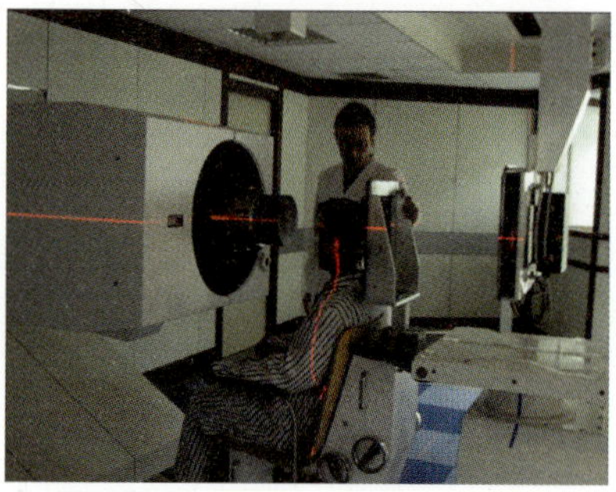

a) 고정 빔 치료장치

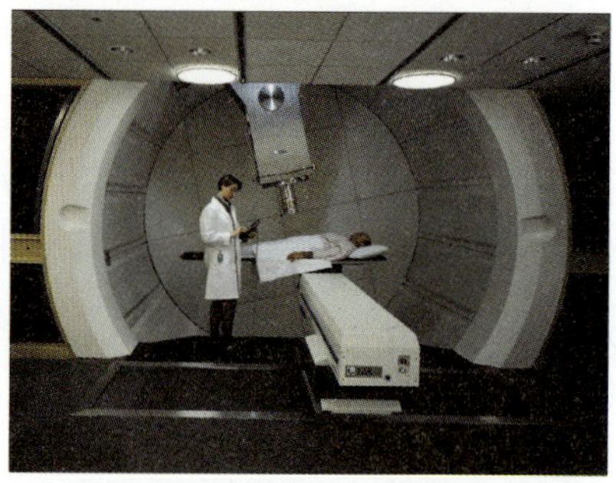

b) 회전 빔 치료장치

그림 3-65 노즐

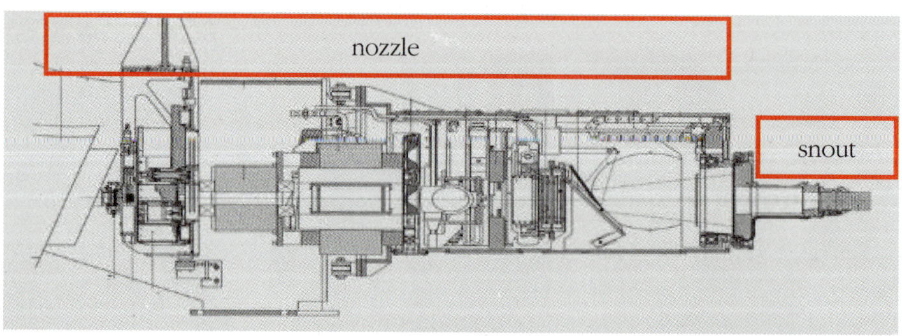

a. 노즐(nozzle)

노즐에 의하여 양성자선이 표적 종양에 맞추어 양성자선을 3차원 형상으로 뿌려줌으로 치료가 이루어지게 되며, 노즐에는 폭이 좁은 bragg peak를 넓은 폭의 bragg peak로 만들어 주는 범위 변환기와 산란체가 존재한다. 빔을 통제하는 전자석과 치료 시 선속과 종양의 일치 여부를 확인하기 위한 엑스선 튜브와 콜리메이터(X, Y jaw or multleaf), 그리고 빛 조사면 표시 장치가 포함되어 있으며 스나우트(snout)를 탈 부착할 수 있도록 되어있다(그림 3-65).

① 범위 변환기(range modulator)

다양한 종양의 크기에 대하여 bragg peak를 일치시킬 수 없으므로 종양의 두께에 적합하게 폭이 좁은 bragg peak를 넓은(spread out) bragg peak로 만들어주는 역할을 한다(그림 3-66).

② 산란체(scatter)

양성자 빔의 투과 면에 두께가 증가하는 트랙을 급하게 회전시켜 양성자 빔의 범위가 작은 휠의 적당한 범위 변환기의 위치로 변환시키는데 사용한다. 초당 10회전을 하는 회전자위에 있는 원형 트랙과 빔 투과면에 8개 중 1개의 트랙을 놓을 수 있으며, 범위 변환기에서 지속적인 산란을 다양하게 편향시킬 수 있다. 산란 방식은 단일산란(single scattering)과 2중산란(double scattering) 방식으로 나뉘고, 단일산란 방식에서는 1차 산란체(first scatterer)와 범위 변환기(range modulator)를 사용하며, 2중 산란 방식에서는 1차 산란체, 범위 변환기, 2차 산란체를 같이 사용한다. scanning mose 방식에는 균일스캔(uniform scanning) 방식과 연필심 선속 스캔(pencil beam scanning) 방식으로 분류하며, 뒤의 경우 Wobbling 방식이라고도 하고, Wobbling 방식에서는 범위 변환기의 9번째 트랙을 범위 편향으로 사용한다.

b. 스나우트(snout)

노즐(nozzle)의 주변 장치로, 종양의 위치를 맞추고 차폐체와 범위 보상체를 넣어 고정시킬 수 있으며, 스나우트는 고정 빔에서는 노즐의 앞, 뒤로 움직이고 회전 빔에서는 위, 아래로 움직인다.

c. 차폐체(shielding block)

종양 이외의 주변 정상조직을 차폐하기 위하여 차폐체가 이용된다. 재질로는 황동에 납 4~5%를 혼합한 $CuZn_{39}Pb_3$(Cu : 60 %, Zn : 36 %, Pb : 4 %)를 이용하고 빔의 모양을 결정한다. 양성자와 같은 고 에너지 방사선 치료에서는 원자번호가 높은 차폐체를 이용하면 2차로 발생하는 방사선 에너지가 세기 때문에 납(원자번호 : 82)이 주성분으로 된 차폐체보다는 구리(원자번호 : 29)를 사용하여 2차 에너지를 줄여 방사선을 차폐한다(그림 3-67).

그림 3-66 spread out bragg peak 원리

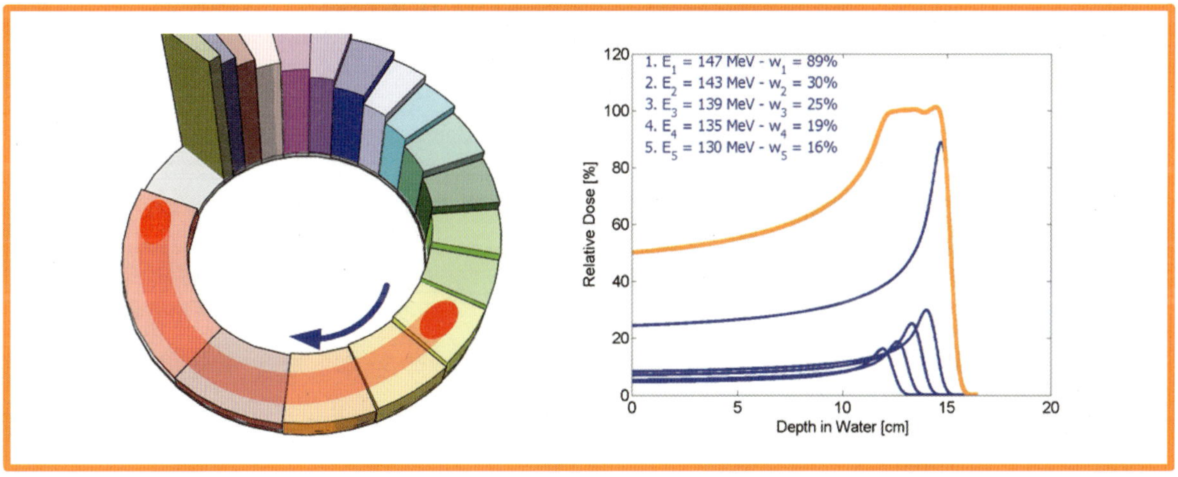

d. 범위 보상체(range compensator)

환자의 종양에 빔의 집중이 필요 때 환자에게 맞는 차폐체를 붙인다. 범위 보상체는 빔을 불균등 하게 만들어 종양의 형태와 두께에 맞게 균등한 선량분포가 형성되게 하여 주는 것이다. 재질로는 폴리 메틸 메타크릴(poly methyl methacrylate, PMMA)가 이용되며, 필요에 따라 적합한 두께를 절단하여 사용한다. 범위 보상체는 snout에 의해 고정 및 지지되어 사용되며 일반적으로 차폐체의 아래에 위치한다(그림 3-67).

e. 디지털 영상 포지셔닝 시스템(digital imaging positioning system)

환자를 위해 최적화된 전산화 치료계획을 가지고 치료를 시행하기 전 CT 또는 엑스선 촬영 시스템을 이용하여 정확한 병소 위치를 결정하는 과정이다.

그림 3-67 차폐체 및 범위 보상체

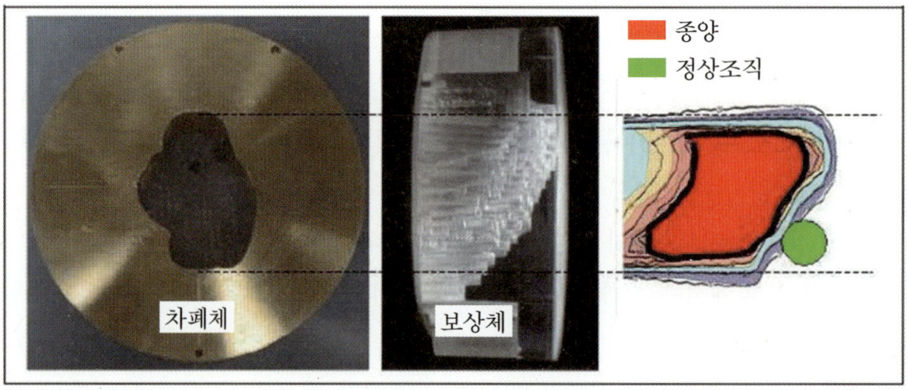

그림 3-68 제어부

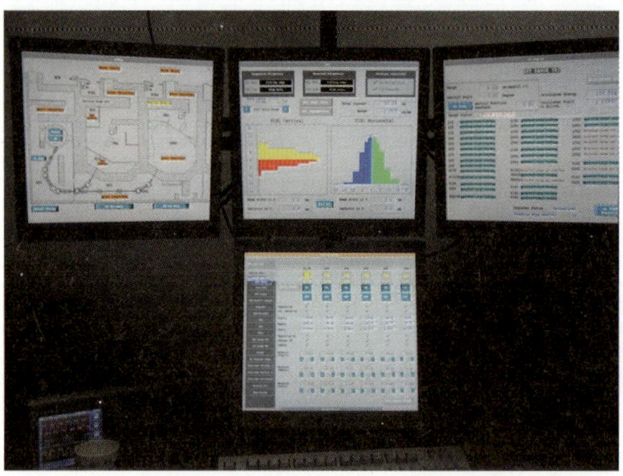

(4) 제어부(control unit)

치료와 관련되어 있는 장치를 조정하고 설정된 치료 수치와 각 환자가 받을 방사선량을 확인하여 기기를 조정한다. 또한 모든 장비와 사용자 간 정보를 공유하게 하며, 환자의 치료에 대한 정보를 관리하게 된다(그림 3-68).

4) 특징

양자 가속기는 bragg peak의 특성에 의하여 대뇌 깊이 위치한 뇌종양이나 안구 속에 발생한 흑색종 또는 전립선암과 같은 방사선에 저 감수성인 암 치료에 유용하다. 특히 기존의 방사선치료에 비하여 안전하며 조사면을 0.5 mm씩 조절할 수 있어 매우 정밀하게 조사를 할 수 있고, 조직에 대한 투과력이 기존의 고 에너지 감마선이나 고 에너지 엑스선보다 3~4배 이상 우수하여 용적선량을 줄일 수 있는 장점이 있다.

6. 중이온치료 장치(heavy-ion generator)

중이온치료 장치의 기본 설계는 양성자선 치료 장치와 유사하지만 가속하는 입자의 크기가 크기 때문에 전반적으로 대형화가 필요하게 된다. 예를 들어 질량수가 12인 탄소 이온 C^{6+}의 경우 사이클로트론의 직경이 약 30 m의 가속기가 필요하게 된다. 따라서 대용량의 전원과 비용관계로 인하여 세계적으로 활용도가 높지 못하고 있다.

3.5 방사선치료 관련 기구

1. 조사면 정형기구

조사면을 결정하여 주는 조사면 정형기구는 사용하는 장치와 방사선의 종류에 따라 다른 것들을 사용하게 된다. 대표적인 것으로 원통형 조리개(collimator)와 전자선 cone 그리고 차폐블록이 있다.

1) 조리개(collimator)

X-knife 선형가속기를 이용한 분할 정위적 방사선수술(FSRT) 또는 사이버나이프 치료 시 원통형 조리개(cylindrical collimator)가 이용된다. 분할 정위방사선 치료 시 이용하는 원통형 조리개는 직경 5~70 mm, 사이버나이프의 경우 직경 5~60 mm 중에서 조리개를 종양의 크기에 따라 선택적으로 사용하며, 재질은 텅스텐 또는 납으로 제작한다. 또한 감마나이프 경우 직경 4, 8, 14, 18 mm의 조리개를 이용한다(그림 3-69).

2) 전자선 조사통(electron cone)

산란박을 통과한 전자선은 확산되어 조사 head에 있는 조리개(collimator)로는 조사면을 만들 수가 없게 된다. 따라서 정형화된 전자선 조사통(cone)을 이용하여 전자선을 모아 종양에 집중적으로 치료하기 위한 기구이며, 조사면을 경정해 주는 기구이다. 일반적으로 정사각형의 외부용 조사통과 원통형의 강내 조사용 소조사면 조사통, 그리고 수술 중 치료에 이용하는 조사통을 별도로 제작하여 사용하고 있다(그림 3-70).

(1) 외부 조사용 조사통

전자선 치료 시 가장 일반적으로 사용되는 정사각형의 조사통으로 5×5 cm^2에서 25×25 cm^2까지 5 cm^2 단위별로 있으며, 종양 주변의 정상조직을 차폐하기 위하여 조사통 아래 부분에 차폐블록을 별도로 제작 삽입하여 사용한다. 재질로는 납이 주로 이용되며 3단계에 걸쳐 선속을 모아 주게 된다.

그림 3-69 원통형 조리개의 종류

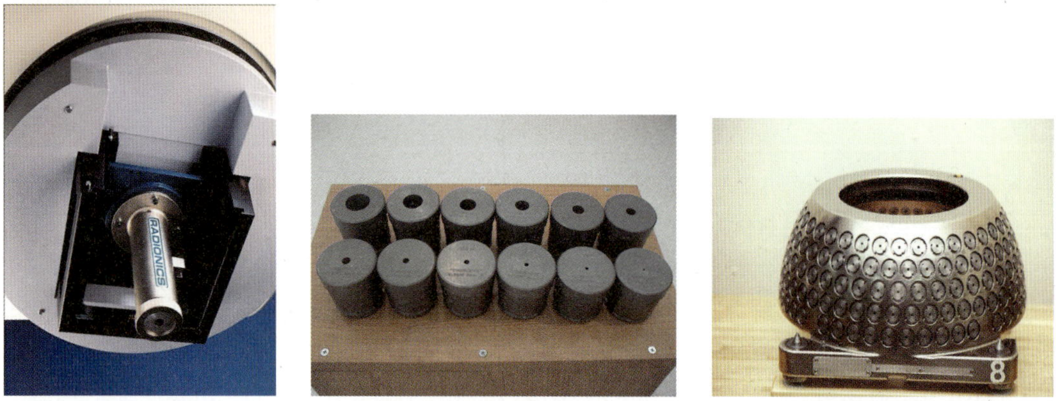

a) X-knife　　b) 사이버나이프　　c) 감마나이프

그림 3-70 전자선 조사통(electron cone)

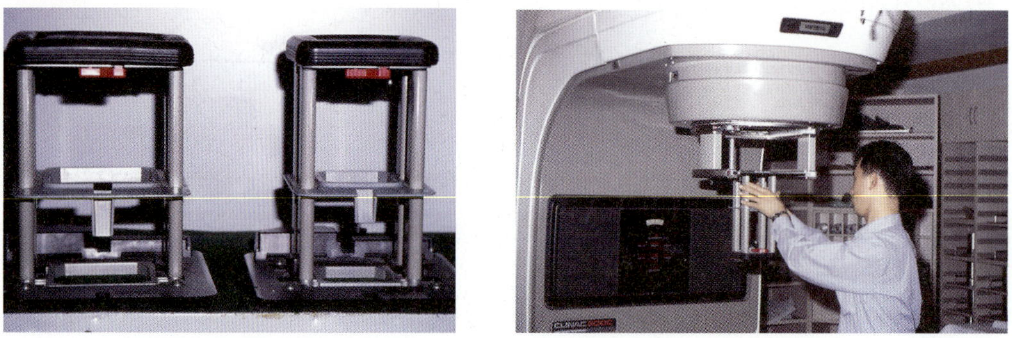

a) 조사통　　b) set up

그림 3-71 강내 조사용 조사통

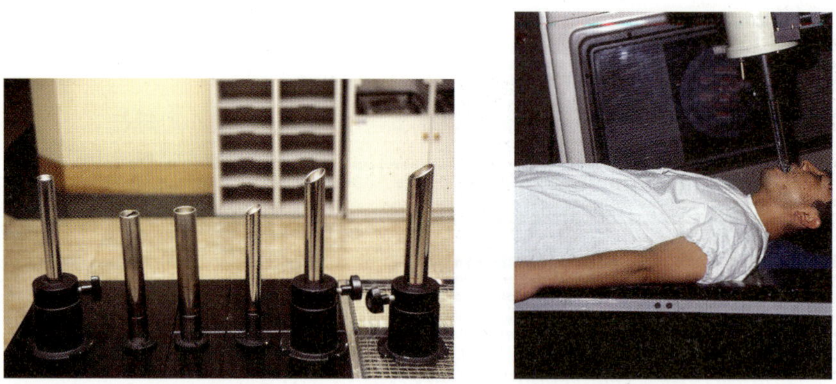

a) 종류　　b) 치료사진

(2) 강내 조사용 조사통

전자선을 이용한 강내 조사용 소조사면 cone은 원통형으로 제작되고, 직경이 1 cmϕ에서 3.5 cmϕ까지 0.5 cmϕ 크기별로 제작되어 있으며, 입안, 질강, 직장강 등 강내에 존재하는 종양을 치료할 때 이용한다. 재질은 스테인레스 스틸로 제작되며, 종양과 조사통이 정확하게 일치하는지 확인할 수 있는 잠망경(periscope)에 조사통을 연결하여 사용하게 된다. 조사방향이 수직일 때와 사 방향에서 조사되는 경우에 따라 조사통의 끝 부분이 각각 다른 직각형과 angle 형태로 된 조사통을 사용하게 된다(그림 3-71).

(3) 수술 중 치료용

위암, 췌장암, 방광암 등 외과적 수술로 종양을 제거하고 그 부위에 전자선을 대 선량으로 조사할 때 이용하는 것으로 조사통의 형태는 주변 여건에 적합하게 만들어 사용하게 되며, 재질로는 아크릴이 주로 사용된다(그림 3-72).

그림 3-72 수술 중 치료용 조사통

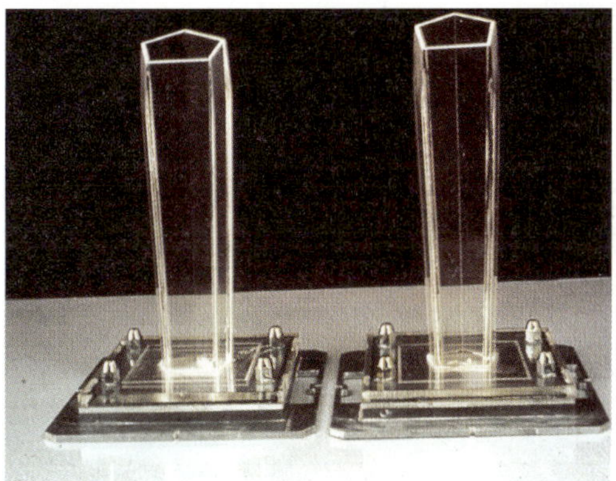

그림 3-73 맞춤 차폐블록의 종류

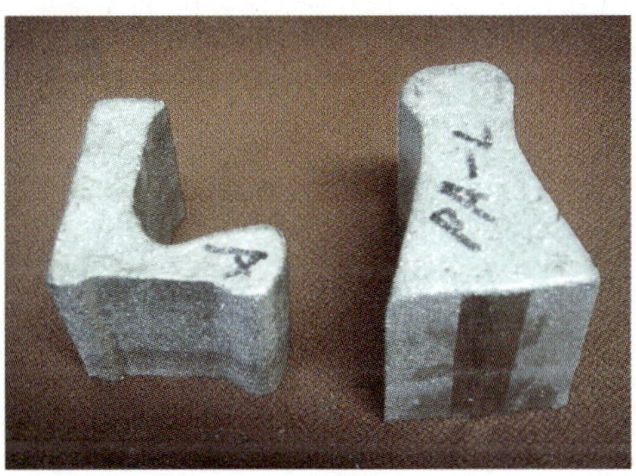

a) 엑스선

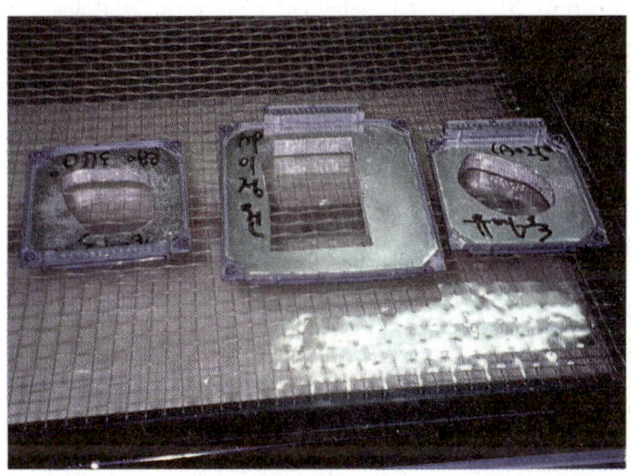

b) 전자선

3) 차폐블록(shielding block)

직각형 조리개(rectangular collimator)를 사용할 경우 정상조직에 대한 정밀한 차폐가 이루어져야 하며, 이를 위해 맞춤 차폐블록(custom block)이 이용된다. 일반적으로 엑스선과 감마선, 전자선 치료 시 이용되고 재질로는 비스무스 50 %, 납 26.7 %, 주석 13.3 %, 카드뮴 10 %의 합금으로 제작되며, 용융점이 70℃ 정도이어서 쉽게 가공할 수 있다. 순수 납에 비하여 83 %의 차폐율을 가지고 있어 제작 시 납보다 20 % 더 두껍게 제작하여야 한다(그림 3-73). 최근에는 3D 치료를 위해 다엽콜리메이터(multileaf collimator)의 사용이 늘어나 사용빈도가 많이 줄어들었다.

2. 선량분포 보정기구

선량분포를 보정하는 기구는 선속 자체의 강도 및 위치를 변형시켜 종양에 균등선량을 주고자 하는데 목적이 있으며, 쐐기필터, 보상필터, 볼루스 등이 있다.

그림 3-74 쐐기필터

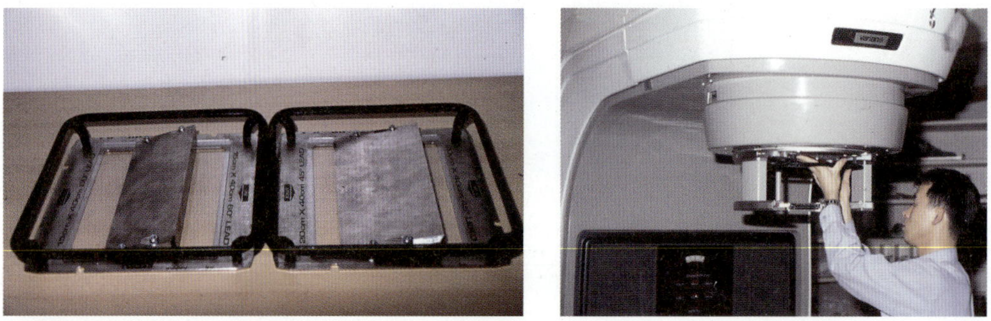

1) 쐐기필터(wedge filter)

쐐기필터는 쐐기 모양으로 된 필터를 통과하게 함으로써 선속의 강도를 불 균질하게 하여 형태가 불균등하거나 불균질한 종양에 균등한 선량이 분포되도록 하는 기능을 갖고 있다. 재질로는 납(Pb)이 가장 많이 사용되고 있다. 쐐기필터의 각도는 15, 30, 45, 60도 4종류가 이용되며, 이때 쐐기 필터의 각도는 필터 자체의 각도를 말하는 것이 아니고 선속의 중심축과 50% 등선량분포곡선에 의해 이루어지는 각도를 말한다. 사용위치는 조사 head의 마운트에 삽입하여 사용한다(그림 3-74).

2) 보상필터(compensating filter)

보상필터는 환자의 조사면 표면인 불균등한 요철부위 또는 굴곡진 표면들을 보상하여 균등한 선량 분포가 형성되도록 한다. 보상필터는 알루미늄, 납판 또는 파라핀 등으로 제작되고 식 (3-7)과 같은 보정계수에 의하여 설계된다. 피부보호를 위하여 보상필터의 위치는 조사 헤드의 마운트에 삽입하여 피부와 20 cm 이상 거리를 유지하여 사용한다(그림 3-75).

그림 3-75 보상필터(전신방사선치료, TBI)

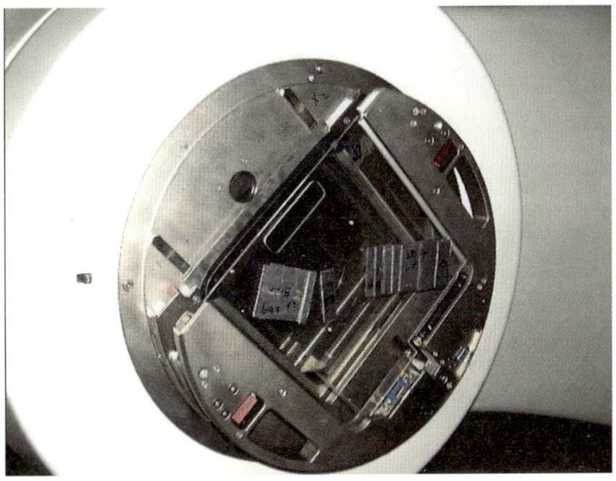

$$\text{보정계수(CF)} = \frac{T(d,\ r_A)}{T(d+h,\ r_A)} \quad \cdots\cdots (3.7)$$

T는 조직공중선량비 또는 조직최대선량비를 나타내며 r_A는 점 A(SSD+d+h의 거리)에 투영된 조사면의 크기를 나타낸다.

3) 볼루스(bolus)

볼루스는 환자의 불규칙한 표면을 편평하게 하고, 선량분포를 피부표면 방향으로 이동시키는 선량보강(build up)을 목적으로 사용하게 되며, 이상적인 볼루스 물질은 저지능과 산란능에서 조직과 등가이어야 한다. 그러므로 볼루스의 재질로는 조직등가물질이 이용되고 있다. 볼루스는 주로 0.5 cm, 1 cm 또는 필요에 따라 두께를 다르게 사용하고 전자선치료 시 많이 이용되며, 피부위에 올려놓고 치료하게 되어 피부 선량이 증가하게 된다(그림 3-76).

그림 3-76 볼루스

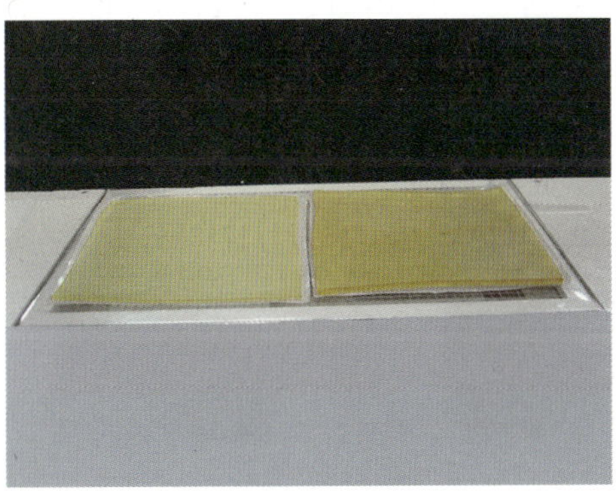

a) 볼루스 두께(5 mm, 1 cm)

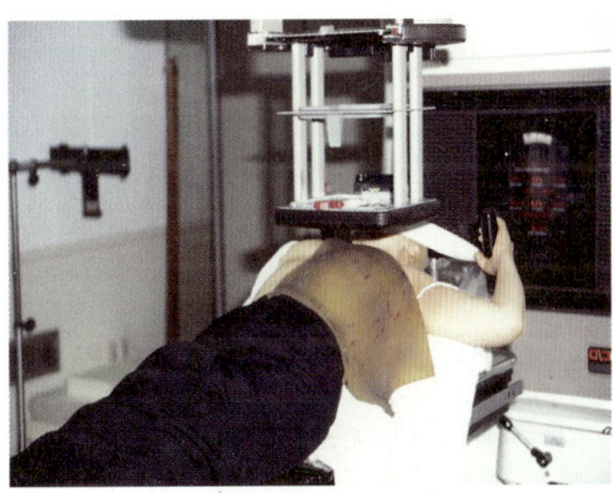

b) 사용위치(피부표면)

3. 환자 고정기구

방사선 치료 시 종양에 정확한 조사가 이루어지게 하기 위해서는 환자의 움직임을 방지하는 것이 가장 중요하다. 이를 위해 여러 가지 환자 고정기구가 이용되고 있으며 종류로는 thermoplast (aquaplast), vacuum cushion, MeV green, breast board, head rest, wing board, 뇌정위 방사선 치료용 frame 등이 있다. 이들 기구들은 방사선 흡수가 거의 없지만 피부에 산란선을 증가시킬 수 있다.

head rest와 thermoplast는 머리 고정용으로 주로 이용되고 있으며, vacuum cushion과 MeV green은 팔, 다리 그리고 몸체부분을 고정할 때 이용한다. breast board는 유방암 치료시 상체를 거상시켜 몸체를 수평하게 하며, 환자의 팔을 고정하여 항상 유방의 위치가 일정하게 유지되도록 한다. 그리고 상복부 치료 시에 팔을 올려 고정하기 위해 wing board를 사용한다(그림 3-77).

그림 3-77 환자 고정기구

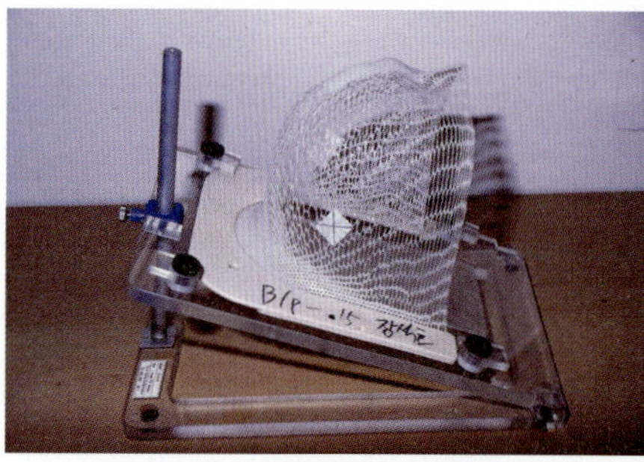

a) 머리고정(thermoplast)

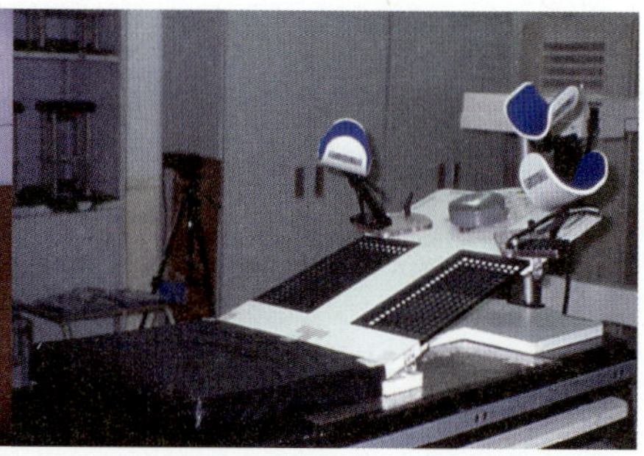

b) 상체거상(breast board)

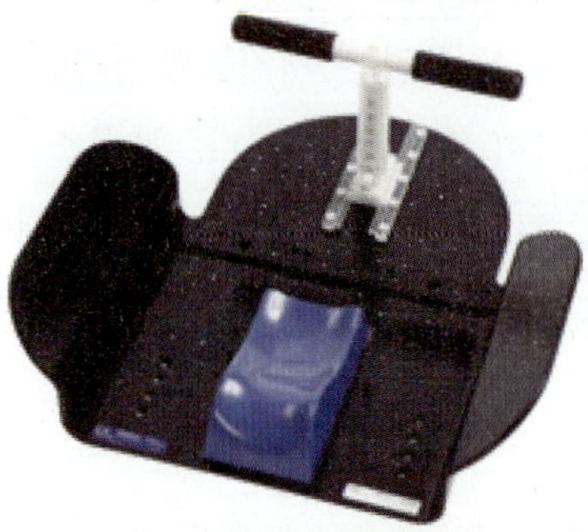

c) 팔고정(wing board)

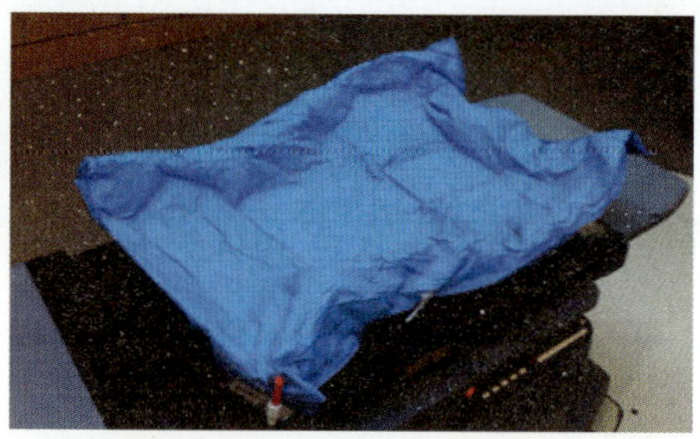

d) 몸체고정(vacuum cushion)

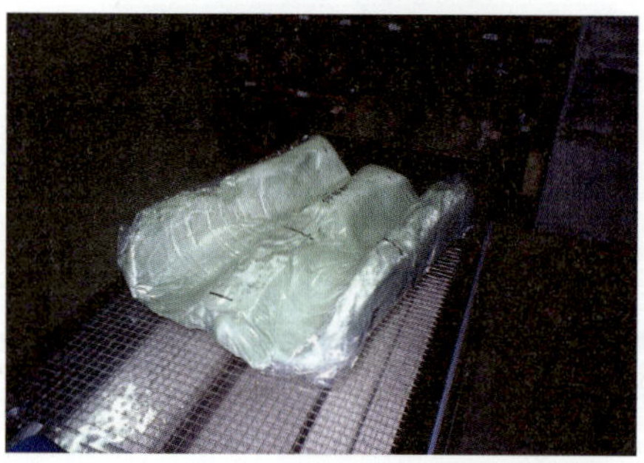

e) 다리고정(MeV green)

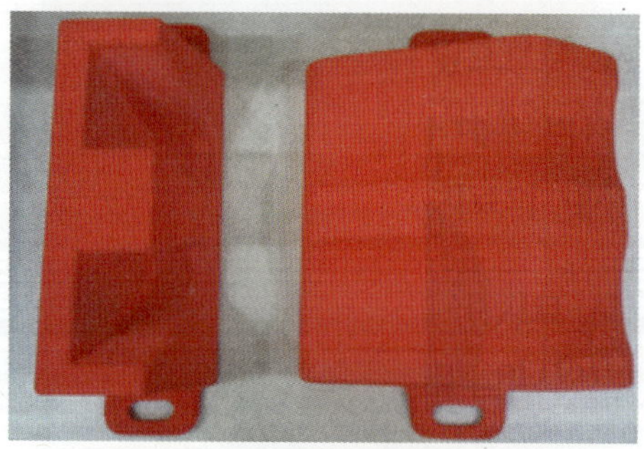

f) 발, 무릎 고정

뇌 정위 방사선 치료 시 좁은 선속을 이용하기 때문에 환자가 절대로 움직여서는 안되므로 frame를 이용하여 머리를 고정하게 된다. 이때 감마 나이프 또는 선형가속기를 이용할 때는 나사못 같은 기구를 이용하여 침습적으로 frame을 머리에 고정시켜야 하며, 사이버나이프로 치료 시에는 비 침습적인 thermoplast와 head rest를 이용하여 치료할 수 있다(그림 3-78).

그림 3-78 정위방사선 수술용 frame 장치별 정위적방사선 수술

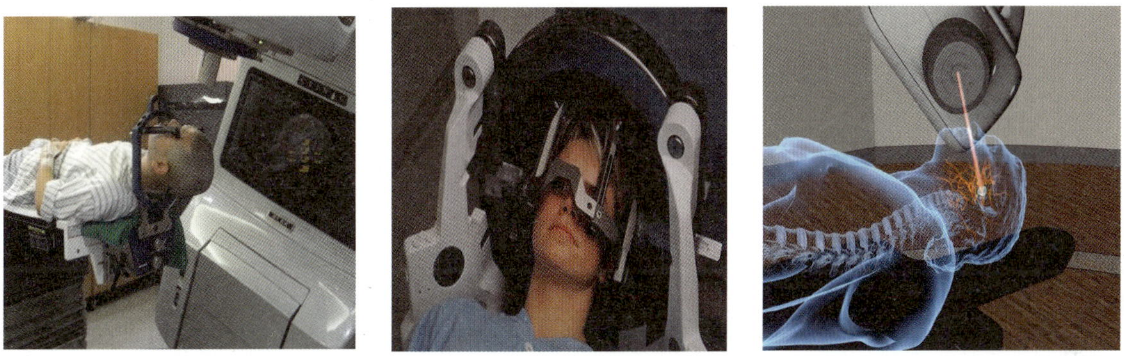

a) 선형가속기 b) 감마 나이프 c) 사이버나이프

4. 조사면 확인기구

방사선 치료 시 치료하고자 하는 부위와 방사선의 조사면을 일치시켜야 한다. 이때 방사선의 조사면은 눈으로 확인할 수 없으므로 방사선의 조사면과 기하학적으로 동일하게 일치시킨 빛 조사면을 이용하게 된다. optical distance indicator가 조사면의 중심과 1 cm 간격으로 치료거리를 표시해 주며, 조사면 표시 기구는 X축 및 Y축 조사면을 알 수 있게 하고, 디지털 표시기에 의해 조사면의 크기를 알 수 있도록 한다(그림 3-79).

그림 3-79 조사면 확인 기구

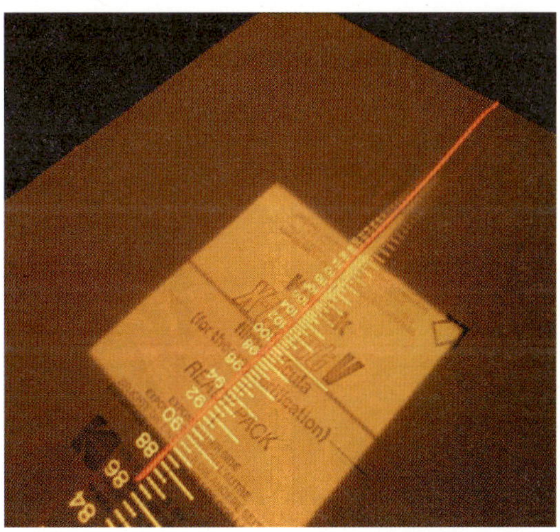

Chapter 4

방사선 선량측정

방사선과 물질의 상호작용
광자와 물질의 상호작용

방사선량의 단위
유량(fluence): ϕ
에너지 유량(energy fluence): Ψ
조사선량(exposure)
커마(kinetic energy released per unit mass in the medium: KERMA)
흡수선량(absorbed dose)
물질내의 광자선속과 전자선속의 감약

선량측정 장치
선량측정을 하는 이유?
선량측정용 팬텀

방사선 측정기
전자와 물질의 상호작용
2차 전자평형
전리함(ionization chamber)의 종류
기타 측정기

물질중의 흡수선량 계산법
공기 중의 흡수선량의 계산
물질 중에서 조사선량에 대한 흡수선량의 계산
Bragg-Gray 공동이론에 의한 흡수선량 계산
법에 의한 물질 중에서의 흡수선량 계산
출력 흡수선량 측정

방사선치료를 하기 위해서는 장비 설치 후에 여러 가지 방사선측정이 필요하다. 인체내에 위치한 종양에 처방된 방사선 양이 조사되기 위해서는 인체를 대신할 수 있는 팬텀(phantom)과 측정기구들을 이용해서 내부의 선량분포와 양을 측정한다. 이와 같이 측정된 자료를 바탕으로 환자를 치료하므로 환자에게 발생할 수 있는 부작용을 최소화 하고, 종양 치료율을 높일 수 있다. 이 장에서는 방사선 치료 장치의 선량측정 방법에 대한 이론을 향상시키고자 한다.

4.1 방사선과 물질의 상호작용

X선이나 γ선이 물질내에 입사하면 물질을 구성하고 있는 원자의 궤도전자와 충돌하여 궤도전자를 밀어내거나 또는, 입사광자는 입사에너지에 따른 산란각을 가지고 다른 방향으로 구부러지는 등의 상호작용을 한다.

입사광자 선속에 의해 방출된 2차전자는 물질을 구성하고 있는 다른 원자의 궤도전자와 충돌하여 궤도전자를 방출하여 이온대를 만들거나 그 외 특성X선(characteristic X-rays)을 방출하거나 원자핵과의 상호작용에 의해 잃어버린 에너지에 해당하는 에너지의 제동X선(bremsstrahlung X-rays)을 방출한다. 이때, 입사광자나 2차전자와 상호작용을 하기 전에 전기적으로 중성이었던 원자는 충돌에 의해 궤도전자를 방출하므로서 음(−)전하의 전자를 잃기 때문에 전기적으로 양(+)의 전하를 갖게 되며 이 원자를 양이온이라 한다. 한편, 충돌에 의해 방출된 전자는 음(−)의 전하를 가지고 있기 때문에 음이온이라 한다. 이와 같이 광자나 2차전자가 원자의 궤도전자와 충돌에 의해 양이온과 음이온(이온대)을 만들어내는 현상을 전리(ionization)라 한다.

1. 광자와 물질의 상호작용

1) 광전효과(photoelectric effect)

광전효과는 입사광자가 원자의 궤도전자와 충돌하여, 광자가 가지고 있는 전 에너지를 궤도전자에 주어, 궤도전자를 방출하고, 입사광자 자체는 소멸하는 현상이다. 이때의 입사광자와 궤도전자의 에너지 변환 관계식은 아래와 같다.

$$E_{el} = h\nu - E_B \quad \cdots\cdots (4.1)$$

E_{el} : 입사광자와 궤도전자의 충돌에 의한 반도전자의 운동에너지
$h\nu$: 입사광자의 운동에너지(h: 프랑크 정수, ν : 광자의 진동수)
E_B : 원자핵과 궤도전자의 결합 에너지

입사광자와 궤도전자의 충돌에 의해 궤도에서 벗어난 전자는 2차전자, 광전자, 하전입자 등이라 불리며, 다른 원자의 궤도전자와 충돌을 반복하면서 그 에너지를 잃어간다. 한편, 궤도전자를 내보낸 원자는 여기상태가 되며, 안정된 상태로 되돌아가기 위하여 외각으로부터 안쪽 궤도로 전자가 들어온다. 이 때, 외각의 궤도전자의 에너지 준위는 안쪽보다 크기 때문에 안쪽으로 전자가 떨어지면서 남은 에너지를 특성 X선으로 방출한다(그림 4−1a). 예를 들면, 50 keV의 에너지를 가진 광자가 0.5 keV의 결합 에너지를 가진 K각의 궤도전자와 충돌하였을 때 4.1식에서 49.5 keV의 에너지를 가진 2차전자가 떨어져 나가고 원자핵은 0.5 keV의 에너지를 가지고 여기상태가 된다. 그리고 L각에서 K각으로 궤도전자가 떨어질 때 K와 L각의 궤도전자의 결합에너지(binding energy)의 차를 에너지로 한 특성 X선이 방출되며, 이 X선도 바로 다른 원자의 궤도전자와 충돌하여 흡수된다.

그림 4-1 방사선과 물질의 상호작용

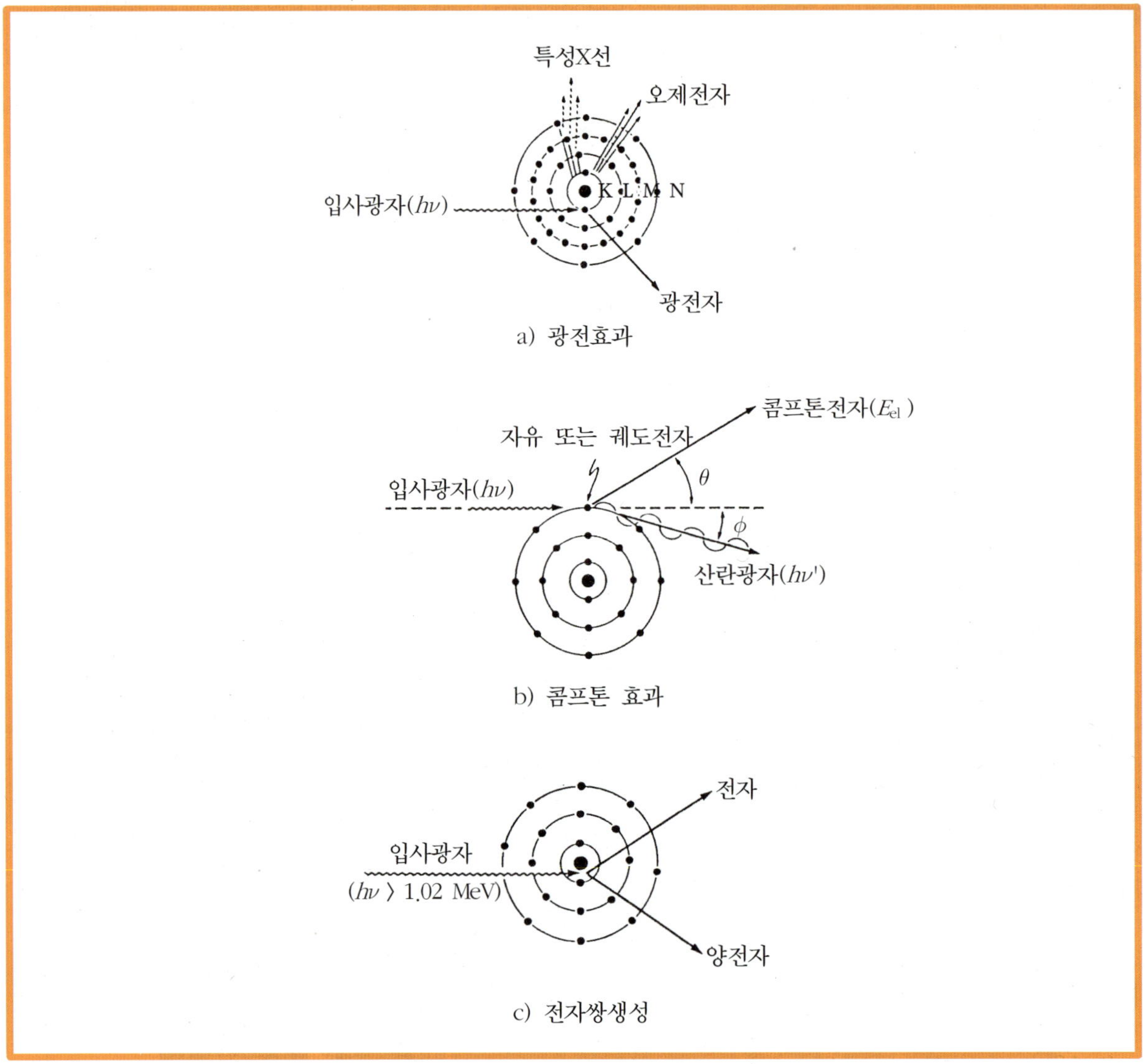

또한 충돌에 의해 여기상태의 원자는 특성 X선을 방출하여 안정상태로 돌아온다고는 할 수 없고 외각의 궤도에서 전자를 방출하는 경우가 있다. 이 현상을 오제효과(Auger effect)라 하며, 방출된 전자를 오제전자라 한다.

2) 콤프톤효과(compton effect)

콤프톤효과는 입사광자가 물질 원자의 궤도전자 또는 자유전자와 충돌하여 궤도전자 또는 자유전자가 입사광자로부터 에너지를 부여받아 궤도를 벗어나며 입사광자는 충돌 때문에 갖고 있던 일부의 에너지를 잃고 입사방향과는 다른 방향으로 산란하는 상호작용이다. 그림 4-1b와 같이 $h\nu$의 에너지를 가진 입사광자가 궤도전자 또는 자유전자와 충돌한다. 궤도전자는 입사광자에 대하여 θ각도로 E_{el}의 에너지를 가지고 반도하고, 광자는 ϕ의 각도로 $h\nu'$의 에너지를 가지고 산란한다고 하면 이들 사이에 에너지 보존법칙이 성립하고 이들 관계를 아래 식으로 나타낼 수 있다.

$$h\nu = h\nu' + E_{el} \quad \cdots\cdots (4.2)$$

4.2식을 입사광자의 입사방향에 대하여 수직과 수평방향 성분으로 나누면 아래 식을 얻을 수 있다.

$$h\nu = h\nu'\cos\theta + m_0c^2\cos\theta \quad \cdots\cdots (4.3)$$

$$h\nu'\sin\theta = m_0c^2\sin\theta \quad \cdots\cdots (4.4)$$

m_0 : 전자의 질량(9.1×10^{-31}kg)
c : 광속(3×10^8m/sec)

위의 식에서 산란광자와 반도전자의 에너지는 아래 식과 같다.

$$h\nu = m_0c^2/[(m_0c^2/h\nu)+(1-\cos\theta)] \quad \cdots\cdots (4.5)$$

$$\frac{(h\nu)^2(1-\cos\theta)}{m_0c^2+h\nu(1-\cos\theta)} \quad \cdots\cdots (4.6)$$

위 식에서 콤프톤효과에 의한 입사광자선속의 파장 변화분은 4.5식을 이용하면 아래 식과 같다.

$$\lambda' - \lambda = (c/\nu') - (c/\nu) = (h/m_0c^2)(1-\cos\theta) = 0.00242(1-\cos\theta) \quad \cdots\cdots (4.7)$$

4.7식과 같이 콤프톤효과에 의한 파장의 변화는 입사광자의 에너지에 의존하지 않고, 산란광자가 입사광자 방향으로 산란될 때(θ=180°), 최대의 에너지가 궤도 또는 자유전자에 주어지며($E_{\max}$), 이 때 산란광자는 최소에너지($h\nu_{\min}$)를 얻게 되어 $d\lambda$= 0.0048 nm 파장의 광자가 되며, 이것을 콤프톤단(compton edge)이라 한다. 또, 이 반도전자는 입사광자의 에너지 증가에 수반하여 앞쪽으로 산란하며 빌드업(build up) 효과를 만든다.

3) 전자쌍생성(pair production)

전자쌍생성은 그림 4-1c와 같이 1.02 MeV보다 큰 에너지를 가진 입사광자선속이 원자핵 근처를 통과할 때, 원자핵의 쿨롱장 작용을 받아 소멸하고 음전자와 양전자의 전자쌍을 만드는 상호작용이다.

$$E_{el} + E_{pos} = h\nu - 1.02\,(\text{MeV}) \quad \cdots\cdots (4.8)$$

E_{el}: 전자의 운동에너지
E_{pos} : 양전자의 운동에너지
$h\nu$: 광자의 운동에너지

전자쌍생성에 의해 생긴 전자는 물질을 구성하고 있는 원자의 궤도전자와 충돌하여 원자에 대하여 전리나 여기를 일으키고 운동에너지를 소비하여 마지막에는 양(+)이온과 결합하여 안정된 중성원자가 된다. 한편, 양전자는 원자의 궤도전자와 충돌을 반복하면서 운동에너지를 잃어가고 운동에너지가 0인 부근에서 전자와 결합하여 0.51 MeV의 γ선을 각각 반대방향으로 방출한다. 이 γ선을 소멸방사선(annihilation radiation)이라 부른다.

4) 광핵반응(photo-nuclear reaction)

광핵반응은 고 에너지 광자선속이 물질에 입사하였을 때 물질을 구성하고 있는 원자의 원자핵과 충돌하여 핵이 붕괴하면서 중성자, 양자, 중간자 등을 방출하는 현상이다.

광중성자의 발생은 광자에너지가 높을수록 물질의 원자번호가 클수록 그 확률이 높고, 10 MV 이상의 치료용 가속장치에서는 이 반응에 의한 중성자가 방출되기 때문에 방사선 치료시설의 차폐에는 충분히 주의를 기울여야 한다.

4.2 방사선량의 단위

광자선속(X선 또는 γ선)이나 전자선속등, 방사선 선원에서 방출된 방사선량의 정의에 대하여 설명한다.

1. 유량(fluence) : ϕ

유량(ϕ)은 그림 4-2에 나타난 것처럼 단면적 da의 구에 대하여 여러 방향에서 입사하는 방사선 입자수 모두를 측정하여 이것을 dN 으로 하였을 때 단위 단면적당 입사하는 방사선 입자수라 정의하며, 이들 관계 식은 아래와 같다(단위는 m^{-2}이다).

$$\theta = \frac{dN}{da} = \left[\frac{\text{광자수}}{\text{면적}}\right] \quad \cdots\cdots (4.9)$$

다음에 단위시간당 유량을 유량률로 정의하고, 이들 관계를 아래 식으로 나타낸다.

$$\theta = \frac{d\theta}{dt} \quad \cdots\cdots (4.10)$$

반도체나 신티레이션 검출기를 이용하여 이 측정기로 들어가는 각 방사선의 에너지별 유량률을 측정할 수 있다고 하면 횡축에 방사선 에너지, 종축에 각 방사선 에너지에 대한 유량률(입자수/sec/keV 또는 MeV)을 취하며, 방사선 에너지 0에서 ∞까지 적분한 그래프를 그 방사선의 스펙트럼 분포도라 한다.

그림 4-2 원 단면적(da)의 측정영역의 구

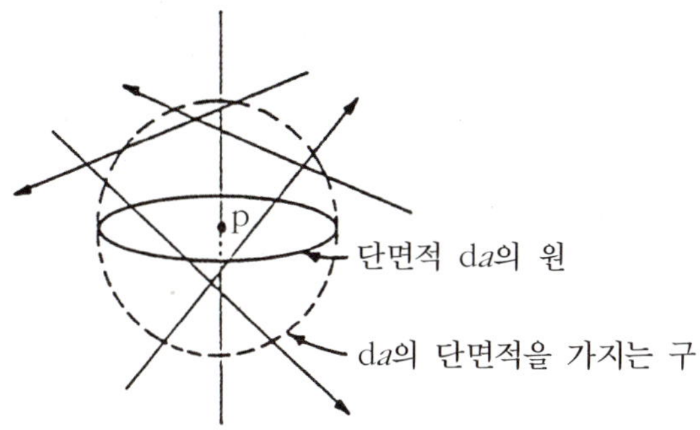

2. 에너지 유량(energy fluence) : Ψ

에너지 유량은 그림 4-2에 나타난 것처럼 단면적 da의 구에 들어가는 방사선 입자 모두의 에너지 합계를 dEf1이라 하였을 때 이것을 단면적 da로 나눈 것으로, 이들 관계 식은 아래와 같다(단위는 J · m^{-2}이다).

$$\psi = \frac{dE_n}{da} = \frac{dN \cdot h\nu}{da} = \left[\frac{\text{에너지}}{\text{면적}}\right] \quad \cdots\cdots (4.11)$$

또한, 방사선 하나 하나의 에너지를 측정한다고 하면 그 에너지의 합계는 아래 식으로 나타낼 수 있다.

$$dE_n = \sum_{i=1}^{i=N} E_i$$

여기에서, E_i는 i번째의 방사선이 가지는 에너지이며, 이때 단색 광자선속의 에너지가 $h\nu$이라면, 광자수가dN일 때, 광자선속의 에너지합계는 $dE_n = h\nu \cdot dN$이 된다.

다음에 단위시간당 에너지 유량을 에너지유량률(ψ 위에 점이 찍힌 모양)이라 정의하고, 이를 관계 식으로 나타내면 아래와 같다.

$$\psi = \frac{d\psi}{dt} = \left[\frac{\text{에너지}}{\text{시간} \times \text{면적}}\right] \quad \cdots\cdots (4.12)$$

유량이나 에너지유량은 방사선 측정에서 가장 기본적인 단위이지만 측정이 어렵고, 방사선에 의해 만들어지는 효과와 상관이 없기 때문에 비교적 관심이 적다. 방사선치료에 이용하는 선량 단위는 주로 물질(인체)에 입사한 방사선속이 물질의 단위질량 당 주어진 에너지양(2차전자를 만들어 내기 위하여 잃는 에너지양)이며, 이것은 에너지유량과 다르기 때문에 주의하지 않으면 안된다.

3. 조사선량(exposure)

1980년에 ICRU 보고서 33에 의하면 조사선량은『dm의 질량을 가진 공기 중에서 광자선속의 상호작용에 의해 발생한 2차전자가 공중에서 완전히 멈추어졌을 때 공중에서 만들어지는 이온쌍의 전하량을 dQ라 하면 $\frac{dQ}{dm}$으로 주어진다』라고 정의하며, 그 단위는 SI 단위를 사용하여 coulombs/kg(공기 중)으로 정할 수 있다.

한편 조사선량의 정의에 대하여 알아보면,

① **1928년 :** 0℃, 760 mmHg, 공기 $1cm^3$ 중에 X선을 조사하였을 때, 1 esu의 전기량이 생기는 X선량을 1렌트겐이라 정의한다.

② **1937년 :** 공기 0.001293 g(공기 $1\ cm^3$의 질량, 0℃, 760 mmHg) 당 1 esu의 전기량을 만드는 X선 또는 γ선의 양으로 한다(cgs 단위 사용).

③ **1956년 :** 단위의 명칭을 조사선량(exposure)으로 하고, 기호를 'R'로 한다(MKS 단위 사용).

이와 같이, 조사선량의 정의는 단위가 변할 뿐 정의의 내용은 변하지 않았다. 따라서 1928년에 정의 되었던 조사선량에서, 1 esu의 전기량은 $\frac{1}{(3\times10^9)}$ C, 표준상태(0℃, 760 mmHg)의 공기는 $1\ cm^3 = 1.293\times10^{-6}$ kg이기 때문에, 1 R의 조사선량을 현재 정의하고 있는 SI단위로 고치면, 1 kg의 공기에 대하여 2.58×10^{-4} C의 전기량을 만드는 광자선속의 양으로 정의된다.

$$1R = [1 / (3\times10^9)] / (1.293\times10^{-6}) = 2.58\times10^{-4}\ C/kg$$

ICRU 보고서 33에 의한 조사선량의 정의는

① 조사선량의 측정은 X선 또는 γ선에 한정 하고, 전자선이나 중성자선에는 조사선량의 단위를 사용할 수 없다.

② 공기와 광자선속의 상호작용으로 생긴 2차전자를 전리 전류로서 측정하기 때문에 공기 이외의 가스를 이용하여 전리량을 측정할 수 없다. 그리고 전리함 선량계에 공기를 사용하는 이유는 아래와 같다.

ⓐ 공기의 조성은 세계 어디에서나 같으며, 표준기체로서 충분하다.

ⓑ 공기 중에서 1이온쌍를 만드는데 필요한 평균에너지(W_{air}값)는 입사광자선의 에너지에 의존하지 않고 일정하다. 그렇기 때문에 자유공기 전리함에서는 에너지 의존성이 없다.

ⓒ 방사선량 측정의 최종적인 목표는 선량이라고 하는 물리량과 방사선 생물학적 효과의 관계를 명확히 해야 한다. 그렇기 때문에 생체 내에서 선량측정을 할 때 연부조직의 실효원자번호(7.4)와 공기의 실효원자번호(7.6)가 거의 비슷하여 두 물질의 단위 질량당 만들어지는 2차전자수가 거의 같다. 따라서 2차전자에 의해 부여되는 에너지 양도 같아져서 측정시에 편리하다.

그림 4-3 깊이에 대한 흡수선령 및 커마(KERMA)

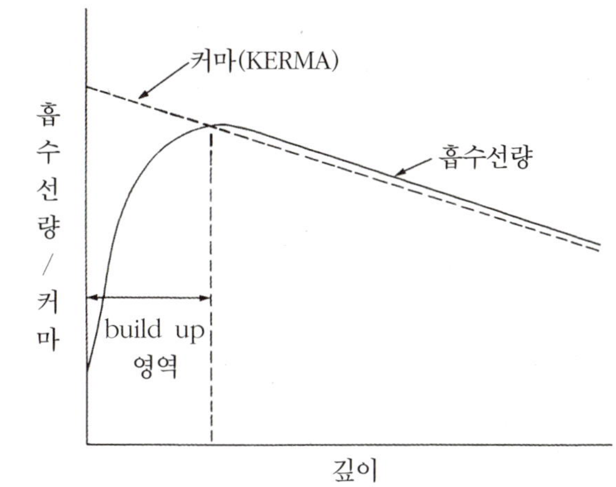

③ 조사선량의 표준선량계로 자유공기 전리함이 사용되지만, 자유공기 전리함은 광자선속의 에너지가 커지고, 2차전자의 비정이 길어지면 측정영역 내에서 전자평형이 성립되지 않아 측정 오차가 커지기 때문에, 3 MeV 이하의 광자선속에 대하여 조사선량을 측정하도록 정해져 있다. 이와 같이 조사선량의 측정에는, 상기의 제한이 있다는 것을 충분히 알고 있어야 한다.

4. 커마(kinetic energy released per unit mass in the medium : KERMA)

커마는 X선이나 γ선등의 간접 전리방사선(indirectly ionizing radiation)을 물질에 조사하였을 때 방사선과 물질을 구성하는 원자의 궤도전자와 충돌에 의해 방출된 2차 전자의 초기 운동에너지의 총합을 그 질량으로 나눈 것으로 정의된다. 즉, dm의 질량을 가진 물질 중에 간접 전리방사선이 입사되었을 때, 물질 중에 발생한 모든 2차 전자의 초기 운동에너지(dE_{tr})를 측정하면, 커마는 $\frac{dE_{tr}}{dm}$로 주어지며, 단위는 J · kg^{-1}(Gray)이다(그림 4-3).

여기에서 커마에 대하여 좀더 상세하게 설명하면, 물질과 간접 전리방사선의 상호작용은 2단계로 나누어진다. 제1단계는 간접 전리방사선이 물질에 조사되었을 때 물질을 구성하는 원자의 궤도전자와 상호작용하여 2차 전자를 만들고, 제2단계는 이들 2차전자가 다시 물질 중의 다른 원자의 궤도전자와 상호작용하여 간접전리방사선에 의해 부여된 에너지을 물질에 잃게 된다. 이때 제 1단계는 커마로, 제 2단계는 흡수선량으로 측정된다.

커마와 흡수선량은 같은 것처럼 생각되지만 그렇지 않을 때가 있다. 그것은 1차 광자선속이 물질과 상호작용을 하여 2차전자를 만들고, 이때, 커마는 물질의 소체적 내에서 2차전자의 초기 운동에너지의 합계로 얻을 수 있다. 그러나 다음 단계에서 2차전자는 물질원자의 원자핵의 영향을 받아 제동 X선을 만들 수도 있다. 그리고 이 제동 X 선은 비정이 크기 때문에 소체적 중에 흡수되지 않는 경우가 있다.

그러면 이것은 흡수선량에는 기여하지 않치만, 이들 제동 X선 에너지는 커마에 포함되어 있어 커마와 흡수선량의 값은 다르다. 또한 1차 광자선속이 고 에너지인 경우 물질과 상호작용 결과 방출된 2차 전자는 에너지가 크고 비정도 커, 커마가 측정되는 소체적 밖에서 2차전자가 그 에너지를 잃게 된다. 이 때, 소체적 밖에서 잃은 2차전자의 에너지는 흡수선량에 기여하지 않게 되어 커마와 흡수선량이 다른 값이 된다.

$$K_{air} = \frac{X \cdot (\overline{W}_{air}/e)}{(1-g_0)} \quad \cdots\cdots (4.13)$$

K_{air} : 공기중에서의 커마(Gy)
X : 조사선량(C/kg)
$\overline{W_{air}}$: 공기중에서 1이온쌍를 만드는데 필요한 평균에너지로 건조공기에 대하여 33.85 eV, 습공기에 대하여 33.97eV가 이용되고 있고, 이후 후자의 값을 이용한다.(33.97 eV = $33.97 \times 1.6 \times 10^{-19}$J)
e : 전자의 전하량(1.6×10^{-19}C)
$\frac{\overline{W}_{air}}{e} = 33.97(J/C)$
g_0 : 제동방사에 의해 잃은 에너지의 비율

4.13식에서 $X \cdot (\overline{W}_{air}/e)$는 공기중에서의 흡수선량이며 공기와 같은 저원자번호 물질은 질량에너지 흡수계수와 질량에너지 전달계수는 같고, 따라서 제동방사에 의한 에너지 손실이 무시되기 때문에 공기중에서의 흡수선량과 공기 커마는 같아진다.

5. 흡수선량(absorbed dose)

광자선이나 전자선이 물질에 입사하면, 물질을 구성하고 있는 원자의 궤도전자와 상호작용에 의해 2차전자가 생성되며 그로인해 소모된 방사선 에너지가 물질에 부여된 형태로 방사선 에너지가 흡수된다. 다시 말하면 방사선과 물질 사이에 상호작용이 없으면 방사선 에너지는 물질에 부여되지 않게 된다.

그림 4-4는 전리방사선에 조사되는 물질을 나타내고 있다. 방사선은 물질과 상호작용을 하며 그 결과 2차전자를 만들고 이 2차전자는 물질속의 여러 방향으로 이동하여 전리를 하면서 2차전자가 가진 에너지를 물질에 부여한다. 그러므로 흡수선량은 단위 질량당 흡수된 에너지의 양을 말한다. 따라서 이 물질중에 질량 dm의 소체적에 dm의 에너지를 부여하면, 소체적 중에서의 흡수선량은 $\frac{dE}{dm}$으로 정의된다.

이 때의 흡수선량의 단위는 J/kg(Gray)으로 정의되며, 1 Gy = 1 J/kg이 된다. 이 단위는 SI 단위이지만, 한편 cgs 단위의 흡수선량은 rad가 사용되고 있고, Gray(Gy)와 rad의 관계는 아래 식으로 나타낼 수 있다.

1 Gy = 1 J/kg, 1 J = 10^7 erg 이므로

$$1\,J/kg = \frac{10^7\,erg}{10^3\,g} = 10^4\,erg/g$$

즉 1 Gy=100 rad의 관계가 성립한다. 그리고 센티그레이(cGy)가 라드(rad)와 같은 양으로서 많이 사용되고 있다.

따라서 흡수선량은

① 조사선량과 같이 1차선량의 측정치가 아니라 물질 중에 부여된 방사선에너지 양을 측정한 값이다.

② 물질의 단위질량당 부여되는 에너지로서 정의되기 때문에 물질의 재질, 밀도 등에 관계가 없다.

③ 1차 전리방사선의 종류나 에너지와는 관계없이 측정된다.

따라서 모든 종류의 전리방사선, 모든 흡수물질, 모든 방사선 에너지에 대하여 이용되며 나아가 생물학적 효과와의 관계를 위한 물리량으로서 이용된다.

6. 물질내의 광자선속과 전자선속의 감약

1) 선 감약 계수(linear attenuation coefficient) : μ

그림 4-5와 같이 물질에 입사하는 광자선속을 조리개에 의해 가는 선속으로 만들어 물질에서의 산란선을 가능한 한 측정되지 않도록 하고, 물질과 검출기가 멀리 떨어진 기하학적 위치에서 측정한다. 방사성동위원소에서 방출되는 단일 에너지의 광자선속(γ선속)이 물질로 입사할 때 물질의 두께와 물질투과 전후의 γ선속의 강도 관계, 즉 물질내에서 상호작용을 전혀 일으키지 않고 물질을 투과하는 선속의 비율은 그림 4-7a와 같이, log그래프에서 직선적으로 감소한다.

그림 4-4 전리방사선에 조사되는 δm의 작은 체적

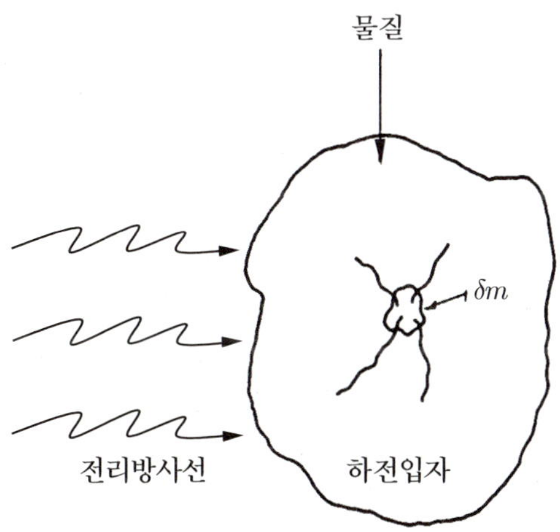

그림 4-5 반가층 측정시의 기하학적 배치도

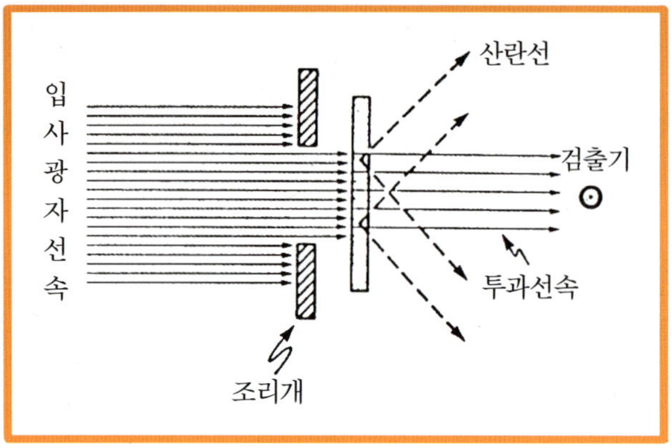

그림 4-6 물질을 투과하는 광자선의 강도

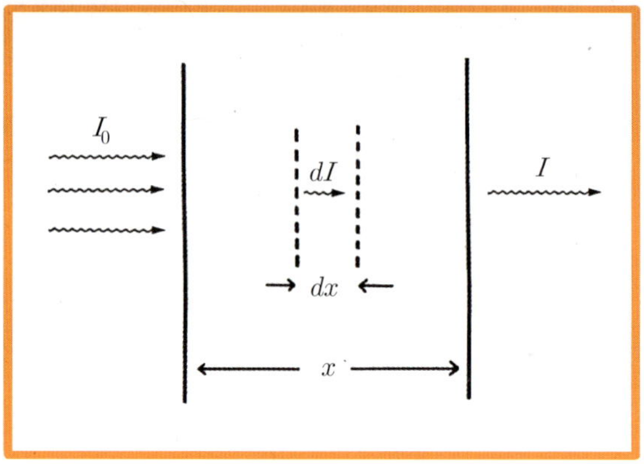

또한 물질 표면에 입사하는 단일에너지의 광자선속의 강도를 I_0라 하고 흡수체 두께(x)를 광자선속이 투과하였을 때의 강도를 I라 하면, 물질 내에서 dx의 두께 내에 dI 만큼 광자선속이 감약하면 dI는 I와 dx에 비례한다(그림 4-5).

$$dI \propto I \cdot dx$$

비례정수를 $-\mu$라 하면

$$dI = -\mu \cdot I \cdot dx$$
$$(1/I)dI = -\mu \cdot dx$$

윗 식을 적분하면

$$\int (1/I)dI = -\mu \int dx + C$$
$$\log_e I = -\mu x + C$$

윗 식에 있어서 $x = 0$일 때, $C = \log_e I_0$

$$\log_e I = -\mu x + \log_e I_0$$
$$\log_e (I/I_0) = -\mu x$$
$$I = I_0 e^{-\mu x} \quad \cdots\cdots (4.14)$$

여기에서는 μ는 선감약계수로 단위는 cm^{-1}이다.

그림 4-7b는 X선속에 대한 감약곡선으로 물질의 얇은 곳에서는 X선속의 연선 부분이 많이 제거되기 때문에 감약 비율이 많은 곡선이 되고 있다.

그림 4-7 입사 광자선속의 감약곡선

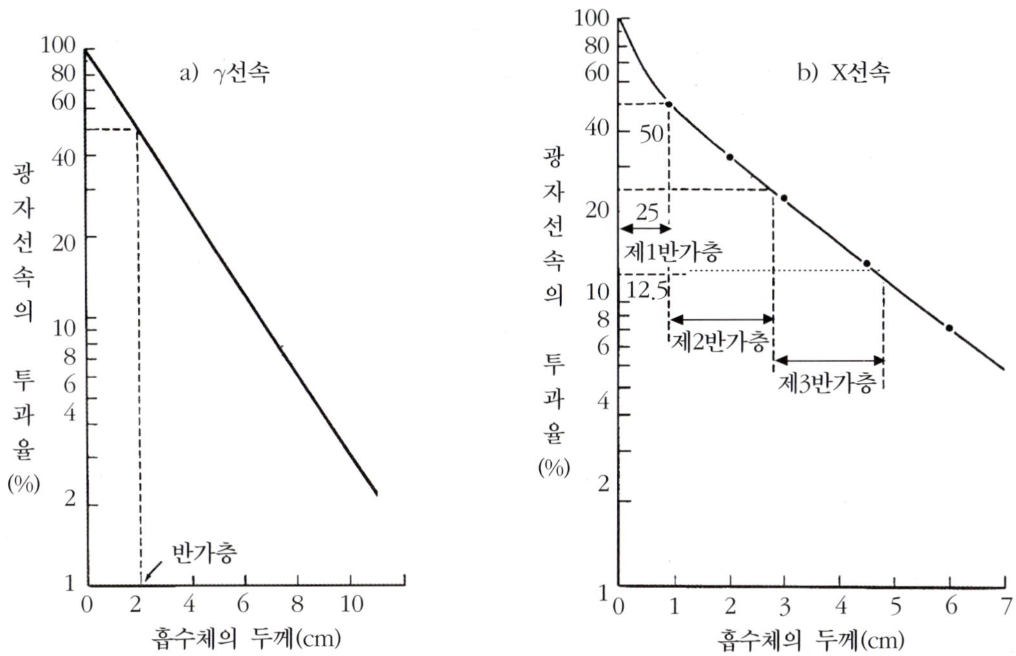

다음에 물질의 두께에 따라 광자선속 감약의 변화를 나타내는 다른 방법으로서 반가층(half value layer)이 많이 이용된다. 이것은 입사광자선속의 투과율이 정확히 1/2이 되는 흡수물질의 두께이다. 이 반가층과 선감약계수의 관계를 γ선속의 경우에 대하여 아래 식에 나타내었다.

$$x_{1/2}(\mathrm{HVL}) = \frac{0.693}{\mu} \quad \cdots\cdots (4.15)$$

γ선속의 경우, 제 1반가층값과 제 2반가층값(제 1반가층치의 투과율이 다시 1/2이 되는 두께)이 거의 같은 값이지만, X선속의 경우에는 연선 부분이 얕은 곳에서 많이 제거되기 때문에, 제 2반가층값이 제 1반가층값보다 커진다.

2) 질량 감약계수(mass attenuation coefficient) : μ / ρ

선감약계수(μ)는 광자선속의 에너지, 흡수물질의 원자번호나 밀도에 따라 다르다. 특히 흡수물질의 밀도와 선감약계수와의 관계를 고려한 경우, 같은 물질에서도 밀도가 다를 때에 선감약계수가 크게 변하는 경우가 있다. 예를 들면 물은 얼음에서 수증기까지 그 밀도가 변화한다. 그림 4-8에서 단위체적당 밀도는 물쪽이 훨씬 많고, 선감약계수는 얼음 쪽이 작아진다. 이와 같이 선감약계수는 같은 물질에서도 밀도의 상태에 따라 그 값이 다른 결점이 있다. 따라서 물질의 밀도를 ρ라 하였을 때, 질량감약계수(μ / ρ)는 단위 질량당 선감약계수로서 정의되면, 단위 질량당 전자수가 같은 상태에서 감약계수를 정의하면 물질의 밀도 변화에 대하여 감약 계수값이 변하지 않기 때문에 편리하다.

그림 4-8 선감약계수와 흡수체의 밀도 관계

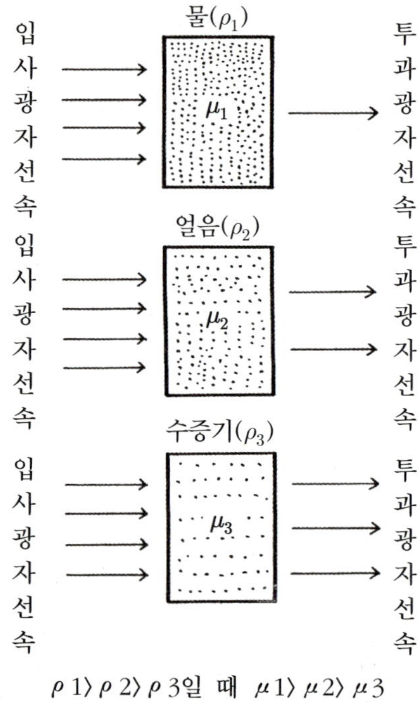

그림 4-9 흡수체의 원자번호와 방사선에너지의 상호작용

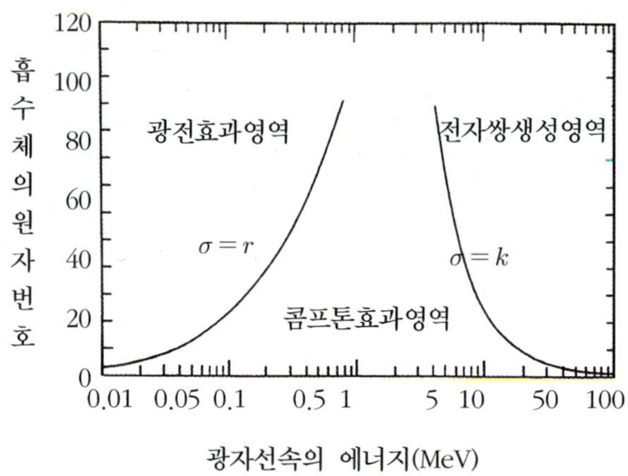

3) 총 선감약계수(total linear attenuation coefficient)

광자선속이 물질을 투과할 때 광전효과, 콤프톤효과, 전자쌍생성의 작용에 의해 에너지를 잃는다.

그림 4-9는 광자선속 에너지와 물질의 원자번호를 인자로 하여 세가지의 상호작용이 일어나기 쉬운 영역을 나타내고 있다. 0.1 MeV의 광자선속이 탄소(Z=6)에 입사하면 콤프톤효과가 주로 발생하며, 또 같은 에너지의 광자선속이 요소(Z=53)에 입사하면 광전효과가 주로 발생한다. 1 MeV의 광자선속으로는 물질의 원자번호에 관계없이 콤프톤효과가 주로 발생하며, 10 MeV의 광자선속은 탄소를 투과

할 때 대부분은 콤프톤효과가 발생하지만 같은 에너지의 광자선속이 요소를 통과할 때에는 전자쌍생성이 주로 발생하는 것을 이 그림에서 알 수 있다.

이와 같이, 이들 세 가지 상호작용에 의한 선 감약계수의 합을 총 감약계수라 정의하며, 이들의 관계 식은 아래와 같다.

$$\mu = \tau + \sigma + \chi \quad \cdots\cdots (4.16)$$

μ : 총선감약계수
τ : 광전효과에 의한 선감약계수
σ : 콤프톤효과에 의한 선감약계수
χ : 전자쌍생성에 의한 선감약계수

선 감약계수(μ) 중 광전효과에 의한 선 감약계수(τ)는 에너지에 의존하며, 그 변화를 물과 납에 대하여 그림 4-10에 나타내었다. 저 에너지광자에 대한 광전효과는 주로 원자의 외측 궤도전자와 충돌하여 발생하며 그 에너지를 잃는다. 한편 광자에너지가 증가하면, 감약곡선에 불연속 부분이 나타나며 선 감약계수(τ)가 증가한다. 이것은 입사광자가 L각의 궤도전자와 충돌에 의해 발생하는데 입사광자가 충분한 에너지를 가질때에 생긴다. 그리고 이 현상을 L흡수단(L absorption)이라 한다. 이때, 방출되는 광자에너지는 L각 전자의 결합에너지와 같다. 또한 입사 광자에너지가 증가하면 K흡수단이 나타난다. 그리고 이 K흡수단은 물질의 원자번호에 따라 다르며, 납에서는 88 KeV에서 생긴다. 이와 같이 광전

그림 4-10 물과 납의 질량 광전감약계수

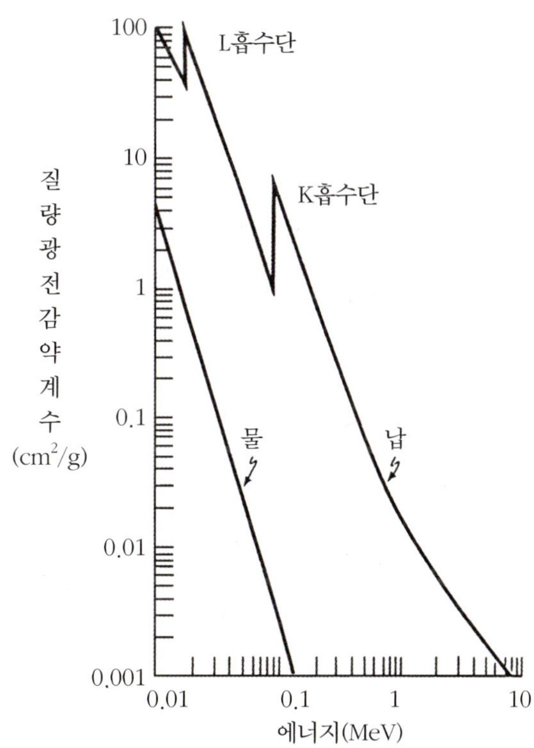

효과에 의한 선 감약계수는 광자에너지의 증가와 함께 작아지며, $1/E^3$ 비례하고 물질의 원자번호의 증가와 함께 커지며 Z^4에 비례한다.

콤프톤효과에 의한 선감약계수(σ)는 원자번호에 의존하지 않는다. 그것은 어떤 물질에서도 단위질량당 전자수가 같기 때문이다. 그러나, 수소는 다른 물질에 비하여 단위질량당 2배의 전자를 함유하고 있기 때문에 수소 원자의 콤프톤 효과는 다른 물질에 비하여 크다.

전자쌍생성에 의한 선감약계수는 앞에서 설명하였듯이 1.02 MeV 이하의 에너지의 광자에서는 이 상호작용은 생기지 않고 광자에너지의 증가와 함께 커지며 물질의 원자번호의 2승(Z^2)에 비례한다.

4) 질량 에너지전달계수(mass energy transfer coefficient) : $\mu tr/\rho$

광자가 물질에 입사하여 물질을 구성하고 있는 원자의 궤도전자와 상호작용할 때, 광자에너지의 모두 또는 일부가 궤도전자의 운동에너지로 전환된다.

광자에너지의 일부만이 궤도전자에 주어진다고 하면 그 광자는 산란되어 다음 원자의 궤도전자와 충돌하여 산란광자 에너지의 일부 또는 전부가 궤도전자의 운동에너지로 전환된다. 이와 같이 입사광자는 1회 또는 여러번 궤도전자와 충돌을 반복하고, 궤도전자에 그 에너지를 부여하며 입사광자 자체는 에너지를 잃어간다.

질량에너지 전달계수는 에너지($h\nu$)를 가진 광자선속이 물질의 궤도전자와 충돌하여 그 에너지의 일부를 궤도전자의 초기 운동에너지(E_{tr})로 주었을 때의 에너지 손실을 말한다. 이들 관계는 아래식과 같으며, 그 단위는 m^2/kg이다.

$$\mu_{tr}/\rho = \mu \cdot (E_{tr}/h\nu)/\rho \quad \cdots\cdots (4.17)$$

여기에서, μ는 광자선속이 물질의 궤도전자와 상호작용을 일으킬 확률로 선 감약계수를 나타낸다. 예를 들면, 100 keV의 광자선속이 텅스텐에 입사하여 그 궤도전자를 방출하였을 때, K각의 결합에너지는 약 70 keV이기 때문에 이를 방출된 궤도전자에 부여하고, 남은 30 keV가 광전자의 운동에너지가 된다. 이 때, 선감약계수의 30 %가 선에너지 전달계수가 된다. 한편, 저원자번호 물질에서는 K각 전자의 결합에너지는 약 0.5 keV이기 때문에, $(E_{tr}/h\nu) = 1$이 되며 에너지 전달계수와 선감약계수는 거의 같아진다.

또, 질량에너지 전달계수와 에너지유량의 곱은 커마라 정의되며, 이들 관계를 아래식에 나타내었다.

$$K = \Psi \cdot (\mu_{tr}/\rho) \quad \cdots\cdots (4.18)$$

K: 커마($J \cdot kg^{-1}$)
Ψ: 에너지 유량($J \cdot m^{-2}$)

5) 질량 에너지흡수계수(mass energy absorption coefficient) : μ_{en}/ρ

광자선속과 물질중의 원자의 궤도전자와 상호작용에 의해 물질내에서 발생한 2차전자는 물질중 다른 원자의 궤도전자와 충돌하여 그 에너지를 잃어간다. 그러나 그 중 몇 몇 2차전자는 물질의 원자번호에 의존하지만 원자핵과의 상호작용에 의해 제동방사를 하여 에너지를 잃는다. 이러한 제동X선은 흡수선량으로서 측정 영역을 투과하기 때문에 흡수에너지의 계산에는 포함하지 않는다. 따라서 질량 에너지 흡수계수와 질량에너지 전달계수의 관계는 아래식과 같이 정의된다.

$$\mu_{en}/\rho = (\mu_{tr}/\rho) \cdot (1 - g_0) \quad \cdots\cdots (4.19)$$

g_0 : 물질 중에서 2차전자가 제동방사로 잃어버린 에너지의 비율

질량에너지 흡수계수의 단위는 m^2/kg이며, 이것과 에너지 유량과의 곱은 흡수선량이라 정의되고, 이들 관계를 아래식에 나타내었다.

$$D = \Psi \cdot (\mu_{en}/\rho) \quad \cdots\cdots (4.20)$$

D : 흡수선량($J \cdot kg^{-1}$)

여기에서, 연부조직이나 저원자번호 물질에서의 2차전자는 전리에 의해 대부분의 에너지를 잃고 제동방사에 의한 에너지손실은 무시되기 때문에 질량에너지 흡수계수와 질량에너지 전달계수는 같다고 생각하면 된다. 이 에너지 흡수계수는 조직내에 흡수되는 에너지의 평가로써 방사선 생물학적 효과에 대한 물리량이기 때문에 방사선치료에 중요한 계수이다.

6) 질량 저지능(stopping power) : S/ρ

물질 속을 투과하는 전자선 등의 하전입자는 광자선속과 달리 물질을 구성하고 있는 다수의 원자핵에서 쿨롱력을 받아 에너지를 잃는다. 또한 각 원자는 각각 다른 전리와 여기의 발생가능성이 있는 다수의 전자를 갖고 있어 하전입자는 이 다수의 전자와 충돌 등의 상호작용을 일으키며 에너지를 잃어간다. 이 때, 개개의 충돌을 조사하여 에너지 손실을 계산하는 것은 불가능하기 때문에, 하전입자가 물질 속을 이동하는 단위 길이(dx)당 잃어버린 평균에너지(dE)를 구한다. 평균에너지(dE)와 저지능(S)과의 관계는 아래 식과 같다.

$$S = dE/dx \quad \cdots\cdots (4.21)$$

또한 물질의 밀도(ρ)에 따른 저지능을 질량 저지능(S /ρ)이라 정의하고, 그 단위는 $MeV \cdot cm^2 \cdot g^{-1}$으로 나타낸다.

어느 물질의 저지능과 특정물질의 저지능의 비를 사용하면 편리하며, 이 비를 상대저지능비(relative stopping power ratio)라 정의하고 있다.

이 저지능은 초기에 Berger나 Seltzer에 의한 질량 저지능이 계산에 이용되었다. 그러나 브레그·그레이(Bragg-Gray) 공동이론의 저지능을 이용하기 위해서는 물질 중의 광자스펙트럼에 대한 2차전자 스펙트럼의 가중 평균저지능비를 결정할 필요가 있다. 이 기초실험은 전자선속을 이용하여 시행하지만, 가장 좋은 근사식이 Spencer Attix의 식으로 알려져 있다. 이것은 아래 식과 같다.

$$\overline{L}/\rho = \frac{\Delta \int^{E0} \Phi(E) \cdot L/\rho(E)dE}{\Delta \int^{E0} \Phi(E)dE} \quad \cdots\cdots (4.22)$$

Δ : cut off energy
$\phi(E)$: 전자선 유량의 에너지 분포
$\overline{L}/\rho(E)$: cut off energy에 의한 평균 제한 충돌 질량 저지능(restricted mass collision stopping power)

공기와 여러 가지 물질의 평균 제한 충돌질량 저지능비는 표 4-1과 같다.

표 4-1 광자선속이 공기와 여러 가지 물질의 평균 제한 충돌 물질 저지능비

에너지 (MV)	$(\overline{L}/\rho)^{med}_{air}$							
	물	폴리스틸렌	아크릴	글라파이트	A-150	C-552	베크라이트	나이론
2	1.135	1.114	1.104	1.015	1.154	1.003	1.084	1.146
^{60}Co	1.134	1.113	1.103	1.012	1.151	1.000	1.081	1.142
4	1.131	1.108	1.099	1.007	1.146	0.996	1.075	1.136
6	1.127	1.103	1.093	1.002	1.141	0.992	1.070	1.129
8	1.121	1.097	1.088	0.995	1.135	0.987	1.063	1.120
10	1.117	1.094	1.085	0.992	1.130	0.983	1.060	1.114
15	1.106	1.083	1.074	0.982	1.119	0.972	1.051	1.097
20	1.096	1.074	1.065	0.977	1.109	0.963	1.042	1.087
25	1.093	1.071	1.062	0.968	1.106	0.960	1.038	1.084
35	1.084	1.062	1.053	0.958	1.098	0.982	1.027	1.074
45	1.017	1.048	1.041	0.939	1.087	0.942	1.006	1.061

4.3 선량측정 장치

1. 선량측정을 하는 이유?

전리방사선이 어떤 물질과 작용하여 영향을 미치는 방사선 양(quantity)의 측정은 유량(fluence), 조사선량(exposure), 흡수선량(absorbed dose), 커마(kinetic energy released per unit mass in the medium, KERMA) 등과 같이 여러 측정 단위로 표현할 수 있다. 의료용 방사선에 사용되는 방사선량 측정은 다음과 같이 세 가지로 구분할 수 있다.

① 방사선속과 유량(fluence), 에너지유량과 같은 입자와 관련과 양으로써 진단방사선의 낮은 에너지의 방사선에 주로 사용하는 1차 광자선을 표현하기 위해 사용되는 양 측정

② 방사선동위원소에서 동위원소가 안정한 상태로 붕괴되면서 방출된 방사선 양 측정

③ 조사선량과 흡수선량 같이 어떤 매질 안에서 전리방사선이 미치는 영향을 측정하는 양으로 치료방사선 영역에서 가장 중요한 양이다.

여기서 어떤 경우의 방사선량을 측정 하더라도 직접 환자 치료와 관련된 자료들이기 때문에 선량측정은 아주 중요한 과정이다.

방사선 치료에 사용되는 전리방사선의 가장 중요한 역할은 암세포를 파괴하는 것이다. 고 에너지 광자선이 세포에 미치는 생물학적 효과는 조직을 통과하는 입자나 광자수와 같은 유량에 관련된 것뿐만 아니라 어떤 조직 내에 축적되는 에너지의 양인 흡수선량과도 관계가 있다. 방사선 치료에서 환자에게 주어지는 처방선량이 흡수선량 단위인 Gy를 사용한다. 방사선 치료에서 선량계측의 목적은 치료를 받는 환자의 종양조직과 정상조직 등 여러 조직의 흡수선량을 측정할 수 있고 예측 가능해야 한다. 이와 같이 인체에 조사되는 방사선량을 예측하기 위해서는 두 가지 과정이 필요하다.

① 물 팬텀이나 고체팬텀과 같이 적절한 환경에서 측정기(전리함, 반도체 측정기, 필름, 열형광선량계)를 이용해서 팬텀 내부에서의 방사선량과 분포 등 치료계획을 위한 자료를 측정한다.

② 팬텀에서 측정된 자료와 환자 자료(환자 체외 윤곽도, 종양의 위치 등 진단적 자료)를 이용하고 치료계획장치의 적절한 수학적 알고리즘을 사용해서 환자 인체 내부의 어떤 위치에서도 선량분포를 예측 한다.

그림 4-11은 선량계측 후에 환자치료, 환자내 계측에 관한 구성도이다. 팬텀(물 팬텀, 고체팬텀, 인체팬텀)에서 측정된 방사선량과 분포 자료들이 환자 치료를 위한 치료계획을 하는데 이용된다. 그리고 치료계획상의 선량분포가 환자 치료 시에도 같은 분포를 형성하는지를 환자 몸에 측정기(필름, 반도체 검축기, 열형광선량계)를 이용하여 치료하는 동안 환자 내부에 주어지는 방사선량을 측정할 수 있다.

이와 같이 측정된 선량들은 궁극적으로 방사선 치료를 할 때, 종양세포에는 장해를 증가시키고 정상세포에는 장해를 최소화 하는데 평가하는 지표가 된다. 총 방사선량에 대한 종양 치유선량(tumor

그림 4-11 외부 방사선 치료에서 방사선량 계측을 위한 과정

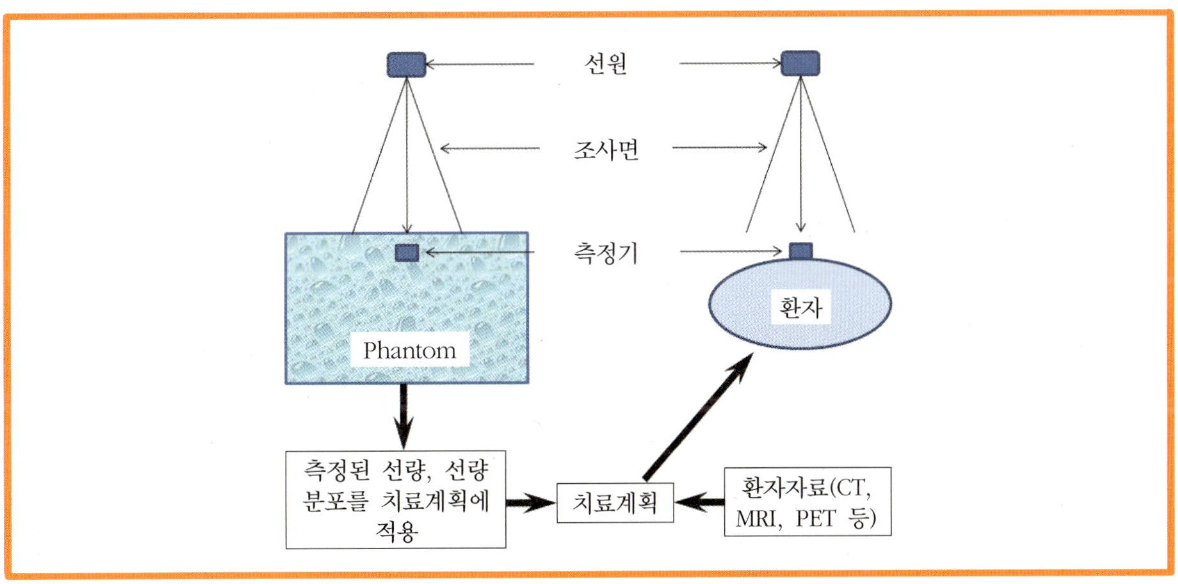

그림 4-12 종양과 정상조직의 선량반응곡선

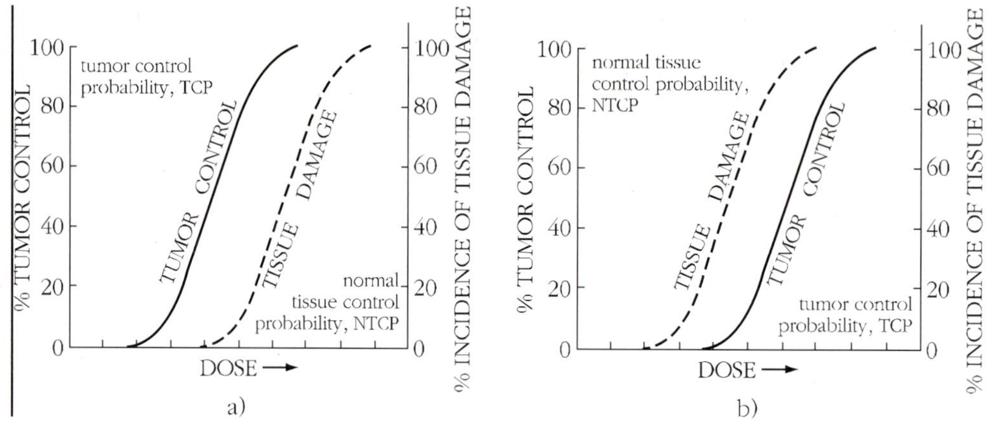

control probability, TCP)과 정상조직 선량반응(normal tissue complication probability, NTCP)의 관계를 치료효과가 증가될 수 있는 방향으로 선택함으로써 방사선 치료를 할 수가 있다(그림 4-12).

방사선 치료의 궁극적인 목표인 정상세포의 반응은 최소로 하면서 종양에 대한 방사선 효과를 최대로 하기 위해서는 그림 4-12(a)에서처럼 정상세포에 장해를 주기 전에 종양세포를 치료할 가능성이 높은 치료를 선택하는 것이 장해를 줄일 수 있다. 이와 같이 종양의 치료가능성과 정상조직의 내용선량과의 관계를 치료가능비(therapeutic ratio)라고 한다. 종양과 정상세포의 선량반응곡선은 방사선 치료시 요구되는 방사선량의 정확성을 평가 할 수 있다. 그러므로 방사선량측정을 통해 정확한 정보를 제공하는 것이 중요한다. 일반적으로 방사선 치료시에 전달되고 측정된 선량과 치료계획 시에 분포된 선량의 차이가 5% 이내이어야 한다. 만약 종양선량의 차이가 5% 이하로 줄어들게 된다면, 종양의 치료확률은 15% 이상 떨어진다. 그리고 종양선량의 차이가 5% 이상 증가한다면 종양을 둘러싸고 있는 정상조직에 견딜 수 없는 부작용이 발생할 것이다. 이와 같이 선량의 차이를 없애기 위해 치료계획상에서 종양뿐만 아니라 정상조직에 대한 명확한 구분과 선량계산이 필요하고, 여러 측정 장치를 이용해서 환자에서 뿐만 아니라 팬텀을 이용한 정확한 방사선량 측정이 요구된다.

절대선량이나 선량분포를 정확하게 측정하기 위해서는 팬텀과 측정기가 필요하다. 선량측정에 사용되는 팬텀은 인체조직과 유사한 조직을 사용하여야 한다. 그래서 가장 많이 사용하는 팬텀은 물 팬텀을 주로사용하고, 고체팬텀인 폴리스티렌, PMMA, 아크릴, 그리고 인체내부 구조가 비슷한 인체팬텀이 있다. 측정기로는 절대선량 측정과 선량분포 측정에 가장 많이 사용하는 전리함(ionization chamber), 크기가 작은 조사면 측정에 사용되는 반도체 검출기, 반도체로 만들어져서 인체내 측정이 가능한 모스펫(metal oxide semiconductors-field effect transistors, MOSFET), 크기가 작아서 인체내에 삽입이 가능해서 인체 팬텀내 선량측정이 가능한 열형광선량계(thermoluminescent dosimeter, TLD), 2차원적 선량측정에 유용하게 쓰이는 필름 등이 있다.

2. 선량측정용 팬텀

1) 선량계측용 팬텀(phantom)

방사선 치료에 사용되는 팬텀은 방사선이 흡수되고 산란되는 특성이 인체와 같게 이루어져야 한다. 그래서 팬텀에 사용되는 물질은 인체 조직과 같은 구조의 물질로 이루어져야 한다. 또한 팬텀은 방사선 계측기의 모양, 크기 등 여러 조건에 맞게 설계되어야 한다. 일반적으로 팬텀은 두 가지 형태로 나누어진다.

① 기하학적으로 인체의 조직 특성만을 표현한 팬텀으로 구성은 인체 조직과 비슷하지만 해부학적인 면은 고려하지 않고 정사각형, 원형 형태의 모양으로 만든 팬텀

② 인체의 조직특성 뿐만 아니라 해부학적인 구조까지 표현한 팬텀

2) 인체조직과 팬텀 재질

팬텀의 재질은 인체 조직의 특성을 그대로 표현하기 위해 설계되었다. 인체는 여러 가지 복잡한 물질로 구성 되어 있고, 인체 내부 여러 장기에 따라서 방사선의 흡수와 산란되는 특성들이 변화한다. 방사선 치료에 적용되는 인체내 장기들은 근육조직, 폐, 뼈, 공기에서 방사선의 흡수와 산란이 다르기 때문에 구분해서 적용해야 한다. 그러나 신장, 간, 뇌 등 대부분의 인체내 여러 장기들은 근육조직과 같다고 평가한다. 왜냐하면 저 에너지 X선에서는 내부 조직들 간에 차이가 있기 때문에 항상 근육조직과 같은 조직으로 간주할 수 없지만 고 에너지 X선 에서는 컴프톤 산란(compton scatter)이 주로 일어나기 때문에 전자밀도의 차이를 줄일 수 있으므로 근육과 같은 물질로 간주한다.

인체 내부에 공기층이 있을 경우에는 방사선의 투과와 산란이 일반 연부조직과 다르기 때문에 보정(correction)을 해주어야 한다. 공기층이 있을 경우에는 치료계획 상에서 공기에 대한 감약만 표현되지 공기층에서 발생하는 build-down이나 공기층 뒤에서 발생하는 rebuild-up이 반영되지 않는다. 그러므로 표 4-2에서처럼 인체 내부 여러 구성 물질에 따라서 직접 측정을 하거나 몬테카를로(Monte Carlo)프로그램을 이용해서 선량 정보를 제공하여야 한다.

3) 물 팬텀(water phantom)

물은 팬텀 물질로서 가장 편하고 쉽게 사용할 수 있는 물질이며 주로 증류수를 사용한다. 물은 간단한 화합물질로 투명하고, 액체이며 언제 어디서나 싸고 쉽게 이용할 수 있다. 그리고 물은 인체 조직의 70 %를 구성하고 있으며 실효원자번호(zeff)가 7.51, 밀도가 1 g/cm^{3}로서 연부조직과 거의 유사한 조직등가 물질이다. 그러므로 선량측정을 할 때 물 팬텀을 이용하여 측정을 많이 한다.

물 팬텀은 대부분의 병원에서 사용하고 있으며 전리함이나 반도체 검출기가 물속에서 자유롭게 움직일 수 있기 때문에 선량분포를 얻는데 유리하다. PMMA나 아크릴 재질로 구성된 물탱크에 물을 넣어서 사용한다. 크기는 절대선량을 측정하는 작은 크기의 팬텀을 제외하고는 대부분 50×50×50 cm^3 이상이어야 한다. 왜냐하면 대부분의 치료장치의 조사면의 크기가 최대 40×40 cm^{2}이다. 그리고 물 팬텀 내의 측정기가 3차원적으로 움직이기 때문에 측정시에 조사면과 물탱크 벽면이 가까우면 방사선이 벽면과의 상호작용으로 산란선이 발생하고, 발생된 산란선이 측정기에 영향을 미치지 않도록 하기

표 4-2 인체, 물, 공기, 팬텀 물질의 구성

물 질	구성 물질(%)
물	수소(12), 산소(88)
고체팬텀 (조직등가, solid water)	수소(8.09), 탄소(67.22), 질소(2.4), 산소(19.84), 칼슘(0.13)
공기	질소(78.09), 산소(20.97), 아르곤(0.93), 탄소(0.01)
근육	수소(10.2), 탄소(14.3), 질소(3.4), 산소(71), 칼륨(0.4), 나트륨(0.1)
지방	수소(8.5), 탄소(72.88), 질소(2.24), 산소(16.25), 염소(0.13)
뼈	수소(8.67), 탄소(13), 질소(3.6), 산소(66.4), 칼슘(4.96), 인(2.43)
폐	수소(10.3), 탄소(10.1), 질소(2.9), 산소(75.5), 나트륨(0.2), 인(0.2)
Perspex™ (PMMA, Lucite™)	수소(2.13), 탄소(63.83), 산소(34.04)
폴리스틸렌(polystyrene)	수소(7.69), 탄소(92.31)

그림 4-13 선형가속기에 설치된 물 팬텀

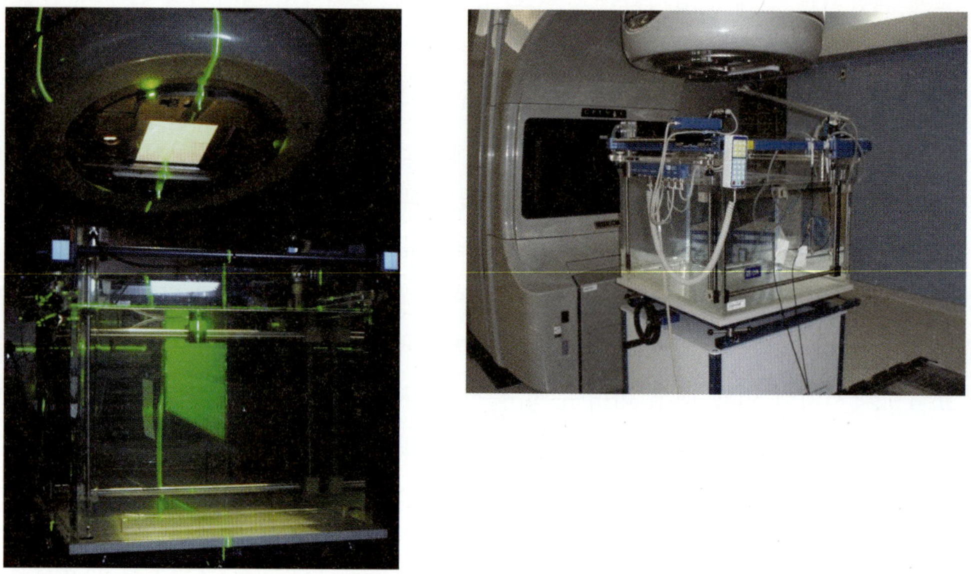

위해서 측정기 측정범위가 팬텀 벽면에서 최소 5 cm 이상 떨어져야 한다(그림 4-13).

물 팬텀에 사용하는 측정기는 주로 전리함, 반도체 검출기가 사용된다. 그리고 이 측정기가 3차원적으로 움직이면서 심부선량곡선이나 등선량곡선을 만들어 낸다. 선향가속기에서 발생된 파동이 있는 방사선의 변화하는 선량을 측정하기 위해서는 물안에 움직이는 측정기를 설치하고, 다른 한 개의 측정기는 물표면 밖 선속 내에 고정시켜야 한다. 그러므로 물 팬텀 내에서 움직이는 측정기 신호와 물 밖에서의 기준 측정기의 신호를 비교해야 방사선의 불안정함과 파동치는 성질 때문에 변동하는 선량을 피한다.

물 팬텀에 사용되는 측정기는 전리함 뿐 아니라 반도체검출기, 다이아몬드 검출기 등을 사용하는데 물에서 사용할 수 있도록 방수처리 되어 있어야 한다. 물 팬텀에 설치된 측정기는 선량분포 측정을 위

그림 4-14 물 팬텀 내에서 측정기의 설치와 움직이는 방향

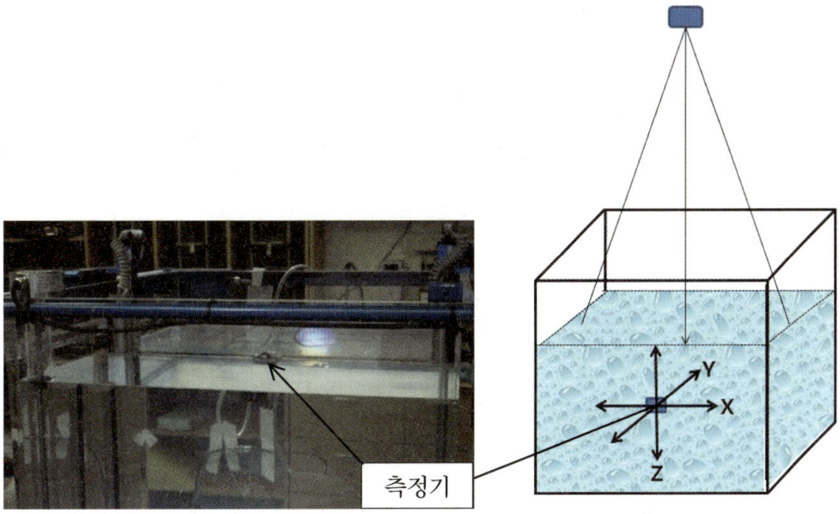

해 X, Y, Z 방향으로 움직이면서 측정된다(그림 4-14).

물 팬텀을 이용해서 방사선량이나 선량분포를 측정하기 위해서는 물을 채우고, 적절한 물높이를 맞추어야 한다. 그리고 측정기를 물 팬텀 내에 설치하고 X, Y, Z축의 이동범위를 설정하려면 대략 20분 이상의 시간이 필요하다. 비록 측정을 위한 준비과정에 많은 시간이 소요되지만, 환자 치료를 위한 선형가속기의 모든 측정 자료를 얻어내기 위해서는 물 팬텀을 이용한 방사선 계측이 필요하다. 그리고 장비가 설치 후 주기별로 심부선량분포나 선량분포 측정을 하는 정도관리를 위해서도 물 팬텀을 이용한 계측이 필요하다.

물 팬텀은 선속중심에서의 출력선량 측정에도 사용된다. 물 팬텀은 위쪽(갠트리 0°)만 열려 있기 때문에 갠트리(gantry) 0°에서의 측정만 가능했다. 그래서 SSD(source skin distance)가 길어졌을 때의 측정과 90°, 270°에서의 측정이 어려웠다. 그래서 물 팬텀의 한쪽 벽면을 얇은 아크릴을 사용해서 팬텀 벽면에서의 방사선 흡수를 줄이므로 거리를 늘렸을 경우나 90°, 270°에서의 측정이 가능하게 되었다(그림 4-15).

4) 고체팬텀

일반적으로 선형가속기의 출력선량을 측정할 때는 물 팬텀과 전리함을 이용한 선량측정을 많이 한다. 그러나 물 팬텀 설치시간이 많이 걸리고 복잡하다. 그래서 간단한 출력선량을 측정할 때 고체팬텀을 이용하면 빠르고 간편하게 출력선량을 측정할 수 있다.

고체팬텀을 이용한 측정을 할 경우에 측정기는 지두형(thimble) 전리함, 평판형전리함, 필름, 열형광선량계 등을 방수처리 없이 사용할 수 있다.

고체팬텀 물질은 여러 가지가 사용되는데 폴리스틸렌, PMMA(아크릴, perspex), 물 등가물질 등이 사용된다. 그리고 사용되는 고체팬텀의 크기는 주로 $30 \times 30\ cm^2$에 두께가 1 mm~1 cm까지 구성되었고, 전리함을 삽입할 수 있는 구멍이 있다(그림 4-16). 고체팬텀의 구성 물질은 서로 다른 전자밀도,

유효원자번호를 가진 물질로 구성되어 있다(표 4-3).

그림 4-15 90°, 270° 측정에서 물 팬텀의 설치

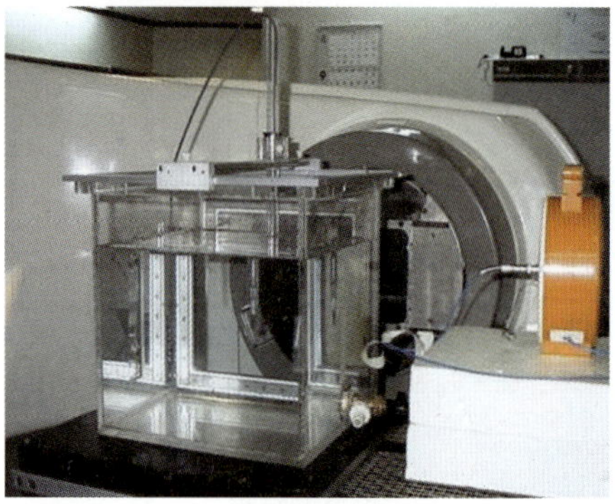

그림 4-16 고체팬텀

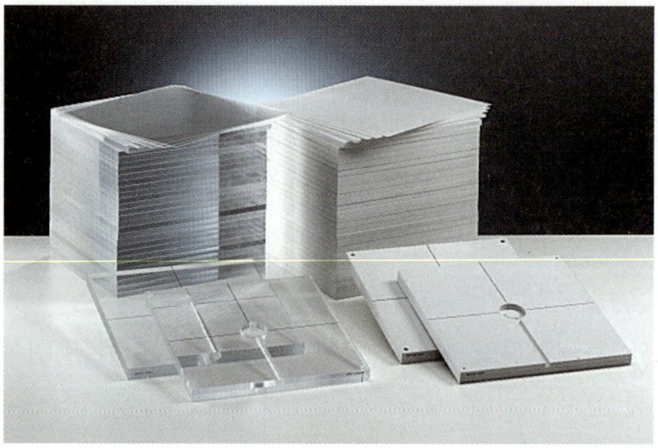

표 4-3 물질별 밀도(ρ), 물과 비교한 전자밀도(ρew), 유효원자번호(zeff), 물과 비교한 유효원자번호(zeffw), CTnumber

물 질	ρ	ρ_e^W	Z_{eff}	Z_{eff}^W	CT number
물	1	1	7.4	1	0
공기	0.0012	0.0012	7.55	1.02	-1000
고체팬텀(solid water)	1.04	1.02	7.54	1.02	17
perspex($C_5H_4O_2$)	1.19	1.16	7.55	1.02	133
polystyrene(C_8H_8)	1.04	1.01	5.7	0.77	8
근육	1.03	1.02	7.39	1.0	14
폐	0.3	0.28	7.51	1.01	-677
연골	1.16	1.14	9.26	1.25	228
뼈	1.84	1.71	13.27	1.79	1283

5) 인체팬텀(anthropomorphic phantom)

팬텀 중에 가장 이상적인 팬텀은 방사선이 인체를 투과하는 동안 발생하는 감쇄와 산란 같은 특성이 인체와 비슷해야 하고 인체 내,외부의 모양과 구성이 인체와 비슷하게 표현되어야 한다. 인체팬텀은 비록 크기나 모양 등이 모든 사람과 같지 않고 평균적인 크기로 만들어졌지만 인체 내부의 뼈, 내부기관, 공기층 등이 인체와 비슷한 밀도로 만들어졌다(그림 4-17).

대부분의 인체팬텀은 인체를 가로축으로 2~3 cm 두께로 잘라져 있으며, 남성모양의 인체팬텀과 유방선량을 측정할 수 있는 여성팬텀이 있다. 가로축으로 갈라진 사이에 필름을 삽입해서 인체내부의 선량분포를 측정할 수도 있고, 열형과 선량계를 인체팬텀 내부에 삽입해서 인체내부 어떤 위치에서의 선량을 측정할 수 있다.

그림 4-17 인체팬텀(anthropomorphic phantom)

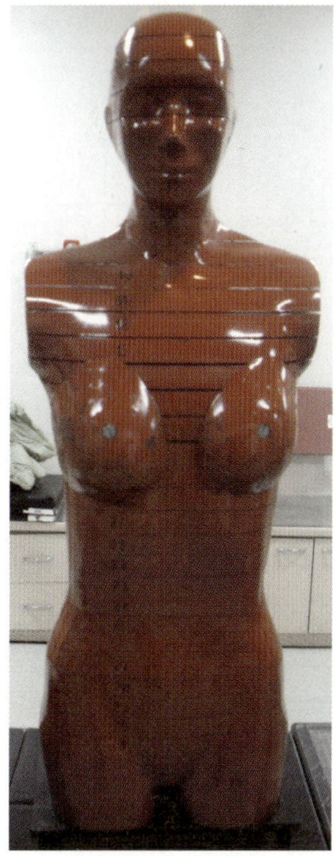

4.4 방사선 측정기

방사선 치료분야에서 전리함을 이용한 전리 방사선의 측정은 가장 널리 사용되는 방법이다. 또한 임상적으로 측정이 쉽고 정확한 측정기구이다. 전리함을 이용한 방사선량 측정은 오래전부터 사용하였다.

1. 전자와 물질의 상호작용

물질에 입사한 광자선속은 광전효과, 콤프톤효과, 전자쌍생성의 상호작용을 하여 전자(2차전자)를 방출하여 그 에너지를 잃어간다. 그리고 광자선속과 물질의 상호작용으로 생긴 2차전자, 또는 1차선속으로서 입사한 전자선속은 물질을 구성하는 원자의 궤도전자와 충돌하는 등의 상호작용으로 그 에너지를 잃어간다.

여기에서 전자선 등의 하전입자가 물질과 상호작용한 결과 2차전자를 방출하고 이 2차전자가 다른 원자의 궤도전자와 충돌해 전리를 일으켰을 때 이 전리된 전자를 δ파(delta ray)라 하며, 반면 X선이나 γ선과 물질의 상호작용 결과 방출된 2차 전자는 δ선이라 할 수 없다. 이들 입사전자 또는 2차전자가 하는 상호작용의 형태는 주로 네가지 과정으로 생각할 수 있다. 그 하나는, 입사전자는 궤도전자와 충돌하여 궤도전자를 외각궤도로 방출하고, 입사전자는 각도를 바꾸어서 산란한다(그림 4-18a). 이 때

그림 4-18 전자와 물질의 상호작용

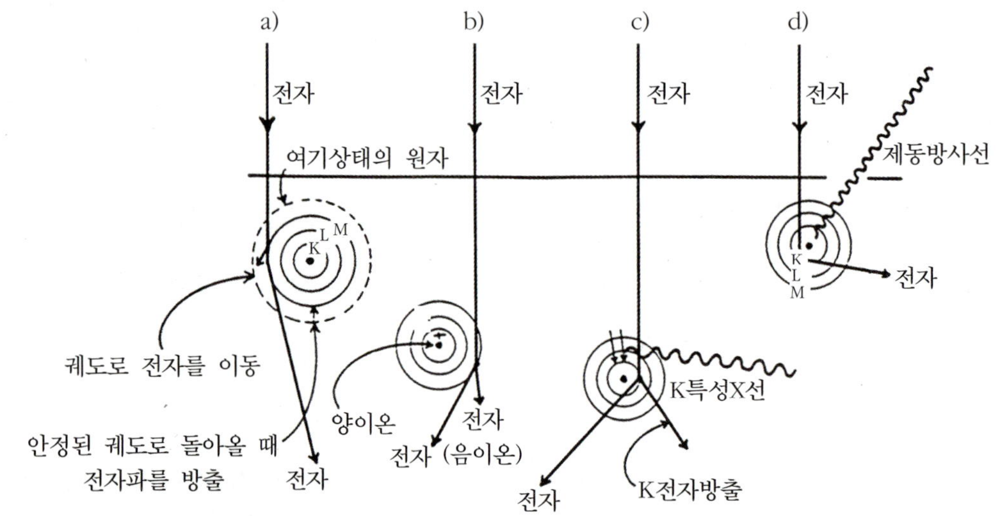

방출된 전자가 원래의 상태로 되돌아가면 그때까지의 원자상태를 여기라 하며, 외각으로 방출된 전자가 원래의 위치로 돌아올 때 전자파(광자)를 방출하여 안정된 상태의 원자로 돌아간다. 둘째, 입사전자는 궤도전자와의 충돌에 의해 궤도전자에 에너지를 부여하여 방출하고 그 후 입사전자는 에너지가 0이 되기까지 궤도전자와 충돌을 반복하여 여러 방향으로 산란한다(그림 4-18b). 셋째, 입사한 전자는 궤도전자와 충돌하여 그 방향을 바꾸어 산란하고 궤도전자는 외각으로 떨어져 나가며, 그 때 원자를 구성하고 있는 외각의 궤도전자가 안쪽의 궤도로 떨어져 오고 남은 에너지를 특성 X선으로서 방출한다(그림 4-18c). 이 때도 (+), (-)의 이온대를 생성하고 산란전자 또는 반도전자는 에너지를 잃기까지 다른 전자와 충돌하여 이온대를 생성하여 간다. 넷째, 입사전자가 원자핵의 쿨롱력(coulomb force)의 영향을 받아 방향을 바꾸고 그로 인해 에너지가 감소되고 그 감소된 에너지에 해당하는 에너지의 제동X선을 방출하는 상호작용이다(그림 4-18d). 이것을 제동방사(bremsstrahlung) 또는 방사손실(radiation loss)이라 부르며, 제동X선의 발생은 전자선의 입사에너지와 원자번호의 2승에 비례한다. 방사선 치료용 선형가속기에서 발생되는 X선은 제동방사에 의해 생기는 제동X선이 대부분을 차지한다.

이들 상호작용을 거시적으로 보면, 입사광자와 원자의 상호작용에 의해 방출된 2차전자 또는 1차선으로서 입사한 전자선속은 물질을 구성하고 있는 원자핵 또는 궤도전자와 작용하고 여러 방향으로 산란하여 산란시마다 이온대, 특성X선, 제동X선을 만들고 전자가 갖고 있는 에너지가 0이 되기까지 산란을 반복한다. 이와 같이 광자와의 상호작용에서 생선된 전자, 입사전자와 상호작용으로 생성된 전자를 총칭하여 2차전자라 하며, 2차전자는 산란을 반복해가면서 에너지를 잃어가는 과정으로 흡수된다.

2. 2차 전자평형

고 에너지의 광자선속이 물질에 입사하였을 때, 물질의 표면에서 깊어짐에 따라서 2차전자에 의한

그림 4-19 2차전자평형의 생성

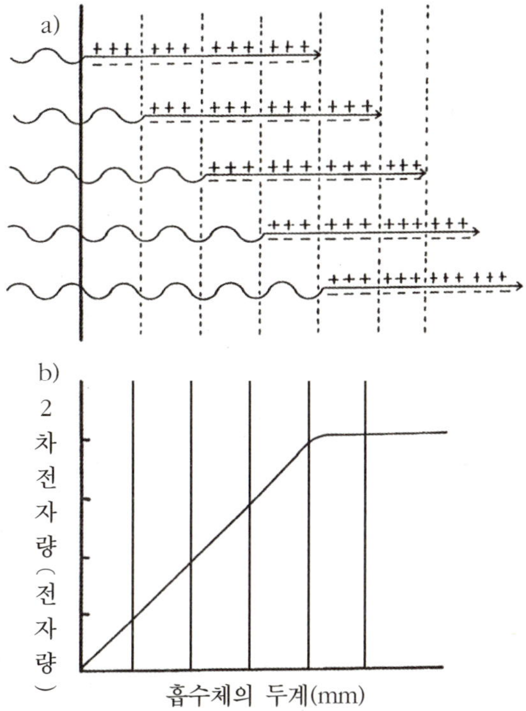

전리량이 많아지며, 어느 깊이에서 평형상태가 된다. 이 평형상태를 2차전자 평형이라 한다. 2차 전자평형까지의 구간을 build up 구간이라 한다. 광자선속이 물질에 입사하였을 때 광전효과나 콤프톤효과 등에 의해 2차전자를 방출한다. 입사광자에 의해 생성되는 2차전자의 산란분포는 입사광자의 에너지가 낮을 때 입사광자에 대하여 90도 방향(측방)으로 산란하고, 입사 광자에너지가 높아짐에 따라서 전방으로 산란한다. 즉 에너지의 증가와 함께 2차전자는 전방방향으로 산란된다. 그 결과 입사광자 에너지의 증가에 따라 2차전자평형 깊이가 깊어진다. 2차전자 평형이 만들어지는 과정은 그림 4-19a와 같으며, 광자선속이 입사하여 단위길이당(이 그림에서는 1콤마) 1개의 2차전자가 방출되게 한다. 또한 이 2차전자의 평균 비정은 4콤마로 하고, 단위 길이당 3개의 이온쌍을 만들게 한다. 그리고 각 깊이마다 어느 쪽 부호이든 이온수를 적산하면 4콤마인 곳에서 이온수는 평형상태가 된다(그림 4-19b). 이것을 2차 전자평형이라 하며, 이 때의 깊이를 평형깊이, 최대선량점(D_{max}) 이라 한다. 최대선량점은 방사선에너지에 깊이가 다르다.

그러나, 일반적인 조건하에서는 1차 광자선속은 물질 내에서 거리역자승법에 따라서 감약하기 때문에 물질 내에서의 깊이에 수반하는 이온수는 최대 깊이를 지나고 나서 1차 광자선속의 감약에 따라서 감약하여 간다.

또한, build up은 1차 광자선속이 공기에서 물질로 밀도가 적은 것에서 큰 물질로 입사하였을 때에 발생한다. 그러나, 1차 광자선속이 밀도가 큰 물질에서 작은 물질로 입사될 때, 밀도가 큰 물질의 사출면 부근에서 build down이라는 역현상이 생겨 사출면에 가까워짐에 따라서 2차전자량이 점차로 감소한다. 이것은 체내의 공동(기관, 상악동)의 표면에서는 build down에 의한 선량 저하가 생기고 있기 때문에 방사선치료 계획시에 주의가 필요하다.

3. 전리함(ionization chamber)의 종류

전리함은 여러 가지 용도로 사용되었다. 그리고 여러 종류의 전리함은 전리함의 구조나 모양, 벽의 재질이나 두께, 내부의 크기에 의해 분류된다. 구조나 모양으로 보면 주로 두 가지로 분류된다. 지두형 전리함(thimble chamber)과 평행평판형전리함(parallel plate chamber)으로 나누어진다. 그밖에 다른 구조의 전리함으로는 구형 모양이 있지만 일반적으로 치료 방사선 측정에는 사용되지 않고, 선형가속기 내에 삽입되어 선량과 균등도와 평탄도 측정에 사용되는 투과 전리함이 있다.

전리함은 여러 가지 물질을 사용해서 만들어지는데 전자평형과 Bragg-Gray 공동효과가 잘 나타나기 위해서 공기등가물질이나 물등가 물질을 사용한 전리함을 주로 사용한다.

1) 자유공기 전리함

그림 4-20는 공중에서 공기의 소체적에 광자선속이 균등하게 조사되는 것을 나타내고 있다. 이 소체적(dm) 중에는 광자선속과 공기를 구성하고 있는 원자의 궤도전자와 충돌에 의해 2차전자가 발생한다. 이 2차전자는 부여된 에너지를 잃기까지 다른 원자의 궤도전자와 여러 번 충돌하게 된다. 그 모양은 그림 3-15와 같이 2차전자의 비적을 따라서 (+), (−)이온쌍이 생기므로서 설명된다. 그리고 이 소체적(dm) 안에서 만들어지는 이온쌍 중 어느 쪽 부호의 이온이든 이온의 전하량을 측정함으로써 조사선량을 구할 수 있다.

앞에서 설명한 것과 같이, 조사선량의 정의에 따라 절대측정을 할 수 있도록 만들어진 전리함(그림 4-21)을 자유공기 전리함이라 부르며, 표준선량계로 사용하고, 지두형 전리함(thimble ionization

그림 4-20 공기 중에서의 2차전자와 이온쌍

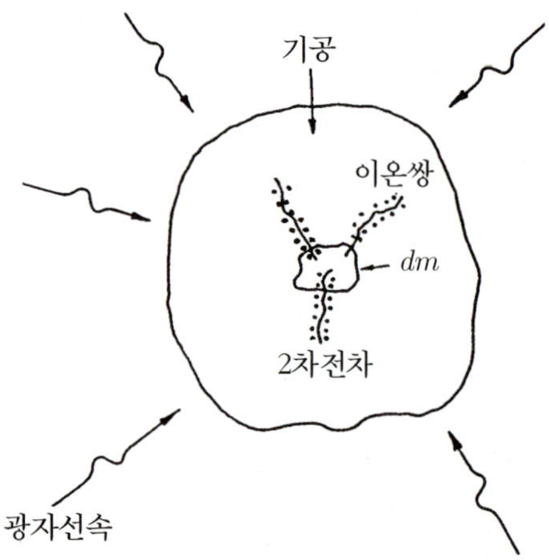

chamber), 원통형 전리함(farmer type ionization chamber) 등의 선량교정에 주로 이용된다. 그림 4-21에서 입사 광자선속은 조리개에 의해 가는선속이 되며, 한쌍의 평판금속 사이를 통과한다.

전극 사이에는 100 V/cm 정도의 전압이 걸려 있다. 아래의 금속판은 3개로 나뉘어져 양 끝의 2개는 접지되고, 중앙의 금속판은 입사 광자선속에 의해 생기는 2차전자의 전하량 측정용 전류계와 결선되어 접지되어 있다. 위의 금속판은 전지의 (−)쪽에 접속되고, 아래의 금속판은 전지의 (+)쪽에 접속되어 있다. 그리고 2차전자에 의해 선량계의 사선 부분에 생긴 (+)이온은 위의 금속판 방향으로, (−)이온은 아래의 금속판 방향으로 이동하여 전하량이 전류치로서 측정된다.

그림 4-21의 사선부분영역 내에서 광자선속에 의해 만들어진 2차전자는 전극 사이에서 공기를 전리하여 그 전 에너지를 잃어야 절대측정이 이루어진다. 그 때문에 사선부분 영역에 전자평형이 이루어지도록 입사광자에 의해 생성된 2차전자의 비정이 전극 사이보다 짧아야 한다.

예를 들면 500 kV의 X선에서 2차전자의 비정은 약 40 cm가 되며, X선 에너지가 증가함에 따라 2차전자의 비정은 더욱 길어지며, 측정기는 더욱 큰 것이 요구된다. 따라서 고 에너지광자 선속의 측정에는 2차전자의 비정이 너무 크기 때문에, 그림 4-21의 사선 부분의 측정영역 내에서는 전 전리량을 측정할 수 없고, 그로 인해 측정 정밀도에 문제가 생긴다. 이것이 조사선량의 정의를 3 MeV 이하의 광자선속이라 한정한 이유이다.

다음에 자유공기 전리함에 있어서 조사선량과 전리량의 관계는 조사선량의 정의에 근거하여 아래 식으로 나타낼 수 있다.

$$X = \left[\frac{Q}{\rho_{air} \times V}\right] \quad \cdots\cdots (4.23)$$

X : 조사선량[C/kg]
Q : 집전극에 모여지는 전하량[C]
V : 전리함의 광자빔 용적[m^3] (그림 4-21의 사선부분)
ρ_{air} : 공기의 밀도[$kg \cdot m^{-3}$] : 1.293(0℃, 1기압)

그림 4-21 자유공기 전리함

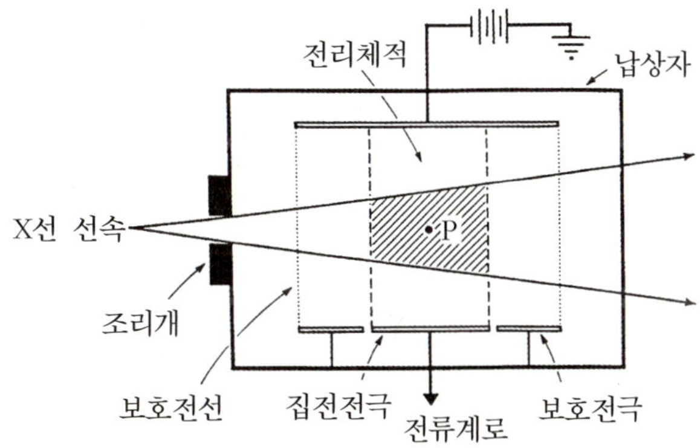

그림 4-22 지두형 전리함의 외형

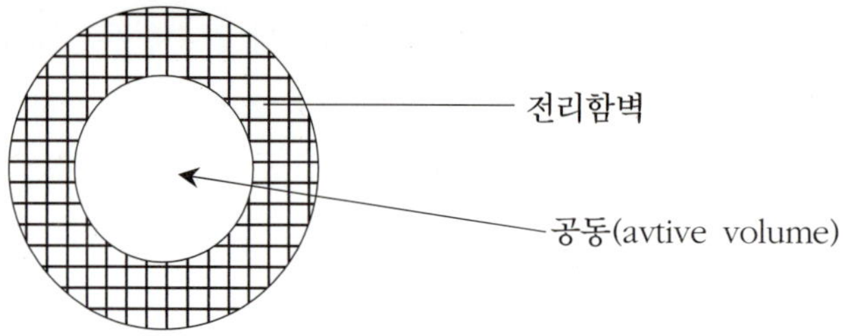

2) 지두형 전리함(thimble chamber)

(1) 원리

그림 4-22와 같이 큰 전리함 벽을 압축하여 작은 공동(active volume)의 바깥쪽에 만들었다고 가정하면, 방사선과의 상호작용에 의해 이 압축된 전리함 벽에서 발생된 원자수와 압축하기 전 큰 전리함 벽에서의 원자수가 같기 때문에 광자선속과 상호작용에 의해 만들어지는 2차 전자수는 밀도와 관계없이 동일하다. 그리고 압축된 공기의 두께가 2차전자의 비정과 같다고 가정하면, 이 전리함에서 얻어지는 전리량에 의해 조사선량의 측정이 가능해진다. 그러나 공기중에서 조사선량을 측정할 경우에 에너지가 높아지면 최대선량점이 깊어지기 때문에 전리함의 두께를 두껍게 하거나 선량 증가 두겁(build up cap)을 사용해야 한다. 그러므로 에너지가 3 MeV 이상에서는 전리함벽 두께의 한계와 선량 증가 두겁을 한없이 두껍게 사용할 수 없으므로 측정이 어렵다. 매질 내에서 측정하게 되면 매질 내에서 발생된 2차 전자가 전리함의 공동에 영향을 미치고, 전리함 공동에서 발생된 2차전자도 매질도 전달되서 두 전리이온 양이 같게 된다. 이것을 Bragg-Gray 공동이론이라 한다. 전리함 벽은 공기등가물질(air equivalent material)로 모든 에너지의 광자선속에서 공기와 같은 상호작용을 하지 않으면 안된다. 이 상호작용은 흡수물질의 원자번호에 크게 의존하기 때문에 등가물질은 공기와 같은 유효원자번호(Z_{eff})를 갖는다.

그림 4-23 원통형 전리함(farmer type ionization chamber)과 구조

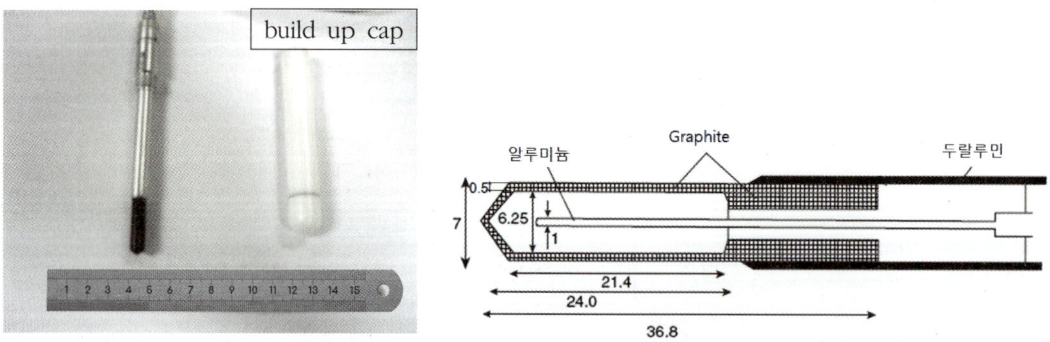

그림 4-24 실린더형 전리함과 구조

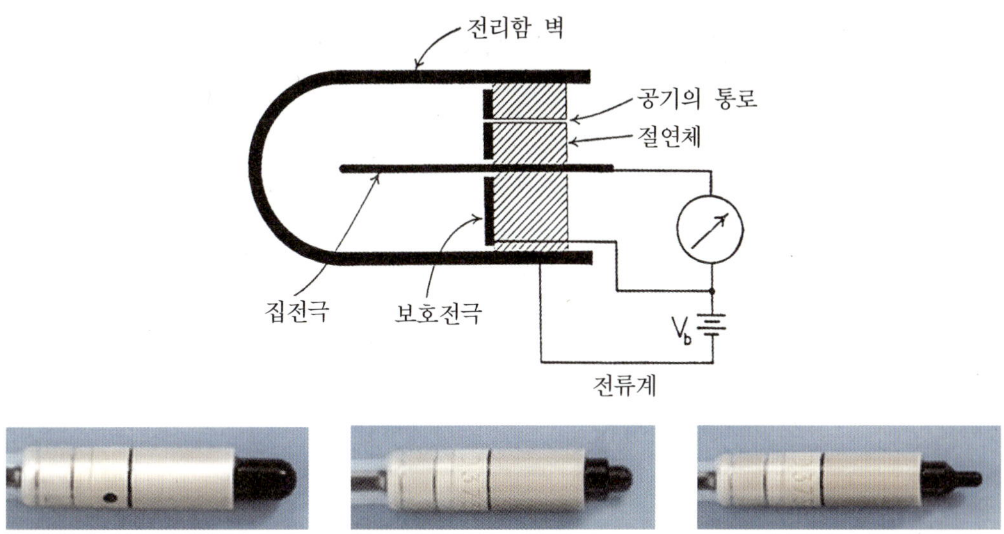

(2) 지두형 전리함의 구조

지두형 전리함은 의료방사선분야에서 현재 가장 많이 사용되고 있고, 절대선량 측정에 많이 사용되는 그림 4-23의 원통형 전리함(farmer type ionization chamber)과 선량분포 측정에 많이 사용되는 실린더 모양의 전리함으로 나누어진다. 전리함의 벽은 공기등가물질로 되어 있고 벽안은 공기로 구성되어 있다. 지두형 전리함은 실린더 모양을 하고 있으며 전리함 중앙에 전압을 가할 수 있는 전극이 있다. 전리함 벽은 Bragg-Gray 효과를 위해 얇게 만들어져야 한다.

실린더형 전리함의 구성은 그림 4-24와 같다. 공기등가벽은 안쪽이 전도체로 코팅되어 전극으로서 작용한다. 그리고 전리함의 중심축은 또 다른 전극 즉, 집전극으로서 작용하고, 양전극은 절연되어 있다. 그리고 공동속에서 만들어진 이온을 수집하기 위해 양전극에 적당한 전압이 인가된다. 전리함의 외벽은 광자선속에 대하여 공기와 같은 상호작용을 하도록 재료를 고려하여 베크라이트나 나이론과 같은 플라스틱재로 만들어져 있다. 이 재질의 원자번호는 6정도이고, 공기보다 조금 작은 2차전자를 얻을 수 있다. 또한 공기의 실효원자번호(7.6)에 가깝기 때문에, 고원자번호 물질을 소량 첨가한 탄소함유 베크라이트가 이용되고 있다.

집전극은 알루미늄(Z=13)으로 만들어진다. 왜냐하면 전리함 벽인 graphite(Z=6)의 원자번호가 공기 유효원자번호보다 낮기 때문에 보상하기 위해 높은 원자번호 물질을 사용한다. 그러므로 공기의 실효 원자번호보다 크기 때문에 2차전자를 많이 만든다. 따라서 알루미늄의 양은 전리함 전체가 공기 전체와 같은 유효원자번호가 되도록 조정된다.

지두형 전리함의 감도보정은 표준선량계로 교정하며, 그 결과 전리함의 감도가 저 에너지 영역에서 낮으면, 고원자번호의 물질을 조금 첨가하는 등의 조정이 이루어진다. 또한 외벽의 재질인 graphite는 온도변화에 의한 팽창계수가 작아 전리함의 감도, 반복측정 정확도, 안정성에 좋지만 기계적 강도면에서 결점이 있다. 일반적으로 지두형 전리함은 가운데 전극과 공기층, 벽으로 구성되어 있고, 물 팬텀에서 선량이나 2차원적 선량분포를 만들기 위해서는 전리함이 방수가 되어야 한다.

전리함의 공동을 가로지르는 2차전자량은 전리함의 벽두께에 따라서 변화한다. 2차전자의 최대비정보다 벽두께가 얇으면 벽에서 만들어지는 2차전자량이 작기 때문에 전리함의 감도가 낮아진다. 또, 반대로 벽이 두꺼우면 저 에너지 광자선속의 감약이 생겨 전리함의 감도가 낮아진다. 이와 같이 일반적으로는 100~250 kV X선에서는 1 mm, 코발트 60 γ선에서는 벽두께가 5 mm인 전리함이 사용되며 고 에너지 X선을 공중에서 측정할 때는 선량증가두겁을 전리함에 장착한다.

치료용 방사선에서 전리함을 이용해 공기중에 측정을 하려면 전자평형을 고려해서 최대선량 깊이만큼 반지름 두께의 선량 증가 두겁(build up cap)을 전리함에 끼우고 측정해야 한다. 공기중에 전리함을 이용해서 절대선량을 측정하기 위해서는 에너지에 따라 여러 가지 두께의 선량 증가 두겁을 사용해야 한다(그림 4-25).

그림 4-25 전리함과 선량 증가 두겁(build up cap)

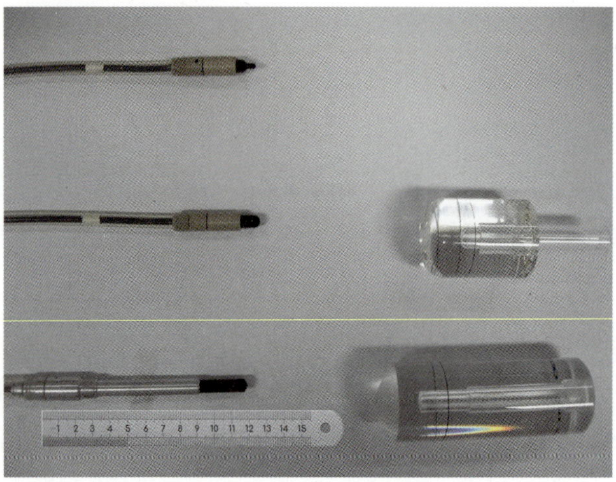

3) 평행평판형 전리함(parallel plate chamber)

평행평판형 전리함은 외삽전리함(extrapolation chamber)과 거의 유사한 구조이지만, 외삽 전리함은 여러 가지 전극간격을 가지고 있다. 평행평판형 전리함은 전극간격(공동)이 고정되어 있거나 2 mm 이내이다(그림 4-26). 방사선 입사창은 0.01~0.03 mm 두께의 마일러, 폴리스틸렌으로 만들어졌기 때문에 방사선의 감약없이 표면선량을 측정할 수 있다. 또한, 입사창위에 팬텀물체를 올려놓고 얕은 곳에서의 깊이 선량측정을 할 수 있다. 특히, 평판형 전리함은 공동에 의한 2차전자의 교란이 적어, 전자선 측정에 많이 이용되는 선량계이기도 하다. 일반적으로 표면 평균 에너지가 10 MeV 이하인 전자선 측정을 할 경우에는 반드시 평판형 전리함을 사용해야 한다. 원통형 전리함을 사용할 수도 있으나 불확도가 1~2 % 증가한다. 표 4-4는 평행평판형 전리함이 전자선 측정 시 요구되는 조건이다.

그림 4-26 평행평판형 전리함과 옆(a)과 위(b)에서 본 구조

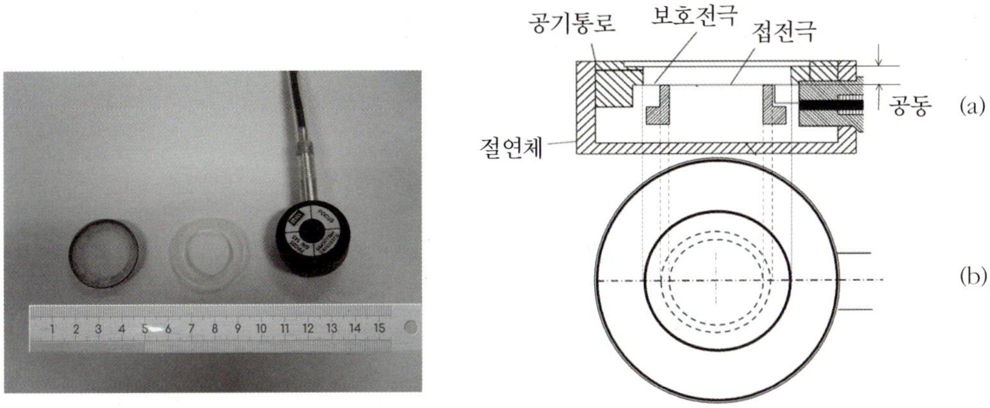

표 4-4 평행평판형 전리함이 전자선 측정시 요구되는 조건

항 목	범 위
전리함 치수(chamber dimensions)	
입사창 두께	≤1 mm
집전극 지름	≤20 mm
보호전극 넓이와 공동높이 비율	≥1.5
공동높이	≤2 mm
입사창 후방산란교란 효과 ρwall	$<$ 1%
극성효과	$<$ 1%
누설전류	$< 10^{-14}$A
안정성	±0.5%

4) 투과 전리함(transmission chamber)

주로 선형가속기 안에 collimator 전에 위치하고 선속평탄여과판이나 산란박을 투과해서 나온 광자나 전자의 선량측정을 위해 사용된다. 선속의 균등도와 평탄도가 일정하게 유지되는지를 평가할 수 있고, 출력 선량(MU)을 평가한다. 전리함은 아래위로 4개씩 있고 가운데 AB, CD 전리함은 출력선량 측정에 사용된다. A와 B, C와 D는 횡축과 종축의 기울어진 정도를 평가하고 E와 F, G와 H는 횡축과 종축의 위치가 맞는지를 평가한다(그림 4-27).

4. 기타 측정기

전리함을 이용한 방사선 측정이 가장 보편적으로 사용하는 방법이지만 측정하고자 하는 목적에 따라 여러 가지 측정기를 사용하고 있다. 2차원적, 공간적 선량분포 측정에 유효한 필름, 크기가 작은 조사면에 유용하게 사용되는 반도체 검출기, 인체내부의 선량측정에 유용하게 사용되는 열형광 선량계 등이 있다.

그림 4-27 투과 전리함과 구조

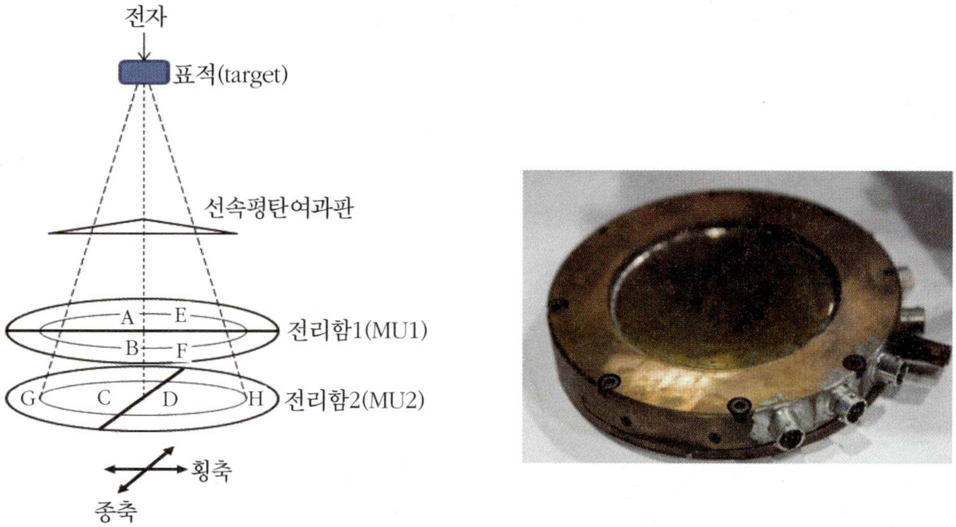

1) 필름

필름은 크게 레디오그래픽(radiographic) 필름과 레디오크로믹(radiochromic) 필름으로 나눈다. 레디오그래픽 필름은 오랫동안 사용한 필름으로 방사선 조사 후에 현상기에서 현상, 정착, 수세, 건조 후에 영상을 볼 수 있는 필름이다. 반면에 레디오크로믹 필름은 카세트나 밀봉된 봉투 안에 필름이 있는 것이 아니라 가시광선 상에 필름을 놓아도 노광되지 않고 오로지 방사선의 조사에 의해서 실시간으로 노광되는 필름이다(그림 4-28).

그림 4-28 레디오그래픽 필름(a)과 레디오크로믹 필름(b)

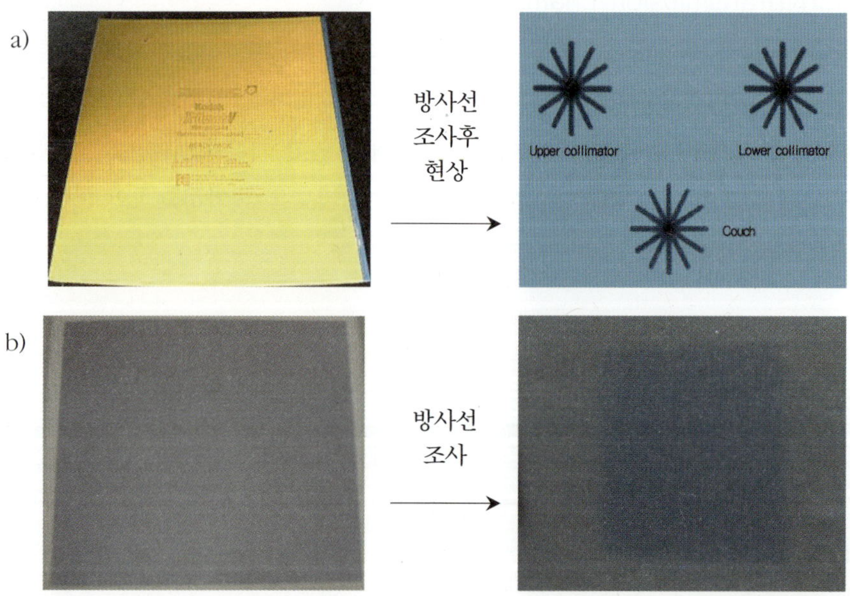

그림 4-29 필름 스캐너

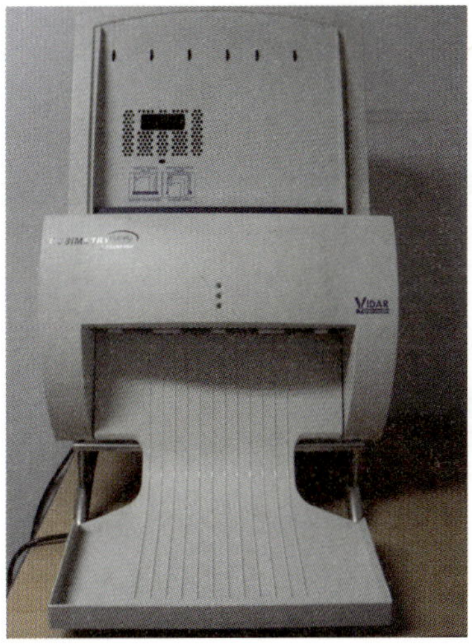

레디오크로믹 필름은 조직등가 물질이고, 불빛 아래에서도 원하는 크기로 자를 수 있는 장점이 있지만 가격이 비싼 편이다.

레디오그리픽 필름은 할로겐화은(일반적으로는 AgBr)의 미세 결정인 젤라틴겔을 적당한 베이스 위에 도포한 감광재이다. 이것이 방사선 조사에 의해 흑화되는 것을 이용하여, 방사선 측정에 오래전부터 이용하여 왔다. 이 흑화도를 이용하여 광자선속이나 전자선속의 선량 또는 선량분포 측정에 사용할 수 있다. 선량분포를 측정하기 위해서는 노광된 필름을 읽을 수 있는 스캐너나 디지타이저로 스캔 후에 분석할 수 있다(그림 4-29).

필름은 선량특성이 뚜렷하여 방사선량 증가에 따른 선량-흑화도 곡선을 작성하여 흡수선량 측정에 이용한다. 선량-흑화도 곡선상에서 흑화도에 대응하는 흡수선량 측정은 직선성이 유지되는 부분이 측정오차가 적다.

측정 시 방사선량을 정량적으로 증가시켜 지두형 전리함과 필름에 조사하고, 일정조건에서 현상, 처리 후 작성한 선량-흑화도 곡선에서 목적으로 하는 방사선량을 구할 수 있다. 그러나 필름은 방사선 에너지 의존성이 현저하게 나타나며, 특히 진단영역의 저 에너지 X선의 선량측정을 할 때는 특히 유의하여야 한다. 또, 현상 처리조건에 의해 흑화도가 변하기 때문에, 항상 일정한 처리조건으로 현상하는 것이 중요하다.

고 에너지 광자선속이나 전자선속의 방사선치료에 있어서 등선량분포도를 측정할때, 고체팬텀(mix Dp, 폴리스틸렌)을 이용하여, 팬텀 안에 필름을 장치하여 조사하고, 일정한 처리조건으로 현상한 후, 선량-흑화도 곡선을 작성한다. 팬텀 사이에 필름을 넣고 조사할 때는 팬텀과 필름 사이에 공기층이 발생하지 않도록 밀착시켜야 한다(그림 4-30). 그러지 않으면 공기층에 의해 선량이 증가한다.

필름을 사용해서 얻어진 등선량분포 곡선은, 70 % 이상의 고선량영역에서는 매우 신뢰도가 높지만, 50 % 이하의 저선량영역에서는 약간의 보정이 필요하다고 한다.

그림 4-30 선형가속기에서 고체팬텀 사이에 필름 설치

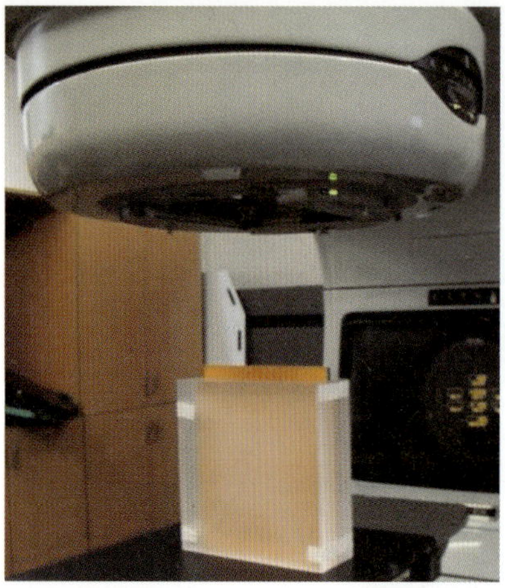

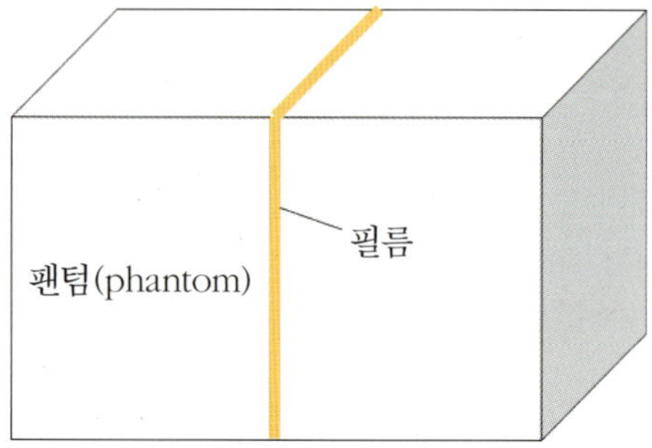

그림 4-31 비소(5가)가 들어간 실리콘 반도체

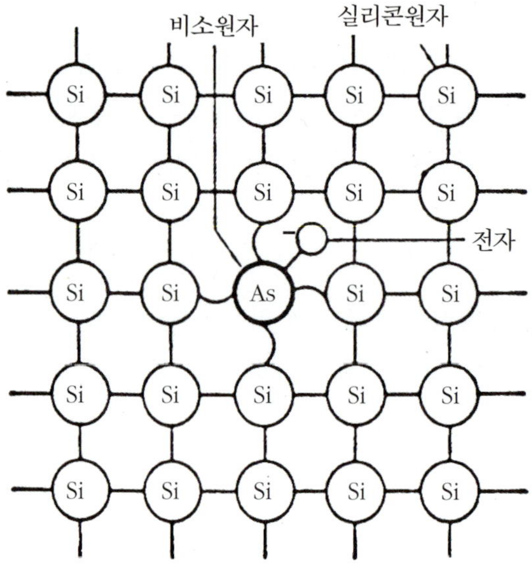

2) 반도체 검출기(diode detector)

우선 선량계로 이용되고 있는 반도체의 기초이론에 대하여 설명한다. 반도체에 이용되고 있는 실리콘(Si)이나 게르마늄(Ge)은 원자의 주기율표에서 4가에 속하고, 가장 외측의 궤도에는 4개의 전자가 존재하며, 그 때문에 그림 4-31과 같이 공유결합에 의해 원자가 규칙적으로 강하게 결합하여 결정을 만들고 있다.

그리고 원자가 많이 모여 결정을 만들면, 전자가 서로 전기적인 힘을 작용시켜, 그림 4-32와 같이 궤도가 원자핵에서 멀어짐에 따라서 조금씩 에너지 준위가 높아져 간다. 이와 같은 각 궤도 내의 전자

그림 4-32 전자궤도의 밴드 이론

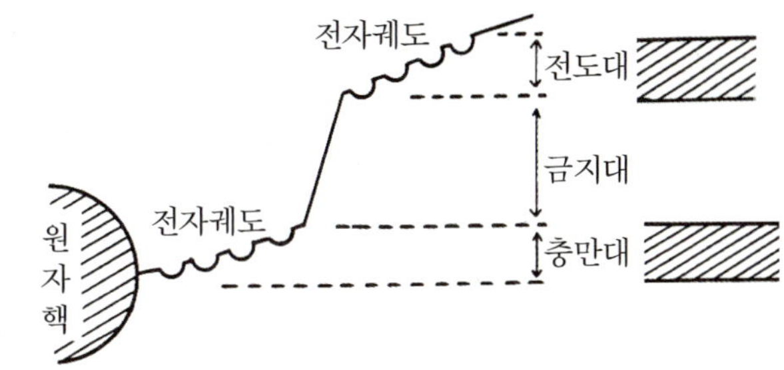

의 궤도 폭을 밴드라고 부르고 있다. 그리고 가장 외측 궤도의 밴드를 전도대, 그 안쪽의 전자궤도 밴드를 충만대라고 하며, 여기에 존재하는 전자를 자유전자라 부르고 결정안을 자유로이 돌 수 있다. 그리고 전도대와 충만대 사이를 금지대라 부르며, 여기에는 전자가 존재하지 않는다. 따라서 절연체는 금지대가 커서 충만대에서 전도대로 전자가 잘 이동하지 못하는 것으로 설명된다.

원자는 원자핵 내에서 (+) 전하를 가진 양자와 궤도를 도는 (−) 전하를 가진 전자와 전기적으로 결합되어 중성이 된다. 그러나 방사선 등으로 외부에 어떠한 힘이 작용하여, 전자를 궤도에서 밀어냈을 때, 이 원자는 전기적으로 (+)가 되어 이온이라 부른다. 이 때 전자가 방출된 후의 전기적인 구멍을 정공이라 부른다.

다음에 순수한 실리콘 결정에 비소(As)나 비스무스(Bi) 등 5가의 불순물을 섞으면, 5가의 원소는 가장 외측의 궤도에는 5개의 전자가 존재하기 때문에 그림 4-31에 나타내었듯이 공유결합 중에 1개의 전자가 남는다. 이와 같이 5가의 원소가 들어가면 그 원소와 같은 수 만큼의 전자를 방출하여 물질에 전자를 준다고 하는 의미에 도너(donor)라고 하며 금지대의 에너지 차이보다 작은 에너지에서 전도대로 전자를 이동시킬 수 있다. 이것과는 반대로 갈륨(Ga)이나 인듐(In) 등 3가의 불순물이 들어가면 어셉터(acceptor)라고 불린다. 그리고 5가의 불순물이 들어간 경우를 n형 반도체, 3가의 불순물이 들어간 경우를 p형 반도체라 부른다. 그리고 n형과 p형 반도체를 접합하면 그림 4-33에 나타내었듯이 전위 장벽이 작용하여 전자와 홀이 존재하지 않는 공핍층이 생긴다.

그림 4-33 PN접합 반도체 방사선 검출기

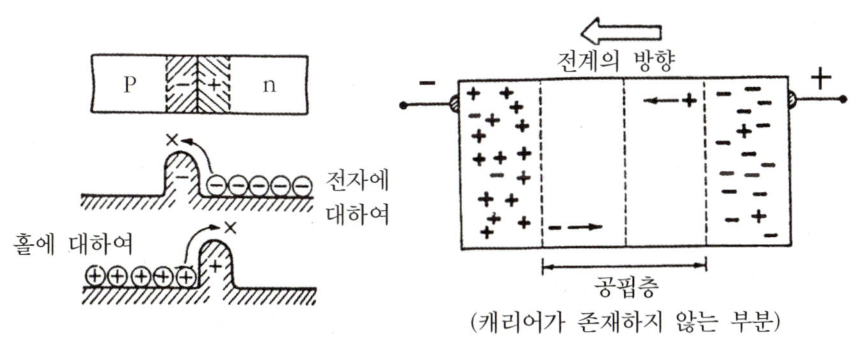

게르마늄이나 실리콘으로 대표되는 반도체를 이용한 방사선 검출기는 이들 반도체의 PN접합에 역방향의 전압을 가한 것으로, 접합면 근처에서는 캐리어라 불리는 자유전하가 접합면에서 반대방향으로 모여서 공핍층이 생긴다. 이 공핍층에 방사선을 조사하면 그 비적을 따라서 다수의 전자와 정공의 쌍을 만들어 이것이 반대 부호의 전극에 모여 전류값으로 측정된다.

이 반도체검출기와 지두형 전리함의 선량 특성을 비교하면 반도체에서는 1개의 전자와 정공의 캐리어쌍을 만드는데 필요한 평균에너지는 실리콘에서 3.5 eV, 공기의 경우 33.97 eV이며, 같은 방사선 에너지 부여에 대하여 반도체 쪽이 10배의 펄스전류가 흐른다.

반도체 검출기의 장점은 다음과 같다.

① 소형이고 견고하다.

② 저전압으로 작동하고, 특별한 고압전원이 불필요하다.

③ 방사선이 공핍층에서 소비한 에너지에 비례한 출력펄스를 발생한다.

④ 1쌍의 전자와 정공을 만드는데 필요한 에너지가 작기 때문에, 발생전하가 크고, 그로 인한 에너지 분해능이 좋다.

⑤ 펄스폭이 10^{-8} sec 정도로, 분해시간이 짧다.

한편 단점으로서 아래의 것을 들 수 있기 때문에 사용에 주의하여야 한다.

① 공핍층이 두꺼운 것을 얻기 어렵고, 고 에너지 방사선 측정이 곤란하다.

② 면적이 넓은 검출기를 만들기가 곤란하다.

③ 누설전류가 크고, 잡음이 크다.

④ 온도의 변화에 의해 검출기의 감도가 변하기 쉽다.

그래서 임상에서의 반도체 검출기의 사용은 크기가 작은 조사면의 측정에 많이 사용되고 있으며, 광자선 측정과 전자선 측정에 따라서 반도체 검출기가 다르다(그림 4-34). 그리고 인체 표면위에 선량계측을 하는 in vivo 계측을 할 수 있는 모스펫(metal oxide semiconductors-field effect transistors, MOSFET) 장치가 있어서 인체 내에서의 방사선량을 측정할 수 있다(그림 4-35).

그림 4-34 반도체 검출기

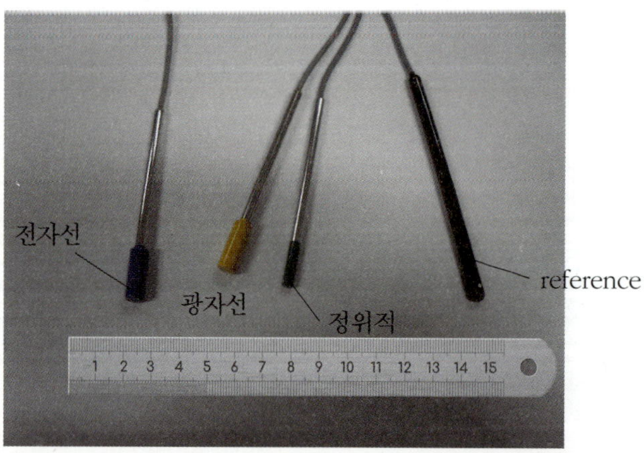

그림 4-35 모스펫(MOSFET)

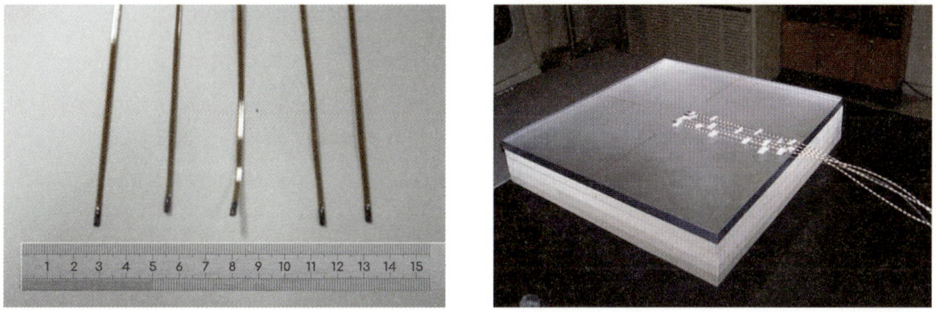

3) 열형광선량계(thermoluminescent dosimeter : TLD)

선량측정을 위하여 방사선속을 조사하기 전에 TLD 소자에 열을(약 400℃/1시간) 가하고 식히면서 전자 정공 모두 충만대로 보내는 작업을 한다(annealing). 다음에 열처리된 TLD 소자에 방사선을 조사하면, 방사선과의 상호작용으로 전리된 전자는 충만대에서 전도대로 올라가며 충만대에 정공을 만든다. 전도대에 올라간 전자는 충만대(valence band)로 돌아오는 과정에 불순물 주입에 의해 생성된 electron trap에 포획되어 준 안정상태에 있게 된다(그림 4-36a). 다음에 TLD 선량계 내에서 소자가 열을 받아 포획되어 있는 전자를 전도대로 올리는데 충분한 에너지가 주어지면 충만대로 되돌아오는 과정에서 정공과 결합하여, 열형광을 방출한다(그림 4-36b, c). 이 때, 소자에 가하는 열을 일정한 조건에 따라서, TLD소자에 조사한 선량과 열형광량 사이에 비례관계가 성립하면, 방사선 측정기로서 이용된다. TLD의 가장 큰 장점은 재사용이 가능하다는 것이다.

그러나 저선량 영역이나 고선량 영역에 있어서, 방사선량과 형광량과의 비례관계가 성립하지 않는 수가 많다. 그리고 이들 비례관계에 있는 직선영역은 TLD소자의 종류에 따라 다르다. 따라서 TLD를 이용하여 선량측정을 할 때, 2차 표준선량계로 이용하고 있는 원통형(farmer type ionization chamber) 전리함과 TLD소자를 동시 조사하여, 선량의존성을 정확히 파악하여 둘 필요가 있다. 한편, 선량률의존성은 없다고 생각하여도 된다.

그림 4-36 TLD소자의 발광 기구 모델

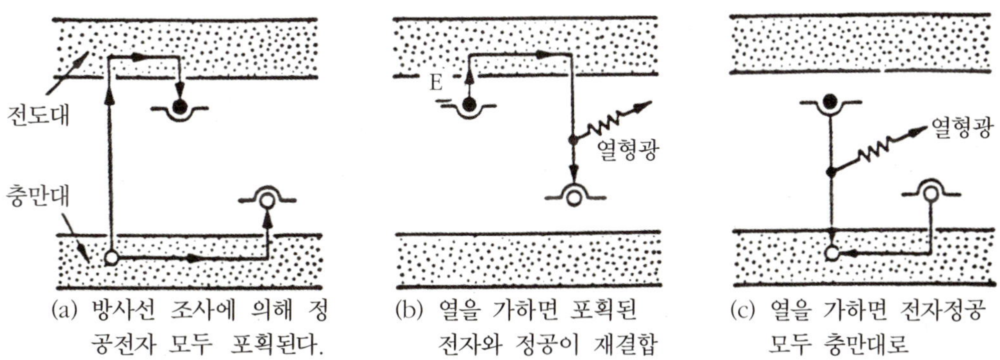

그림 4-37 TLD소자의 에너지 의존성

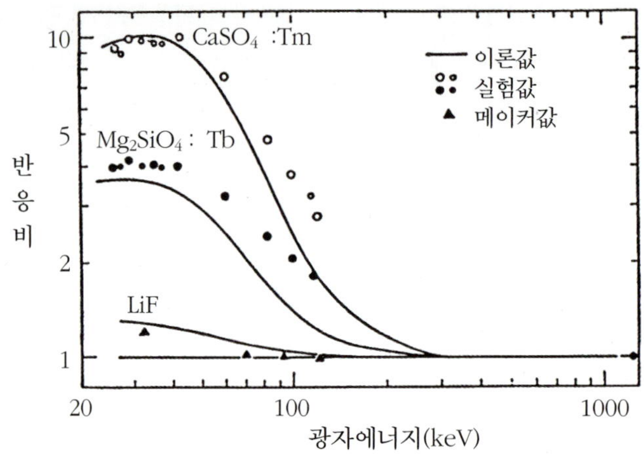

이 TLD 소자는 방사선 에너지에 의해 감도가 변한다. 특히 진단영역의 저 에너지 X선에 있어서는 4~10배의 감도변화를 나타낸다. 그러나 1 MV 이상의 고 에너지 영역에서는, 에너지의존성은 매우 적다(그림 4-37).

다음에 TLD 소자에 방사선을 조사하고 나서 측정까지의 시간을 바꾸어서 형광량값을 측정하면 동일 조사량에도 시간의 경과와 함께 형광량이 낮아진다. 이 현상을 페이딩(fading) 효과라 한다. 그 외, 가열 후 측정까지 사이에 소자에 가시광을 쏘였을 때 형광량이 증가한다. 따라서 특히 미소선량을 측정할 때는 매우 주의하여야 한다. 기타, 소자간의 감도변화 및 동일 소자에서도 측정시마다 형광량값이 다르기 때문에, TLD소자를 이용한 선량측정에는 통계처리를 할 필요가 있다.

그림 4-38은 TLD 물질과 측정순서이다. TLD를 annealing 할 수 있는 오븐장치와 TLD를 방사선에 조사하기 위한 팬텀, 그리고 조사된 TLD를 읽는 reader이다(그림 4-39).

그림 4-38 TLD물질과 측정순서

TLD 물질 : LiF, Li_2B_4O, BeO, $CaSo_4$, CaF_2, Al_2O_3
→ annealing : 조사하기 전에 재사용할 수 있도록 일정시간 열을 가하고 식힌다.
↓ package & storage : 방사선을 조사하는 동안 전자평형에 도달 할 수 있는 장치, 빛이나 습도 충격을 방지하는 장치
← irradiation : 팬텀에 장착된 TLD 방사선을 조사한다. 교정(calibration)용으로 조사하는 경우와 측정용으로 조사
↓ reading : reader기에 TLD를 넣고 측정값을 읽는다.
→ 수학적 평가 : 측정값을 수학적인 계산식을 이용해서 평가한다.

그림 4-39 TLD 오븐에 annealing 과정(a), 팬텀에 TLD 설치(b), reader기와 anneling 장치(c), TLD reading(d)

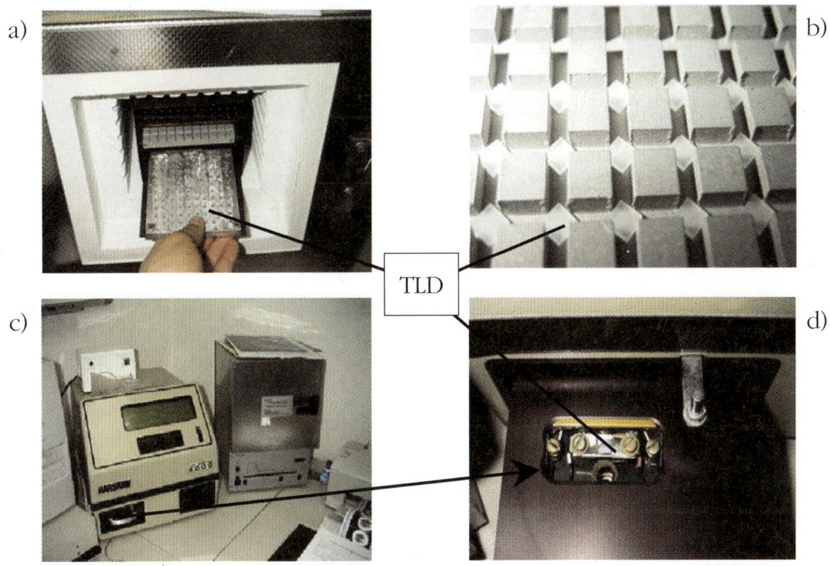

4.5 물질중의 흡수선량 계산법

1. 공기 중의 흡수선량의 계산

3 MeV 이하의 에너지를 가진 X선 또는 γ선이 소체적의 공기 중에 조사되고, 공기 중의 측정영영 내에서 2차전자평형이 이루어졌다면, 공기 중에서 측정된 조사선량(C/kg)의 흡수선량(Gy)을 구할 수 있다.

그 방법은 입사 광자선속이 단위 질량당 공기와의 상호작용에 의해 생성된 이온쌍의 수에 1개의 이온쌍을 만드는데 필요한 평균에너지 값($\overline{W_{air}}$)을 곱하여 흡수선량을 구할 수 있다.

만약 1C/kg의 조사선량이 공기 중에 조사되었을 때 만들어지는 이온쌍의 수는 전자 1개의 전하량이 1.6×10^{-19}C이므로 $\dfrac{1\ \mathrm{C/kg}}{1.6\times10^{-19}\mathrm{C}} = \dfrac{1}{1.6\times10^{-19}}$(개/kg)이 된다.

한편, 공기에 대하여 1개의 이온쌍을 만드는 데 필요한 평균에너지 $\overline{W_{air}}$ = 33.97 eV = $33.97\times1.6\times10^{-19}$J (∵ 1 eV = 1.6×10^{-19} J)이므로 흡수선량은, $D_{air} = \dfrac{1}{1.6\times10^{-19}}(33.97\times1.6\times10^{-19})$ = 33.97(J/kg) = 33.97(Gy)이 된다.

따라서 1 C/kg의 조사선량이 공기중에 조사되었을 때 흡수선량은 33.97 Gy가 된다.

이로부터 조사선량(X)을 공기중에 조사하였을 때의 흡수선량(D_{air})과의 관계는 아래와 같다.

$$D_{air} = X\times\left(\frac{\overline{W_{air}}}{e}\right) \quad \cdots\cdots (4.24)$$

X : 조사선량(C/kg)
$\overline{W}_{air}$: 공기에 대하여 1개의 이온쌍을 만드는데 필요한 평균 에너지
e : 전자 1개의 전하량(1.6×10^{-19}C)

그림 4-40 공기와 물질에 조사하는 전리방사선

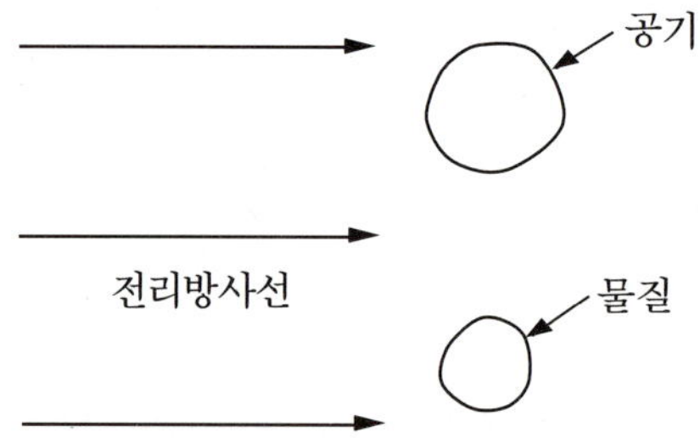

2. 물질 중에서 조사선량에 대한 흡수선량의 계산

광자선속이 물질 내에 입사하였을 때, 2차전자평형이 성립하고 있는 조건 하에서 4.18식에서 물질 내의 흡수선량 D_{med}는 입사 광자선속의 에너지유량(ψ)과, 물질의 질량에너지 흡수계수$(\overline{\mu}_{en}/\rho)_{med}$의 곱으로 얻을 수 있고, 이들 관계를 아래 식으로 나타내었다.

$$D_{air} = \psi \times (\frac{\overline{\mu}_{en}}{\rho})_{med}$$

그림 4-40과 같이, 물질과 공기 중의 같은 기하학적인 점에 같은 양의 에너지유량이 주어진다고 가정하며, 공기와 물질 중에서의 흡수선량은 아래식과 같다.

$$D_{air} = \psi \times (\frac{\overline{\mu}_{en}}{\rho})_{air} \quad \cdots\cdots (4.25)$$

$$D_{med} = \psi \times (\frac{\overline{\mu}_{en}}{\rho})_{med} \quad \cdots\cdots (4.26)$$

4.25와 4.26식에서

$$\frac{D_{med}}{D_{air}} = \frac{(\overline{\mu}_{en}/\rho)_{med}}{(\overline{\mu}_{en}/\rho)_{air}} = (\overline{\mu}_{en}/\rho)^{med}_{air}$$

즉

$$D_{med} = D_{air} \times (\overline{\mu}_{en}/\rho)^{med}_{air} \quad \cdots\cdots (4.27)$$

여기에서, 공기 중의 조사선량을 X(C/kg)이라 하면, 공기 중의 흡수선량은 4.24식에서 33.97× X(Gy)가 되기 때문에 4.27식은 아래 식과 같다.

$$D_{med}(Gy) = 33.97 \times X \times (\overline{\mu}_{en}/\rho)_{air}^{med} \quad \cdots\cdots (4.28)$$

또, $X(R)$의 조사선량을 공기 중에 조사하였을 때, 물질 중에서 흡수선량(cGy)의 관계 식은 아래와 같다.

$$D_{med}(cGy) = 0.873 \times X(R) \times (\overline{\mu}_{en}/\rho)_{air}^{med} \quad \cdots\cdots (4.29)$$

위 식에서 $0.873(\overline{\mu}_{en}/\rho)_{air}^{med}$을 흡수선량 변환계수($f$값)라 정의하며, 흡수선량 변화계수치는 표 4-5와 같다.

표 4-5

물과 조직에 대한 광자선속 f값

에너지	f값(물)	f값(조직)	에너지	f값(물)	f값(조직)
0.5 mmAl	0.89	0.91	2.0	0.94	0.95
1.0	0.88	0.90	3.0	0.95	0.95
2.0	0.87	0.90	4.0	0.96	0.96
4.0	0.87	0.90	^{137}Cs, ^{60}Co	0.95	0.94
6.0	0.88	0.91	2 MV	0.95	0.94
8.0	0.89	0.92	4	0.94	0.93
0.5 mmCu	0.89	0.92	6	0.94	0.93
1.0	0.91	0.93	8	0.93	0.92
1.5	0.93	0.95	10	0.93	0.91

3. Bragg-Gray 공동이론에 의한 흡수선량 계산

공기 중이나 물질 중에서 3 MeV 이하의 광자선 또는 전자선에 대한 조사선량을 흡수선량으로 계산하는 방법은 앞에서 설명하였으며, 여기서는 Bragg-Gray 공동이론에 의해 3 MeV 이상의 모든 에너지에 대해 흡수선량을 측정할 수 있는 방법에 대하여 설명하고자 한다.

이 Bragg-Gray의 공동이론은 방사선속에 의해 조사된 물질 내의 흡수에너지와 공동 내에 생긴 전리 이온의 양과의 관계에서, 공동 기체 중에서 생긴 전리량을 주위 물질 중에서 소모된 에너지의 양이라 생각하는 것으로, 물질 중의 2차전자의 흐름이 기체 공동 내에도 통한다는 가정 하에 성립된 것이다.

이제, 그림 4-41에서 물질 내의 점 P를 포함한 미소 체적 내에 기체가 채워진 공동을 생각할 수 있다. 약간의 2차전자는 이 공동을 가로질러 공동 내에서 전리에 의해 이온쌍을 만든다. 공동은 매우 작고 그것이 존재하고 있어도 물질 내에 2차전자의 분포가 공동이 존재하지 않을 때와 동일하다고 가정한다. D_{med}는 2차전자가 물질의 단위질량당 주는 흡수에너지, D_{air}는 공동을 가로지른 2차전자가

그림 4-41 Bragg-Gray 공동이론

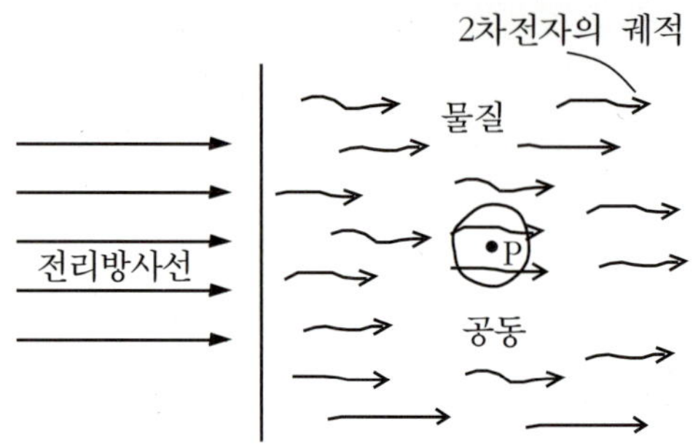

공기의 단위질량당 주는 흡수에너지라 하고, $(\overline{S}/\rho)_{med}$과 $(\overline{S}/\rho)_{air}$를 물질과 공기의 평균 충돌 질량 저지능이라 하면, 물질과 공기에 있어서의 흡수선량(전리량)의 비는 물질과 공기의 평균 충돌 질량 저지능과 같다고 하는 Bragg-Gray의 공동이론에서 아래 식을 얻을 수 있다.

$$D_{med}/F_{air} = (\overline{S}/\rho)_{med}/(\overline{S}/\rho)_{air}$$
$$D_{med} = D_{air} \times (\overline{S}/\rho)^{air}_{med} \quad \cdots\cdots (4.30)$$

여기에서, 단위 질량당 공동 중에 발생하는 전리량을 X라 하면 공동 중에서의 흡수선량은 4.24식으로 나타내며, 이것을 4.30식에 대입하면 아래식을 얻을 수 있다.

$$D_{med} = X \times (\overline{W}_{air}/e) \times (\overline{S}/\rho)^{med}_{air}$$
$$= X \times (\overline{W}_{air}/e) \times (\overline{L}/\rho)^{med}_{air} \quad \cdots\cdots (4.31)$$

$(\overline{L}/\rho)^{med}_{air}$: 물질과 공기의 평균 제한 충돌 질량 저지능비 에서 설명하였듯이 $\overline{S}/\rho \fallingdotseq \overline{L}/\rho$

이와 같이, 물질과 공기의 평균 충돌질량저지능비 또는 평균 제한 충돌질량저지능비와 물질 중의 미소한 공동에 생기는 전리량을 측정할 수 있으면, 위 식을 이용하여 물질 중의 흡수에너지를 구할 수 있다.

1) 광자선속의 물질 중에서 흡수선량 계산

3 MeV 이상의 에너지를 가진 광자선속의 흡수선량의 측정은 Bragg-Gray의 공동이론을 이용하여 구하여야 한다. 이 공동이론의 조건을 만족시키는 원통형 전리함을 선량증가두겁(build up cap)이 없는 상태로 물질 속에 삽입시키고, 에너지(λ)인 광자선속을 조사한다. 이때, 공동중심의 측정점 P에서 공동 공기의 단위 질량당 전하량(X)이 측정되었다고 하면, 공동 내의 흡수선량은 4.24식에 의해

$$D_{air} = X \times \left(\frac{\overline{W}_{air}}{e}\right) \quad \cdots\cdots (4.32)$$

여기에서 $X = M_\lambda \times N_c$이므로

$$D_{air} = M_\lambda \times N_c(\frac{\overline{W_{air}}}{e}) \quad \cdots\cdots (4.33)$$

M_λ : 광자선속의 에너지(λ)에 대한 선량계 지시값(C/kg)
N_c : 코발트 60 γ선에 의한 전리함 교정 정수

다음에 공동을 가로 지르는 모든 2차전자가 전리함의 벽과 상호작용하는 광자선속에서 발생한다고 하면, Bragg-Gray의 공동 이론에 의한 4.30식 또는 4.31식에서 아래 식을 얻을 수 있다.

$$D_{wl} = D_{air} \times \left[(\overline{L}/\rho)_{air}^{wl}\right] \times k_{ful} \quad \cdots\cdots (4.34)$$

D_{w1} : 공동이 벽재에 의해 치환되었을 때, 점 P에서의 흡수선량
D_{air} : 공동 내에서의 흡수선량
$(\overline{L}/\rho)_{air}^{wl}$: 전리함 벽과 공동 중의 공기의 평균 제한 충돌저지능 비

물질과 벽재의 흡수선량 비는, 각 물질의 질량에너지 흡수계수비와 같기 때문에 아래 식이 성립한다.

$$D_{med} = D_{wl} \times [(\overline{\mu}_{en}/\rho)_{wl}^{med}]_\lambda \times k_{dis} \quad \cdots\cdots (4.35)$$

$(\overline{\mu}_{en}/\rho)_{wl}^{med}$: 벽과 물질의 평균 질량 에너지 흡수계수비
k_{dis} : 공전리함에 의해 물질 중에 공동이 있을 때와 없을 때의 광자유량의 차이에 대한 보정

4.32와 4.34식에서

$$D_{med} = D_{air}[(\overline{L}/\rho)_{air}^{wl} \times (\overline{\mu}_{en}/\rho)_{wl}^{med}]_\lambda \times k_{per} \quad \cdots\cdots (4.36)$$

k_{per} : $k_{dis} \times k_{fu}$로 물질 중에 전리함이 삽입되었을 때, 점 P에서의 광자유량과 전자유량의 변화량에 대한 보정계수로 교란보정계수라 한다.

전리함의 공동을 가로지르는 2차전자는 물질과 전리함의 재질이 같을 때, $(\overline{\mu}_{en}/\rho)_{wl}^{med} = 1$이 되며, 4.35식은 아래 식으로 나타낼 수 있다.

$$D_{med} = D_{air}[(\overline{L}/\rho)_{air}^{wl}]_\lambda \times k_{per} \quad \cdots\cdots (4.37)$$

그러나, 실제 측정에 있어서는 전리함벽과 물질의 재질이 다른 경우가 많아, 이 때, 전리함벽에서 생기는 2차전자에 의한 전리량을 α, 물질에서 생기는 전리량을 $(1-\alpha)$라 하면 4.35와 4.36식에서

$$D_{med} = D_{air}[\alpha(\overline{L}/\rho)_{air}^{wl} \times (\overline{\mu}_{en}/\rho)_{wl}^{med} + (1-\alpha)(\overline{L}/\rho)_{air}^{wl}]_\lambda \times k_{per} \quad \cdots\cdots (4.38)$$

4.37식에 4.32식을 대입하면,

$$D_{med} = M_\lambda \times N_c \times (\overline{W}_{air}/e)[\alpha(L/\rho)^{wl}_{air} \times (\overline{\mu}_{en}/\rho)^{med}_{wl} + (1-\alpha)(\overline{L}/\rho)^{wl}_{air} \times K_{per} = M_\lambda \times N_c \times C_\lambda \quad (4.39)$$

흡수선량 변환계수(C_λ)는 선량증가두겁(build up cap), chamber 벽, 팬텀을 물과 등가인 물질이라 가정하고, 교란보정계수(k_{per})가 일정한 경우, 표 4-6과 같다.

표 4-6

광자선의 물에 대한 흡수선량 변환계수

에너지	C_λ
^{137}Cs	37.1
^{60}Co	37.1
2 MV	37.1
4	37.0
6	36.9
8	36.7
10	36.5
15	36.2
20	35.9
25	35.8
35	35.5

2) 전자선속의 물질 중에서 흡수선량 계산

3 MeV 이상의 전자선속의 흡수선량도 정의에 따라 조사선량을 계산할 수 없기 때문에, Bragg-Gray의 공동이론을 이용하여 계산하여야 한다. 선량증가두겁(build up cap)을 벗겨낸 전리함을 물질 안에 설치하고, 공동 중심의 측정점 P에 평균에너지 E의 전자선속을 조사하였을 때, 공동내 공기의 단위질량당 측정된 전리량을 X라 하면, $D_{air} = X \times (\overline{W}_{air}/e)$와 $X = M_E \times N_c$에서 아래 식을 얻을 수 있다.

$$D_{air} = D_{air} = M_E \times N_c \times (\overline{W}_{air}/e) \quad (4.40)$$

M_E: 전자선 에너지 E에 대한 선량계 지시값
N_c : 코발트 60γ 선에 의한 전리함 교정 정수

물질 내의 흡수선량은 물질과 전리함의 벽 재질이 같을 때, Bragg-Gray의 공동 이론인 4.36을 이용하면

$$D_{med} = D_{air}[(\overline{L}/\rho)^{wl}_{air}]_E \times k_{per} \quad (4.41)$$

4.40과 4.41식에서

$$D_{med} = M_E \times N_c \times (\overline{W}_{air}/e)[(\overline{L}/\rho)_{air}^{wl}]_E \times k_{per} = M_E \times N_c \times C_E \quad \cdots\cdots (4.42)$$

$$C_E:\ (\overline{W}_{air}/e)[(\overline{L}/\rho)_{air}^{wl}]_E \times k_{per}$$

여기에서, 전자선속의 흡수선량 변환계수(C_E)는 표 4-7에, 전자선속의 교란계수(perturbation correction factor)는 표 4-8과 같다.

표 4-7

전자선속의 물에 대한 흡수선량 변환계수

교정깊이	평균 입사에너지	C_E	
		Shallow형	JARP형
0.5 cm	2 MeV	36.9	34.9
	3	36.1	34.3
	4	35.4	33.8
	5	34.6	33.2
	6	34.1	32.9
	7	33.8	32.6
	8	33.5	32.4
1.0 cm	5 MeV	35.4	33.8
	6	34.8	33.3
	7	34.3	33.0
	8	33.9	32.7
	9	33.5	32.5
	10	33.3	32.4
1.5 cm	10 MeV	33.6	32.6
	12	33.1	32.3
	14	32.7	32.0
	16	32.4	31.8
	18	32.1	31.7
	20	31.8	31.5

표 4-8

평균 전자선에너지(E_z), 반경(내경, γ)의 전리함의 수중에서 교란보정계수

E_z(MeV)	γ=0.25cm	γ=0.5cm	γ=0.8cm
1	0.947		
2	0.970	0.958	
3	0.978	0.970	0.962
4	0.984	0.977	0.972
5	0.986	0.981	0.977
10	0.992	0.989	0.987
15	0.997	0.995	0.993

4. N_{gas}법에 의한 물질 중에서의 흡수선량 계산

AAPM의 Task Group 21의 보고서에서, N_{gas}을 이용한 광자선속과 전자선속의 선량 측정법을 설명하고 있다. 이론적으로 자세한 것은 Loevinger가 설명하였지만, 이 N_{gas}법은 공동가스의 단위체적당 전하량이나 선량계 지시값당 공동가스 내의 흡수선량으로 정의하여 아래 식으로 나타낼 수 있다.

$$N_{gas} = \frac{D_{gas}}{M} \quad \cdots\cdots (4.43)$$

이것은 코발트 60γ선을 이용한 선량계 교정에 의해 그 전리함의 N_{gas}값을 알면, Bragg-Gray 공동이론으로 흡수선량을 계산할 수 있다.

이 N_{gas}법은 각 전리함에서 일정하고, 모든 전리방사선에 응용되며, 측정용 팬텀의 구성에 의존하지 않는다. 그리고 표준선원에 의해 교정된 전리함의 N_{gas}값을 알면, Bragg-Gray 공동이론에 의해 흡수선량을 계산할 수 있다.

선량증가두겁(build up cap : b)을 장착하여, 코발트 60 γ선으로 교정된 전리함에 대하여 아래 식으로 나타내었다.

$$N_{gas} = (D_{air}/M) = X(W_{air}/e)/M \quad \cdots\cdots (4.44)$$

$$= N_c \cdot k_{per} \cdot (W_{air}/e)[\alpha(\overline{L}/\rho)^{air}_{wl} \times (\mu/\rho)^{wl}_{air} + (1-\alpha)(\overline{L}/\rho)^{air}_{b}(\overline{\mu}_{en}/\rho)^{b}_{air}] \quad \cdots\cdots (4.45)$$

만약 전리함을 흡수선량 측정용 물질 속에 선량증가두겁(build up cap : b)을 벗기고 삽입하였을 때, 선질 λ의 광자선속 흡수선량은 아래 식으로 나타낼 수 있다.

$$D_{med} = M_\lambda \times N_{gas}[\alpha(\overline{L}/\rho)^{air}_{wl} \times (\overline{\mu}_{en}/\rho)^{wl}_{air} + (1-\alpha)(\overline{L}/\rho)^{med}_{air}] \times k_{per} \quad \cdots\cdots (4.46)$$

한편 전자속의 흡수선량은 아래와 같다.

$$D_{med} = M_E \times N_{gas}[(\overline{L}/\rho)^{med}_{air}] \times k_{per} \quad \cdots\cdots (4.47)$$

5. 출력 흡수선량 측정

종양에 방사선을 조사하기 위한 조사시간 또는 모니터 지시값(monitor unit, MU)을 구하기 위하여, 조사면과 깊이를 인자로 한 심부선량을 이용하여 기준점 깊이에서의 흡수선량을 계산함과 동시에, 치료장치에서 방출되는 광자선의 시간당 또는 단위 모니터 지시값당 출력 흡수선량(율)을 측정해야 한다. 이 출력 흡수선량(율)은 저 에너지 X선에서는 공기중 흡수선량(율) 또는 표면(피부) 흡수선량(율)

로, 고 에너지 X선에서는 임의의 깊이에서의 흡수선량(율) 또는 기준점 깊이에서의 흡수선량(율)으로 표시된다. 아래에 그 측정법과 계산법에 대하여 설명한다.

1) 고 에너지 광자선 측정

출력선량(output)의 측정에는 원통형(farmer type ionization chamber) 전리함이 주로 이용되며, 측정시 전리함의 제 특성 특히 공동의 내경, 전리함의 벽물질와 밀도, 두께, 그리고 선량 증가두겁(build up cap)의 벽물질, 밀도, 두께 등에 주의를 기울여야 한다. 전리함의 공동은 Bragg-Gray의 공동이론 조건을 만족시키기 위하여 가능한 한 적은 것으로, 전리함의 용적은 0.1 cm^3 ~ 1 cm^3 사이이고, 내경은 7 mm를 넘지 않아야 하고, 내부길이는 25 mm 이내이어야 한다. 또, 전리함벽의 두께는 전리함의 기계적 강도를 고려하여 50 mg/cm^3(1 gcm^{-3}의 물질에 대하여 0.5 mm의 두께)인 것을 많이 이용하며, 이 전리함을 이용하여 고 에너지 광자선의 공기중-조직 흡수선량을 측정할 때, 전자 평형조건을 만족시키기 위하여 에너지에 대한 build up cap을 전리함에 장착하여야 한다. 전리함은 극성효과(polarity effect)가 나타나지 않아야 하고, 물속에서 측정하기 위해서 방수가 되어야 한다.

첫 번째는 사용하는 전리함은 반드시 방사선에너지 교정계수가 있어야 하며, 저 에너지 광자선에서는 치료에 이용하는 광자선의 반가층 값에서 실효에너지를 구하고, 또한 이 실효에너지에 대한 전리함 교정계수를 얻는 것이 중요하다. 고 에너지 광자선에 있어서 전리함은 ^{60}Co γ선에 대한 교정계수가 주어져야 한다. 그래서 2차표준기관 식품의약품안전청에서 교정선원인 ^{60}Co γ선을 이용하여 전리함의 공기 커마 교정계수(N_K)를 측정한다. 이때 기준조건은 기온 22 ℃, 기압 101.3 kPa, 습도 50 % 이다. 그리고 조사조건은 선원 전리함 거리(source chamber distance, SCD)가 100 cm 조사면은 10×10 cm^2이다.

두 번째는 전리함의 벽과 선량증가두겁의 구성물질이 공기 등가물질과 차이가 있으므로 전리함을 교정할 때 방사선이 투과할 때 보정해야 한다. 그래서 전리함 벽에서 교정용 방사선의 감쇠에 대한 보정계수(k_{att})와 교정시 전리함 벽과 선량증가두겁 물질의 공기 비등가성에 대한 보정계수(k_m)를 구한다. 그리고 전리함의 공기흡수 교정계수(N_D, AAPM의 N_{gas}와 같다)를 계산한다.

$$N_D = N_K(1-g)k_{att}k_m \quad \cdots\cdots (4.48)$$

전리함의 공기흡수 교정계수를 구하면 세 번째로 고 에너지 광자선이나 전자선의 기준조건에서 물 흡수선량을 계산해야 한다. 측정하고자 하는 에너지의 유효측정점(P_{eff})에서 물의 흡수선량을 구한다.

$$D_w = M_w N_D S_{w,\,air} P_u \quad \cdots\cdots (4.49)$$

$S_{w,\,air}$는 공기에 대한 물의 저지능비 이고, P_u는 교란보정계수로 전자선의 경우 전리함 벽과 공동 내에서 산란 차이를 계산한 것이고, 광자선의 경우 전리함 벽과 물에서의 전자 생성과 정지가 다른 것을 계산한 것이다. 그래서 출력선량을 측정할 때 100 MU를 유효측정점에 주고 출력선량을 측정한다.

$$D_{w(P_{eff})} = M_u N_D S_{w,\,air} P_u = 100cGy/M \quad \cdots\cdots (4.50)$$

$$\therefore M_u = \frac{100cGy/nC}{N_D S_{w,\,air} P_u} \quad \cdots\cdots (4.51)$$

그림 4-42 선형가속기의 단위인 MU

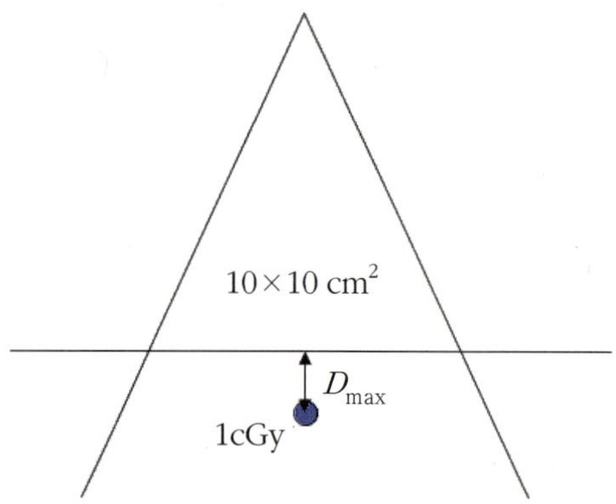

선형가속기의 선량단위로 사용하는 모니터유니트(MU)는 표준기온 22 ℃, 기압 1013 mb에서 10×10 cm²에서 정의를 내린다. 에너지에 따라서 D_{max}에 1 cGy를 주었을 때 1 MU로 정의한다(그림 4-42).

^{60}Co γ선의 교정계수는 교정기관에 의해 얻을 수 있고, 이 교정에 해당하는 전리함은 측정값의 반복변동이 ±1.0 % 이내, 장기간에 걸친 교정계수의 안정성으로서 교정계수의 변동치가 2 % 이내일 필요가 있으며, 교정기간도 최소한 2년에 1회 시행할 것을 권장한다.

출력선량측정을 위한 전리함은 스템결함이나 전기적 결함이 없고, 이온재결합이 작은 것이 바람직하다. 이온 재결합에 대하여는 현재 시판하고 있는 선량계에서는 평균 조사선량률이 5.16×10^{-2} C/kg · min (200 R/min)을 넘기까지는 그 보정이 필요 없다고 한다. 그러나 선형가속기에서 방출되는 X선이나 전자선속은 순간 조사선량률이 매우 높은 펄스 방사선으로서, 1 μsec의 펄스당 약 2.58×10^{-4} C/kg(1R)의 조사선량률일 때, 5 % 정도의 이온재결합에 의한 측정오차가 발생하기 때문에 선량측정 시에는 반드시 보정을 하여야 한다.

2) 팬텀(phantom)

출력 흡수선량측정용 팬텀으로는 물을 많이 이용한다. 물은 그 조성이 어디서나 같으며, 고 에너지 광자선에 대하여 근육과 물의 흡수가 거의 같은 것이 팬텀으로서 이용되는 주된 이유이다. 심부선량 측정용 수조는 후방산란을 만족시키기 위한 충분한 깊이인 것이어야 하며, 또한 측방산란을 만족시키기 위하여 최대 조사면의 크기에서 한 변이 5 cm의 여유가 있는 충분한 크기여야 한다. 일반적으로 한변이 40~50 cm인 아크릴제 수조가 사용되고 있다. 출력 흡수선량 측정용 물 팬텀은 조사면이 10×10 cm², 측정 깊이가 5~10 cm 정도이기 때문에 한 변이 20~30 cm 정도 크기의 팬텀을 사용해도 측정이 가능하다(그림 4-43). 그림 4-43(a)은 갠트리(gantry)가 0°에서 측정하는 경우이고, 그림 4-43(b)은 90°나 270°에서 측정한 경우로 아크릴판의 흡수를 고려한 것이다.

그림 4-43 출력선량 측정용 물 팬텀과 전리함 설치

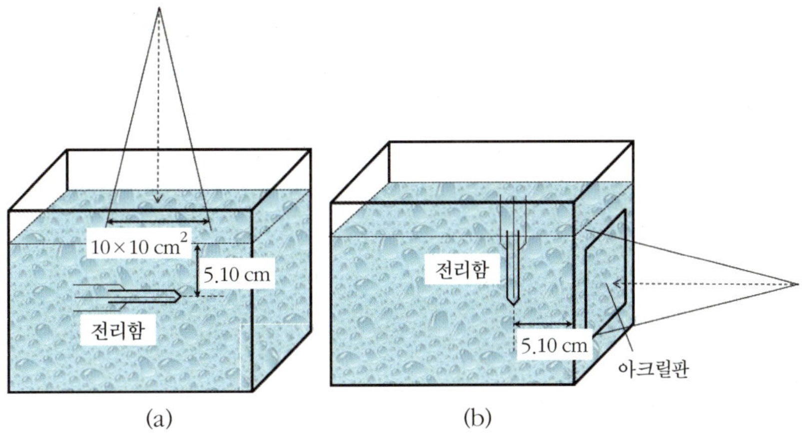

물 팬텀을 이용한 출력선량 측정은 일반적으로 전리함에 대한 방수처리가 필요하고 전리함의 위치 재현성이 없어서 설치하는데 시간이 많이 걸린다. 이와 같은 이유 때문에 물 대신 팬텀을 사용하는데 물대신 사용하는 팬텀으로서 폴리스틸렌, 아크릴, 프라스틱(lucite, perspex, plexiglass), Mix-Dp 등 고형물질이 선량측정에 많이 이용되고 있다. 고체팬텀을 사용했을 때의 장점은 다음과 같다.

① 측정기의 위치에 대하여 정확한 재현성을 유지한다.

② 여러 선속 방향에 대한 측정이 가능하다.(특히 등선량분포도 작성은 필름법에 의한 것이 유리하다.)

③ 측정조작이 간단하다.

폴리스틸렌이나 아크릴 등의 프라스틱 팬텀을 이용하여 흡수선량을 측정할 경우에는 프라스틱팬텀과 물 팬텀 사이의 전자밀도가 달라 팬텀 내에 입사한 광자선이 팬텀 안에서 1차선속과 산란선량의 차이로 인하여 보정을 필요로 한다.

만약 프라스틱팬텀과 물 팬텀 안의 측정점이 같고, 1차선속이나 산란선량 그리고 스펙트럼이 같다고 하는 이상적인 상태라고 가정하는 경우에는 프라스틱팬텀에서 얻은 선량값에서 물 팬텀 선량값으로의 변환식은 아래와 같다.

$$D_{water} = D_{plastic} \cdot (\mu_{en}/\rho)^{water}_{plastic} \quad \cdots\cdots (4.52)$$

D_{water} : 물 속에서의 흡수선량

$D_{plastic}$: 프라스틱 팬텀 속에서의 흡수선량

$(\mu_{en}/\rho)_{water}$: 물의 질량에너지 흡수계수

$(\mu_{en}/\rho)_{plastic}$: 프라스틱 팬텀의 질량에너지 흡수계수

위 식의 $(\mu_{en}/\rho)^{water}_{plastic}$은 아크릴이나 폴리스틸렌 등의 프라스틱팬텀과 물 팬텀의 질량에너지 흡수계수 비로서 이것은 표 4-9와 같다.

$$D_{water} = D_{plastic} \cdot (\mu_{en}/\rho)^{water}_{plastic}(SF)(ESC) \quad \cdots\cdots (4.53)$$

SF : 스케일링 계수(scaling factor)
ESC : 부가산란 광자보정(excess scatter corrections)

그러나 실제로는 프라스틱팬텀 내의 1차선이나 산란선 플루언스가 물 팬텀과 다르기 때문에 프라스틱팬텀에서 얻은 선량값을 물 팬텀 중의 선량값으로 변환하기 위해서는 아래 식을 이용하여 보정할 필요가 있다.

여기에서 변환계수는 입사광자선의 감약이 프라스틱팬텀과 물 팬텀에서 다르기 때문에 보정하는 것으로, 2~50 MV X선과 코발트 60 γ선에 대한 아크릴과 폴리스틸렌팬텀의 변환계수는 표 4-10과 같다.

표 4-9
물과 프라스틱 팬텀의 질량에너지 흡수계수비

광자선 에너지(MV)	질량에너지 흡수계수비	
	물/폴리스틸렌	물/아크릴
^{60}Co	1.036	1.031
2~6	1.036	1.031
8	1.038	1.032
10	1.039	1.033
15	1.049	1.040
20	1.054	1.041
25	1.058	1.043
35	1.068	1.049
45	1.096	1.064

표 4-10
광자선의 변환계수

광자선 에너지(MV)	폴리스틸렌/물	아크릴/물
^{60}Co	0.99	0.88
2~68	0.99	0.88
10~35	1.00	0.88
40~50	1.01	0.89

또, 부가산란 광자보정은 프라스틱팬텀과 물 팬텀 사이에서 신린되는 광자수가 다르기 때문에 생기는 보정이며, 폴리스티렌과 물은 전자밀도가 거의 같아 보정할 필요가 없고, 아크릴 팬텀에 대한 보정값은 표 4-11과 같다.

표 4-11
아크릴 팬텀의 부가산란 보정계수

광자선 에너지(MV)	깊이(cm)	조사면(cm^2)			
		5×5	10×10	20×20	30×30
^{60}Co	0.5	0.977	0.996	0.995	0.996
	5.0	0.986	0.987	0.989	0.991
2	0.4	0.998	0.994	0.997	
	5.0	0.984	0.982	0.989	
4	1.0	0.998	0.997	0.998	
	5.0	0.994	0.993	0.993	
6	1.5	0.999	0.998	0.998	
	5.0	0.994	0.994	0.996	

3) 교정깊이(calibration depth)

저 에너지 X선과 고 에너지 광자선과 전자선에 대하여 팬텀 속의 심부선량을 측정할 때에는 우선 출력 흡수선량을 측정하여야 하다.

지두형 전리함을 팬텀에 삽입하여 흡수선량을 측정할 때, 전리함이 차지하는 부피에서 광자나 전자 플루언스에 교란이 생긴다. 팬텀과 전리함벽에서의 전자생성이나 산란차이, 팬텀이 전리함 공동으로 대치되었을 때 팬텀과 공동에서의 전자 산란차이를 교란보정계수(perturbation correction factor : P_u)로 보정한다.

5.5 MV와 25 MV X선에 있어서, 평행평판형 전리함(직경 5 mm, 두께 1.5 mm)과 지두형 전리함(직경 6 mm, 길이 10 mm)을 이용하여 심부선량을 측정하였다. 팬텀 안에서의 각각 측정점은 그림 4-44에서 나타내었듯이 평행 평판형전리함에서는 전벽면에, 지두형 전리함에서는 집전극의 위치(Z_P)에서 측정을 하였다.

그 결과는 그림 4-45에 나타내었듯이, 2차전자 평형깊이를 넘는 곳에서 지두형 전리함 쪽이 높은값을 나타내었다. 이것은 정확히 지두형 전리함의 공동부분이 1차 광자선속을 잘 투과하게 하기 때문으로, 지두형 전리함의 직경이 커짐에 따라서, 평행평판형 전리함과의 차가 커지며, 변위 계수값이 작아진다.

그림 4-44 전리함의 물리적 중심깊이와 유효측정점(P_{eff})

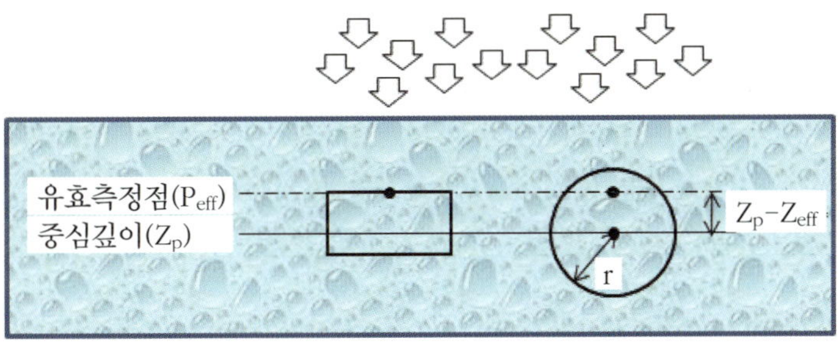

그림 4-45 치환계수의 실험결과

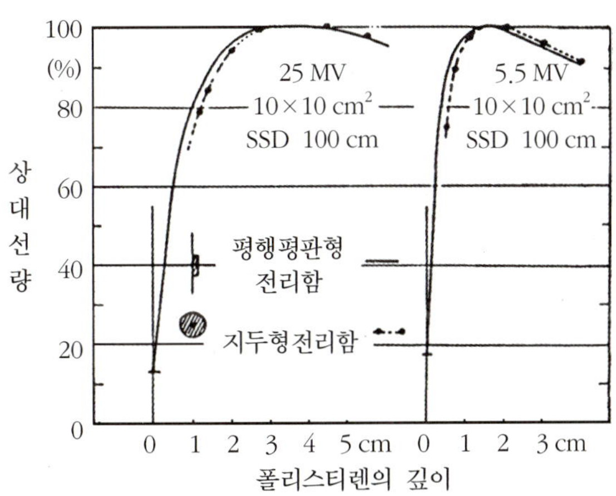

따라서 평행평판형 전리함의 전벽면과 지두형 전리함의 집전극에 측정점을 위치시켜 측정하면, 지두형 전리함쪽의 선량값이 커지게 되므로, 지두형 전리함 쪽을 조금 깊게 가라앉은 듯한 점에서 측정하였을 때, 평행평판형 전리함와 같은 선량값을 얻을 수 있다고 한다. 이 때, 지두형 전리함의 측정점은 집전극에 있는 것은 아니며, 지두형 전리함의 반경을 r로 하였을 때, 광자선인 경우 유효측정점을 0.75 r, 전자선인 경우 0.5 r 만큼 집전극에서 선원 방향으로 이동(Z_{eff})한 위치가 측정점인 것이 실험에서 확인되고 있다.

고 에너지 광자선 출력선량 측정을 위해 교정깊이(Z_P)는 5 cm, 10 cm에서 시행한다. 만약 D_{max}에서 측정할 경우에는 X선에 의한 전자오염(electron contamination)이 발생해 오차가 발생할 수 있다.

출력선량을 측정하기 위해서는 선질에 따라 교정깊이가 다르기 때문에 선질에 맞는 교정깊이를 선택해야 한다. 그래서 선질을 구분할 수 있는 방법이 고안되었는데 고 에너지 광자선은 선원-측정기의 거리(SCD)로 10 cm, 20 cm 깊이에서의 흡수선량비 TPR_{10}^{20}로 결정되고, 저 에너지 X선은 HVL로 결정된다. 그러므로 팬텀내에서 전리함의 측정지점은 에너지에 따라 다르게 결정된다(표 4-12).

표 4-12 각 방사선 에너지에 대한 교정깊이(IAEA TRS277기준)

방사선에너지	선질(beam quality)	교정깊이(Z_P)	유효측정깊이(P_{eff})
저 에너지 X선	0.03 mmAl < HVL < 2 mmAl	표면	표면
중 에너지 X선	2 mmAl < HVL < 3 mmCu	5 cm	전리함의 중심
Cs-137 γ선		5 cm	0.35 r
Co-60 γ선		5 cm	0.5 r
고 에너지 광자선	$TPR_{10}^{20} < 0.7$, 6 MV이하	5 cm	0.75 r
	$TPR_{10}^{20} > 0.7$, 10 MV이상	10 cm	0.75 r
고 에너지 전자선		D_{max}	0.5 r

4) 전리함의 기준조건과 보정계수

(1) 예열(warm-up)과 누전(leakage)

전리함으로 측정을 하기 위해서는 미소전류계(electrometer)에 전리함을 연결시킨 후에 전리함에 전압을 가한다. 그리고 전리함이 열평형을 유지하고, 전기적으로 안정한 상태로 만들기 위해서 충분한 시간동안 예열한 후에 사용해야 한다.

누전을 측정하여 실제 측정 전류에 비하여 무시할 수 있을 만큼 누전이 되지 않아야 한다.

(2) 기온과 기압의 보정(corrections for temperature and atmospheric pressure)

전리함의 공동이 밀봉되어 있으면, 다량의 방사선조사에 의해 공동내의 공기를 구성하고 있는 원자가 전리에 의해 파괴되어 선량계의 감도가 떨어진다. 이것을 피하기 위하여 전리함에는 외부와 통할 수 있는 공기구멍이 있으며, 그 때문에 대기조건(온도, 기압)의 변화에 따라 전리함 내의 공기질량(분자수)이 달라져 같은 선량을 조사하여도 선량계의 지시값이 달라진다.

대기의 온도가 상승하면, 공동내 공기의 팽창에 의해 일정한 체적을 가진 공동내의 공기 질량이 적어지며, 선량계의 감도가 떨어진다. 한편, 기압이 높아지면 공동내의 공기질량이 많아지며 선량계의 감도가 상승한다.

이러한 대기조건의 변화에 따른 전리량(선량) 변화에 대한 보정은 보일-샤르(Boyle-Chales)의 법칙을 이용하여, 표준선량계로 교정하였을 때의 온도를 $T_0 = 22℃$, 기압을 $P_0 = 760$ mmHg(1013 mb)라하고, 이 선량계를 이용하여 측정할 때의 온도를 T(℃), 기압을 P(mmHg)라 할 때, 온도・기압의 변화에 따른 선량계 지시값에 대한 보정계수를 수식으로 나타내면 아래와 같다.

$$C_{T,\,P} = \frac{[(273.2 + T)P_0]}{[(273.2 + T_0)P]} \quad \cdots\cdots (4.54)$$

(3) 스템효과(stem effect)

전리함의 스템(stem) 부분에 광자선속을 조사하면 선량값이 많아지는 지두형 전리함이 있다. 선량측정을 위해 전리함을 조사면 내에 위치시키면 조사면의 한쪽 면이 전리함의 스템부분을 포함하게 된다(그림 4-46). 전리함의 스템부분에 리드선이 내장되어 있어, 이 부분이 어떠한 원인으로 공동이 존재한다고 가정하면, 광자선속의 조사에 의해 스템의 공동부분에 전리전류와 스템 자체의 전리전하에 의한 전류가 전리함의 공동 내에서 생긴 전리전류에 가산되어 측정오차의 원인이 된다.

그림 4-46 선속내 전리함의 스템

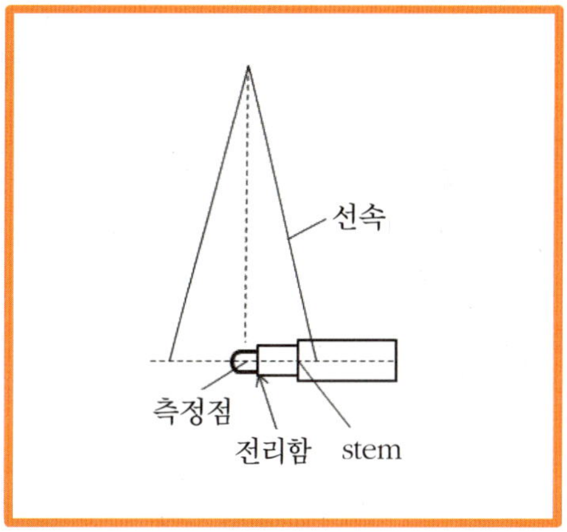

스템효과를 측정하려면 그림 4-47a와 같이 장방형 조사면의 장축 (1)과 단축 (2)을 따라서 선량을 측정한다. 만약 전리함의 스템 부분에 공동이 있으면, 장축 (1)과 단축 (2) 사이에 선량차가 생겨 그림 4-47b와 같은 보정계수를 얻을 수 있다.

그림 4-47 스템효과의 측정방법과 보정계수

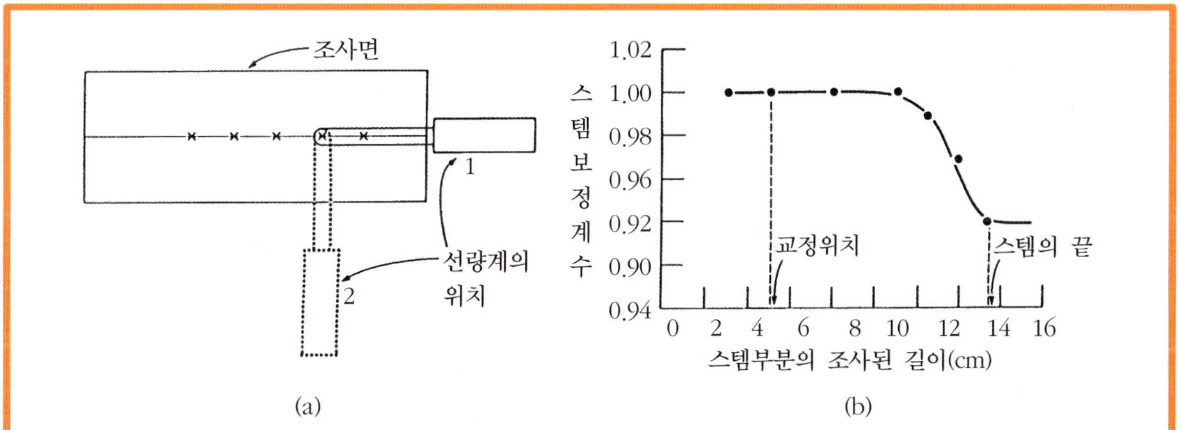

(4) 전리이온의 재결합(ion recombination)

고선량률의 광자선속, 즉 의료용 가속기로부터 발생되는 X선 또는 전자선(펄스 방사선)을 전리함을 이용하여 측정할 때, 전리함의 집전극 전압이 낮아 공동 내에서 전리된 이온쌍 중 일부가 집전극에 다다르는 도중에 이온의 재결합이 생겨 측정되지 않고 측정 오차를 만들기 때문에, 선량 지시값을 보정하여야 한다. 이 보정값을 이온 재결합 보정계수(ion recombination correction factor : P_s)라 하며, 펄스 형태로 발생되는 X선의 경우는 재결합에 대한 보정이 중요하고 연속 형태로 발생되는 감마선은 재결합효과가 작다. Boag의 재결합 보정계수 이론을 이용한다. 그리고 재결합 보정계수의 크기는 중심전극의 위치에 좌우되고, 전리함의 전극이 바뀔 수 있기 때문에 재결합 보정계수를 결정하는 실험이 필요하다.

두개의 전압 방법을 이용해서 재결합 보정계수를 결정한다. 같은 조사 조건에서 두개의 다른 전압 V_1과 V_2에서 측정된 Q_1과 Q_2를 측정한다. 이때 두 전압 사이는 비(V_1/V_2)는 2이상 이어야 한다. 재결합 보정계수 2차식은 다음과 같고 상수 ai와 전압비는 표 4-13과 같다.

$$P_s = a_0 + a_1(\frac{Q_1}{Q_2}) + a_2(\frac{Q_1}{Q_2})^2 \quad \cdots\cdots (4.55)$$

표 4-13 펄스 방사선에서 이온재결합 보정계수의 전압비(V_1/V_2)와 상수(ai)

전압비	a_0	a_1	a_2
2.0	2.337	−3.636	2.299
2.5	1.474	−1.587	1.114
3.0	1.198	−0.8753	0.6773
3.5	1.080	−0.5421	0.4627
4.0	1.022	−0.3632	0.3413
5.0	0.9745	−0.1875	0.2135
6.0	0.9584	−0.1075	0.1495

(5) 극성효과(polarity effect)

극성효과는 전리함 집전극 극성의 +, −에 의해 측정값에 차이가나는 현상으로, 내경 6 mm 정도의 지두형 전리함을 이용하여 광자선속을 측정할 때에는 별 문제가 되지 않지만, 평행평판형 전리함을 이용하여 전자선을 측정할 때에는 매우 주의를 요한다.

이 현상이 일어나는 이유로서 전자선속의 일부가 전리함의 공동부분에서 전리작용을 하지 않고, 집전극 또는 절연물 안에서 정지하여, 이것이 전류가 되어 전기적 결선계에 연결됨으로써 측정오차가 발생하기 때문이다. 이것은 집전극에 +의 전압이 걸려있을 때, 측정값은 −이온이 +이온보다 크게 된다. 그러나 실제 값은 +, − 두 전극 값의 평균값으로 하면 된다. 또, 이 효과는 팬텀 내에서의 측정점 깊이, 전자선에너지에 의존하는 것으로 알려져 있다.

(6) 자기이력 효과(hysteresis effect)

자기이력 효과는 전회의 선량측정과 이번의 선량측정 사이에 시간이 간격이 있을 때, 이번의 선량측정값이 처음의 측정값보다 조금 높아지는 현상으로 많은 전리함에서 이 현상이 나타난다.

이것은 전리함을 구성하고 있는 유전 절연체 중에서 방사선에 의해 만들어지는 전류에 의해 발생하며 그림 4-48과 같이, 선량측정 시 2~3회는 시험적으로 측정을 한 후 본 측정을 시행할 필요가 있다.

그림 4-48 전리함의 자기이력 효과

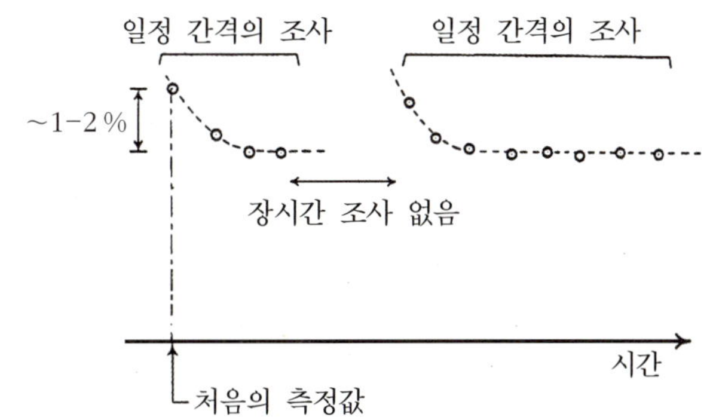

RADIATION THERAPY

THEORY AND APPLICATION

Chapter 5

광자선 치료

심부선량분포

선원-표면거리(source skin distance: SSD) 치료시 심부선량

선원-회전축거리(source axis distance: SAD) 치료시 심부선량

심부선량계산

콜리메이터 산란계수(collimator scatter factor: S_c)

팬텀 산란계수(phantom scatter factor: S_p)

조직-최대선량 비(tissue maximum ratio: TMR)

조직-팬텀선량 비(tissue phantom ratio: TPR)

산란-최대선량 비(scatter maximum ratio: SMR)

클락슨법(Clarkson method)에 의한 부정형조사면 선량계산

축외 선량비(off-axis ratio: OAR)

불균질 물질의 선량보정

입사면 경사의 영향에 대한 선량 보정

기타 선량 보정

선량계산

흡수선량 표시

치료용적의 정의

표적용적 내의 흡수선량의 정의

표적(흡수)선량의 표시

등선량분포곡선(isodose curve)

등선량분포곡선의 측정

등선량분포곡선의 종류

등선량분포곡선에 영향을 미치는 인자

1문조사법에서 등선량분포곡선에 영향을 미치는 여러 인자

2문조사법에서 등선량분포곡선에 영향을 미치는 여러 인자

3문조사법에서 등선량분포곡선에 영향을 미치는 여러 인자

운동조사법이 등선량분포곡선에 영향을 미치는 여러 인자

방사선이 물질과의 상호작용에 의해 발생하는 흡수선량이나 선량분포 측정에 관한 방법과 기초이론에 대해 설명을 하였다. 이 장에서는 흡수선량이나 선량분포 측정의 응용적인 과정으로 광자선을 이용한 방사선 치료시 발생장치나 환자 몸에서 발생하는 산란과 흡수에 대한 보정체계를 설명하고자한다. 광자선을 이용한 치료계획시에 적용해할 심부선량, 산란선량, 기타 흡수체 등의 보정법과 조사법에 따른 병소선량의 계산법, 표시방법이나 등선량곡선에 대해 설명한다.

5.1 심부선량분포

거리에 따른 방사선치료 방법은 선원-피부간거리(source skin distance, SSD)를 이용한 치료방법과 초점-회전축간거리(source axis distance, SAD)를 이용한 치료방법이 있다(그림 5-1).

따라서 심부선량 측정도 SSD를 유지한 상태에서 선량의 변화를 측정하는 심부선량백분율(percent depth dose)과 SAD를 유지한 상태에서 선량의 변화를 측정하는 조직공중선량비(tissue air ratid, TAR), 조직최대선량비(tissue maximum dose, TMR), 조직팬텀비(tissue phantom ratio, TPR)이 있다.

1. 선원-표면거리(source skin distance : SSD) 치료시 심부선량

1) 심부선량백분율(percentage depth dose : PDD)

심부선량백분율(PDD)은 SSD가 일정한 방사선치료를 할 때 피부로부터 종양까지의 거리와 피부면에서의 조사면의 변화에 대한 보정을 하기위해 측정된다. 심부선량백분율은 고 에너지 광자선의 경우 그림 5-2에서, 선속 중심축상 점 P위치의 기준 깊이(d_{max})에서 흡수되는 선량(D_{max})을 기준으로 한 깊이 d인 곳에서의 흡수선량(D_d)의 비로소 관계식은 아래와 같다.

$$PDD(d, r_0) = \frac{D_d(d, r_0)}{D_{max}(d_{max}, r_0)} \times 100 \quad (5.1)$$

여기에서 r_0는 팬텀표면에서의 조사면을 말하며, 기준깊이 d_{max}는 최대흡수선량 깊이이다.

심부선량 백분율은 광자선의 에너지(E), 조사면(r_0)이 증가함에 따라 커지고, 깊이(d)가 깊어짐에 따라 작아진다(그림 5-3). 조사면 면적이 0인 곳에서의 심부선량백분율은 1차선 뿐이라고 생각되며, 같은 깊이에서 조사면의 증가에 따른 심부선량백분율이 증가하는 것은 산란선이 증가하기 때문이다. 또한 22 MV의 베타트론 X선에서는 측방산란보다 전방산란이 많아지며, 산란선이 조사면의 크기

그림 5-1 선원-피부간거리(SSD)와 선원-회전축간거리(SAD)를 이용한 치료방법

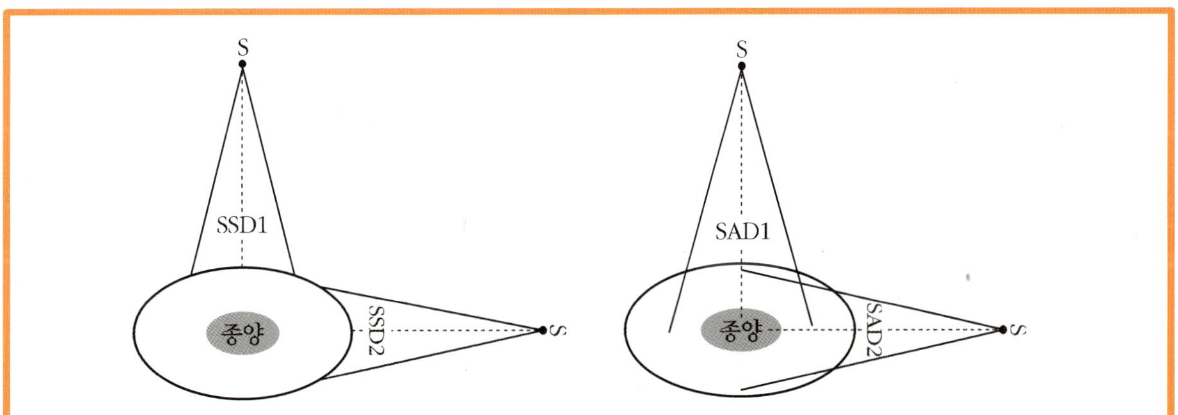

그림 5-2 심부선량백분율(percent depth dose, PDD) 측정

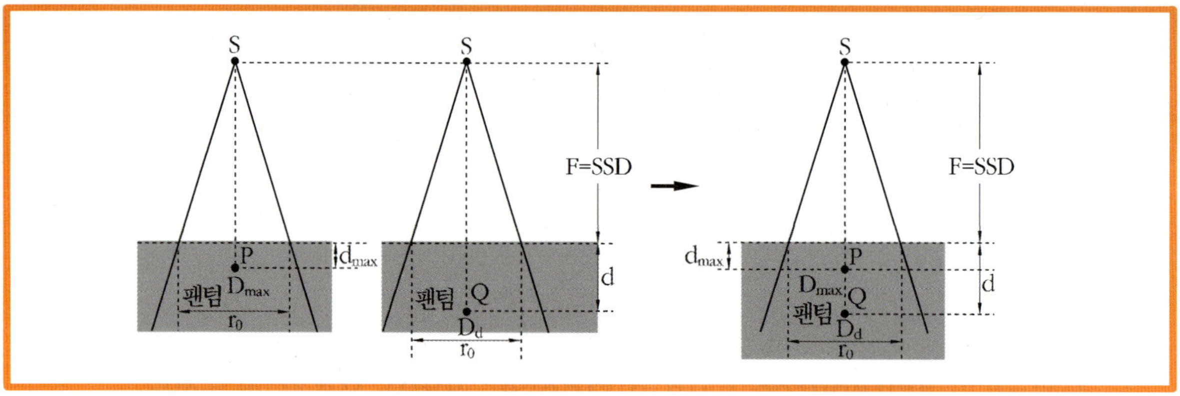

그림 5-3 조사면, 선질변화 및 깊이에 따른 심부선량 백분율

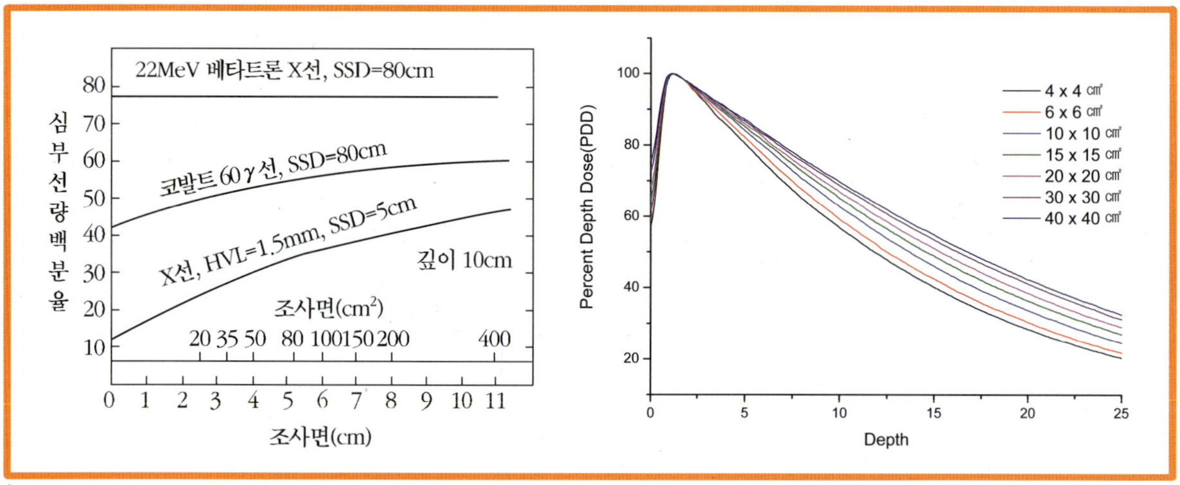

에 따라 변하지 않기 때문에 조사면이 변하여도 심부선량백분율은 변하지 않는다. 그러나 저 에너지 X선에서는 측방산란이 많기 때문에 조사면의 크기에 따른 심부선량백분율의 변화율은 크다.

그림 5-2의 선속 중심축상, 표면에서 깊이 d인 점 Q에서의 흡수선량(D_d), 기준점 P에서의 흡수선량을 D_{max}로 하고, 점 Q에 1차 선속만 있다면, 점 Q에서의 흡수선량은 점 P에서의 흡수선량에 선감약계수와 거리역자승법에 의한 감약을 보정하면 같아지기 때문에 이들의 관계식은 아래와 같다.

$$D_d(d, r_0) = D_{max}(d_{max}, r_0) \times e^{-\mu(d-d_{max})} \times [(F+d_{max})/(F+d)]^2 \quad \cdots\cdots (5.2)$$

F :선원-표면간 거리(SSD)(cm)

μ :선감약계약수(cm^{-1})

5.1식과 5.2식에서 아래 식을 얻을 수 있다.

$$PDD(d, r_0) = 100 \times e^{-\mu(d-d_{max})} \times [(F+d_{max})/(F+d)]^2 \quad \cdots\cdots (5.3)$$

그림 5-4 선원-표면간 거리가 변화하였을 때 심부선량백분율

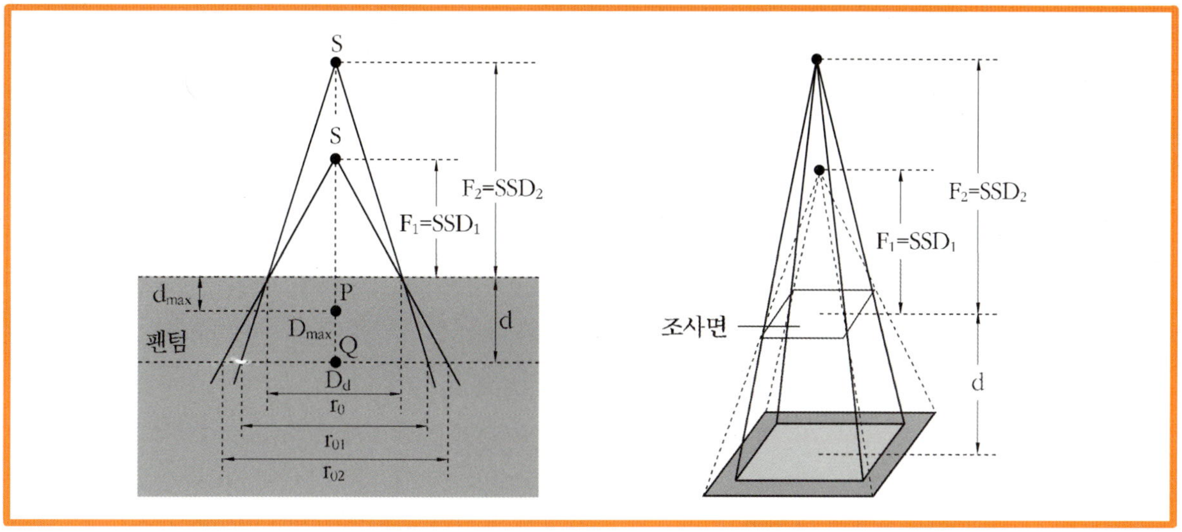

심부선량백분율은 선원 표면간거리($F=SSD$)가 증가하면서 증가한다. 흡수선량은 선원에서부터 거리가 증가할수록 감소하지만, 심부선량백분율은 기준깊이에 대한 비교선량이기 때문에 선원 표면간 거리가 증가할수록 증가한다(그림 5-4).

그림 5-4에서 나타나듯이 $SSD_1(F_1)$과 $SSD_2(F_2)$가 다른 선원-표면간 거리에서 방사선에너지(E)와 조사면(r_0)과 깊이(d)가 같을 때 $SSD_1(F_1)$과 $SSD_2(F_2)$에서의 심부선량 백분율의 비는 5-3식에 의해 아래 식으로 나타낼 수 있는데 이를 Mayneord F factor라고 한다.

$$F\,factor = \frac{PDD(d,\, r_0,\, F_2)}{PDD(d,\, r_0,\, F_1)} = \frac{[(SSD_2 + d_{\max})/(SSD_2 + d)]^2}{[(SSD_1 + d_{\max})/(SSD_1 + d)]^2} \quad \cdots\cdots (5.4)$$

방사선에너지(E), 조사면(r_0), 깊이(d)가 같은 상태에서 F_1의 선원-표면간 거리의 심부선량백분율에서 F_2의 선원-표면간 거리의 심부선량 백분율을 구하기 위해서는 이 $F\,factor$를 곱하면 된다.

2. 선원-회전축거리(source axis distance : SAD) 치료시 심부선량

1) 후방산란계수(backscatter factor : BSF), 최고산란계수(peak-scatter factor : PSF)

후방산란계수(BSF)는 400 keV 이상의 에너지를 가지는 고 에너지 광자선의 경우, 그림 5-5에서 선속 중심축 상의 최대 흡수선량 깊이(d_m)에서의 흡수선량($D_{\max}$)과 같은 기하학적 위치에서 공중선량(D_{fs})의 비로소 정의하며, 최대흡수선량 깊이(dmax)의 산란선이기 때문에 최고산란계수(PSF)로 사용한다. 이 관계식은 아래와 같다.

$$BSF(r_d) = \frac{D_{\max}(d_m,\, r_d)}{D_{fs}(r_d)} \quad \cdots\cdots (5.5)$$

그림 5-5 고 에너지 광자선의 후방산란계수

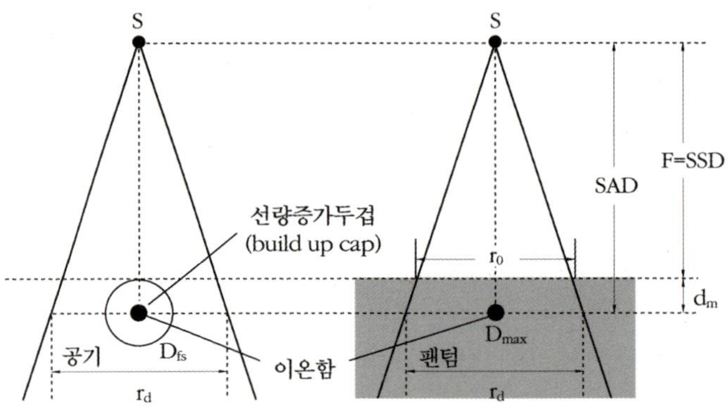

여기에서 기준깊이는 2차 전자평형에 도달한 팬텀내의 깊이(d_m)로서, build up 깊이 또는 D_{max} 깊이라고 한다. r_d는 선원-회전축간 거리(source-axis distance : SSD)를 일정하게 하였을 때의 조사법(SAD법)에서 팬텀내 회전축에서의 조사면 크기를 말하며, $D_{fs}(r_0)$는 조사면(r_d)에서의 공중선량(air absorbed dose)을 말한다. 공중선량(D_{fs})의 측정시에는 원통형 전리함(Farmer type chamber)에 2차 전자평형이 성립되도록 선량증가두겁(build up cap)을 씌워 측정한다.

한편, 400 kV 이하의 저 에너지 광자선에서는 최대흡수선량 깊이(d_m)가 팬텀표면에 존재하기 때문에 깊이 d_m= 0, 공기 중에서의 선량은 build up cap이 없는 상태에서 공기 중 흡수선량(D_{air})을 측정하게 되며, 최대흡수선량 깊이가 표면이기 때문에 후반산란계수(BSF)로 사용한다.

$$BSF(r_0) = \frac{D_0(0,\ r_0)}{D_{air}(r_0)} \quad \cdots\cdots (5.6)$$

$D_0(0,\ r_0)$: 표면(피부) 흡수선량
$D_{air}(r_0)$: 공기 중 흡수선량

고 에너지 광자선의 표면 흡수선량을 측정하려면, Bragg-Gray의 공동이론 조건을 만족시키는 외삽형 전리함을 이용하여 측정할 필요가 있으며, 이 조건에서 측정한 표면선량을 표면 흡수선량(surface absorbed dose)이라 한다.

후방산란계수는 조직 또는 팬텀의 두께, 광자선의 에너지, 조사면의 크기에 따라 변화하며, 선원-표면간 거리(SSD)에는 영향을 받지 않는다. 그러나 후방산란계수는 같은 방사선에너지(반가층)나 기하학적 조건에서도 각 방사선 발생장치의 콜리메이터에서 생기는 산란선의 영향에 의해, 장치마다 다르기 때문에 다른 장치의 데이터를 이용할 때는 특히 주의를 요한다.

후방산란계수는 후방산란선의 영향으로 측정점보다 심부에서, 즉 물질이 두꺼워짐에 따라서 커지며, 특히 10 cm 두께까지는 그 변화율이 크다. 이것은 방사선치료시 비교적 얇은 부위를 조사할 때는

그림 5-6 에너지와 조사면을 인자로 한 후방산란계수 곡선

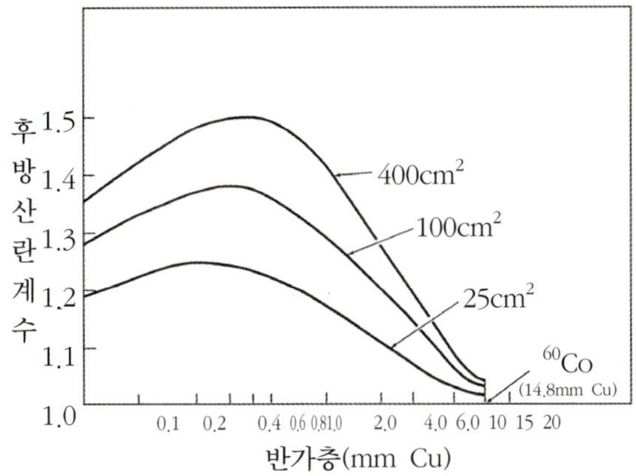

후방산란선에 의한 병소선량의 영향이 작아 병소선량이 작게 평가된다. 또, 방사선 에너지에도 크게 영향을 받아, 표재치료영역에서 매우 낮은 X선 에너지의 후방산란계수는 작으며, 0.6～0.8 mmCu의 반가층을 갖는 X선에서 가장 크다. 방사선 에너지가 크게 되면 전방산란이 많아지기 때문에 작아지며, 조사면이 커짐에 따라 커진다(그림 5-6). 2MeV 이상 에너지에서는 후방산란 보다는 전방산란과 측방산란이 발생하므로 BSF(beak-scatter factor) 용어를 사용하기도 하지만 PSF(peak-scatter factor)로 표현하기도 한다.

2) 조직-공기중 선량비(tissue-air ratio : TAR)

조직-공기중 선량비는 체축의 종양을 중심으로 회전조사를 하면서 치료할 때 회전하면서 초점과 체표면까지의 거리(SSD)가 계속 변화하지만 초점과 회전축과의 거리는 항상 일정하게 유지되므로 회전조사 치료선량 계산에 사용되었다. 그림 5-7에서처럼 원통형 전리함을 치료장치의 회전중심축상 점 Q 또는 Q_1에 장치하고, 그 위치에서의 조사면을 r_d, 조직의 표면에서 깊이 d인 점 Q에서의 흡수선량을 $D_d(r_d)$라 한다. 한편, 점 Q와 같은 위치에서 공기 중에 원통형 전리함에 선량증가두겁(build up

그림 5-7 조직공기중선량비(tissue air ratio : TAR)

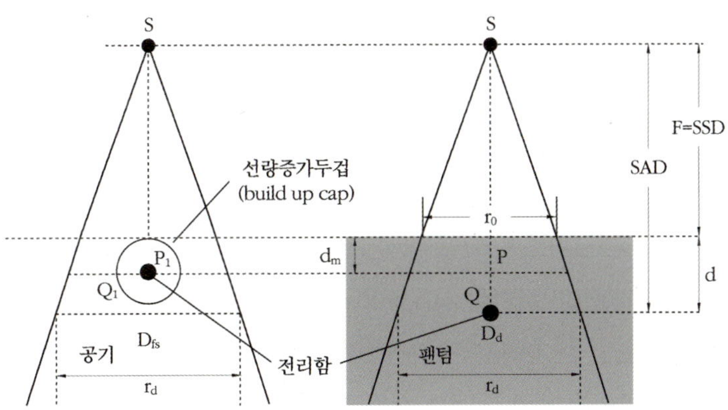

cap)을 설치한 후, 점 Q_1에서 조사면 r_d의 공기 중 흡수선량을 $D_{fs}(r_d)$라 하면, 조직-공기 중 선량비의 관계식은 아래와 같다.

$$TAR(d,\ r_d) = \frac{D_d(d,\ r_d)}{D_{fs}(r_d)} \quad \cdots\cdots (5.7)$$

여기서 조직-공기 중 선량비는 정의에 의해 치료장치 고유의 선원-회전축 간 거리(source-axis distance : SAD)에 전리함을 장치하여 측정하여야 한다.

조직내에서 깊이 d의 깊이가 build up 깊이 d_m이면, 조직-공기 중 선량비는 5.7식에 의해

$$TAR(d,\ r_d) = \frac{D_{max}(d_m,\ r_d)}{D_{fs}(r_d)} = BSF(r_d) \quad \cdots\cdots (5.8)$$

가 되며, 5.5식의 후방 산란계수와 같은 값이 된다. 단 조사면 r_d과 r_0사이에는 $r_d = r_0[F+d)/(F+d_m)]$의 관계가 성립한다. 그리고 위 식은 고 에너지 광자선에 대해서는 최대-산란계수(peak-scatter factor : PSF)라 정의한다. 조직-공기중 선량비는 심부선량 백분율과 서로 관계가 있다. 그림 5-7에서 P_1의 선량은 점 Q_1의 선량에서 거리역자승법에 의해 보정하고, 또, 점 P에서의 선량은 점 P_1의 선량에 후방산란계수를 곱하여 얻어지며, 이들의 관계식은 아래와 같다.

$$D_{max}(d_m,\ r_d) = D_{fs}(r_d)\left(\frac{F+d}{F+d_m}\right)^2 \cdot BSF(r_0) \quad \cdots\cdots (5.9)$$

점 Q에서의 선량은 그림 5-7에서 점 P의 선량에 심부선량백분율을 곱하면 되기 때문에 그 관계식은 아래와 같다.

$$\begin{aligned} D_d(d,\ r_d) &= D_{max}(d_m,\ r_d) \cdot \frac{PDD(d,\ r_0)}{100} \\ &= D_{fs}(r_d) \cdot \left(\frac{F+d}{F+d_m}\right)^2 \cdot BSF(r_0) \cdot \frac{PDD(d,\ r_0)}{100} \quad \cdots\cdots (5.10) \end{aligned}$$

여기서 5.10식을 5.7식에 대입하면 심부선량백분율과 조직-공기 중 선량비의 관계는 아래와 같다.

$$TAR(d,\ r_d) = \left(\frac{F+d}{F+d_m}\right)^2 \cdot BSF(r_0) \cdot \frac{PDD(d,\ r_0)}{100} \quad \cdots\cdots (5.11)$$

6.11식을 이용하여 선원-표면간 거리를 50∼100 cm로 변화시켜 계산할 경우에는 조직-공기중 선량비가 1 % 정도 차이가 있었다. 여기에서 조직-공기중 선량비는 선원-표면간 거리에 의존하지 않는 것을 알 수 있으며, 조직-공기중 선량비는 광자선의 에너지(E), 측정점의 깊이(d) 및 조사면(r_d) 등 세

가지 인자에 의해 변하며, SAD법을 이용한 다문 조사법이나 회전조사법의 심부선량 계산에 이용된다.

3) 산란-공기중 선량비(scatter air ratio : SAR)

산란-공기중 선량비는 매질내에서 발생하는 산란선의 양을 계산하기 위해 사용된다. 그래서 부정형 치료 조사면에서 기준점과 지정된 지점에서 거리와 깊이에 따른 산란선과 1차 방사선의 계산할 때 사용된다. 산란-공기중 선량비는 같은 지점에서 공기중에서 발생하는 산란선량과 매질에서 발생하는 산란선량의 비로 나타낸다. 조직-공기중 선량비와 같이 SSD에는 영향을 받지 않고 에너지, 조사면, 깊이에 영향을 받는다.

조직내 어떤 지점에서의 산란선량은 조직-공중 선량비(TAR)에서 1차 방사선을 뺀 값과 같고, 1차 방사선은 조사면 $0 \times 0\ cm^2$에서 조직-공중 선량비이다. 그러므로 산란-공기중 선량비는 다음과 같이 나타낼 수 있다.

$$SAR(d, r_d) = TAR(d, r_d) - TAR(d, 0) \quad (5.12)$$

4) 부정형 조사면의 계산

심부선량 백분율이나 조직-공기중 선량비 등의 측정은 모두 정방형 조사면에서 측정이 이루어진다. 임상에서 적용되는 대부분의 측정값들은 정방형 조사면에서 측정된다. 왜냐하면 조사면 크기가 최대 $40 \times 40\ cm^2$까지 치료할 수 있는 선형가속기에서 정방형 조사면이 아닌 장방형 조사면까지 측정한다면, 측정자료도 많을 뿐 아니라 측정하는 시간도 많이 걸릴 것이다. 그래서 대부분의 심부선량측정은 정방형 조사면에서 이루어진다. 그런데 임상에서 방사선치료를 할 때 모든 종양이 정방형 조사면으로 치료할 수 있는 것이 아니다. 대부분의 조사면이 장방형 조사면이나 블록으로 정상조직을 차폐한 변형조사면이다. 그러므로 심부선량측정 자료를 치료에 적용하려면 장방형이나 변형조사면을 정방형조사면으로 변환하여야 한다(그림 5-8). 그림 5-8(a)처럼 장방형 조사면과 정방형 조사면이나 중심에서 심부선량을

그림 5-8 장방형조사면(A)과 변형조사면(B)의 정방형 조사면으로 변환

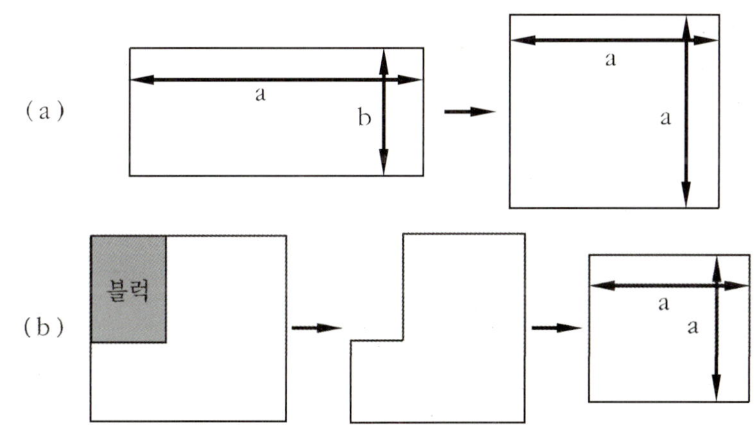

측정하면 산란선의 영향이 다르기 때문에 정방형 조사면이 산란선에 의한 심부선량이 높게 측정된다.

그러나 차이가 많이 나타나지 않기 때문에 장방형조사면을 심부선량이 같은 정방형 조사면으로 변환시키는 A(area)/P(perimeter) 공식을 이용하여 변환시킨다.

$$A/P = \frac{(a \times b)}{2(a+b)} \quad \cdots\cdots (5.13)$$

A : 장방형 조사면의 면적
P : 장방형 조사면의 둘레의 길이
a, b : 장방형 조사면의 한 변의 길이

이 식에서 a = b라면,

$$A/P = \frac{(a \times b)}{2(a+b)} = \frac{a^2}{4a} = \frac{a}{4} \quad \cdots\cdots (5.14)$$

5.13식은 Sterling이 컴퓨터로 심부선량을 계산할 때에 이용한 계산식으로, 정방형에 가까운 모양을 한 장방형 조사면에서는 정방형 조사면의 심부선량과 비교적 잘 일치하지만, 장축과 단축의 비가 큰 장방형 조사면에서는 오차가 커지는 경향이 있다. 그림 5-8(b)와 같은 변형조사면일 때는 전체 면적에서 블록 면적을 뺀 후에 정방형 조사면으로 변환시킨다.

또한 같은 심부선량을 나타내는 정방형 조사면과 장방형 조사면과의 관계는 부록 표-23과 같다.

5.2 심부선량계산

조직내에서 흡수선량을 측정하는 방법 중에 앞에 심부선량백분율과 조직-공기중선량비에 대해 언급했다. 하지만 두 가지 방법은 현재 임상에서 사용하는데 한계가 있다. 왜냐하면 심부선량백분율(PDD)은 갠트리(gantry)가 회전해도 SSD가 항상 같이 유지되어야 하기 때문에 현재 임상에서 회전축을 이용한 SAD치료를 할 수 없다. 그리고 SAD법을 이용한 조직-공중선량비(TAR)는 과거에 낮은 에너지를 사용했을 때는 유용하게 쓰였지만 최근에는 방사선 치료에너지가 증가하면서 공기중에서 측정할 때 선량증가두겁(build up cap)이 계속 두꺼워져야 하고 재질이 조직과 차이가 있기 때문에 조직-공기중선량비값이 차이가 나타날 수 있기 때문에 최근에는 사용하지 않은 편이다. 따라서 회전중심축 치료법인 SAD법으로 치료하기 위해서는 조사면과 깊이에 대한 보정값인 조직-팬텀선량비(tissue phantom ratio : TPR), 기준깊이를 최대선량점에서 측정한 조직-최대선량비(tissue maximum ratio : TMR), 산란선에 대한 보정값인 콜리메이터산란계수(collimator scatter factor: S_c), 팬텀산란계수(phantom scatter factor : S_p) 및 콜리메이터팬텀 산란계수(collimator phantom scatter factor : S_{cp}) 등이 있다.

그림 5-9 콜리메이터 산란계수(collimator scatter ratio) 측정

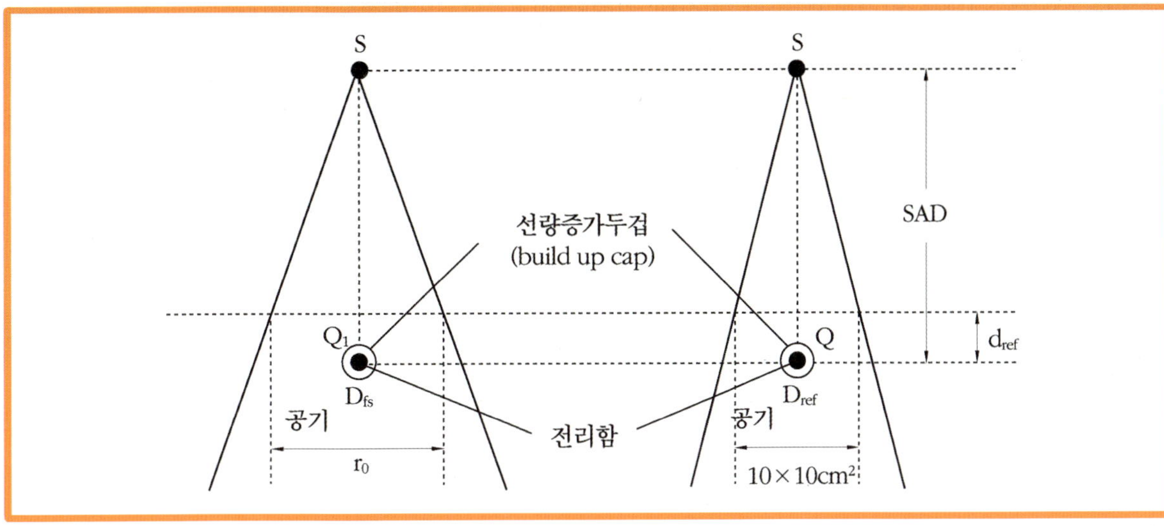

1. 콜리메이터 산란계수(collimator scatter factor : S_c)

콜리메이터 산란계수는 조사면의 크기가 변함에 따른 공기 중에서의 산란 선량값으로 출력계수(output factor)라고도 한다. S_c는 조사면을 10×10 cm²을 기준으로 조사면이 변화함에 따른 산란선량의 변화 값으로 SAD를 일정하게 하고 공기중에서 선량증가두겁(build up cap)을 끼우고 측정한다(그림 5-9). 기준깊이(d_{ref})는 일반적으로 최대선량점(d_{max})에서 측정하고, 10×10 cm²보다 조사면이 커지면 증가하는 반면 조사면이 작아지면 감소하며 다음과 같은 수식으로 나타낼 수 있다.

$$S_c = \frac{S_c(r_0)}{S_c(r_{10\times10})} \qquad (5.15)$$

2. 팬텀 산란계수(phantom scatter factor : S_p)

팬텀 산란계수는 조사면의 크기가 변화함에 따른 조직내 기준깊이(d_{ref})에서의 산란 선량값이다. S_p는 조사면을 10×10 cm²을 기준으로 조사면이 변화함에 따른 조직내 산란선량의 변화 값이다. S_p는 최대선량 깊이에서 기준조사면(10×10 cm²)에 대한 조사면이 변하는 비인 후방산란계수(back scatter factor)로 나타낼 수 있다.

$$S_p = \frac{BSF(r_0)}{BSF(r_{10\times10})} \qquad (5.16)$$

그리고 콜리메이터-팬텀 산란계수(collimator phantom scatter factor: S_{cp})를 이용해서도 나타낼 수 있다. S_{cp}는 SAD를 일정하게 하고 조직내 기준깊이(d_{ref})는 일반적으로 최대선량점(d_{max})에서 측정한다(그림 5-10). 그림 5-11처럼 조사면이 10×10 cm²보다 커지면 증가하는 반면 조사면이 작아지면 감소하며, 다음과 같은 식으로 나타낼 수 있다.

$$S_p(r_0) = \frac{S_{cp}(r_0)}{S_c(r_0)} \quad \cdots\cdots (5.17)$$

그림 5-10 콜리메이터 팬텀 산란계수(collimator phantom scatter factor) 측정

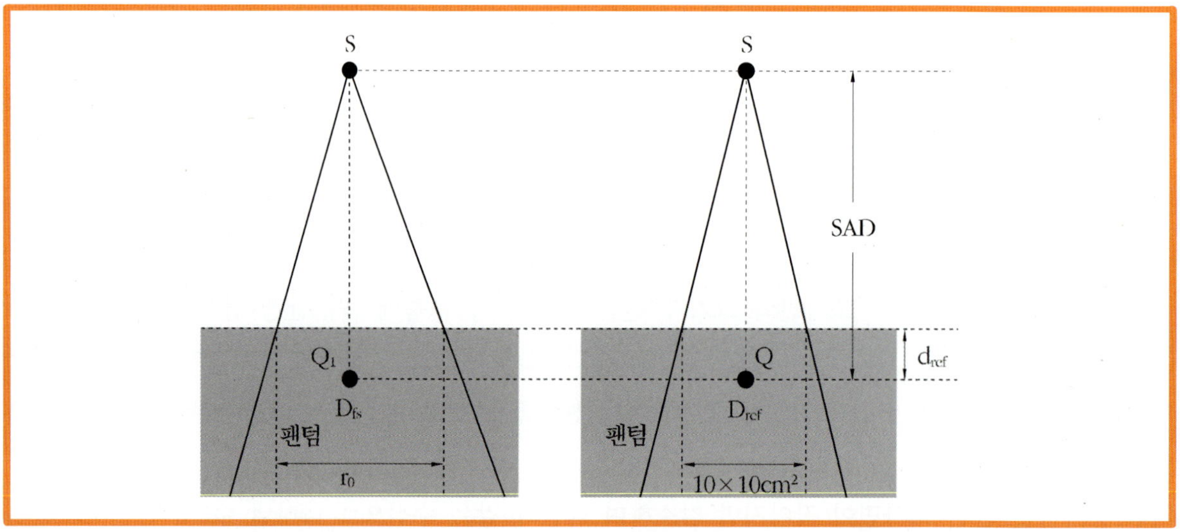

그림 5-11 조사면에 따른 S_c, S_p, S_{cp} 변화

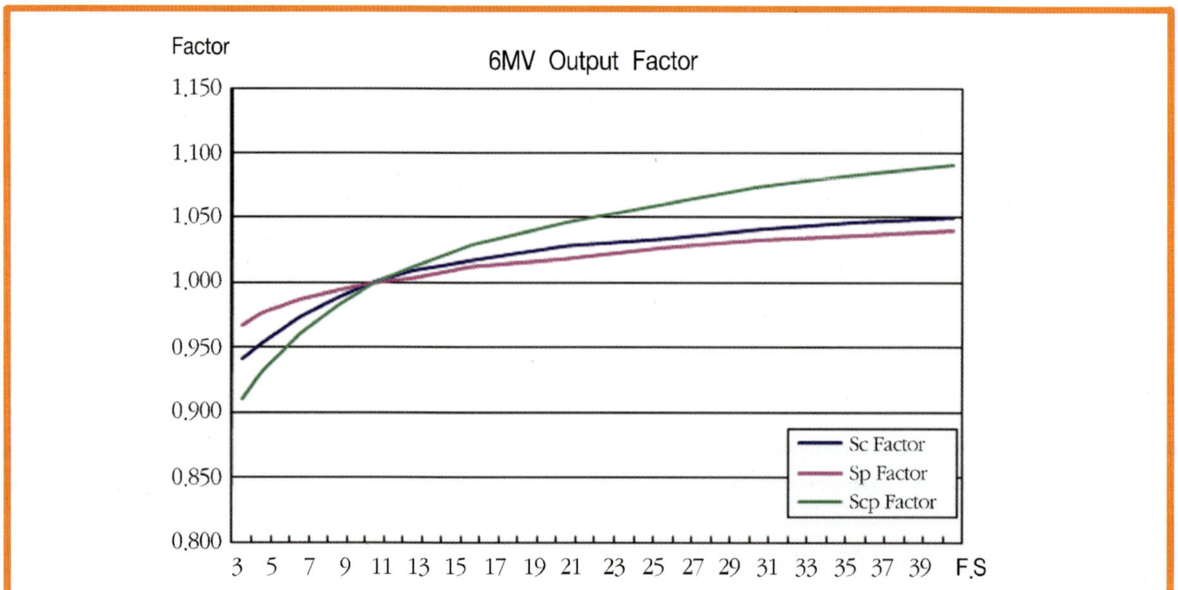

3. 조직-최대선량 비(tissue maximum ratio : TMR)

고 에너지 광자선의 공기중-조직 흡수선량을 측정할 경우 2차 전자평형의 조건을 만족시키기 위해서는 전리함에 build up cap을 장착하지 않으면 안된다. 그 크기는 예를 들면 10 MV X선의 경우 build up 깊이가 물 속에서 약 2.5 cm이기 때문에 전리함의 공동크기를 더하여 직경 5 cm 이상의 build up cap을 전리함에 끼우지 않으면 안된다. 이와 같이 입사광자에너지 증가에 따라 build up cap의 두께가 증가하면 build up cap에 의한 1차 광자선의 흡수, 산란의 영향을 무시할 수 없으며 build up cap의 직경보다 작은 조사면의 공기 중-조직 흡수선량비를 측정할 수 없게 된다. 그러므로 고 에너지 광자선에서는 조직-공기 중 선량비를 대신하는 것으로서 조직-최대선량비가 제안되었다. 조직-최대선량비는 그림 5-12에 나타나듯이 물팬텀 안에서 치료장치의 회전중심축상에 전리함을 설치하여 조사면(r_d), 깊이(d)인 점 Q_2에서의 흡수선량$D_d(d,\ r_d)$와 조사면(r_d), 최대흡수선량깊이(d_m)인 점 Q_1의 흡수선량 $D_{\max}(d_m,\ r_d)$의 비로소 정의하며, 이들의 관계식은 아래와 같다.

$$TMR(d,\ r_d) = \frac{D_d(d,\ r_d)}{D_{\max}(d_m,\ r_d)} \quad \cdots\cdots (5.18)$$

여기서 $D_{\max}$는 최대흡수선량을 말하고 d_m은 최대흡수선량깊이를 말한다.

다음에 조직-최대 선량비와 조직-공기중 선량비와의 관계를 구한다. 우선 5.7식에 의해 다음과 같이 된다.

$$D_d(d,\ r_d) = TAR(d,\ r_d) \cdot D_{fs}(r_d)$$

위 식을 5.18식에 대입하면

그림 5-12 조직 최대선량비(TMR) 측정

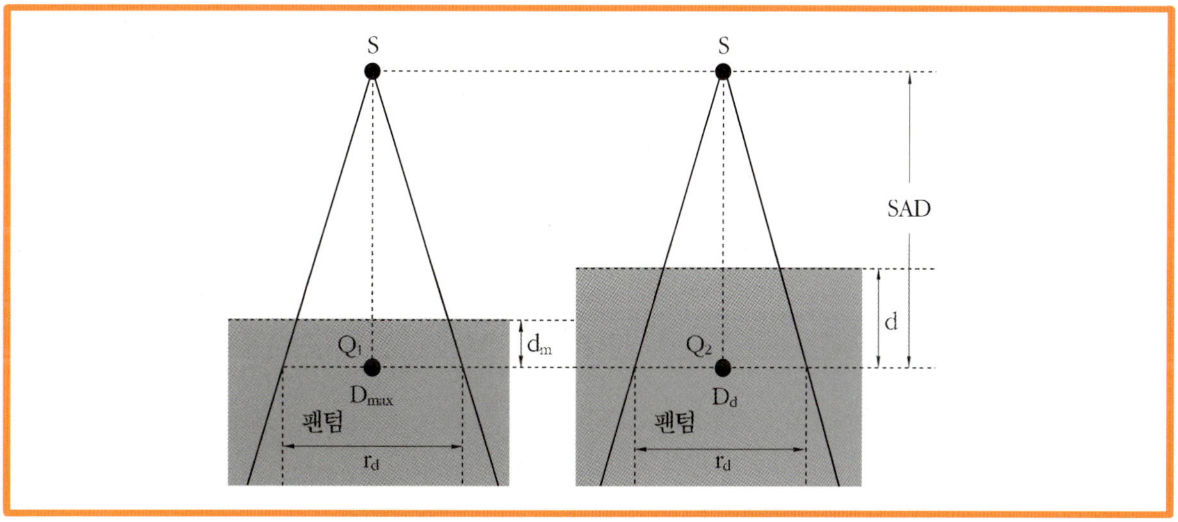

$$TMR(d, r_d) = \frac{TAR(d, r_d) \cdot D_{fs}(r_d)}{D_{d_0}(d_0, r_d)} = \frac{TAR(d, r_d) \cdot D_{fs}(r_d)}{D_{max}(d_m, r_d)}$$ 가 된다.

여기에서 $TAR(d_0, r_d) = D_{d_0}(d_0, r_d)/D_{fs}(r_d)$이기 때문에, 이것을 위 식에 대입하면 아래 식을 얻을 수 있다.

$$TMR(d, r_d) = \frac{TAR(d, r_d)}{TAR(d_0, r_d)} \quad \cdots\cdots (5.19)$$

이와 같이 깊이(d), 조사면(r_d)에서의 $TMR(d, r_d)$은 같은 크기의 조사면에서 깊이(d)의 $TAR(d, r_d)$과 최대흡수선량깊이($d_m = d_0$)의 $TAR(d_0, r_d)$의 비가 된다.

4. 조직-팬텀선량 비(tissue phantom ratio : TPR)

조직-팬텀선량비는 선원과 중심축간의 거리를 일정하게 유지한 상태에서 조사면(r_d), 기준깊이(d_{ref})에서 Q_1의 흡수선량 $D_{ref}(d_{ref}, r_d)$에 대한 깊이(d)인 점 Q_2에서의 흡수선량 $D_d(d, r_d)$ 정의하며, 이들의 관계식은 아래와 같다.

$$TPR(d, r_d) = \frac{D_d(d, r_d)}{D_{ref}(d_{ref}, r_d)} \quad \cdots\cdots (5.20)$$

위 5.20식에서 기준깊이(d_{ref})가 최대선량점(d_{max})라면

그림 5-13 조직 팬텀선량비(TPR) 측정

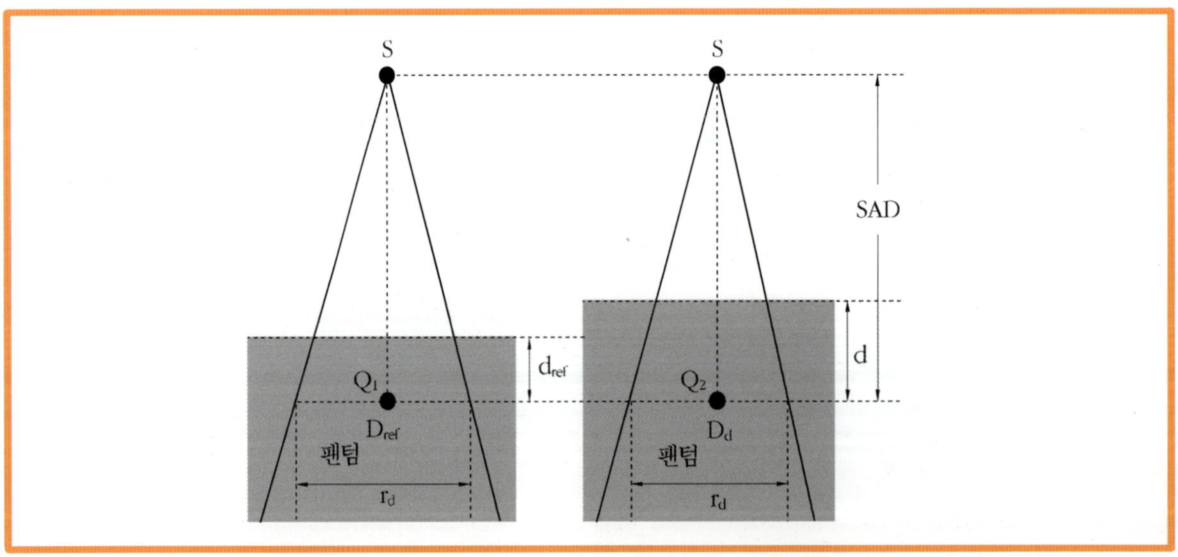

$$TPR(d, r_d) = \frac{D_d(d, r_d)}{D_{ref}(d_{ref}, r_d)} = \frac{D_d(d, r_d)}{D_{\max}(d_m, r_d)} = TMR(d, r_d) \quad \cdots\cdots (5.21)$$

조직 팬텀선량비에서 여러 기준 깊이 중에서 기준 깊이가 최대선량점에서만 $TPR=TMR$ 때문에 $TPR \supseteq TMR$ 정의된다.

5. 산란-최대선량 비(scatter maximum ratio : SMR)

산란-최대 선량비는 매질내 최대선량점에서 발생하는 산란선의 양을 계산하기 위해 사용된다. 그래서 부정형 치료 조사면에서 기준점과 지정된 지점에서 거리와 최대깊이에 따른 산란선과 1차 방사선의 계산할 때 사용된다. 산란-최대 선량비는 같은 선원 회전축거리(SAD) 최대선량점에서 발생하는 산란선량과 매질 중 임의의 지점에서 발생하는 산란선량의 비로 나타낸다.

조직내 어떤 지점에서의 산란선량은 조직-최대 선량비(TMR)에서 1차 방사선을 뺀 값과 같고, 1차 방사선은 조사면 $0 \times 0\ cm^2$에서 조직-최대 선량비이다. 그러므로 산란-최대 선량비는 다음과 같이 나타낼 수 있다.

$$SMR(d, r_d) = TMR(d, r_d) - TMR(d, 0) \quad \cdots\cdots (5.22)$$

산란-공기 중 선량비(SAR)나 산란-최대 선량비(SMR)는 선원-표면간 거리에 의존하지 않고 광자선의 에너지, 조사면, 깊이에 의존한다. 그러므로 폐첨부와 같이 수평면에 대하여 피부면이 크게 기울어 조사면 내에서 선원-표면간 거리가 변하는 부정형조사면의 선량계산에는 편리하다.

6. 클락슨법(Clarkson method)에 의한 부정형조사면 선량계산

그림 5-14는 Clarkson법에 의한 부정형 조사면의 심부선량 계산방법을 나타내었다. 그림 5-14a는 횡축을 원형조사면의 반경이라 하고 종축을 임의의 깊이(d)에서의 심부선량 백분율이라 하면, 최소의 원형조사면에서 외삽된 조사면 0에서의 심부선량백분율은 1차선량(P: $TAR(d,\ 0)$ 또는 $TMR(d,\ 0)$)이 된다. 또, 그림 5-14b에서 중심선속(Q)에서부터 거리 L_1과 L_2에 기여하는 산란선량은 중심선속에서부터 길이 L_1, L_2의 심부선량에서 1차선량(P)을 제외한 $S_1=TAR(d,\ r_d)-P$과 $S_2= TAR(d,\ r_d)-P$로 구할 수 있다.

이와 같이 크락슨법은 1차선원과 산란선량으로 나누어 심부선량을 계산하는 방법으로 부정형 조사면에서 심부선량을 계산할 수 있다.

산란선량(SAR)을 이용하여 부정형조사면의 임의의 깊이에서의 심부량 백분율을 구하려면, 그림 5-15a에 나타나듯이 A, B, C, D, E, F점을 포함한 조사면에 입사하는 방사선의 원추를 생각한다. SP는 조사면에 대하여 수직인 선속중심축으로 하여 점 P를 기준점으로 한다. 그리고 표면에서 깊이

그림 5-14 클락슨법(Clarkson method)

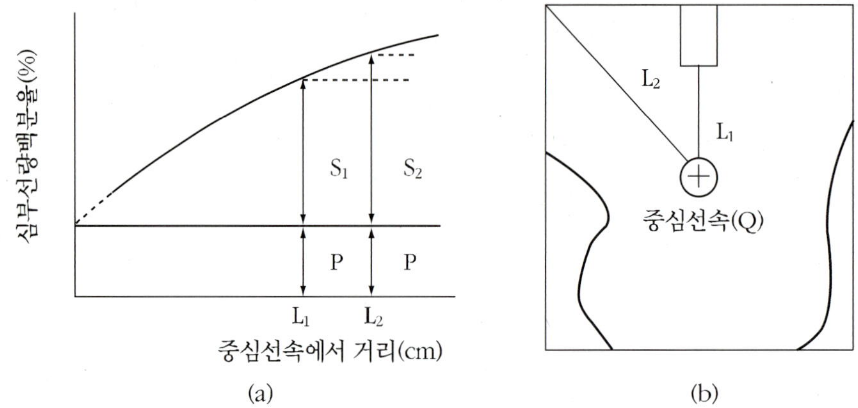

(a) (b)

그림 5-15 Clarkson법에 의한 변형 조사면의 선량 계산법

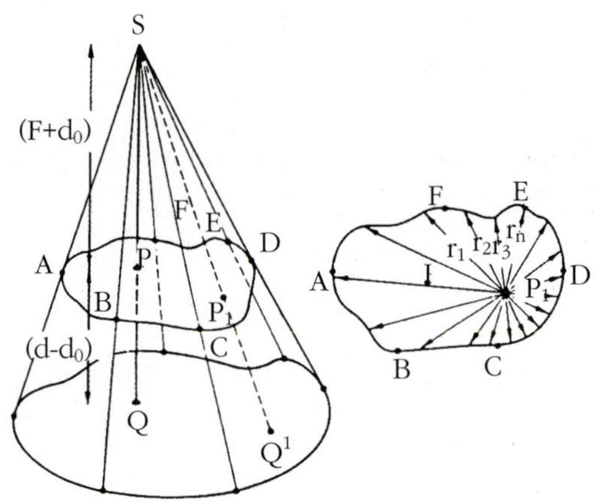

(a) (b)

d인 점 Q에서의 심부선량 백분율을 계산하기 위하여점 P에 100 cGy를 조사하기로 한다. 조사면의 외주 $A \sim F$는 그림 5-15b에 나타나듯이 등각도 간격으로 n개로 나누어지며 각각에 있어서 반경을 계측한다. 그리고 $r_1 \sim r_n$의 반경에 대한 산란함수 $S(r_1) \sim S(r_n)$를, 깊이(d), 선원-표면간 거리(F), 에너지(E)를 인자로 하여 산란함수표에서 구한다.

그 결과 점 Q_1의 산란선량은 아래 식과 같다.

단, 이 때의 축외선량비(OCR)는 1.0 으로 한다.

$$D_s(d, r) = (1/n) \cdot \sum_{n=1}^{n} SAR(d, r_n) \quad \cdots\cdots (5.23)$$

점 Q_1 에서의 1차선량 성분은 조사면(0), 깊이(d)의 심부선량 백분율에서 얻을 수 있고, 따라서 점 Q_1 에서의 선량은 아래 식과 같다.

$$D_d(d, r) = PDD(d, 0) + (1/n) \cdot \sum_{n=1}^{n} SAR(d, r_n) \quad \cdots\cdots (5.24)$$

7. 축외 선량비(off-axis ratio : OAR)

이제까지 정방형이나 장방형 조사면의 선속 중심축상에서 임의 깊이의 심부선량 계산방법을 설명하여 왔다. 그러나 중심축 이외에서 선량을 계산하는 경우가 많이 있다. 축외선량비는 깊이(d)에서, 중심축 외의 측정점의 흡수선량과 중심축상의 흡수선량의 비로 정의한다(그림 5-17). 콜이메이터(X1, X2, Y1, Y2(jaw))가 중심선속을 기준으로 양쪽으로 균등하게 움직일 경우에는 축외선량비를 사용하지 않았지만, 콜리메이터가 각각 움직이면서 치료를 하므로 치료위치가 중심 외에 위치할 수 있으므로 사용하게 되었다. 그러므로 치료 깊이에서 중심축(X)에 대한 선량을 기준으로 축외의 선량(Y)의 비로 나타내며 다음의 식으로 나타난다.

$$off\ axis\ ratio(OAR) = \frac{\text{축외선량}(Y)}{\text{중심축에서의 선량}(X)}$$

축외선량비는 디크레멘트 값(decrement value)이라고도 부르며, 중심축에서의 거리, 선원의 크기, 콜리메이터의 형태, 평탄여과판의 형태에 따라 크게 영향을 받는다. 또, 같은 깊이일 때는 조사면의 크기에 관계없으며, 같은 조사면일 때는 깊이에 따라 조금 값이 달라진다고 한다.

그림 5-16 Jaw의 사용에 따른 축외선량비(off axis ratio : OAR)

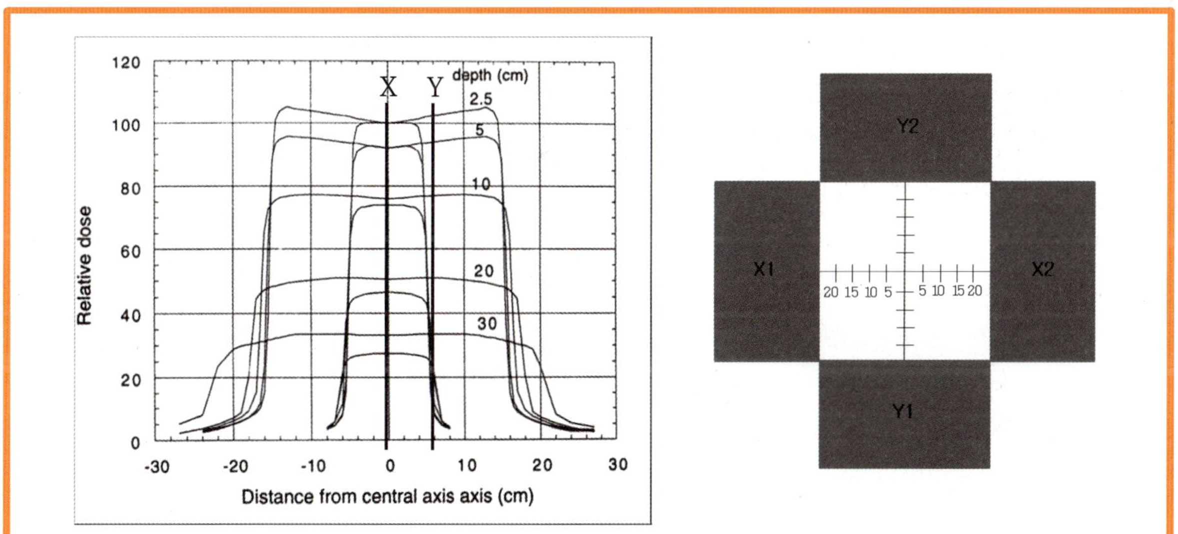

부정형 조사면에서 깊이(d)의 선속 중심축에서 떨어진 점의 조직-공기중 선량비와 산란-공기중 선량비, 그리고 조직-최대 선량비와 산란-최대 선량비의 관계는 5.12식과 5.22식에 의해 아래와 같이 나타난다.

$$TAR(d,\ r_d) = TAR(d,\ 0) \cdot OCR + D_{fs}(r_d) \cdot (1/n) \cdot \sum_{n=1}^{n} SAR(d,\ r_n) \quad \cdots\cdots\cdots\cdots\cdots (5.25)$$

$$TMR(d,\ r_d) = TMR(d,\ 0) \cdot OCR + D_{d_0}(d_0,\ r_d) \cdot (1/n) \cdot \sum_{n=1}^{n} SMR(d,\ r_n) \quad \cdots\cdots\cdots (5.26)$$

8. 불균질 물질의 선량보정

심부선량의 계산은 물이나 고체팬텀(물등가물질, 폴리스틸렌 등)의 균일물질 속에서 생각하여 왔고 모든 심부선량 측정도 물이나 고체팬텀을 이용해서 측정했다.

그러나 방사선 치료계획을 실제로 시행하는데 있어 인체는 폐, 골, 근육 등 다른 밀도, 원자번호로 조직이 구성되어 이들 조직을 조사할 때 광자선의 흡수, 산란이 물과 다르기 때문에 심부선량 계산시에 보정을 하지 않으면 안된다. 심부선량의 계산에 영향을 미치는 주된 조직, 기관은 폐 이외에 다음과 같은 것들이 있다.

① **공동 :** 기관, 식도, 인두, 후두, 상악동을 들 수 있다. 체내에 이들 공동으로 된 기관이 존재하므로, 공동 투과 후의 심부선량은 공동이 없을 때에 비하여 커지기 때문에 선량보정이 필요하다. 또, 치료계획을 세울 때 공동과 근접하는 연부조직이 build down 효과에 의해 흡수선량이 적어지는 것도 고려하는 것이 중요하다. 그러나 장내 가스는 시간에 따라서 변화하기 때문에 선량보정은 무시하고 있다.

② **지방조직 :** 지방조직의 평균 밀도는 0.92 g/cm^{3}이며, 원자구성은 수소 : 12 %, 탄소 : 77 %, 산소 : 11 %로 실효원자번호가 물보다 낮다. 지방층은 복부에서 4 cm, 흉부에서 1.5 cm 정도라고 하지만, 지방층의 심부선량에 대한 영향은 무시하고 계산한다.

③ **골 :** 골의 밀도는 1.85 g/cm^{3}로 보고하고 있으며, 이것은 부위나 연령에 따라서도 다르다. 저 에너지 광자선이나 고 에너지 전자선의 선량계산에는 보정이 필요하지만, 고 에너지 광자선에서는 뼈의 영향은 무시되고 있다.

또, 저 에너지 광자선에서는 골내 또는 골과 근접한 연부조직의 흡수선량이 증가하는 것을 고려하여야 한다.

이외, 폐조직의 보정에 대하여는 다음에 설명한다.

1) 폐조직의 보정

폐조직에서 흡수선량의 보정은 치료계획에서 중요하다. 만약 폐조직에 의한 선량보정을 하지 않고 조사하면 표적 흡수선량이 최대로 조사될 뿐만 아니라, 표적용적에 인접하는 건강조직에도 과대하게

그림 5-17 연령에 따른 폐 조직의 평균 전자 밀도

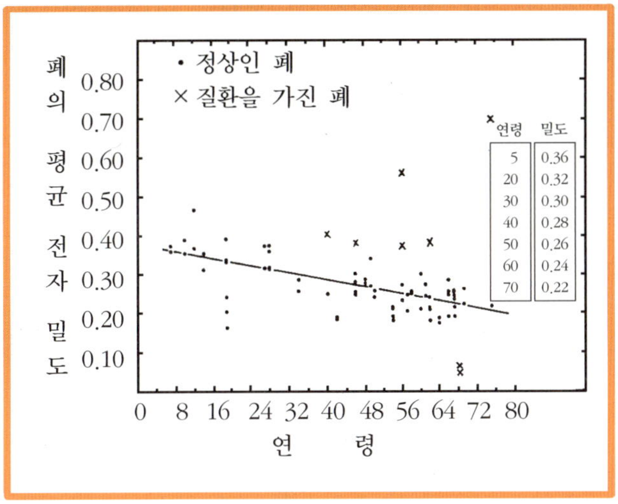

조사되어 중증의 방사선 장해가 발생하게 된다. 특히 폐섬유증이나 간질성폐염이 생겨 예후가 좋지 않은 경우가 있기 때문에 주의를 요한다.

폐 조직의 밀도는 공기의 함유량에 따라 다르며, 밀도는 0.26~1.0 g/cm^{3}이다. 일반적으로 정상 호흡시는 0.3 g/cm^3, 심호흡시에는 0.21 g/cm^{3}으로 보고하고 있다. 또한 폐 조직의 밀도는 연령에 따라 차이가 있으며 5세에 0.36, 70세에 0.22라 보고하고 있다(그림 5-17). 그리고 그림 5-17에서는 폐질환을 가진 사람의 폐조직 밀도가 건강인의 밀도와 다르다는 것을 나타내고 있으며, 따라서 폐야를 포함한 치료계획시에는 선량보정을 하지 않으면 안된다. 인체 각 조직의 밀도는 CT를 이용하여 폐조직의 전자밀도와 CT number와의 관계(그림 5-18)를 얻을 수 있고, 이 관계를 이용하여 인체를 단층촬영하여 얻은 CT number에서 그 조직의 전자밀도를 얻을 수 있다.

그림 5-19는 Sontag가 인체모형 팬텀과 열형광선량계를 이용하여 폐보정에 대한 선량오차를 측정한 결과 코발트 60γ선에서는 폐보정을 하지 않을 때 16.6 %의 오차가 있으며, 실효감약법에 의한 보정법에서는 5.1 %, TAR법으로는 2.3 %의 오차가 있다고 보고하고 있다. 이와 같이 치료계획에서 폐보정은 매우 중요하며, 다음에 그 보정 계산법에 대하여 설명한다.

그림 5-18 여러 물질의 CT number와 전자밀도

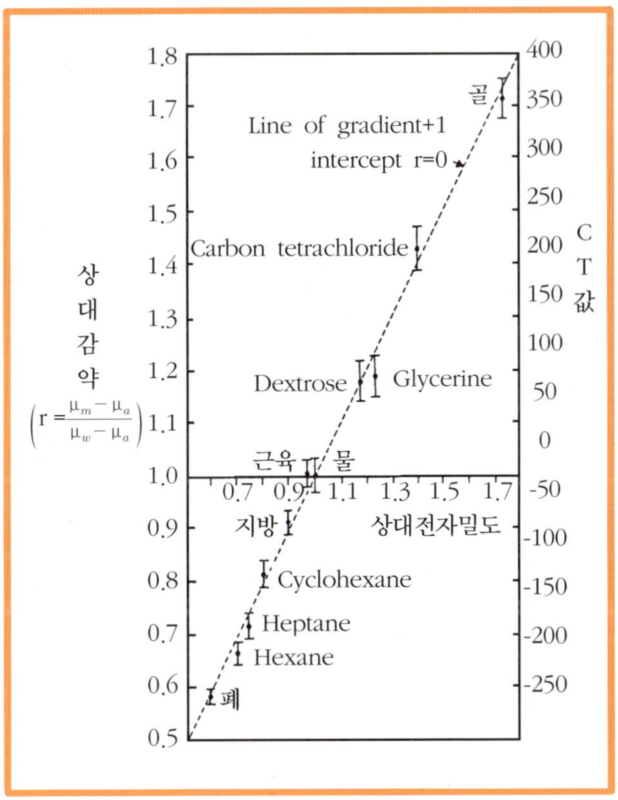

2) 폐보정의 계산법

그림 5-20과 같이 폐를 상징한 밀도 0.3, 두께 5 cm의 콜크 위에 밀도 1의 두께 3 cm의 물등가물질과, 콜크 밑에 밀도 1의 물등가물질을 겹쳐, 표면에서 10 cm 깊이의 점 P에서의 선량을 구하려고 한다. 이 때 콜크의 두께 5 cm를 물과 등가인 두께로 환산하면 0.3×5 cm = 1.5 cm가 되며, 깊이 10 cm의 측정점에서의 물등가두께는 3 + 1.5 + 2 = 6.5 cm가 된다. 아래에 0.3 밀도를 가진 두께 5 cm의 콜크에 의한 선량 보정계산법에 대하여 설명한다.

(1) TAR, TMR법

이 방법은 그림 5-20과 같이 불균질물질

그림 5-19 $^{60}Co\ \gamma$에 의한 폐 보정 계산

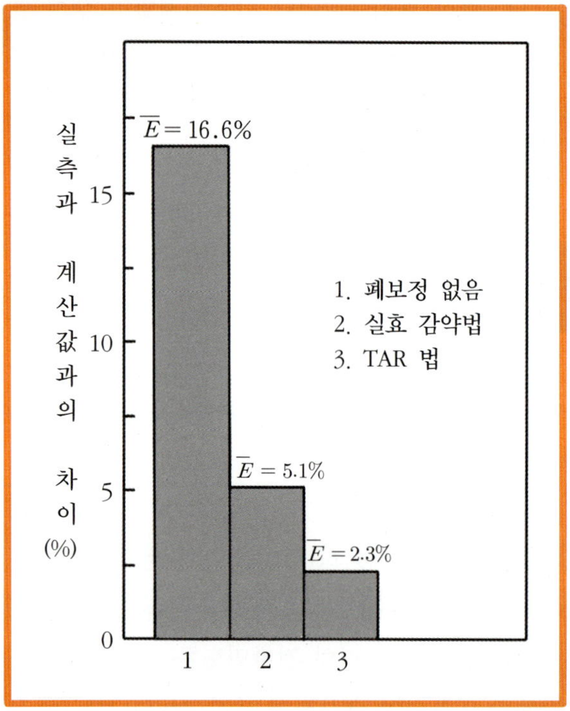

그림 5-20 폐보정 계산을 위한 불균질팬텀의 기하학적 배치도

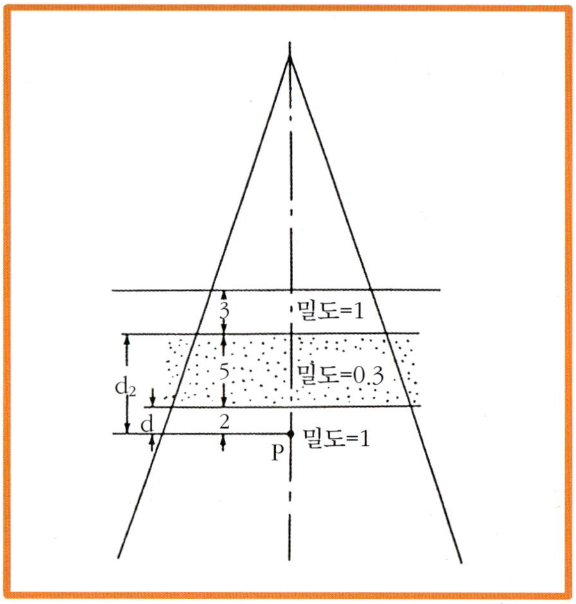

이 포함된 두께(10 cm)와, 이 불균질 물질이 물등가물질로 치환되었을 때의 두께(6.5 cm)는 *TAR* 비로 얻어지며, 선량 보정계수는 아래 식으로 나타낸다.

$$k_{lung} = \frac{TAR(d_t, r_d)}{TAR(d, r_d)} \quad \cdots\cdots (5.27)$$

여기에서 d_t는 밀도가 다른 불균질물질을 물등가 두께로 환산한 두께에 밀도 1의 물질을 더한 두께이고, d는 밀도를 고려하지 않은 팬텀 표면에서 측정점 P까지의 두께이며 r_d는 조사면의 크기이다. 그리고 2~35 MV의 X선에서는 조직-공기중 흡수선량비(TAR) 대신에 조직-최대 선량비(TMR)가 이용된다.

(2) 실효감약법

실효감약법에 의한 폐의 보정계수를 구하는 계산식은 아래와 같다.

$$k_{lung} = e^{\mu(d - d_t)} \quad \cdots\cdots (5.28)$$

여기에서, d, d_t는 *TAR* 법일 때와 마찬가지이며, μ는 밀도 1의 물질에 대하여 0.050 cm^{-1}이 표준값으로서 얻어지며, 코발트 60γ선의 경우 10×10 cm의 조사면에서 μ = 0.049 cm^{-1}이다. 그리고 5.28식을 이용하여 그림 5-20의 폐조직에 대한 점 P의 보정계수는 아래 식과 같다.

표 5-1
위치보정계수

불균질물질까지의거리(cm)	0	2	5	~10
위치보정계수	0.92	0.95	0.97	1.0

표 5-2
등선량곡선 시프트법의 n치

불균질물질	공동	폐	골	연골
n 값	−0.6	−0.4	0.5	0.25

$$k_{lung} = e^{0.049(10-6.5)} = 1.19$$

TAR법, 실효감약법에서 보정계수가 일반적으로 증가하기 때문에, 보정계수에 위치 보정계수를 곱하면, 계산 정확도가 나아진다고 한다. 표 5-1은 그 위치의 보정계수를 나타낸다. 이 계수는 불균질물질에서부터 측정점까지의 거리를 인자로 하여 TAR법과 실효감약법에 의해 구한 보정계수에 위치 보정계수를 곱한 값 cf(폐) = 1.19×0.95 = 1.13이 불균질물질에 대한 선량보정계수 값이 된다.

(3) 등선량곡선 이동법

이 방법은 불균질물질의 두께 n배 만큼 등선량곡선을 중심축을 따라서 이동하는 방법이다. 이동 방향은 뼈에 대하여 피부표면 방향으로, 폐나 공동 등 물보다 밀도가 적은 물질에 대해서는 심부의 방향으로 이동시킨다. 표 5-2는 코발트 60γ선과 4 MV X선에 대한 n값을 나타낸 것이며 n값에 의한 등선량곡선의 이동거리는 다음식에서 구할 수 있다.

등선량곡선이동거리 = 불균질물질두께×n값

예를 들면, 그림 5-20에 나타나듯이 불균질물질에 대하여 5 cm의 폐조직 보정계수를 이 시프트법으로 구할 때, 코발트 60γ선의 이동하는 거리는 −0.4×5=−2 cm가 되며, 점 P는 표면에서 12 cm로 하여, 심부선량을 계산하면 된다. 또, 이때의 폐보정값은 아래 식으로 나타낸다.

$$k_{lung} = \frac{TAR(10, 10\times10)}{TAR(12, 10\times10)} = \frac{0.556}{0.481} = 1.15$$

(4) Batho법

처음에는 Batho(1964)에 의해 TAR법이 제안되었으나, 그 후 Young과 Gaylord(1970)에 의해 TAR법에 Batho법을 추가하였고, 또 Sontag와 Cunningham(1977)에 의해 더욱 발전되어, 불균질물질 내에 있는 점의 선량계산보정이 가능하도록 하였다. 그 계산식은 아래와 같다.

$$k_{lung} = \left(\frac{TAR(d_1, r_d)}{TAR(d_2, r_d)}\right)^{(1-\rho e)} \quad \cdots\cdots (5.29)$$

d_1 : 측정점에서 불균질물질까지의 거리
d_2 : 측정점에서 표면측의 불균질물질까지의 거리
ρ_e : 물등가 물질과 불균질물질과의 전자 밀도비
r_d: 측정점에서의 조사면

그림 5-21 불균질물체의 선량보정계산

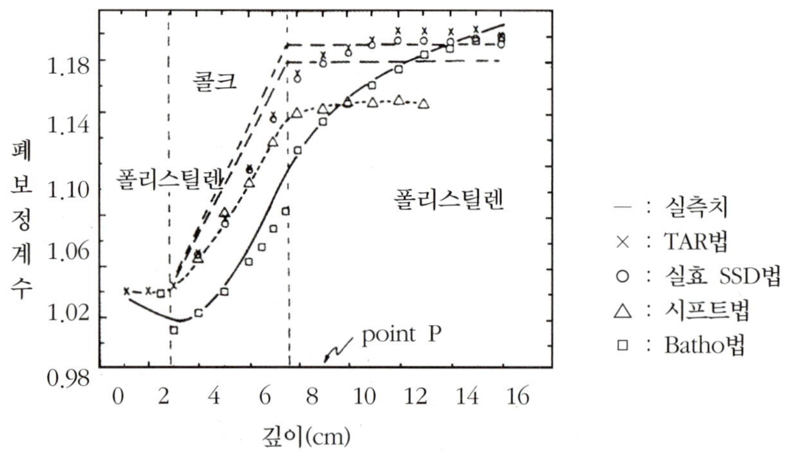

Cunningham은 TAR법, 실효감약법, 시프트법과 Batho법 등 4가지 방법에 의한 계산값과 실측값을 비교한 결과, Batho법이 가장 잘 실측값에 일치한다고 하였다(그림 5-21).

9. 입사면 경사의 영향에 대한 선량 보정

이제까지 설명해 왔던 심부선량의 계산방법은 광자선의 중심축이 팬텀 표면에 대하여 수직으로 입사된 경우였다. 그러나 임상에서는 선속 중심축이 피부표면에 대하여 기울어지게 입사하는 경우를 많이 보게 된다. 이와 같이 정해진 깊이에서 흡수선량이나 등선량곡선은 광자선이 피부면에 대하여 수직으로 입사한 경우와 다르기 때문에 보정을 하여야 하며, 다음에 그 보정방법에 대하여 설명한다.

1) TAR법

그림 5-22는 기울어진 피부면에 대하여 수평면(S'와 S'')에 직각으로 입사하였을 때의 등선량곡선을 나타내고 있다. 이 때, $S-S$ 선은 환자 피부면을, 실선의 등선량곡선은 점선의 $S'-S'$조사면에 대한 것으로, 점 A위의 피부면과 교차하게 된다. 점선의 등선량곡선은 $S''-S''$조사면에 대한 것으로 점 B위의 피부면과 만나게 된다. 점 A와 점 B의 피부면까지 거리는 같고, $S''-S''$부터 점 B까지의 거리를 d, 또한 $S'-S'$선과 $S''-S''$선간 거리를 h라 하면, 이 때, 점 A와 점 B에 대한 선량보정은 d와 $(d+h)$의 거리에 대한 TAR비 또는 TMR 비에 의해 아래 식으로 나타낼 수 있다.

그림 5-22 환자 표면경사의 영향에 의한 선량 보정계산법

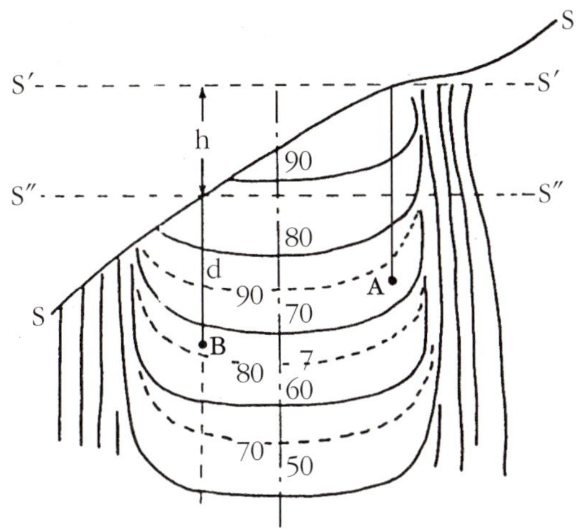

$$k_{gap} = \frac{TAR(d, r_d)}{TAR(d+h, r_d)} \qquad (5.30)$$

2) SSD법

이 방법은 그림 5-22에서, 점 B에 입사하는 선량에 대하여 공기층(h cm)만큼 거리역자승법에 의해 보정하는 방법으로, 그 보정식은 아래와 같다.

$$k_{gap} = \left(\frac{F+d_0}{F+h+d_0}\right)^2 \qquad (5.31)$$

F: 선원표면간 거리
d_0 : 기준깊이

3) 등선량곡선 시프트법

등선량곡선 shift법에 의한 심부선량보정은 그림 5-23에서 $S-S$를 경사진 환자의 피부표면이라 하고 $S'-S'$를 선속에 수직인 입사면으로 가정할 때 선속중심축으로부터 $S-S$와 $S'-S'$사이에는 air gap과 조직 증가 부위가 발생한다. 또한 선속중심에서 좌우로 등선량곡선 shift를 위한 grid line을 전 조사면에 걸쳐 1 cm 간격으로 선속중심축과 평행하게 그렸을 때 좌우대칭인 표준등선량곡선($S'-S'$)은 air gap 부위에서는 grid line의 k×h 만큼 조직깊이 쪽으로 이동하고, 조직 증가부위에서는 k×h 만큼 피부표면쪽으로 이동한다. h는 각 grid line에서 $S-S$와 $S'-S'$사이의 거리를 나타낸다. k값은 등선량곡선 shift를 위한 교정계수이고 선질, 조사면, 깊이, SSD에 따라 변화한다.

이 방법은 빠르고 유효하지만, 정확성 면에서 약간 오차가 발생할 수 있다. 표 5-3은 방사선 에너지에 대한 k값이다.

그림 5-23 환자 표면경사의 영향에 의한 선량 보정계산법(시프트법)

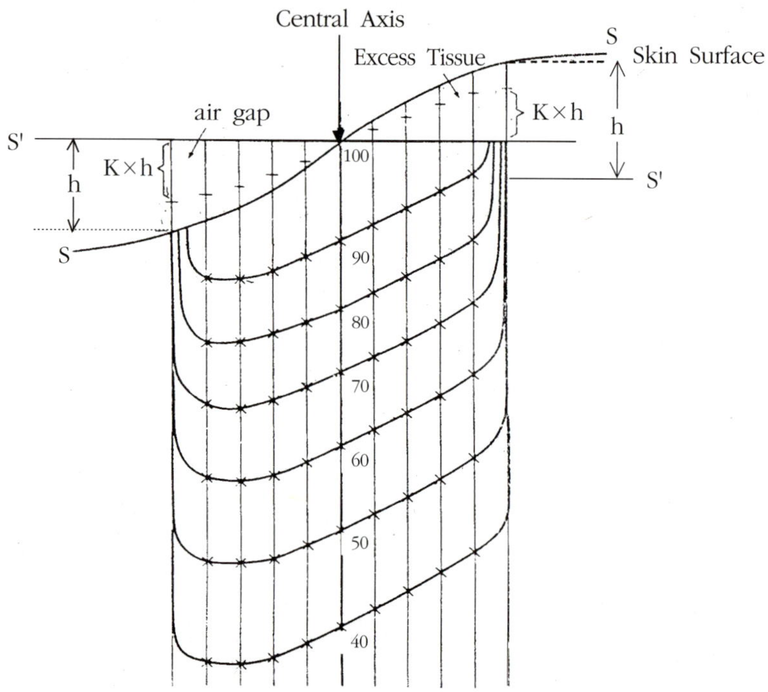

표 5-3 등선량곡선 시프트법의 k값

에너지	k 값
~1 MV	0.8
1 ~ 5 MV	0.7
5 ~15 MV	0.6
15 ~30 MV	0.5
30 MV ~	0.4

10. 기타 선량 보정

1) 쐐기(wedge)필터 보정

쐐기필터를 이용하여 조사할 때 선속 내에 쐐기필터를 삽입함으로써 1차선속이 감약하기 때문에 출력(흡수)선량(율)을 보정하여야 한다. 이 보정치를 쐐기필터 보정계수(wedge filter factor)라 부른다.

쐐기필터 보정계수는 전리함을 물 또는 고체팬텀(물등가물질, 폴리스틸렌 등)의 기준깊이에 설치하고, 10×10 cm^{2}의 조사면에서 선속 중심축상에 wedge 필터의 중심이 오도록 하고 일정한 선량을 조사하였을 때, 이 wedge 필터가 있을 때와 없을 때 기준점 깊이(d_0)에서의 흡수선량의 비로 구할 수 있으며 다음 식으로 나타낼 수 있다.

$$wedge\ factor = \frac{D_{d_0}(d_0, 10\times 10, with\ wedge)}{D_{d_0}(d_0, 10\times 10, without\ wedge)} \quad \cdots\cdots (5.32)$$

(1) 쐐기필터(wedge filter)의 종류

쐐기필터는 사용하는 방법에 따라 크게 2가지로 구분할 수 있다(그림 5-24).

· individual wedge system : 쐐기의 얇은 쪽에 조사면의 한쪽을 맞추는 방법

· universal wedge system : 쐐기의 중앙에 중심선속이 일치하는 방법

그림 5-24 universal wedge system((a)와 individual wedge system (b))

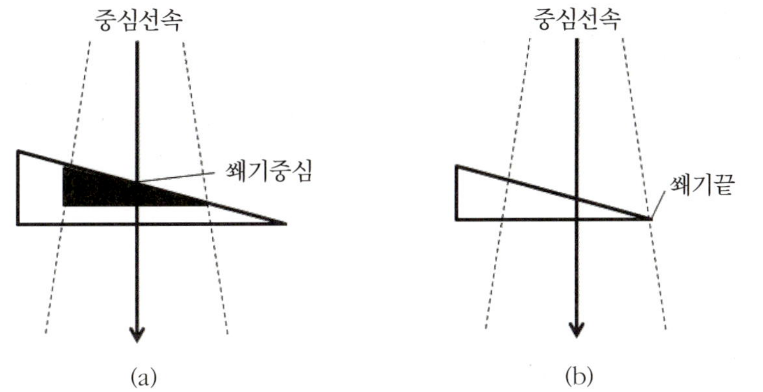

그리고 실제 쐐기필터를 삽입하는지 가상으로 쐐기모양을 나누는지에 따라서 2가지로 나누어진다.

· hard(physical) wedge : 제조사에서 만들어진 각도별로 삽입해서 사용하는 쐐기필터(그림 5-25)

그림 5-25 hard(physical) wedge system

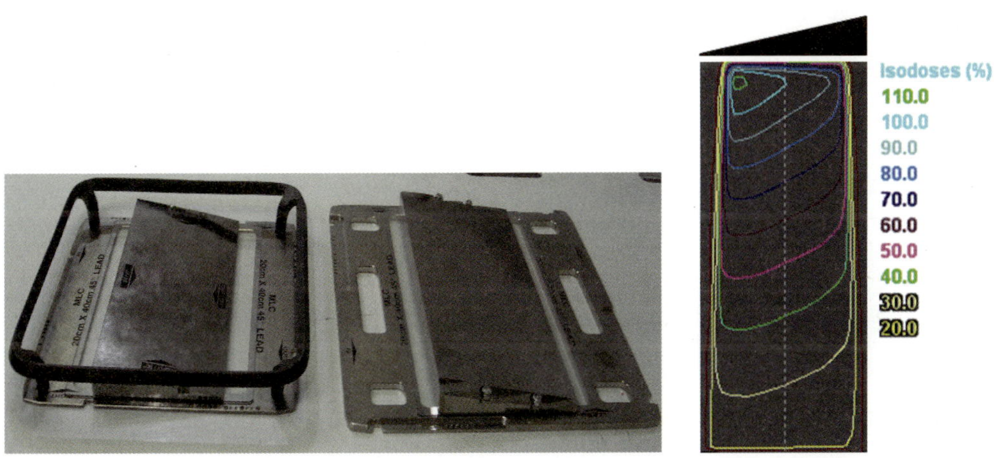

그림 5-26 dynamic wedge system

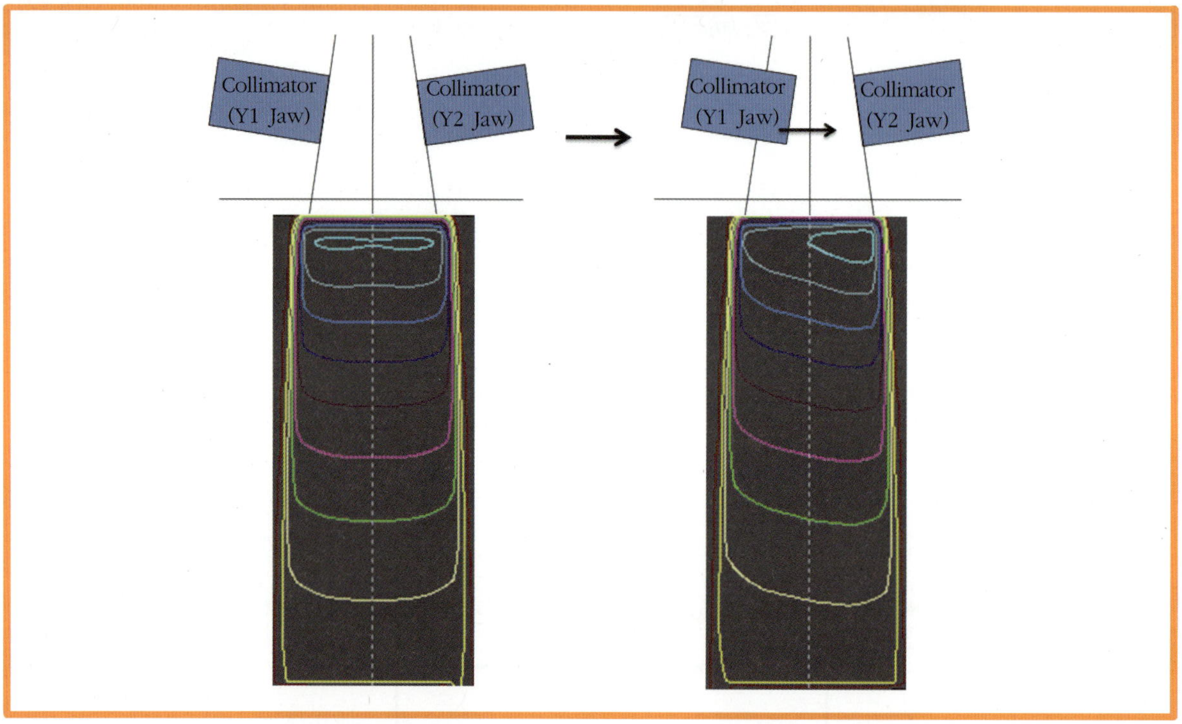

· dynamic wedge(enhanced dynamic wedge: EDW, virtual wedge) : 실제 쐐기필터를 삽입하지 않지만 쐐기필터를 사용한 것처럼 선량분포를 얻을 수 있다(그림 5-26). 방사선이 조사되는 동안 콜리메이터가 움직이면서 선량분포를 형성한다.

그림 5-27 wedge angle 와 hinge angle 관계

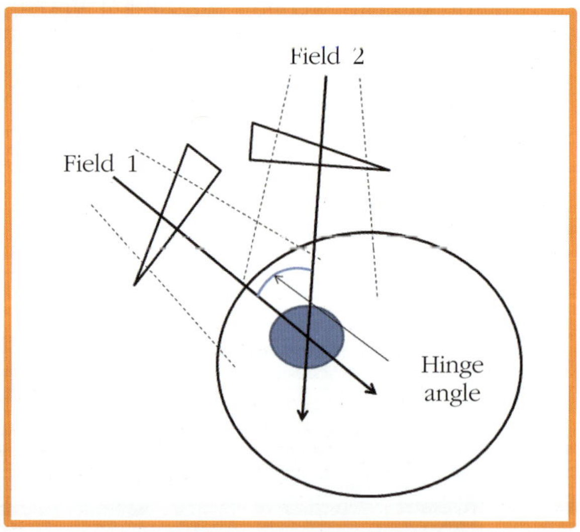

(2) wedge angle과 hinge angle

그림 5-27에서처럼 쐐기필터를 방사선 치료에 사용할 때는 2개의 조사방향에서 두꺼운 쪽이 마주보면서 사용하는 경우가 많다. 2개의 조사방향이 이루는 각(hinge angle(HA))을 알면 다음 공식에 의해 쐐기필터각(wedge angle(WA))을 알 수 있다.

$$WA = \frac{1}{2}(180^\circ - HA) \cdots\cdots\cdots\cdots (5.33)$$

팬텀속의 기준깊이에 대하여 ICRU 보고서 10d(1963)는 심부선량백분율 50 %의 등선량곡선의 깊이로 보고하고 있지만, ICRU 보고서 24(1976)에서는 10 cm 깊이로 보고하고 있다.(그림 5-28). 쐐기필터는 주로 인체 중심쪽에 있는 종양보다는 굴곡진 부분에 종양이 있을 때 선량분포를 균등하게 하기 위해 사용한다.

그림 5-28 wedge angle의 정의

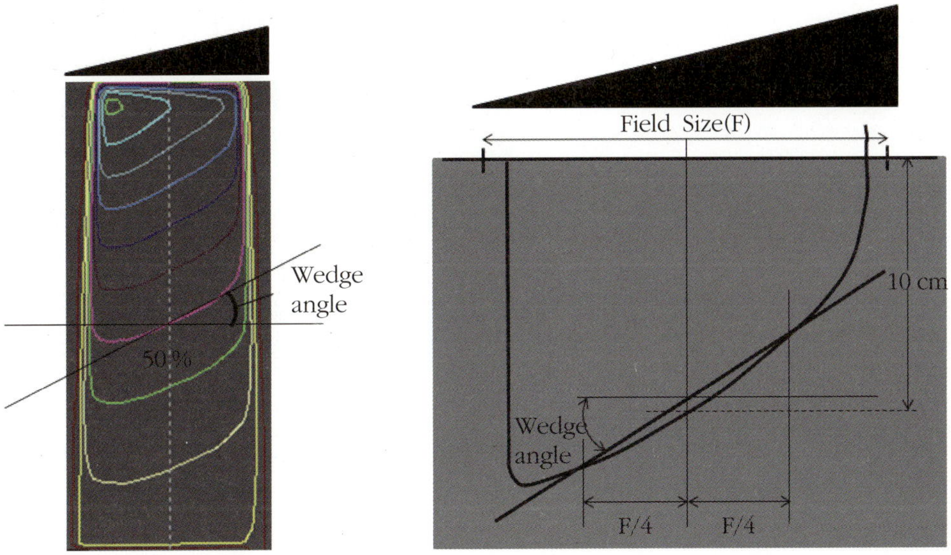

그림 5-29 음영반(shadow tray)

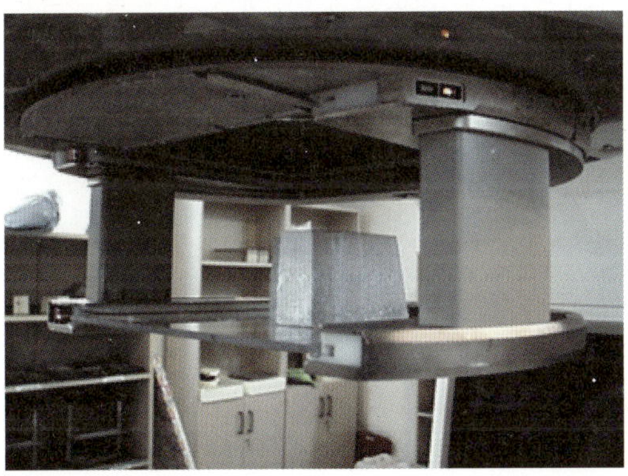

2) shadow tray 보정

음영반(shadow tray) 위에 그림 5-29처럼 차폐물로 정방형 또는 장방형 조사면을 차폐한 변형 조사면으로 조사할 때, shadow tray로 이용되고 있는 아크릴판에 의해 1차선속이 감약하기 때문에 보정을 하여야 한다. 이 보정값을 shadow tray 보정계수라 한다. 이 보정계수는 물 또는 폴리스틸렌 팬텀의 선속 중심축상의 기준깊이에 전리함을 설치하고 $10\times10\ \text{cm}^2$의 조사면에서 일정한 선량을 조사하였을 때, shadow tray가 있을 때와 없을 때 기준깊이(d_0)에서의 흡수선량 비로 구할 수 있으며 다음식으로 나타낼 수 있다.

$$tray\ factor = \frac{D_{d_0}(d_0,\ 10\times10,\ with\ tray)}{D_{d_0}(d_0,\ 10\times10,\ without\ tray)} \qquad (5.34)$$

3) bolus

그림 5-30A처럼 고 에너지 광자선 치료를 하게 되면 최대선량점이 체표면에 발생하지 않고 전자평형이 되는 지점에서 발생한다. 그러므로 종양의 위치가 피부쪽에 위치할 경우에 피부쪽에 많은 선량분포가 형성되도록 조직등가물질인 bolus를 올려놓고 치료한다(그림 5-30B).

그림 5-30 bolus와 bolus를 사용하지 않았을 때 선량분포(A)와 사용했을 때의 선량분포(B)

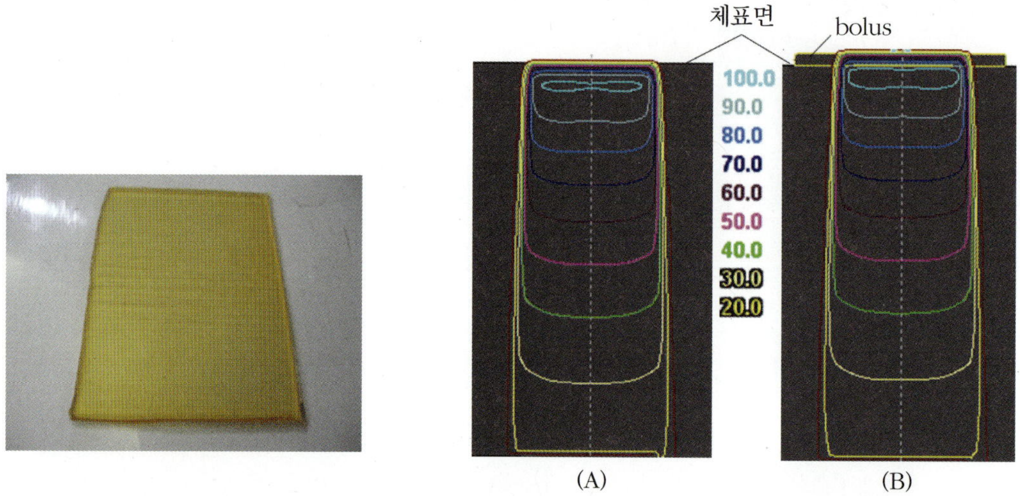

코발트 60γ선 이상의 에너지를 가진 광자선속에서의 bolus 이용은 표적영역에 균등한 선량분포를 가져올 수 있지만 고 에너지 광자선의 이점인 피부보호 효과(skin sparing effect)를 상실하여 표면선량의 증가를 가져온다. 그러므로 피부암이나 표재성암치료시 피부표면에 충분한 치료계획 선량을 조사하기 위해 주로 이용한다.

4) 보상필터(compensating filter)

고 에너지 광자선치료를 할 때 체표면에 굴곡이 있으면, 굴곡으로 인해 선량분포가 균등하게 형성되지 않는다. 그러한 경우 보상필터를 사용하여 조직의 얇은 부분을 보상해 주면 선량분포를 균등하게

그림 5-31 compensating filter

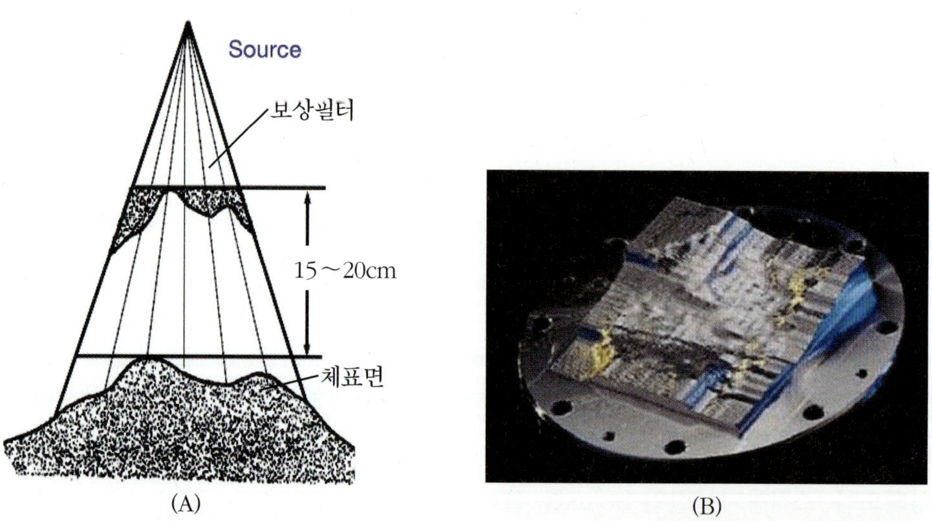

만들어 줄 수 있다. 보상필터의 사용은 보상필터가 광자선과의 작용에 의해 산란선이 발생해서 피부에 영향을 줄 수 있기 때문에 피부표면과 일정한 거리를 15~20 cm 이상 두고 사용한다(그림 5-31A). 굴곡진 부분의 3차원적인 보상을 위해 3차원 보상필터도 사용한다(그림 5-31B). 보상필터는 산란선의 방출을 보다 적게 하기 때문에 고원자번호의 물질이 좋으며 일반적으로는 납, 구리, 파라핀 등을 사용한다. 최근에는 다엽콜리메이터(MLC)가 움직이면서 보상체 역할을 하면서 치료용적 내에 선량분포를 변화시키고 있기 때문에 보상필터의 사용이 줄어들었다.

11. 선량계산

선량계산은 각 기관 및 병원에서 보유하고 있는 방사선발생장치를 이용하여 종양부위에 정확한 치료계획 선량을 조사하기 위한 연산방식을 말한다. 선량계산 방법은 치료기법이나 방사선출력의 검교정 차이 등으로 인해 각병원마다 연산방식에 약간의 차이가 있을수 있다.

예를들어 방사선출력의 검교정시 공중선량(D_{air}) 혹은 조직선량(D_d)의 선택적 적용, SAD 치료기법시 TMR(tissue maximum ratio) 혹은 TPR(tissue phantom ratio)의 선택적 적용, 조사면계수(field size factor : F_r) 정의 등의 차이를 들 수 있다.

그러므로 선량계산 방법은 가장 일반적이고, 간편하며, 정확도가 높은 연산 방식을 채택하여 임상에 적용하는 것이 바람직하다.

1) 선형가속기 선량계산

선형가속기를 이용하여 종양부위에 정확한 치료계획선량을 조사하기 위해서는 선량계 지시값 즉 MU를 계산 하여야한다.

MU란 일반적으로 기준조사면(10×10 cm^2), 기준SSD의 치료조건 하에서 1 MU를 조사하였을 때 기준깊이(d_m : 최대흡수선량깊이)에 1 cGy가 흡수됨을 말한다. 선형가속기의 주기적 방사선출력 정도관리시 기준깊이를 제외하고는 위와 같은 조건 하에서 방사선 출력을 검교정 하도록 권고하고 있으며 cGy/MU의 방사선출력 정의하에 MU를 계산하는 것이 일반적이다.

(1) SSD(source skin distance)법 선량계산

SSD 치료법은 선원-피부간거리가 항상 일정하므로 선량계산시 종양깊이 변화에 따른 흡수선량률의 차이를 심부선량백분율(PDD) 적용에 의해 MU를 계산하며 연산방식은 다음과 같다.

$$MU=\frac{\text{tumor dose(종양선량)}\times100}{PDD\times S_c\times S_p\times SSD\times \text{modifier}}$$

S_c : collimater scatter factor $\quad$ S_p : phantom scatter factor

종양선량이란 각 조사문수에 해당하는 치료계획선량(종양선량/조사문수)을 말하며, modifier는 wedge factor, shadow tray factor, inverse square law 등이다. SSD factor는 치료조사면이 선형가속기의 최대조사면을 초과하는 큰 조사면 치료시(예 : mantle, inverted Y field 등) 선원-피부표면간 거리가 기준 SSD 보다 클 경우 거리 역자승에 의한 방사선출력의 보정계수를 말하며 다음과 같은 등식

에 의한다.

$$SSD\ factor = \left(\frac{SSD\ f_1 + d_m}{SSD\ f_2 + d_m}\right)^2$$

$SSD f_1$: 기준 Source Skin Distance
$SSD f_2$: 치료 Source Skin Distance
d_m : 최대흡수선량깊이

MU 계산시 치료SSD가 기준 SSD와 같으면 SSD factor는 1로 적용한다.

(2) SAD(source axis distance)법 선량계산

SAD 치료기법은 선원-피부간거리가(SSD)가 치료깊이에 따라 다르므로 MU계산시 종양깊이에 따른 흡수선량률의 변화를 심부선량백분율(PDD) 적용에 의해 계산하지 않고 TMR(혹은 TPR)에 의해 계산하는 것이 유리하다.

또한 조사면증감에 따른 방사선출력의 변화를 교정해주는 S_c, S_p $factor$. 측정시 기준 SAD에 최대흡수선량깊이를(d_m) 더한 측정점에 전리함을 위치시켰을 때는 거리역자승에 의한 출력의 증가를 SAD factor로 보정한다.

SAD법에 의해 종양부위에 정확한 치료계획선량을 조사하기 위한 MU 계산은 다음 등식에 의한다.

$$MU = \frac{\text{tumor dose(종양선량)}}{TMR \times S_c \times S_p \times SAD\,\text{factor} \times \text{modifier}}$$

tumor dose : 종양선량(치료계획선량/조사문수)
Output : 방사선출력(dGy/MU), 대부분 1이다.
SAD factor = $(SCD/SAD)^2$
SCD : source chamber distance(SAD+d_m)
modifier : wedge, tray factor 등

Wedge나 차폐물을 이용하지 않을시는 modifier는 1로 적용한다.

(3) 운동조사법에서의 선량계산

진자조사(pendulum therapy), 회전조사(rotation therapy)의 심부선량 계산은 TAR을 이용한다. 그림 5-32와 같이 종양의 중심에서 조사범위를 n개의 등각도(일반적으로는 10°~20° 간격)로 나누고, 그 중심에서 환자의 피부표면까지의 거리를 측정하여, 평균 깊이 $\bar{d}$를 구한다.

평균 깊이 $\bar{d}$에 대한 TAR 값을 선량계산에 적용한다.

$$MU = \frac{\text{tumor dose(종양선량)}}{TMR \times S_c \times S_p \times \text{SAD factor} \times \text{modifier}}$$

tumor dose : 종양선량(치료계획선량/조사문수)

그림 5-32 회전조사법에서 평균깊이 계산법

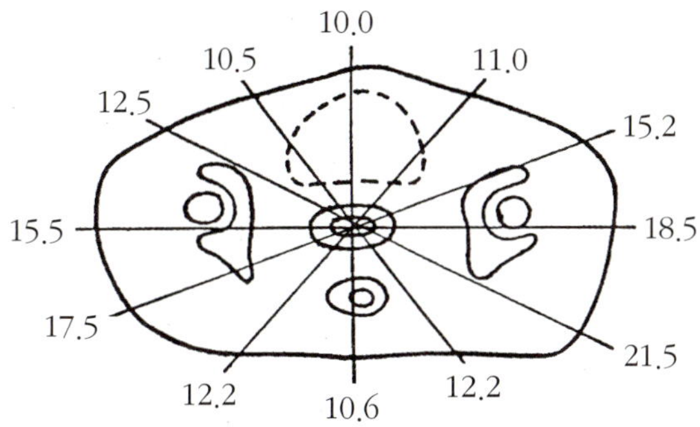

output : 방사선출력(dGy/MU), 대부분 1이다.
SAD factor = $(SCD/SAD)^2$
SCD : source chamber distance($SAD+d_m$)
modifier : wedge & tray factor

wedge나 차폐물을 이용하지 않을시는 modifier는 1로 적용한다.

2) Co-60 원격치료장치 선량계산

Co-60 원격치료장치와 같은 방사성동위원소를 이용한 방사선치료시 선량계산은 선원의 개폐시간을 적절히 조절해주는 치료시간을 계산 하므로써 종양부위에 정확한 치료계획선량을 조사할 수 있다.

방사선출력(output)은 기준조사면(10×10 cm^2), 기준SSD, 최대흡수선량깊이(d_m)에 해당하는 build-up cap을 씌운 상태의 공중선량(D_{air})으로 정의된다(cGy/min).

Co-60 원격치료장치는 선원부터 gantry 회전축간의 거리가 짧게 설계되어 있다. 선원부터 회전축간의 거리가 길어지면 거리역자승으로 방사선출력이 급격히 감소하기 때문이다. 그러므로 주로 SSD법에의해 방사선치료를 시행한다.

SAD법에 의해 치료를 시행하면 gantry head 부위와 환자간의 거리가 짧아 gantry 회전시 부딪힐 위험이 높기 때문이다.

① SSD법 선량계산

SSD 법에 의한 방사선치료시 선량계산은 선형가속기와 마찬가지로 선원-피부간 거리가 항상 일정하므로 심부선량백분율(PDD) 적용에 의해 치료시간을 계산하며 Co-60 에너지(1.25 MeV)가 낮으므로 후방산란에 의한 선량보정을 위해 후방산란 계수(BSF)를 적용한다.

조사면 경계부위에 주요장기가 있을 경우에는 반음영을 줄여주기 위해 trimmer를 이용하는데 이때 출력의 변화를 trimmer factor로 보정하며 치료시간 계산은 다음 등식에 의한다.

$$\text{치료시간(Time)} = \frac{\text{tumor dose}\times 100}{\text{out put}\times \text{PDD}\times S_c\times S_p\times \text{BSF}\times \text{SSD factor}\times \text{modifier}}$$

tumor dose : 종양선량(치료계획선량/조사문수)
out put : 방사선출력(cGy/min)
BSF(back scatter factor) : 후방산란계수
SSD factor : SSD 변화에따르는 방사선출력 보정계수
modifier : wedge, tray, trimmer factor

방사선치료시 SSD 변화가 없거나 wedge, tray, trimmer를 이용하지 않을시에는 교정계수를 1로 적용한다.

② SAD법 선량계산

SAD법에 의한 선량계산은 선형가속기와는 달리 종양깊이에 따른 흡수선량률의 변화를 TMR(3 MV 이상) 적용에 의해 계산하지 않고 TAR(3 MV 이하)적용에 의해 계산한다. 또한 방사선 출력 검교정깊이에 대한 방사선출력의 변화를 SAD factor로 보정하며 치료시간 계산은 다음 등식에 의한다.

$$\text{Time} = \frac{\text{isocenter dose}}{\text{Out put} \times \text{TAR} \times S_c \times S_p \times \text{SAD factor} \times \text{modifier}}$$

isocenter dose : 종양선량(치료계획선량/조사문수)
out put : 방사선출력(cGy/min)
SAD factor : $(\text{SCD/SAD})^2$
modifier : wedge, tray, trimmer factor

방사선치료시 wedge, tray, trimmer를 이용하지 않을시에는 교정계수를 1로 적용한다.

5.3 흡수선량 표시

앞 절에서는 여러 가지 조사면이나 조사방법에서 심부흡수선량의 계산방법에 대하여 설명하였다. 그러나 방사선 치료계획에 있어서 또 하나 중요한 것은 치료목적인 병소 부위를 포함한 체표윤곽도(body contour)에 조사방법의 등선량분포도를 합성하여 병소나 그 주변의 건강조직을 포함한 여러 기관이나 장기의 심부 흡수선량을 파악하여 이 조사 방법이 최적인지 아닌지를 검토하고, 선택된 조사방법에 대한 사항을 차트에 자세하게 기록하는 것이다. 이와 같이 체표윤곽도에 등선량 분포도를 합성하여, 그 조사방법이 최적인지 아닌지를 검토하는 것은 아래와 같은 이점이 있다.

① 치료방사선과 의사의 치료방침이 임상경험을 향상시킬 수 있으며, 또한 치료성적의 향상에도 도움에 된다.

② 치료방사선과 의사 상호간에 방사선치료의 지침에 도움이 된다.

③ 다른 방사선치료 기관과 치료성적의 비교에서 치료계획에 대한 비교 · 검토가 이루어져 치료성적의 향상에 도움이 된다.

특히 위의 ③에 대해 치료성적을 향상시키기 위하여, ICRU에서는 방사선 치료계획에 있어서 선량

측정의 표준화를 ICRU 보고서 23, 24에 보고하였으며, 한편 ICRU 보고서 29에서는 흡수선량 표시법에 대하여 보고하고 있다. 이들 세 가지 보고서에서 출력(흡수) 선량측정법, 심부(흡수)선량 계산법, 흡수선량 표시법이 세계 각 국에서 통일되어, 각 시설에서의 방사선 치료성적을 비교함으로써 치료성적의 향상에 많은 도움을 주었다. 그러나 오늘날 치료계획시 컴퓨터를 이용하여 삼차원 치료계획을 세우는데는 ICRU 보고서 29를 보완할 필요가 있어 1993년에 ICRU 보고서 50이 발간되었다. 여기서 ICRU 보고서 50에 따른 흡수선량표시법에 대하여 설명한다.

1. 치료용적의 정의

악성종양의 완치를 위한 치료목적은 영구적으로 종양으로서 활동할 수 없는 수준까지 종양세포의 수를 감소시키는 것이다. 따라서 치료용적에는 종양 및 종양의 침윤이 있다고 생각되는 영역이 포함되어야 한다. 만약 종양이 수술에 의해 제거되었더라도 남아 있는 조직에는 종양의 침윤이 있을 수 있다.

치료계획을 세우는 데에 치료되어야 하는 용적을 정확히 정의하는 것이 무엇보다 중요하다. 그림 5-33은 용적에 대한 정의를 나타낸다.

1) 총 종양 용적(gross tumor volume, GTV)

총 종양 용적은 종양이 촉진되거나 육안적으로 보이는 범위 즉 종양이라고 확증할 수 있는 범위 및 위치를 포함한다.

2) 임상적 표적 용적(clinical target volume, CTV)

임상적 표적 용적은 총 종양 용적 및 치료해야 하는 현미경학적인 악성종양이 관찰되는 범위를 말한다. 만약 수술로 종양이 제거되었다하더라도 현미경학적으로 악성일 가능성이 있는 범위를 말하며 일반적으로 종양의 범위를 정하는데 이 임상적 표적용적이 중요하다.

그림 5-33 용적의 정의

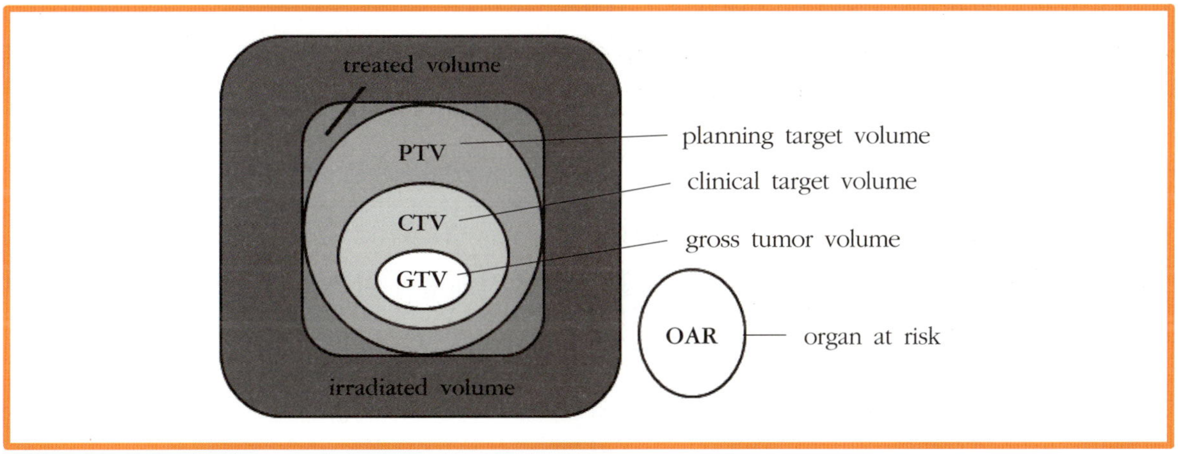

그림 5-34 폐치료 계획시 용적의 정의

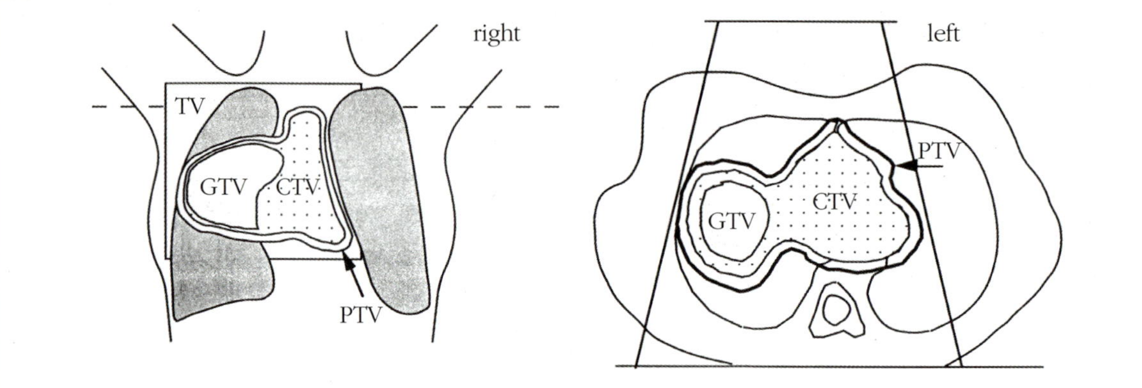

3) 치료계획 표적 용적(planning target volume, PTV)

치료계획 표적 용적은 임상적 표적 용적(CTV)를 포함하는 용적으로서 치료시 환자의 호흡 등에 의한 기관이나 장기의 움직임, 방광 등 매회 치료시마다 형태나 크기의 변동, 환자 set-up의 부정확성 등을 충분히 고려한 용적이다. 그림 5-34를 폐치료계획시의 용적을 나타낸다.

4) 치료용적(treated volume, TV)

치료영적은 치료목적을 달성하기 위해서 치료방사선과 의사가 선택한 등선량곡선에 의해 정해지며, 이 등선량곡선은 보통 95% 곡선이 선택되며 일반적으로 치료용적은 치료계획 표적용적(PTV)보다 크다.

5) 조사용적(irradiated volume, IV)

조사용적은 정상조직의 내용선량을 고려하여 설정된 등선량곡선에 의한 용적으로 말하며 보통은 20 %의 등선량곡선에 의해 결정된다.

그리고 이 조사용적은 조사법에 크게 영향을 받기 때문에 건강조직의 방사선 장해를 최소한으로 줄이기 위하여 치료계획시 충분히 검토하여야 한다.

ICRU보고서 50(1993)에 따르면 치료계획 표적용적(PTV) 안에서 선량분균등은 −5 %에서 7 %까지 허용하고 있다.

그림 5-35는 치료계획에 따른 용적비를 나타낸다.

6) 중요 장기(critical organ/organs at risk : OAR)

중요 장기란 표적용적 가까이에 존재하고, 방사선 감수성이 높아 치료후 심한 만발성 장해가 발생하는 장기를 말한다.

그림 5-35 폐치료계획시 조사방법에 따른 용적의 비(PTV : TV : IV)

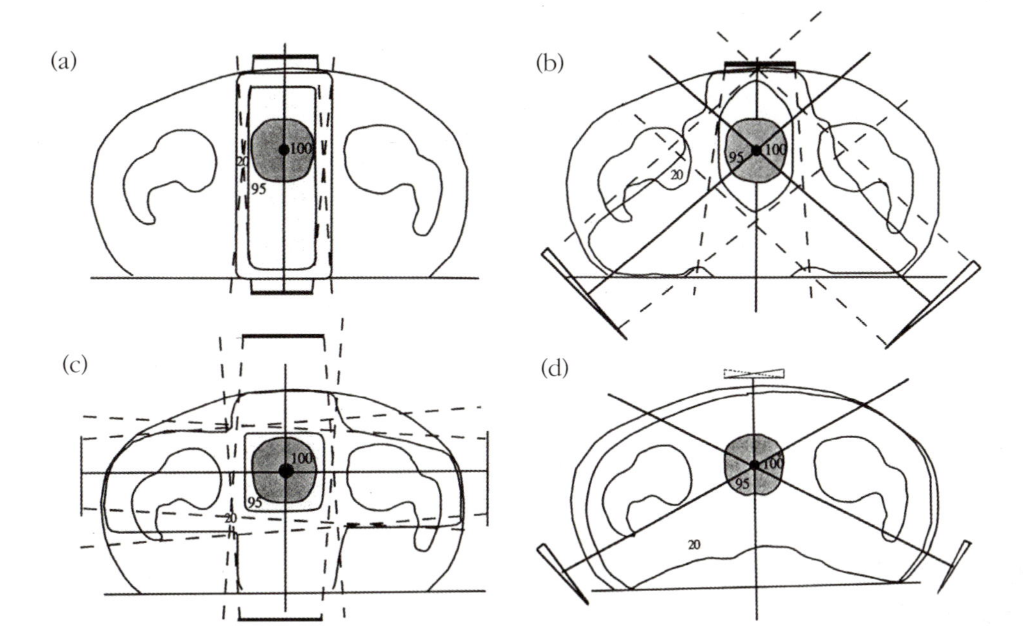

(a) 1.0 : 2.4 : 4.6 (b) 1.0 : 1.9 : 9.0 (c) 1.0 : 1.9 : 9.0 (d) 1.0 : 1.1 : 11.0(TWO 130°arcfields)

2. 표적용적 내의 흡수선량의 정의

1) 최대 표적(흡수)선량

표적용적(PTV) 내에서 최대의 흡수선량을 최대 표적(흡수)선량이라 정한다. 1 : 1로 확대한 CT 사진상에서 표적용적이 4 cm^3 이상일 때, 최대(흡수)선량값을 나타내는 등선량곡선의 체적이 2 cm^3이하이면 최대 표적(흡수)선량으로 정의되지 않고, 또한 표적용적이 4 cm^3이하일 때, 1 cm^3이상의 등선량곡선으로 둘러싸여진 체적이 아니면 최대표적 (흡수)선량으로서 정의되지 않는다.

최대 (흡수)선량값으로 둘러싸여진 체적을 2 cm^3이상으로 하는 한정하는 근거는, 첫째로 손으로 하는 계산 또는 컴퓨터에 의해 고정밀도로 계산되는 흡수선량의 최소체적이며, 둘째로 방사선 효과로서 조직에 영향을 미치는 최소 체적이 2 cm^3이상 필요하다는 데서 유래하고 있다.

한편, 등선량곡선으로 둘러싸인 체적이 2 cm^3이상이고, 100 %의 표적 (흡수)선량보다 높은 최대 표적 (흡수)선량이 치료계획 표적용적(PTV) 밖의 정상조직에 조사되면 hot spot라고 정의하며, wedge 필터를 이용한 다문조사법에서는 hot spot가 작아지도록 조사방법과 필터의 각도 및 방향선택을 충분히 검토하여야 한다.

2) 최소 표적(흡수)선량

최소 표적 (흡수)선량은 표적용적(PTV) 내에서 가장 낮은 흡수선량값이다. 이 때, 등선량곡선으로 둘러싸인 크기는 어느 만큼이라도 좋다.

그림 5-36 표적용적 내의 선량분포

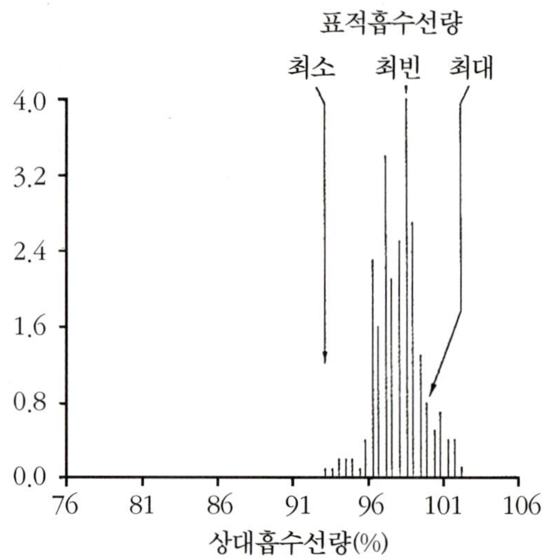

3) 평균 표적(흡수)선량

평균 표적 흡수(선량)은 표적용적 (PTV) 내에서의 흡수선량의 평균값으로, 그 계산식은 아래와 같다.

$$D_{average} = \frac{1}{n}\sum_{v} D_{ijk} \quad \cdots\cdots (5.35)$$

여기에서 i는 표적용적을 x축 방향으로 나눈 계산점, j는 y축 방향으로 나뉘어진 계산점 k는 z축 방향으로 나뉘어진 계산점, n은 이들 계산점의 총수이고, D는 각 계산점에서의 흡수 선량값이다.

또한 이 평균 표적 (흡수)선량을 구할 때, 각 계산점의 흡수선량값의 도수분포를 구할 수 있다(그림 5-36). 이 도수분포표에서 흡수선량의 중앙값을 중앙값 표적 (흡수)선량, 가장 도수가 큰 흡수선량을 최빈 표적 (흡수)선량이라 정의한다. 또 위에 설명하였듯이 최대 표적 (흡수)선량은 2 cm^3 이상의 체적이 필요하기 때문에, 이 표에서는 100 % 상대 흡수선량을 가리킨다.

그림 5-37 1문조사법의 표적 흡수선량 중심점

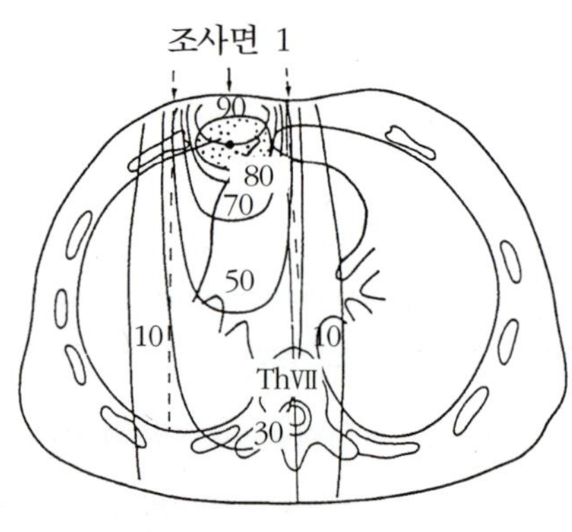

3. 표적(흡수)선량의 표시

치료계획에서 심부선량 계산을 하거나 선량분포도를 작성할 때 표적용적 내에서 어느 점을 표적 (흡수)선량의 기준값으로 하면 좋은가를 정의하는 것은 중요한 것이다. 여기에서는 이 기준값으로 하는 위치(병소 중심점)를 각 조사법에 대하여 설명한다.

그림 5-38 대향 2문조사법의 표적선량의 중심점(선량비 1:1)

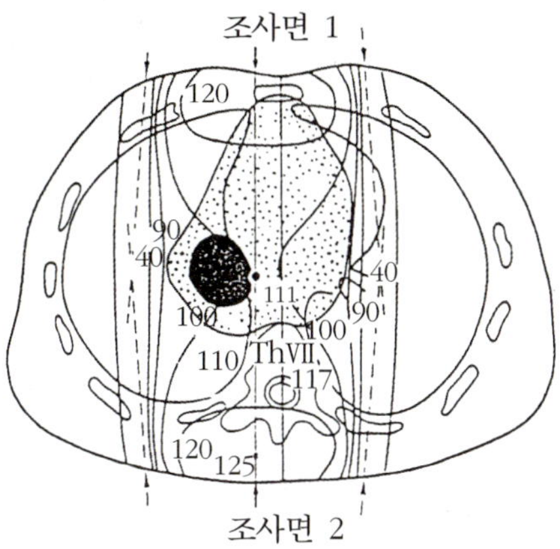

그림 5-39 선량비가 다른 대향2문조사법의 표적선량의 중심점

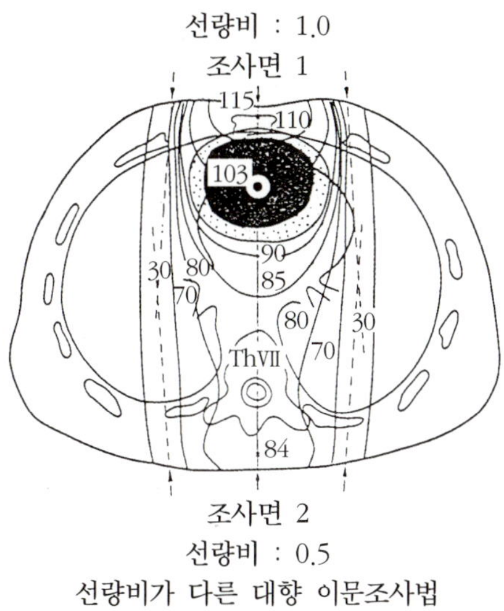

1) 고정조사법

① 1문조사법에서 표적 (흡수)선량의 중심점은 SSD법인 경우 선속 중심축상의 기준점 깊이(병소깊이)에 해당하고 SAD법인 경우 선속 중심축상의 표적용적 중심에 위치한다(그림 5-37).

② 대향 이문조사법으로 두 조사면 모두 같은 치료계획선량으로 조사한 경우, 표적(흡수)선량의 중심점은 선속 중심축상에서 환자의 몸 두께의 중간점에 위치한다(그림 5-38).

③ 대향 이문조사법으로 두 조사면 모두 같은 치료계획 선량으로 조사하지 않는 경우(불균등 선량) 즉 표재성 종양의 표적 (흡수)선량 중심점은 선속 중심축상에서 표적영역의 중심에 위치한다(그림 5-39).

④ 삼문 이상의 조사법의 경우, 표적(흡수)선량의 중심점은 세 조사면의 선속 중심축이 만나는 점에 위치한다.

2) 운동조사법

회전 조사법에서 표적(흡수)선량의 중심점은 회전축상에 위치한다. 회전 각도가 270°이상의 운동조사법에 있어서 표적선량의 중심점은 회전중심축에 위치한다(그림 5-40).

회전각도가 270°이하의 운동조사법에 있어서의 표적(흡수)선량의 중심점은 표적용적 중심아래에 적절히 위치 시켜야 이상적인 선량분포를 얻을수 있다(그림 5-41).

3) 그 외의 복잡한 조사법

유아의 소뇌에 원발하는 수아세포종의 방사선 치료는 종양이 뇌척수액강을 따라 전이하는 경향이 있기 때문에 그림 5-42과 같이 소뇌, 전뇌, 전척수를 조사하는 다문조사법을 이용한다. 이때, 표적(흡수)선량은 관심영역에 있어서 두 곳 이상의 중심점 선량값을 흡수선량률(%)로서 표시하여야 한다(그림 5-42에서 ●, ■, ▲ 표시).

그림 5-40 270°이상 회전조사법의 표적선량 중심점

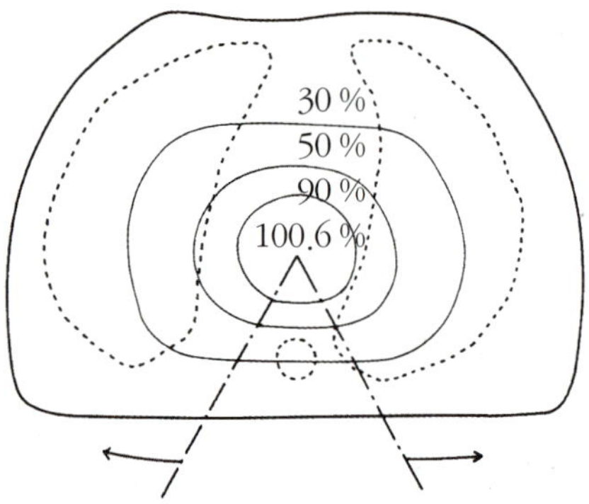

그림 5-41 270°이하의 회전조사법의 표적선량 중심점

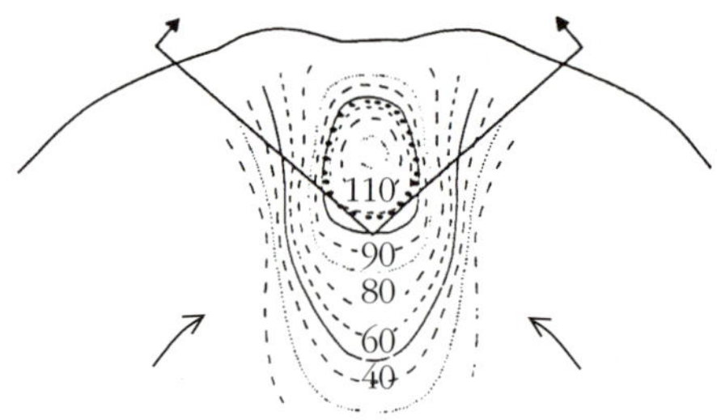

그림 5-42 다문조사법의 표적선량 중심점

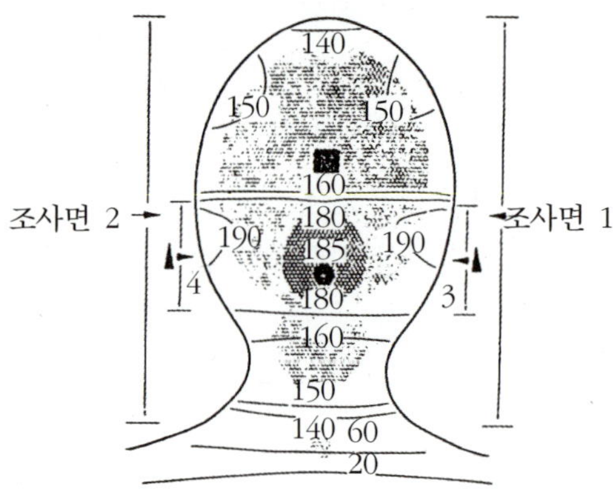

Co-60				
번호	SSD cm	조사면 cm×cm	wedge	Beam Weight(%)
1	70	22×22	–	100
2	70	22×22	–	100
3	70	5×5	15°	40
4	70	5×5	15°	40
5	70	5×12	–	180
6	70	5×12	–	180

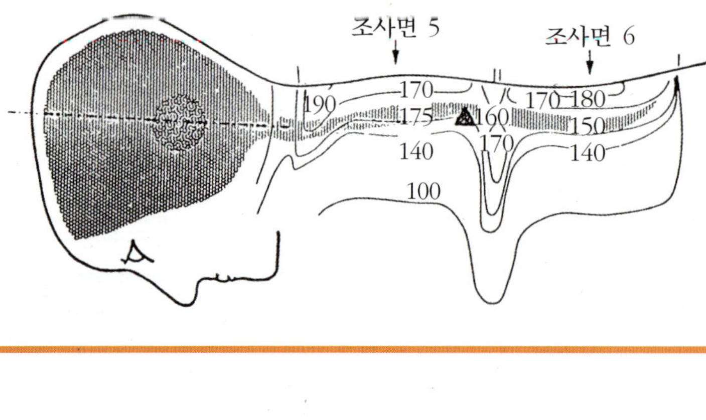

5.4 등선량분포곡선(isodose curve)

등선량곡선은 방사선 치료계획에서 반드시 필요한 것으로 등선량곡선의 분포도를 이용하여 다음 사항을 점검한다.

① 표적용적의 심부선량 분포가 90% 이상인 등선량곡선으로 둘러쌓여 있어야 한다.

② 조사용적 내에는 고선량영역에 존재한다.

③ 건강조직의 조사량을 가능한 적게 하고, 또한 건강조직의 방사선장해를 예측한다.

따라서 위의 조건이 만족되지 않을 때, 조사법을 재검토하고, 위의 조건이 만족되는 최적 조사법을 찾기 위하여, 등선량곡선의 분포도 작성이 중요한 것이다. 아래에서는 등선량곡선의 작성과, 등선량곡선에 영향을 미치는 여러 인자에 대하여 설명한다.

1. 등선량분포곡선의 측정

1) 전리함 또는 반도체 선량계에 의한 방법

1문조사법에서 여러 크기의 조사면에 대한 등선량곡선은 치료계획용 컴퓨터를 이용하며, 다른조사법에서 등선량곡선을 위한 만드는데 기초자료가 된다. 또, 치료장치 설치후에 장치의 시간에 따른 변화가 심부선량 분포에 미치는 영향 등을 조사하기 위하여 반드시 측정해야 하는 기초자료이다.

1문조사법에서 등선량곡선의 작성은 그림 5-43과 같이 물팬텀 중에 방수된 전리함 또는 반도체 검출기를 설치하여 광자선속을 연속 조사하면서 기준전리함(또는 검출기)과 운동하는 전리함의 전기신호를 얻어 등선량곡선을 작성한다. 일반적으로 전리함은 시정수가 크기 때문에 선량계로부터의 신호와 기록계의 위치 감도가 좋지 않아 측정점에 오차가 생기기 때문에 주의를 요한다. 한편 반도체 검

그림 5-43 등선량곡선의 측정

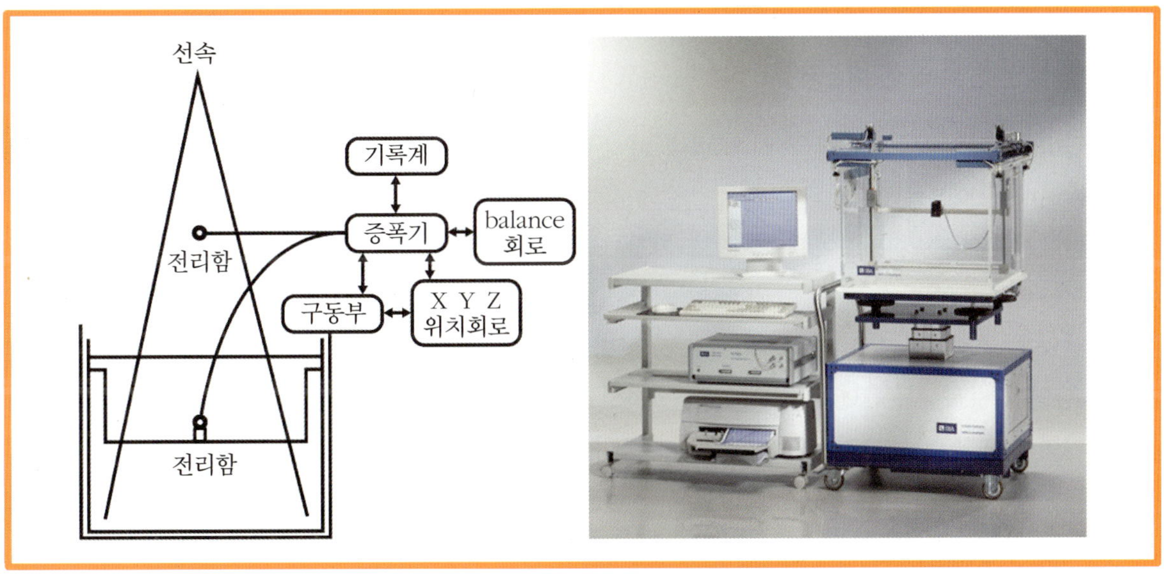

출기는 시정수가 적기 때문에 기록계의 위치 감도가 좋아 선속의 평탄도 측정에 많이 이용되고 있다. 그러나 반도체 검출기의 사용에서는 검출기가 가지는 선량특성이나 에너지 특성, 방향의존성 등의 측정조건에 대하여 충분히 고려하지 않으면 안된다.

2) 필름법

다문조사법 및 운동조사법의 등선량곡선 작성은 필름과 컴퓨터(3차원 선량 분석 시스템)에 의한 방법이 있지만, 여기에서는 필름법에 대하여 설명한다. 필름법에 의한 등선량 곡선 작성순서는 다음과 같다.

① 고체팬텀(폴리스틸렌)을 이용하여 교정깊이에 치렌코프 효과를 피하기 위하여 차광지로 감싼 필름을 설치하고, 정량적으로 선량을 증가시켜 조사하여 필름을 자동현상기로 동시 현상처리한 후 농도-선량 곡선을 그린다. 이 때, 조사면의 크기는 $10 \times 10\ cm^2$로 한다.

② 인체 모형의 고형 팬텀(랜드팬텀)에 차광지로 감싼 필름을 끼우고, 목적으로 하는 조사법으로 조사 한 후 ①과 같은 조건에서 현상한다. 랜드팬텀 사용시 목적하는 환자의 체형에 맞지않는 경우, 저선량 영역에서 오차가 생기기 때문에 주의를 요한다.

③ ②에서 얻은 필름을 등농도 기록장치에 걸고, 필름의 최고농도를 찾아낸다.

④ ①에서 얻은 농도-선량 곡선을 이용하여, ③에서 얻은 최고농도에 대한 최고선량값을 구하고, 최고선량값에 대한 90~10 % 선량값을 얻어, 농도-선량 곡선에서 90 % 농도에서 10 % 선량에 대한 농도까지 구한다.

⑤ ④에서 얻은 농도를 등농도 기록장치에 설치하고, 장치를 작동하여 목적하는 등선량곡선을 얻을 수 있다. 필름법에 의해 얻은 등선량곡선은 90~70 %의 고선량 영역에서는 전리함에서 얻은 자료와 잘 일치하여 신뢰성이 높지만, 50 % 이하에서는 오차가 커진다. 그래서 인체 모형 팬텀의 X, Y축상에 전리함이 들어갈 수 있는 구멍을 뚫어 선량값을 측정하고, 필름법으로 얻은 등선량곡선을 보정하면 된다.

2. 등선량분포곡선의 종류

등선량곡선은 위에서 기술한 측정 방법에 따라 기준점의 선량(최대 흡수선량지점)에 대하여 각 지점의 흡수선량을 백분율(%)로 나타내어 일정한 간격(10 %)으로 그린다. 이와 같이 그린 등선량곡선은 어느 깊이에서 중심축의 선량이 가장 크고 가장자리 쪽으로 갈수록 선량은 점점 감소하며 깊이에 따라서도 선량변화가 있다.

심부선량을 측정하여 등선량곡선을 만드는 방법에는 심부선량을 선속의 중심 축상의 최대선량지점(build up)의 선량을 기준(100 %)으로 그린 것 SSD type과 피사체(팬텀)의 중심축(axis distance)상의 일정한 거리를 표준으로 그린 SAD type 두 종류로 구분할 수 있다(그림 5-44).

그림 5-45은 특정 깊이의 횡단 조사면의 선량을 나타낸 것으로 "beam profile"이라고 하며, 기준 깊이에서 50% 등선량곡선의 측면 거리로 조사면을 정의한다.

또한 다른 방법으로 조사면의 선량을 선속의 중심 축의 수직면 조사면의 횡단면 등선량곡선으로 그림 5-46(b)과 같이 나타낼 수 있으며, 이와 같은 등선량곡선은 치료계획 수립시 최적의 표적(target volume)선량을 결정(90 % 등선량곡선)하는데 유용하게 이용한다. 90 % 등선량곡선은 기하학적본영, 50 % 등선량곡선을 기하학적 조사면, 20~90 % 등선량곡선을 기하학적 반음영이라 한다(그림 5-46(a)).

그림 5-44 SSD type(6MV, SSD=100cm)(a)와 SAD type(6MV, SAD=100cm)(b)에서의 등선량분포곡선

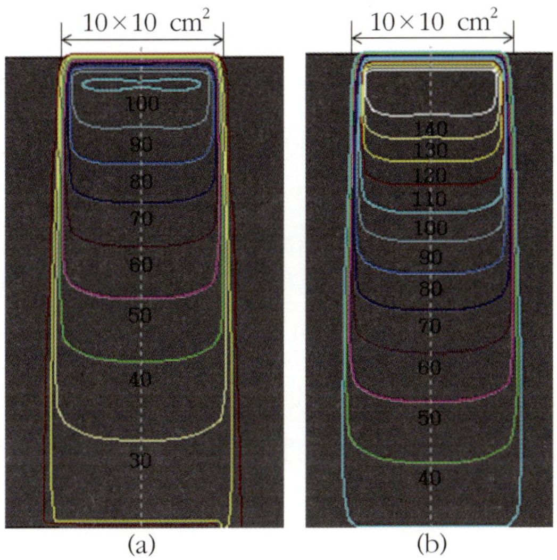

그림 5-45 조사면 단면의 심부선량(Co-60, F.S = 10×10 cm, 깊이 = 10 cm)

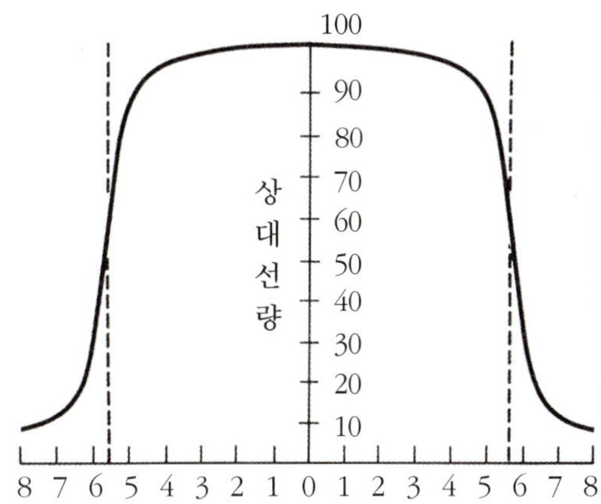

그림 5-46 등선량곡선에 따른 영역 정의(a)와 조사면 횡단명의 등선량분포곡선

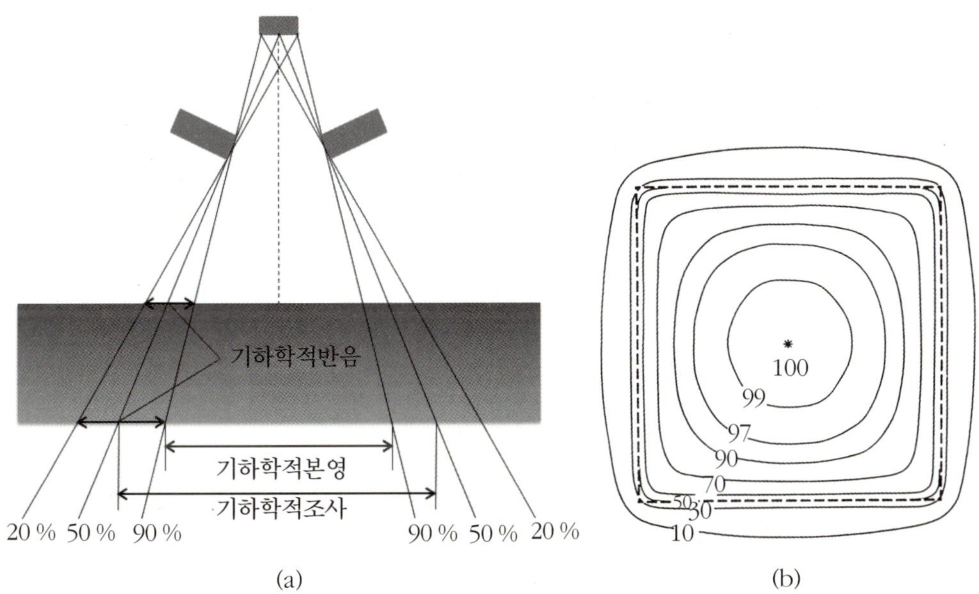

3. 등선량분포곡선에 영향을 미치는 인자

1) 선원의 크기

방사선치료에 이용되는 광자선의 선원은 두 종류가 있다. 그 하나는 ^{60}Co 원격치료장치로 방사성동위원소를 선원으로 한 장치이고, 다른 하나는 가속관에서 가속, 증폭된 전자를 타겟에 충돌시켜 고 에너지 X선을 발생시키는 선형가속기이다.

^{60}Co 원격치료장치의 선원 크기는 직경 10~20 mm이고, 이 때문에 반음영이 커진다. 또, ^{60}Co γ선은 선원을 포함한 캡슐, 차폐, 콜리메이터 등에서 저 에너지 성분의 산란선을 포함하며, 그 양은 전체 선량의 약 10 % 정도이다. 그리고 이 산란선은 환자에 피부장해를 초래한다.

한편, 가속기에서 방출되는 X선의 경우, 소초점(3 mm 정도)의 타겟에서 X선이 방출하기 때문에 선원 크기에 의한 반음영의 영향이 적다. 그러나 타겟에 충돌하는 전자선의 에너지와 그 균일성, 타겟의 두께나 재질, 평탄필터, 콜리메이터 등에 의해 X선의 에너지 및 X선에 포함되는 산란선량이 크게 변화하기 때문에 이들 인자에 의해 심부선량이나 등선량곡선에 큰 변화를 초래한다.

2) 선속 평탄여과판(beam flattening filter)

의료용 선형가속기의 타겟에서 방출되는 X선은 선속 중심축에서 최대가 되고, 선속의 양 끝에서는 낮아지는 선강도 분포를 나타낸다(그림 5-47a). 불균질한 선강도 분포를 가진 X선을 치료에 이용하면 표적용적 내의 선량분포가 불균등해지기 때문에 이대로는 사용하지 않고, 임의의 깊이에서 선강도 분포를 평탄하게 하기 위하여 선속 평탄여과판(flattening filter)을 사용하고 있다(그림 5-47b).

이와 같이 선속 평탄여과판은 등선량곡선의 형태에 큰 영향을 준다. 그 외, 타겟에 충돌하는 전자의 가속상태도 등선량곡선에 큰 영향을 주기 때문에, 주기적인 치료장치의 점검이 매우 중요하다.

그림 5-47 X선 강도분포를 균등하게 하는 선속평탄여과판을 사용하지 않은 선량분포(a), 사용한 선량 분포(b)

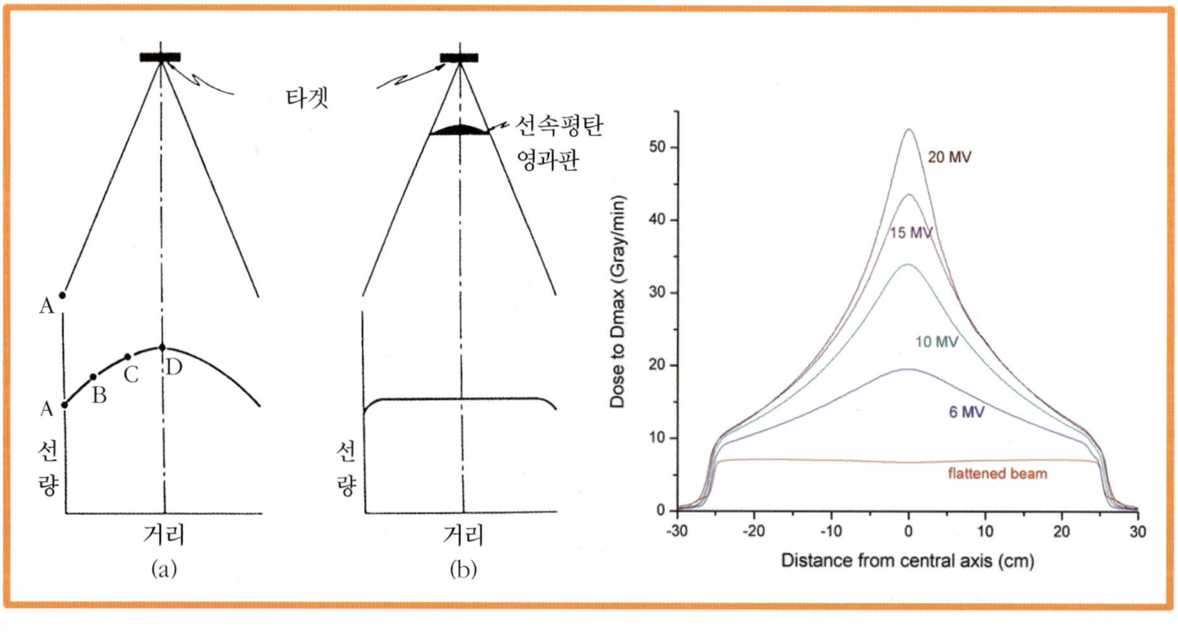

3) 콜리메이터

조사면의 크기 결정은 치료장치의 콜리메이터에 의해 이루어지며, 등선량곡선의 형태에 크게 영향을 준다. 콜리메이터는 반음영을 보다 효과적으로 제거하기 위하여 선속 확산 각도와 일치되게 배열하기 위해 구면 콜리메이터로 되어있다. 코발트 치료장치에서도 반음영 제거를 위해 구면 콜리메이터간 거리를 가능한 한 길게 잡아, 반음영 제거를 보다 효과적으로 하고 있다. 그리고 이러한 반음영 제거 효과는 등선량곡선에 큰 영향을 준다.

4. 1문조사법에서 등선량분포곡선에 영향을 미치는 여러 인자

1) 광자선 에너지

심부선량 백분율은 같은 기하학적 조건에서 광자선의 에너지 증가에 따라 커지며, 등선량곡선의 형태에도 영향을 미친다. 저 에너지 광자선에서는 측방산란이 커지며, 예를 들면 200 kV, HVL 1.5 mmCu의 X선에서는 측방에 저 선량영역이 넓은 등선량곡선을 나타낸다(그림 5-48).

그러나 22 MV X선에서는 측방산란이 매우 적고 전방산란이 많기 때문에 등선량곡선의 측방에 저선량영역이 적고, 저 에너지 X선과는 차이가 있다(그림 5-49). 한편, ^{60}Co γ선속에서는 방사선 출력의 감소 때문에 선속평탄여과판을 사용하지 않으므로 등선량곡선이 둥근 모양을 나타내고, MV X선에 비해 측방산란이 많고 선원크기에 의한 반음영의 영향으로 측방에 넓은 저선량영역을 가진 등선량분포곡선을 이룬다(그림 5-49).

다음에 한 변의 조사면 폭이 같아도 다른 변의 조사면의 크기가 다른 장방형 조사면일 때, 등선량곡선은 산란선량의 영향으로 변화된다. 이 영향은 저 에너지일 때는 측방산란이 커지며, 200 kV, HVL 1.5 mmCu X선에 대하여 $6 \times 4\ cm^2$의 조사면의 장축과 $6 \times 15\ cm^2$의 단축의 한 변이 각각 같은 조사면

그림 5-48 조사면의 크기가 다른 등선량분포곡선의 비교

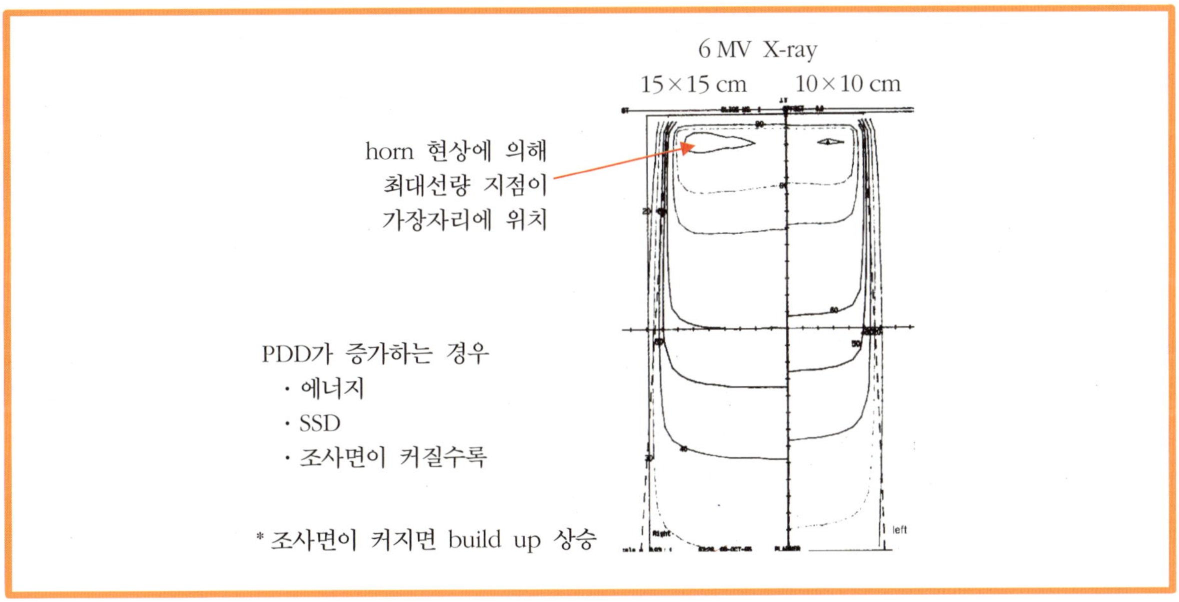

그림 5-49 60Co γ선과 6MV X선의 등선량분포 곡선

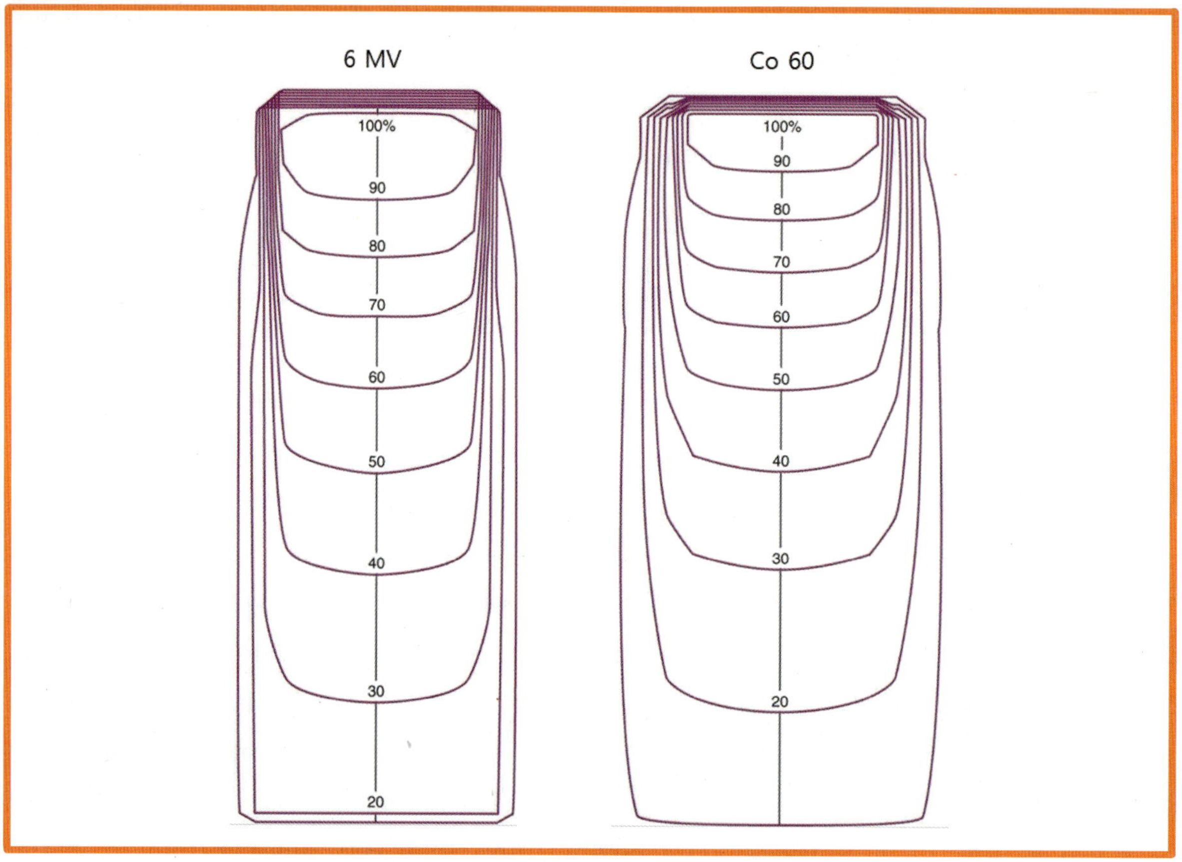

에서 등 선량곡선의 차이를 그림 5-48에 나타내고 있다.

2) 쐐기필터(wedge filter)

쐐기 조사법은 그림 5-50과 같이 임의의 기울기를 가진 등선량곡선을 만들기 위해 방사선속중에 쐐기형의 고원자번호 물질의 흡수체를 삽입하여 조사하는 방법이다. 이 쐐기형의 필터는 납이 많이 사용되며, 필터의 산란선에 의한 환자 피부면의 피부장해를 경감시키기 위하여, 필터는 피부면에서 15~20 cm 이상 떨어져 장치된다.

쐐기 등선량각(wedge isodose angle)은 물팬텀 속 기준 깊이에서 선속의 중심축에 직각으로 교차하는 직선과 쐐기를 삽입하므로서 기울어진 등선량곡선의 직선부분과 만나는 각도로 표시한다. 1차선속의 산란선 성분은 팬텀 속에서 깊이가 증가함에 따라 감소하고, 그 때문에 쐐기필터를 이용한 등선량

그림 5-50 쐐기조사법의 등선량분포 곡선

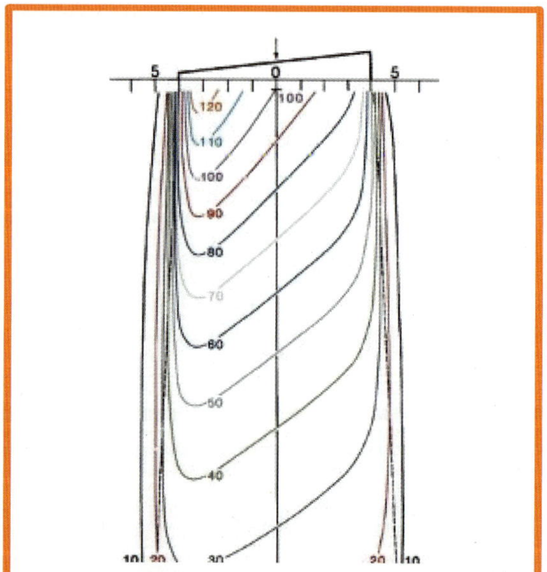

곡선은 심부로 감에 따라 기울기에 변화가 생긴다. 저 에너지 X선에서는 이 현상이 특히 현저하며, 코발트 60γ선에 있어서도 이 현상이 있지만, 10 MV 이상의 X선에 있어서는 별로 문제가 되지 않는다.

그림 5-51 2문조사법과 쐐기필터를 이용한 2문조사법의 등선량분포 곡선

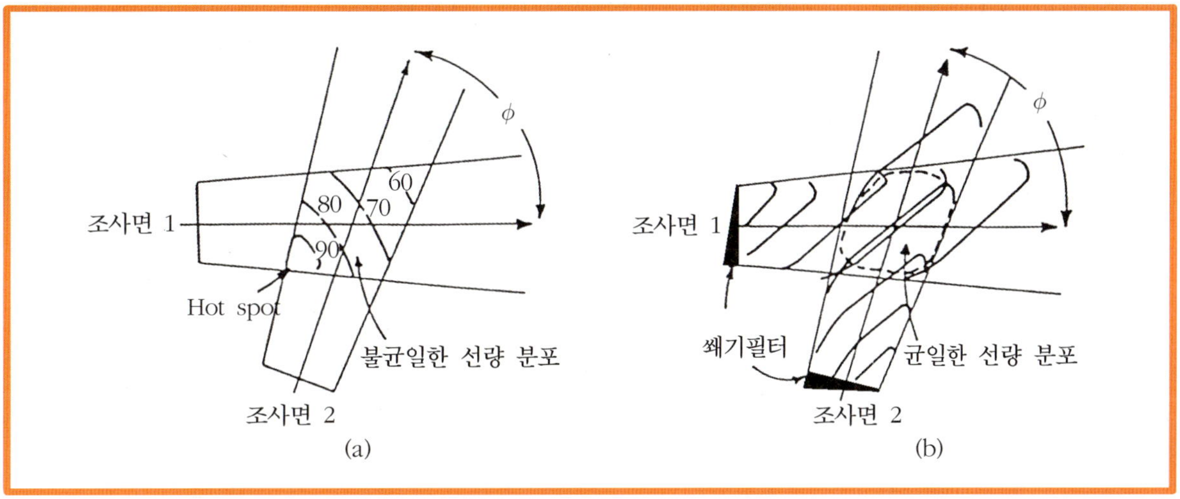

쐐기필터를 이용한 등선량곡선에서 100 %가 되는 위치는 광자선의 중심축상 최대흡수선량의 위치로 하고, 이문조사법에서 쐐기조사법이 이용될 때 각각 조사면의 선속 중심축의 교점을 100 %로 한다. 그리고 쐐기조사법의 등선량곡선에서 100 % 이상의 고 흡수선량 영역이(2 cm^3 이상의 체적) 정상조직에 위치해 있을 때, 이 범위를 핫 스팟(hot spot)이라 부른다. 핫 스팟은 쐐기 등선량각도, 조사면이 증가함에 따라 커지지만, 반대로 광자선속의 에너지가 증가하면 작아진다.

그림 5-51은 쐐기필터를 이용한 경우와 이용하지 않은 경우 이문조사법에서의 등선량분포곡선을 나타내고 있다. 그림 5-51a는 쐐기필터가 없는 경우로, 두 조사면이 서로 겹치는 영역에서는 핫 스팟이 생기며 불균등한 선량분포이기 때문에 이상적이라고 할 수 없는 조사법이다. 그러나 쐐기필터를 사용한 선량분포도는 그림 5-51b에서와 같이 두 조사면이 서로 겹치는 영역에서 균등한 선량분포를 얻을 수 있다.

5. 2문조사법에서 등선량분포곡선에 영향을 미치는 여러 인자

2문조사법에서는 대향 2문조사(two opposing fields)가 임상에 많이 이용되기 때문에 이 조사법의 등선량곡선에 영향을 주는 여러 인자에 대하여 설명한다. 대향 2문조사는 고 에너지 광자선을 이용한 인체의 중심부에 위치한 종양을 치료하는데 적절한 방법으로 종양의 상하 방향으로 피부표면 근처의 건강조직은 종양의 중심보다 높은 선량이 조사되는 단점이 있다. 그림 5-52는 ^{60}Co γ선을 이용한 대향 2문조사에 의한 등선량분포곡선으로, 선량분포는 양쪽에서의 1문조사법에 의한 선량분포를 합성하여 만들어진 것이다. 대향 2문조사에 의한 등선량분포곡선은 ① 광자선의 에너지, ② 선원-표면간 거리, ③ 조사면의 크기 등에 의해 변화한다.

그림 5-52 대향 2문조사의 등선량분포 곡선

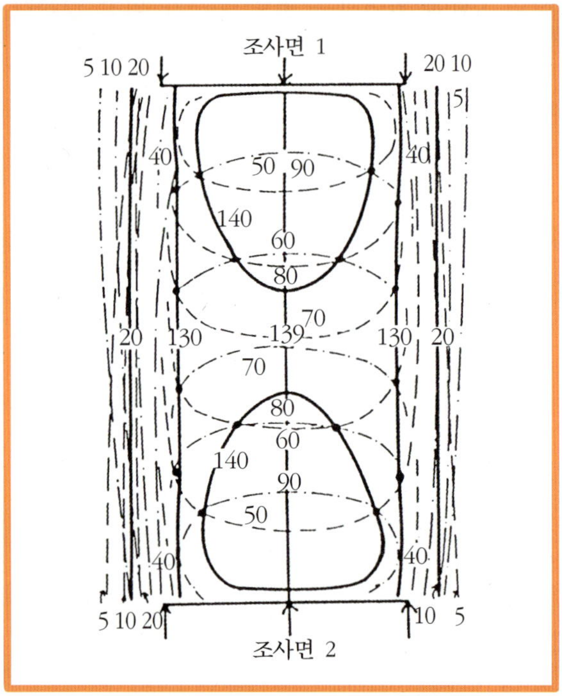

그림 5-53 대향 2문조사에서 선속중심축상의 심부선량 백분율

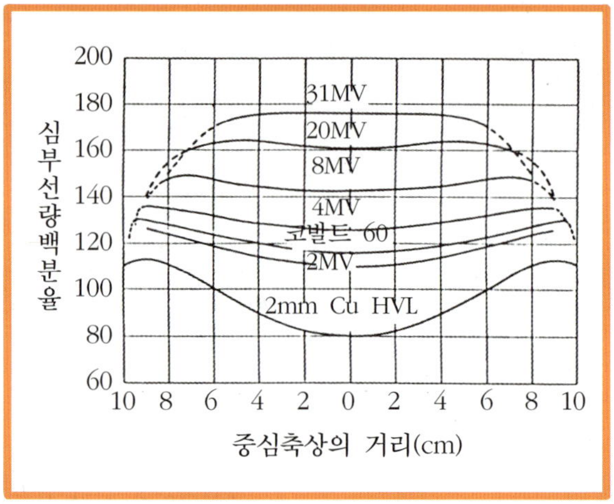

1) 광자선 에너지

그림 5-53은 여러 에너지의 광자선에서 선원-표면간 거리 : 100 cm, 조사면 : 10×10 cm², 20 cm 두께의 물팬텀을 이용하여 대향이문조사를 하였을 때 선속 중심축상의 심부선량 분포곡선을 나타낸다. 저 에너지 광자선에서 선속 중심축상의 심부선량은 팬텀의 중앙부에서 낮고, 표면 근처에서 최대 선량값을 가지는 경향을 나타낸다. 또, 고 에너지 광자선이 될 수록 중심부는 균등하게 조사 되지만, 표면 흡수선량은 저 에너지 광자선속에 비하여 적고, 장치의 head 및 콜리메이터의 산란선에 의한 표면 흡수 선량이 크게 영향을 미치는 경우가 있기 때문에 주의를 요한다. 또 이 그림에서 점선은 build up 범위를 나타낸다.

2) 그 외의 인자

그림 5-54는 선원-표면간 거리 : 100 cm, 조사면 : 10×10 cm², 광자선의 에너지를 2 MV에서 31 MV

그림 5-54 각 에너지의 기준깊이와 대향 2문조사의 중심점에서 심부선량비

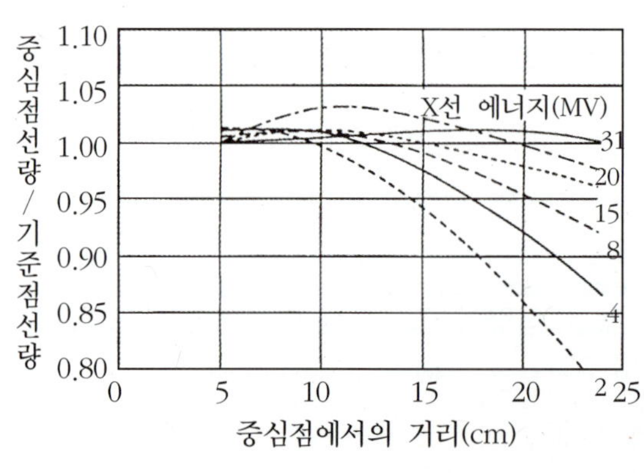

그림 5-55 기준깊이와 대향 2문조사의 중심점에서 심부선량비

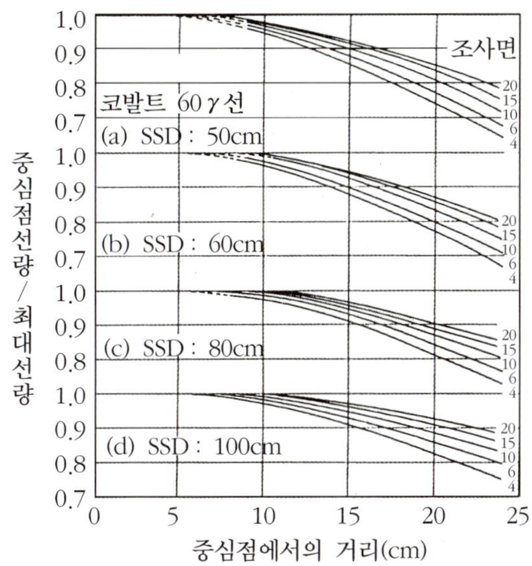

로 변화시켰을 때 1문조사법의 기준깊이에서 심부선량과 대향 이문조사법으로 팬텀의 중심에서 심부선량의 비를 구하여 작성한 그림이다. 광자선이 고 에너지가 될수록, 팬텀의 중앙부에서 균등한 심부선량의 범위가 커진다.

그림 5-55는 같은 방법으로 ^{60}Co γ선에 대하여 조사면, 선원-표면간 거리, 팬텀의 두께를 인자로 하여 구한 것이다. 조사면, 선원-표면간 거리가 증가할수록 팬텀 중앙부의 심부선량이 균등하여진다.

6. 3문조사법에서 등선량분포곡선에 영향을 미치는 여러 인자

그림 5-56 3문조사 방법

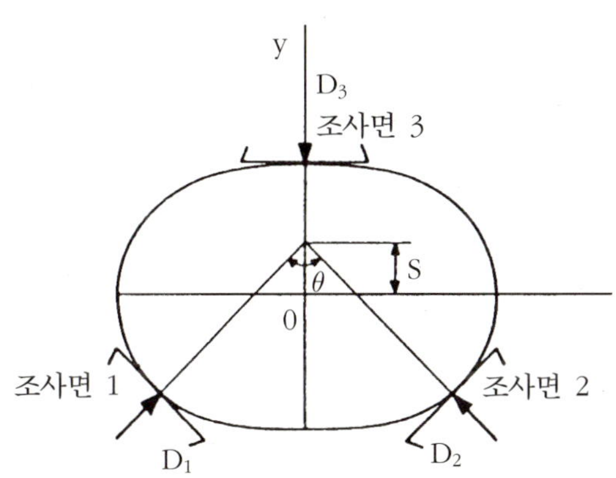

3문조사법은 고 에너지 광자선을 이용하여 식도암 등의 치료에 이용하는 대표적인 조사법이다. 여기에서 설명하는 3문조사법의 선량분포에 영향을 미치는 인자로는 그림 5-56과 같이 정의된다. 조사면 1과 2는 Y축에 대하여 θ각도에서 대칭으로 입사하고, 조사면 3은 Y축을 따라서 입사한다. 조사면 1과 2의 선량비(beam weight)는 같고(D_1 $=D_2$), 조사면 3은 비율이 다르다. 이때 조사면은 10×10 cm^2, 팬텀은 20×30 cm^{2}이다. 조사면 1과 3의 선량비가 1 : 1 이라면, $D_1=D_3$이며, SAD : 80 cm, ^{60}Co γ선의 선량분포곡선이다.

그림 5-57 3문조사법에서 θ가 등선량분포곡선에 미치는 영향

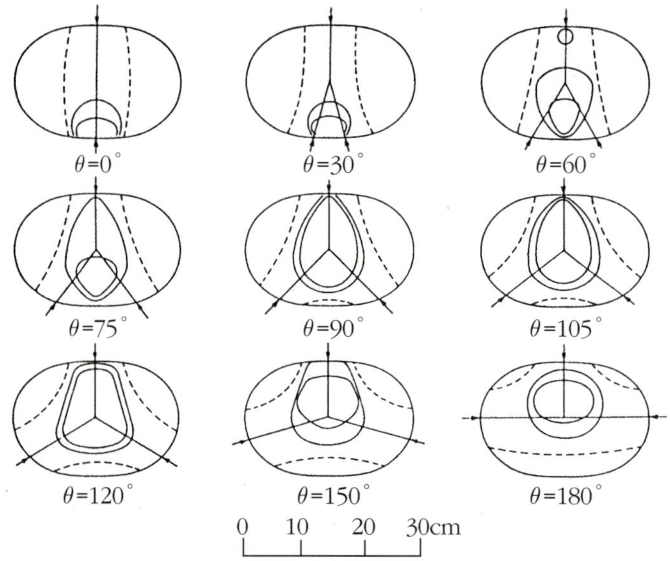

1) θ 각

θ각을 0°~180°까지 30°간격으로 변화시켰을 때의 등선량분포곡선은 그림 5-57과 같으며, θ각이 90°~120°사이의 90% 등선량분포곡선은 넓고 균등하여 적절한 선량분포라 할 수 있다.

2) 회전중심축위치(S)와 선량비

Y축상의 회전 중심축 위치(S)와 선량비(beam weight)를 변화시켰을 때 등선량분포곡선에 미치는 영향은 그림 5-58과 같다. S를 Y축상에서 상하 3 cm 띄우고 6 cm까지 이동시켜 선량비를 0.5, 1.0, 2.0으로 변화시켜 등선량분포곡선을 작성한 것이다. 그 결과, 90% 등선량분포곡선은 선량비와 S의 위치, 즉 각 조사면에서 S까지의 깊이에 크게 영향을 받는다.

3) 조사면

조사면의 크기를 4~16 cm로 변화시켰을 때 등선량분포곡선에 미치는 영향은 그림 5-59와 같다. 그 결과 조사면의 크기는 표적용적을 포함하는 등선량분포곡선에 크게 영향을 미친다.

4) 광자선 에너지

그림 5-60은 광자선 에너지를 변화시켰을 때 인체 내부의 등선량분포곡선에 대한 영향을 나타낸다. 250 kV의 저 에너지 X선에서는 심부까지 충분한 선량이 도달하지 않기 때문에 적정한 선량분포를 얻을 수 없다. 또, 광자선의 에너지가 커질수록, 50% 등선량분포곡선이 고 선량영역 쪽으로 이동하여 용적선량이 적어 진다.

그림 5-58 3문조사법의 S(중심축 위치)와 선량비가 등선량분포곡선에 미치는 영향

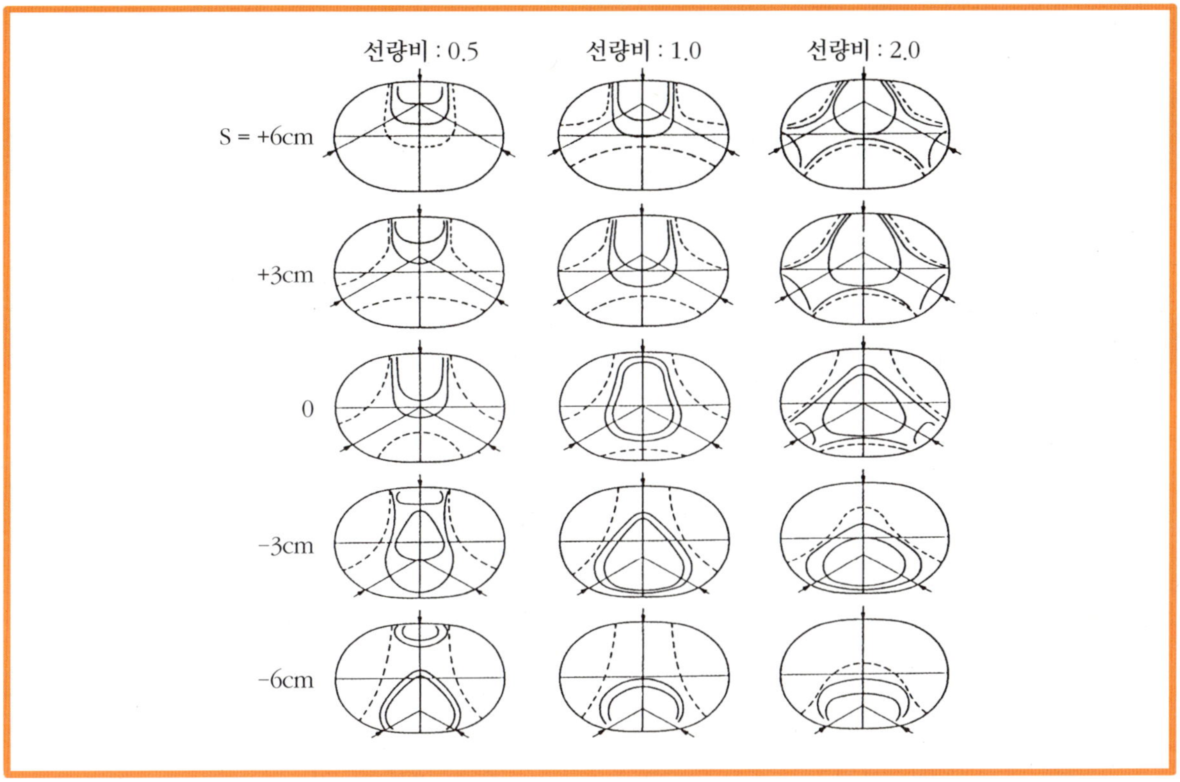

그림 5-59 3문조사법에서 조사면의 크기가 등선량분포에 미치는 영향

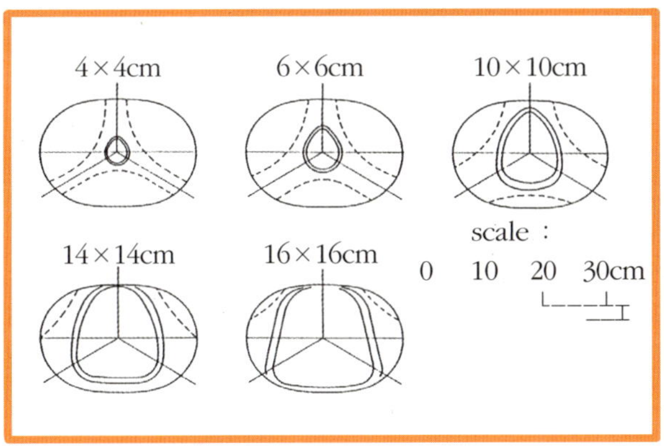

그림 5-60 3문조사법에서 방사선 에너지가 등선량분포 곡선에 미치는 영향

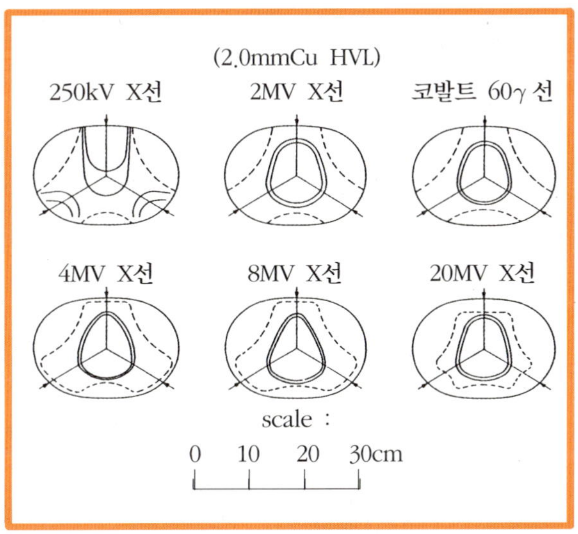

5) 팬텀의 크기와 형태

팬텀의 크기를 바꾸었을 때 등선량분포곡선에 미치는 영향을 그림 5-61에, 팬텀의 형태를 바꾸었을 때의 영향을 그림 5-62에 나타내었다. 그 결과 팬텀의 크기와 형태가 변화할 때, 등선량분포곡선이 변화하며 표적위치가 심부에 있을수록 팬텀의 두께(크기)가 증가할수록 고 에너지 X선으로 조사하는 것이 유리하다.

그림 5-61 3문조사법에서 팬텀의 크기가 등선량분포 곡선에 미치는 영향

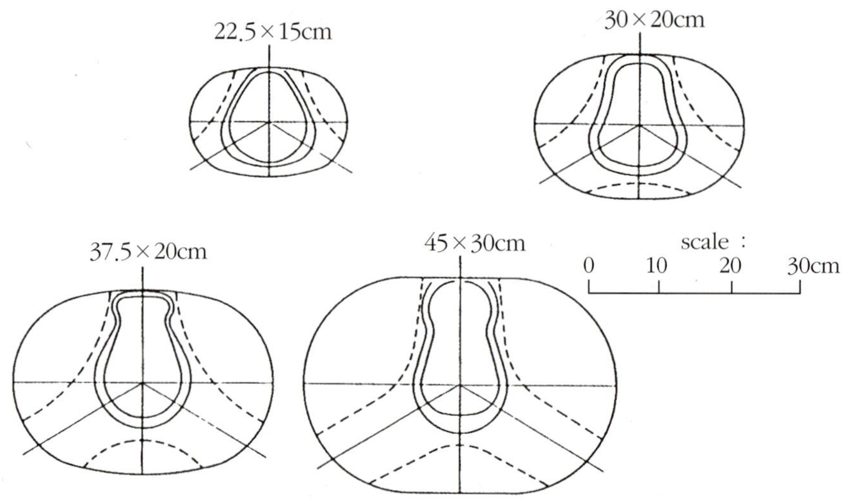

그림 5-62 3문조사법에서 팬텀의 모양이 등선량분포 곡선에 미치는 영향

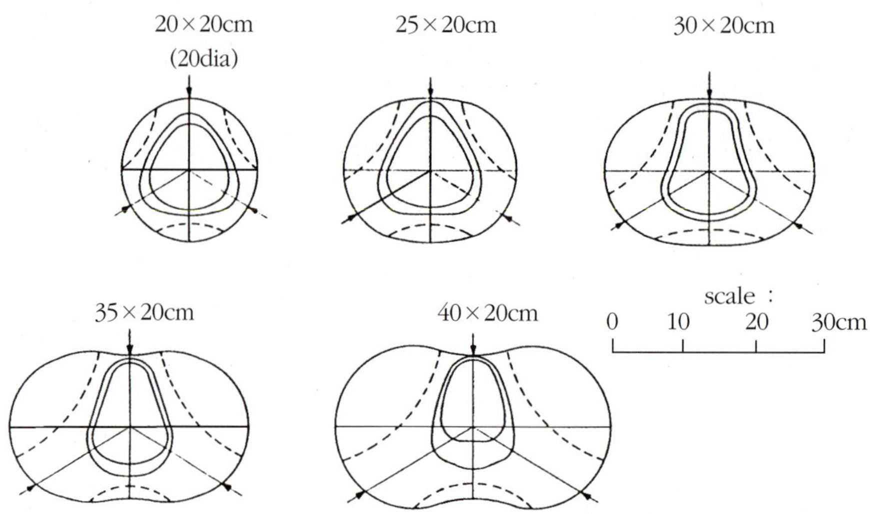

7. 회전(Arc)조사법이 등선량분포곡선에 영향을 미치는 여러 인자

원주 팬텀을 이용하여 기하학적 조사면에서 조사면을 일정하게 하고 회전조사 하였을 때, 침대에 의한 선량흡수를 무시하면 등선량분포곡선은 회전축을 중심으로 조사면의 크기를 직경으로 한 100 %의 평탄한 등선량곡선을 얻을 수 있다. 그러나 일반적으로 치료장치에서는 조사면 내의 선속강도의 분포가 균등하지 않기 때문에 위와 같은 동일 조건으로 조사를 하여도 조사면과 일치한 100 % 등선량분포곡선은 얻을 수 없고, 선속 평탄도나 반음영의 크기에 의존하지만 90 % 등선량분포곡선과는 일치한다고 한다.

그림 5-63 회전조사법의 심부선량

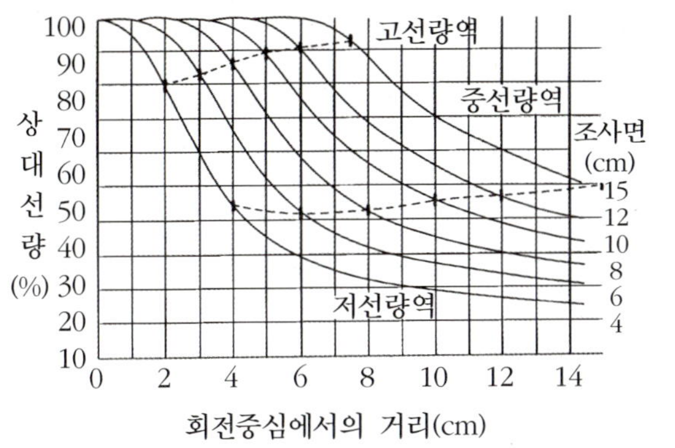

이 운동 조사법의 등선량분포곡선에 영향을 미치는 인자로서, ① 광자선 에너지, ② 조사면의 크기, ③ 팬텀의 크기와 형태, ④ 선원의 회전각도, ⑤ 반음영의 크기 등이 주된 것이라 할 수 있고 아래에 등선량분포곡선에 미치는 영향에 대하여 설명한다.

1) 조사면

회전조사법의 등선량분포곡선은 조사면 폭(field width)이 가장 크게 영향을 미치는 인자가 된다. 또, 조사면 길이(field length)도 약간의 영향을 미치는 인자가 된다. 조사면 폭이 선량분포에 미치는 영향은 그림 5-63과 같다. 이 그림은 ^{60}Co γ선속과 직경 30 cm의 팬텀을 이용하여 회전 조사하였을 때 횡축은 회전중심축에서의 거리, 종축은 상대선량값을 나타내고 있다. 이때 조사면이 커짐에 따라서 고선량영역이 증대한다. 또, 이 그림에서 점선은 기하학적 조사면의 크기와 심부선량 곡선의 교점을 잇는 것으로, 조사면이 커지면 기하학적 조사면 내에 80 % 이상의 고 선량영역이 넓어지는 경향이 있음을 알 수 있다.

조사면의 길이가 등선량분포곡선에 미치는 영향은 조사면 폭 크기의 영향만큼 크지는 않지만 무시할 수는 없다. Johnes는 ^{60}Co γ선속을 이용하여 300° 회전조사를 하였을 때 등선량분포곡선에 대하여 보고하였으며, 이것은 그림 5-64와 같다. 그 결과 저선량영역이 될수록, 조사면의 길이에 의한 등선량곡선의 휨이 현저하게 나타난다.

2) 팬텀의 크기와 형태

팬텀의 크기와 형태가 등선량분포곡선에 미치는 효과는 많이 보고되고 있다.

그림 5-65는 직경 30 cm의 원주 팬텀과 20×30 cm의 타원주 팬텀에 대하여 조사면의 크기를 인자로 하여, 회전중심에서 90, 80, 50 %의 선량까지의 거리를 나타내고 있다. 그 결과 90, 80 %의 고 선량영역에서는 그 차이는 매우 작지만, 50 %영역에서는 조사면과 함께 등선량분포곡선이 크게 변화한다.

3) 회전각도

(1) 최대선량

360° 회전조사법에서 회전중심과 최대선량의 위치는 팬텀의 형태가 원주가 아닌 경우에도, 팬텀 중앙의 회전중심에 최대흡수선량 영역이 일치한다. 반면 360° 이하의 회전조사법(진자조사법)에서는 최대선량의 위치가 회전중심 상부에 위치하게 되며 그 외에 조사면의 크기나 회전각도에도 크게 영향을 미친다.

그림 5-64 300°회전조사법에서 조사면 폭은 일정하고 조사면의 길이를 변화시겼을 때의 등선량분포곡선 변화

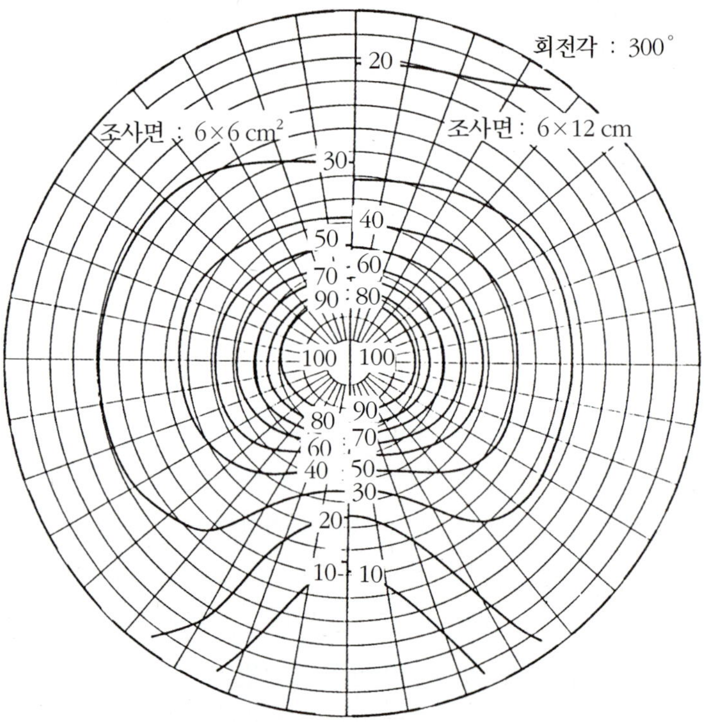

그림 5-65 회전조사법에서 조사면의 크기에 따른 90 %, 80 %, 50 % 선량의 변화

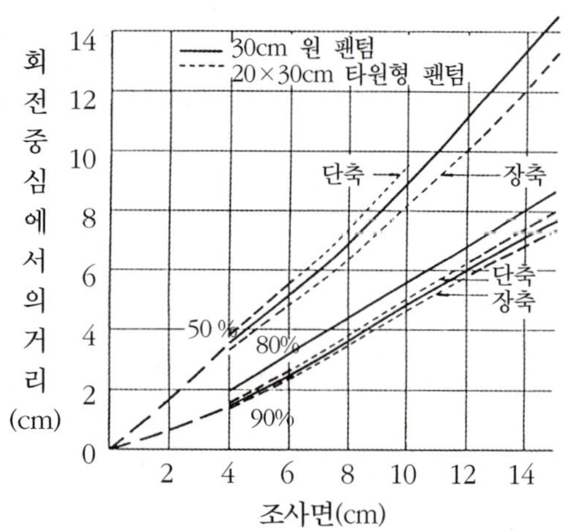

그림 5-66 진자조사법에서 90 % 등선량분포곡선의 변화

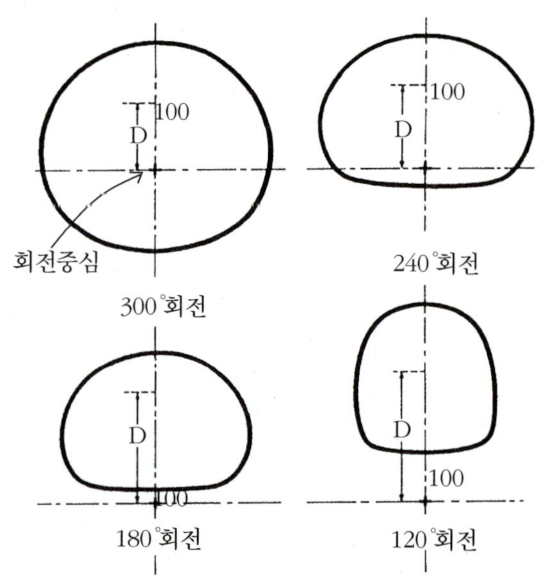

(2) 등선량분포곡선의 모양

진자조사법에서는 등선량분포곡선의 형태가 회전각도에 의해 변화한다. 그림 5-66은 120~300°의 회전각도에서 90 % 등선량분포곡선의 형태를 나타낸 것으로 회전각도가 작을수록 90 % 등선량분포곡선의 형태가 회전중심의 상부로 이동하는 것을 알 수 있다. 그러므로 회전각도가 작을수록 회전중심을 종양중심의 하부에 위치시켜 고선량분포영역이 표적을 충분히 포함할 수 있도록 하여야 한다.

4) 회전중심 위치의 변화

회전중심이 팬텀의 중심에 없을 때 팬텀 표면에서 회전 중심까지 각 회전각도에 대하여 방사선 흡수가 다르기 때문에 등선량분포곡선이 변한다. 360° 회전 조사법의 경우 최대선량값은 회전중심에서 조직흡수가 작은 방향으로 이동한다.

5) 반음영 효과

기하학적 반음영의 크기가 선량분포에 미치는 영향을 표 5-4에 나타나 있다. 이 표에는 ^{60}Co γ선속, 조사면 8×8 cm^2, 선원-회전축간 거리 : 55, 75, 95 cm, 회전중심에서 90, 80, 50 %의 등선량곡선을 나타내고 있다. 여기서 기하학적 반음영이 크면 회전중심과 90 % 선량간의 거리는 작아지며, 50 % 선량간의 거리는 반대로 커진다.

표 5-4

회전조사법에 있어서 반음영의 크기가 주는 등선량곡선에 대한 영향

(단위 : cm)

SAD	기하학적반음영	회전중심에서의 거리		
		90 %	80 %	50 %
55	0	4.2	4.5	5.8
	1	4.1	4.5	6.3
	2.54	3.7	4.5	6.9
	4	3.2	4.3	7.2
75	0.89	3.9	4.3	6.3
	1.56	3.9	4.4	7.3
	2.63	3.1	6.9	7.3
95	0.87	4.1	4.4	6.1
	1.17	4.1	4.6	7.0
	3.76	3.3	4.2	7.2

RADIATION THERAPY
THEORY AND APPLICATION

Chapter 6

전자선 치료

전자 상호작용(electron interactions)
- 전자선의 물리적 특성
- 에너지 손실률(rate of energy loss)
- 전자 산란(electron scattering)

전자선 에너지
- 에너지의 정의
- 최빈 에너지와 최대 비정의 관계
- 평균에너지와 50% 흡수선량 깊이의 관계
- 핵반응 역치법

흡수선량의 측정
- 측정에 이용되는 전리함의 특성
- 흡수선량 계산법
- 팬텀 속의 흡수선량 측정
- 불균질 물질의 보정 계산법
- 기타 보정법

심부선량백분율 곡선
- 심부선량백분율 곡선의 특징
- 심부선량백분율 곡선의 파라미터

등선량분포곡선
- 등선량분포곡선의 특징
- 등선량분포곡선의 작성
- 등선량곡선의 보정

치료계획
- 차폐
- 진자 조사법
- 전신 조사법(total skin electron therapy: TSET)

전자선을 방사선치료에 이용한 것은 1947년 베타트론이 완성된 후였으며, 1950년대에 들어와서 베타트론에 의한 전자선치료가 이루어 졌으며 마이크로트론에서 발생되는 전자선을 이용하기도 했다. 그러나 그 이후에 선형가속기의 발달로 많은 치료시설에서 선형가속기를 이용한 전자선치료를 시행하고 있다. 전자선이 선형가속기에서 발생하기 위해서는 치료에 사용 할 수 있는 부속기구가 필요하다. 첫 번째는 전자선이 통과되는 부분에 X선 발생에 사용되었던 타겟과 선속평탄여과판이 사용되지 않고, 산란박이 사용되고 환자 표면까지 산란된 전자선을 모아주기 위해 전자선 조사통(electron cone)을 사용한다(그림 6-1). 두 번째는 임상적으로 사용가능한 범위로 선량율을 낮추기 위해 전자총 전류를 낮추어서 사용한다.

그림 6-1 전자선 조사통을 이용한 유방암치료

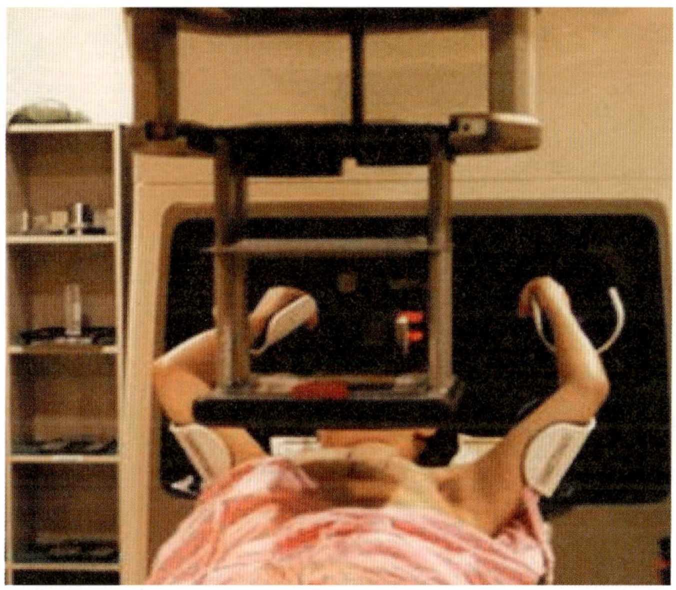

현재 주로 6~20 MeV 에너지의 전자선을 임상에 사용하고 있으며, 전자선의 특징은 고 에너지 광자선에 비하여 ① 표면선량이 크며, ② 최대흡수선량 및 유효비정(심부선량백분율 80~90 %)영역이 넓기 때문에 표적용적 내에 비교적 균등한 선량을 조사할 수 있으며, ③ 최대 비정 깊이를 지나서 흡수선량률이 깊이에 따라 급격히 감소하기 때문에 표적용적보다 심부에 존재하는 정상조직에 대한 조사선량이 작아진다. 이런 이유로 전자선 치료는 피부암, 유방암, 구강암 등 비교적 표재성 질환에 대하여 시행한다. 전자선의 등선량분포곡선은 전자선 에너지에 따라 크게 변화하며, 그 변화는 전자선 에너지 스펙트럼에 의존하고 있다. 그리고 전자선 에너지 스펙트럼은 콜리메이터 시스템(모니터 선량계, 콜리메이터 기구 등), 팬텀 등의 흡수체에 의해 크게 영향을 받는다.

이 장에서는 전자선 치료계획에 필요한 전자선의 에너지측정, 흡수선량 계산, 심부선량백분율의 특성 등에 대하여 설명한다.

6.1 전자 상호작용(electron interactions)

전자들이 매질을 통하여 이동할 때, 그 전자들은 쿨롱력 상호작용에 기인하는 다양한 과정에 의해 원자들과 상호작용한다. 그 과정들은 (a) 원자 전자와 비탄성충돌(전리와 여기), (b) 핵과 비탄성충돌(제동복사), (c) 원자 전자와 탄성충돌, 그리고 (d) 핵과 탄성충돌이다. 비탄성충돌에서, 운동에너지의 일부는 전리를 생성하는데 사용되어 손실되고 또는 광자에너지와 여기에너지와 같은 에너지의 다른 형태로 변환된다. 탄성충돌에서, 운동에너지는 충돌로부터 나오는 입자들 사이에 재분포 되지만 손실되지 않는다. 물 또는 조직과 같은 저 원자번호 매질에서, 전자는 원자 전자와 전리하는 사건을 통하여 현저하게 에너지를 손실한다. 납과 같은 더 높은 원자번호 매질에서, 제동복사 생성은 더욱 중요하다. 원자전자와 충돌과정에서, 벗겨진 전자가 얻은 운동에너지가 더 전리를 생성시키기 위하여 충분히 크면, 그 전자는 이차전자 또는 δ선으로 알려져 있다. 전자들의 빔이 매질을 통하여 이동할 때, 에너지는 전자들이 열에너지에 이르고 그리고 주위 원자들에 포획될 때까지 연속적으로 저하된다.

1. 전자선의 물리적 특성

1) 전자선과 물질과 상호작용

전자선은 광자선과 비교해서 물리적으로 다른 특성을 가지고 있다. 광자는 전하와 질량이 없지만 전자는 전하를 가지고 있고 양성자보다 약 1,800배 가볍다. 그러므로 전자는 전하와 무게 때문에 물체와 상호작용 했을 때 광자와 다른 현상이 발생한다. 전자선은 질량을 가지고 있기 때문에 질량이 없는 광자보다 원자와 상호작용이 커진다. 그리고 전자는 전하가 있으므로 전하가 없는 광자보다 원자의 쿨롱력이 커진다.

전자선은 물질과 충돌과정(collision)과 방사선과정으로 상호작용을 한다. 충돌과정과 방사선과정은 질량저지능(mass stopping power, s/ρ)으로 설명할 수 있다. 질량저지능은 단위질량당 에너지 손실 비율을 매질의 밀도를 고려한 수치이다. 총 질량저지능을 모든 에너지 손실의 합이다. 총 질량저지능은 전자가 충돌원자의 전자와 상호작용$(s/\rho)_{col}$ 과 원자핵과 상호작용$(s/\rho)_{rad}$에 의한 방사선 손실의 합이다. 원자핵과 상호작용에 의한 손실은 방사선 손실 또는 저지방사선(Bremsstrahlung, breaking radiation) 발생이라 한다. 저지 방사선은 전자가 원자핵을 통과할 때 전자의 속도 감소로 발생한다. 총 질량저지능 $(s/\rho)_{tot}$는

$$(s/\rho)_{tot} = (s/\rho)_{col} + (s/\rho)_{rad}$$

이 과정은 조사되는 물질의 원자번호와 전자선 에너지에 영향을 받는다.

충돌에 의한 손실은 전자가 충돌원자의 전자와 상호작용으로 주로 발생한다. 낮은 원자번호 물질은 높은 원자번호 물질보다 전자밀도(단위질량당 전자의 수)가 높다. 그러므로 충돌 상호작용은 낮은 원자번호에 전자가 에너지를 잃는 과정이다. 방사선 또는 저지선(Bremsstrahlung) 손실은 원자핵의 쿨롱력에 전자가 상호작용 할 때 발생하는 손실이다. 흡수물질 에너지가 증가하거나 원자번호가 증가하면

서 방사선 과정 결과로 에너지 손실 가능성이 증가한다.

2) 전자선의 상호작용에 의한 에너지 변화

물에서 충돌에 의한 전자선 에너지 손실은 1~100MeV 에너지 범위에서 1㎝ 당 2MeV (2MeV/1㎝) 정도 감소한다. 방사선 손실은 1~20MeV 에너지 범위에서 0.01~0.4MeV/㎝ 으로 감소한다. 방사선치료에서 주로 사용되는 전자선 에너지 범위는 1~20MeV 이다. 그러므로 전자선 에너지 손실은 조직의 낮은 원자번호 때문에 조직에서 충돌 작용에 의해 에너지 손실이 발생한다.

3) 전자선 에너지 스펙트럼

전자선은 매운 좁은 선속의 빔이 가속관 창(accelerator window)을 통해 출력된다. 그리고 선형가속기의 조사 헤드의 산란박, 전리함, 콜리메이터, 전사선 콘을 통과한 후 환자에게 조사된다. 환자표면에서 전자선 스펙트럼은 조사헤드 부의 구성 물질과 환자 표면과의 상호작용에 의해 넓게 퍼지고 선량이 감소한다.

2. 에너지 손실률(rate of energy loss)

매질에 이동하는 전자는 충돌과 복사 과정들의 결과로서 에너지를 손실한다. 물과 납에 대한 두 효과의 크기는 그림 6-2에서 보여준다.

그림 6-2 물과 납에 대한 전자 에너지 함수로서 에너지 손실률

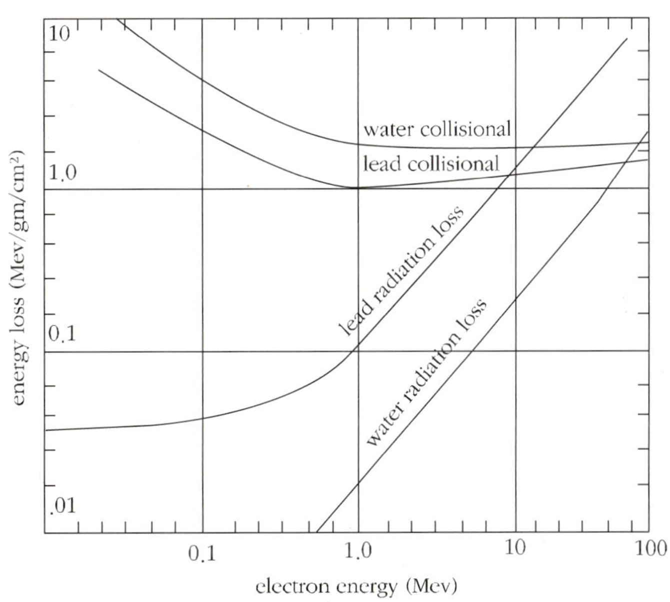

1) 충돌 손실[collisional losses(전리와 여기)]

① 에너지 손실률은 매질의 전자밀도에 의존한다.

② 질량 저지능(mass stopping power)이라고 부르는 에너지 손실/g/cm^{2}의 율은 고 원자번호(Z) 물질보다 저 원자번호 물질에서 더 크다. 이것에 대한 두 가지 이유는 첫째, 고 원자번호 물질은 저 원자번호물질보다 전자수/g가 작고, 둘째, 고 원자번호 물질은 충돌 손실에 이용할 수 없는 더 단단한 구속 전자를 가지고 있다.

③ 그림 6-2에서 보여준 것 처럼, 에너지 손실률은 전자 에너지의 약 1 MeV에서 최소이다. 약 1 MeV 이하에서는 에너지 증가와 함께 감소하고, 약 1 MeV 이상에서는 에너지 증가와 함께 증가한다.

④ 물에서 전자들의 에너지 1 MeV 이상의 에너지 손실률은 대략 2 MeV/cm이다.

2) 복사 손실[radiation losses(제동복사)]

에너지 손실/cm의 율은 근사적으로 전자 에너지와 원자번호의 제곱(Z^2)에 비례한다. 게다가, 충돌 손실에 상대적인 복사 손실의 확률은 전자 운동에너지와 원자번호(Z)의 증가와 함께 증가한다. 그 확률은 X-선 생성이 더 높은 원자번호 흡수체와 더 높은 에너지 전자에 대하여 더욱 효율적이라 것을 의미한다.

3) 분극(polarization)

입사전자 전하와 매질의 원자 전하(핵 및 전자의 전하)와의 전기적 인력 및 반발력으로 매질의 원자가 분극화 된다. 충돌은 입사전자의 전기장과 원자 전하의 전기장과의 상호작용이다. 이 상호작용에 매질의 원자 분극에 의한 전기장이 끼어든다. 이 분극 전기장으로 인해 입사전자와 매질내의 원자와의 상호작용의 크기가 줄어들게 된다. 따라서 질량 충돌 저지능이 감소한다. 이 현상을 분극효과라 한다.

전자의 에너지가 증가함에 따라 상대론적인 효과(쿨롱장의 로렌츠 수축) 때문에 증가하는 거리에서 궤도 전자의 전기장을 감지하게 된다. 이 결과 질량 충돌 저지능의 증가를 가져 온다. 그러나 매질 내에서 원거리 전자(distant electron)의 효과는 사이에 낀 원자에 의해 차폐된다. 이 원자로 인해 질량 충돌 저지능의 기울기가 감소한다. 밀도가 더 큰 물질의 경우에 사이에 낀 원자의 수가 더 많아지므로 기울기의 축소는 더 커진다. 따라서 에너지가 증가함에 따라 에너지에 따른 질량 충돌 저지능의 증가는 밀도가 더 높은 물질에서 더 작아진다. 이 현상을 밀도효과라 한다.

고 에너지 전자는 응집매질(액체, 고체)의 상당한 분극 때문에 더욱 조밀한 매질을 통과하는 것 보다 기체에서 에너지/g/cm^{2}을 더 손실한다. 이 현상은 매질과 기체 공동의 에너지 퇴적을 비교할 때 전리함에 의한 선량계측에서 특히 중요하다. 공기에 대한 물의 질량 저지능의 비는 전자 에너지와 함께 변화한다. 그 결과로서, 물에서 공기 전리함에 대한 선량 변환 인자는 깊이와 함께 변화한다.

4) 저지능(stopping power)

하전입자들에 대한 물질의 총 질량 저지능$(S/\rho)_{tot}$은 ρdl분의 dE의 몫으로 ICRU에 의해 정의된다.

여기서 dE는 밀도 ρ의 물질에서 경로길이 dl를 통과하는 입자가 잃은 총 에너지이다.

$$(S/\rho)_{tot} = (S/\rho)$$

여기서 (S/ρ) 과 $(S/\rho)_{rad}$는 각각 충돌 손실과 복사 손실에 해당한다.

5) 흡수선량(absorbed dose)

흡수선량을 계산하는데 있어서, 전자유량(electron fluence)과 제한 충돌 저지능(restricted collision stopping power)을 아는 것이 필요하다. 제한 충돌 저지능은 선형 에너지 전이(LET) 개념을 적용한다. 즉, 에너지가 활발한 이차 전자들에 의해 수송되기보다 오히려 국소적으로 흡수되는 충돌들에서 단위 경로길이당 에너지 손실률이다. 그러므로 하전입자들에 대한 물질의 제한 충돌 질량 저지능$(L/\rho)_{col}$은 ρdl분의 dE의 몫으로 정의된다. 여기서 dE는 에너지 손실이 Δ보다 작은 원자 전자들과 하전 입자들의 충돌의 결과로서 거리 dl을 통과하는 하전 입자가 손실한 에너지이다.

$$(L/\rho)_{col,\,\Delta} = (dE/\rho dl)_{col,\,\Delta}$$

만약 Φ_E가 에너지에 관하여 유량의 미분함수 $\Phi_E = d\Phi(E)/dE$이면, 흡수선량 D는 거의 아래의 식으로 근사된다.

$$D = \int_{\Delta}^{E_0} \Phi_E \cdot (L/\rho)_{col,\,\Delta} \cdot dE$$

3. 전자 산란(electron scattering)

전자들의 빔이 매질을 통하여 지나갈 때, 전자들은 입사 전자들과 주로 매질의 핵 들 사이의 쿨롱력 상호작용에 기인하는 다중 산란(multiple scattering)을 겪는다. 그러므로 전자들은 본래의 운동 방향에 대해서 가로의 변위들과 속도 성분들을 얻는다. 대부분 실제적인 적용들에 대하여, 전자들의 좁은 제한 빔(collimated beam)에 관계되는 각과 공간의 퍼짐은 가우시안 분포(gaussian distribution)로 근사될 수 있다. 질량 저지능에서 유추하여, ICRU는 물질의 질량 각 산란능(mass angular scattering power)을 $\overline{\theta^2}/\rho l$의 몫으로 정의한다. 여기서 $\overline{\theta^2}$는 평균 제곱 산란 각이다. 로시(Rossi)의 계산 결과에 의해서, 다양한 물질과 전자 에너지들에 대한 질량 산란능은 표로 만들었다. 산란능은 원자번호의 제곱으로 변화하고, 운동에너지 제곱의 역으로 대략 변화한다. 이 근거로, 고 원자번호 물질들은 산란박(scattering foil)들의 건축에 사용된다. 산란박들은 가속관으로부터 나온 전자 빔을 밖으로 퍼지게 하고, 전자 빔의 X-선 오염을 최소화하기 위하여 얇게 만든다.

6.2 전자선 에너지

1. 에너지의 정의

전자선을 방사선치료에 이용하는 가장 큰 특징은 심부선량 분포에 있으며, 이는 앞서 기술한 바와 같이, 고 에너지 광자선에 비하여 전자선이 입사표면에서 흡수선량이 크고, 최대 흡수선량 영역이 넓고, 유효비정(심부선량백분율 80~90 %) 영역을 지나면 흡수선량이 급격히 감소하는 데 있다. 이 표면 흡수선량, 최대 깊이, 최대 깊이 이후의 흡수선량의 감소 기울기 등을 특징으로 한 심부선량백분율(심부 전리량 백분율) 곡선의 형태는 전자선 에너지에 따라서 변화하며, 또한 그 에너지도 전자선 스펙트럼(그림 6-3)에 의존한다. 가속관 창 부근의 전자선 스펙트럼은 에너지가 매우 균일하고, 가속관에서 방출된 전자선은 팬텀 또는 피사체에 도달하기까지 가속관 창, 산란박, 모니터 전리함, 공기층 등을 투과하여 흡수, 산란을 반복한다. 그 결과, 전자선 에너지 스펙트럼은 저 에너지 방향으로 향하여 점점 넓어지며, 전자선의 평균에너지는 보다 낮아진다. 그리고 팬텀이나 피사체 안에서는 전자선이 다시 흡수산란을 반복하기 때문에, 깊이에 따라 에너지 스펙트럼이 더욱 저 에너지 방향으로 퍼지며 이것에 따라 전자선의 평균에너지가 낮아진다(그림 6-4).

따라서 전자선의 에너지 값은 그림 6-3에 의해 다음과 같이 정의할 수 있다.

① **가속관 내 및 출구 에너지(accelerator energy : E_a) :** 가속관 내 및 출구의 전자선 에너지로, 이때 전자선 에너지는 균일하고, 좁은 에너지 스펙트럼 분포를 나타낸다.

② **최대 에너지(maximum energy : E_{max}) :** 가속관에서 방출된 전자선은 팬텀에 도달하기까지 산란박이나 모니터 전리함 등, 여러 물질을 투과한다. 이때 흡수, 산란을 반복하며 저 에너지 방향으로 전자선 스펙트럼이 퍼진다. 이 넓어진 전자선 스펙트럼에서 최대의 에너지 값을 나타내며, 팬텀 표면에서는$(E_{max})_0$, 팬텀의 임의의 깊이에서는 $(E_{max})z$로 표시한다.

③ **최빈 에너지(most probable energy : E_p) :** 전자선 스펙트럼에서 전자선 유량이 최대값을 나타낼 때의 에너지 값으로, 팬텀 표면에서의 전자선 최빈 에너지는 $(E_p)_0$, 팬텀 임의의 깊이에서는 $(E_p)z$로 표시한다.

④ **평균에너지(mean energy : $\overline{E}$) :** 전자선의 스펙트럼에 있어서 평균이 되는 에너지 값으로, 팬텀 입사면에서의 전자선 평균에너지는 $(\overline{E})o$, 임의 깊이에서는 $(\overline{E})z$로 표시한다.

그림 6-3 전자선이 콜리메이터 시스템과 팬텀을 투과한 에너지 스펙트럼

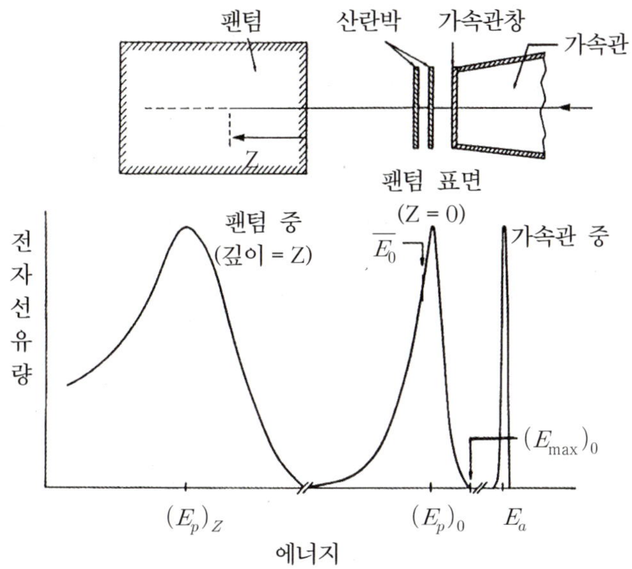

그림 6-4 전자선이 탄소를 투과한 에너지 스펙트럼

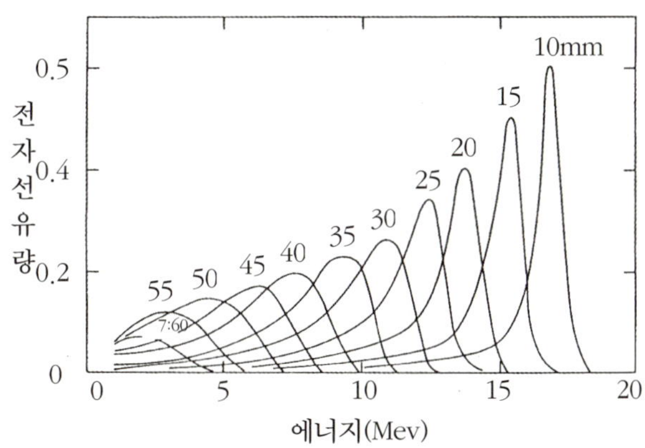

2. 최빈 에너지와 최대 비정의 관계

최대 비정(6.4.2항 참조)과 전자선 에너지의 관계에 대하여, Markus(1961)는 16개 치료시설의 전자가속기의 심부선량곡선을 구하여 아래 식으로 나타내었다.

$$R_p = (k_1 \cdot E_o) - k_2$$

R_p : 최대 비정(cm)
k_1 : 0.521
k_2 : 0.376
E_o : 팬텀 표면에서의 전자선 에너지(MeV)로 최빈에너지$(E_p)_0$와 거의 같다.

위의 식은 가속관 창이나 전자선 산란박이 매우 얇고, 이들 흡수체에 의한 전자선 에너지 손실이 2~3 % 이하인 이상적인 조건하에서 도출하였다. 그러나 많은 의료용 가속기에 있어서는 가속관창, 두꺼운 산란박, 모니터 전리함 등에서 전자선 에너지 손실이 크기 때문에 위의 식이 맞지 않는 경우가 많아 NACP(1980)와 ICRU(1984)는 아래식을 권고하고 있다.

$$(E_p)_0 = k_{1+}(k_2 \cdot R_p) + [k_3(R_P)^2] \quad \cdots\cdots (6.1)$$

k_1 : 0.22 MeV
k_2 : 1.98 MeV · cm^{-1}
k_3 : 0.0025 MeV · cm^{-2}
$(E_p)_0$: 팬텀 입사면에서의 최빈 에너지(MeV)
R_P : 최대 비정(cm)

위의 식은 1~50 MeV의 전자선 에너지에 대하여 2 % 이내에서 일치하며, AAPM 보고서(1991)에 의하면, 위 식의 최대 비정 측정은 20 MeV까지는 12×12 cm 이상의 조사면에서, 20 MeV 이상의 에너지는 20×20 cm^2 또는 그 이상의 조사면에서, 선원-표면간 거리는 100 cm 또는 그 이상의 거리에서 측정할 것을 권고하고 있다.

3. 평균에너지와 50% 흡수선량 깊이의 관계

Schultz(1969)는 25 MeV의 전자선에 대하여 50 % 흡수선량깊이(6.4.2항을 참조)와 팬텀표면에서의 전자선 평균에너지의 관계를 아래와 같은 식으로 나타내었다.

$$\overline{E}_0 = 2.32 \cdot R_{50} + 2.30$$

$\overline{E}_0$: 팬텀 표면에서의 전자선 평균에너지(Mev)
R_{50} : 50 % 흡수선량 깊이(cm)

HPA(1971)는 팬텀 표면에서의 전자선 평균에너지와 50 % 흡수선량깊이의 관계에 대하여 아래와 같은 식으로 보고하고 있다.

$$\overline{E}_0 = 2.5 \cdot R_{50}$$

그리고 Brahme와 Svenson(1978)은 30 MeV 이하의 팬텀 표면에서의 전자선 평균에너지와 50 % 흡수선량 깊이의 관계에 대하여 아래와 같이 나타내었다. 또한 아래 식은 NACP, ICRU, AAPM에서 채택하고 있다.

$$\overline{E}_0 = 2.33 \cdot R_{50} \qquad (6.2)$$

$\overline{E}_0$: 팬텀 표면에서의 전자선 평균에너지
R_{50} : 50 % 흡수선량 깊이(cm)

이와 같이 50 % 흡수선량깊이 측정은 최대 비정의 측정에 비하여 노력이 적게 드는 것이 장점이다.

표 6-1

핵반응에 의한 전자선 에너지 측정방법

핵반응 방식	$^{63}Cu(\gamma,n)\,^{62}Cu$	$^{16}O(\gamma,n)\,^{15}O$	$^{12}C(\gamma,n)\,^{11}C$
역치에너지(MeV)	10.855	15.678	18.737
붕괴방식	$^{62}Cu \rightarrow {}^{62}\ni$ β^+	$^{15}O \rightarrow {}^{15}N$ β^+	$^{11}C \rightarrow {}^{11}B$ β^+
반감기	9.73분	124초	20.5분
검출방사선	β^+ 소멸방사선	β^+ 소멸방사선	β^+ 소멸방사선

4. 핵반응 역치법

원자 핵반응의 확률은 매우 작지만, 광자 또는 전자선과의 상호작용에 의해 핵반응을 일으킬 수 있다. 핵반응 역치를 초과하는 에너지의 전자선이 물질에 조사되면, 전자선의 직접$(e,\ en)$반응, 또는 물질 내에서 만들어지는 제동광자에 의한 $(r,\ n)$ 반응에 의해 핵반응이 생긴다. 이 대표적인 예는 표 6-1과 같다.

측정시 많은 물질을 준비하여 여러 에너지의 전자선을 물질에 조사하여 조사후의 물질에서 방사능을 측정하고, 그 핵반응 역치는 핵반응이 생기지 않는 0인 곳에서 구할 수 있다. 이 핵반응 역치에서 결정되는 전자선 에너지는 팬텀 표면에 입사하는 전자선의 최빈 에너지$(E_p)_0$로, 가속 에너지(E_a)와의 관계는 아래 식으로 나타낸다.

$$(E_p)_0 = E_a - \Delta E_{tot}$$

여기에서 ΔE_{tot}는 전자선이 가속관창에서 사출되어 산란박 등의 물질을 투과하여 팬텀 표면에 도달하면서 잃은 전에너지이다. ΔE_{tot}는 물질의 두께를 dl, 저지력을 S라 하였을 때, $dl \cdot S$가 된다.

6.3 흡수선량의 측정

흡수선량은 카로리메터에 의해 측정하는 것이 기본적이지만, 그 측정법이 기술적으로 매우 어려워 치료시설에서는 일반적인 방법이 못된다. 또한 필름, 열형광 선량계, 반도체 선량계 등은 상대선량 측정에 이용하는 것은 적합하지만 절대선량을 측정하는 것으로는 적절한 방법이 아니다.

여기에서는 전리함을 이용한 흡수선량의 측정법과 그 계산방법에 대하여 설명한다.

1. 측정에 이용되는 전리함의 특성

전자선의 흡수선량 측정에는 ^{60}Co 교정계수 또는 N_{gas}값이 있는 전리함을 이용한다. 10 MeV 이하의 에너지를 가진 전자선 측정에는 2 mm 이하의 전극간 거리와 2 cm 이하의 전극 직경을 가진 평행평판형 전리함의 사용을 권장하며, 10 MeV 이상 에너지의 전자선 측정에는 평행평판형 보다는 원통형(farmer type chamber) 전리함의 사용을 권장하고 있다.

전자선 측정시, 전리함은 교란계수나 저지능비 그리고 흡수선량 변환계수가 전자선 에너지 및 팬텀의 재질에 따라 크게 달라지는 등의 결점을 가지고 있지만, 사용법이 간단하고 측정할 때 높은 재현성 때문에 많이 사용한다.

측정시 전리함의 특성을 잘 이해하여야 하며 아래 사항을 주의해야 한다.

① 전리함 암전류(leak)를 점검하여, 최대선량의 0.1 % 이하가 되도록 한다.

② 전리함의 교정계수를 정기적으로 점검하여 그 감도의 변화가 1 %보다 클 때, 표준선량계로 검교정을 한다.

③ 온도, 기압보정을 하기 위하여 측정 전후에 기압과 실온을 측정하고, 팬텀을 이용하여 측정을 할 때는 팬텀이 실온과 같아지는가를 확인 후 측정을 시작한다.

④ 평행평판형 전리함을 사용할 때 극성효과를 점검하여, 그 결과, (+)(−) 양 전극을 바꾸어서 얻은 전리량값의 차이가 1 %보다 클 때 두 측정값의 평균값을 사용한다. 또한, 극성효과에 관한 상세한 내용은 6.3.2.항을 참조한다.

⑤ 전자선은 펄스 방사선이므로 선량률이 높고, 전리이온 재결합의 설명과 같이 측정된 전리량값에 대하여 이온 재결합 보정을 해야 한다.

⑥ 원통형 전리함(farmer type chamber)을 이용하여 측정할 때 전리함 공동중심 위치가 측정깊이가 되지 않는다. 측정깊이는 6.4식을 이용하여 구한다. 또한 평행 평판형 전리함에서는 전극의 내표면까지의 거리를 측정깊이로 한다.

2. 흡수선량 계산법

1) C_E 법

여기서는 일본 의학방사선학회, 물리학회편의 흡수선량 표준측정법을 근거로, 물 속에서의 흡수선량 계산방법에 대하여 설명한다.

① 50 % 흡수선량 깊이(R_{50})를 구한다.

전자선 에너지가 12 MeV 이하일 때 50 %흡수선량 깊이(R_{50})와 50% 전리량 깊이(d_{50})는 거의 같은 값이 되기 때문에 물 팬텀의 전리량 백분율 곡선을 작성하여 50% 전리량 깊이를 구한다.

전자선 에너지가 12 MeV보다 크고 30 MeV 보다 작을 때, 아래 식을 이용하여 50% 전리량 깊이에서 50 % 흡수선량 깊이를 구한다.

$$R_{50} = -5.4719 + 1.1886(d_{50}) - 0.001872(d_{50})^2 + 0.000008114(d_{50})^3 \quad \cdots\cdots (6.3)$$

② 50 % 흡수선량 깊이를 이용하여 팬텀 표면에서의 평균에너지 ($\overline{E}_0$)를 6.2식에서 구한다.

표 6-2 교정깊이에서 전자선의 흡수선량 변환계수(C_E)

교정깊이 (cm)	E_0(MeV)	교정정수(Gy · C^{-1} · kg)	
		평행평판형	원통형
1.0	5	35.4	33.8
	6	34.8	33.3
	7	34.3	33.0
	8	33.9	32.7
	9	33.5	32.5
1.5	10	33.3	32.4
	12	33.1	32.3
	14	32.7	32.0
	16	32.4	31.8
	18	32.1	31.7
	20	31.8	31.5

표 6-3 전자 유량 계수

전자선 에너지 $\overline{E_P}$ (MeV)	원통형 전리함의 내경(mm)			
	3	5	6	7
2	0.977	0.962	0.956	0.949
3	0.978	0.966	0.959	0.952
5	0.982	0.971	0.965	0.960
7	0.986	0.977	0.972	0.967
10	0.990	0.985	0.981	0.978
15	0.995	0.992	0.991	0.990
20	0.997	0.996	0.995	0.995

③ 팬텀 표면에서의 평균에너지에 따라서 교정깊이(d_c)를 표 6-2에서 결정한다. 이때, 원통형 전리함을 이용하여 측정하는 경우 아래 식에 의해 얻어진 실효깊이(d_{eff})와 교정깊이가 일치하도록 전리함을 설치한다. 이것을 변위보정이라 한다(상세한 것은 6.3.2항을 참조).

$$d_{eff} = d - 0.5\gamma \quad \cdots\cdots (6.4)$$

d : 전리함 공동의 중심 깊이
r : 원통형 전리함의 공동반경(cm)

④ 조사면 r_0의 cone을 이용하여 전자선을 조사하고 선량계 지시치(M)을 얻으면, 교정 깊이에서의 흡수선량[$D(d_c,\ r_0)$]은 아래식과 같다.

$$D(d_c,\ r_0) = C_E \cdot N_c \cdot M(d_c, r_0) C_{TP} \cdot k_{ion} \quad \cdots\cdots (6.5)$$

C_E: 흡수선량 변환계수(Gy · C^{-1} · kg)
N_c: Co^{60} 교정계수
$M(d_c,\ r_0)$: 선량계 지시값(C · kg^{-1})
C_{TP}: 온도, 기압 보정계수
k_{ion}: 이온 재결합에 의한 보정계수

2) N_{gas} 법

AAPM 보고서(1991)에 의한 흡수선량 측정법(N_{gas} 법)은 다음과 같다.

① 모니터 선량계 지시값(MU)을 일정하게 하고, 물팬텀을 이용하여 선속중심깊이 z에서 전리량 $Q(z)$를 구한다. 전리량$Q(z)$에 극성효과, 이온 재결합, 변위 보정을 하였을 때의 전리량을 $Q_{corr}(z)$라 한다.

② 선속중심축 깊이(z)에 따른 전리량 $Q_{corr}(z)$를 플롯하여 전리량 백분율 곡선을 작성한다.

③ 전리량 백분율 곡선에서 50 % 흡수선량깊이 (R_{50})와 최대 비정(R_p)을 구한다.

④ 6.2식을 이용하여 물팬텀 표면에서의 전자선 평균에너지 ($\overline{E}_0$)를 구한다.

⑤ 아래 식을 이용하여 수 중 깊이(z)에서 전자선의 평균에니지 ($\overline{E}_p$)z을 구한다.

$$(\overline{E}_p)_z = \overline{E}_0(1 - z/R_p) \quad \cdots\cdots (6.6)$$

⑥ 표 6-5에서 팬텀표면에서의 전자선 평균에너지 ($\overline{E}_0$)와 깊이(z)에 대한 공기와 물의 평균 제한충돌 질량 저지능비 $(\overline{L}/\rho)^{water}_{air}$를 구한다. 표 6-4에 공기와 폴리스틸렌의 평균 제한 충돌질량 저지능비 $(\overline{L}/\rho)^{polystyrene}_{air}$을 나타낸다).

⑦ 표 6-3에서 원통형 전리함의 공동 직경과 깊이(z)에서의 전자선 평균에너지 $(E_p)_z$을 인자로 전자 유량계수(electron fluence correction factor)를 구한다. 이 때, 평행평판형 전리함

을 이용하여 측정하는 경우 전자 유량계수는 1로 한다.

⑧ 물 속 깊이 z에서의 흡수선량은 아래 식을 이용하여 구한다.

$$D_{water}(z,\ r_0) = Q_{corr}(z,\ r_0) \cdot k_{elec} \cdot (\overline{L}/\rho)_{air}^{water} \cdot N_{gas} \quad (6.7)$$

k_{elec} : 전자유량 보정계수　　N_{gas} : 공동가스 교정계수

표 6-4

입사전자선 에너지에 대한 공기와 폴리스틸렌의 평균 제한 충돌 질량 저지능비

깊이 (g/cm²)	전자선 에너지(MeV)								
	20.0	18.0	16.0	14.0	12.0	10.0	8.0	6.0	4.0
0.5	0.933	0.940	0.947	0.955	0.964	0.975	0.990	1.009	1.046
1.0	0.938	0.945	0.952	0.961	0.971	0.984	1.001	1.026	1.070
2.0	0.948	0.956	0.965	0.975	0.989	1.007	1.032	1.069	1.110
2.5	0.954	0.962	0.972	0.984	0.999	1.020	1.050	1.091	
3.0	0.959	0.969	0.979	0.992	1.010	1.035	1.069	1.105	
3.5	0.965	0.975	0.987	1.002	1.023	1.051	1.088		
4.0	0.971	0.982	0.995	1.013	1.036	1.068	1.101		
5.0	0.985	0.998	1.015	1.037	1.067	1.097			
6.0	1.000	1.017	1.038	1.065	1.093				
7.0	1.018	1.040	1.063	1.089	1.100				
8.0	1.039	1.063	1.086	1.098					
9.0	1.061	1.084	1.095						
10.0	1.081	1.093							

표 6-5

입사전자선 에너지 대한 공기와 물의 평균 제한 충돌 질량저지능비

깊이 (g/cm²)	전자선 에너지(MeV)								
	20.0	18.0	16.0	14.0	12.0	10.0	8.0	6.0	4.0
0.5	0.959	0.966	0.973	0.982	0.991	1.003	1.019	1.039	1.076
1.0	0.964	0.971	0.979	0.988	0.999	1.013	1.031	1.058	1.099
2.0	0.975	0.983	0.983	1.004	1.018	1.038	1.065	1.101	1.133
2.5	0.981	0.990	1.000	1.013	1.030	1.053	1.083	1.120	
3.0	0.987	0.997	1.008	1.023	1.042	1.069	1.102	1.129	
3.5	0.994	1.004	1.017	1.034	1.056	1.085	1.118		
4.0	1.001	1.012	1.027	1.046	1.071	1.101	1.126		
5.0	1.016	1.030	1.049	1.072	1.101	1.123			
6.0	1.033	1.051	1.074	1.100	1.121				
7.0	1.054	1.075	1.099	1.118	1.122				
8.0	1.076	1.098	1.116	1.120					
9.0	1.049	1.098	1.114	1.118					
10.0	1.068	1.112	1.116						

⑨ 심부선량백분율은 아래 식에 의해 구한다.

$$PDD(z,\ r_0) = 100\frac{D_{water}(z;\ r_0)}{D_{water}(z_c,\ r_0)}$$

3) 선량계산에 필요한 보정

(1) 극성효과(polarity effect)

이 효과는 원통형 전리함(Farmer type chamber)에서 전자선을 측정할 때 별로 문제가 되지 않지만, 평행평판형 전리함을 이용하여 측정할 경우에는 큰 문제가 된다.

이것은 원통형 전리함의 집전극에 비하여 큰 면적의 집전극을 가진 평행평판형 전리함에 1차 전자선이 입사하였을 때 일부 1차 전자선이 전리함의 공동 중에서 전리되지 않고 그대로 집전극 또는 절연물체 안에 있다면 그것이 전기적 결선계로 연결되므로, 집전극 전압의 극성에 따라 측정치에 차이가 발생할 수 있다.

양 전극 사이에서 전리량에 차이가 있을 경우 실제 전리량은 양자의 평균값이고 양 전극간의 전리량에 1% 이상 차이가 있을 때에는 보정을 하여야 한다. 또, 전자선 측정에 앞서 팬텀 표면, 최대깊이, 50% 깊이, 최대 비정을 초과하여 2 cm인 지점에서 극성 효과에 대하여 확인해야 한다.

(2) 변위계수(displacement correction factor)

심부에서의 실효 측정점은 전극의 표면 내에 존재한다. 원통형 전리함을 사용할 때 팬텀 물질의 일부가 공동으로 치환되기 때문에, 1차 전자선의 투과량이 많아지므로 이 전리함의 측정점은 공동중심(sensitive volume)이 아니라 선원방향으로 조금 이동한다. 그 거리는 전자선 에너지에 의존하고, 3~10 MeV에서 0.45 γ (γ은 공동의 반경), 10~30 MeV에서 0.6 γ 선원 방향으로 이동하는 것으로 보고되고 있다.

AAPM 보고서(1991)에서는 전자선 에너지에 대하여 실효 측정점은 0.5 γ을 공동중심(sensitive volume)에서 선원쪽으로 이동시킬 것을 권고하고 있다(6.4식을 참조).

(3) 전자 유량계수(electron fluence correction factor : k_{elec})

전리함을 팬텀에 삽입하여 선량을 측정할 때 팬텀 물질의 일부는 선량계의 공동(sensitive volume)으로 치환된다. 이 때, 전자선의 일부는 공동속에서 산란하며 이것에 의해 만들어진 2차전자는 그 일부가 측정계에 들어가 측정오차가 생긴다. 이 오차에 대한 보정값을 전자유량 보정이라 한다. Harder는 여러 크기의 공동에 의한 효과에 대하여 보고하고, 이 효과는 전자선 에너지와 전리함의 공동 크기에 따라 다르며, 선량 지시값을 보정하지 않으면 안되는 것을 나타내었다. 그리고 이 보정값을 표 6-3에 나타내었다.

단, 전극간격이 2 mm인 평행평판형 전리함에서는 k_{elec}=1.0이 된다.

또한, 교란 보정계수(perturbation correction factor), 또는 치환 보정계수(replacement correction factor)는 변위계수와 전자 유량계수의 곱이다.

(4) 이온 재결합에 의한 보정(ionic recombination)

의료용 가속기에서 방출되는 전자선은 X선과 마찬가지로 펄스 방사선이기 때문에, 선량 측정시 전리이온의 수집효율에 문제가 생긴다. 그러므로 수집효율을 알고 있는 전리함을 사용하고, 또 이것이 포화상태에서 선량을 측정할 수 있도록 선량계(electrometer)를 작동시키는 것이 필요하다. 그리고 이온 재결합에 의한 수집효율의 손실은 1% 이하로 억제하여야 하며, 이 보정방법은 1/2 전압법 또는 Boag의 이론을 이용하여 구할 수 있다.

일반적으로 원통형전리함을 사용하였을 경우, 전리함의 중심전극에서 0.1 cGy 또는 그 이하의 펄스 당 선량률이며, 0.6 cc의 공동을 가지는 전리함에서는 300 V의 인가전압으로 이온 재결합에 의한 수집효율은 무시할 수 있다고 한다.

(5) 스템 및 케이블의 누설효과(stem leakage effect)

전리함의 스템 부분에는 집전극에 연결하는 전기적 결선계가 존재한다. 이 스템 부분에는 전기적 결선계에 의한 공동이 존재하고, 이 부분에 전자선이 조사되면, 스템 부분에 존재하는 공동이 전리상의 공동과 같은 전리작용을 하여, 그로 인해 선량이 크게 평가되는 현상을 말한다.

효과의 유무를 확인하는 데는 광자선과 같은 방법(그림 4-22)에 의해 결정한다.

스템효과는 Co^{60} γ선 등의 광자선에 있어서 무시될 수 있는 양이라도, 전자선에서는 무시할 수 없는 것으로 주의를 요한다.

3. 팬텀 속의 흡수선량 측정

전자선 선량 측정용 표준 팬텀으로 광자선 측정시와 마찬가지로 물팬텀을 들 수 있다. 물은 실효원자번호가 조직에 거의 가깝고, 밀도도 균일하다는 것이 표준 팬텀으로 권장되는 큰 이유이다.

이 물 팬텀의 크기는 최대 조사면에서 한 변이 5 cm보다 큰 크기이고, 깊이는 최대 비정보다 큰 크기이면 충분하다.

물 팬텀을 이용하여 선량측정을 하는 것은 전리함의 방수 문제, 물의 표면장력에 의한 전리함 위치 등, 재현성의 어려움 및 여러 가지 번거로운 문제가 생긴다. 그래서 물 팬텀을 대신하는 것으로서 프라스틱 등 고형 팬텀이 이용되지만, 이것은 물과 같이 실효원자번호나 전자밀도가 다르기 때문에 프라스틱 팬텀 내에서 측정된 선량값을 물속 흡수선량으로 변환하는데 보정이 필요하다. 아래에 이 보정방법에 대하여 상세하게 설명한다.

1) 프라스틱 팬텀에서 물 팬텀의 흡수선량의 변환

프라스틱 팬텀의 깊이(d_{med})에 있어서 흡수선량(D_{med})을 측정하였을 때 물 팬텀 중의 깊이(d_{water})에서 흡수선량(D_{water})과의 관계는 2차전자의 에너지 스펙트럼이 같을 경우 아래 식으로 나타낼 수 있다.

$$D_{water}(d_{water}) = D_{med}(d_{med}) \cdot [(\bar{S}/\rho)_{call}]^{water}_{med} \cdot [\phi]^{water}_{med} \quad \cdots\cdots (6.8)$$

$[(\bar{S}/\rho)_{call}]^{water}_{med}$: 프라스틱 팬텀과 물 팬텀과의 평균 무제한 충돌 질량저지능지

$[\phi]^{water}_{med}$: 프라스틱 팬텀과 물 팬텀에서 전자선의 유량비

2) 물 등가깊이(water equivalent depth)

프라스틱과 물 팬텀의 같은 깊이에서는 전자선의 산란분포나 에너지 손실이 다르기 때문에 6.8식은 성립하지 않는다. 그러나 프라스틱과 물 팬텀은 전자선의 평균에너지가 같은 깊이가 각각 존재하며, 그 조건일 때 식 6.8은 성립한다.

평균에너지가 같은 프라스틱 팬텀의 깊이(d_{med})와 물 팬텀의 깊이(d_{water}) 관계는 물 등가깊이로서 정의 되며, 프라스틱 팬텀의 깊이에 프라스틱 팬텀과 물 팬텀의 50% 흡수선량 깊이의 비를 곱한 것과 같으며, 이들 관계식은 아래와 같다.

$$d_{water} = d_{med} \cdot \frac{(R_{50})_{water}}{(R_{50})_{med}} \quad \cdots\cdots (6.9)$$

d_{water} : 물속의 깊이

d_{med} : 프라스틱 팬텀 중의 깊이

$(R_{50})_{water}$: 물 팬텀의 50% 흡수선량 깊이

$(R_{50})_{med}$: 플라스틱 팬텀의 50% 흡수선량 깊이

3) 유량보정(fluence factor)

6.8식에서 폴리스틸렌 팬텀의 물등가 깊이와 물 팬텀의 깊이가 다르기 때문에, 각각의 점에서 1차 전자선의 산란분포와 실효초점에서의 강도 차이에 대한 보정을 하면, 이 값은 폴리스틸렌 팬텀에 대한 것으로 표 6-6과 같다.

4) 팬텀 중의 흡수 선량 계산

프라스틱 팬텀 안에 전리함을 삽입하여 흡수선량을 측정할 때 프라스틱 팬텀에서 물 팬텀으로 선량을 변화하는 식에 대하여 설명한다. 이때에는 팬텀과 전리함벽이 같은 재질이어야 한다는 전제조건이 있다. 프라스틱 팬텀의 깊이(d_{med})에서 전하량 Q를 얻었을 때 수중 흡수선량은 6.5식과 6.8식에 의해 아래 식을 얻을 수 있다.

$$D_{water}(d_{water}) = N_{gas} \cdot Q_{corr}(d_{med}) \cdot [(\bar{L}/\rho)]^{med}_{air} \cdot k_{elec} \cdot [(\bar{S}/\rho_{call})]^{water}_{med} \cdot [\phi]^{water}_{med} \quad \cdots\cdots (6.10)$$

표 6-6 폴리스틸렌 팬텀과 물 팬텀과의 유량비

깊이 cm	입사에너지(MeV)							
	6	8	10	12	14	16	18	20
0.0	1.000	1.000	1.000	1.000	1.000	1.000	1.000	1.000
0.5	1.008	1.005	1.003	1.002	1.002	1.002	1.001	1.001
1.0	1.020	1.011	1.007	1.005	1.004	1.003	1.003	1.002
1.5	1.038	1.019	1.012	1.009	1.006	1.005	1.004	1.004
2.0	1.070	1.031	1.018	1.012	1.009	1.007	1.006	1.005
2.5		1.047	1.026	1.017	1.012	1.010	1.008	1.006
3.0			1.037	1.023	1.016	1.012	1.010	1.008
4.0				1.041	1.026	1.019	1.015	1.012
5.0					1.043	1.029	1.021	1.017
6.0						1.045	1.031	1.023
7.0							1.046	1.033
8.0								1.047

4. 불균질 물질의 보정 계산법

전자선이 체내의 골, 폐, 기도 등의 조직을 투과할 때 이들 조직의 원자번호나 밀도가 근조직과 다르기 때문에 전자선의 흡수산란이 달라, 흡수선량을 보정하지 않으면 안 된다. 이 보정계산법은 아래에서 설명한다.

1) AET(absorption equivalent thickness method)

이 방법은 Laughlin 등에 의해 보고된 계산방법의 하나로, 뼈나 폐 등 불균질 물질을 함유한 팬텀과, 물 등의 균질팬텀에 의한 선량측정을 기초로 이들 불균질 물질의 보정값을 구하였다. 그리고 AET 계수는 같은 두께의 불균질 물질의 흡수선량 값과 균질 물질의 흡수선량값의 비로서 정의한다.

폐 조직에 관하여 AET 계수는 아래 식에 의해 얻을 수 있다.

$$\text{AET(폐)} = 1.3\rho \quad \cdots\cdots (6.11)$$

여기에는 ρ 는 폐의 밀도로, 폐 밀도는 0.2~1.0이며, CT에서 얻을 수 있다. 폐 밀도를 0.25로 가정하면, AET(폐) = 1.3×0.25 = 0.33이 되며, 1 cm 두께의 폐 조직은 0.33 cm의 균질조직(밀도 1.0)과 등가인 흡수선량값이 되는 것을 의미한다.

골 조직에 대하여는 골밀도에 의해 AET(골)값이 변하며, 골의 밀도를 1.85로 할 때, AET(골)는 아래 식과 같이 된다.

$$\text{AET(골)} = \frac{1.85\ \text{g/cm}^3}{1.0\ \text{g/cm}^3} \cdot \frac{(electrons/g)}{(electrons/g)} = \frac{1.85 \times 3 \times 10^{23}}{1 \times 3.36 \times 10^{23}} = 1.6$$

그림 6-5 불균질 물질에 대한 선량강도 변화에 의한 보정법

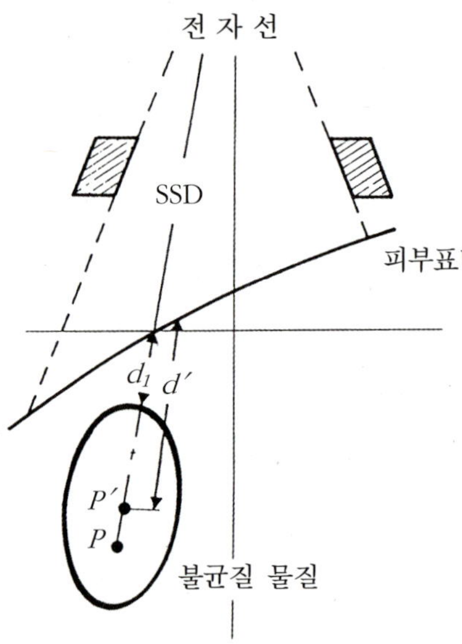

이와 같이 두께 1 cm의 뼈는 밀도 1.0의 균질조직 1.6 cm 두께와 같은 것을 의미한다.

AET법은 전자선의 흡수만을 고려하였을 뿐 그 깊이에 따른 전자선의 선량강도 변화가 보정되어 있지 않다. 그러므로 보정시에는 가상 촛점에 팬라인을 그어 그 팬라인을 따라 선량을 보정한다.

이 방법은 그림 6-5과 같으며, 계산점 P는 아래식에 의해 등가깊이(d)에 따라 피부표면 방향 또는 심부방향으로 이동한다.

$$d = d_1 + (\text{AET} \times t)$$

d_1 : 균질 물질의 두께
t : 불균질 물질의 두께

이 때, P'에서 P로 계산점이 이동할 때에는 아래 식에 의해 거리 역자승법으로 보정할 필요가 있다.

$$\text{보정값} = [(\text{SSD}+d)/(\text{SSD}+d')]^2$$

즉

$$\text{PDD(폐)} = \text{PDD}(d) \times \left(\frac{SSD + d_1 + AET \cdot t}{SSD + d_1 + t}\right)^2 \quad \cdots\cdots (6.12)$$

2) 흡수계수법(absorption coefficient method)

AET법은 전자선 에너지나 불균질 물질의 깊이에 크게 의존하기 때문에 정확하다고는 할 수 없다. 이 방법은 AET법에 대한 개선된 방법으로, 측정하여 얻은 전자선의 심부선량 데이터를 간단한 지수함수로 나타내어 아래 식으로 표시한다.

$$PDD(d) = 110 - 10\exp[\mu(d - d_0)] \quad (6.13)$$

$PDD(d)$: 심부선량백분율
μ : 경험적으로 결정된 흡수계수
d_0 : 최대흡수선량 깊이
d : 측정깊이

6.13식을 전개하면 아래 식과 같이 된다.

$$PDD(d) = 110 - 10\exp(\mu_t d_t + \mu_b d_b + \mu_l d_l) \quad (6.14)$$

d : 전체의 두께
b : 뼈의 두께
t : 균질 조직의 두께
l : 폐조직의 두께

위 식은 불균질 물질, 전자선 에너지에 의존하지만, 깊이에는 의존하지 않는다.

3) CET(coefficient of equivalent thickness)

이것은 Almond 등(1969)이 제안한 방법으로, AET법과 흡수계수법을 포함한 방법이다.

그림 6-6에서 곡선 1은 물 팬텀의 심부전리량 백분율이고 곡선 2는 흉벽(d_3) 대신에 물을, 폐 대신에 콜크로 치환하였을 때의 심부전리량 백분율곡선으로 두 곡선 모두 최대깊이에서 일치되고 있다. 흉벽을 d_1, 콜크 두께를 d_2로 하였을 때, CET와의 관계식은 아래와 같다.

$$CET = d_1/d_2 \quad (6.15)$$

물의 심부전리량 곡선에 대하여

$$y_1(d_1) = 110 - 10\exp[\mu(d_1 + C)] \quad (6.16)$$

콜크의 심부전리량 곡선에 대하여

$$y_2(d_2) = 110 - 10\exp[\mu(d_2 \cdot CET + C)] \quad (6.17)$$

위 식은 전자선의 감약을 보정할 필요가 있으며, 따라서 아래 식을 얻을 수 있다.

그림 6-6 CET법에 의한 불균질 물질에 대한 선량보정법

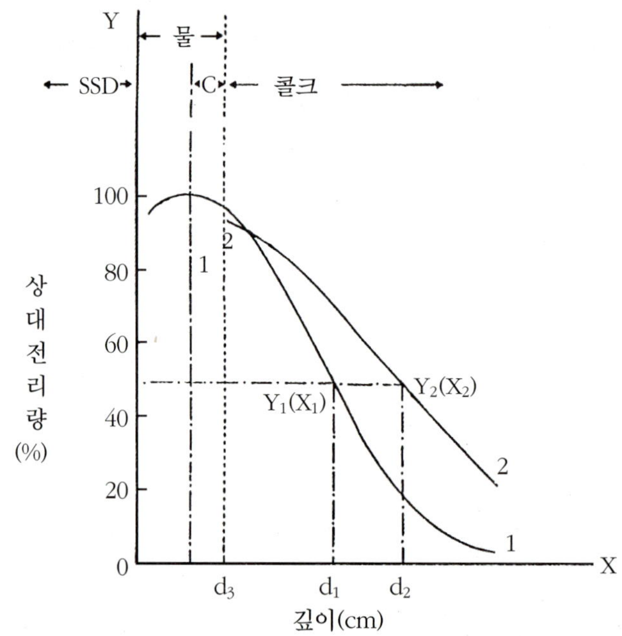

$$y_2(d_2) = 110-10\exp[\mu(d_2 \cdot CET+C)] \cdot \left(\frac{SSD+d_3+CET \cdot d_2}{SSD+d_3+d_1}\right)^2 \quad \cdots\cdots (6.18)$$

5. 기타 보정법

1) 실효 점선원(effective point source)

치료에 이용하는 전자선은 그림 6-7에 나타나듯이 가속관에서 방출된 가는 전자선을 얇은 납 등의 산란박에 의해 확산시킨 후 산란된 전자선을 치료에 적합한 조사면으로 콜리메이션하고 있다. 임상에 있어서 전자선 조사통의 최대 조사면 보다 큰 조사면으로 치료할 경우 환자 몸의 윤곽으로 인해 콜리메이터와 환자 사이에 air gap을 두고 치료를 시행한다. 즉 선원-표면간 거리를 증가시켜 종양부위를 충분히 포함하는 큰 조사면으로 치료를 시행한다. 이때에는 거리역자승법을 이용한 출력선량을 보정하지 않으면 안되며, 이것을 보정하는데는 가상 촛점위치를 알 필요가 있다. 이 실효(가상) 촛점을 결정하는 방법은 air gap이 없는 상태, 즉 콘 끝과 팬텀을 밀착시켜 팬텀 안의 최대 흡수선량 깊이에서 전리량을 (Q_0), 팬텀과 콘 사이에 air gap이 존재하는 상태의 팬텀의 최대흡수선량 깊이에서 전리량을 (Q_g)로 하였을 때, 전리량을 거리역자승법으로 계산한 식은 아래와 같다.

그림 6-7 전자선 발생과정

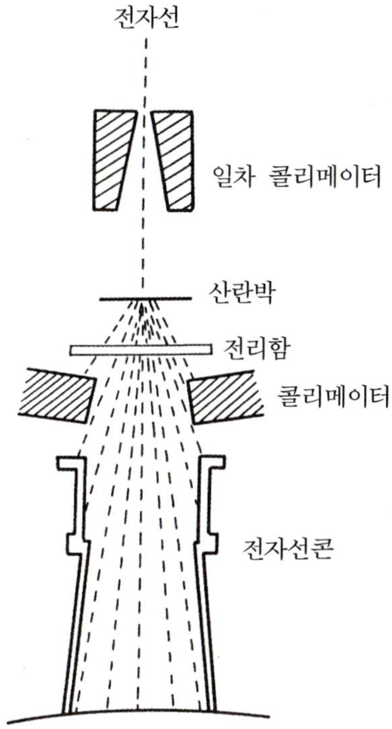

$$\frac{Q_0}{Q_g} = \frac{(SSD_{eff}+d_0+g)^2}{(SSD_{eff}+d_0)^2} \quad (6.19)$$

SSD_{eff} : 실효점선원과 콘 사이의 거리
d_0 : 최대흡수선량깊이
g : 전자선콘과 피부표면간의 거리(air gap)

6.19식은 아래와 같이 전개할 수 있다.

$$(Q_0/Q_g)^{\frac{1}{2}} = [g/(SSD_{eff}+d_0)]+1 \quad (6.20)$$

6.20식은 g를 인자로 하여 $(Q_0/Q_g)^{\frac{1}{2}}$를 플롯함으로써, 그림 6-8과 같이 $1/(SSD_{eff}+d_0)$의 곡선에서 직선을 얻을 수 있으며, 실효점선원의 거리는 아래 식에서 구할 수 있다.

$$SSD_{eff} = (1/Slope)-d_0 \quad (6.21)$$

g와 $(Q_0/Q_g)^{\frac{1}{2}}$의 관계는 조사면, 콜리메이터, 전자선 에너지에 의해 air gap이 커지는데 따른 직선관계가 성립되지 않는다. 소조사면의 저 에너지 전자선에서는 15 cm의 air gap까지 직선관계를 얻을

수 있다고 하며, 실효 SSD법을 이용하여 거리역자승법에 의한 출력보정이 가능하다.

그림 6-8 air gap에 따른 전리량 변화

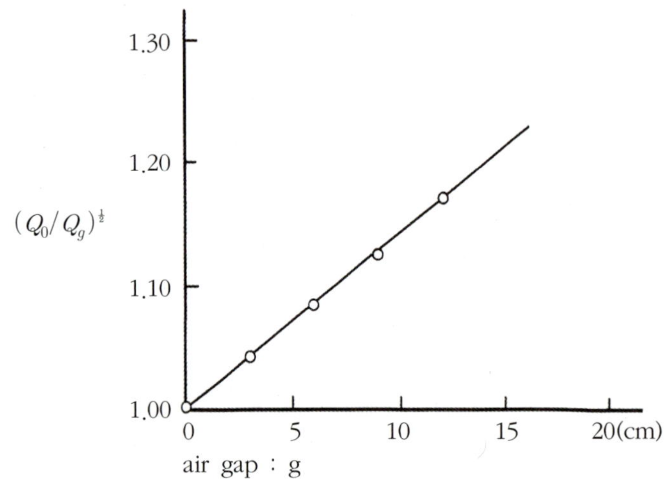

2) air gap에 의한 출력 선량보정

일반적으로 전자선 치료는 콘의 끝과 피부면 사이에 air gap이 있는 상태에서 시행한다. 이와 같이 air gap이 있는 상태에서는 출력선량이나 심부선량이 달라지고 또한 치료장치, 전자선 에너지, 조사면, 치료거리에 따라서 변화하기 때문에 각각의 치료조건 아래에서 측정할 필요가 있다. 그러나 출력 선량보정은 앞 절에서 설명한 실효 SSD법을 이용하여 구할 수도 있다.

그림 6-9에서 실효 점선원과 콘 끝 사이의 거리(SSD_{eff})에서 얻은 최대흡수선량 깊이에서의 전리량을 Q_0, air gap이 있는 SSD_{eff}로 얻어진 최대깊이에서의 전리량을 Q_g라 하면, 이들의 관계는 6.19 식에 의해 보정 계산 할 수 있다.

그림 6-9 air gap에 의한 선량보정법

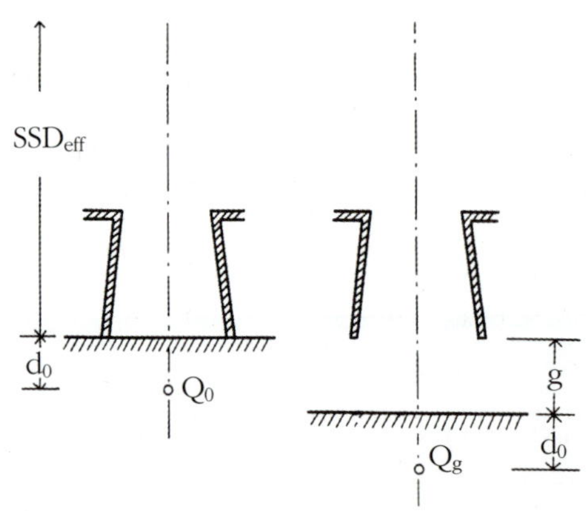

3) air gap에 의한 심부선량백분율의 보정

콘의 끝과 피부면 사이에 air gap이 존재하는 경우, 앞 절에서 설명하였듯이 출력선량뿐만이 아니라 심부선량백분율이나 등선량 분포도가 변화하게 한다. 선량률이 실효 SSD의 변화에 따른 거리역자승법에 따라서 변화하는 조건에서 심부선량백분율의 관계는 아래 식으로 나타낼 수 있다.

$$PDD(d,\ SSD,\ \mathrm{g}) = PDD(d,\ SSD,\ \mathrm{o})\ \frac{[(SSD_{eff}+d)/(SSD_{eff}+d+\mathrm{g})]^2}{[(SSD_{eff}+d_0)/(SSD_{eff}+d_0+\mathrm{g})]^2} \quad \cdots\cdots (6.22)$$

그러나, air gap이 있는 경우의 SSD와 없는 경우의 SSD에 대하여 최대흡수선량 깊이에서 심부선량백분율은 거의 같다고 한다. 따라서, 등선량곡선은 표준데이터를 이용하면 된다.

6.4 심부선량백분율 곡선

심부선량백분율 곡선을 작성할 때 전리함, 반도체검출기, 필름 등에 의해 측정하지만, 여기서는 전리함을 이용하여 물 팬텀에서 측정한 심부선량백분율 곡선의 특성을 중심으로 설명한다.

1. 심부선량백분율 곡선의 특징

6~20MeV의 에너지를 가진 전자선의 중심축상의 심부선량백분율 곡선은 그림 6-10과 같으며 이 곡선의 특징은

① 표면 흡수선량이 매우 크다.

② 최대흡수선량 깊이를 지나면 깊이와 함께 급격한 경사로 흡수선량이 감소한다.

③ 최대 비정(Rp)을 지나면 전자선의 제동복사에 의해 발생한 X선으로 된 백그라운드를 구성한다.

위에서 열거한 바와 같이 고 에너지 광자선과 매우 다른 심부선량백분율 곡선을 나타낸다. 또한 전자선 에너지에 따라 물질 중의 전자선 비정이 달라지며, 물 또는 연부조직에서 2 MeV/cm의 비율로 에너지를 잃고, 마지막에 제동복사에 의한 X선 성분만이 남게 된다. 또한 조사면, 초점 표면간의 거리, 물질의 밀도 등에 따라 비정이 달라지며, 그로 인해 심부선량백분율 곡선이나 등선량곡선이 변화한다. 아래에 심부선량백분율 곡선의 특징에 대하여 좀더 상세하게 설명한다.

그림 6-10 6~20 MeV 전자선의 심부선량백분율 곡선

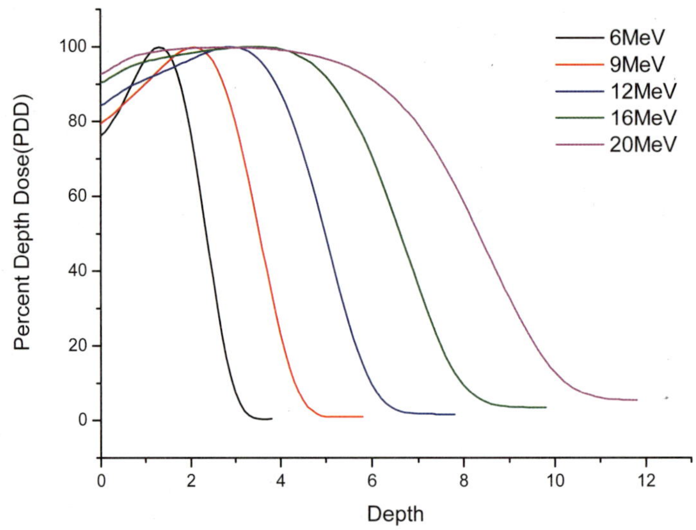

그림 6-11 심부선량백분율 곡선의 파라메터

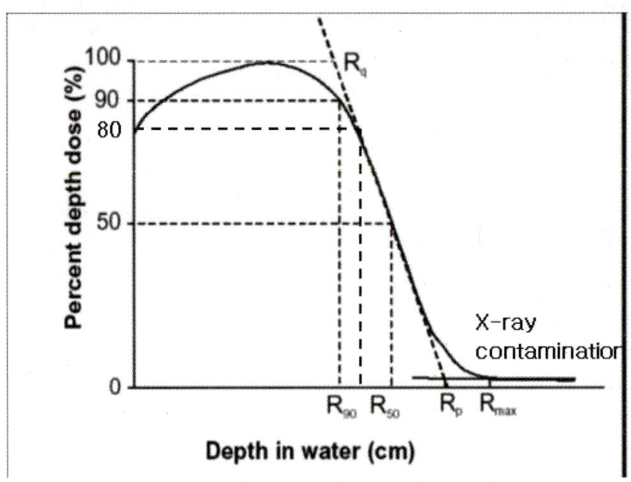

2. 심부선량백분율 곡선의 파라미터

전자선의 중심축상 심부선량백분율을 곡선의 파라메터에 대하여, ICRU보고서 35(1984)의 그림 6-11에 근거하여 설명하면 아래와 같다.

① **상대 표면선량(% D_s) :** 표면에서 0.5 mm 깊이에서의 흡수선량과 최대 흡수선량의 비율로 나타낸다(표면 흡수선량의 측정은 어려우며 피부조직의 감수성이 높은 지점은 0.5 mm라 정의하고 있다).

② **X선 상대선량(% D_x) :** 전자선의 최대 비정을 지난 지점의 X선 성분의 흡수선량과 최대 흡

수선량의 비율로 나타내며, 이것은 가속관창에서 팬텀 표면까지 선속 중간에 있는 모니터 전리함 및 기타 부속품과 전자선 에너지에 따라 변화한다(X선 오염 ; X-ray contamination).

③ **치료영역(R_t) :** 심부선량백분율 곡선에서 임상적으로 유효한 흡수선량의 범위로 정해지며, 심부선량백분율 곡선의 흡수선량 90 % 이내로 한다.

④ **최대 흡수선량 깊이(R_{100}) :** 심부선량백분율 곡선에서 100 %의 흡수선량 깊이(D_m)를 나타낸다.

⑤ **50 % 흡수선량 깊이(R_{50}) :** 심부선량백분율 곡선에서 50 %의 흡수선량 깊이(D_{50})를 나타낸다.

⑥ **유효비정(Rp) :** 심부선량백분율 곡선에서 약 80%의 흡수선량 깊이를 나타내고, 종양치료시에 대략적인 치료 깊이를 나타낸다.

⑦ **최대 비정(R_p Rmax)) :** 심부선량백분율 곡선에서 깊이와 함께 감소하는 흡수선량률의 직선 부분과 제동복사에 의한 X선 흡수선량 성분의 외삽 직선과 교차하는 깊이로 나타낸다.

⑧ **표준 흡수선량 경사(G_0) :** $[D_m/(R_p-R_q)]$로 정의하며, R_q은 심부선량백분율 곡선의 직선부분이 100 % 선량과 교차하는 깊이로 나타낸다.

⑨ **엑스선 오염구간(X-ray contamination) :** 흡수물질, 가속관창, 산란박, 콜리메이터, 전자선 콘에 의한 X선 발생 구간을 나타낸다.

1) 표면 흡수선량(surface absorbed dose)

고 에너지 광자선이 물질에 입사할 때, 물질 외(치료장치의 콜리메이터 등) 및 표면근처에서 전리된 2차전자는 일정 깊이를 지나 그 에너지를 부여하므로 표면 흡수선량이 매우 적다고 하는 특징을 가지고 있다(이것을 피부보호 효과 : skin sparing effect라고 한다). 한편 전자선은 물질에 입사한 후 바로 에너지의 부여가 시작되기 때문에, 전자선에 대한 표면 흡수선량은 광자선보다 훨씬 크다. 또한 물질 내에서 깊이와 함께 전자선의 다중산란이 생겨서, 단위 길이 당 전리량이 많아지고 입사 전자선의 대부분이 산란된 깊이에서 전리량이 최대가 된다. 표면 흡수선량은 이미 기술하였듯이, 선속 중심축상에서 0.5 mm 깊이의 심부 흡수선량이라 정의하며, 이 흡수선량 측정은 프라스틱 팬텀과 평행 평판형 전리함을 이용한다. 표면 흡수선량은 전자선 에너지에 따라 변하고, 전자선 에너지가 낮아지면 작아진다.

전자선을 표재치료에 이용할 때, 표면 흡수선량을 보다 증가시키기 위하여 bolus를 환자 피부 위에 올려놓고 조사한다(bolus로서 이용되는 물질은 조직(물) 등가물질이 바람직하다.).

2) 치료영역(therapeutic range)

광자선의 치료계획에서 설명하였듯이, 전자선 치료에 있어서도 표적용적 내의 선량분포를 가능한 한 균등하게 하는 것이 중요하다. 그 균등성은 ±5 % 이내로 규정하며, 표면에서 시작되어 최대흡수선량 깊이를 지나 90 %의 흡수선량 깊이까지를 의미하고 있다. 그리고 이 표적용적과 90 % 흡수선량 범위를 일치시키는 지표로서 치료영역이라는 용어를 사용하고 있다. 또한 흡수선량 범위는 전자선 에너지에 의존하기 때문에, 치료계획에 있어서 표적용적이 위치하는 깊이에 따라 전자선 에너지를 선택한다.

치료영역은 사용하는 전자선 에너지(MeV)의 1/3～1/4 cm 깊이와 같다고 하며, 표적용적이 표면에서 3 cm 깊이 일 때 9～12 MeV의 전자선 에너지가 치료에 필요하다는 것을 의미한다.

3) 제동복사에 의한 X선의 오염

전자선의 심부선량백분율 곡선에 있어서 최대 비정(R_p)을 지나는 저선량 영역에서는 백그라운드를 형성한다. 이것은 전자선과 물질의 상호작용에 의한 결과로 생긴 제동복사 X선이다. 이 제동복사 X선이 발생하는 원인은 흡수물질 외, 가속관 창, 산란박, 콜리메이터 등을 주로 들 수 있다. 이 중에서도 특히 산란박에 의한 영향이 크기 때문에 제동 X선의 발생량이 적고, 넓고 균등하게 전자선을 산란시키는 최소 두께의 산란박이 필요해진다. 이 외, 전자선 에너지를 보다 낮추어 치료에 이용하기 위하여, 아크릴판을 콘의 사출구에 설치하여 조사하는 경우가 있지만, 이때는 체내를 깊게 투과하는 제동 X선이 많아지는 것에 주의하여야 한다.

전자선 중의 X선 오염(contamination)은 전자선 에너지가 높아짐에 따라서 증가한다. 10 MeV 이하의 에너지에서는 X선 함유율이 3 % 이하이지만, 40 MeV 전자선 에너지에서는 10 % 정도가 된다.

X선 오염의 측정은 전자선 중심축상의 전리량 백분율 곡선에서, 최대 비정을 지나서 2 cm와 4 cm의 전리량을 측정하여, 이 외삽치와 최대 전리량의 비로 구한다. 이와 같이 전자선 중에 많은 X선이 유입되면, 최대 비정깊이를 지나서부터 심부선량백분율 곡선의 경사가 완만해지며, 표적용적보다 심부에 존재하는 건강조직에 보다 많은 선량이 조사되어, 전자선 치료의 특징을 살릴 수 없게 되므로 주의를 요한다.

4) 조사면에 의한 변화

심부선량백분율 곡선은 조사면의 크기나 형태에 따라 변화한다. 이 현상은 전자선의 측방산란에 의한 것이다. 그러나 조사면 끝에서 선속중심까지의 거리(원형조사면의 경우 반경)가 전자선 비정보다 큰 조사면이 되면, 조사면 크기 변화에 따라서 심부선량백분율 곡선은 거의 변화가 없다.

임의의 조사면에 있어서 출력선량이나 심부선량 계산에 이용하는 등가조사면법은 광자선에 이용되는 등가 정방형 조사면에 맞지 않기 때문에, Hogstrm 등 (1981)은 X×Y의 장방형 심부선량백분율을 구하기 위하여 X와 Y의 정방형 심부선량백분율의 평방근을 구하여 사용하였다. 그 식은 아래와 같다.

$$PDD^{X,\,Y}(d) = [PDD^{X,\,Y}(d) \times PDD^{Y,\,Y}(d)]^{1/2} \qquad (6.23)$$

즉, 조사면 2×10 cm^2의 심부신량백분율은 2×2 cm^2와 10×10 cm^3의 심부선량백분율을 곱하여, 그 평방근으로 구할 수 있다.

6.5 등선량분포곡선

등선량곡선은 환자 개개인의 치료 계획에 필요한 것이다. 전자선의 에너지 및 조사면 변화에 따른 등선량곡선에 의해 표적영역이 90 % 등선량곡선과 일치하고 있는가를 확인할 때에 필요하며, 또 건강조직이 어느 정도 피폭이 되는가를 알기 위해서도 필요하다. 아래에 등선량분포곡선의 특징, 작성, 보정법 등에 대하여 자세하게 설명한다.

1. 등선량분포곡선의 특징

등선량곡선은 중심선속상에서 최대 선량값의 위치를 100 %로 하여 90 %, 80 %, …10 %, 5 %로 선속 내의 같은 흡수선량값을 연결하여 작성된다. 90 % 등선량곡선은 환자의 표적영역과 일치하는지 확인하는데 중요하며, 5 % 등선량곡선은 콜리메이터에서 누설선량이나 물질 내에서 발생한 제동 복사선량을 나타내는 표시로서 중요하다.

이 등선량곡선의 형태는 전자선 에너지, 콘의 모양, 산란박 등에 의해 변화한다. 그리고 등선량 곡선에 크게 영향을 미치는 전자선의 대칭도는 임의의 깊이에서 선속에 대하여 수직인 조사면에 대해 평가한다. 일반적으로 최대깊이에서 선속 중심축상의 전리량을 100 %로 하였을 때, 90 %의 전리량을 나타내는 등선량 곡선의 면적과 팬텀 표면에서의 기하학적 조사면의 면적비로 나타내며, $10 \times 10\ cm^2$의 조사면에서는 0.80이 된다. 또, 90 % 등선량의 범위 내에서 103 % 이상의 고선량 영역이 있어서는 안 된다. 이외에, 전자선은 저 에너지 전자선이 혼입되어 있기 때문에 평탄도는 깊이에 따라 변화하며, 팬텀은 균질한 것이어야 한다. 또한 90 %와 50 %의 등선량 면적비가 $100\ cm^2$ 이상인 조사면에서는 0.70 이상인 것을 권고하고 있다.

그림 6-12 전자선의 등선량분포곡선

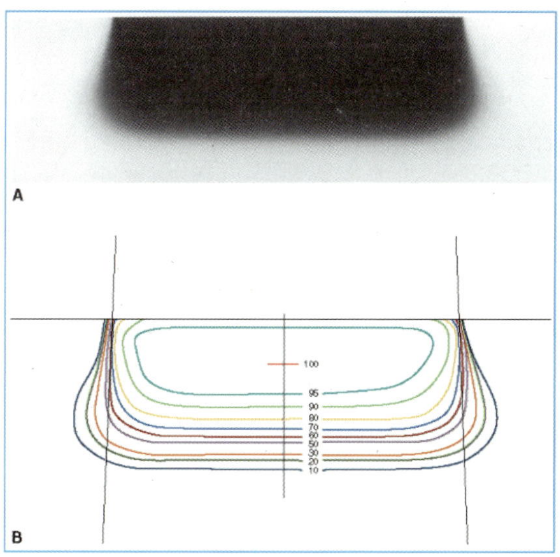

2. 등선량분포곡선의 작성

필름은 등선량곡선이나 선속의 대칭도, 평탄도 등 상대적인 선량측정에 적절하며, 절대 선량측정에는 이용하지 않는다. 전자선의 등선량분포 측정에는 필름 측정법이 가장 많이 이용되며, 그 정밀도는 심부선량백분율 곡선에서 전리함이나 화학 선량계와 같다(그림 6-12). 필름법에 의한 등선량곡선측정을 위해서는 먼저 흡수선량과 농도의 관계를 명시한 감도곡선이 필요하다. 이 곡선은 필름유제와 현상

처리조건에 크게 영향을 받아, 같은 필름이라도 유제번호에 의해 감도곡선이 달라지는 것은 잘 알려진 사실이다. 따라서, 사용하는 필름의 유제번호 마다 감도곡선을 작성하여, 현상조건에 의한 오차를 최소화하기 위하여 동시현상이 필요하다.

사용하는 필름은 감도곡선에서 선량과 농도의 관계가 직선적인 것이 바람직하며, 과거에는 현상을 요하는 레디오그래픽 필름을 사용했고, 최근에는 현상이 필요없는 레디오크로믹 필름을 사용한다.

필름은 티렌코프 효과를 피하기 위하여 흑지로 덮고 선속방향에 대하여 수평 또는 직각방향으로 설치하여 사용한다. 선속에 대하여 평행으로 필름을 설치한 경우에는 팬텀 표면에 끝면이 일치하도록 하여야 한다. 예를 들면, 필름 끝면이 팬텀 표면보다 안으로 들어간 경우는 팬텀 속으로 들어간 부분의 선량은 적게, 반대로 필름 끝이 팬텀 보다 밖으로 나온 경우는 선량이 많게 측정된다(그림 6-14 a, b). 또 필름과 팬텀과의 밀착이 좋지 않으면 실제흡수된 선량보다 많게 측정된다(그림 6-14 c).

그림 6-13 전리함, 필름, 화학선량계에 의한 심부선량백분율 곡선

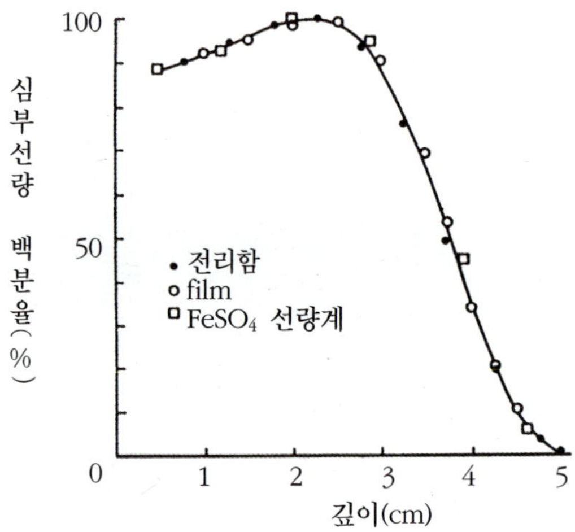

3. 등선량곡선의 보정

일반적으로 등선량곡선은 표면이 평평한 조직등가물질에 대하여 수직으로 입사한 선속으로 측정하며 이를 실제 치료에 이용한다. 그러나, 실제 방사선 치료시에는 환자의 체표면은 만곡이 있어 체표면에 대하여 사입사로 조사되는 경우가 많다. 또 체내에는 뼈, 공동, 폐 등 밀도가 다른 조직이 존재하기 때문에 전자선의 흡수, 산란이 다르므로 등선량곡선에 휨이 생기는 것을 생각할 수 있다.

전자선의 흡수는 물질의 밀도에 따라서 달라지고, 산란은 물질의 원자번호에 의존한다고 한다. 따라서 물질 밀도의 차이에 의한 흡수 차이는 심부선량 곡선의 깊이 방향으로 휨이 생기고, 불균질물질 근처에는 전자선의 산란에 의해 등선량곡선에 휨이 생긴다. 그러므로 치료계획시에는 보정계산을 할 필요가 있고, 치료계획시 CT로 불균질 물질의 크기, 위치, 원자 번호, 밀도 등을 파악하는 것이 중요하다.

그림 6-14 전리함, 필름, 화학선량계에 의한 심부선량백분율 곡선

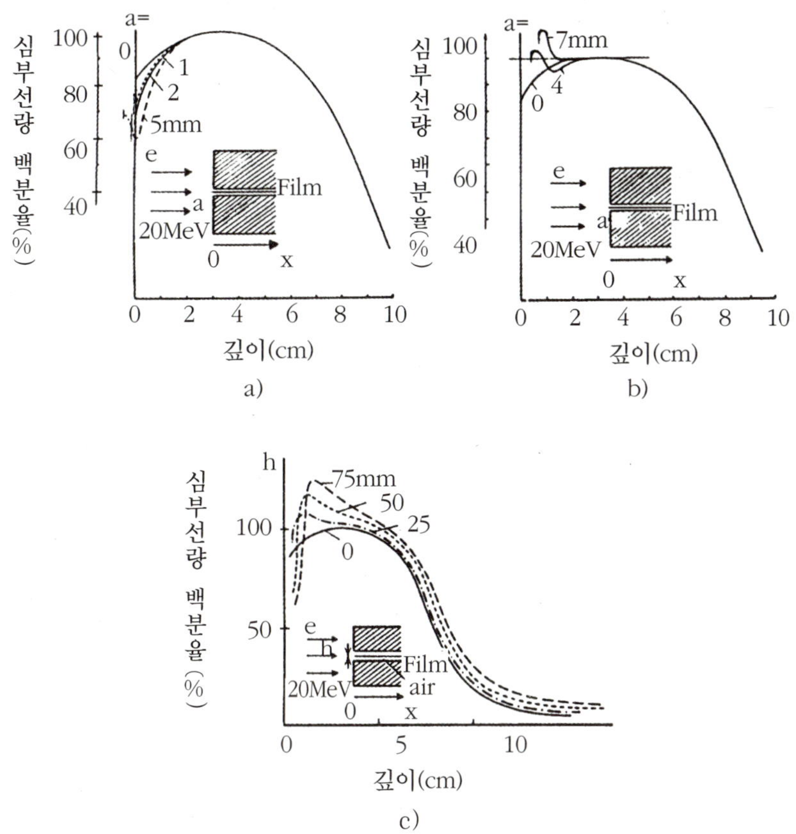

불균질 물질에 대한 전자선의 보정법은 불균질 물질의 밀도에 의한 감약법이 이용되며, 전자선의 산란에 대하여는 다중 소각산란 이론이 이용된다. 특히 작은 불균질 물질에서는 표면 부근에서 생기는 산란에 큰 영향을 받고, 폐와 같은 큰 불균질 물질에서는 흡수가 큰 영향을 받는다. 다음에 이들 보정법에 대하여 설명한다.

그림 6-15 전자선의 사입사시 산란분포

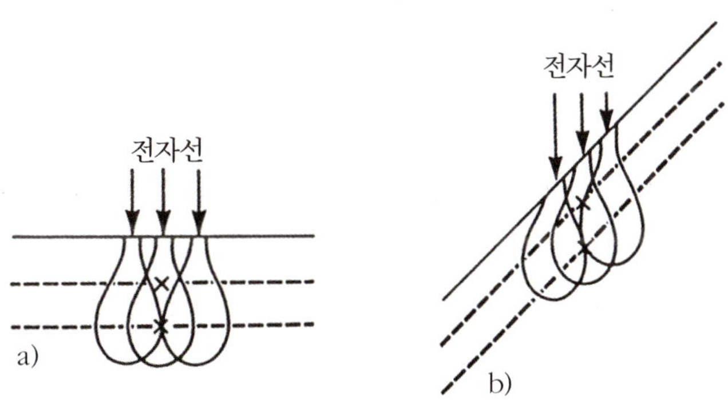

1) air gap의 보정

환자의 체표면이 굽어져 있기 때문에 조사부위의 대부분은 콘과 피부표면, 즉 조사면 끝에서 air gap을 만드는 경우가 많다.

Ekstrand와 Dixon은 air gap이 있을 경우 등선량곡선은 최대깊이에서 측방산란선이 증가하고, 최대선량깊이가 표면으로 이동하며 투과선량이 증가한다고 하였다. 이것은 그림 6-15a에 나타난 것과 같이 큰 조사면의 전자선이 pencil beam의 모임이라고 생각하고, 그림 6-15b와 같이 사입사로 전자선이 조사되면, 얕은 곳에서 각각의 pencil beam이 측방산란을 받아서 얕은 곳으로 최대깊이가 이동한다. 그 결과, 그림 6-16b에 나타난 것과 같이 전자선의 입사각이 클수록 최대깊이는 얕은 곳으로 이동하며 또한 air gap이 존재할 때도 등선량곡선은 표면방향으로 이동한다(그림 6-16c).

한편 표면에 만곡이 있으면, 전자선의 산란에 의해 오목한 면은 안쪽으로 볼록한 면은 바깥쪽으로 고선량영역을 만들기 때문에 주의를 요한다(그림 6-17).

2) 작은 불균질 물질

그림 6-18a에 나타난 것과 같이 물질 중에 뼈 등의 고밀도물질이 존재할 때 1차전자 선속은 물질을 투과한 후 선량이 감소하며, 또한 고밀도 물질 중에서 물체투과 이후의 측방선량은 측방산란에 의해 많아진다. 그 결과, 불균질 물질 투과 후에 고 선량영역과 저 선량영역이 생기며 이들 선량은 깊이에 따라 달라진다.

한편 공동과 같은 저밀도의 불균질 물질이 균질한 물질 중에 존재하면(그림 6-18b), 저밀도물질 투과 후에 고 선량 영역이 나타난다. 이들은 그림 6-19의 등선량곡선으로 나타나며, 공동이 존재할 때의 등선량분포는 깊은 방향으로 이동하고 뼈가 존재할 때는 얕은 방향으로 이동함과 동시에 뼈에서의 측방산란으로 측방에 고 선량 영역이 생긴다.

그림 6-16 전자선의 사입사가 심부선량백분율에 미치는 영향

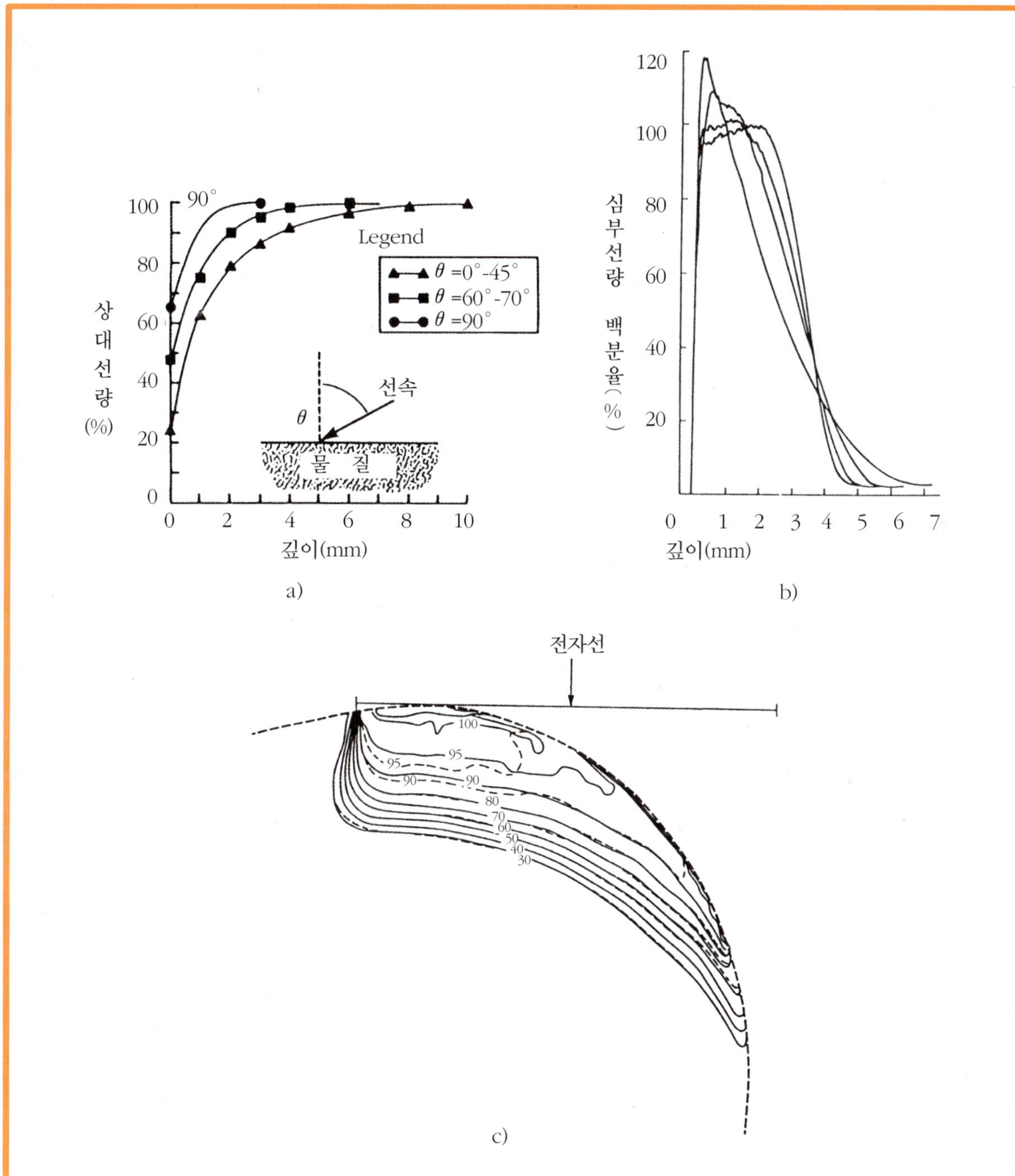

그림 6-17 표면에 凹凸이 있을 때 등선량곡선의 변화

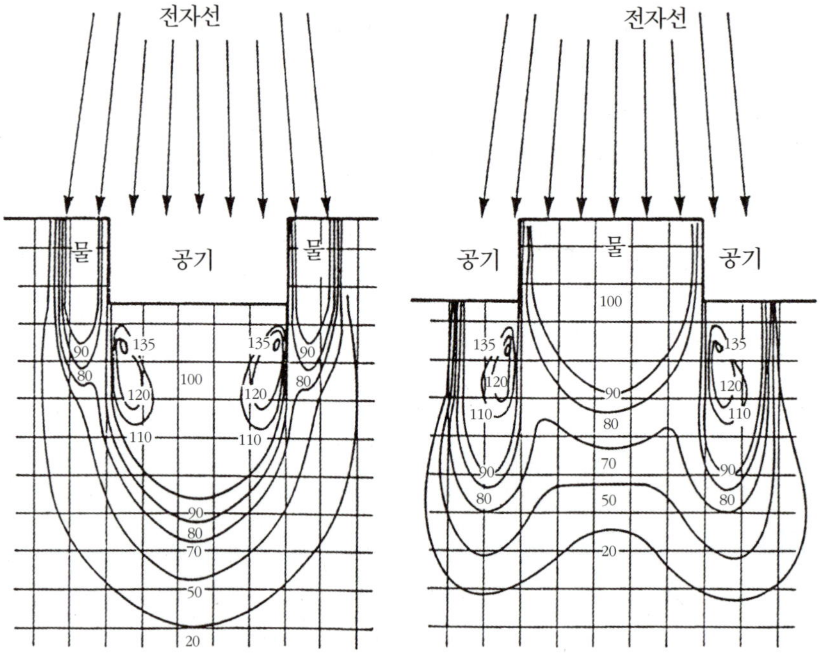

그림 6-18 밀도가 다른 불균질 물질에 의한 전자선의 산란

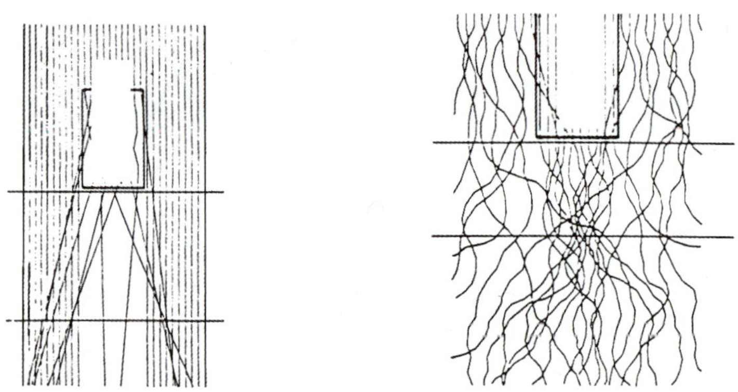

a) 고밀도 물질 b) 저밀도 물질

그림 6-19 작은 불균질 물질(공기, 뼈)이 존재할 때 등선량곡선의 변화

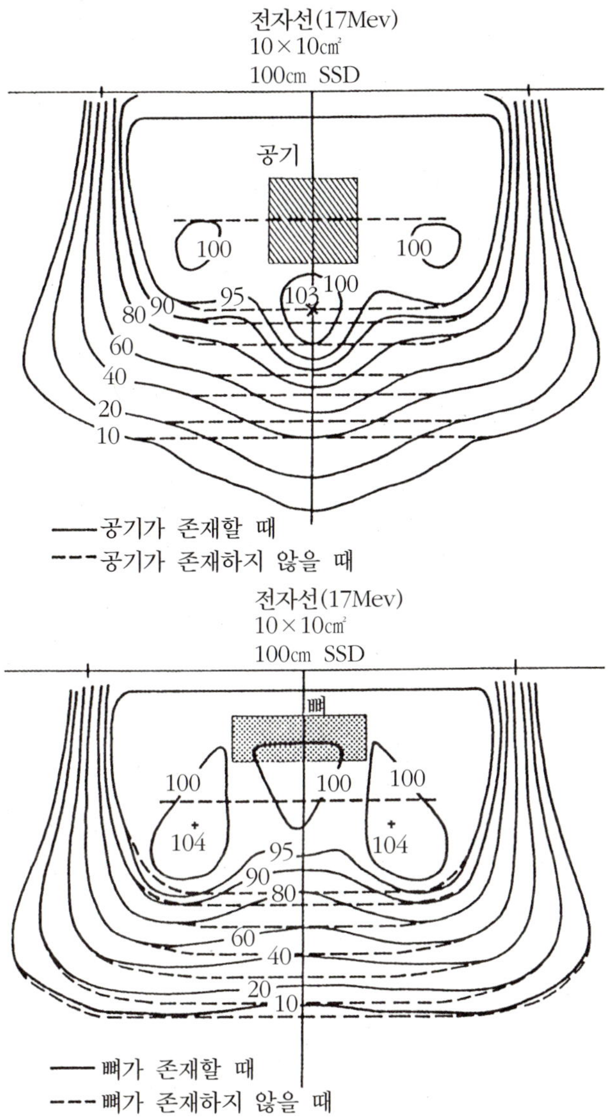

3) 불균질 물질의 단(edge)효과

전자선 조사면(균질한 물질)의 한 변을 연판(Pb)으로 차폐할 경우 선량의 변화(흡수, 산란 등)는 그림 6-20에 나타난 것과 같이 연판 아래는 1차 선속에 흡수되어 저 선량 분포가 되는 반면 연판끝 부분은 1차 선속의 산란이 없는 부분과 연판을 투과한 산란선이 부가된 부분으로 나타난다. 여기서 그림 6-20a에 의하면 연판으로 차폐한 부분(전자선의 끝부분)은 깊이에 따라 선량변화가 작아지는 것으로

나타나며, 또한 연판의 끝 부분에서는 최대와 최소의 선량영역이 생긴다. 이러한 효과를 전자선의 단(edge)효과라고 하며, 최대선량 영역과 최소선량영역의 변화율은 깊이가 깊어짐에 따라 작아지는 것으로 나타난다.

이러한 전자선의 산란량에 대하여는 Pohlit 등에 의해 연구되었으며, 이것은 그림 6-21과 같이, 균질 물질(물)에 연판으로 차폐하여 전자선을 조사하였을 때, 위에서 설명한 것과 같이 연판 끝을 경계로 최대와 최소 선량영역이 생긴다.

그림 6-22에서의 α는 최대와 최소 선량영역과 연판의 끝을 연결한 곡선이며, 그 2배의 각도를 β로 나타내었다. 또한 전자선 에너지를 변화시켜 α, β 각을 구한 결과는 그림 6-23과 같으며, 여기서 전자선 에너지가 증가하면 산란각이 예각이 되는 것을 알 수 있다.

그리고 α값에 근거한 최대 선량을 D_{max}, 균질한 팬텀 안에서 같은 점에서의 선량을 D_0로 하였을 때, $P_{max} = (D_{max} - D_0)/D_0$로 나타내며, 물 팬텀 안에 공기나 뼈를 삽입하였을 때의 P_{max}를 구하였다 그 결과, 그림 6-21에 나타나듯이 불균질 물질에 의한 전자선 산란량은 전자선 에너지의 증가에 따라서 많아지며, 또 뼈보다 공기의 불균질 물질에 의한 산란선량이 많은 것도 알 수 있다.

그림 6-20 연판에 의한 전자선의 단(edge)효과

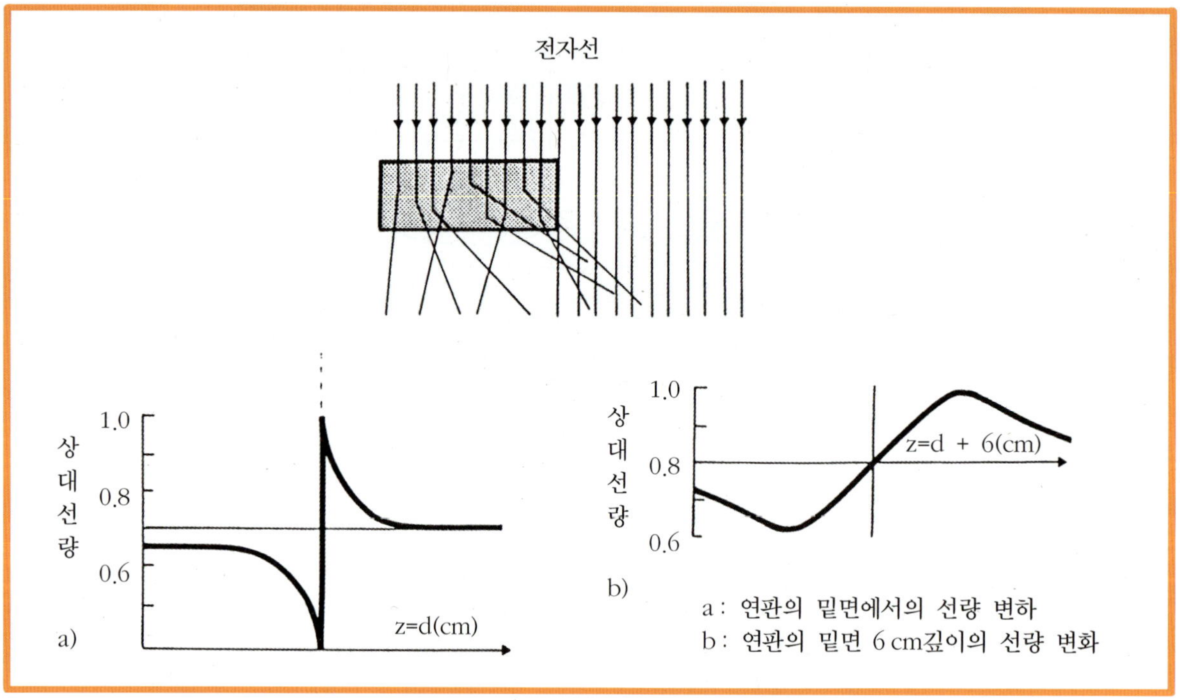

4) 큰 불균질 물질

불균질 물질의 크기에 따라 전자선의 흡수, 산란이 달라진다. 이 때, 불균질 물질의 밀도가 크게 영향을 주지만, 그 외에도 불균질 물질의 위치, 두께, 전자선 에너지에도 영향을 받아, 조사면내 불균질 물질 존재시 전자선의 분포는 복잡해진다.

그림 6-21 연판에 의한 등선량곡선의 휨

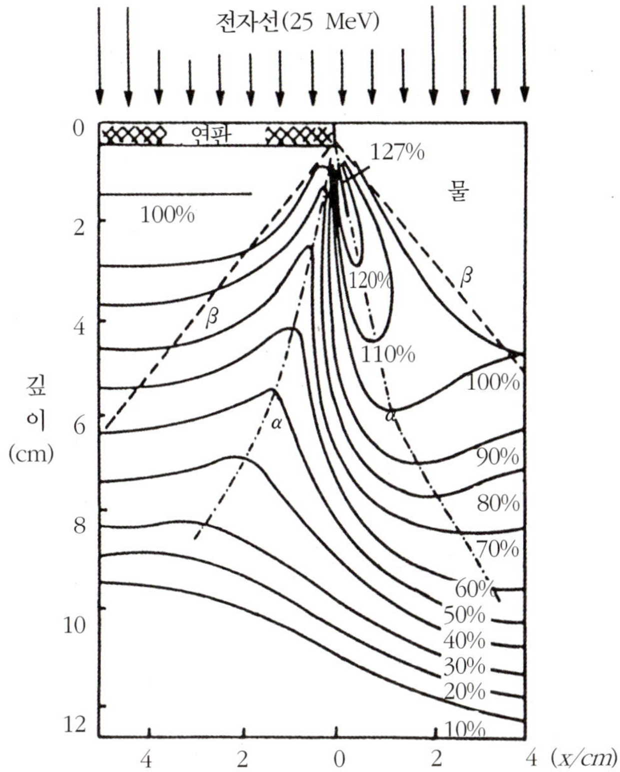

그림 6-22 전자선의 불균질 물질에 의한 최대선량각(α)

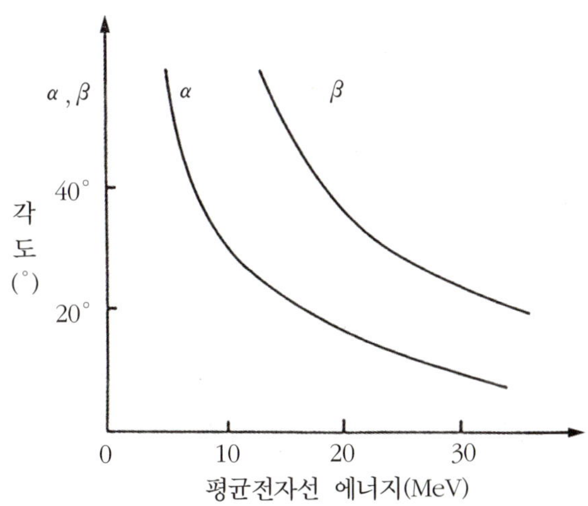

그림 6-23 불균질 물질에 의한 전자선 산란량

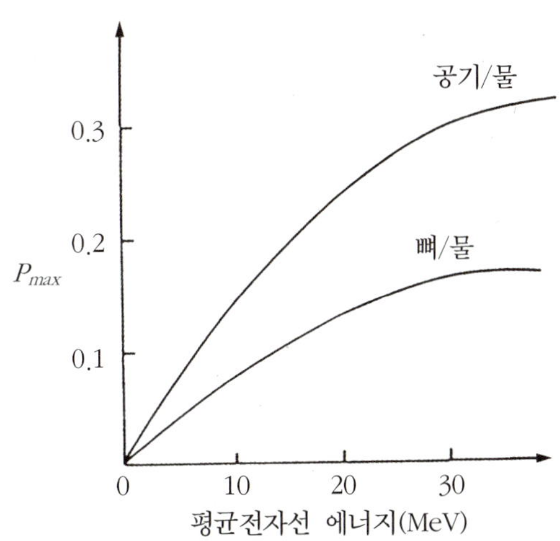

폐와 같은 저밀도의 조직에서는 1차 전자선의 흡수가 적기 때문에 등선량곡선은 심부방향으로 이동한다. 폐와 균질조직의 경계에 있어서는 폐조직 내에서 후방산란량이 적어 균질조직과 폐 조직의 경

계면에서 선량이 감소하다(build down 효과). 뼈와 같은 고밀도 조직이 균질한 조직 중에 존재하면, 1차 전자선의 흡수가 크기 때문에 등선량곡선은 피부표면 방향으로 이동한다. 뼈와 균질조직의 경계에서는 골조직 내에서 후방산란량이 많기 때문에 균질조직과 골조직의 경계에서 선량이 증가한다.

6.6 치료계획

1. 차폐

전자선치료시에는 종양의 크기나 형태에 따라 먼저 전자선 조사통을 선택하여 콜리메이터 밑에 부착한 후 정상조직을 보호하기 위하여 연판으로 차폐한다. 이때 차폐방법은 콘 끝에 연판을 올려놓는 방법과 환자 각 개인에 적합한 차폐물을 제작하여 콘에 끼워서 사용하는 방법이 있다. 여기서 후자와 같이 사용하는 개인용 차폐물을 custom block이라 한다. 연판의 두께는 에너지에 따라 다르지만, 일반적으로 1차 선속의 5% 미만의 선량이 투과할 수 있는 두께로 10 MeV 이하인 경우에는 5 mm이하를, 10 MeV 이상에서는 5 mm 이상을 사용하면 적당하다. 이와 같이 병소의 외부, 즉 콘 끝에 차폐물을 올려놓고 치료하는 경우(그림 6-24)와 구강 또는 안와와 같이 연판을 근접시켜 차폐하는 경우(그림 6-25)가 있는데, 이에 대한 것은 아래에서 설명하기로 한다.

1) 외차폐

그림 6-26는 피부표면에 연판을 올려놓았을 때 표면 흡수선량을 나타내고 있다. 이때 1 mm 정도의 얇은 연판을 차폐에 이용할 경우에는, 전자선이 전방산란되어 피부표면에서 흡수선량이 많아지기 때문에 주의하여야 한다.

연판 투과 후 피부 근방의 흡수선량은 팬텀을 이용한 실측으로 얻는 방법이 가장 좋다. 특히 연판 두과후의 얕은 곳에서 최대 흡수선량이 나타나기 때문에 측정기는 평행평판형 전리함을 사용하여야 한다.

또, 연판을 이용한 변형조사면으로 조사할 때에는 출력선량과 선량분포의 변화가 생긴다. 이 변화량은 차폐물 크기, 연판의 두께, 전자선의 에너지에 크게 의존한다. 일반적으로 차폐판을 이용하여 조사면이 작아지면 출력선량이 적어지지만 최대 깊이에서는 납에서의 산란선에 의해 출력선량이 증가하는 경우가 있기 때문에 수의를 요한다.

2) 내차폐

입술, 치육, 안검에 생긴 병소를 전자선으로 치료할 때 표적용적 뒤에 존재하는 건강조직을 전자선으로부터 보호하기 위하여 연판을 이용하여 차폐를 한다.

이때, 차폐에 충분한 두께의 연판을 사용하는 것은 어려운 경우가 많고, 연판에 의한 전자선 후방산란에 의해 차폐 부근 조직에 대한 선량이 증가한다(그림 6-27).

그림 6-24 전자선치료를 위한 외차폐

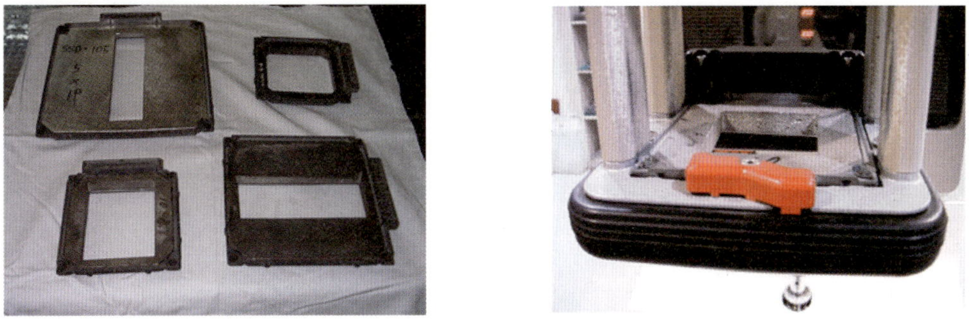

이 후방산란선량은 차폐물질의 원자번호가 커짐과 동시에 커지며, 전자선 에너지의 증가와 함께 작아진다. 그리고 이 후방산란선을 감소시키기 위하여 연판 주변을 저원자번호물질(예: 파라핀, plastic 등)로 덮을 필요가 있으며 수정체를 보호하기 위해서는 특히 이런 배려가 필요하다.

그림 6-25 전자선 치료를 위한 내차폐

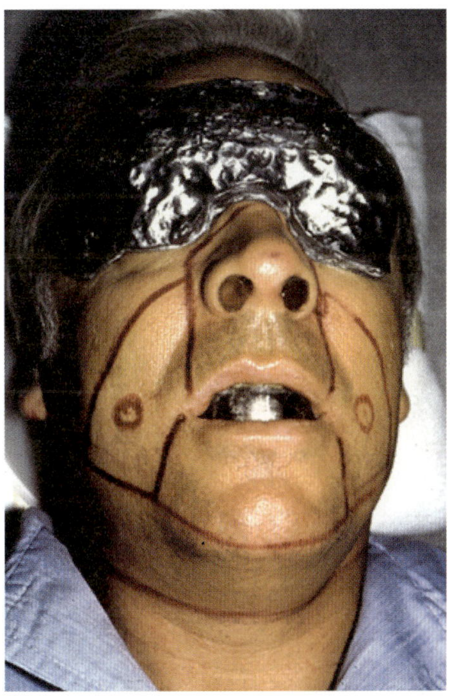

그림 6-26 피부면에 연판을 두었을 때 표면 흡수선량

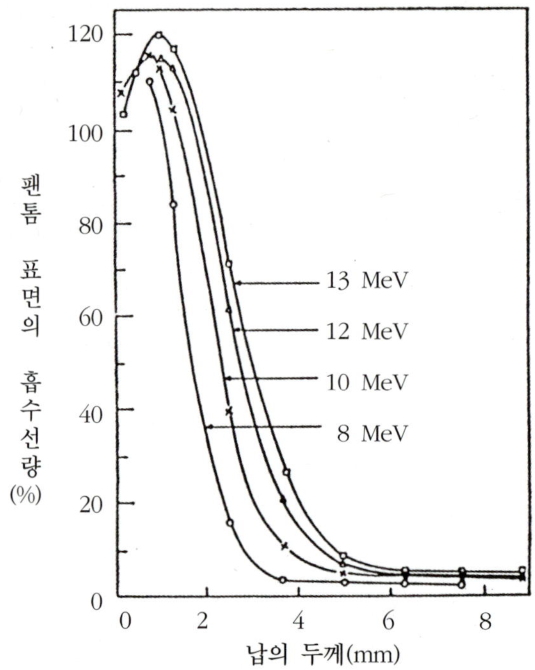

그림 6-27 균질 물질 중 납판에 의한 전자선의 후방산란

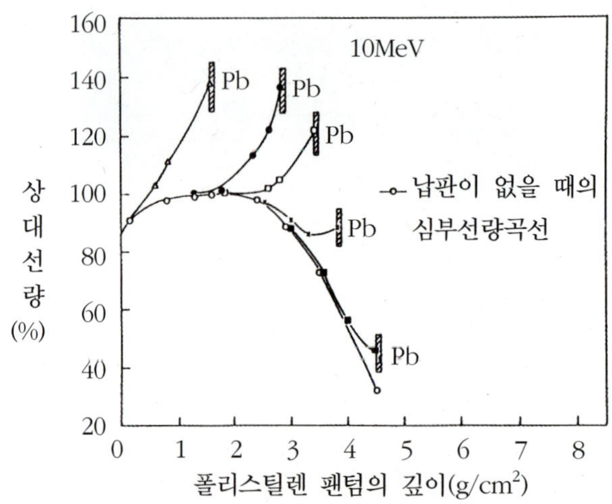

2. 진자 조사법

흉벽 등, 구부러진 체표면의 병소를 치료할 때에는 진자조사법이 표적용적에 균일한 선량분포를 얻을 수 있으므로 이상적인 치료방법이다. 이 방법은 Becker와 Weitzel이 최초로 보고하였으며 최근에는 AAPM에서도 보고하고 있다.

진자(아크) 당 흡수선량은 실측법 또는 고정조사법의 적분법에 의해서 구할 수 있다. 실측법에는 필름법과 전리함을 이용한 측정법을 이용한다. 또한 계산법에 의한 계산식은 아래와 같다.

$$D_{arc}(P) = \frac{D_0 \cdot \Delta\theta}{2\pi n} \Sigma D_1(P) \cdot I_{nv}(i) \quad \cdots\cdots (6.24)$$

D_0 : 최대 흡수선량 깊이에서의 고정조사법으로 단위시간당 선량률
n : 회전 속도
$I_{nv}(i)$: air gap에 의한 거리역자승법에 의한 보정

진자 조사법의 선량분포는 고정조사법에 차이점은 피부표면에 납판을 부착하면 좋다(그림 6-29). 진자조사법의 선량분포가 고정조사법 보다 깊은 방향으로 이동한다. 이것은 체표면보다 깊은 곳에 조사되는 비율이 많아지기 때문에 속도(velocity)효과로 알려져 있다(그림 6-28). 또한 조사면 끝에서의 흡수선량을 감소시키기 위하여 진자조사 회전각의 시작과 끝의 환자의 피부표면에 납판을 부착하면 좋다(그림 6-29).

그림 6-28 진자 조사법에서 속도효과

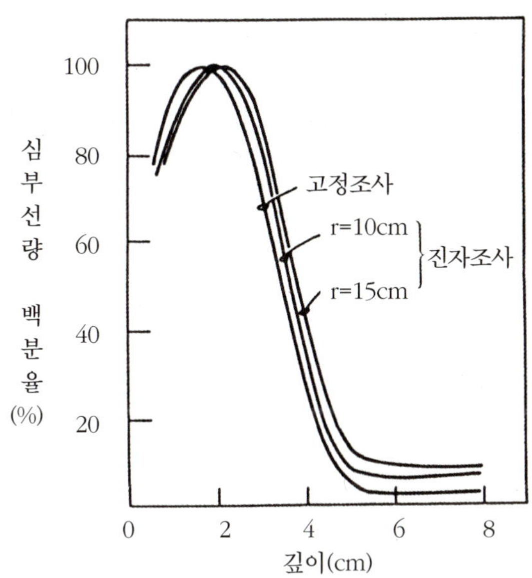

그림 6-29 진자 조사법에서의 납판 효과

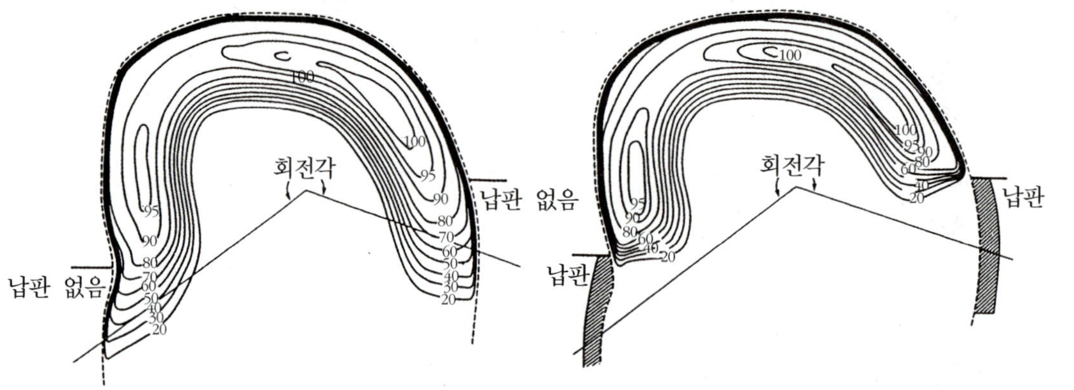

3. 전신 조사법(total skin electron therapy : TSET)

균상식육종(mycosis fungoides)은 피부 림프종의 대표적인 질환으로 전신의 체표면에 퍼지는 암종이다. 균상식육종에 대한 방사선 치료는 2~6 MeV의 전자선을 이용한 전신조사법이 시행되는데 최근에는 6MeV 전자선이 많이 이용되고 있다. 이 범위의 전자선 에너지는 조직 내에서 1 cm 깊이를 넘으면 심부선량이 급격히 감소하고, X선 함유량이 1 % 이하로 매우적어, 심부의 건강조직을 방사선 장해로부터 보호할 수 있기 때문이다.

전신조사법은 침대가 이동하는 방법과, Stanford법(그림 6-30)이 많이 알려져 있다. Stanford법이 비교적 균등한 선량을 전신에 조사할 수 있기 때문에 많은 병원에서 이용되고 있다. 전자선 치료 조사면을 전신에 조사하기 어렵기 때문에 선원피부간거리(SSD)를 3~4m로 늘리고, 선원은 수평에서 $\pm\theta°$ 방향으로 각도가 주어지며 환자를 선 자세에서 6방향으로 변화시켜하루에 3방향씩 분할조사를 시행한다. 그리고 조사 전에는 환자의 표면선량을 측정하기 위해서 필름, 열형광선량계(TLD), 평형평탄형 전리함을 이용하여 선량을 측정하고 있다(그림 6-31). 그 결과로 ±10 %의 오차 이내에서 조사 할 수 있으며, 대퇴부뒤쪽 서혜부, 발바닥, 정수리에는 조사선량이 적어 추가조사가 필요하다(그림 6-32). 그리고 수정체 및 손 발톱 보호를 위하여 2 mm 두께의 연판을 사용하며, 피부선량을 증가시키기 위해 환자 앞에 산란판(scatter plate)을 설치하여 조사한다(그림 6-33).

그림 6-30 Stanford법에 의한 전신 조사법

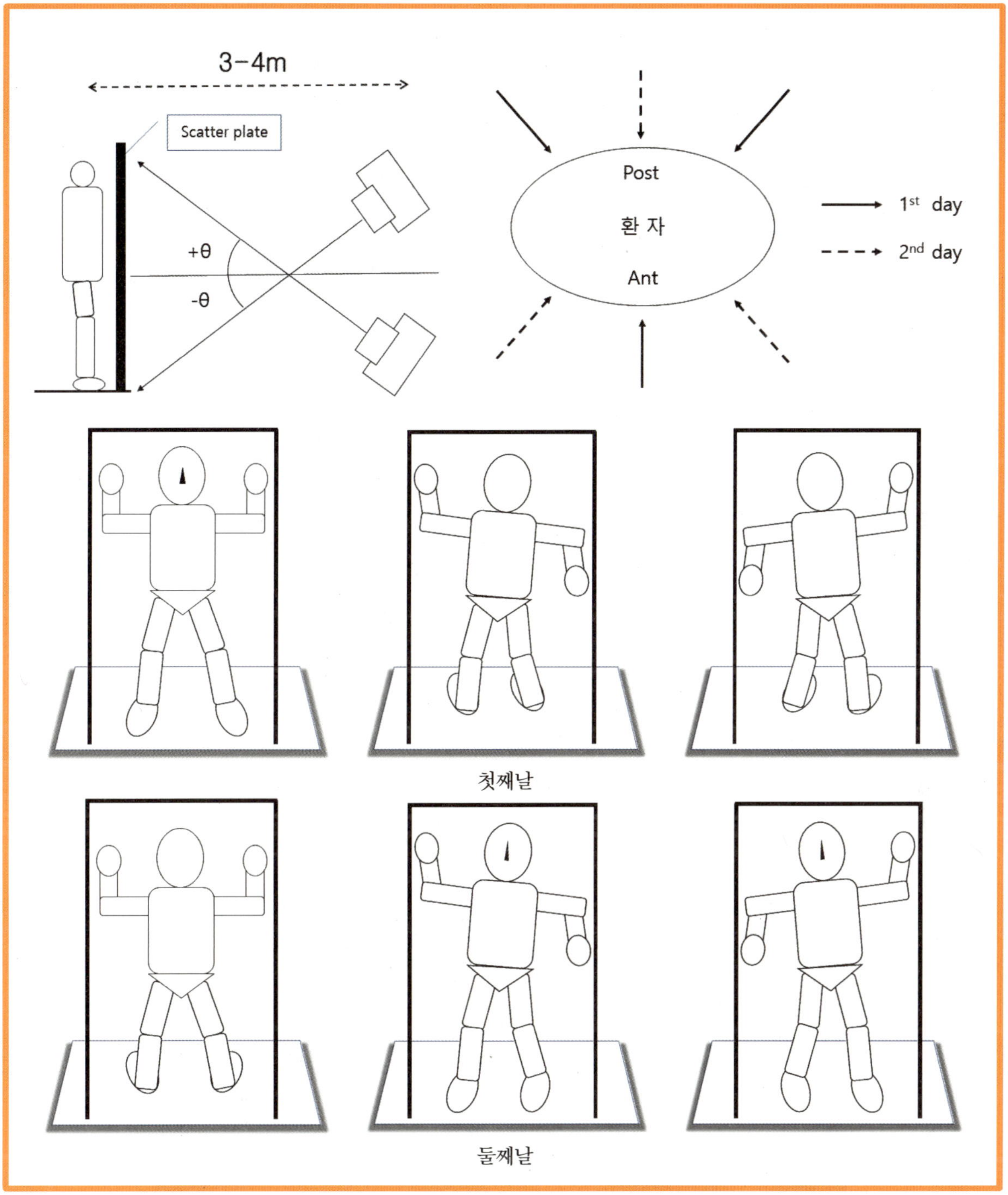

그림 6-31 필름과 평형편탄형전리함을 이용한 표면선량 측정

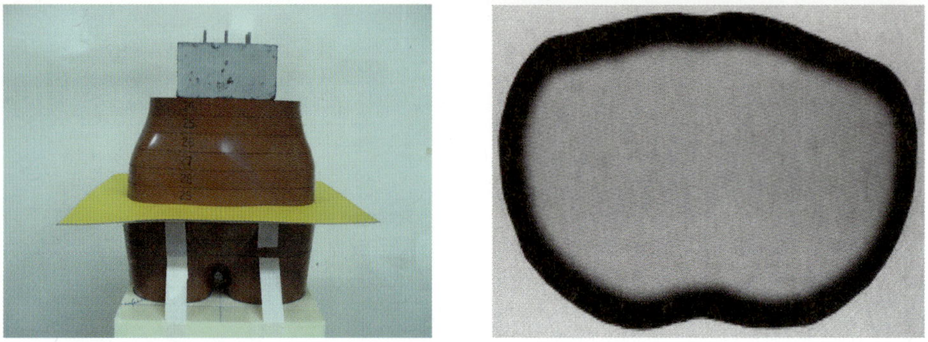

필름

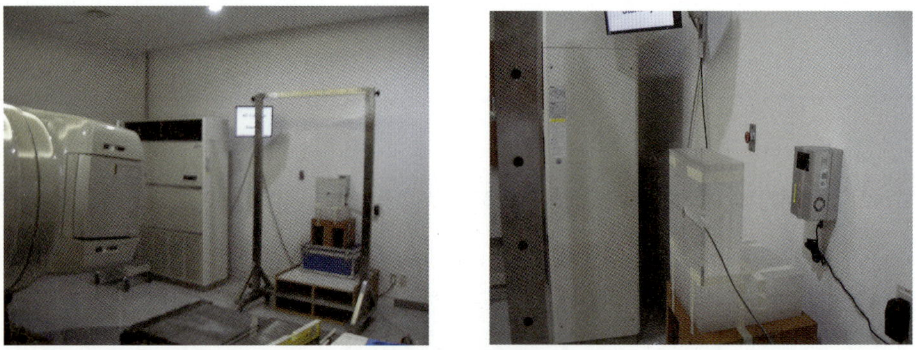

평형편탄형전리함

그림 6-32 추가조사(서혜부, 정수리, 발바닥)

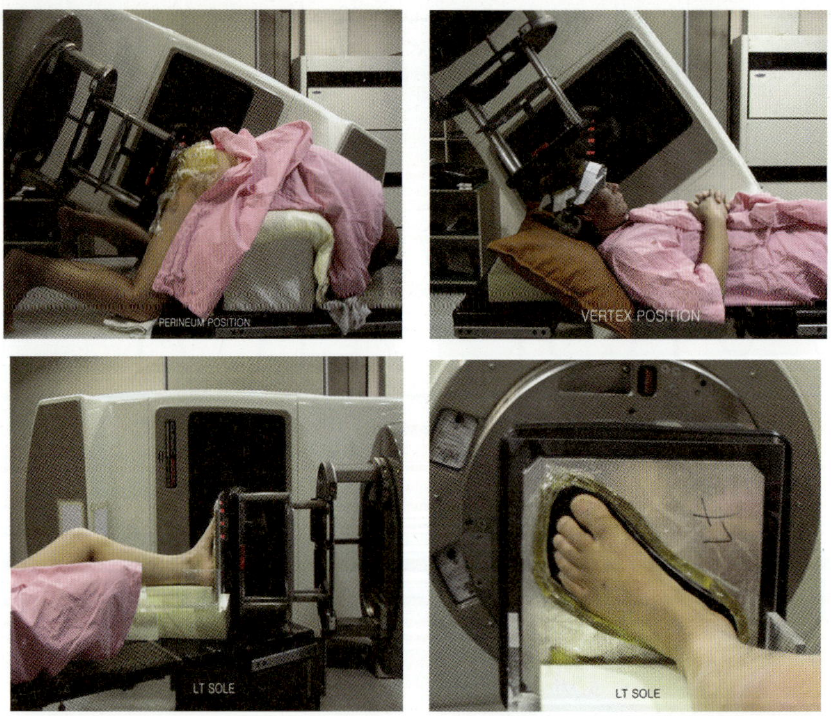

그림 6-33 수정체, 손 발톱 차폐 및 산란판

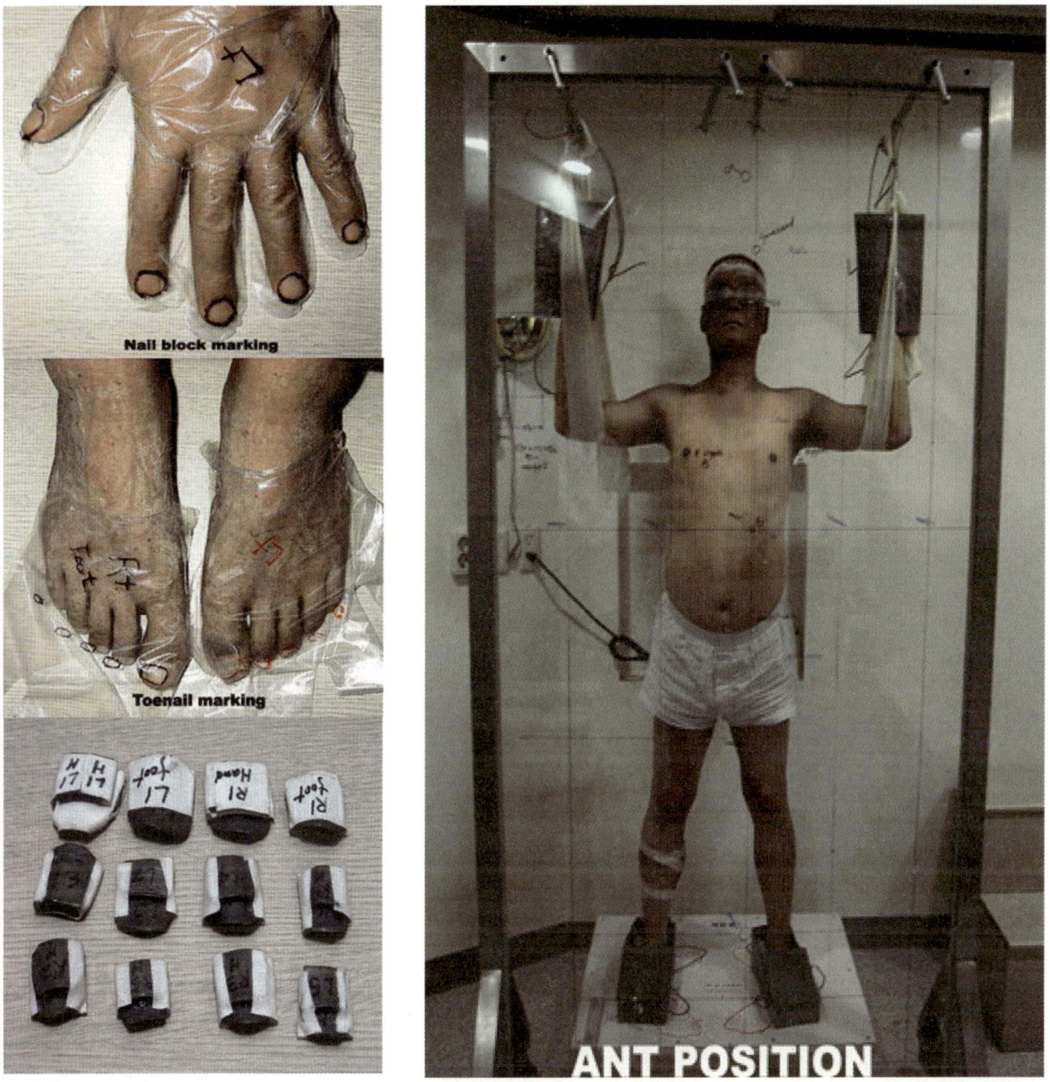

4. 수술중 방사선치료(intraoperative radiation therapy : IORT)

수술중 방사선치료(IORT)는 눈에 보이는 종양과 기저 종양을 수술하면서 한 번에 많은 선량을 종양에 조사하고, 정상조직에는 최소한의 선량을 조사하기위한 방사선 치료 기술이다. 최초로 수술중 방사선치료가 시행된 것은 1909년 저에너지(kV)를 이용하여 위암과 대장암에 적용되었으나 성공하지는 못하였다. 그 이후로 1980년대부터 일본과 미국에서 수술중 방사선치료가 선형가속기를 기반으로 성공적으로 이루어졌다.

선형가속기를 이용한 수술중 방사선치료는 주로 방사선종양학과 치료실에서 시행되었다. 최근에는 이동형 수술 중 방사선치료장치의 개발로 수술실에서 수술하는 중에 전자선을 이용한 치료를 하고 있다(그림 6-34). 이와 같이 수술중 방사선치료는 전자선을 이용하여 치료하는 경우가 대부분이지만 저 에너지 X선이나 고선량근접치료(high dose rate brachytherapy, HDR)를 이용한 수술중 방사선치료도 이용되고 있다. 수술중 방사선치료는 두경부 종양, 유방암, 위장관계 암 및 골반부 암까지 여러 부위의 암치료에 사용되고 있다. 전자선을 이용해서 수술중 방사선치료를 하더라도 치료영역 뒤에 선량 감소를 위해 차폐를 하는 경우도 있다(그림 6-35). 일반적으로 수술을 하면서 방사선치료를 해야 하므로 전자선을 이용한 수술중 방사선치료는 1회 대선량 치료를 한다.

그림 6-34 수술중 방사선치료 장치

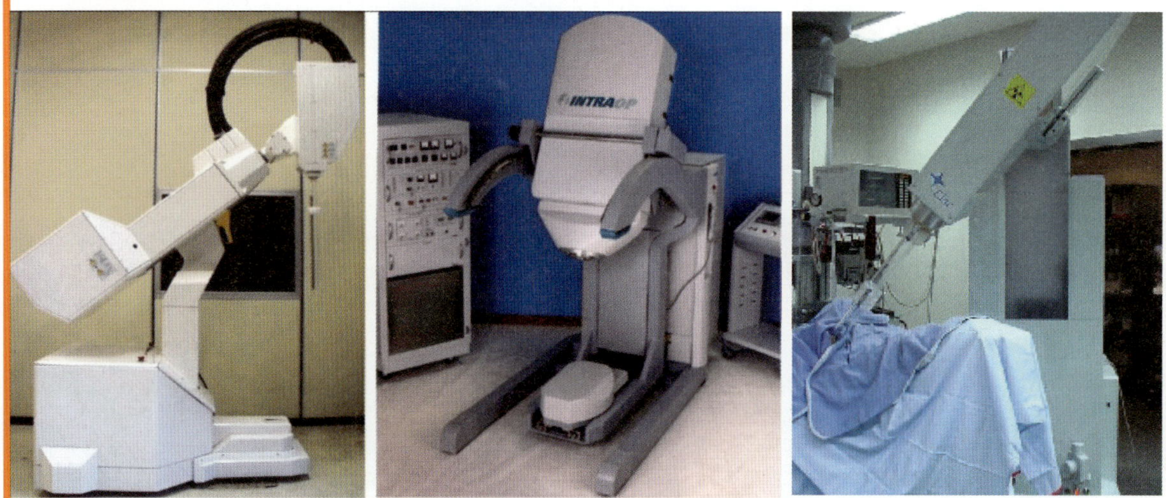

그림 6-35 유방암 수술중 방사선치료

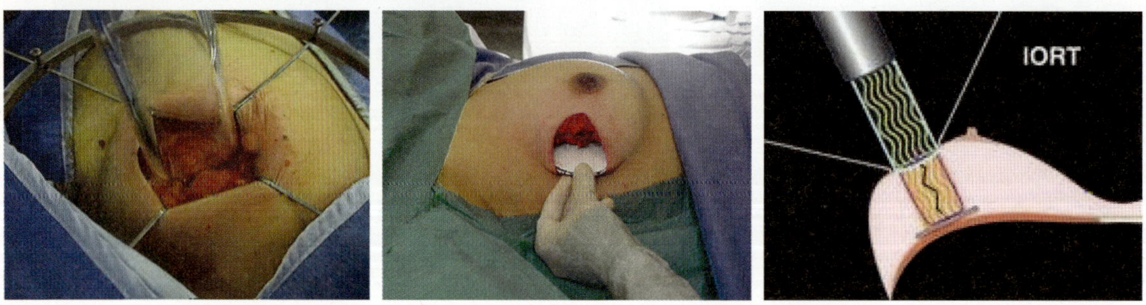

RADIATION THERAPY
THEORY AND APPLICATION

Chapter 7

모의치료

모의치료 및 장치
- 모의치료(simulation)
- 모의치료촬영장치(simulator)
- 모의치료촬영의 구성

모의치료촬영 과정
- 모의치료촬영 순서 및 방법
- SAD법 & SSD법
- 모의치료촬영장치와 치료장치의 비교
- 모의치료촬영의 기록사항
- 모의치료촬영에서 사용되는 용어

체표윤곽도 제작 및 자세고정 장치
- 체표윤곽도
- 환자 치료자세 고정 장치

방사선 차폐물(shielding block) 제작

방사선 치료 확인(treatment verification)

부위별 모의치료촬영
- 뇌(brain)
- 두경부(head & neck)
- 흉부(chest)
- 유방(breast)
- 맨틀 조사법(mantle technique)
- 부 대동맥 림프절(para-aortic field)
- 역 Y자 조사법(inverted-Y field technique)
- 전 복부(whole abdomen)
- 골반(pelvis)
- 척추와 사지(vertebrae & extremities)

7.1 모의치료 및 장치

1. 모의치료(simulation)

방사선치료 환자의 치료계획 시 가장 중요한 목표는 종양 조직의 장해를 극대화하고 정상 조직의 장해를 최소화하는 것이다. 모의치료에서 방사선치료 시행할 환자의 임상진단 정보는 매우 중요하다. 영상의학, 핵의학, 임상병리 등의 환자 임상진단 정보는 모의치료에서 종양의 위치, 크기, 치료방향 등을 파악하는 중요한 자료이다. 방사선치료 조사부위는 일시적이나 영구적으로 몸에 표시를 해야 한다. 몸에 표시 할 때는 조그만 문신이나 잉크로 표시한다. 효과적으로 치료하기 위한 모의치료는 환자의 자세와 치료방향을 최적화 하고 환자를 가장 편안하게 자세를 유지하는 것이다.

모의치료는 방사선치료 시작 전에 환자의 자세와 종양조직 및 정상조직의 위치를 파악하여 정확한 치료계획을 수립하기 위해 시행한다. 모의치료는 방사선치료과정 중 환자의 치료자세, 표적위치, 치료방향 등을 결정하는 초기 과정으로 매우 중요한 역할을 한다.

암 진단 및 방사선치료 결정(진료과)

↓

진료 및 치료의뢰(진료과 → 방사선종양학과)

↓

임상 정보를 이용한 종양 및 표적 크기, 위치확인(영상의학, 핵의학, 병리 자료 등)

↙ ↘

Conventional Simulation	CT Simulation
투시 및 촬영을 이용한 모의치료 (종양 및 표적위치, 정상조직 위치, 치료방향, 에너지, 치료 조사면, 차폐부위설정, 환자 자세 고정장치, 치료부위표시, 체표윤곽도 등)	Computed Tomograph 모의치료(환자자세고정, 치료부위표시, axial 영상 및 DRR 영상획득 등)
↓	↓
차폐물 제작(저용융점 납합금, MLC)	치료계획(Hounsfield Unit를 전자밀도로 변환, 표적과 정상조직 위치확인 및 윤곽도 설정, 치료방향, 에너지, 조사면, 정상조직차폐, 가상모의치료, 선량계상, 선량분포확인, DVH 비교평가 등)
↓	
치료계획(선량분포확인, 선량계산 등)	↙
↘	

방사선치료(모의치료영상과 치료영상 정확도 확인, 방사선치료)

모의치료의 효과적인 사용은 표적장기의 방사선량을 증가시키고, 정상조직의 방사선량을 감소시키는데 중요한 역할을 한다. 모의치료촬영을 통해 방사선치료에 관한 여러 정보를 얻는 것은 치료성적을 좌우하는 중요한 요인 중 하나이며 치료를 위한 자세, 종양조직 및 정상조직의 위치와 범위 등을 결정한다.

모의치료는 투시와 일반촬영을 이용한 모의치료와 전산화단층촬영장치를 이용한 모의치료가 있다. 투시나 일반촬영을 이용한 전통적인 모의치료는 투시나 일반촬영, 물리적 계측을 이용해서 환자의 정보를 얻는다. 그리고 투시, 일반촬영, 계측 자료를 이용해서 종양과 정상조직의 위치를 확인해서 치료방향, 조사면, 차폐블럭, 치료깊이 등을 확인하고 치료선량을 계산한다. 전산화단층촬영을 이용한 모의치료는 환자를 횡단면으로 스캔해서, Digital Reconstruction Radiograph(DRR) 영상을 만들고 종양과 정상조직의 3차원적 정확한 위치를 확인한다. 그리고 전산화치료계획장치와 네트워크로 연결되어서 치료계획장치로 환자 자료가 전송되고, CT number(Houndfield Unit)는 전자밀도로 전환된다. 전송된 환자 자료는 치료계획을 위해 부위별 체표윤곽도 설정, 치료방향, 조사면의 크기, 차폐 모양, 선량변화기구(쐐기필터, 보상체, 볼루스 등) 설정, 선량계산 등을 한다.

2. 모의치료촬영장치(simulator)

1) 투시 모의치료 장치

모의치료촬영장치는 치료목적과 동일한 정보를 얻을 수 있는 장비가 사용되며, 또한 얻어진 정보가 실제 치료 시에 동일하게 적용될 수 있도록 치료 장치와 기하학적 요소가 일치하여야 한다.

일반적으로 모의치료 촬영 장치는 투시와 촬영이 가능한 X선 발생장치(그림 7-1)를 가장 많이 사용하고 있으며, 최근에는 전산화단층촬영을 이용한 모의치료촬영도 많은 비중을 차지하고 있다. 전통적인 방식의 모의치료장치는 기계적인 변수나 기하학적인 특징이 치료장치와 유사하다.

그림 7-1 모의치료촬영 장치

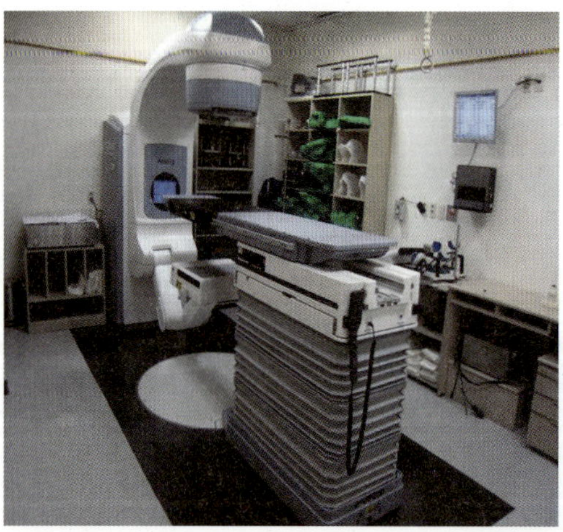

2) 전산화 단층 모의치료촬영

복잡한 해부학적 구조와 많은 윤곽도가 요구되는 모의치료촬영에서는 위와 같은 방법보다는 CT, MRI 등과 같은 장비를 이용하는 것이 효과적이다. 치료계획장치의 발달로 3차원 선량계획이 보편화되고 있으며 보다 정확한 치료계획 수립을 위해 윤곽도의 수가 늘어나고 있다. 진단용 CT, MRI에 치료기와 동일한 조건을 갖는 보조기구를 설치하여 많이 사용하고 있고, 최근에는 전산화단층 모의치료촬영장치가 많이 설치, 사용되고 있다(그림 7-2). 그리고 전산화단층 촬영모의치료실도 전통적인 방식의 모의치료실처럼 isocenter에 레이저가 일치하도록 설계되어 있고, 환자 테이블이 치료 장치와 동일하게 평탄하게 구성되어 있다(그림 7-3). 그러나 기하학적으로 치료장치와 일치하지 않는다.

(1) CT 모의치료 촬영의 장점

① 체표의 윤곽 및 내부 장기의 묘사가 정확하다.

② 종양 및 주요 장기의 위치 및 크기를 정확히 파악할 수 있다.

③ CT 영상을 이용해서 치료계획영상에 선량분포를 직접 그릴 수 있다.

④ 치료계획 CT영상에 주요 장기의 용적선량 파악이 용이하다.

⑤ 3차원 선량계획이 가능하다.

⑥ 영상 재구성에 의해 정확한 조사면을 확인할 수 있다.

그림 7-2 전산화단층촬영 모의치료촬영 장치

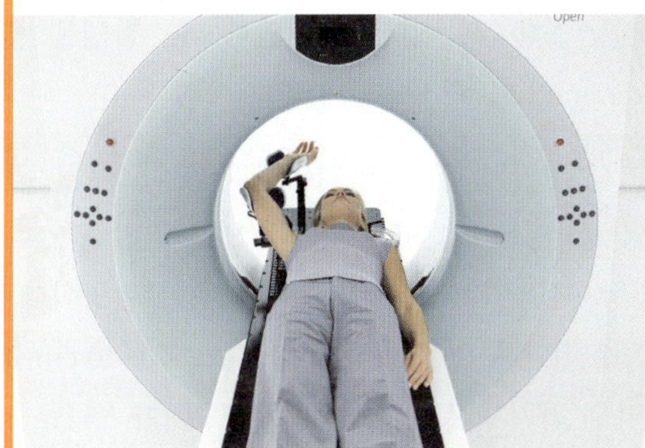

그림 7-3 전산화단층촬영 모의치료장치 배치도

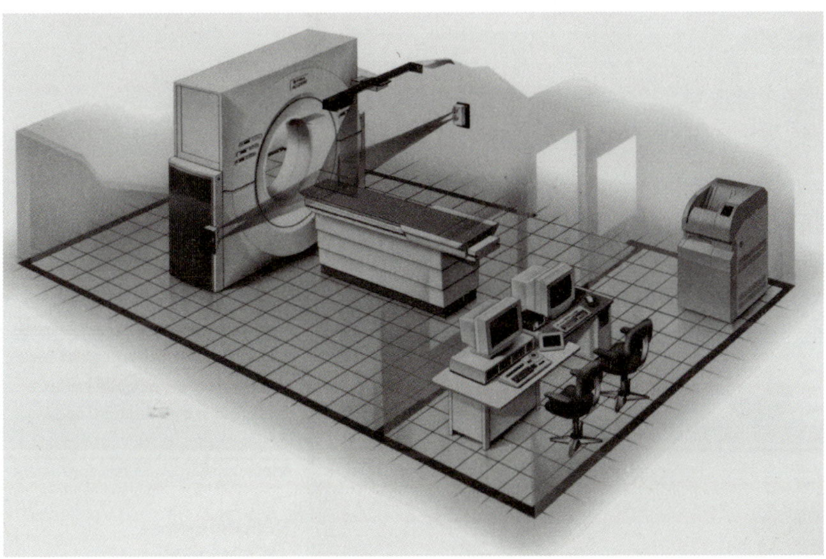

(2) CT 모의치료촬영 과정

① 일반 모의치료촬영과 동일한 방법으로 투시하면서 조사부위 및 스캔할 부위를 결정하고, 환자의 체표에 전, 좌우 측면에 좌표를 표시한 후 환자를 CT실로 보낸다.

② CT 테이블 위에 모의치료촬영시와 동일하게 맞춘다.

- CT 테이블이 모의치료장치와 동일하지 않을 경우에는 보조기구를 사용하여 동일한 조건이 되도록 하며, 환자 위치잡이는 좌우 측면의 좌표가 CT상에서 수평선상에 놓일 수 있도록 한다.

③ 좌표 위에 비 투과성 물질인 마크(표시용)를 부착한다.

④ 스캔 할 위치를 정한 후 진단능력을 높이기 위해 필요한 경우 조영제를 주입한다.

⑤ 정상적인 호흡 하에 사전 촬영하여 위치 및 부위를 확인한 후 스캔한다(그림 7-4).

⑥ 일반적으로 너무 얇은 슬라이스 두께는 피하는 것이 좋으며(5~10 mm 두께), 체표윤곽은 체형의 전체가 잘 나타날 수 있는 크기로 한다(그림 7-5).

⑦ 스캔 된 영상을 확인한 후 촬영을 끝내고, 횡단면 영상과 DRR(Digital Reconstruction Radiography) 영상을 확인한다(그림 7-6).

(3) 진단용 CT와의 차이점

① 촬영목적: 진단용 CT는 병을 진단하기 위한 촬영이며, CT 모의치료촬영은 암이라고 확정된 병을 방사선 치료계획에 이용하기 위한 촬영이다.

② 진단용 CT의 hole(bore) 크기가 70 cm 이내이며, CT 모의치료촬영은 보조기구를 사용하면서 촬영을 하기 때문에 hole(bore) 크기가 85 cm 이상 정도로 큰 편이다.

그림 7-4 CT 모의치료촬영기를 이용한 환자 스캔과 virtual simulation Beam's eye view

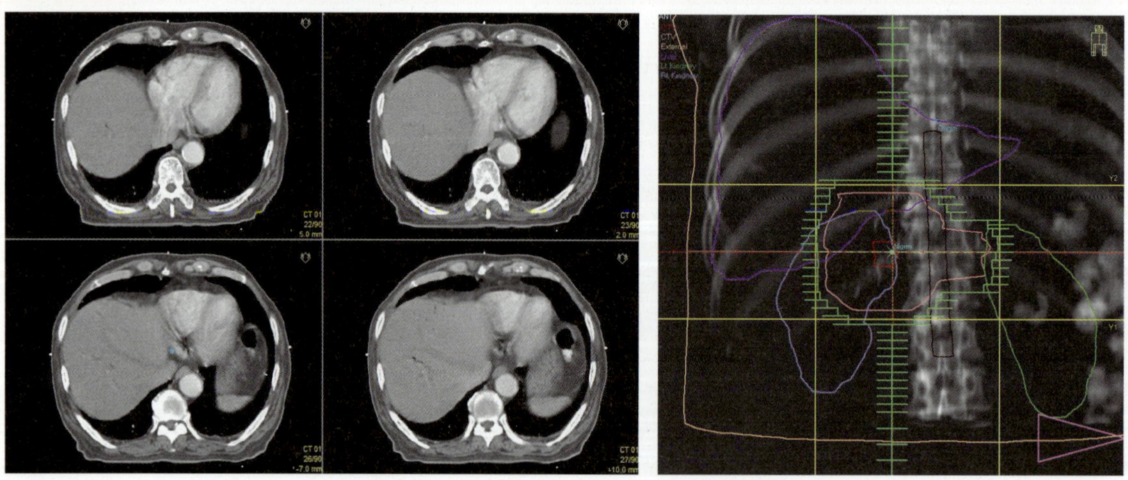

③ CT 모의치료촬영 장치의 환자가 눕는 테이블의 모양이 평탄하다. 이는 모의치료촬영장치, 선형 가속기의 카우치가 평탄하기 때문에 동일한 조건으로 되어 있다.

④ 정확한 환자 자세 위치 잡이를 위하여 레이저를 이용한다.

그림 7-5 CT 모의치료촬영기를 이용한 윤곽도

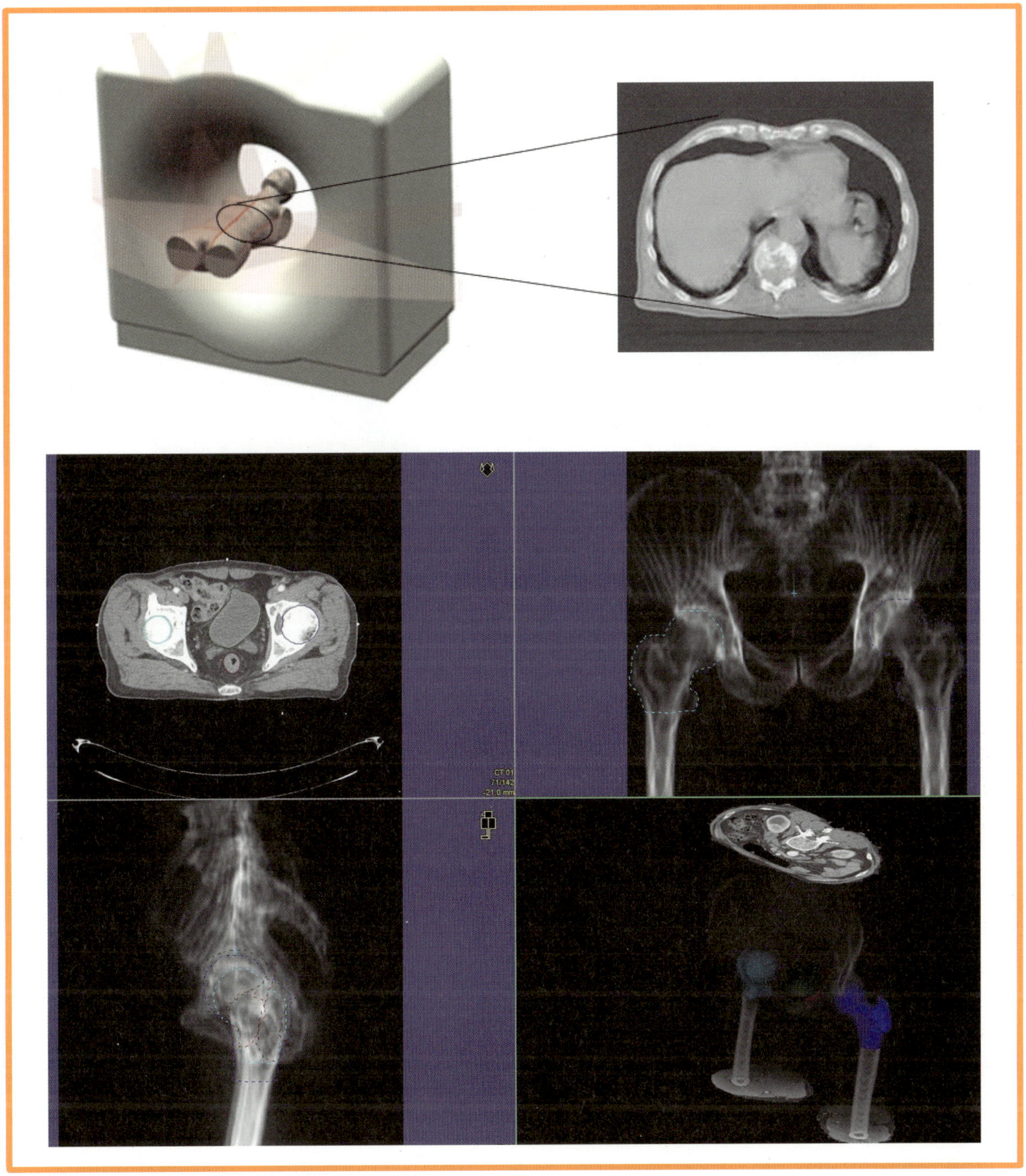

그림 7-6 전산화모의치료촬영 횡단면상과 DRR영상

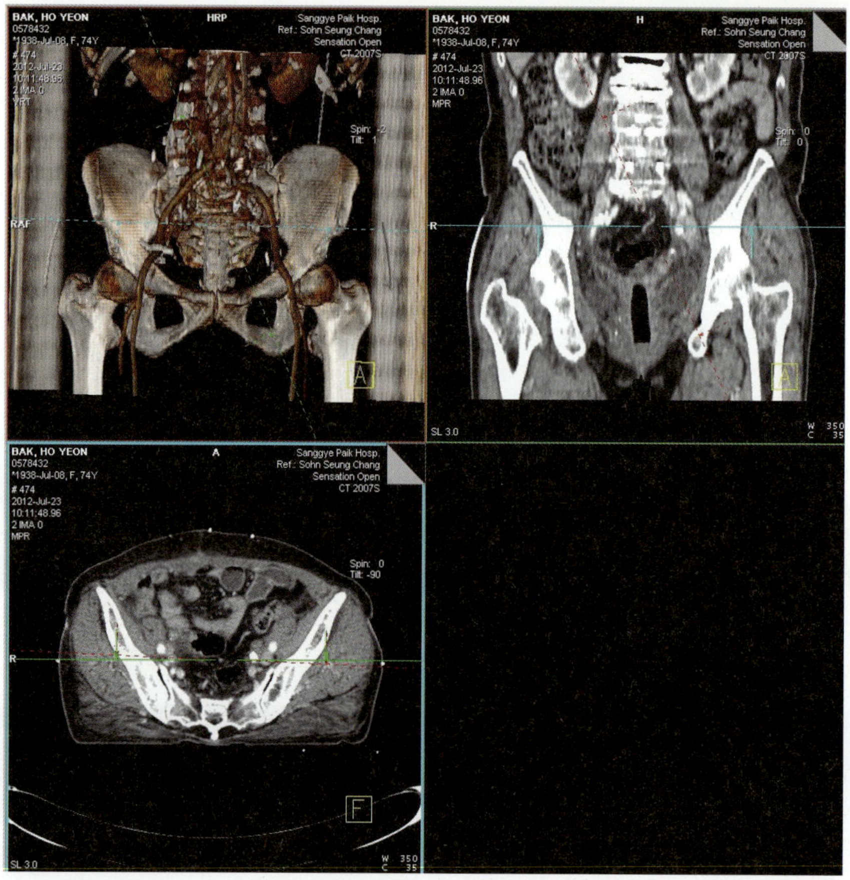

3. 모의치료촬영의 구성

1) 모의치료촬영(simulation)실의 구성

① 모의치료촬영실(simulator room)

모의지료촬영장치, 환사의 위치 잡이를 할 수 있는 laser(천정, 좌우측벽, 수직방향, 후방 등)가 설치되어 있으며, 벽은 납과 콘크리트로 일차선과 산란선을 차폐할 수 있는 시설로 되어 있다(그림 7-7).

② 조종실(control room)

원격으로 환자가 누워 있는 촬영대(couch)를 조종할 수 있는 원격조종장치(console)와 투시용 모니터가 있으며, 환자를 관찰하기 위한 납유리창이 설치되어 있다.

③ 필름현상실(film processor room)

촬영한 모의촬영 필름을 현상할 수 있는 자동 현상기가 있다. 최근에는 필름 사용이 줄어들고 있으므로 암실에서 현상 없이 디지털 방사선영상을 이용한다.

그림 7-7 모의치료촬영실의 구조

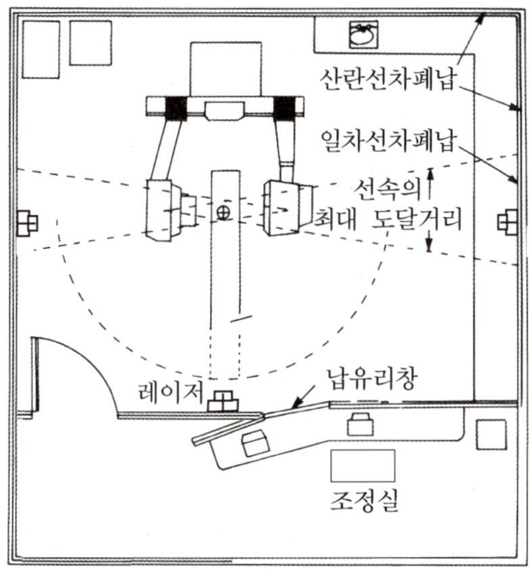

그림 7-8 모의치료장치 촬영대(couch)

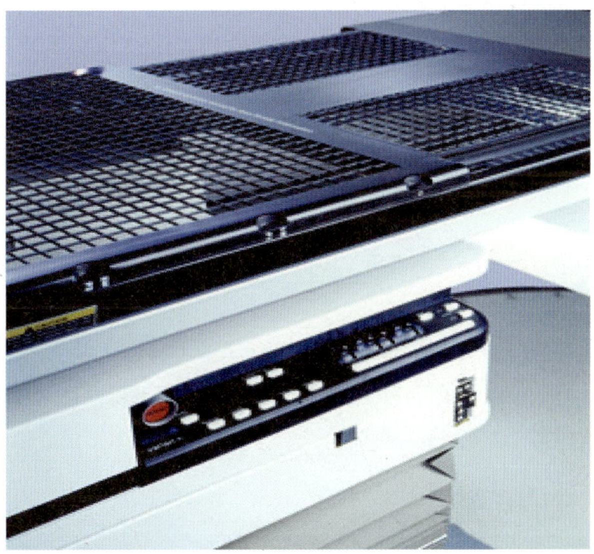

2) 모의치료촬영장치(simulator)의 구조

① **couch(table) :** 환자가 눕는 촬영대, 투시부위는 마이엘로(myelo)나 테니스 라켓으로 구성되어 있고 상하 방향 이동과 축 중심으로 좌, 우 회전이 가능하다(그림 7-8).

그림 7-9 모의치료촬영장치의 구조 (a) 및 갠트리 헤드 부분의 구조(b)

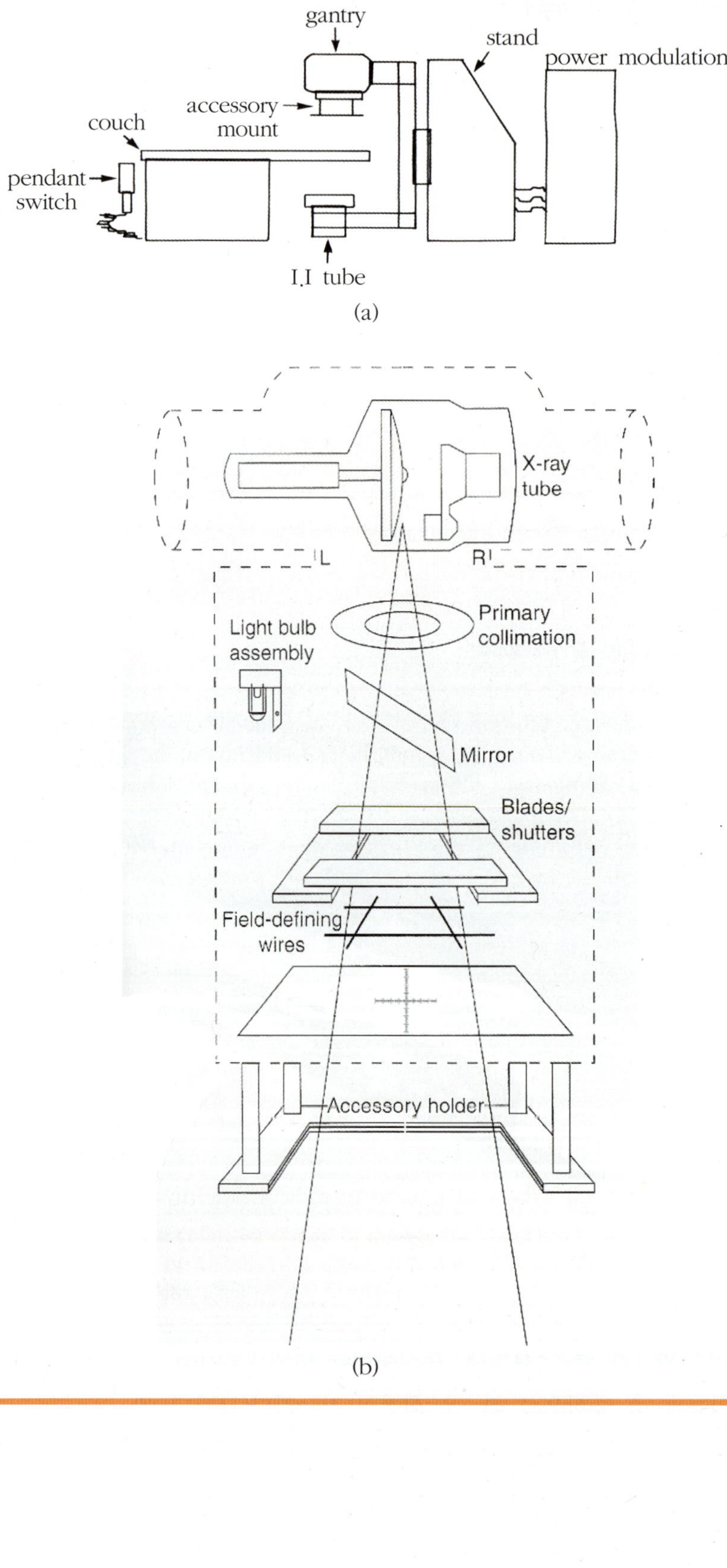

② **gantry :** X선관과 영상증배관(image intensifier)이 대향으로 설치되어 있다. 콜리메이터, X선관, 조사면 표시등(field light), 측광 투시기(SSD scale light) 등으로 구성되어 있다(그림 7-9).

③ **accessory mount :** 각종 악세서리(차폐물 트레이, 전자선 콘)를 장착시키기 위한 부품으로 환자 위치 잡이 시 카우치와 충돌 등을 사전에 알 수 있도록 되어 있다.

④ **stand :** 갠트리 및 영상증배관(I.I tube)을 지지하고 갠트리를 회전시킨다.

⑤ **image intensifier tube :** 투시촬영시 X선을 영상화하는 장치로서 촬영용 카세트 홀더가 부착되어 있다. 필름의 사용 감소와 영상증배관의 크기를 줄이기 위해 Amorphous silicon 영상장치를 이용해서 필름 없이 디지털 방사선영상을 만들어 낸다(그림 7-10).

그림 7-10 영상증배관과 amorphous silicon 영상장치

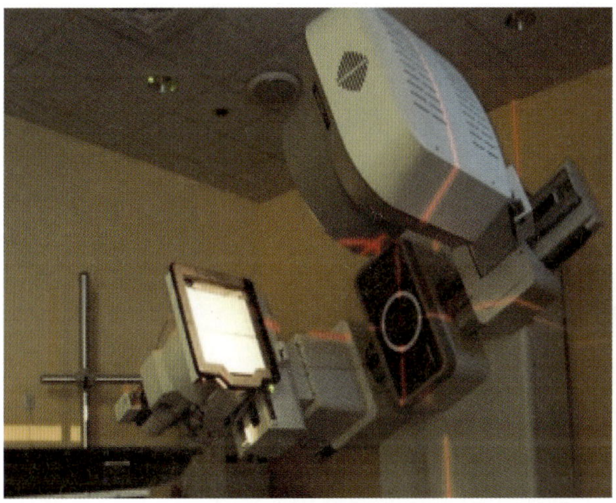

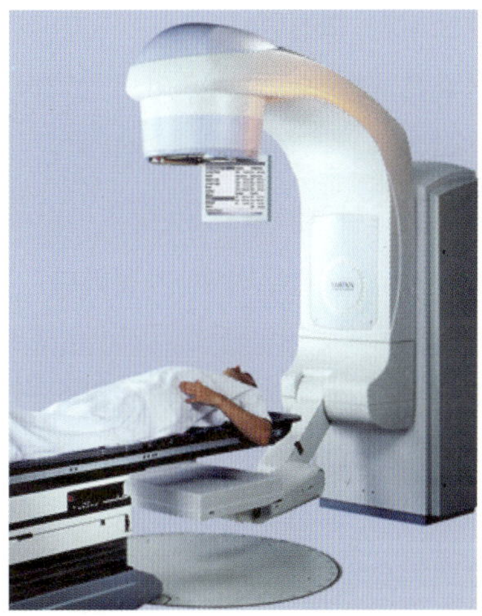

그림 7-11 모의치료촬영 조종실

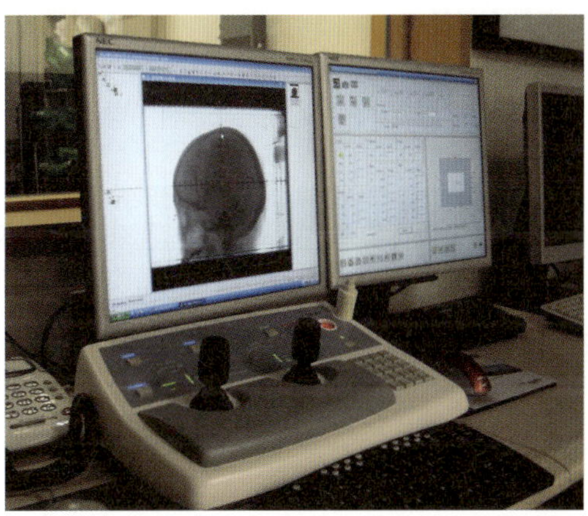

⑥ **power modulator :** 모의치료촬영장치에 전원을 공급한다.

⑦ **pendant switch :** 모의치료촬영장치를 조작하기 위한 촬영실 내 스위치이다.

⑧ **조종실 :** 모의치료촬영 조작판과 투시 모니터 주전원 스위치가 있으며 투시영상을 보면서 치료계획을 수립한다(그림 7-11).

⑨ **emergency button :** 위급한 상황이나 장비의 오동작이 발생하였을 경우에 대비하여 치료촬영실 벽이나 치료촬영장비, 조종실에 설치되어 있다.

3) 모의치료촬영장치와 진단용투시장치의 차이점

방사선치료장치와 기하학적으로 동일한 조건을 가지고 있다.

① 필름에 눈금이 일정간격으로 나타난다.
② 카우치의 수직, 수평 이동이 가능하다.
③ 갠트리가 회전한다.
④ 선속을 중심으로 카우치의 회전이 가능하다.
⑤ 레이저 빔을 조종할 수 있다.
⑥ 마이엘로나 테니스라켓형의 네트가 설치되어 있다.
⑦ 악세서리의 탈부착이 가능하다.

4) 모의치료촬영장치와 치료장치의 비교

① 모의치료촬영장치와 치료장치는 기하학적으로 동일하여야 한다.
② 기하학적 조건 : 카우치 상태, 레이저 빔, isocenter, SAD 등이 동일하다.
③ 모의치료촬영장치는 투시가 가능하다.

7.2 모의치료촬영 과정

1. 모의치료촬영 순서 및 방법

① 환자의 병력, 이학적소견, 각종 검사소견 및 수술소견, 병리학적소견 등을 검토하여 어떻게 치료계획을 수립할 것인가를 구상한다.

② 치료목적 및 환자의 전신상태를 고려하여 치료부위, 환자의 자세, 치료장치의 선정, SAD 또는 SSD법, 보조용구 사용 등의 유·무를 결정한다.

③ 환자나 보호자에게 모의치료촬영 소요시간 및 과정을 충분히 설명하고 협조를 요청한다.

- 의식불명이나 기능장애환자 및 어린 아기는 안정제를 이용, 숙면상태의 유지 및 환자의 움직임을 최대한 방지한다.

④ 환자가 치료에 적합하면서 가능한 편한 자세를 취하도록 하고 치료계획(투시 및 촬영) 중 움직이지 않도록 주의한다.

- 치료자세의 선택은 환자의 전신상태나 치료목적을 고려하여 가능한 편안한 자세를 유도하여야 하며, 실제 치료시에 재현이 쉬워야 한다. 불안정한 자세는 치료시 재현성을 떨어뜨려 치료효과를 저하시킨다.

⑤ 투시를 통해 종양 및 정상조직의 크기와 위치를 정확히 확인하면서 조사면을 결정 한 후 촬영한다(그림 7-12).

⑥ 촬영된 필름을 현상 후 조사면이 치료하고자 하는 부위에 정확히 설정 되었는지 확인한 후, 차폐부위를 필름에 표시한다.

⑦ 조사면이 확정되면 레이저를 이용하여 조사부위의 피부에 잉크나 문신을 이용해 표시한다.

- ink-marking : 잘 지워지지 않는 ink를 이용하여 전/측면에 치료위치를 표시한다.
  (예) 유성 펜, Indian ink

*-문신(tattoo) : 문신의 형태로 조사부위를 표시하는 것으로 먹물 등과 같이 인체에 무해한 물질을 이용하여 피부에 주사하여 표시한다.

⑧ 선량계산을 위한 정보를 얻는다(종양의 깊이, 환자 횡단면도 등).

⑨ 모의 치료촬영 정보를 기록한 후 종료한다.

그림 7-12 촬영과 투시를 이용한 모의치료 영상

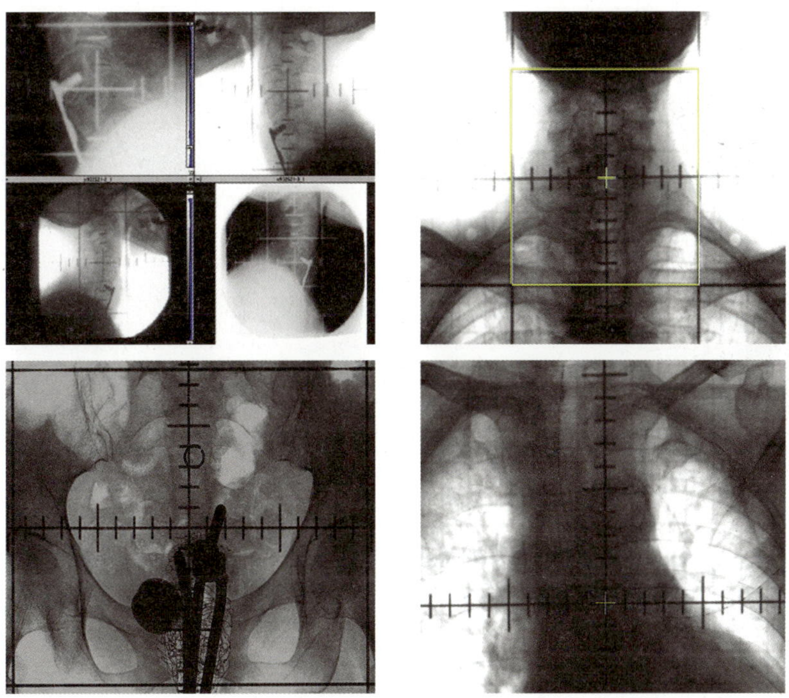

그림 7-13 모의치료촬영 과정

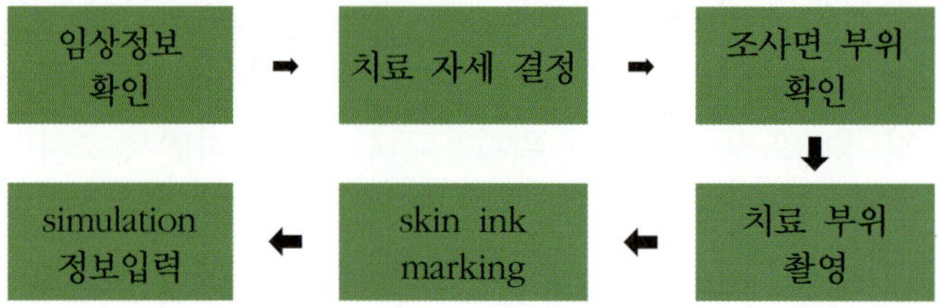

그림 7-14 Source Skin Distance(SSD)법 및 Source Axis Distance법의 개요

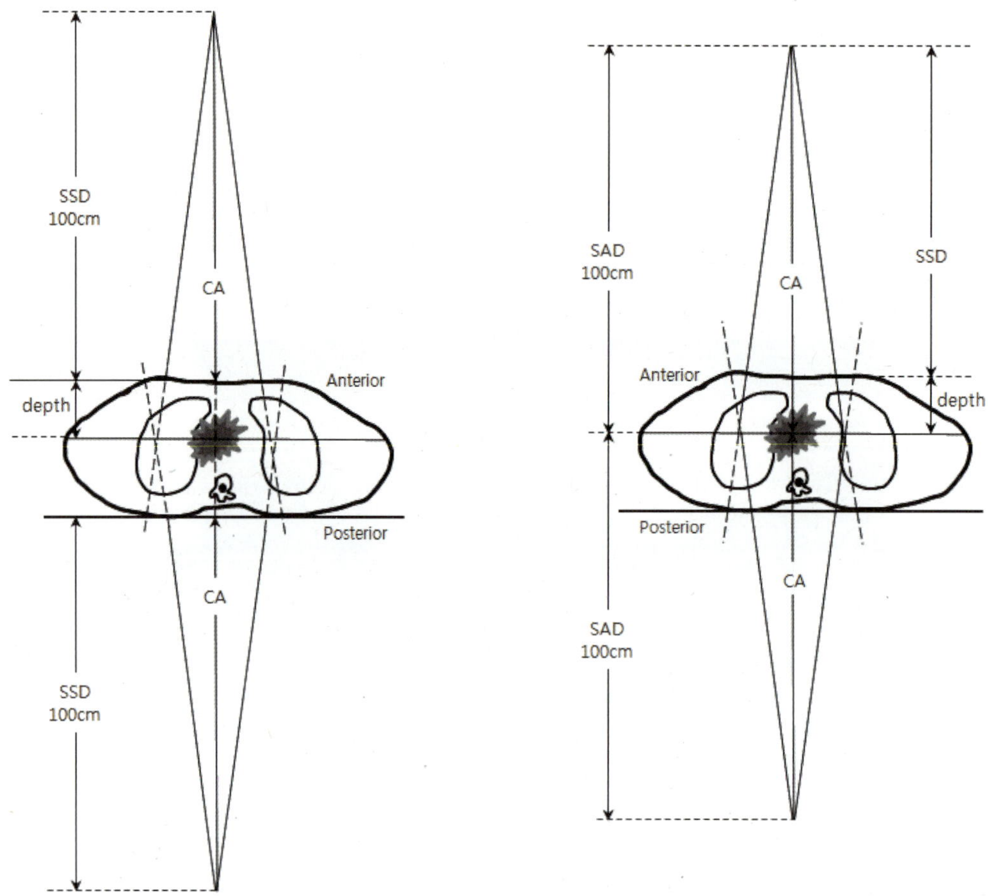

Source Skin Distance(SSD)법

Source Axis Distance(SAD)법

2. SAD법 & SSD법

환자의 위치잡이와 관련된 치료법으로는 크게 Source Skin Distance법, Source Axis Distance법으로 나눌 수 있다(그림 7-14).

1) SSD법

SSD법(source-skin distance technique)은 선원에서 체표간 거리를 일정하게 유지하는 치료법으로 조사면 크기 등과 같은 치료정보에 대한 정의가 체표에서 이루어진다. 일반적으로 SAD법에 비해 위치잡이의 오차로 인한 치료부위가 변화되는 영향을 받는 단점이 있으나, 위치잡이 재현이 간단하여 체표에 근접한 종양을 치료하기 위한 단순 1문조사(예: 전자선치료) 등에 많이 사용한다.

2) SAD법

SAD법(source-axis distance technique)은 isocentric technique이라고도 하며, 치료장치의 회전 중심축인 isocenter를 치료부위의 중심에 두고 SAD를 일정하게 하는 치료법이다. 이때 선량계산 및 조사면 크기 등과 같은 치료 관련정보는 isocenter에서 정의되며 회전조사나 다문조사 등과 같은 여러 방향에서 선속을 조사하는 경우 매우 효과적이다.

모의치료촬영 종료 후 체표에 치료부위를 표시할 때 회전중심 축을 표시하고, 실제 치료시에는 중심축을 확인하여 선속의 중심과 맞추게 되면 환자의 체위를 변화시킬 필요가 없는 장점이 있다. 일반적으로 많이 시행하는 전후 대향2문조사법은 회전 중심축을 치료부위의 두께의 중간점에 두고 전후면에서 조사하는 방법이다.

3. 모의치료촬영장치와 치료장치의 비교

앞에서 기술한 것과 같이 모의치료촬영장치는 치료기와 동일한 구조와 기하학적으로 같은 조건을 가지고 있어야만 모의치료촬영 결과를 그대로 적용하여 치료할 수 있다.

일반적으로 모의치료촬영장치와 치료장치가 동일 회사의 제품일 경우에는 이러한 조건이 대부분 일치하지만, 다를 경우에는 다음과 같은 것을 반드시 확인하여야 한다.

① 선원에서 콜리메이터의 밑 부분까지 거리
② 선원에서 차폐물 트레이의 상부 면까지 거리
③ 선원에서 회전중심축 간 거리
④ 선원에서 테이블 윗면까지의 최대, 최소거리
⑤ 최대, 최소 콜리메이터 크기
⑥ 회전 중심축에서의 최대조사면 크기
⑦ 차폐물 트레이의 형태와 차폐물의 두께
⑧ 치료테이블의 넓이
⑨ 테이블의 최대하중
⑩ 모의치료촬영실의 크기나 모의치료촬영장치의 회전 제한성
⑪ wedge의 종류 및 조사면의 크기

4. 모의치료촬영의 기록사항

① 일시, 조사면명, 치료부위
② 치료장치 및 에너지
③ gantry, collimator, couch 등의 각도
④ 치료법(SSD 또는 SAD법)
⑤ 환자의 두께 및 피부에서 표적까지 거리
⑥ 조사면
⑦ 차폐부위 표시
⑧ 고정용 보조용구의 정보
⑨ 환자 자세 사진(필요시)
⑩ 체표윤곽도 유무

5. 모의치료촬영에서 사용되는 용어

CA(Central Axis) : 조사면의 중심축(그림 7-15)

collimator angle : 조사면을 표시하는 콜리메이터의 각도이다.

ESA(equivalent square area) : 특정한 직사각형 조사면(W×L)에 대한 동일한 방사선 산란 특성을 갖는 정사각형 조사면으로 가로, 세로가(W×L)인 직사각형 조사면과 동일한 산란 특성을 갖는 정사각형 조사면의 크기는 다음과 같다.

$$ESA = 4 \times \frac{W \times L}{2(W+L)}$$

FAD(focus-axis distance) : 선원에서 모의치료촬영 장치의 회전중심축간 거리

field size : 조사면 크기

FFD : 선원과 필름간의 거리

gantry angle(△) : 기준 갠트리 각도에 대한 특정한 각, 즉 갠트리의 회전정도.

gap : 근접한 두 조사면의 경계 거리로 주로 환자 체표에서 측정한다.

IFD(intrafield distance) : 선속의 입사점과 출사점까지의 거리로 중심 축상의 환자 두께에 해당한다.

MU(monitor unit) : 선형가속기의 조사선량의 단위(cobalt : time)

photographs : 환자의 치료부위나 치료자세를 촬영한 것으로 일반적으로 폴라로이드가 많이 사용되며 치료시 환자 위치잡이 재현에 도움이 된다.

air gap : 환자의 체표와 지지체 사이의 공간

SAD(source to axis distance) : 선원-중심축간 거리

그림 7-15 측방향, 상측방향 나타나는 모의치료 용어

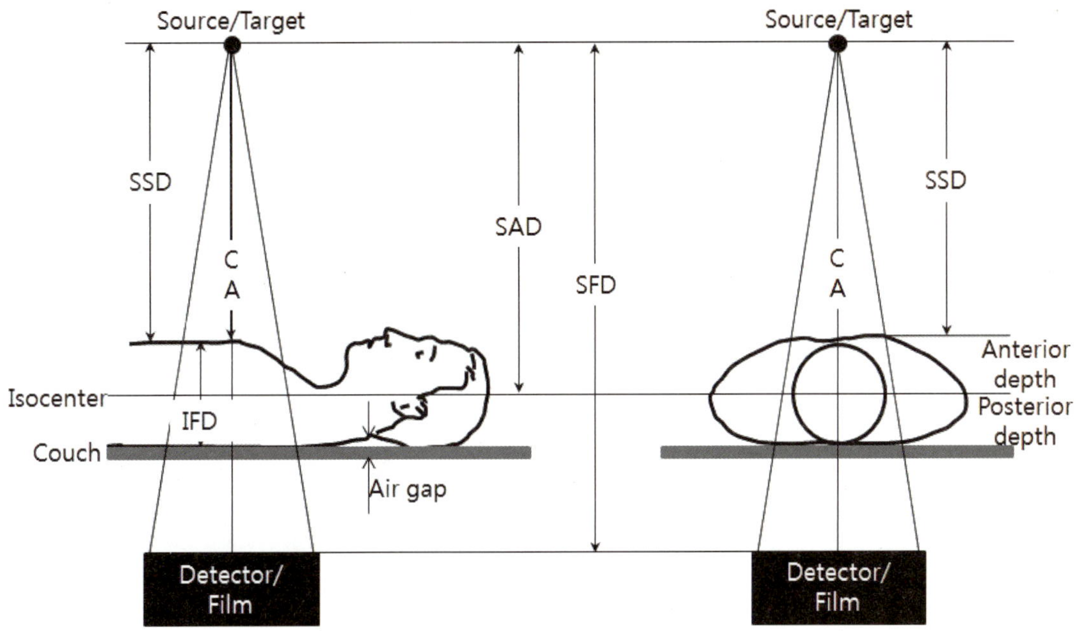

TSD(target surface distance) : 초점 -체표간 거리

TTID(tabletop to isocenter distance) : 테이블상단과 isocenter까지의 거리로 SAD법으로 테이블에 편평하게 누운 환자의 TTID는 1/2 IFD+post air gap과 같다.

7.3 체표윤곽도 제작 및 자세고정 장치

1. 체표윤곽도

치료부위를 결정한 후 조사선량을 계산하기 위한 일반적인 방법은 선량특성(beam data)을 이용한 단순선량 계산이다. 단순선량 계산은 체내의 불균등한 조직의 보상이 어렵고 정확성이 떨어져 올바른 선량 분포를 계산하기 어렵다.

그러나 컴퓨터 및 첨단 의료장비의 발달과 더불어 정확한 선량 분포를 예견하고 계획할 수 있는 선량계획장치의 보급이 보편화되어 치료의 정확도를 높이는데 많은 기여를 하고 있다. 이러한 선량계획은 모의치료촬영시 얻은 체표 윤곽도(body contour)와 치료장치의 선량특성(beam data)을 입력한 후 컴퓨터로 계산하여 이차원 또는 삼차원의 체내선량 분포를 얻을 수 있다. 체표 윤곽도는 정확한 치료계획을 세우는데 매우 중요한 역할을 하며, 이를 얻는 일반적인 방법으로는 석고나 납줄 등을 이용하

는 단순한 방법과 CT, MR 등과 같은 장비를 이용하는 방법 등이 있다. 체표 윤곽도를 얻는데 있어 가장 중요한 것은 인체의 모양을 그대로 재현하는 것이다. 또한 조사면의 중심축상의 횡단면을 기본으로 관심영역(중심축을 제외한 상하의 다른 면)의 단면을 얻는다.

이러한 방법으로는 다음과 같은 것들이 사용되고 있으며 각 방법마다 여러 가지 장단점을 가지고 있어 환자상태 및 병원 사정을 고려하여 적절한 방법을 선택하는 것이 바람직하다.

① 석고붕대를 이용하는 방법

② 납줄을 이용하는 방법

③ 형상기억 플라스틱(thermoplastic tube 등)을 이용하는 방법(그림 7-16)

④ 금속제 틀에 막대를 대량 삽입하여 체표 윤곽을 얻는 기구를 이용하는 방법(그림 7-17)

⑤ 체표 윤곽도 제작기구(contouring device)를 이용하는 방법(그림 7-18)

⑥ CT, MRI, 초음파를 이용하는 방법

그림 7-16 thermoplastic tube를 이용한 체표 윤곽도의 제작

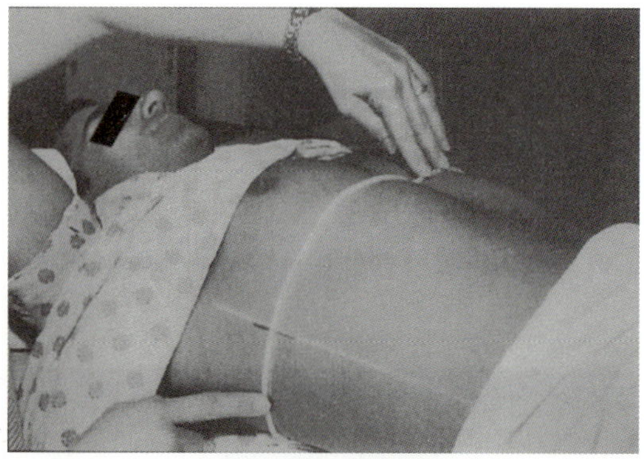

그림 7-17 금속제 틀에 막대를 대량 삽입하여 체표윤곽을 만드는 기구

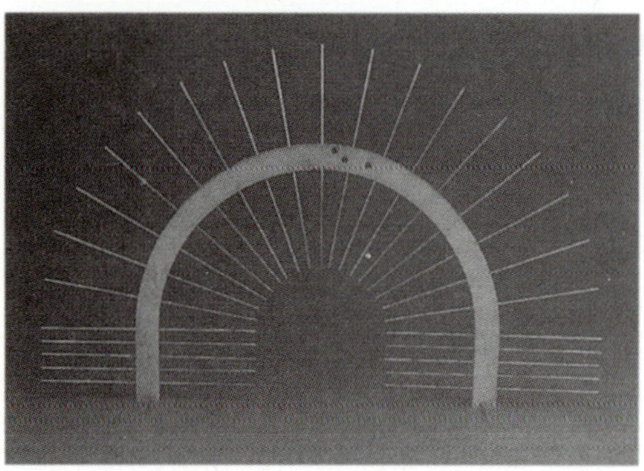

그림 7-18 contouring device

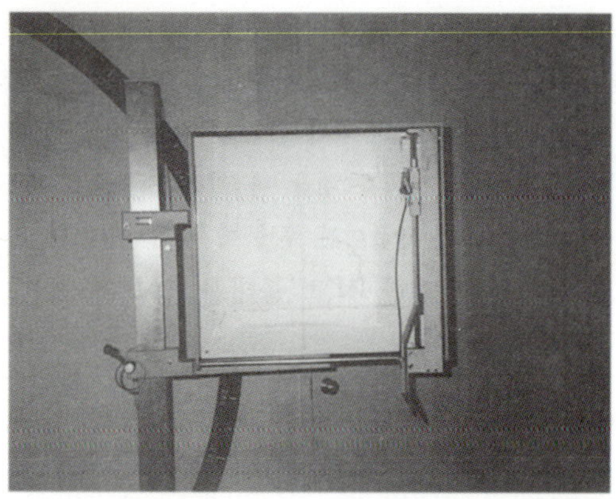

1) 체표윤곽도

임상에서 가장 간단하게 환자 체형을 얻는 방법으로는 위의 ①, ②, ③, ④, ⑤와 같은 방법들이 있다. 이러한 방법들은 동시에 여러 면을 얻기에는 불편한 점이 많고 정확성이 떨어져 주로 1~3개 정도의 체형을 얻는데 많이 사용되며 경제적이다.

여기서는 이러한 방법 중 가장 많이 사용되는 석고 붕대를 사용하는 방법에 대하여 기술한다.

① 모의치료 촬영 후 환자에게 체표 윤곽도 작성에 대한 설명을 한 후 다음과 같은 것을 준비한다.

- **석고붕대 :** 넓이 2~4 inch/길이 환자의 횡단면 길이보다 조금 더 길게 한다.
- 더운물
- **체표윤곽을 그릴 수 있는 용지 :** isocenter를 표시하는 십자가를 그린다.

② 횡윤곽도가 필요한 위치를 정한다.

- 대개 체표 윤곽도는 횡축에 대한 횡윤곽도를 주로 얻는다. 그러나 필요할 경우에는 종축에 대한 종윤곽도를 얻는 경우도 있다. 이러한 결정은 의사와 상의하여 정하게 되며 윤곽도는 선량 분포에 관심있는 면을 얻는 것이 원칙이다. 또한 조사면의 중심축상의 면을 기본으로 얻어야 하며, 필요할 경우 다른 부위를 추가할 수 있다.

③ 환자 체표에 윤곽도가 필요한 면을 표시한다.

④ 석고 붕대를 더운 물로 적셔 가며 Y축(넓은 방향)에서 여러 번 접어 폭이 약 1~1.5 cm가 되게 만든다.

- 더운 물을 사용하면 굳는 시간을 줄일 수 있으며, 석고 붕대를 접을 때 길이 방향으로 비벼주면 석고가 만들어진 후에 매우 안정적이다.

⑤ 물기를 제거한 석고 붕대를 얻고자 하는 단면 위의 미리 그려진 부위에 일직선이 되도록 올려 놓는다.

⑥ 석고붕대가 완전히 굳을 때까지 환자가 움직이지 않도록 주의 한다.

⑦ 석고붕대가 완전히 굳으면 전, 좌/우 측면 좌표를 붕대 위에 표시한다(그림 7-19).

⑧ 중심축(isocenter)에서부터 표시된 세 점(전, 좌/우 측면 좌표)까지의 거리를 caliper로 측정(그림 7-20)하여 윤곽도 용지에 위치를 표시한다.

- 3점의 위치를 측정하여 표시하는 것은 이 점을 기준으로 윤곽도를 그리기 위함이다. 따라서 3점은 윤곽도 제작의 기준점이 된다.

그림 7-19 석고붕대를 이용한 체표윤곽도 과정

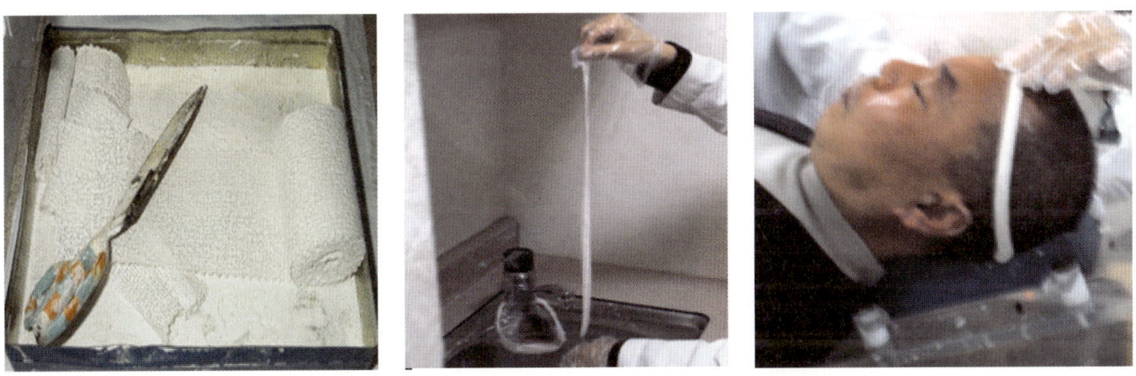

⑨ 환자의 체표로부터 석고붕대를 분리하여 윤곽도 용지 위의 세 점과 석고붕대에 표시된 점을 일치시킨 후 윤곽을 그린다(그림 7-21).

-반드시 석고붕대가 완전히 굳은 후에 분리하여야만 모양의 변화 없이 정확한 윤곽도를 얻을 수 있다. 필요하다면 중심축 이외의 다른 면의 윤곽도를 같은 방법으로 얻는다. 이때 중심축을 기준으로 위쪽면을 "+"로 표기하고 아래쪽면을 "−"로 표기한다. 즉 중심축에서 위로 5 cm인 지점의 면은 "+5 cm"으로 표기한다(그림 7-21).

⑩ 전・후, 좌・우 측면 사진을 촬영한다.

⑪ 환자는 모의치료장치에서 내려오게 한다.

⑫ 전・후, 좌・우 측면 X선 사진과 CT, MRI를 이용하여 제작된 윤곽도에 내부장기 및 종양의 크기(targer volume)를 그려 넣는다.

- 전・후, 좌・우 측면 사진은 환자의 자세를 알 수 있으며, 조사면을 결정하기 위해서는 반드시 촬영한다.

⑬ 체표윤곽도에 좌우 방향 및 환자에 관한 정보를 기록한 후 전산화치료계획실로 보낸다.

그림 7-20 환자 두께 측정용 자(Caliper)

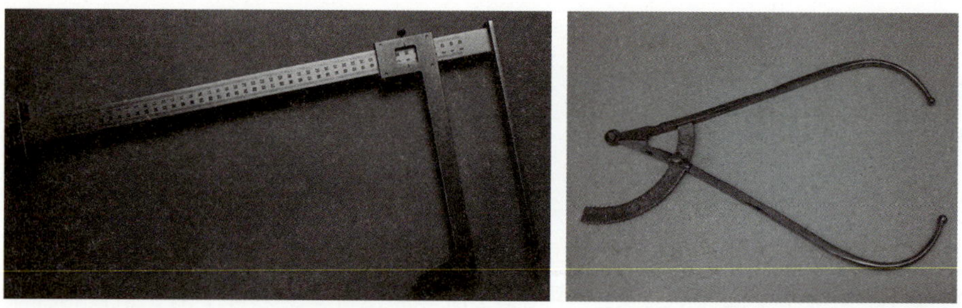

그림 7-21 석고붕대를 이용해 제작한 체표윤곽도

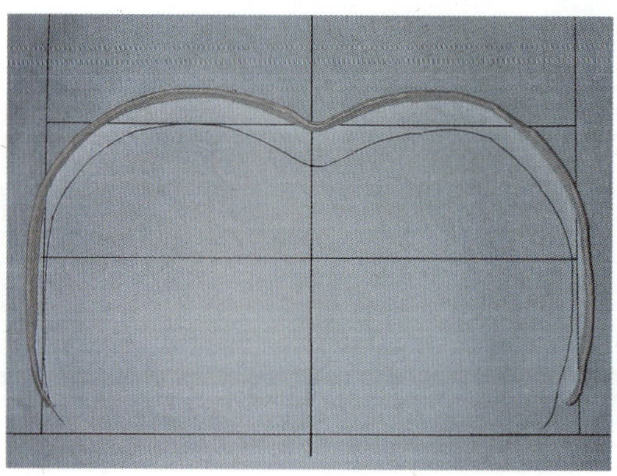

2. 환자 치료자세 고정 장치

치료자세는 치료목적에 맞게 편안하고 안정되어야 한다. 정확하고 재현성 있는 환자 자세는 치료계획단계인 모의치료 촬영과정에서 정해지므로 모의치료 촬영 시에는 환자가 편안하고 안정한 자세를 유지할 수 있도록 신중히 고려하여 환자의 자세를 결정하여야 한다. 특히 치료실에서 환자 치료의 성패는 정확성과 재현성에 직접적인 영향을 받게 되고 이상적인 자세를 얻기 위해 보조기구가 사용된다. 환자가 모의치료나 방사선치료를 시행하는 동안 환자를 효과적으로 고정할 수 있는 고정 장치의 조건은 다음과 같다.

- 매일 치료 셋업과 재현성에 도움이 되어야 한다.
- 환자에게 불편함을 최소화 하는 동시에 방사선 조사 부분에는 영향을 미치지 않아야 한다.
- 방사선 치료의 정확성과 정밀도를 증가시켜야 한다.
- 전 치료기간 동안 견딜 있을 만큼 견고하고, 내구성이 좋아야 한다.
- 환자의 상태와 치료장치, 모의치료장치 규격 한도 내에 용이하게 사용될 수 있어야 한다.

환자 자세고정 장치는 방사선치료에서 환자 셋업의 정확성과 재현성을 만족 시키는데 중요한 역할을 한다. 그리고 환자 움직임에 의한 오차를 줄여서 정상조직에 선량을 줄이고, 종양에 적절한 선량분포를 조사할 수 있다. 환자 자세고정 장치는 여러 가지 다양화 되어있고, 치료 부위별 목적에 따라서 단순한 고정 장치부터 복잡한 고정 장치가 있다. 그리고 사용목적에 따라 병원에서 자체 제작한 고정 장치와 상품화 되어 있는 고정 장치가 있다. 환자 치료자세 고정 장치는 환자 자세를 편안하게 유지할 수 있는 장치, 간단한 고정 장치, 복합한 고정 장치가 있다.

환자의 자세를 편안하게 유지할 수 있는 장치는 대부분의 치료환자에게 널리 사용되고 있으며 가격도 저렴한 것을 사용한다. 그림 7-22는 기본적으로 많이 사용되는 머리 고정기구로서 환자가 누워 있을 때, 환자의 머리를 안정적으로 지지하기 위해 사용한다. 환자의 머리 형태가 둥글게 생겨 편평한

그림 7-22 누운자세 환자머리 고정기구(head pillow)

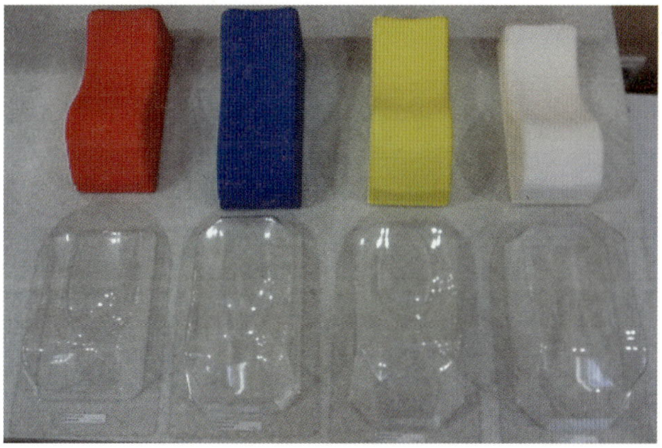

치료테이블에 그냥 눕게 되면 매우 불안정한 자세가 된다. 그러나 그림과 같은 보조기구를 사용하게 되면 움직임을 최소화시키고 편안한 자세를 유지할 수 있다. 또한 이것은 각각의 특성에 따라 여러 장단점을 가지고 있으며, 환자의 전신상태와 병원여건을 고려하여 알맞은 환자 고정 장치를 구입 또는 자체 제작하여 사용하는 것이 바람직하다. 주로 플라스틱이나 폴리우레탄 재질로 만들어 진다. 환자의 머리크기, 굴곡, 각도 등의 고려해서 높이와 모양에 맞는 머리 고정기구를 사용한다. 환자가 엎드려서 치료할 경우 그림 7-23과 같이 머리나 턱을 지탱 할 수 있는 고정기구를 사용한다. 스펀지 고정기구나 공기가 들어있는 쿠션 등이 환자를 편안한 자세를 유지하기 위해 사용된다.

팔이나 다리를 편안하게 고정하기 위해 그림 7-24과 같은 고정 기구를 사용한다. 환자 자세를 편안하게 유지시켜 줄 수 있는 기구들은 적절한 치료 자세를 유지하기 위해 편안하고, 움직임을 방지할 수 있도록 고안되어야 한다.

그림 7-23 엎드린 자세 환자얼굴, 턱 고정기구

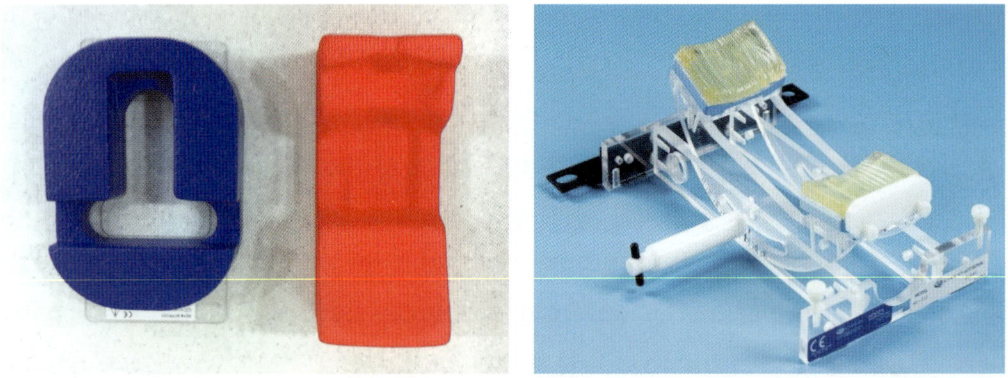

그림 7-24 무릎, 발목 고정기구

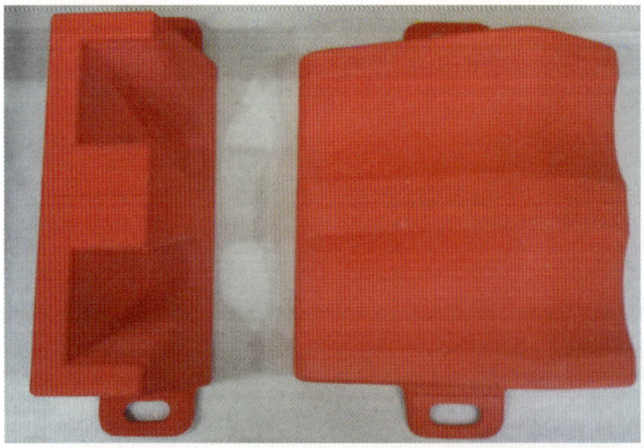

그림 7-25 벨크로 고정 끈

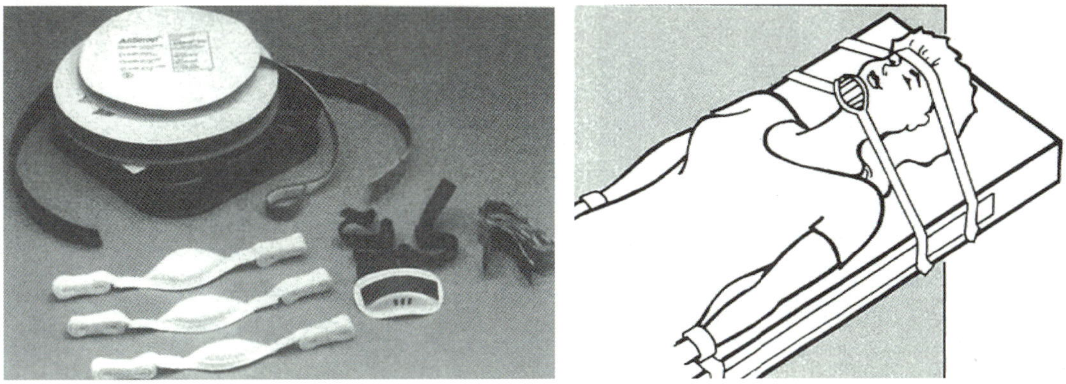

그림 7-26 플라스틱, 나무를 이용한 bite block

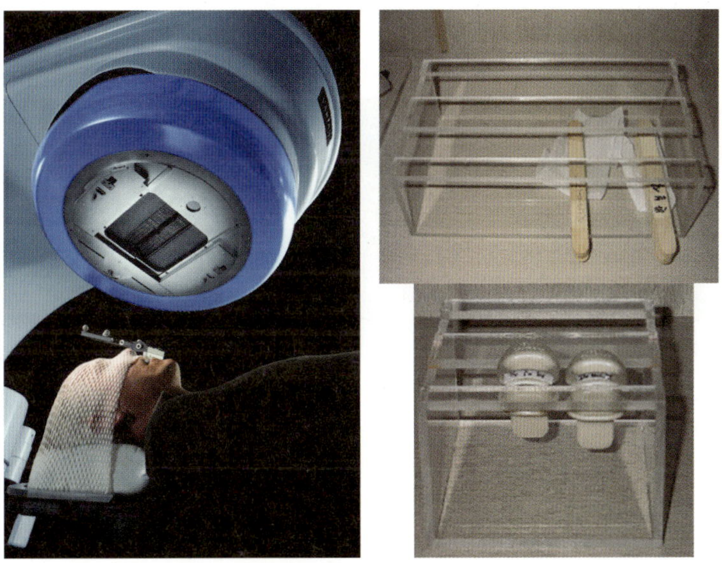

간단한 고정 장치는 환자를 편안하게 유지하는 기구와 같이 사용하면서 부가적으로 간단히 고정할 때 사용하는 고정 장치이다. 그리고 치료환자 자세의 안정성과 움직임을 약간 제한시킨다. 가장 간단한 환자 고정 장치는 Masking 테이프, 종이테이프가 사용되고 있다. 테이프 대용으로 벨크로 고정 끈을 이용해서 그림 7-25과 같이 환자를 고정한다. 고무밴드도 골반의 움직임에 의해 발이나 다리를 고정하는데 사용된다. 턱의 움직임을 고정하고, 혀를 방사선 치료 조사면에서 피하기 위해 bite block을 사용한다(그림 7-26).

어깨, 팔, 다리, 머리 등을 고정하기 위해 카본재질의 고정 장치를 사용한다. 카본 재질의 고정 장치는 방사선 투과 시 선량 감소가 많이 발생하지 않고 단단하게 환자를 고정할 수 있으므로 많이 사용되고 있다(그림 7-27). 유방이나 흉부 방사선치료 시 환자의 팔을 치료 조사면에서 분리하고, 편안하게 치료하는 동안 유지하기 위해 그림 7-28과 같은 카본 재질의 wing board를 사용한다.

복잡한 고정장치는 3D, 4D 방사선치료와 같이 복잡한 치료를 할 때, 단단한 고정장치가 필요로 하기 때문에 새로운 장치들이 고안되고 개발되었다. 복잡한 고정장치는 플라스틱, 카본재질, 스티로폼, 화학물질을 혼합한 물질을 사용하여 치료 시 선량변화는 최소화 하면서 환자의 움직임을 최소화 하는데 목적을 두고 있다.

화학물질을 혼합해서 환자의 체형과 모양에 맞춰서 머리, 가슴, 골반, 사지의 고정에 사용하는 고정기구를 제작하여 사용하였다(그림 7-29). 환자 개개인에 맞춰서 제작하여 사용할 수 있지만, 화학물질을 혼합해서 제작하므로, 제작된 모양을 변형할 수 없어서 재사용이 불가능하고 환경오염에 영향을 미칠 수 있으므로 최근에는 많이 사용되지 않는다.

그림 7-27 카본 재질의 고정 장치

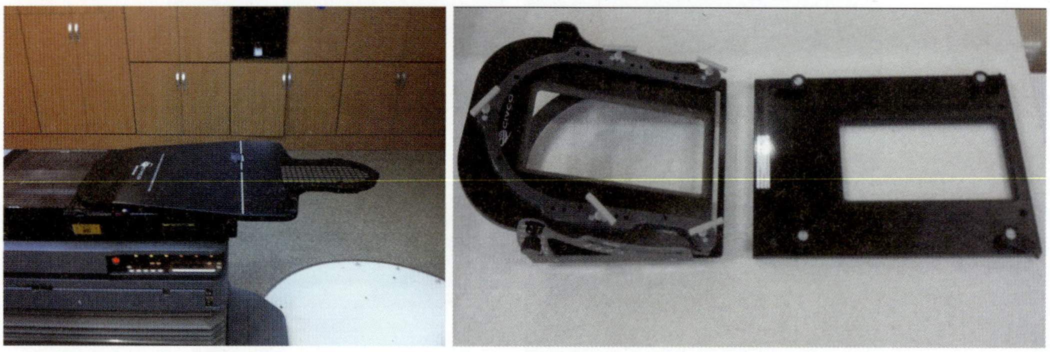

그림 7-28 팔 고정을 위한 Wing board

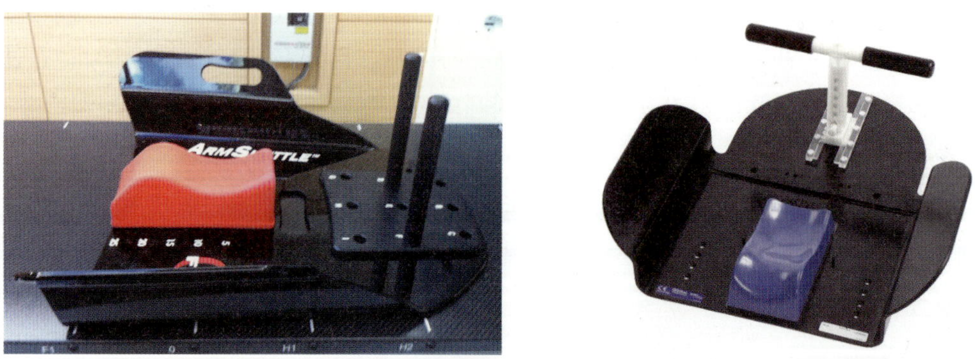

그림 7-29 Alpha cradle과 Mev green

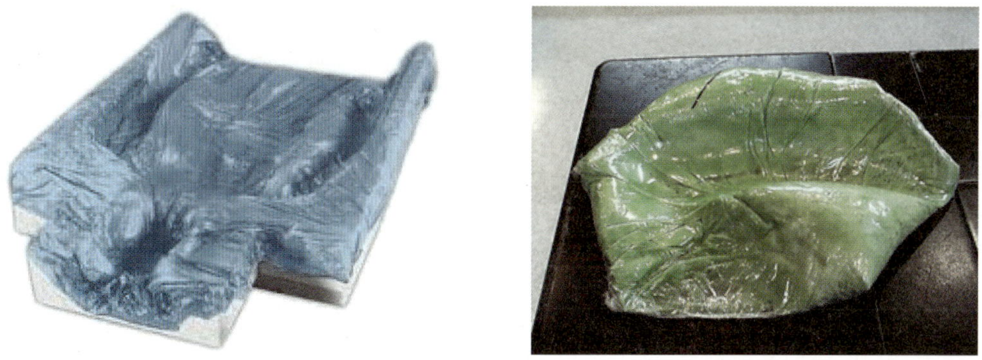

그림 7-30 Vac-Lok

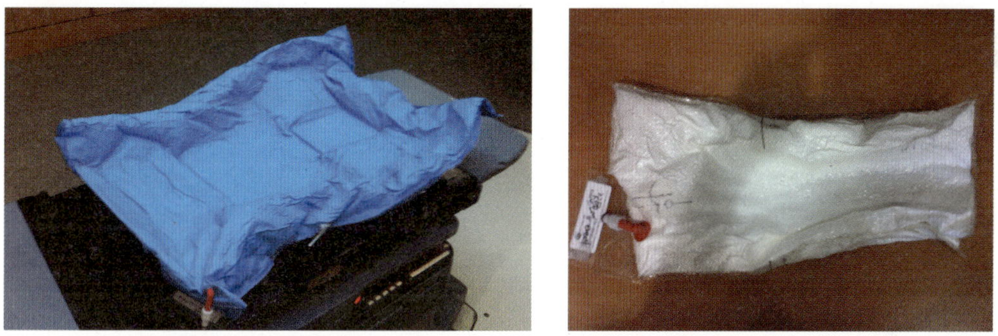

최근에는 화학물질을 사용하지 않고 스티로폼 재질을 이용해서 공기의 삽입과 진공을 이용한 재품이 사용되고 있다(그림 7-30). Vac-Lok는 진공 펌프를 사용해서 환자의 자세를 고정한 후 진공상태를 유지하면서 환자 형태에 맞는 고정 장치를 제작한다. 재사용이 가능하므로 고정기구의 청결만 잘 유지하면 환경오염 없이 오래 사용할 수 있다. 그리고 여러 가지 크기로 인체 모든 부위의 자세 고정에 사용되고 있다.

thermoplastic mold는 가장 일반적으로 사용하는 고정 장치이다. 상온에서 굳어져 있는 thermoplastic을 뜨거운 물에 넣으면 유연해 진다. 그리고 유연해진 물질을 환자 몸 형태에 맞춰서 모양을 형성해서 고정장치를 제작한다(그림 7-31). thermoplastic mold는 Aquaplast라고도 불리우며, 두경부 뿐만 아니라 흉부, 골반부 등에도 널리 사용되고 있다. 무게가 가볍고 환자 체형에 맞는 모양을 제작하기 쉬운 장점이 있지만, 플라스틱 재질로 산란선이 발생해서 피부선량을 증가시킨다.

thermoplastic mold은 사용하는데 여러 가지 장점이 있다. 치료부위 표시를 Aquaplast 마스크 위에 직접 할 수 있고, 구멍이 뚫려져 있어서 환자가 호흡하기에 용이하다. 플라스틱으로 만들어졌기 때문에 환자가 불편을 느끼는 부분을 잘라내서 불편을 최소화 할 수 있고, 치료면 부분을 잘라내서 피부선량을 줄일 수 있다.

그림 7-31 thermoplastic mold waterbath와 고정장치

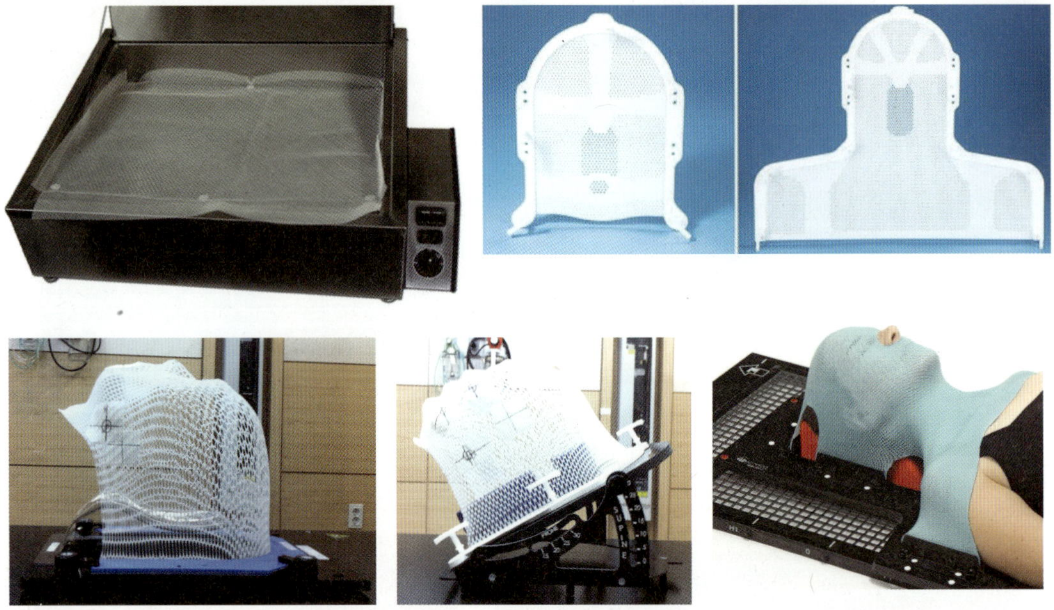

그림 7-32 breast board와 유방 고정 장치

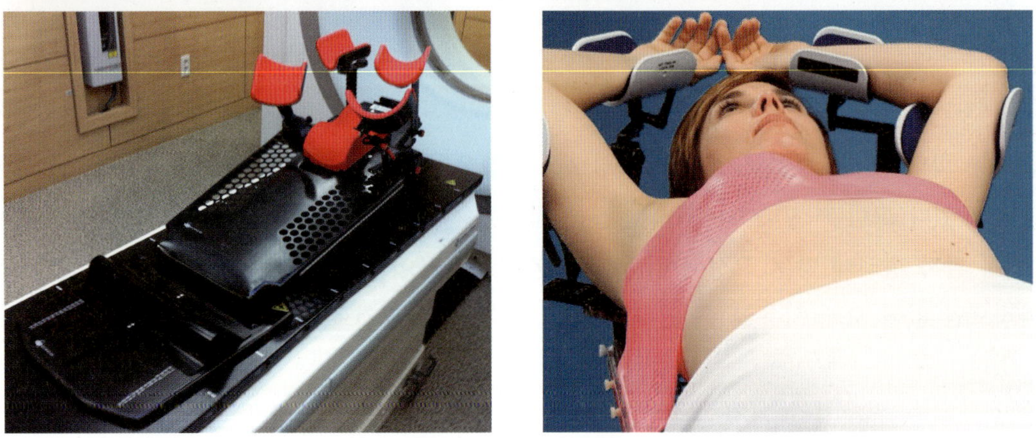

a) breast board b) Breast Aquaplast

그밖에 유방이나 골반 부위와 같이 특별한 치료부위에 자세를 잡기 위해 사용하는 고정 장치가 있다. 전통적인 방식의 유방 치료 장치는 환자의 팔과 어깨를 흉벽으로 부터 위로 올려서 치료면으로 부터 팔이 겹치지 않게 하고, 상체를 거상시켜서 흉벽을 평행하게 만들기 위해 사용한다(그림 7-32a). 그리고 유방이 크기가 커서 흉벽 밑으로 쳐진 경우는 Aquaplast를 사용해서 유방을 고정시켜 치료한다(그림 7-32b).

그림 7-33 Belly board, 머리 고정기구, 다리고정장치

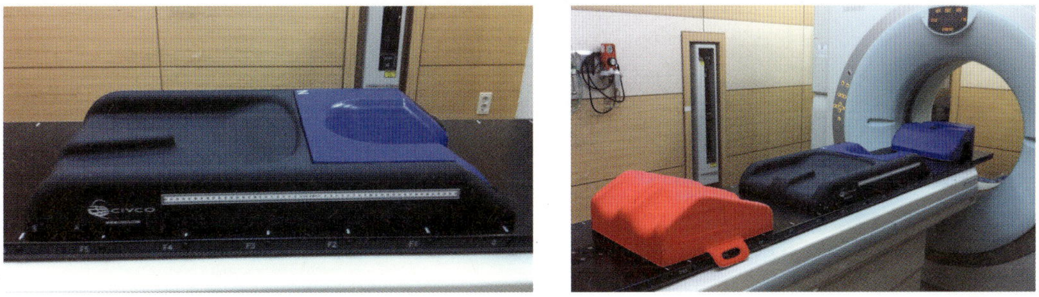

골반 부위 방사선치료 시 엎드린 자세에서 환자 자세를 편안하게 만들거나, 치료 조사면 내에 소장을 치료용적을 줄이기 위해 Belly board를 사용한다. 그리고 환자 자세를 좀 더 편안하게 만들기 위해 각도가 큰 머리 고정 장치와 다리 고정 장치를 사용해서 자세를 편안히 유지한다(그림 7-33).

7.4 방사선 차폐물(shielding block) 제작

방사선치료를 시행하면서 종양이외의 건강조직 및 주요장기를 차폐함으로서 방사선치료로 인한 부작용을 최소화시키는 것은 필수적이라 할 수 있다. 방사선차폐물의 표시는 모의치료촬영을 시행하면서 필름에 표시하거나 디지털 방사선영상을 이용하여 차폐체를 제작한다. 일반적으로 방사선 차폐물의 재질은 주로 납을 사용해야 차폐율이 높아지지만 순수납은 녹는점이 높아서 주물하기 어렵기 때문에 녹는점이 낮은 저용융점납합금을 사용한다. 이때 사용되는 납의 적정한 두께는 에너지에 따라 다르며, 차폐를 한다고 해서 방사선이 전혀 투과되지 않는 것이 아니라 임상적으로 일차 선속의 약 5% 정도 투과될 정도로 차폐물의 제작을 허용한다. 또한 차폐물의 두께는 선질(방사선 에너지)에 따라 반가층(half value layer)의 수(n)에 의해 구한다.

$$\frac{1}{2^n} = 0.05$$

$$n\log 2 = \log 20$$

$$n = \frac{\log 20}{\log 2} = 4.32$$

위의 식에서 4.5~5의 반가층의 납 두께로 차폐함으로서 일차 선속의 5% 이하가 투과되는 것을 임상에서는 권고하고 있으며 각 에너지별 차폐물의 두께는 표 7-1와 같다.

표 7-1 각 에너지별 차폐를 위한 최소 납 두께

에너지(Beam quality)	납두께(Lead thickness)
^{137}Cs	3.0 cm
^{60}Co	5.0 cm
4 MV	6.0 cm
6 MV	6.5 cm
10 MV	7.0 cm
25 MV	7.0 cm

그림 7-34 저용융점납합금 제작 기구, 재료

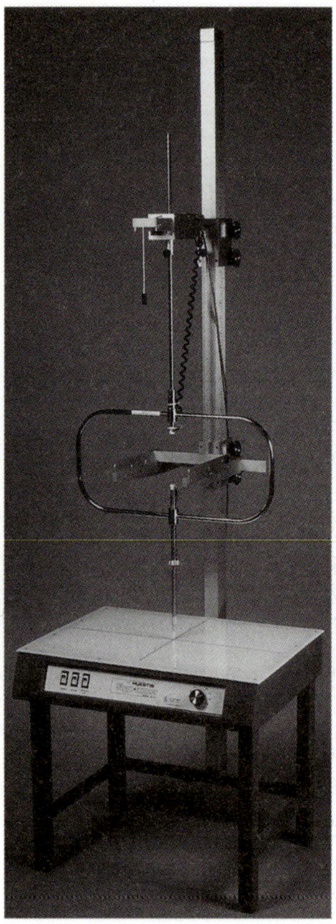

a) styrofoam cutter

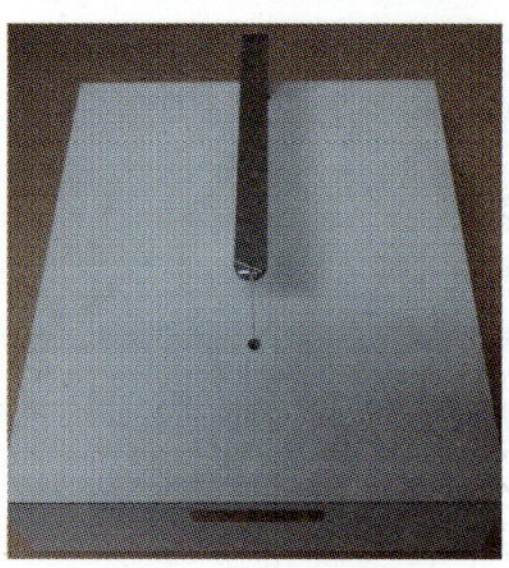

b) 전자선용 cutter

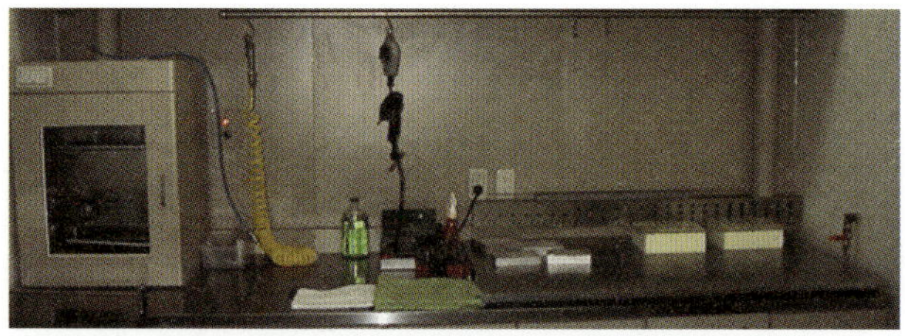

c) 공작실 melting pot와 제작기구

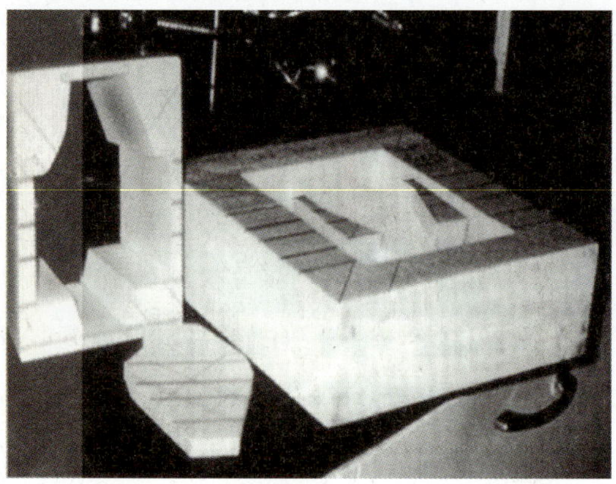

d) 광자선용 스티로폼

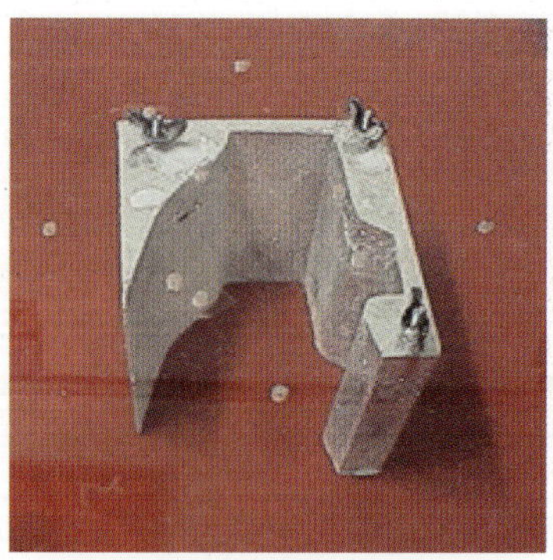

e) 차폐블럭

저용융점납합금(lipowitz metal, 밀도 ; 9.4g/cm³, 구성성분 ; 비스무스 50%, 납 26.7%, 주석 13.3%, 카드뮴 10%, 용융점 70℃) 차폐물의 제작을 위한 장비 및 자재로는 스타이로폼 절단기, 납통(lead boiler), 스티로폼, 아크릴(두께 : 0.5~0.6 cm), 나사 등이 있다(그림 7-34). 저용융점납합금을 이용한 차폐체는 차폐모양의 제한이 없고, 조사면 제한이 없고, 반음영이 적기 때문에 정밀한 치료가 요구되는 치료에 많이 사용된다. 그러나 이 차폐체는 제작시간이 많이 소요되고, 환경오염에 발생할 수 있는 성분, 치료할 때 마다 교체해야 하는 단점 때문에 최근에는 다엽콜리메이터(multileaf collimator, MLC)로 대체되고 있다(그림 7-35). 그리고 모의치료장치에 필름이 사용되고 있지 않기 때문에 디지털방사선영상에 다엽콜리메이터를 직접 제작할 수 있고, 치료계획 시에 편리하게 제작된 다엽콜리메이터 자료를 이용해 차폐를 할 수 있다(그림 7-36). 이와 같이 다엽콜리메이터는 제작하는데 시간 소요가 적고, 유해환경 오염이 없다. 그러나 차폐모양이나 조사면의 제약은 많이 줄어들었지만 반음영이 제작된 납 차폐체보다 반음영이 큰 단점이 있다(그림 7-37).

그림 7-35 다엽콜리메이터(multileaf collimator)

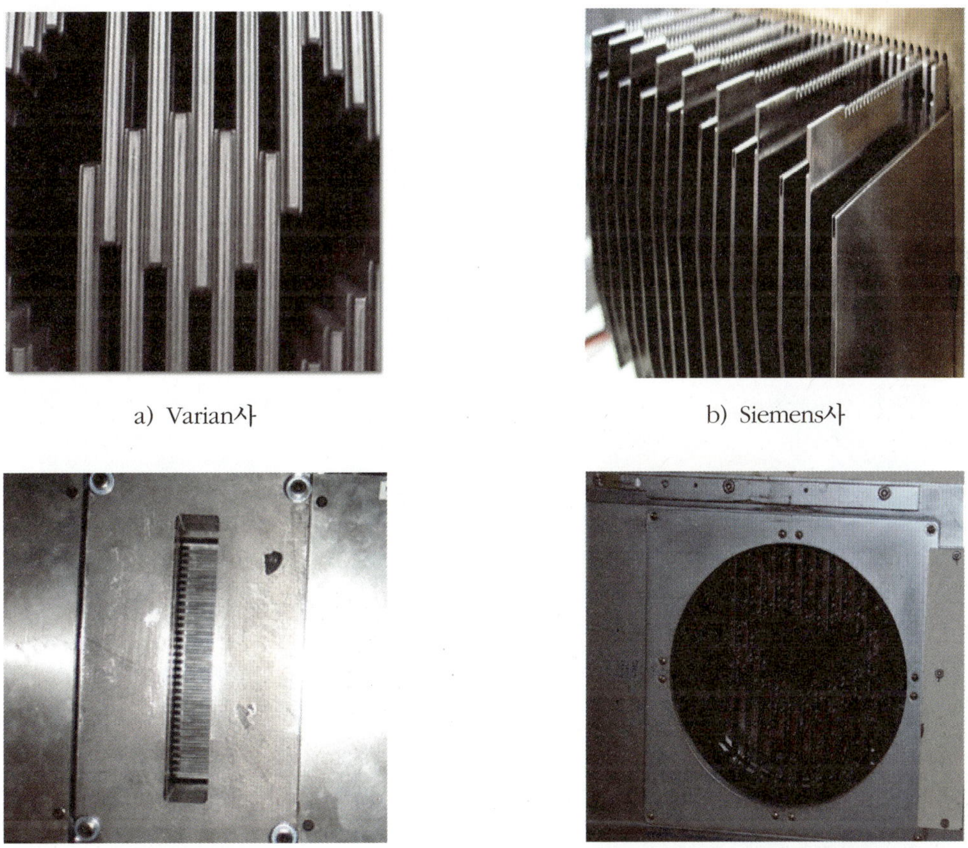

a) Varian사 b) Siemens사 c) Tomotherapy d) 양성자치료기

그림 7-36 디지털방사선영상에 표시되 다엽콜리메이터

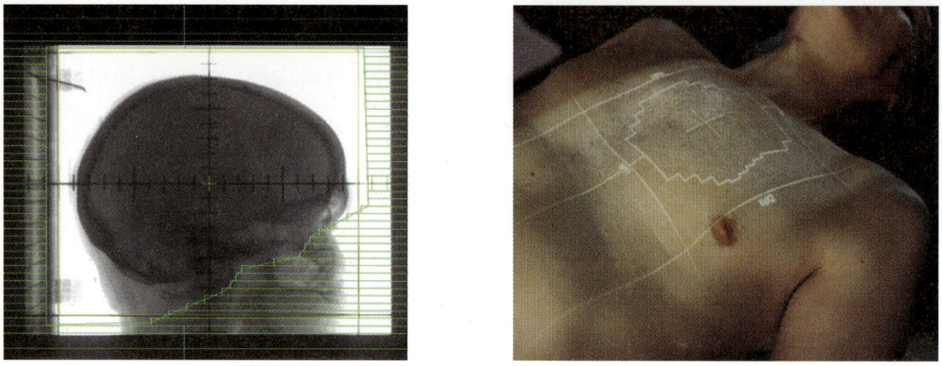

그림 7-37 다엽콜리메이터 반음영

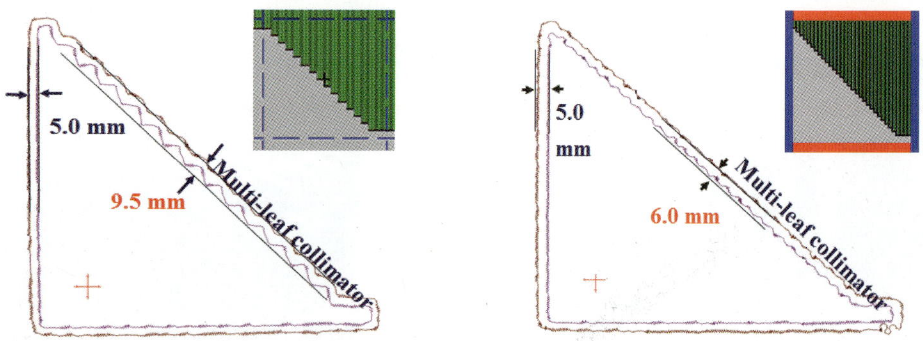

그림 7-38 고 에너지 전자선 내차폐, 외차폐 블럭

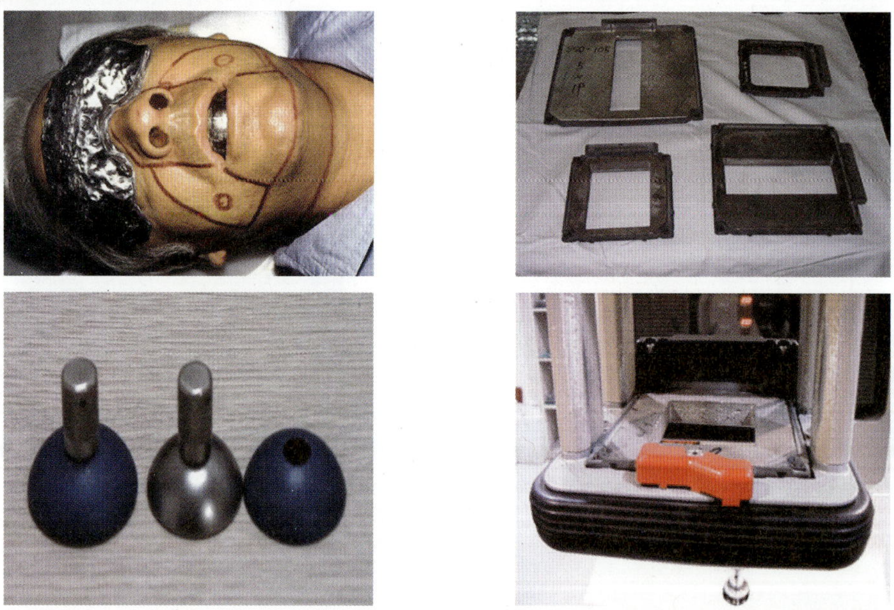

그림 7-39 shadow tray와 차폐블럭

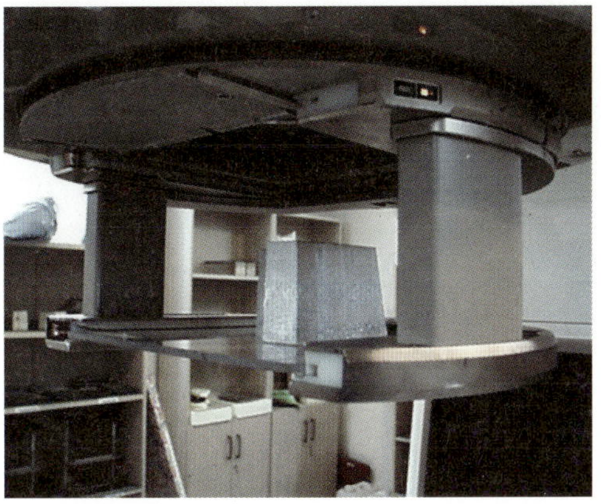

차폐물은 표재치료기나 심부치료기에서는 환자의 피부 위에다 직접 올려놓고 차폐를 하였고, 고 에너지 전자선 치료에서는 환자 피부에 직접 올려놓고 차폐하는 내 차폐나, 전자선 콘에 차폐체를 올려놓고 치료하는 외차폐가 있다(그림 7-38). 고 에너지 치료 장치에서는 콜리메이터 아래에 "shadow tray"라고 하는 투명한 아크릴판 위에 올려놓는다(그림 7-39).

차폐물의 종류는 straight-cut block와 divergent block(custom)으로 구분한다(그림 7-40). straight-cut block은 Co-60장치나 과거의 선형가속기에서 SSD가 짧은 치료 장치(80㎝)를 차폐하기 위해 사용하였다. SSD가 짧으면 반음영의 크기가 SSD가 긴 경우 보다 반음영이 작기 때문에 선속의 기하학적인 퍼짐(geometric divergence of the beam) 및 차폐물에 의한 반음영을 고려하지 않고 제작한다. 차폐물에 의한 반음영을 최소화시키면서 최적의 차폐율을 얻을 수 있는 custom block은 초점이 작은 선형가속기와 같은 장치 SSD, SAD가 100㎝인 치료에 주로 사용한다(그림 7-41).

그림 7-40 straight-cut block와 divergent block

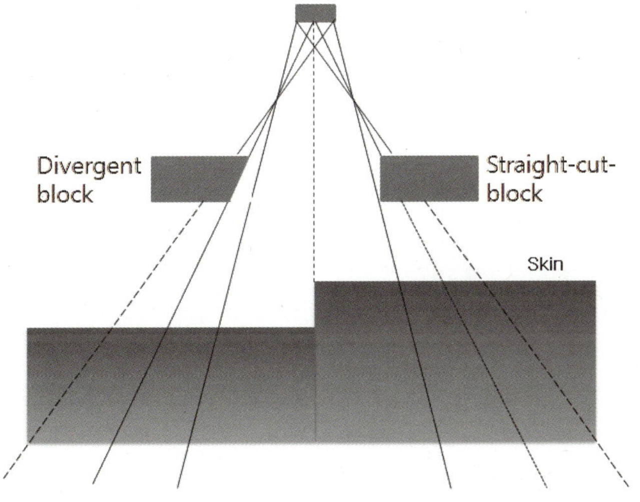

그림 7-41 straight-cut block와 divergent block

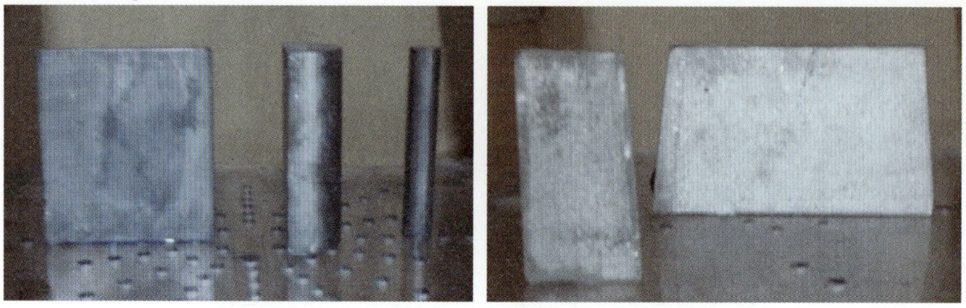

7.5 방사선 치료 확인(treatment verification)

방사선치료를 처음 시행하기 전에 모의치료 했을 때 결정했던 조사면, 종양이나 표적, 정상조직, 차폐, 체표 표시 등이 방사선치료 시에도 일치하는지 확인하여야 한다. 환자가 처음 치료를 시작하기 전에 확인하는 것도 중요하지만 매일 치료 시작 전에도 자세확인을 해야 한다. 치료확인은 크게 두 가지가 있다. 첫 번째는 환자 치료 영역에 잉크로 표시된 부분이 일치와 고정장치로 사용된 기구들이 환자와 일치해서 매일 재현성을 잘 유지하는지 확인해야 한다. 두 번째는 선형가속기로 촬영된 영상을 모의치료나 virtual simulation에서 만들어진 영상과 비교해서 종양, 표적이 치료 조사면에 포함되는지 정상

그림 7-42 치료확인영상(EPID)과 투시모의치료, 전산화단층 모의치료 영상(DRR) 비교

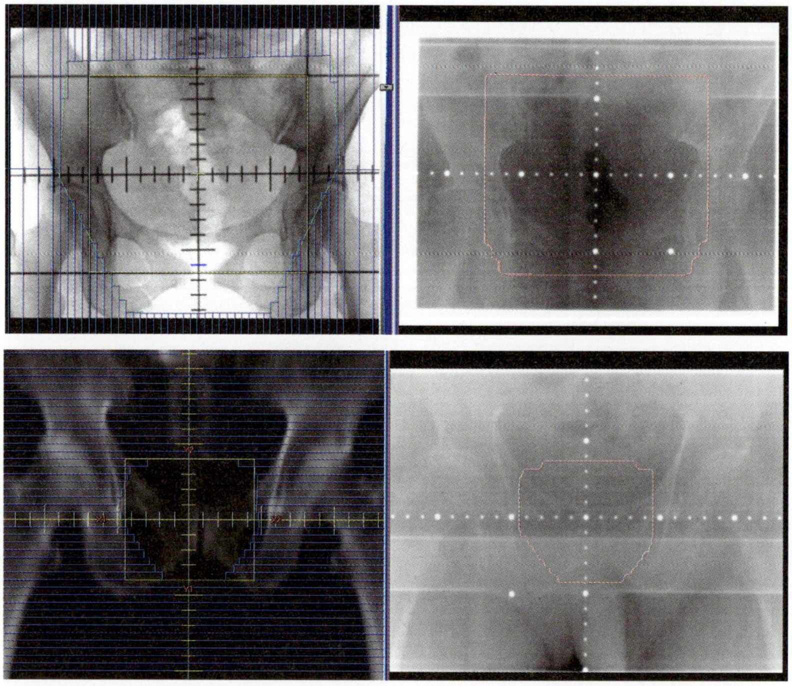

조직이 차폐되는지를 확인해야 한다. 이와 같이 치료장치로 촬영된 영상은 여러 가지로 명명 되고 있다. 치료확인 하는 영상이라는 의미로 verification 영상, 선형가속기로 촬영하면 Linacgram, Co-60으로 촬영하면 코발트그램, 치료면을 보여주고 있기 때문에 Port 필름이라고도 명명된다. 최근에는 EPID 영상과 Cone beam CT영상을 이용하여 치료 위치를 확인하는 경우가 많이 있으며, MRI영상을 이용하는 장치도 사용되고 있다. 모두 투시를 이용한 모의치료 영상과 전산화단층 모의치료에서 촬영된 영상과 비교하기 위한 것이다(그림 7-42). 방사선치료 확인 영상은 이중촬영을 시행한다. 첫 번째 치료 조사면을 조사하고 두 번째 차폐체를 삽입하지 않고 치료 조사면보다 넓게 촬영해서 모의치료 영상과 비교한다(그림 7-43).

모의치료영상과 치료확인 영상이 차이가 있으면, 환자의 자세를 다시 확인하거나, 재 모의치료를 통해 정확한 자세와 조사면을 확인해서 정확한 치료를 해야 한다. 치료확인 영상은 과거에는 납이나 구리로 증감지로 사용하는 필름 카세트에 필름을 삽입해서 촬영 했지만, 최근에는 EPID(Electronic Portal Imaging Devices)를 이용해서 치료확인 영상을 촬영한다(그림 7-44).

그림 7-43 방사선치료확인 영상 획득 방법

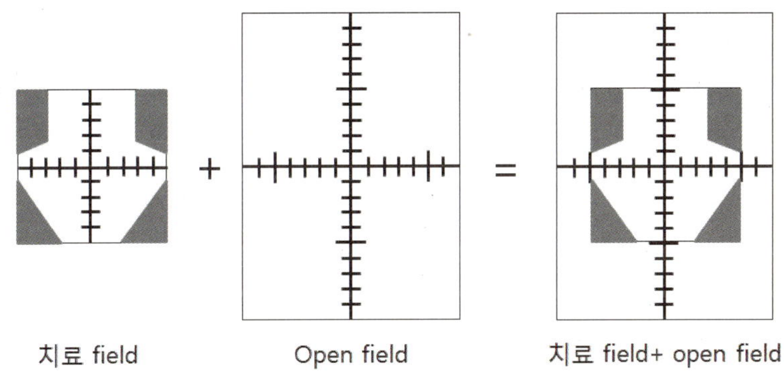

그림 7-44 EPIDs(Electronic Portal Imaging Devices system)

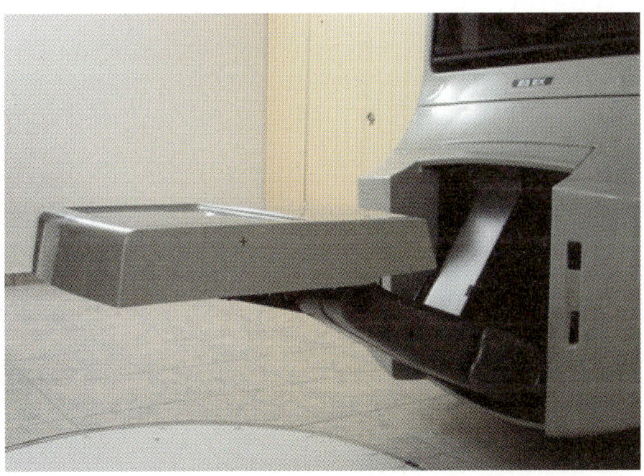

그림 7-45 cone beam CT를 이용한 치료확인

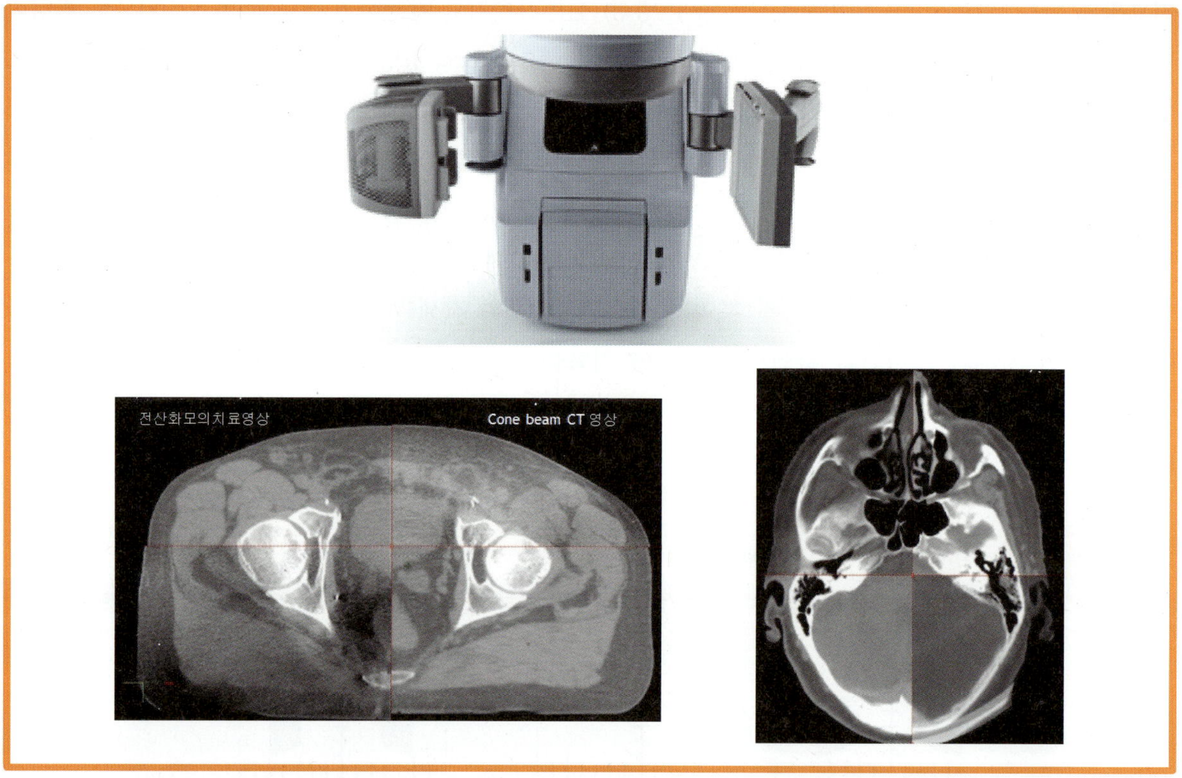

전산화단층 모의치료장치를 이용해서 3D, 4D 치료가 발전하고 있기 때문에, 전산화단층촬영모의치료 영상과 치료영상을 비교해서 환자 자세를 확인하고 정밀한 치료를 시행하기 위해서 cone beam 전산화 단층촬영 영상도 이용되고 있다(그림 7-45).

7.6 부위별 모의치료촬영

1. 뇌(brain)

▸ **개 요** 뇌종양은 두개 내에서 발생하는 신생물의 총칭으로 발생빈도는 전 종양의 2~5% 정도이다. 뇌종양의 발생빈도는 표 7-2과 같다. 일반적으로 뇌종양은 크게 세 범주, 즉 원발성 뇌종양, 전이성 뇌종양, 백혈병 또는 림프선 종양 등에 의한 뇌척수막으로의 침습으로 대별된다. 원발성 뇌종양은 뇌 전체를 수술로 제거하기가 불가능하기 때문에 보통 생검 또는 부분절제 후 뇌 전체를 방사선 치료하고 원발 부위만을 추가 더 치료(booster therapy)하고 있다. 요즘음은 CT, MRI 등의 첨단 진단장비의 발달로 종양의 크기나 위치를 정확히 설정할 수 있기

때문에 처음부터 원발부위의 방사선치료가 시행되고 있다. 전이성 뇌종양은 주로 단일성이거나 크기가 너무 작아 구별이 곤란하기 때문에 뇌 전체를 방사선치료하며, 가끔은 단일성이거나 크기가 상당히 큰 종양의 경우에는 추가치료를 시행한다. 뇌척수막의 방사선 치료는 뇌 전체와 척수, 안와 속의 시신경까지 포함되기 때문에 눈과 인후부위의 차폐에 주의하여야 한다.

두개 내에 위치한 종양을 치료하기 위한 치료자세는 두개골의 뒷 부분이 둥글기 때문에 매일 정확한 자세 재현을 위해 특수한 고정장치(headrest, vecro chin straps, alpha cradle, sponges 등)가 필요하다.

표 7-2 뇌종양의 발생빈도

신경교종(glioma)	30~45 %
신경교아종(glioblastoma)	
성상세포종(astrocytoma)	
수아종(medulloblastoma)	
상의종(eqendymoma)	
핍돌기교세포종(oligodendroglioma)	
송과체종양(pineal body tumor(pinealoma))	5~10 %
하수선종(pituitary adenoma)	10~15 %
두개인두종(meningioma)	15~20 %
신경초종(neurinoma)	5~10 %

1) 전 뇌조사(whole brain)

대개 좌우대향 2문조사를 실시한다.

① 환자에게 모의치료촬영 과정을 설명하고 테이블위에 똑바로 누워(supine)양 팔을 몸에 붙인다.

② 환자의 머리를 똑바로 하고 고정장치를 사용하여 고정한다.

* 보조용구를 사용할 경우에는 투시장치에 의한 정확한 자세를 잡은 후 보조용구를 사용한다.

③ isocenter를 정하고 SSD를 맞춘다.

- isocenter가 midline인 경우
  SSD = SAD-1/2IFD
  IFD(intrafield distance) : 환자의 두께
- isocenter가 임의의 깊이인 경우
  SSD = SAD-isocenter까지의 깊이

④ 투시하면서 조사면을 설정한다. 조사면은 대개 $22 \times 17\ cm^2$ 정도이며 콜리메이터에 각도를 주어 그림 7-46, 7-47과 같이 조사면을 정한다.

전면 : 피부 1 cm 밖(fall—off) (a)

그림 7-46 전뇌 조사면

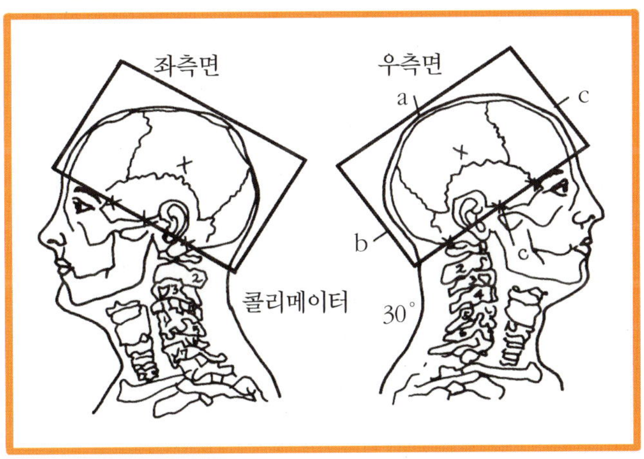

그림 7-47 전뇌 조사면

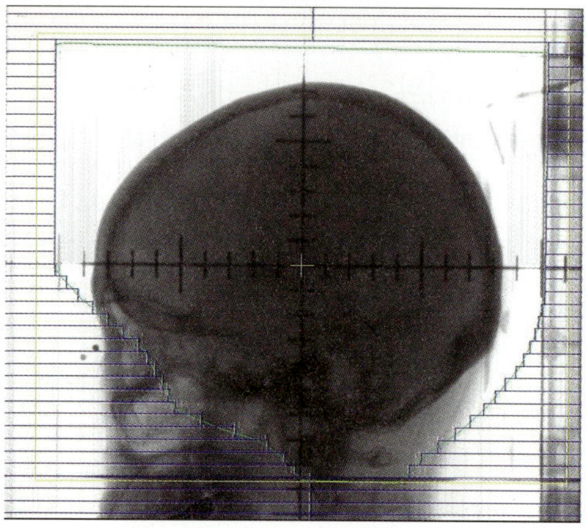

후면 : 피부 1 cm 밖(fall—off) (b)

하단 : superior orbital ridge와 EAM을 잇는 점 (c)

상단 : 피부 1 cm 밖(fall—off) (d)

⑤ 좌우 측면 X선 사진을 촬영하고 방사선치료 전문의의 확인을 받는다.

⑥ 환자의 피부에 조사면을 표시하고 치료부위와 얼굴 폴라로이드 사진을 촬영하여 환자 차트에 붙인다. 머리고정기구를 사용할 경우에는 고정기구 위에 조사면을 표시한다.

⑦ 환자 차트에 모의치료촬영정보 및 기타 관련자료를 기록한다.

(1) 축소조사법(reduction or conedown technique)

모든 절차가 전 뇌조사법과 동일하고 다만 투시를 시행하면서 치료부위 설정시 그림 7-48과 같이 조사면을 결정한다.

(2) 헬멧 조사법(helmet technique)

전이성 뇌종양 치료에 많이 사용하며, 이 치료법의 목적은 종양에 의한 중추 신경계의 압박 또는 종양침윤에 의한 증세와 이에 수반되는 뇌부종에 의한 증세를 호전시켜 가능한 정상적인 생활을 영위시킴과 동시에 생존기간의 연장을 도모함이다. 전 뇌 조사법과 동일하며, 투시하면서 조사면을 설정하는 경우에는 그림 7-49와 같이 한다. 이때 눈을 차폐하기 위하여 차폐물의 경계는 뒤쪽으로 lateral canthus, 위로는 anterior fossa로 한다. 일반적으로 조사면은 $22 \times 17\ cm^2$ 전후로 전두개를 포함한다.

그림 7-48 축소 조사면

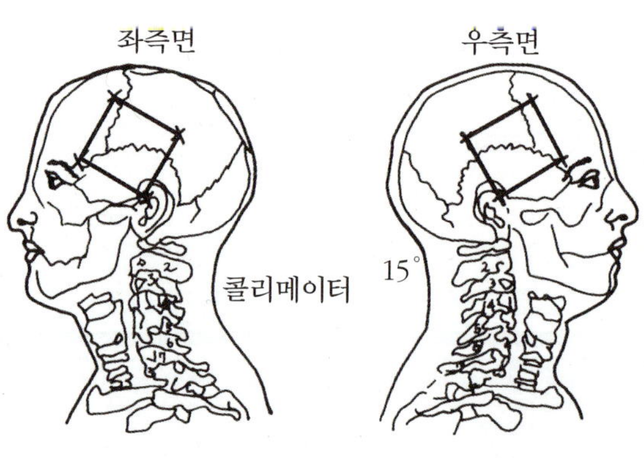

그림 7-49 헬멧 조사면

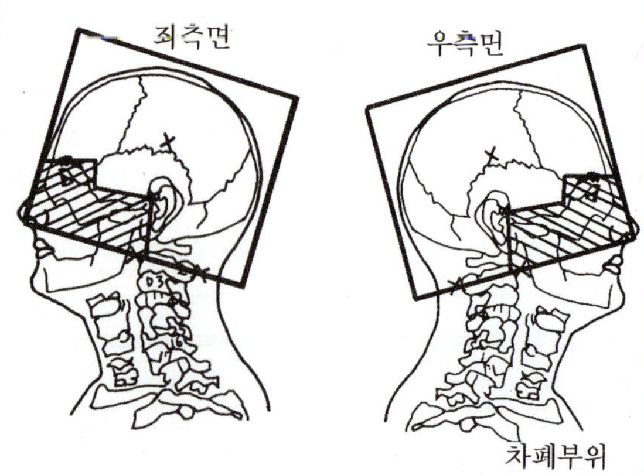

전면 : 피부 1 cm 밖(fall-off)

후면 : 피부 1 cm 밖(fall-off)

하단 : C2 위치 또는 C2 포함

상단 : 피부 1 cm 밖(fall-off)

2) 신경교종(glioma)

신경교종은 조직학적 분화정도에 따라 크게 성상세포종(astrocytoma) 등의 양성교종과 역행성 성상세포종(anaplastic astrocytoma) 및 다형성 신경교아종(glioblastoma multiforme) 등의 악성교종으로 나눈다. 방사선치료의 역할은 근치적 방사선치료 및 수술 후 방사선치료로 크게 구분되나 방사선치료 방법은 동일하다.

(1) 자세 및 조사방향

환자의 자세 및 조사방향은 종양의 위치에 따라 달라진다. 따라서 종양의 발생부위와 주변장기와의 관계를 고려하여 적절한 자세 및 조사방향을 결정한다(필요한 치료자세를 위하여 보조용구를 사용하여 안정적인 자세를 취할 수 있다). 일반적으로 전산화치료계획을 시행하며 쐐기필터(wedge) 등과 같은 선량 보상체를 사용한다.

① **종양의 위치가 대뇌의 중앙에 있을 경우 :** 누운 자세에서 대향 2문조사를 시행한다.

② **종양이 뇌의 좌측 또는 우측에 편향된 경우** : 누운 자세에서 대향 2문조사를 하되 종양이 위치한 쪽의 선량 비중을 높이거나(1 : 2 또는 1 : 3), 전산화치료계획에 의해 상방 및 측방의 2문조사를 시행한다. 또한 측와위로 ipsilateral paired wedge technique을 사용하기도 한다.

③ **후두엽에 위치해 있을 경우 :** 엎드린 자세에서 대향 2문조사나 후방 및 측방향조사가 이루어진다. 환자가 복와위(prone) 자세를 취할 경우 보조용구로 턱 및 이마를 받친다.

④ **종양이 전두엽이나 측두엽에 있을 경우 :** 전방향 조사면을 사용하며, 이때에는 머리를 충분히 숙이게 하여 시신경 및 안구에 대한 방사선 장해를 최소화하여야 한다(그림 7-50).

그림 7-50 **전두엽 치료를 위한 치료자세**
(aquaplast를 사용하여 턱을 최대한 당겨 머리를 최대한 숙이게 한 자세)

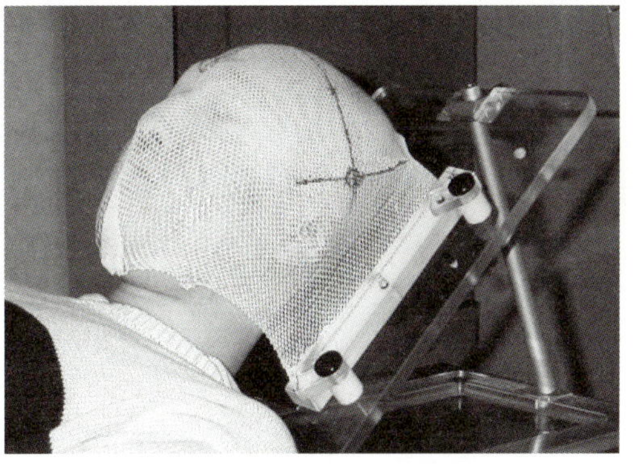

3) 중추신경계(central nerve system)

중추신경계 조사는 전 뇌 및 전 척수강 내 거미막하 공간이 치료의 표적이 되며, 뇌 전체를 대향 2문조사(SAD법)로 치료하고, 환자의 전 척수(전뇌조사면의 하단 : C2-4에서 제2 혹은 제3 요추까지)를 1문조사(SSD법)로 한다. 따라서 전 뇌조사면과 척수 조사면과의 경계부분이 겹치지 않도록 주의하여야 하며, 척수가 긴 경우에는 2개의 조사면으로 나누어 치료하게 되는데, 이때 역시 조사면의 경계가 겹치지 않도록 주의를 요한다. 조사면의 접합부위는 척수가 없는 제2요추 이하로 하는 것이 좋다. 접합부위는 근접한 조사면의 분리공식에 의한 간격(skin gap)을 계산하여 분리시키며 접합부위의 위치는 치료기간 중 변화(moving gap)를 주는 것이 바람직하다. 또한 뇌 조사면과 척수 조사면의 경계부분이 겹치지 않도록 하는 방법으로는 차폐물의 사용법, 환자의 테이블에 각도를 주는 방법, 조사면 경계에서 뇌 조사면 측에 포함되는 척수 조사면을 둘(C2, C4 부위)로 나누어 격일로 치료하는 방법 등이 있다.

① 환자에게 모의치료촬영 과정을 설명하고 테이블 위에 똑바로 엎드려(prone) 양 팔을 옆으로 하게 한다.

* 보조용구로는 턱 및 이마 받침대를 제작하여 사용함으로서 안정적이고 편안한 자세를 유지할 수 있으며, 또한 고정기구 재료로서 aquaplast를 사용하면 더욱 효과적이다.

② 고정기구를 사용하여 환자의 머리를 똑바로 고정한다.

③ isocenter를 정하고 SSD를 맞춘다(전 뇌조사 법과 동일).

④ 투시 하면서 조사면을 그림 7-51과 같이 설정한다.

직교하는 조사면은 인접 조사면의 중심축이 직각으로 이루어지는 형태이다. 예를 들어, 수아종(medulloblastoma) 치료에서 뇌조사를 분리(brain fields separation)하게 되는데 이때 분리 간격 S는,

$$S = \frac{1}{2} \cdot L \cdot \frac{d}{SSD}$$

가 되며, 여기서 d는 연결이 허용되는 깊이이다.

⑤ 다음 모든 과정은 전 뇌조사법과 동일하다.

⑥ 전 뇌조사면 결정 후 전 척추 조사면을 투시하면서 결정하며, 조사면으로 치료부위를 다포함 할 수 없을 경우에는 다음 식에 의해 표면간격(skin-gap)을 구한 후 분리한다(그림 7-52).

그림 7-51 a) 직교하는 조사면 분리의 일반적 개념, b) craniospinal 조사에 사용하는 직교하는 조사면의 예, c) 직교하는 조사면 분리의 lateral view

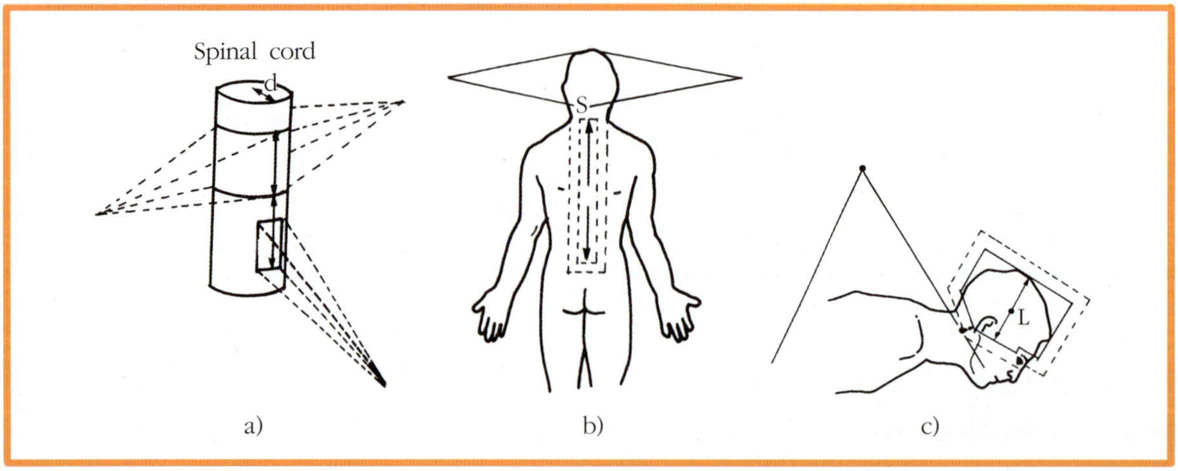

그림 7-52 $G_1 + G_2$ 간격으로 분리되고, 표면과 두 개의 인접 선속의 깊이 d에 대한 기하학적인 것을 나타내고 있다.

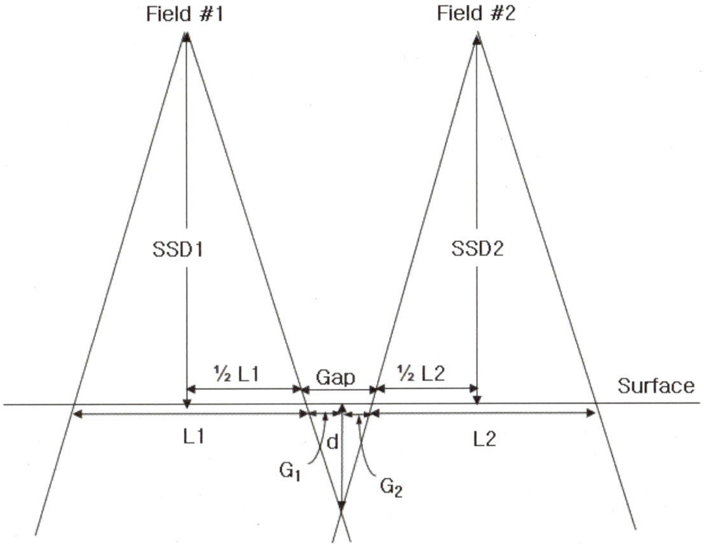

표면에서의 총분리간격(total separation) gap은

$$Gap = G_1 + G_2 = \frac{1}{2} \cdot L_1 \cdot \frac{d}{SSD_1} + \frac{1}{2} \cdot L_2 \cdot \frac{d}{SSD_2}$$

이다.

그림 7-53 CSI(craniospinal irradiation) 치료를 위한 환자자세

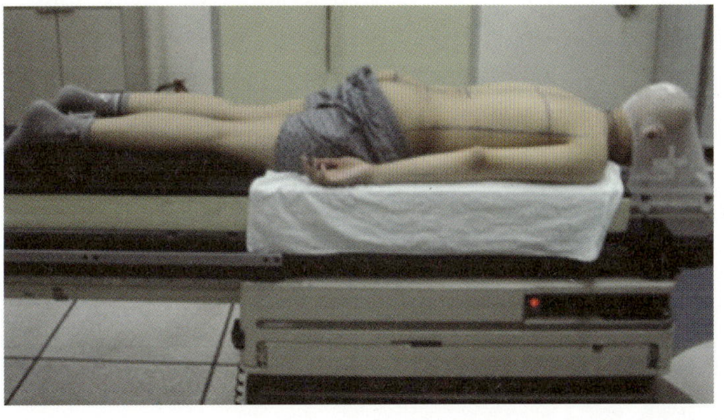

그림 7-54 턱을 충분히 숙일 수 있는 자세를 얻기 위해 사용하는 head holder

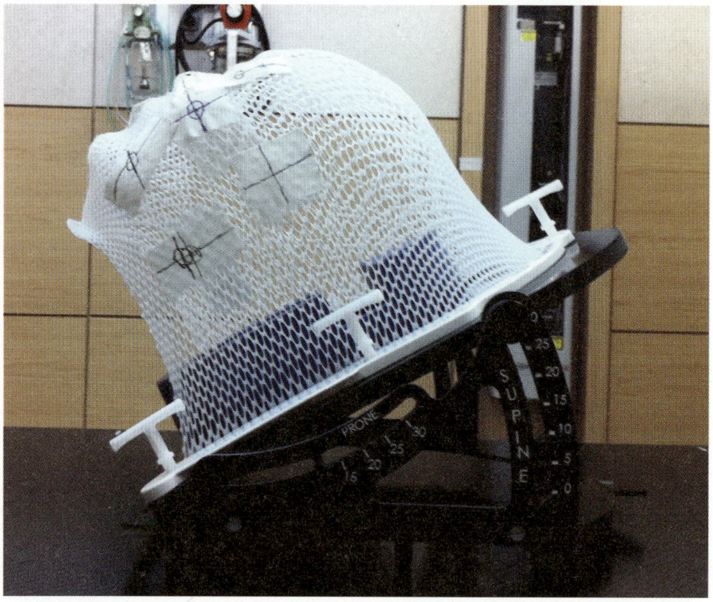

그림 7-55 뇌하수체 선종의 전산화치료계획

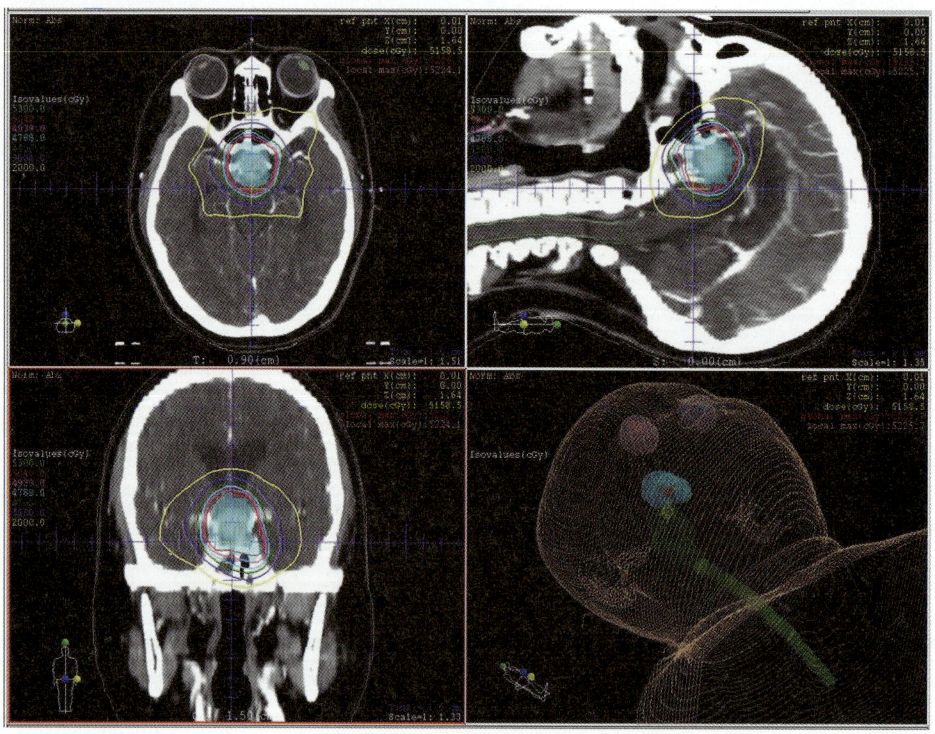

4) 뇌하수체 선종(pituitary adenoma)

뇌하수체 선종은 대개는 조직학적으로 양성이나, 성장호르몬, 프로락틴, 부신피질 자극 호르몬 등의 호르몬 분비와 시신경교차(optic chiasm)의 압박 또는 침윤에 의한 시야장애가 주증세로 치료 목적은 종양의 압박 증세를 감소시키고, 호르몬의 과다분비를 조절하여 생존율을 증가시키는데 있다.

① 치료자세는 일반적으로 누운 자세로 하며 대향 2문 조사나 3문조사, 회전조사를 한다.

② 측두엽의 과다선량을 피하고 안구의 방사선 장해를 줄이기 위해서는 머리를 충분히 숙인 자세가 요구 되며, 특수한 보조용구(aquaplast)를 제작하여 사용하는 것이 매우 효과적이다.

③ isocentric technique을 이용하여 조사면을 결정하며, 일반적인 조사면의 크기는 5×5, 6×6 cm^2 정도이다.

5) 주의사항

뇌종양치료는 SAD법 또는 SSD법으로 치료하는데 SAD법이 위치잡이 재현 시간의 절약 및 위치잡이의 오차를 줄일 수 있다. 일반적으로 조사면은 두부의 크기보다 1 cm 정도 크게 설정하여야 하며, 만약 너무 크게 조사면을 설정하면 치료시간이나 MU계산에 오차를 초래할 수 있으므로 주의 하여야 한다. 정확한 선량계산을 위해 등가면적 계산시 조사면 전체의 등가면적에서 피부밖 조사면의 등가면적을 제외해서 오차를 줄일 수 있다.

그림 7-56 뇌부의 전산화치료계획

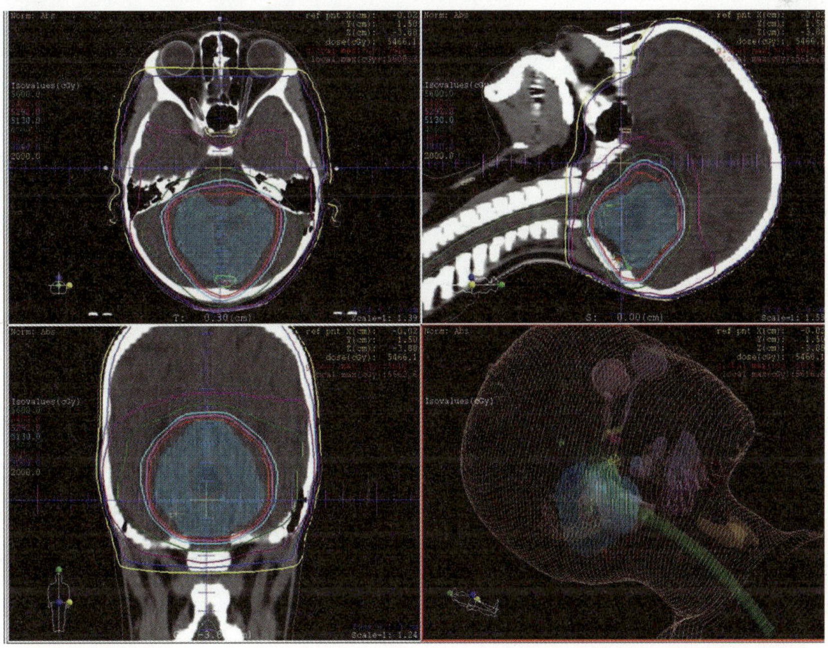

그림 7-57 뇌부의 전산화치료계획

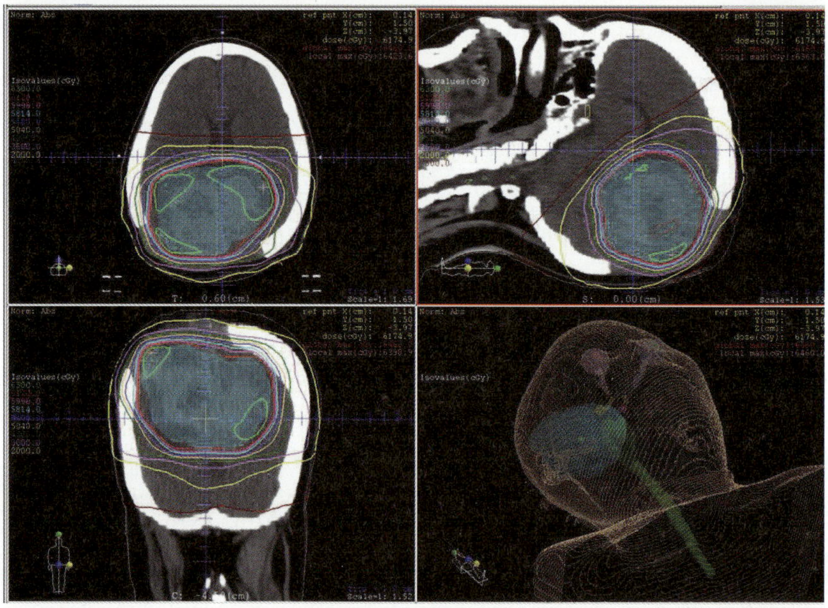

그림 7-58 뇌부의 전산화치료계획

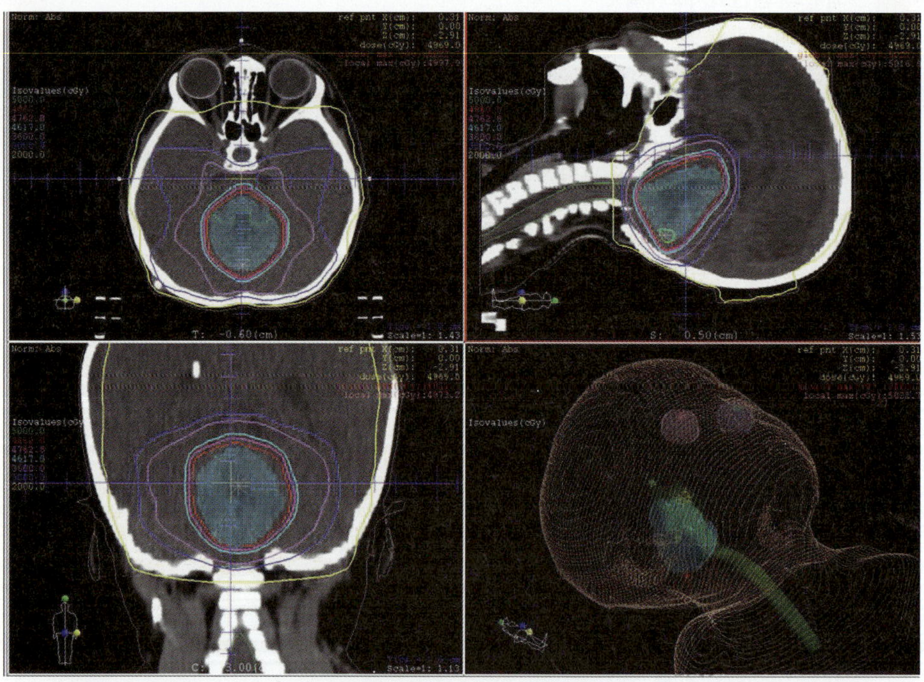

그림 7-59 뇌부의 전산화치료계획

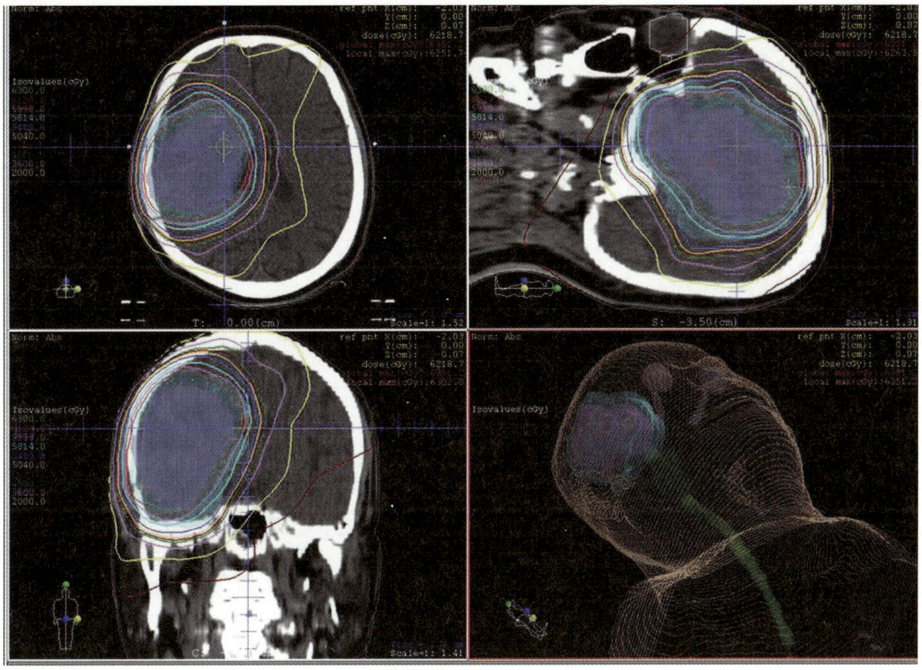

2. 두경부(head & neck)

▸ 개 요 방사선치료의 이점은 치료부위의 기능과 형태를 보존할 수 있는 것인데, 대부분의 두경부 종양은 방사선 감수성이 비교적 높은 편평상피암으로서 외과적 치료 보다 방사선치료를 시행함으로서 외부 노출부위의 상처나 기능 손상 없이 치료를 할 수 있다. 입, 혀, 목, 후두에 발생하는 종양은 주로 담배를 피우거나 음주가 잦은 사람에게서 호발하며, 비인·후두암(nasopharyngeal cancer)은 담배와는 관계가 적으나 10대에서도 발병되고 있으며, 비강, 타액선의 종양은 그리 흔치 않다.

대부분 환자의 첫 증상은 원발부위를 짐작하게 하는 목 주위의 몽우리(lump)를 발견할 수 있으며 종양보다 더 큰 경부림프절도 종종 발견된다. 상기도는 림프선(lymphatic vessels)이 많아 주위의 경부림프절로 쉽게 전이가 되나, 림프절이 발견되면 이미 원격전이가 의심되는 유방암, 전립선암과는 달리 원발부위와 림프절만 치유하면 완쾌확률이 비교적 높다. 경부 림프절이 분명하게 보이지 않는 경우라도 주위의 림프절 및 쇄골상 림프절을 포함하여 치료한다.

완치를 목적으로 방사선치료를 시행할 경우에는 보통은 조사면을 줄여가면서 치료하는 축소조사면 기법으로 (cone down technique) 총선량 6,000~7,500 cGy를 조사한다.

또한 수술 전·후 방사선치료는 4,500~5,000 cGy까지 조사하고 종양의 반응을 관찰하여 반응이 양호한 경우에는 계속 방사선치료를 시행하고, 반응이 좋지 않은 경우는 치료를 중단하고 2~6 주후 수술을 한다.

방사선의 부작용을 최소화하기 위하여 모의치료촬영시 환자의 자세와 정상조직의 차폐에 세심한 주의를 기울여야 한다. 치료기간 중 대부분의 환자에 있어서 조사부위에 방사선 점막염(dryness와 soreness)이 생기게 되며, 이를 경감시키기 위한 노력과 치료 후의 부작용을 위하여 환자의 치아에 대한 세심한 주의가 필요하다.

두경부종양의 방사선치료는 머리 위치와 고정이 가장 중요하다. 머리가 약간만 틀어져도 대향 2문조사의 정확성은 기대하기 어렵다. 턱의 위치 확인은 매일 동일한 위치잡이 재현의 중요한 사항이며, 모의치료촬영시 턱 위치와 치료시의 위치를 동일하게 하기 위하여 bite-block을 입에 물게함으로서 턱의 위치를 고정시킬 뿐만 아니라 혀도 고정시켜 정확한 치료를 할 수 있다.

어깨가 치료 조사면에 포함되는 것을 방지하기 위한 기구를 사용하는 것이 좋으며, 만약 기구가 없을 경우에는 환자로 하여금 치료 테이블을 잡아당기게 함으로서 환자의 어깨가 조사면에 포함되지 않도록 한다. 경부 림프절은 투시에서 보이지 않으므로 납줄이나 철사를 림프절에 붙여 림프절이 조사면에 포함될 수 있도록 한다.

1) 대향 2문조사

① 환자에게 모의치료촬영 절차를 설명한다.

② 만약 환자에게 의치가 있다면 의사와 상의하여 의치의 제거여부를 결정하고 차트에 기록한다.

③ 똑바로 누운 자세(supine)에서 환자의 머리에 적당한 고정기구를 선택하고, 양 팔은 어깨가 조사면에 포함되지 않도록 한다.

④ 보조용구의 사용 여부를 결정한다.

⑤ 적당한 자세가 결정되면 테이프 또는 다른 고정장치를 사용하여 환자의 머리를 고정한다.

⑥ gantry를 옆(lateral)으로 회전한다.

그림 7-60 대향 2문조사면

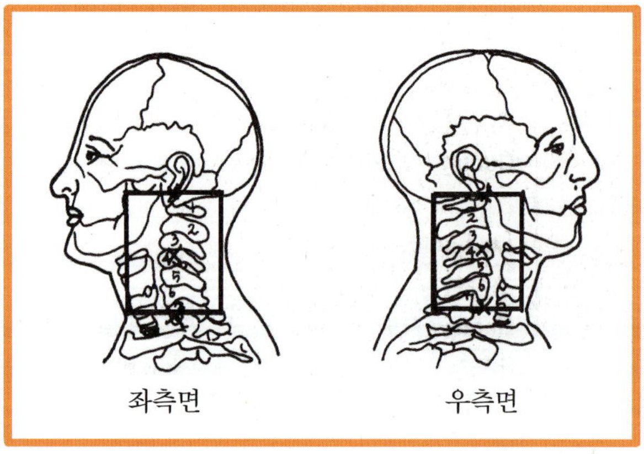

그림 7-61 aquaplast를 이용한 두경부위 3문조사 환자의 자세

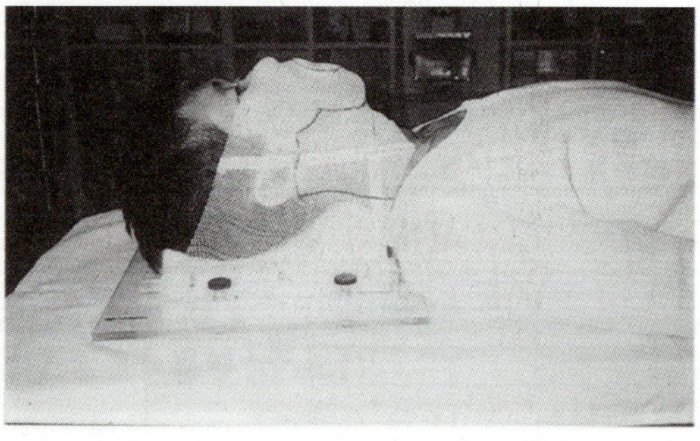

⑦ isocenter를 정하고 SSD를 맞춘다(전 뇌조사법과 동일).

⑧ 조사면에 납줄을 붙이고 선량계산점 또는 원하는 위치에 직경 1 mm 정도의 납 또는 철을 붙인다(경우에 따라서 이 과정을 생략하고 모의치료촬영 필름에 직접 조사면을 그리기도 한다).

⑨ 좌우측 사진을 촬영하여 조사면을 확인한다.

⑩ 촬영된 사진을 의사와 함께 확인한다.

⑪ 환자의 피부에 치료 조사면을 그린다.

⑫ 차폐부위가 결정된 사진을 차폐물 제작실로 보내 차폐물을 제작한다.

⑬ 치료부위에 대한 폴라로이드 사진을 촬영하여 차트에 붙인다.

⑭ 환자의 차트에 모든 모의치료촬영 정보를 기록한다.

⑮ 방사선치료 일정을 정한다.

2) 좌우 쇄골 상 림프절 조사(supra clavicular lymph node : SCL)

쇄골 상 림프절은 경부의 좌우 대향 2문조사의 조사면과 경계부위의 겹침에 주의하여야 한다.

① gantry를 테이블에 수직으로 돌려 쇄골 상 조사면에 맞춘다.

② 조사면의 중심(center)을 정하고 SSD를 맞춘다.

③ 투시하면서 의사가 조사면을 정한다.

- 조사면의 윗면이 측면조사면의 밑면에 접한다.
- 조사면의 측면은 쇄골의 2/3를 포함하도록 한다.
- 조사면의 밑면은 림프절의 유무에 따라 쇄골의 1/2 또는 전부를 포함한다.

④ 조사면의 퍼짐(divergence)으로 인한 측면조사면과의 겹침이 생기므로 척수부위를 그림 7-62와 같이 차폐한다(차폐는 쇄골 밑의 폐 보호가 주목적이다).

⑤ 사진을 촬영하고 환자 피부에 조사면을 표시한다.

⑥ 촬영한 사진을 의사와 함께 확인한다.

⑦ 환자의 피부에 잉크로 표시한다.

⑧ 차트에 모든 모의치료촬영 정보를 기록한다.

그림 7-62 쇄골 상 램프절 조사면

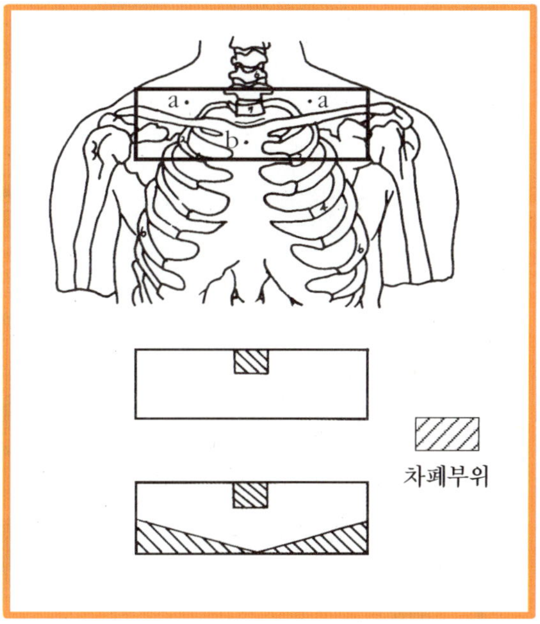

3) 주의사항

두경부 종양의 치료는 대부분 상부(upper neck)를 포함한 대향 2문조사와 하부(lower neck)의 쇄골 상 림프절(supraclavicular lymph node, SCL)을 포함한 1문조사로 시행한다. 이때 세 조사부위의 겹쳐지는 부위(척수선량)의 선량에 세심한 주의를 기울여야 한다(그림 7-63).

그림 7-63 두경부의 3문 조사면

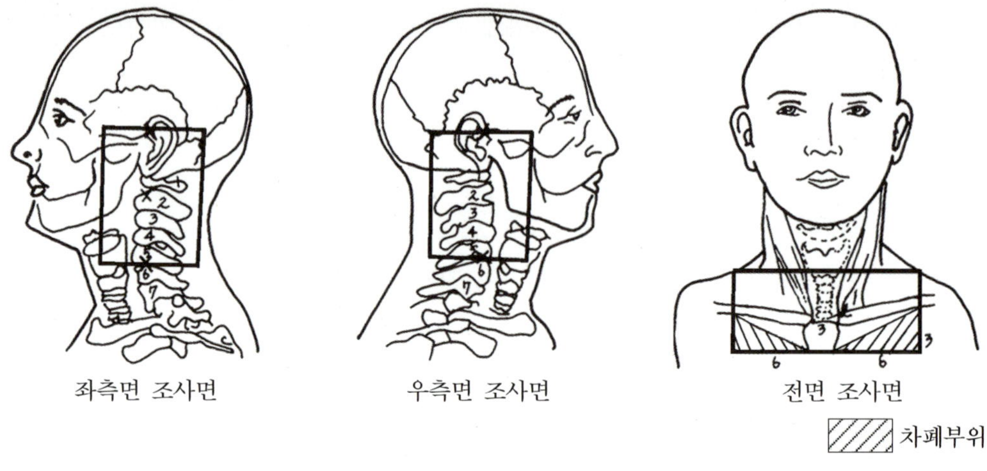

그림 7-64 두경부의 전산화치료계획

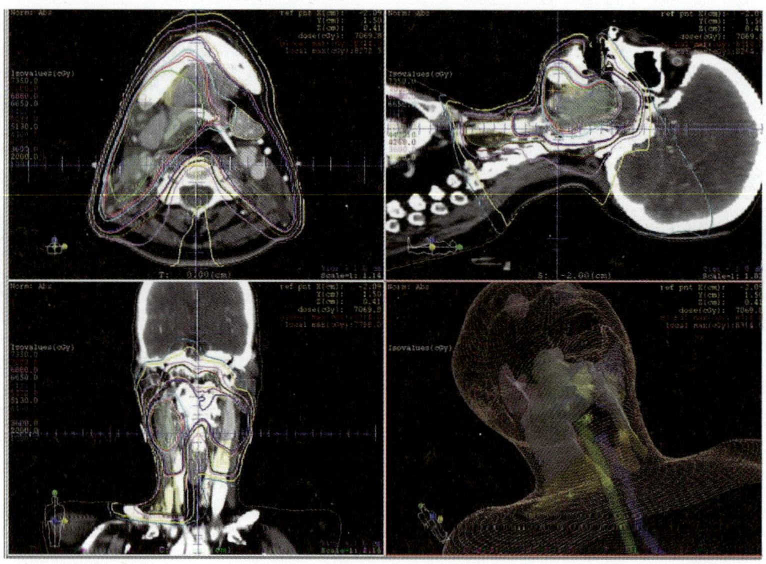

하부조사면(SCL)은 보통 SSD법으로 정면조사를 시행하며, 상부조사면은 SAD법 또는 SSD법으로 대향 2문조사를 시행한다. SSD법과 비교하여 SAD법의 장점은, 첫째, 환자 위치잡이가 편리하며, 대향 2문조사시 환자와 테이블을 움직이지 않으므로 조사면을 변화시킬 때 발생할 수 있는 오차를 줄일 수 있고 SSD가 약간 틀려도 반대측 조사면에서 보상이 된다. 둘째, 방사선사가 환자 위치잡이 시 SSD를 확인함으로서 치료 기간 중 환자의 두께 변화를 알 수 있다.

그림 7-65 두경부의 전산화치료계획

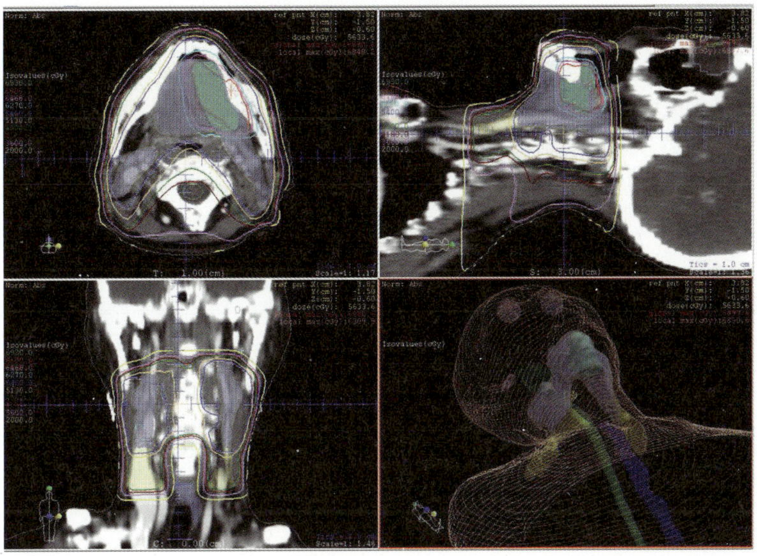

그림 7-66 두경부의 전산화치료계획

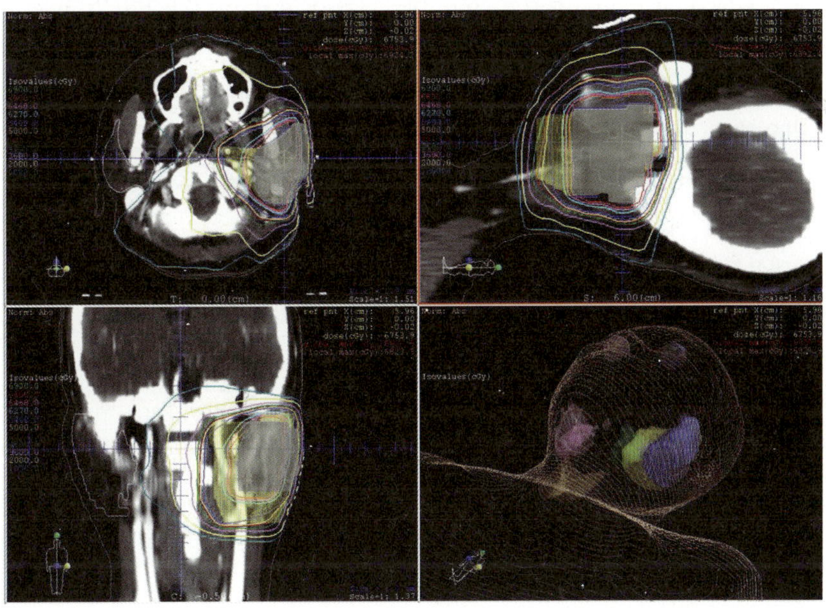

선속의 퍼짐으로 인한 세 조사면 간의 접합부위는 저선량 또는 과선량이 조사 될 수 있기 때문에 모의치료촬영 또는 치료시 환자의 정확한 자세 재현에 세심한 주의를 하여야 하며 치료 중 치료부위 확인사진(verification film : L-gram, EPID)을 촬영하여 확인 할 수 있다. 차트에 환자의 두께나 기타

위치잡이 정보를 정확하게 기록하는 것은 치료 시 정확한 위치 잡이 재현과 선량(MU)계산에 필수적이다. 특히 조사면의 크기, 조사면 중심에서의 두께 등은 정확한 종양선량을 계산하는데 중요한 인자이다. 조사면 내의 중심점 이외의 임의 점의 선량을 계산 할 경우에는 모의 치료촬영을 시행하면서 납줄로 표시하여 위치를 확인하고, 중심선과의 거리를 측정하여 산란선의 영향을 고려한 정확한 선량을 계산할 수 있다. 이와 같은 계산은 모의치료촬영 필름에 조사면과 선량, 알고 싶은 점의 위치를 표시하여 컴퓨터에 입력시켜 쉽게 계산할 수 있다.

3. 흉부(chest)

▸**개 요** 폐암은 암 중에서 치사율이 가장 높으며 수술이 가능할 때에 발견되기가 쉽지 않다. 수술시기가 지났거나 수술 후에도 림프절 전이의 위험이 높은 환자는 방사선치료가 필수적이다. 수술할 수 없는 환자의 경우나 말기 환자에 있어서도 환자의 통증, 호흡곤란 등을 완화시키고, 종양부위의 국소치료로 생명을 연장시킴으로서 환자에게 도움을 줄 수 있다. 대부분 폐암의 방사선치료에 있어서는 원발 병소 뿐 아니라 종격과 폐문림프절을 포함하여 치료한다. 다행히 종양이 폐의 상엽에 있을 경우에는 적당한 크기의 조사면으로 종양과 림프절을 포함하여 방사선치료를 할 수 있다.

반면 하엽에 존재할 경우에는 심장과 정상 폐조직의 선량을 고려하여야 하며, 종격과 림프절을 포함해야 하므로 조사면이 커지고 차폐물이 복잡해지는 등의 문제가 있다.

종양선량을 크게 하고 정상 폐조직이나 심장, 척수(spinal cord)에는 선량을 최소화하기 위한 노력이 필요하다. 간단히 등 뒤에서 척수를 차폐하는 방법은 종격에 있는 종양을 차폐할 우려가 있기 때문에 적정한 종양선량을 위하여 사조사(oblique)나 측면(lateral) 조사면과 전후(AP/PA) 조사면으로 치료하고 있다.

식도암의 대분분은 X선사진이나 CT 또는 내시경에 의한 소견보다 실제로는 더 넓게 퍼져있어 조사면의 위아래 경계를 충분히 설정하여야 하며 흉부의 다른 종양치료와 마찬가지로 처음에 전후 (AP/PA)대향 2문조사를 시행하고, 종양부위 만을 추가치료 한다.

식도는 대개 몸의 중심부에 위치하고 척수와 불과 수 cm 떨어져 있기 때문에 측면 또는 사조사로 척수를 피하여 6,000 cGy 이상의 종양선량을 조사한다. 상부 식도암의 경우는 가슴의 경사가 심하고 어깨나 팔은 치료시 장애가 되므로 처음 치료계획(simulation)을 수립하면서부터 조사면에서 제외되도록 치료계획을 세워야 하며, 경우에 따라서는 치료시작부터 보상필터, 특수 고정장치 등을 이용하여 다문 조사를 시행하기도 한다.

환자는 가능한 편안한 자세로 모의치료촬영실 테이블에 눕도록 한다. 가슴을 치료받는 환자의 경우 호흡곤란 등으로 똑바로 누울 수 없는 경우에는 환자에 맞는 고정기구를 사용하여 머리를 높여주는 등 적절한 자세를 취하도록 한다. 가슴의 모양이 편평하지 않기 때문에 선량의 불균형을 초래 할 수 있으므로 보상필터를 사용하거나, 선량의 불균등 정도를 계산하여 선량을 보상한다.

치료 조사면이 설정되고 사진을 촬영하기 전에 단면도가 불규칙한 환자의 피부에 표시(납줄 사용)를 하여 선량계산시 확인 할 수 있도록 한다. 조영제(barium)를 사용하면 식도의 윤곽 및 종양의 형태도 알 수 있으므로 치료계획에 많은 도움을 준다.

1) 전후 대향 2문조사

① 환자에게 모의치료촬영 과정을 설명한다.

② 환자를 똑바로 눕히고 양 팔을 가지런히 한다. 만약 치료 조사면에 목(neck) 부위가 포함되면 환자의 머리를 고정하고, 그 고정 장치가 치료에 방해가 되지 않도록 주의한다.

③ 관심 있는 지점과 isocenter를 정하고 SSD를 맞춘다(전 뇌조사법과 동일).

④ 조영제를 사용할 경우 바륨을 환자에게 삼키도록 한다.

⑤ 투시하면서 조사면을 설정한다.

⑥ 영상을 촬영하고 환자피부에 조사면을 그린다.

⑦ 촬영한 필름을 의사가 확인한다.

⑧ 치료할 부위의 두께와 SSD, 등쪽 피부 표면과 테이블 사이의 간격(posterior air-gap) 등을 측정 기록한다.

⑨ 흉부측정 양식에 모든 정보를 기록한다.

⑩ 환자 피부에 표시를 한다(laser points, 차폐물 위치).

⑪ 환자의 치료차트에 위치잡이 정보 및 그림(setup diagram)에 기록한다.

⑫ 치료 조사면 및 환자 얼굴 사진을 촬영한다.

그림 7-67 흉부조사면

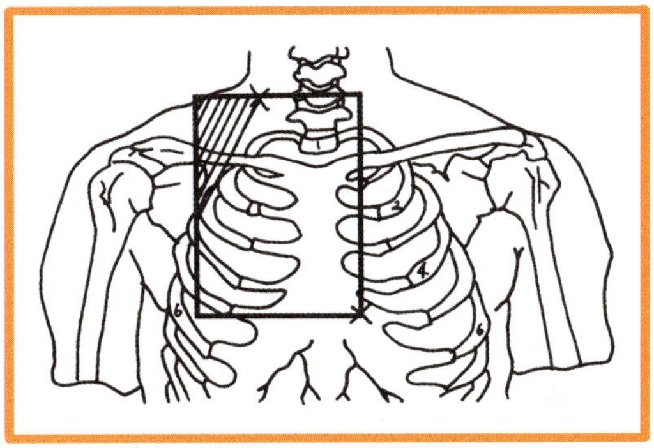

2) 사 조사법(oblique technique)

① 환자에게 모의치료촬영 과정을 설명한다.

② 환자를 테이블에 눕히고 어떤 특별한 자세를 할 것인가를 의사와 상의하여 결정한다. 특수한 자세가 요구될 경우는 모의치료촬영과 매일 치료자세의 재현을 위해 고정기구를 사용한다.

그림 7-68 흉부조사법의 조사면과 입사방향의 모식도

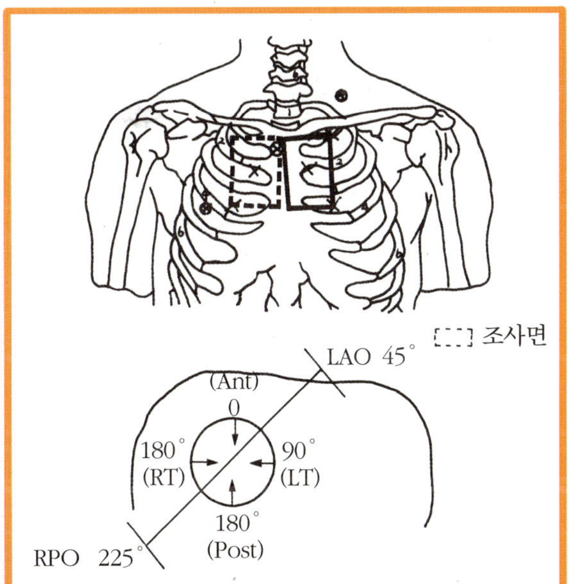

③ 환자의 피부에 조사면의 위 아래 범위를 적당히 설정하고 종양의 깊이에 iso-center가 되도록 SSD를 맞춘다(전 뇌조사법과 동일).

④ 투시하면서 조사면을 설정하고 조사면 및 중심축을 환자 피부에 표시한다.

⑤ gantry를 측면으로 90도(lateral) 돌린다.

⑥ 투시하면서 isocenter를 확인하고 피부에 표시한다(필요하면 테이블의 높이를 조정한다).

⑦ 측면사진에 나타나도록 정면조사면의 세로중심 축에 납줄을 피부표면에 붙인다.

⑧ 측면 사진을 촬영하고 피부에 조사면을 표시한다.

⑨ 측정양식에 기록하고 촬영한 필름은 의사가 확인한다.

⑩ gantry를 앞쪽으로 돌려 정면 사진을 촬영하고 조사면을 피부에 표시한다(이 조사면은 실제 조사면이 아니고 위치잡이를 위한 조사면 임).

⑪ 측정양식에 기록하고 정면 사진은 의사가 확인한다.

⑫ 투시하면서 gantry를 돌려 척수를 조사면에서 제거한다(CT사진은 조사면의 각도를 결정하는데 도움이 된다).

⑬ 사진을 촬영하고 피부에 조사면을 표시한다.

⑭ 측정양식에 모든 사항을 확인 기록한다.

⑮ 치료 차트에 위치잡이 정보 및 그림(setup diagram)에 기록한다.

⑯ 환자의 치료자세 및 얼굴 사진을 촬영한다.

3) 주의사항

가슴, 종격, 식도의 치료는 주로 대향 2문(AP/PA)조사로 SAD법 또는 SSD법을 이용한다. 가슴은 표면이 일정치 않아 균등한 선량을 조사할 수 없어 몇 군데의 관심 있는 지점을 선정하여 이 점들의 SSD, 두께 등을 정확히 측정하여 선량 계산을 한다.

조사선량(MU)의 계산은 조사면 중심의 깊이로 하기 때문에 피부표면의 경사에 의한 두께 차이로 선량의 불균등이 발생할 수 있다. 특히 두께 차이로 인해 척수(spinal cord)에 과선량이 조사될 수 있으므로 주의를 요한다. 또한 치료부위의 조사면을 축소(cone down)하여 치료를 할 경우에는 척수의 조사를 피하기 위하여 사조사법(oblique)으로 치료하거나 차폐물을 사용하며, 또한 경우에 따라 콜리메이터를 회전시켜 치료하기도 한다. 이와 같은 일련의 치료과정의 정확성을 위해서는 무엇보다도 측정양식을 정확히 작성하여야 한다.

그림 7-69 흉부의 전산화치료계획

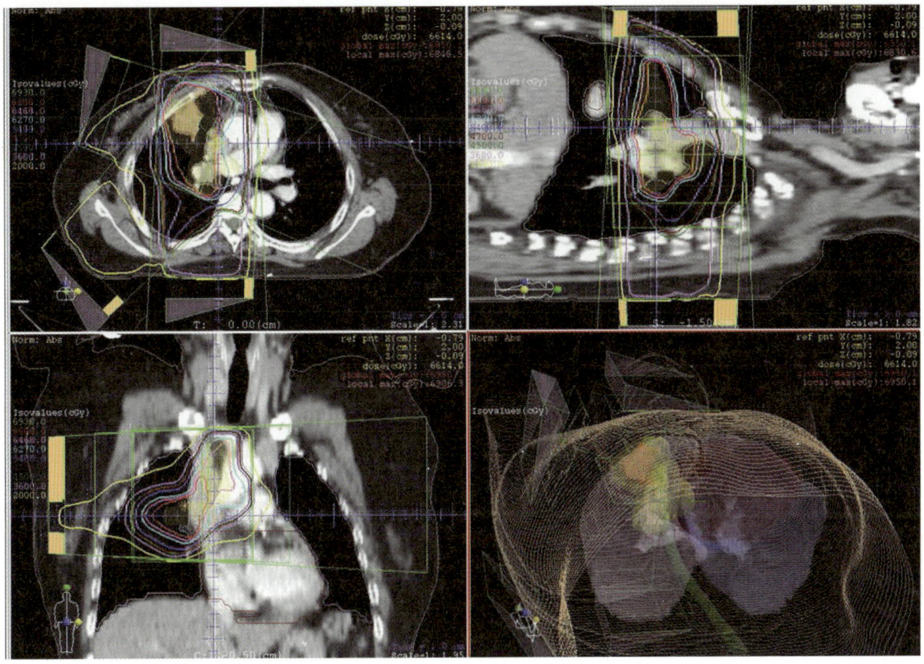

그림 7-70 흉부의 전산화치료계획

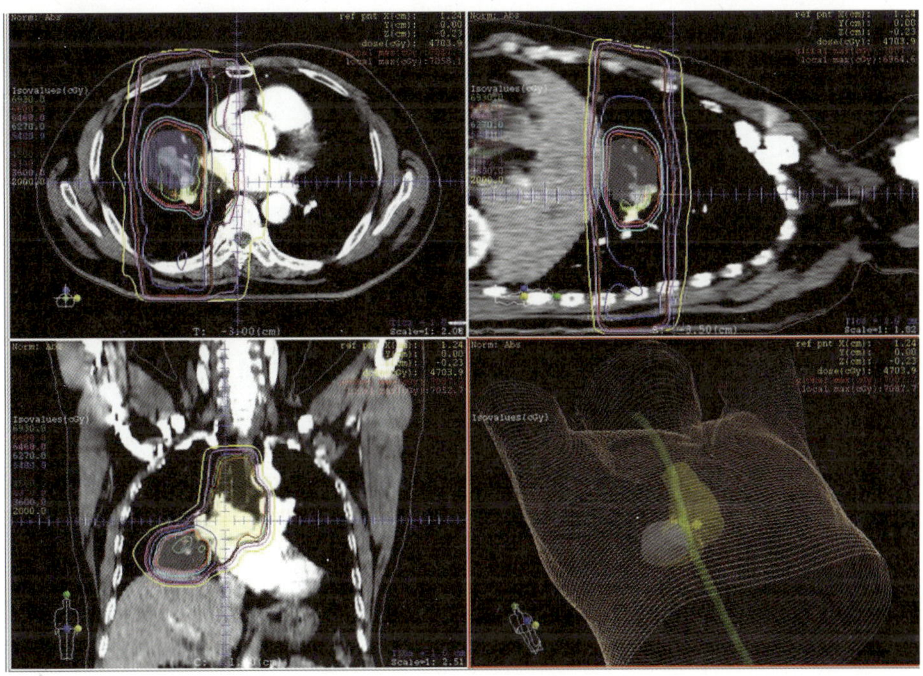

그림 7-71 흉부의 전산화치료계획

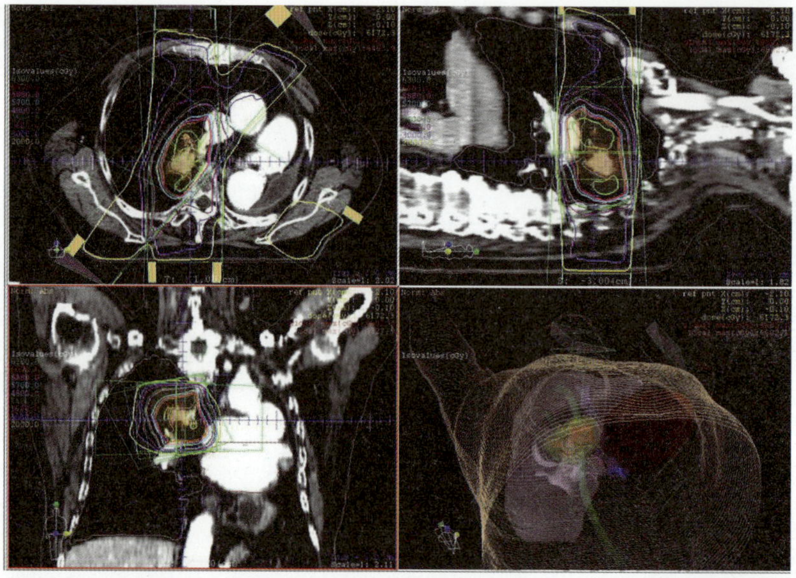

그림 7-72 흉부의 전산화치료계획

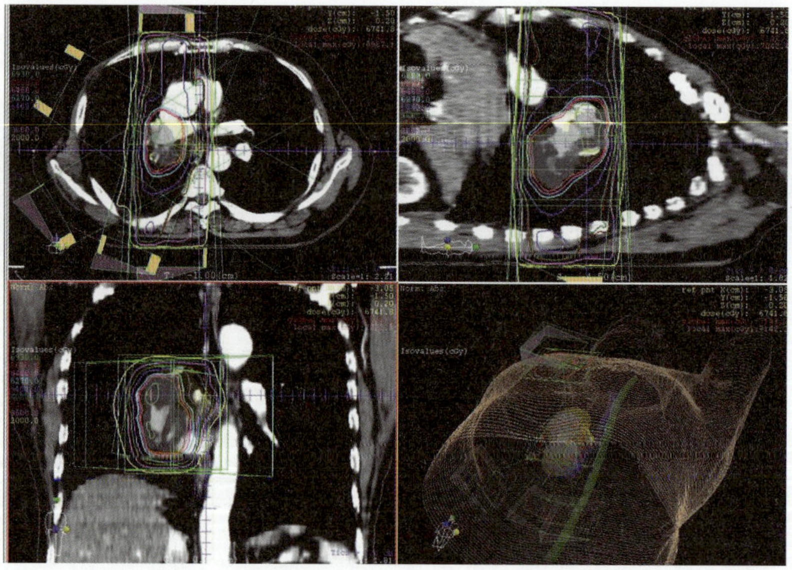

4. 유방(breast)

▸ **개 요** 폐유방암의 방사선치료는 매우 복잡하다. 조사면의 표면이 불규칙하고 여러 조사면의 경계가 생겨 경계 면에서의 고선량 또는 저선량 영역이 발생할 우려가 많다. 유방의 크기와 모양, 유방의 존재 유무, 즉 수술을 했느냐, 안했느냐, 환자가 팔을 어느 정도 잘 움직일 수 있는가와, 수술상처의 크기와 위치, 환자 흉벽의 두께 등에 따라 치료방법이 달라지므로 상황에 알맞게 치료를 하여야 한다. 유방암의 방사선치료를 받는 대부분의 환자들은 일차적으로 종양의 국소 절제 및 액와 림프절의 절제 또는 병리학적 검사를 하게 된다. 원발 종양의 위치, 크기 형태와 액와 림프절의 상태에 의존하여 의사는 유방과 더불어 액와 림프절, 쇄골 상부와 내유림프절(internal mammary nodes)을 치료할 것인지를 결정해야 한다. 단지 유방만을 치료할 경우에는 접선조사(tangential beam)의 대향 2문조사가 가장 단순한 치료방법이 된다. 내유림프절 치료시 광자선을 사용할 경우에는 하키스틱(hockey-stick) 조사면으로 치료한다. 최근의 연구결과 이러한 림프절은 흉추, 식도, 심장 등에 방사선이 조사되는 것을 피하고 폐에 조사되는 용적선량의 증가 없이 접선(tangential)조사면에 포함시킨다. 일반적으로 흉벽치료(수술 후 치료)는 충분한 에너지의 전자선이 사용된다.

비록 많은 피부장애가 있더라도, 쇄골상 림프절과 상부액와 림프절의 치료는 절선 조사면과 접하는 1문조사로 한다. 이때 3개 선속의 퍼짐(diverging)으로 인한 접합부의 선량계산은 매우 복잡하다. 방사선치료의 성패는 정확한 자세 재현, 적절한 보조용구(breast board)사용 등이 좌우한다고 할 수 있다.

주로 이용하는 3문조사법은 전면 조사면(1문조사)에 쇄골상 림프절과 액와 림프절을 포함시키고, 접선조사로 내유림프절을 조사한다. 부가적인 방법으로 쇄골상 림프절과 액와 림프절을 제외하고 접선조사만을 시행하기도 한다. 액와림프절은 전면조사에서 부족한 선량(SSD 차이)을 후면에서 추가(booster)로 치료한다. 유방암 치료부위는 해부학적 구조(굴곡과 형태)로 인하여 선량계산이 매우 복잡하다. 따라서 치료시 환자의 정확한 자세 재현이 요구되며 치료 받는 쪽의 팔은 접선조사의 조사면으로부터 제외될 수 있도록 팔은 충분히 머리 위로 들어 안정되게 지지하여야 한다. 만약 환자가 외과적 검사(surgical biopsy)나 소괴절제술(lumpectomy)을 시행하여 자세를 취할 경우에는 팔의 당김으로 불편을 호소하게 되나, 팔의 자세는 변형시키지 말고 팔을 90°로 유지하도록 하는 것이 좋다. 자세유지를 위해 그림 7-73와 같은 고정기구를 이용한다.

그림 7-73 유방암 치료 시 고정기구(breast board)

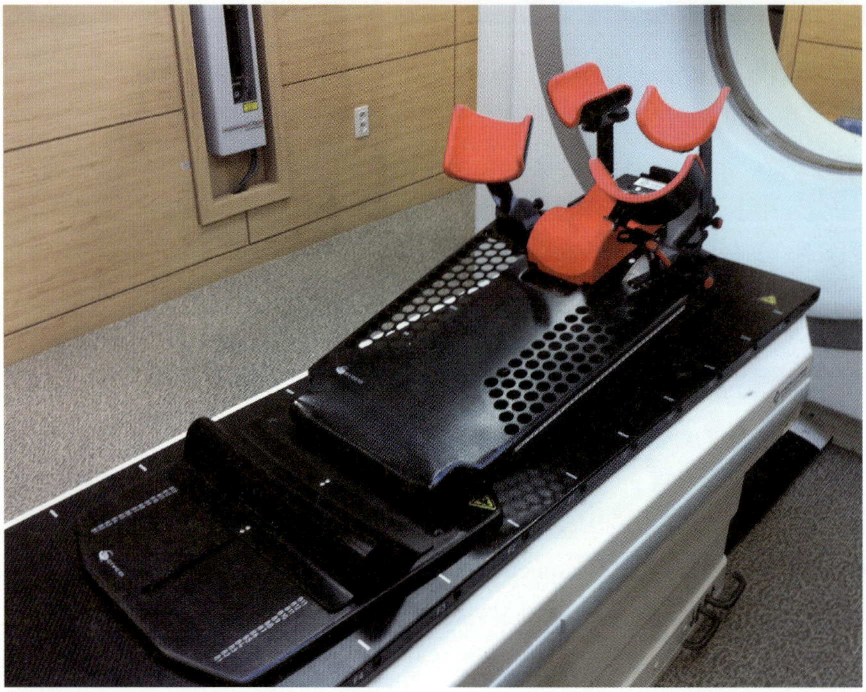

그림 7-74 3문 조사법의 모식도

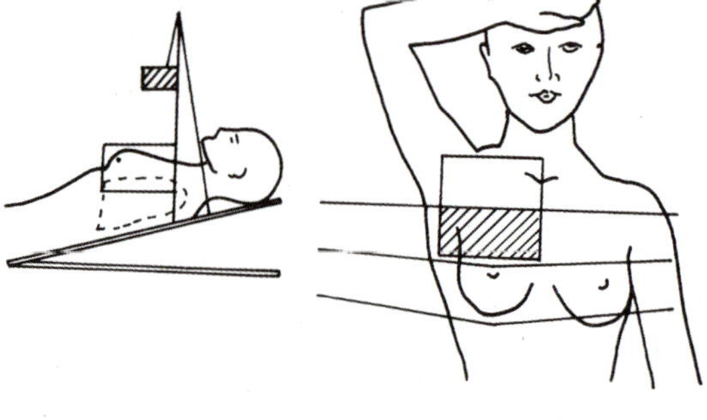

그림 7-75 breast board의 적정각도와 팔의 위치

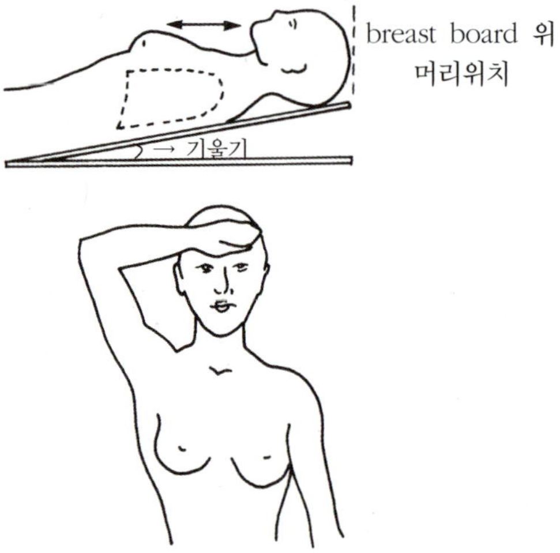

1) 3문조사법(three field technique)

3문조사는 전면의 쇄골상 림프절 조사면과 절선 조사면의 윗면이 일치하게 한다.

유방은 유동적이기 때문에 피부에 표시(marking)하는 것은 부정확하고 흉골에 표시를 하는 것이 좋고 기하학적으로 유방에 isocenter가 위치하게 된다. 그리고 gantry각도는 반음영과 폐에 들어가는 선량을 최소화하도록 계획하며 모의치료촬영 과정은 다음과 같다.

① 환자에게 모의치료촬영 과정과 소요시간을 충분히 설명한다(특히 환자의 안정적인 자세 유지가 필요하다는 것을 설명한다).

② 환자는 breast board에 눕게 한다.

③ 환자의 정중 흉골축(midsternal axis)이 수평으로 놓일 수 있도록 breast board의 적당한 기울기를 선택한다(그림 7-75).

④ 치료 받는 쪽 팔은 팔꿈치를 구부려 머리위로 올린다. 팔의 위치는 반드시 절선 조사면에 영향을 미치지 않도록 해야 한다.

⑤ 환자의 자세를 결정한 후 콜리메이터 중심선과 시상의 레이저선(sagittal laser line)을 이용하여 환자의 자세가 직선으로 되도록 한다. 이때 흉골절흔(sternal notch)과 검상부위(xiphoid)는 교차해야 한다.

1문 조사면: 전면쇄골상, 액와(anterior supraclavicular, and axillary)

⑥ 조사면은 쇄골상 림프절을 충분히 포함하는 크기로 한다. 중심축은 접선조사면의 상부가 되며 조사면의 아래 쪽 흉벽을 차폐한다. 중심축상의 TSD와 치료기의 SAD를 같게 하고 근접한 경계는 다음과 같다(그림 7-76).

* 상위: 쇄골상 림프절을 충분히 포함한다.
* 중간: 접선조사면의 상단 끝
* 하위: 상부 조사면(upper margin)에 의해 결정

⑧ 환자의 체표에 조사면 경계를 표시(이것은 단지 위치잡이를 위한 것임)한다.

⑨ 그림 7-76처럼 환자의 체표위 쇄골상 림프절(a)과 액와(b)의 선량계산점에 표시한다.

그림 7-76 쇄골 상 림프절 조사면

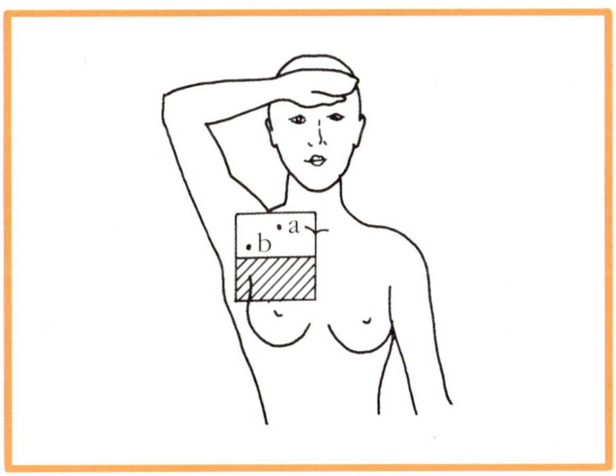

그림 7-77 척수를 조사면에서 제거하기 위한 gantry 각도의 조정

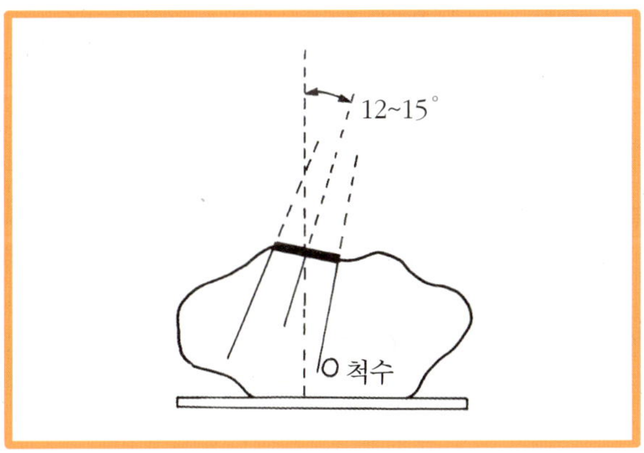

⑩ 투시하면서 조사면에서 척수가 포함되지 않도록 gantry 각도를 조정할 수 있다. (약 12~15°)(그림 7-77).

⑪ 환자의 체표에 접합 경계를 표시하고, 절선 조사면 위치잡이를 위해 액와에 선을 표시한다.

⑫ 촬영 후 확인한다.

⑬ 모든 자료를 기록한다.

2문접선조사(tangential) : 유방(breast)

⑭ 환자의 체표에 처음 표시한 두 점(P1과 P2)을 접선조사면의 경계로 한다(그림 7-78).

⑮ 접선조사 각도 측정양식에 기록하며 자료는 다음과 같다.

S : 캘리퍼를 이용하여 P1과 P2 간의 거리를 측정하고 기록한다(IFD). 이 수치는 간격(separation, S)이다.

A : 이러한 자세로 캘리퍼를 유지하면서 각도 측정장치를 이용 흉벽 각도, A를 측정한다.

W : 유방과 흉벽을 충분히 포함하는 조사면을 결정한다(X × Y).

그림 7-78 접선조사 각도를 구하기 위한 모식도

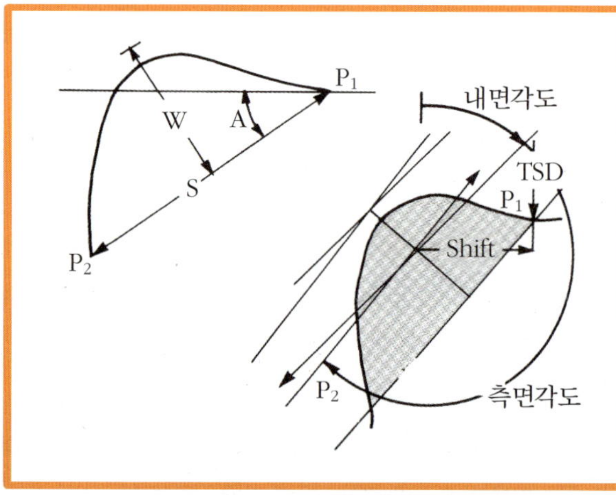

⑯ 전면(anterior)조사면에서 P1(midmedial tan- gential point)에 TSD를 맞춘 후 체표에 표시한다.

⑰ 계산에 의해 얻은 이동해야 할 거리(X) 만큼 환자를 이동한다.

⑱ 계산에 의해 얻어진 gantry 각도 만큼 회전시킨다.

⑲ 테이블의 각을 위의 과정 ⑧에서 표시한 쇄골상 림프절 마진(margin)에 접할 수 있게 접선조사의 마진이 직선으로 isocenter에 놓이게 한다(3~6도).

⑳ 투시하면서 내유림프절(internal mammary nodes)과 유방조직(breast tissue)이 조사면 내에 충분히 포함되는지 확인한다.

* 사진을 촬영하여 조사면을 확인한다.
* 환자의 체표에 표시한 후 자료를 기록하고, 필요하면 폴라로이드 사진을 촬영한다.

2) 접선조사법(tangential technique)(쇄골 상 림프절 제외)

① 환자에게 모의치료촬영 과정과 소요시간을 충분히 설명한다(특히 안정적인 자세 유지가 필요하다는 것을 설명한다).

② 환자 자세는 breast board 위에 눕힌다.

③ 치료 받는 쪽 팔은 팔꿈치를 구부려 머리위로 올린다. 팔의 위치는 반드시 접선조사면에 영향을 미치지 않도록 한다.

④ 환자의 자세를 결정한 후 콜리메이터 중심선과 시상의 레이저선을 이용하여 환자의 자세가 직선으로 되도록 한다. 이때 흉골절흔과 검상부위가 교차해야 한다.

⑤ 환자의 체표에 처음 표시한 두 점(P1과 P2)으로 접선조사면의 경계를 정한 후 표시한다. 이 두 점은 접선조사면의 내측과 외측 경계가 된다. 접선조사 각도 측정양식에 기록하며 자료는 다음과 같다(그림 7-76, 그림 7-78과 동일).

S : 캘리퍼를 이용하여 P1과 P2간의 거리를 측정하고 기록한다(IFD). 이 수치는 간격(separation, S)이다.

A : 동일한 자세로 캘리퍼를 유지하면서 각도 측정장치를 이용 흉벽각도, A를 측정한다.

W : 유방과 흉벽을 충분히 포함하는 조사면을 결정한다(X×Y). 접선조사 각도 측정양식을 이용하여 다음과 같은 위치재현 자료를 얻는다.

- 전면 위치 TSD, P1에서의 TSD(선원 피부간거리)
- 이동거리 X축 P1으로부터의 오른쪽 또는 왼쪽으로 isocenter까지의 거리
- 갠트리 각도 즉, 내측과 외측 gantry 각도

* 이러한 gantry 각도는 모의치료촬영기와 치료기에서 0도는 수직(down ward)과 90도는 좌, 우측(horizontal)을 가리킨다(누운 자세에서).

⑥ 전면 조사면에서 P1(midmedial tangential)에 TSD를 맞춘 후 체표에 표시한다.

⑦ 계산에 의해 얻은 이동해야 할 거리(X)만큼 환자를 이동한다.

⑧ 계산에 의해 얻어진 gantry angle만큼 회전시킨다.

⑨ 유방, 흉벽과 내유림프절을 충분히 포함하는 최적의 콜리메이터 각도를 잡는다.

⑩ 투시하면서 유방과 내유림프절의 경계가 충분히 포함되는가를 확인한다.

* 유방을 포함하는 조사면이 작을 때 5번 과정을 반복하여 다시 계산하여 재평가 해야 된다.

⑪ 내측 접선조사(medial tangent)촬영을 하기전에 외측 접선조사 각도(lateral tangent angle)로 gantry를 회전시키고 콜리메이터를 반대쪽으로 같은 각도만큼 회전시켜 확인한 후 촬영한 후 체표에 표시한다.

⑫ 체표에 표시한 후 자료를 기록하고 필요하면 사진을 촬영한다.

그림 7-79 접선조사 각도를 구하기 위한 모식도

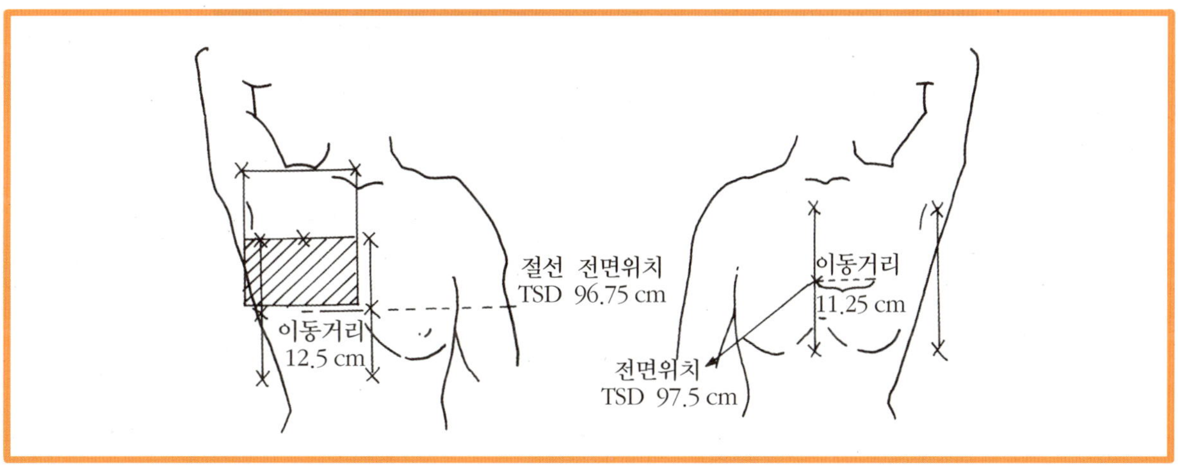

3) 액와 추가 조사법(axillary booster technique)

액와 추가 조사법은 환자가 누운 자세로 치료기를 360° 회전시켜 후면(posterior)에서 조사하는 것이다. 유방암의 치료에서 전면 쇄골상-액와 림프절(anterior supraclavicular-axillary) 조사면은 대개 수 cm의 깊이까지의 선량을 조사한다. 액와의 조사선량감소로 다른 부위보다 선량이 덜 들어감으로 추가 방사선 조사가 필요하다. 액와 후면 추가 조사는 후방 1문조사 SSD 100 cm로 계획하여 조사한다.

① 환자에게 모의치료촬영 과정과 소요시간을 충분히 설명한다.

② 사용할 보조기구를 결정한다.

* 환자의 자세는 접선조사와 동일하며 breast board를 사용한다.

그림 7-80 Axillary booster 조사

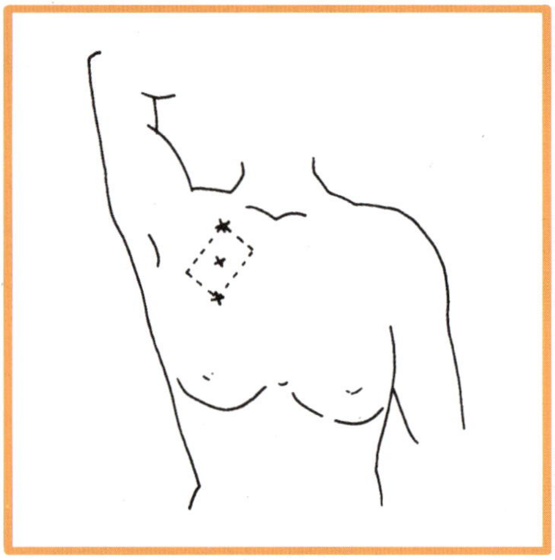

③ 치료부위(액와림프절)를 정한 후에 겐트리를 180도 회전하여 SSD를 100 cm로 맞춘 후에 투시하면서 치료관심부분과 조사면 조건을 결정한다.

④ 촬영한 후 체표에 표시한다.

⑤ 모의치료촬영 정보를 기록하고 필요하면 사진을 촬영한다.

그림 7-81 유방의 2문조사 전산화치료계획

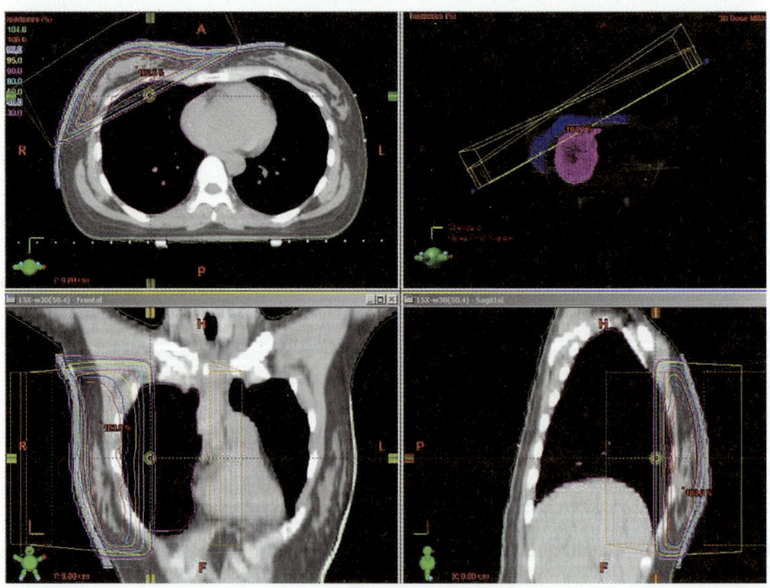

그림 7-82 유방의 3문조사 전산화치료계획

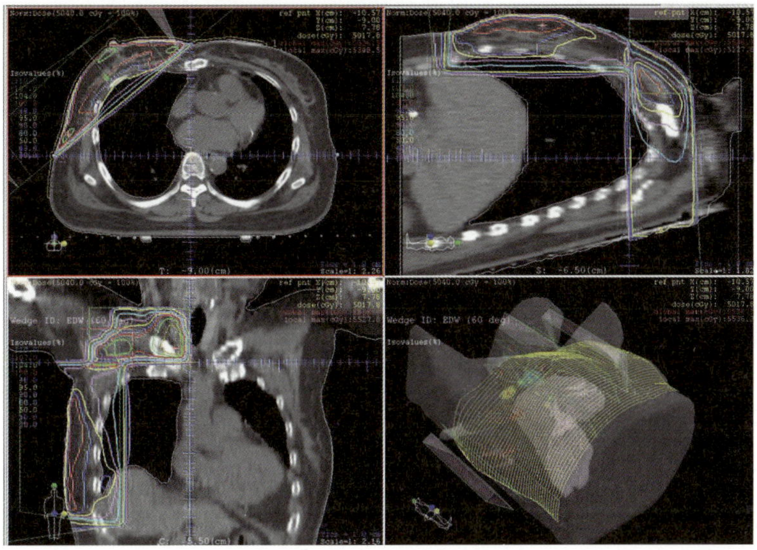

5. 맨틀 조사법(mantle technique)

▸ 개 요 목, 액와, 종격동, 후두골과 귀바퀴 앞의 림프절이 포함된다. 이 치료법은 호치킨스병(Hodgkin's disease) 뿐만 아니라 일부의 비호치킨스림프종(non- Hodgkin's lymphoma)의 방사선치료를 위한 기본적인 형태이다. 맨틀 조사법은 방사선치료중 고난이도 치료법 중의 하나이다. 따라서 모의치료촬영 과정의 정밀도와 정확도가 치료성적을 좌우하는데 중요한 영향을 미친다. 팔과 턱의 자세는 매일의 치료자세를 고려하여 안정되어야 한다. 이 치료법은 관련된 부위를 포함하는 조사면을 얻기 위해 충분한 TSD를 사용한다. 또한 개인 차폐물(custom block)을 제작하며, 실제 이것을 사용하기 위해 2차의 모의치료촬영과정을 거친다.

1) 일차과정

(1) 전면조사

① 환자에게 모의치료촬영 과정을 설명한다.

② 환자는 누운 자세로 팔은 구부려 두 손을 허리에 붙인다. 팔의 자세는 액와부위에서 어떠한 피부 겹침도 없어야 한다. 머리의 자세는 테이블의 꼭대기에 수직하게 하악골이 위치하여야 하며, 머리 고정기구는 이러한 자세에 맞게 안정된 것을 선택해야 한다.

③ 조사면의 경계를 결정하기 전에 척추 수를 확인하기 위하여 흉추와 요추 부위에서의 사전 사진을 촬영한다.

* 이것은 대단히 중요한 과정이다. 일부 환자에 있어 척추의 수가 달라 근접한 조사면의 간격 설정시 문제를 야기시킨다.

④ 중심 축에서의 TSD를 (100~140 cm 정도) 맞춘다. 늘어난 TSD는 조사영역을 충분히 포함하는 조사면을 얻기 위해 필요하다.

⑤ 관심있는 부위와 조사면 경계를 정한 후 아래와 같은 근접한 경계에 맞는 조사면을 정한다.

(a) 윗면 경계(margin)는 유양돌기(mastoid tip)에 위치한다.

(b) 아래면 경계(margin)는 흉추 10번과 11번 사이의 추간 내(vertebral inerspace)로 한다.

(c) 측면경계는 액와를 충분히 포함한다.

⑥ 사진을 촬영하기 전에 조사면의 경계를 확인한다.

⑦ 전면 사진을 촬영한다. 이때 모든 조사면이 필름상에 포함되어야 하기 때문에 두 장의 필름이 필요한 경우도 있다. 촬영된 두 장의 필름이 정확히 겹쳐질 수 있도록 중심축이 포함된 두 장의 X선 사진을 촬영한다. 촬영시에는 동일한 조건으로 촬영하고, 환자나 테이블이 움직여서는 안되며, 또한 동일한 확대율로 촬영해야 한다.

⑧ 얻어진 사진을 확인한 후 자료를 기입한다.

⑨ 환자의 두께가 조사면내에서 일정하지 않으므로 선량의 불균등분포가 발생한다. 이를 교정해 주기 위해 조사면내 두께가 다른 몇 점에서의 두께를 측정하여 각 점에서의 선량을 계산한다(그림 7-85).

⑩ 환자의 체표에 조사면의 경계 및 위치잡이 표시를 한다.

⑪ 환자의 위치잡이 자세와 측면에서의 머리위치 사진을 촬영한다.

⑫ 위치잡이와 관련된 자료를 차트에 기록한다.

그림 7-83 전면 조사면

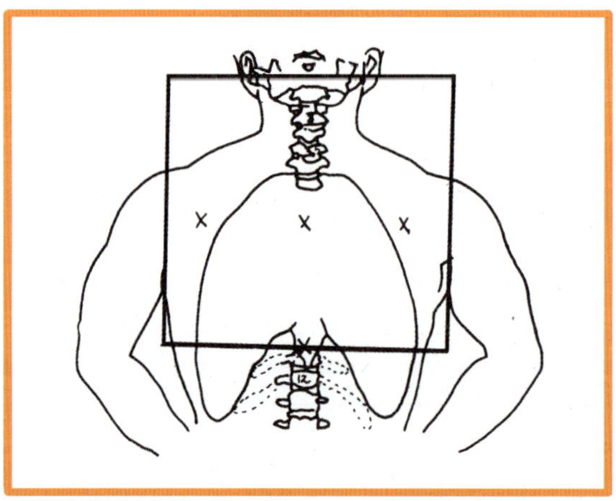

그림 7-84 후면조사면

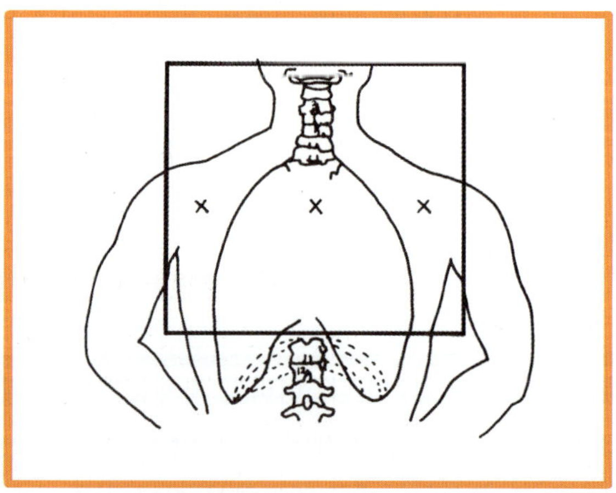

그림 7-85 전면 조사면에서 선량계산을 위한 관심부위

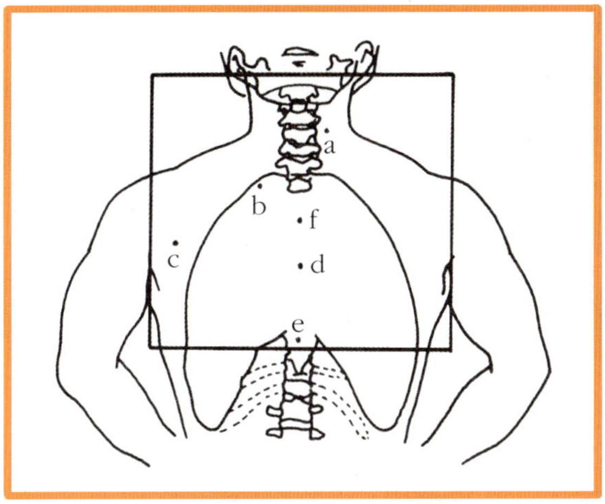

그림 7-86 전면 조사면

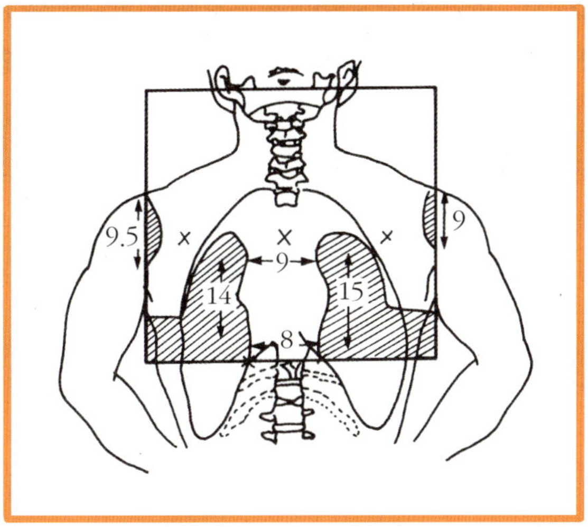

(2) 후면조사

① 환자를 엎드린 자세로 한 후 팔은 구부려 두 손을 허리에 붙인다. 팔의 자세는 액와부위에서 어떠한 피부 겹침도 없어야 한다. 머리의 자세는 테이블의 꼭대기에 수직하게 하악골이 위치하게 되어야 하며, 고정지지대(스치로폴 또는 거즈 등)를 턱 밑에 놓아 환자가 편안한 자세를 유지하도록 한다.

② 전면 위치잡이와 동일한 TSD를 맞춘다.

③ 전면 위치잡이에서 사용된 동일한 경계가 포함하는 조사면을 맞춘다. 이 조사면은 전면 위치잡이에서 보다 조금 커질 수도 있다.

④ 사진을 촬영하기 전에 투시하면서 모든 조사면 경계를 확인한다. 이때에 전면 조사면과 해부학적 위치가 동일한가, 조사면 내에 모두 포함되는가를 확인한다.

* 대동맥을 포함하여 치료할 경우에는 조사면 하단의 척수 위치에 간격을 두어야 한다.

⑤ 후면 X선사진을 촬영한다. 이때 전체 조사면이 사진에 포함되어야 하며, 또한 촬영된 두 장의 필름에는 중심축이 정확히 겹쳐질 수 있도록 두 장의 사진을 촬영한다. 촬영시에는 동일한 조건으로 촬영하고, 환자나 테이블이 움직여서는 안되며, 동일한 확대율로 촬영해야 한다.

⑥ 얻어진 사진을 확인한 후 모든 자료를 기록한다.

⑦ 환자의 체표에 조사면 경계 및 위치잡이를 표시한다.

⑧ 환자 위치잡이 자세, 측면에서의 머리 위치와 얼굴의 폴라로이드 사진을 촬영한다.

2) 이차과정

(1) 전면조사

① 환자는 누운 자세로 한다.

② 일차과정에서 사용된 전면 위치잡이의 자세를 재현한다.

③ 일차과정에서 이용한 조사조건과 동일하게 한다(조사면, TSD).

④ 콜리메이터 트레이 위에 개인 차폐물(custom block)을 놓는다.

⑤ 투시하면서 차폐물이 맞는지 확인한다(만약 필요하다면 교정한다.)

⑥ 환자 체표상에 조사면 경계와 차폐 부위를 표시한다.

⑦ 사진을 촬영하기 전 체표상의 아래와 같은 관심점에 표시하고 정확성을 확인한다(그림 7-85).

∴ 표시할 위치

- a : 목 바깥쪽 체표에서 중심선 사이의 중간거리
- b : 우 쇄골상 림프절 부위
- c : 우 액와(만약 조직검사 부위가 좌측에 있다면 위의 두 점을 좌측에 표기한다.)
- d : 종격동 중앙(midmediastinum) (중심점과 조사면 아래 쪽까지 거리의 1/2되는 지점)
- e : 종격동 하부(lower mediastinum)(간격의 1/2 cm 되는 점)
- f : 중심축

⑧ 전면 X선사진을 촬영한다. 이때 전체 조사면이 필름상에 포함되어야 하며, 또한 촬영된 두 장의 필름이 정확히 겹쳐질 수 있도록 충심축이 포함된 사진 두 장을 촬영한다. 촬영 시에는 동일한 조건으로 촬영하고, 환자나 테이블이 움직여서는 안되며, 동일한 확대율로 촬영해야 한다.

⑨ 차트에 모든 자료를 기록한다. 표시해 놓았던 부분의 TTID, IFD, 후면 간격을 기록한다.

⑩ 추가해야 할 사항을 체표에 표시한다.

⑪ 그림(diagram)에 차폐 크기를 기록한다.

⑫ 차폐부위를 체표에 표시하고 사진을 촬영한다.

(2) 후면 조사법

① 환자를 엎드린 자세로 하여 일차과정에서 사용한 후면 위치잡이를 재현한다.

② 일차과정에서 사용한 조사조건과 동일하게 한다(조사면, TSD).

③ 콜리메이터 트레이 위에 개인 차폐물을 놓는다.

④ 투시하면서 차폐물이 맞는지 확인한다(만약 필요하다면 교정한다.)

⑤ 환자 체표상에 조사면 경계와 차폐되는 부위를 표시한다.

⑥ 사진을 촬영하기 전에 체표상의 아래와 같은 관심점에 표시해 놓고 정확성을 확인한다.

⑦ 후면 사진을 촬영한다. 이때 전체 조사면이 사진에 포함되어야 하며, 또한 촬영된 두 장의 필름이 정확히 겹쳐질 수 있도록 중심축이 포함된 사진 두 장을 촬영한다. 촬영시에는 동일한 조건으로 촬영하고, 환자나 테이블이 움직여서는 안되며 동일한 확대율로 촬영해야 한다.

⑧ 촬영된 사진을 확인한다.

그림 7-87 후면 조사면

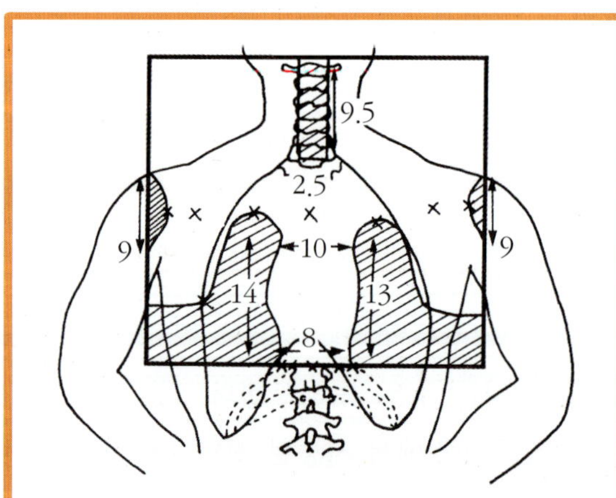

⑨ 차트에 모든 자료를 기록한다.

⑩ 추가해야 할 사항을 체표에 표시한다.

⑪ 차폐 부위를 체표에 표시하고 사진을 촬영한다.

6. 부 대동맥 림프절(para-aortic lymph node)

▸ **개 요** 부 대동맥 림프절은 해부학적으로 요추부위의 큰 혈관 앞, 뒤, 측면에 위치해 있으며, 또한 장간막(mesentry)에도 있다.

부 대동맥 림프절의 모의치료촬영 과정에서 가장 중요한 것은 맨틀치료와 같이 기존 조사면과 병용할 경우 근접한 치료부위와의 중복(겹침)을 피하기 위하여 간격(gap)을 주어야 하며, 간격은 상황에 따라 변한다. 부 대동맥 림프절 치료시 병변이 비장에도 있다면 비장 부위(splenic bed)를 포함한다. 환자의 자세는 안정적이고 재현성이 좋은 자세를 취해야 하며, 그렇지 않을 경우 부적절한 간격이 생기는 결과를 가져올 수 있다.

1) 조사법

① 환자에게 모의치료촬영 과정을 충분히 설명한다.

② 자세는 편안히 누운 자세로 하며, 팔은 옆에 놓는다. 만약 맨틀치료와 같은 근접한 조사면과 동시에 치료하고 있다면 동일한 자세에서 두 치료법이 시행되도록 한다.

③ 일반적으로 환자의 척추 수를 확인하기 위해 흉추와 요추부위의 사진을 촬영한다.

④ 관심영역 및 조사면 중심축의 위치를 정한 후 중심축에서의 IFD를 측정하고 적당한 TSD를 맞춘다. 조사면 전체 두께의 중간 깊이에 isocenter를 위치시키는 경우의 TSD는 다음과 같다.

$$TSD = FAD - 1/2\ IFD$$

⑤ 투시하면서 조사면의 경계 및 크기를 결정한다. 일반적인 조사면 경계는 다음과 같다.

* 상위 : 맨틀조사면의 하단 또는 흉추 10에서 11번
  하위 : 요추 5번 하단
* 내측과 외측경계 : 척추에서 약 2 cm 정도
* 비장이나 수술한 부위를 포함하려면 측면 경계는 비장이나 외과적 클립(surgical clips)을 충분히 포함한다. 이때 불필요한 부위의 방사선피폭을 피하기 위해 아래쪽 1/4을 차폐한다.

⑥ 전면 사진을 촬영하기 전에 후면으로 갠트리를 회전(180°)시킨 후 투시하면서 조사면을 재조정한다(특히 조사면 길이).

* 척추는 정중앙에 위치한 해부학적 구조물이 아니며, 전・후면 조사면은 척추에서 겹치지 않는다. 따라서 대개 후면 조사면은 전면의 조사면보다 약간 크다.

그림 7-88 선량계산을 위한 특정 관심 부위

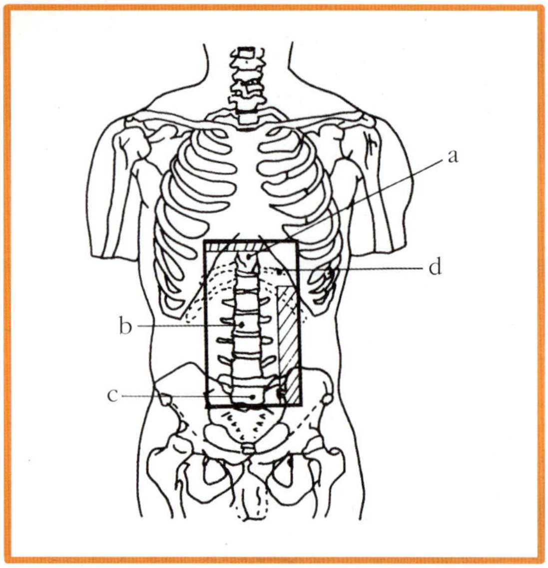

⑦ 후면을 촬영한 후 FFD를 기록한다. 현상된 필름을 확인한 후 차폐물(custom block)을 만들기 위해 필름에 차폐부위를 표시한다.

⑧ 환자나 조사면 크기를 변화시키지 않고 갠트리를 전면 0도 위치로 되돌린다(그림 7-88).

⑨ 전면 사진을 촬영하고 사진에 좌우 표시를 한다. 환자체표에 측면 레이저 위치와 조사경계 부위를 표시한다.

⑩ 사진을 확인한 후 차폐물 제작을 위해 차폐부위를 그린다.

⑪ 특별히 관심이 있는 모든 지점에서의 TTID, IFD, TSD 수치를 측정한다.

⑫ 모든 자료를 차트에 기록한다.

⑬ 환제 체표에 위치잡이를 표시한다. 비장을 포함하는 경우에는 차폐 부위도 표시한다(그림 7-89, 7-90).

⑭ 그림(diagram)에 해부학적 중요부위(landmark)를 기록한다.

⑮ 모든 자료를 차트에 기록하고 환자의 자세 및 얼굴을 사진 촬영한다.

그림 7-89 전면 조사면

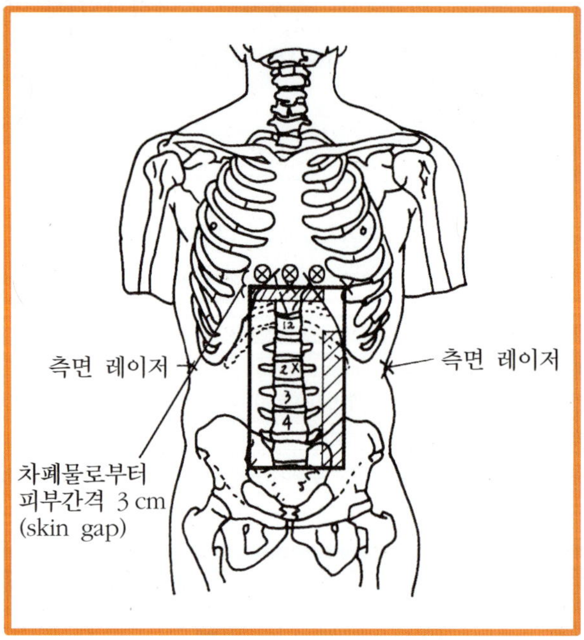

그림 7-90 후면 조사면

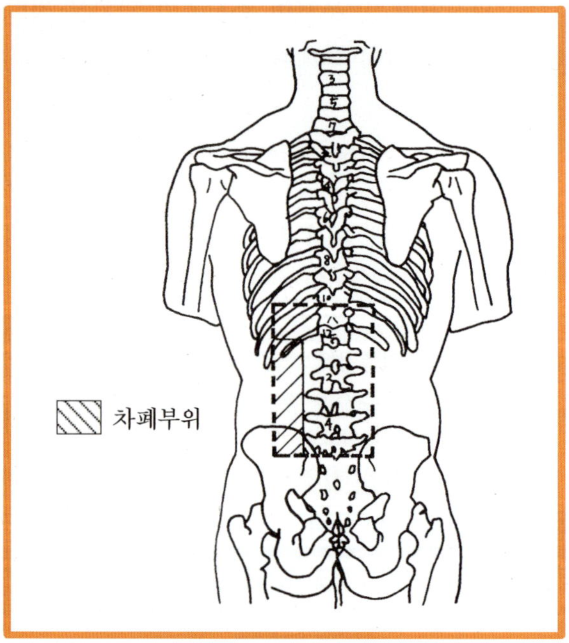

7. 역 Y자 조사법(inverted-Y field technique)

▸ **개 요** 역 Y자 조사법은 횡격막에서부터 골반하단과 서혜부(inguinal) 림프절을 조사하게 고안되었다. 조사면이 크기 때문에 늘어난 TSD를 사용한다. 부 대동맥 림프절 부위를 충분히 포함하는 조사면을 사용함으로서 중앙복부(midabdominal)는 차폐가 요구된다. 골반 부위 조사면의 차폐는 불필요한 방사선 피폭으로부터 방광을 보호하기 위함이다. 부 대동맥과 서혜부의 림프절 위치의 확인은 림판지오그람(lymphangiogram)에 의한다. 림프절의 위치는 조사면의 경계와 차폐부의 결정에 매우 중요하다. 또한 역 Y자 조사법이 근접한 조사면과 동시에 조사한다면 치료부위의 중복(겹침)을 방지하기 위해 간격을 두어야 한다.

1) 전면 조사법(anterior fixed TSD technique)

① 환자에게 모의치료 촬영과정을 충분히 설명한다.

② 누운자세, 편안한 머리고정, 팔을 측면에 붙인다(만약 맨틀조사면과 같은 근접한 방사선 조사면과 동시에 치료되고 있다면, 동일한 자세에서 두 치료법이 이루어지도록 한다).

③ TSD를 맞춘다. 역 Y자 조사면을 충분히 포함하기 위해서는 TSD가 약 110 cm 또는 그 이상으로 한다.

④ 투시하면서 조사면 경계를 정한다. 만약 역 Y자 조사면과 함께 근접한 다른 조사면이 있다면 중복(겹침)을 방지하기 위해 간격(skin-gap)을 정해야 한다.

⑤ 필요하다면 차폐물을 올려놓고 투시하면서 위치를 교정한다.

⑥ 사진 촬영 전 환자 체표에 아래와 같은 관심점에 표시한다.

⑦ 촬영 후 사지에 좌우 표시를 한다. 충분한 조사면을 위해서는 2장의 필름이 필요하며, 두 필름은 정확히 겹쳐지도록 한다.

⑧ 환자 체표에 조사면 경계를 표시한다.

⑨ 촬영된 사진을 확인한다.

⑩ 모든 관심점에서 TTID, IFD, TSD를 측정한다.

⑪ 모든 자료를 차트에 기록한다.

⑫ 환자 체표에 위치잡이와 차폐 부위를 표시한다(그림 7-91).

⑬ 자세 및 얼굴을 사진 촬영한다.

2) 후면조사법(Posterior fixed TSD technigue)

① 환자는 엎드리고, 턱 밑에 고정기구를 받치고 팔은 허리에 붙인다.

② 전면과 동일한 위치잡이에서 TSD를 맞춘다.

③ 투시하면서 치료조건을 맞추며, 이때 조건은 전면 조사법 위치잡이와 동일해야 한다.

④ 필요하다면 차폐물을 놓고 투시하면서 교정한다.

그림 7-91 SSD법을 이용한 전면 조사면

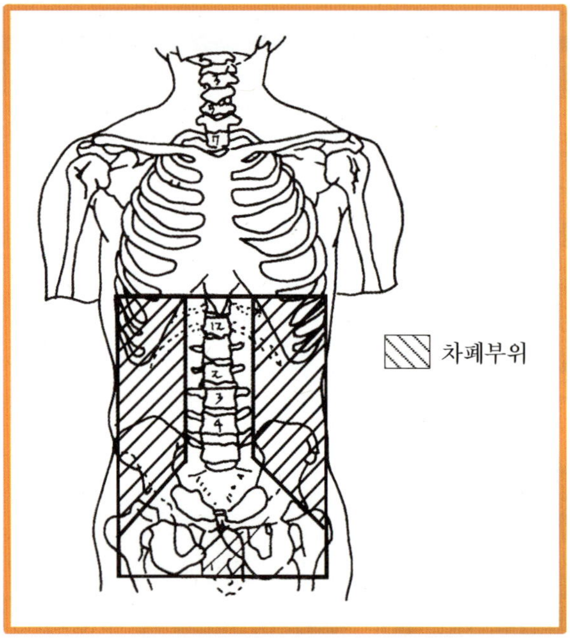

그림 7-92 SSD법을 이용한 후면 조사면

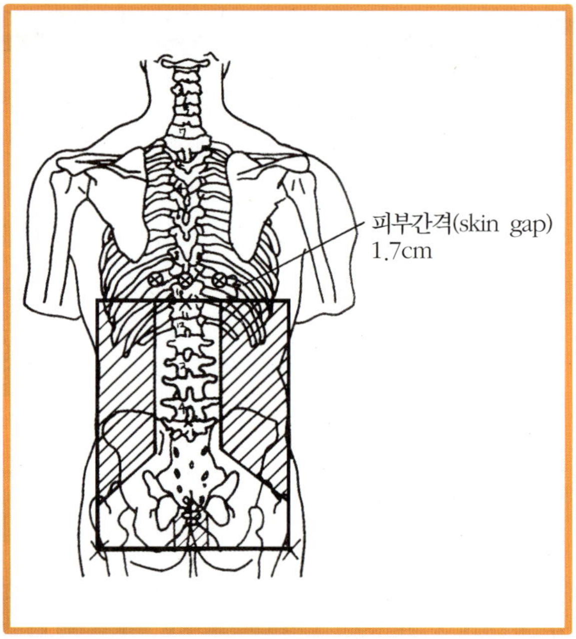

⑤ 사진 촬영전에 전면 조사법 ⑥번처럼 관심영역에 표시를 한다. 투시하면서 조사면 경계를 정한다. 만약 역Y자 조사면과 함께 근접한 다른 조사면이 이용된다면 중복(겹침)을 방지하기 위해 간격(skin gap)을 설정해야 한다.

⑥ 촬영 후 사진에 좌우 표시를 한다. 충분한 조사면을 위해서는 두 장의 필름이 필요하며, 두 필름이 정확히 겹치도록 한다.

⑦ 환자 체표에 조사면 경계를 표시한다.

⑧ 촬영된 사진을 확인한다(그림 7-92).

⑨ 5번과 같이 모든 관심점에서 TTID, IFD, TSD를 측정한다.

⑩ 모든 자료를 차트에 기록한다.

⑪ 환자 체표에 위치잡이와 차폐 부위를 표시한다(그림 7-92).

⑫ 자세 및 얼굴 사진을 촬영한다.

8. 전 복부(whole abdomen)

▸ **개 요** 전 복부 조사법(whole abdomen technique)은 횡경막에서부터 치골 중앙 영역까지를 조사하게 고안되었다. 큰 조사면 때문에 늘어난 TSD가 사용되며, 신장, 간과 대퇴두(femoral head)의 차폐가 요구된다. 신장의 정확한 위치를 알기 위해서 두 가지 방법이 사용되는데, 첫째

는 초음파를 사용하며, 초음파 사용시 엎드린 자세에서 초음파를 통해 신장의 위치를 확인한 후 체표에 표시한다. 이때 환자에게 모의치료촬영 때까지 체표 표시를 유지할 것을 설명한다. 둘째는 모의치료촬영 과정에서 신장의 정확한 위치를 파악하기 위해 조영제를 주입하여 신우조영술(IVP)을 시행한다.

1) 전면조사법(anterior fixed TSD technique)

① 환자에게 모의치료 촬영과정을 충분히 설명한다.

② 신장 부위를 차폐할 경우 X선 사진이나 투시하면서 육안으로 확인하기 위해 조영제를 주입한다. 초음파를 이용할 경우 체표에 표시된 신장 부위에 납줄을 부착한다.

③ 누운 자세, 편안한 머리고정, 팔은 측면에 붙인다.

④ TSD를 맞춘다. 전 복부 조사면을 충분히 포함하기 위해서는 TSD가 약 110 cm 또는 그 이상으로 한다.

⑤ 트레이 위에 방사선 비투과 물질을 부착하여 최대 치료 조사면을 표시한다.

⑥ 투시하면서 조사면 경계를 정한다. 좌, 우 신장, 간의 차폐 부위를 확인한다.

⑦ 사진촬영 전에 환자 체표에 아래와 같은 관심점을 표시한다(그림 7-93).

⑧ 촬영 후 필름에 좌우 표시를 한다.

⑨ 환자 체표에 조사면 경계를 표시한다.

⑩ 촬영된 필름을 확인한다.

⑪ 7번에서 언급한 모든 관심점에서 TTID, IFD, TSD, 후면 간격(posterior air gap)을 측정한다(이것은 선량의 불균등(inhomogeneity)을 확인하는데 필요하다).

그림 7-93 선량계산을 위한 특정관심 부위(a, b, c, d)

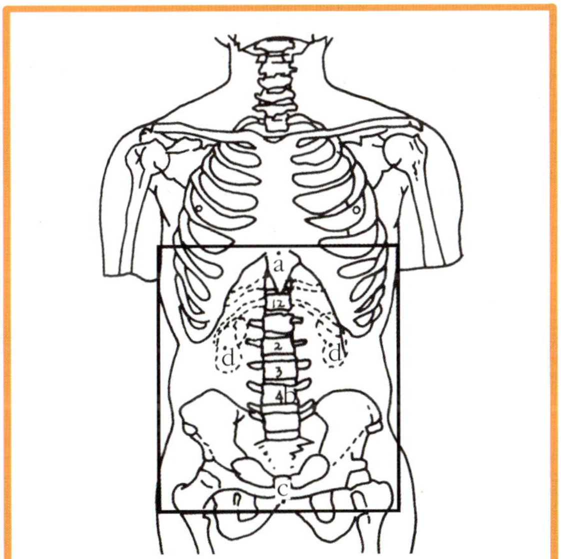

그림 7-94 SSD법을 이용한 전면 조사면

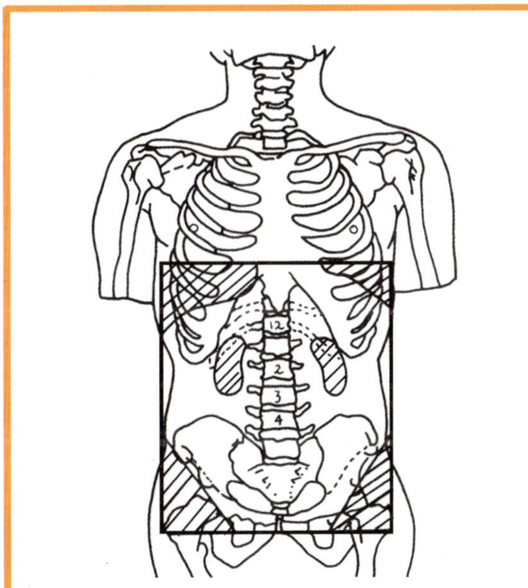

⑫ 모든 자료를 차트에 기록한다.

⑬ 환자 체표에 위치잡이와 차폐 부위를 표시한다.

⑭ 자세 및 얼굴을 사진 촬영을 한다.

2) 후면조사법(posterior fixed TSD technique)

① 환자를 엎드리고, 턱 밑에 고정기구를 받치고 팔은 허리에 붙인다.

② 전면조사법의 위치잡이와 동일한 TSD를 맞춘다.

③ 투시하면서 조사면 경계를 정하며 전면조사면과 동일한 조사면으로 한다.

④ 사진 촬영전에 환자체표에 관심점을 표시한다(전면 조사법이 7번과 동일).

⑤ 촬영 후 필름에 좌우 표시를 한다.

⑥ 환자 체표에 조사면 경계를 표시한다.

⑦ 촬영된 필름을 확인한다.

⑧ 모든 관심점에서 TTID, IFD, TSD 후면 간격을 측정한다(이것은 선량의 불균등을 확인하는데 필요하다).

⑨ 모든 자료를 챠트에 기록한다.

⑩ 환자체표에 위치잡이와 차폐부위를 표시한다.

⑪ 자세 및 얼굴을 사진 촬영을 한다.

그림 7-95 SSD법을 이용한 후면조사면

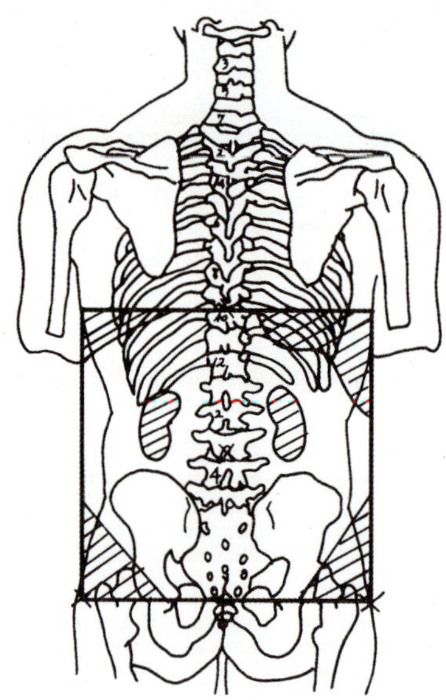

그림 7-96 복부의 전산화치료계획

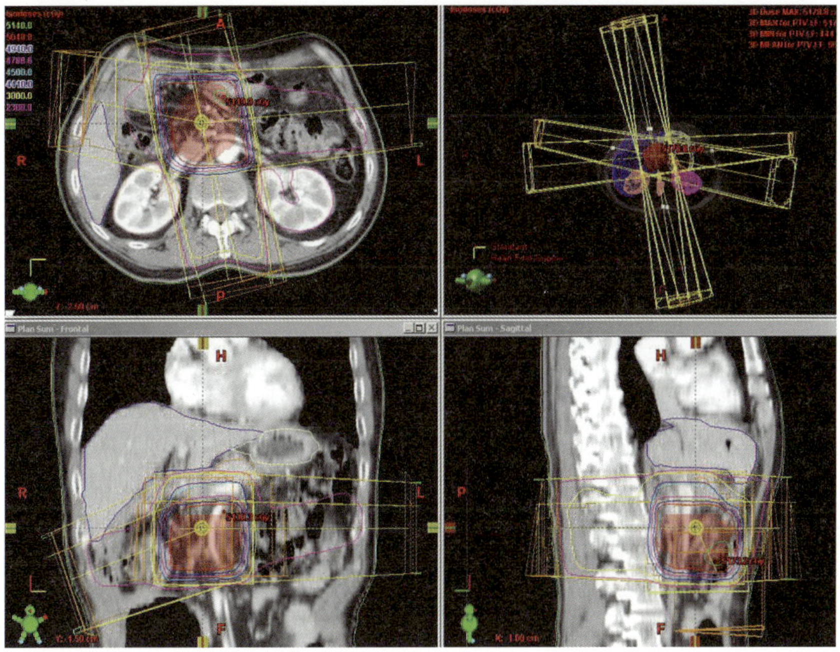

그림 7-97 복부의 전산화치료계획

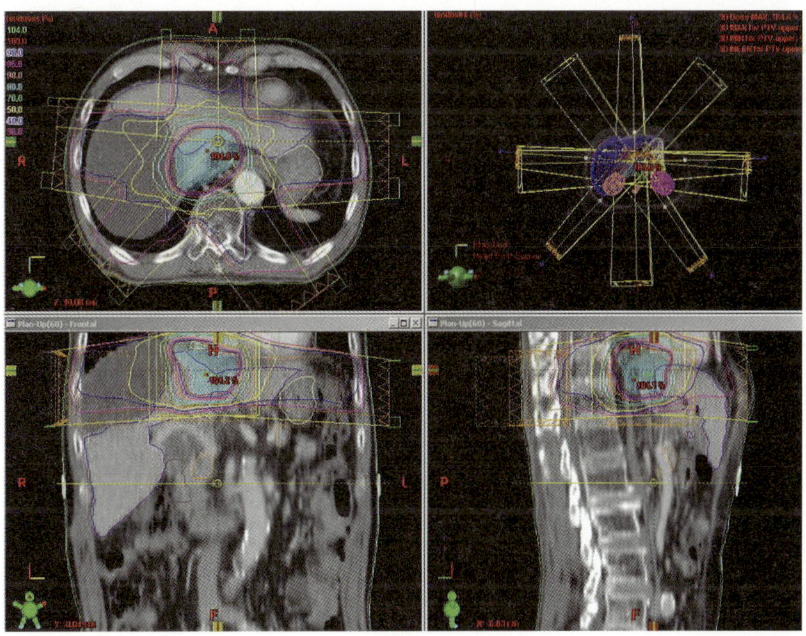

그림 7-98 복부의 전산화치료계획

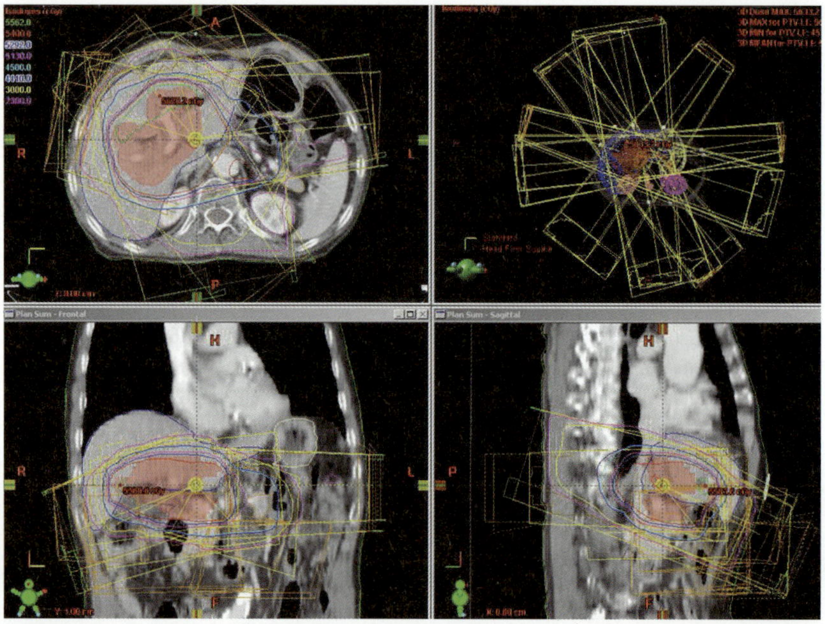

그림 7-99 복부의 전산화치료계획

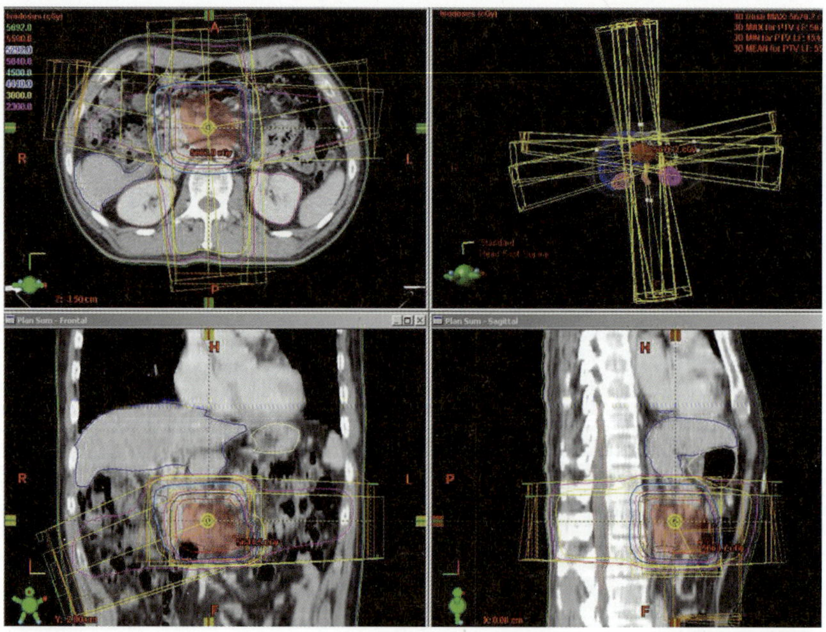

9. 골반(pelvis)

▸**개 요** 골반 부위 조사는 여러 악성종양을 치료하기 위해 시행되며, 치료계획은 간단하기도 하고 복잡한 과정을 거치는 경우도 있다. 종양의 위치나 진전 상태에 따라 치료계획은 달라지며, 선량계획에서 종양에 적정한 선량을 조사하고 근접한 정상 조직의 장해는 최소화 하도록 한다. 가장 일반적인 방사선치료는 감수성 장기가 전면(방광, 소장), 후면(직장) 또는 조사면의 모서리에 위치해 있는 경우 4문조사 또는 차폐물을 사용한다. 그러나 난소암인 경우 복막의 침윤의 위험 부위가 광범위하여 대부분 단순 대향 2문조사(AP/PA)를 시행하는 것이 더 바람직하다고 한다.

방광암에서는 방광과 관련된 모든 부분이 조사면에 포함되며 정확한 위치를 알기 위해서는 조영제를 사용한다. 이때 직장과 주변 부위는 위험 부위가 아니므로 측면조사면의 뒤쪽 마진은 관골(acetabulum)에 위치하게 한다.

직장, 전립선, 자궁의 종양부위는 골반의 중심 근처이고 isocenter는 전후 IFD의 중심점이 된다. 방광과 직장의 조영을 위한 위치잡이는 정상조직의 위치를 파악하여 장해를 줄이기 위해 필요하다. 작은 조사면으로 추가선량을 조사하고자 할 경우, 조영제의 사용은 정확한 위치선정을 위해 반드시 필요하다. 또한 전립선암 환자는 소변을 참아 방광을 채운 후 투시한다.

이것은 방광을 충만시켜 조사면에서 제외시키기 위해서이다. 그러나 방광암 환자의 경우 평상시 상태로 방광에 조영제를 투여하고 모의치료촬영을 하고 방광을 비운 상태로 치료를 한다.

환자는 테이블 위에 가능한 편안한 자세를 취하고 치료시 위치잡이 재현이 쉽게 안정되어야 한다. 치료보조기구는 조사면에 영향을 주지 않아야 한다. 일반적으로 사진상에 종양부위와 주변 정상조직의 위치 파악을 위해서는 조영제 사용과 같은 전처치가 이루어지며, 모의치료 촬영 전에 환자에게 충분히 설명한 후 시행한다.

1) 전면조사법

① 환자에게 모의치료 촬영과정을 충분히 설명한다.

② 조영제의 사용 목적을 설명한다.

③ 누운 자세로 팔은 옆에 붙인다.

④ 치료부위와 isocenter 위치를 정한다. 만약 isocenter가 환자 두께의 중간 깊이에 있다면 IFD를 측정하여 TSD를 조정한다. isocenter가 중간 깊이에 위치하는 경우 TSD는 isocenter가

TSD = FAD − 1/2 IFD 이고

특정 깊이에 위치한 경우 TSD는 TSD = FAD − isocenter의 깊이이다.

그림 7-100 전후 대향 2문조사면

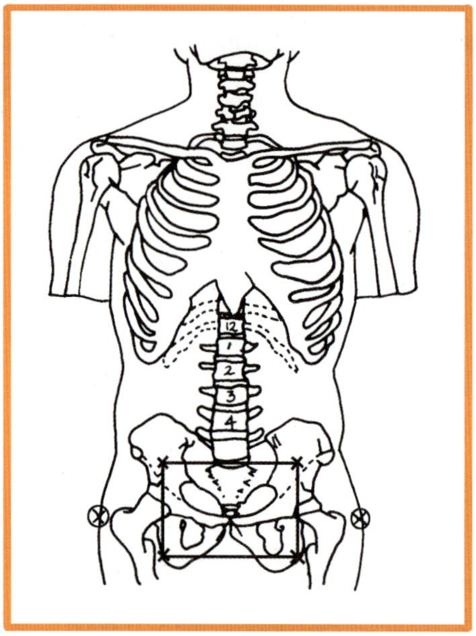

⑤ 투시하면서 조사부위를 결정하며 골반 전체의 조사면 크기는 $15 \times 15\ cm^2$ 정도이다.

⑥ 사진을 촬영하고 좌우 표시를 한다. 만약 iso-center가 옮겨졌다면 IFD를 재측정하여 TSD를 다시 맞춘다.

⑦ 환자 체표에 조사면을 표시한다(그림 7-100).

⑧ 모의치료 촬영필름을 확인한 후 환자 두께 등과 같은 자료를 측정하고 차트에 기록한다.

⑨ 체표에 레이저의 위치를 표시한다(전면, 측면).

⑩ 위치잡이 그림에 조사면과 위치 표시점을 기록한다.

⑪ 사진을 촬영한 후 조영제를 배출시킨다.

⑫ 위치잡이 자료를 차트에 기록한다.

2) 십자화 조사법(4문조사)

① 환자에게 모의치료 촬영과정을 설명하고 주의사항을 설명한다.

② 조영제 사용목적을 설명하고 주입한다(주로 방광, 직장에 많이 사용).

③ 환자는 누운 자세로 팔은 가슴에 올려놓는다.

④ 치료부위를 결정하고 isocenter의 위치를 정한다. 만약 isocenter를 환자 두께의 중간 위치에 두었을 경우의 SSD는 다음과 같이 구할 수 있다.

$$SSD = FAD - 1/2\ IFD$$

그러나 특정 깊이가 isocenter일 경우의 SSD는 다음과 같다.

$$SSD = FAD - \text{isocenter의 깊이}$$

* 만약 치료하고자 하는 부위가 방광과 가깝다면 isocenter는 중심에서 전방으로 1~2 cm의 위치가 되고, 직장과 가깝다면 후방으로 1~2 cm위치가 된다.

⑤ 투시하면서 전, 후방 치료부위를 결정한다. 이때 조사면은 약 $15 \times 15\ cm^2$ 정도가 된다.

⑥ 만약에 isocenter의 위치가 처음에 정한 곳과 다르다면 두께 차이가 생겨 환자 두께의 중간점이 달라진다. 따라서 최종적으로 정해진 isocenter의 위치에서 두께를 재측정하여 측면 표시 위치를 교정해 주어야 한다.

⑦ 전면 사진을 촬영한 후 체표에 조사면을 표시한다.

⑧ 갠트리를 측면으로 돌려 측면 조사면을 결정한다. 이때 조사면의 Y(길이)는 변하지 않고 X(넓이)만 변하며 약 $10 \times 15\ cm^2$가 된다.

⑨ 측면 사진을 촬영하고 자료를 차트에 기록한다.

⑩ 조영제를 배출한 후 체표에 조사면을 표시하고, 자세 및 얼굴 사진을 촬영한다(그림 7-101).

그림 7-101 십자화 조사면

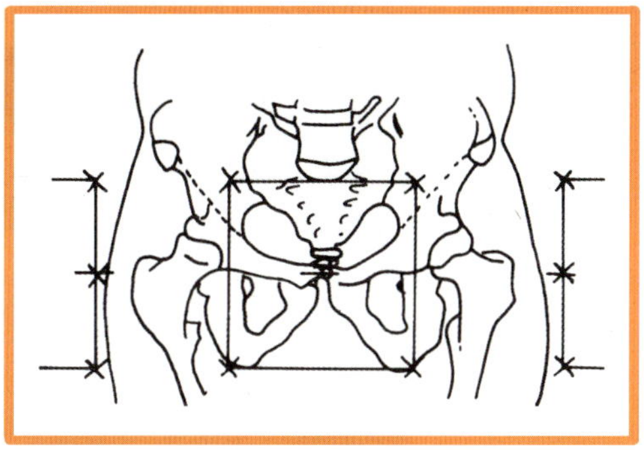

3) 회전 조사법(rotation technique)

① 환자에게 모의치료 촬영과정을 설명하고 주의사항을 설명한다.

② 조영제 사용목적을 설명하고 주입한다(주로 방광, 직장에 많이 사용).

③ 환자는 누운 자세로 팔은 가슴에 올려놓는다.

④ 치료부위를 결정하고 isocenter의 위치를 정한다. 만약 isocenter가 환자 두께의 중간 위치인 경우의 SSD는 다음과 같이 구할 수 있다.

$$SSD = FAD - 1/2\ IFD$$

그러나 특정 깊이가 isocenter인 경우의 SSD는 다음과 같다.

$$SSD = FAD - \text{isocenter의 깊이}$$

* 만약 치료하고자 하는 부위가 방광과 가까우면 isocenter는 중심에서 전방으로 1~2 cm의 위치가 되고, 직장과 가깝다면 후방으로 1~2 cm 위치가 된다.

⑤ 투시하면서 isocenter의 위치를 정한다. 이때 전면 조사면은 약 9×9 cm가 된다. 회전 조사의 모의 치료 촬영시 치료하고자 하는 모든 각도에 대해 촬영할 수는 없다. 따라서 정면과 정측면 사진을 기본으로 하고 관심 각도에서 추가 촬영을 실시한다.

그림 7-102 회전 조사면

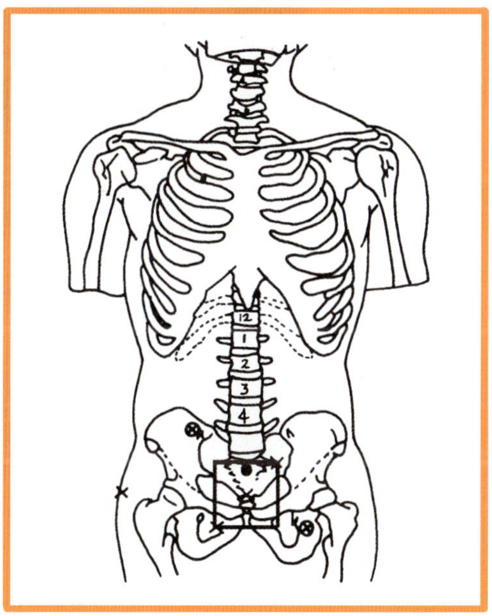

⑥ 체표의 조사면 표시는 isocenter인 정면과 측면에 표시한다(그림 7-102).

⑦ 체표 단면도(body contour)를 작성하고 차트에 모든 자료를 기록한다.

⑧ 조영제를 배출한다.

골반 부위는 대개 2문, 4문 또는 회전조사로 치료하며, 회전조사는 isocenter법으로 한다.

체표단면도는 기본적으로 조사면의 중심축면으로 작성하고, 필요하면 관심영역을 추가로 작성한다. 여러 면의 체표단면도를 필요로 할 경우에는 CT나 MRI 등을 이용하면 매우 효과적이다.

그림 7-103 골반부의 전산화치료계획

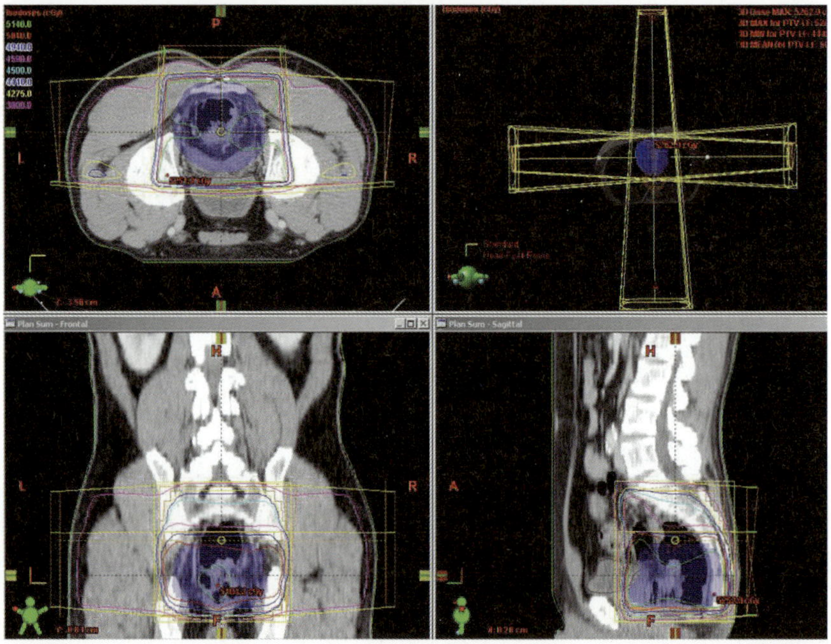

그림 7-104 골반부의 전산화치료계획

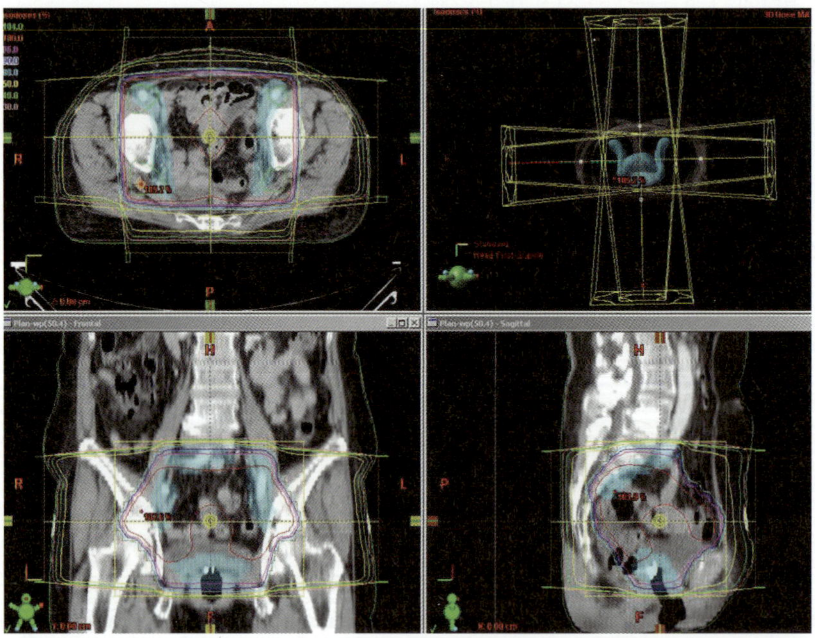

10. 척추와 사지(vertebrae & extremities)

▸개 요 척추 및 사지의 방사선 치료는 대부분 전이된 종양을 대상으로 한다. 따라서 완치 목적의 조사 보다는 고통경감이나 증상완화 목적의 대증적 조사가 대부분이며, 치료방법이 정해져 있는 경우가 드물고 환자의 상태 및 정도에 따라 치료 계획을 세우게 된다. 특히 대증적 조사의 경우 방사선치료로 인한 부작용이 발생하지 않도록 선량계획 및 치료계획을 세워야 한다. 흉추는 엎드린 자세(그림 7-105)로 SSD법을 이용한 후면 1문조사(또는 2문조사)를 하며, 요추와 천장관절(sacroiliac joints)은 역 T자 조사면으로 대향 2문조사를 하는 경우가 많다.

척추와 사지는 고통경감 및 증상 완화를 위한 대증적 치료의 대표적인 경우이다. SSD법을 이용한 1문조사나 SAD법을 이용한 대향 2문조사가 가장 많이 사용된다. 환자의 대부분이 거동이 불편하거나 자세 재현이 어려운 경우가 많아 스폰지나 다른 보조기구를 사용하여 편안한 자세를 유지하고 자세재현 정확도를 높이는 것이 매우 중요하다. 보조기구의 사용은 치료시 자세 재현 시간을 줄이고 재현성을 높이는데 크게 기여한다.

척추 치료시 조사부위가 커서 한 조사면에 모두 포함 시킬 수 없을 경우에는 적당한 크기로 분리하여 치료계획을 세우게 되는데, 이때에는 분리된 조사면이 겹쳐지지 않도록 주의하여야 한다.

1) 1문조사 및 대향 2문조사법

SSD법을 이용한 1문조사는 선속의 중심을 체표에 두는 치료법으로 조사면의 크기 및 각종 치료정보 등을 체표에서 얻는다. 한편 SAD법을 이용한 대향 2문조사는 isocenter의 위치가 치료부위 두께의 중간점에 있으며 과정은 다음과 같다(그림 7-106).

① 환자에게 과정을 충분히 설명한 후 치료목적과 환자 상태를 고려하여 되도록 편안한 자세를 취하도록 한다.

② 치료부위를 정한 후 필요하면 보조기구를 제작하여 사용한다. SSD법의 1문 조사는 선속의 중심이 체표에 있다. 반면 대향 2문조사는 중심축이 환자의 중간 깊이에 있으며 이때,

$$TSD = FAD - 1/2\ IFD$$

이고 특정 깊이에 isocenter가 위치할 경우에는 TSD = FAD − 중심축까지의 깊이가 된다.

③ 투시하는 경우 사진촬영 전 관심영역에 납줄 등으로 표시를 한 후 촬영한다.

⑤ 촬영 후 필름에 방향표시를 하고 체표에 조사면 정보를 표시한다.

⑥ 모든 자료를 차트에 기록하고, 자세 및 얼굴 사진을 촬영한다.

2) 누운 환자의 후-전면 조사법

전신상태가 양호하지 못하여 엎드린 자세를 취할 수 없지만 누운 자세가 가능한 환자의 척추 및 사지를 치료하고자 할 경우에는 환자를 누운 자세로 하고 갠트리를 후면에 위치시켜 조사한다.

그림 7-105 엎드린 자세의 골반부위 및 어깨 부위 치료 자세

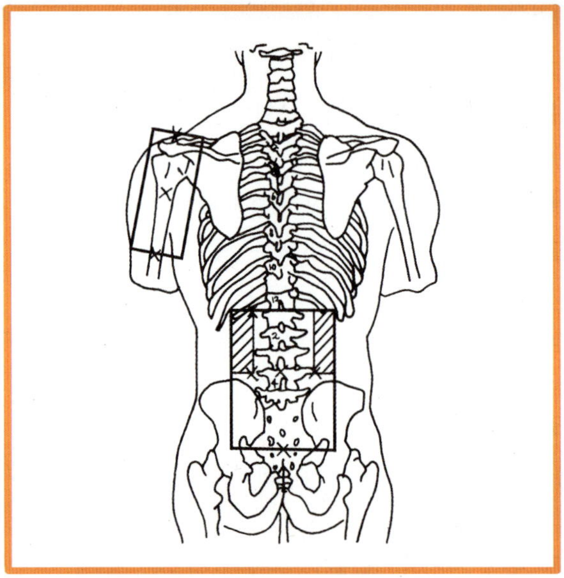

그림 7-106 누운 자세에서의 척추치료 자세

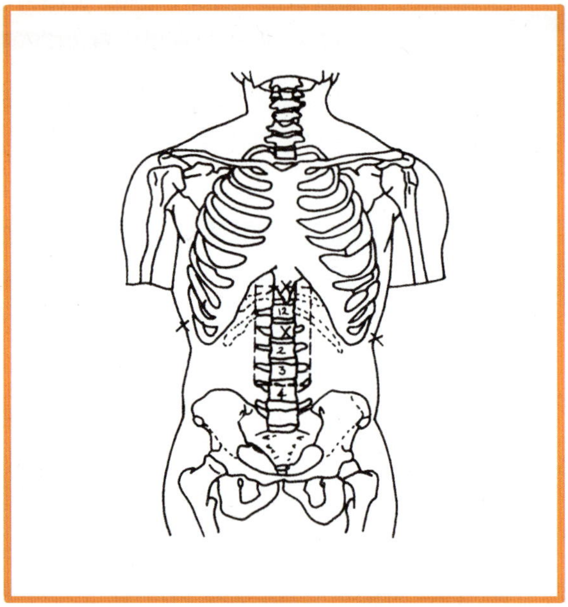

① 환자에게 과정을 설명한 후 치료목적과 환자상태를 고려하여 되도록 편안한 자세를 취하도록 한다.

② 치료부위를 정한 후 필요하면 보조기구를 제작하여 사용한다.

③ 갠트리를 180도 회전시켜 후면에서 투시하면서 조사부위와 조사면을 결정한다. 척추와 같은 일부 장기는 전-후 영상과 후-전 영상이 다르게 보이므로 투시나 사진 촬영시에는 조사면의 방향에 주의하여야 한다.

④ 촬영 후 필름에 방향표시를 하고 체표에 조사면 정보를 표시한다.

⑤ 모든 정보를 차트에 기록하고, 자세 및 얼굴 사진을 촬영한다.

RADIATION THERAPY THEORY AND APPLICATION

Chapter 8

치료계획

방사선치료계획 개요
- 방사선치료계획의 배경
- 방사선치료계획의 과정
- 방사선치료계획에 관한 인력구성 및 역할

치료계획시스템 빔데이터 획득 및 모델링(Beam data acquisition, Pencil beam convolution & AAA model)

치료계획용 용적 정의(ICRU recommendations)
- 종양표적에 관련된 용적 정의
- 정상조직에 관련된 용적 정의
- 기타 용적 정의

치료계획 기술 및 응용
- 치료방법(장비) 및 방사선의 종류, 에너지 선택
- 치료계획 시 사용하는 빔의 개수와 방향
- 처방선량과 정상조직의 내용선량 고려
- 빔의 선량비중(dose weight)

치료계획 분석 및 평가
- 등선량분포 분석
- 선량–체적 히스토그램(dose volume histogram, DVH)

방사선종양학과 네
- 네트워크 구조
- 전자차트와 R&V 시스템

임상 방사선치료계획 요약
- 뇌종양 치료계획
- 두경부 방사선치료계획
- 유방암 방사선치료계획
- 흉부 방사선치료계획
- 전립선암의 방사선치료계획

8.1 방사선치료계획 개요

1. 방사선치료계획의 배경

방사선치료계획의 기본 목표는 치료의 대상이 되는 표적에 최대한 선량을 조사하면서 인접된 정상장기에는 정상조직의 기능이 저하되지 않을 만큼 선량을 최소화하는 데 있다. 방사선치료계획의 광의적인 의미는 실제 방사선치료를 하기 전까지의 일련의 행위가 모두 포함되겠지만 이 장에서는 고에너지 광자선을 이용한 치료에서 주고자하는 선량을 최적화하는 부분에 초점을 맞추고자 한다. 따라서 치료장비의 선택 및 방법의 결정, 전산화치료계획과정을 통한 조사방법, 범위, 방향, 에너지, 선량의 인자들이 치료계획의 최적화 작업에 변수가 된다. 방사선치료계획의 발전은 컴퓨터공학과 영상공학의 발전에 힘입어 빠른 속도로 진행되고 있으며, 새로운 선량계산 모델을 통한 고정밀방사선치료의 응용이 지속적으로 개발되고 있다. 국내에서는 1990년대 초반까지만 해도 진단용 영상과 체표윤곽을 이용한 2차원적 치료계획이 대부분이었으며, 1990년대 중반에 3차원 입체조형방사선치료가 소개되면서 3차원 치료계획을 위한 다양한 장비와 선량최적화시스템들이 도입되기 시작하였다. 2차원적 치료계획은 기하학적 조사변수가 단순화 되어 있었으며, 대체로 진단용 CT, MRI 영상 등을 기준으로 치료계획 전용 방사선투시장치(conventional simulator)를 이용하여 모의치료과정에서 이루어지고, 모의치료 시 얻은 체표윤곽(body contour)을 입력하여 선량변형기구(eg. Wedge)를 결정하거나 여러 방향의 빔들의 에너지나 비중(dose weight)을 결정하고 선량분포를 결정하는 과정으로 구성된다. 방사선치료계획 전용 영상을 이용한 치료계획이 아닌 만큼 체표윤곽을 획득하고 체내의 치료표적과 결정장기들을 입력시키는 과정에서 많은 오차를 내포하고 있는 방식이므로 최근에는 사용빈도가 거의 없으며, 현재는 거의 모든 기관에서 3차원 치료를 위한 시스템이 구축되어 있다고 해도 과언이 아니다. 고에너지 광자선을 이용한 치료는 대부분의 경우 치료표적의 선량균등도를 높이고(+7%~-5%, ICRU 보고서 50) 인접된 정상장기에 선량을 최소화하기 위해 여러 방향에서 빔을 조사하는 경우가 많다.

2. 방사선치료계획의 과정

방사선치료계획을 위해서는 다양한 과정을 거치게 되는데 이러한 준비과정은 정확한 치료를 위해 매 과정마다 오차를 줄이기 위한 노력이 선행되며 적절한 품질관리가 요구된다. 방사선치료를 위한 환자의 자세 및 고정기구 등은 표적의 위치와 환자의 상태를 고려하여 최적의 조건을 설정해야하는데 이 과정에서 오류가 발생 시 적절한 치료계획에 제한이 되는 문제를 일으킬 수도 있다. 최초의 모의치료 시 환자의 자세 결정은 진단 영상을 통해 사전에 충분히 검토가 되어야하며, 이 과정에서 치료계획을 담당한 방사선종양학 전문의와 의학물리학자, 모의치료 방사선사가 긴밀히 협의하여야 최선의 결정을 할 수 있다. 세부적인 치료계획을 수행하기 위해서는 다양한 진료영상 및 CT 모의치료 영상획득과 영상정합을 비롯하여 치료의 목적 및 표적설정, 주요정상장기의 선량제한설정, 처방선량 및 조사방법결정, 치료를 위한 세부적인 물리적 파라미터 등을 설정하여야 한다. 또한, 선량-체적 히스토그램이나 선량분포와 같은 물리적인 변수 외에 분할 치료에 따른 임상적 효과 등을 면밀히 검토해야하며, 환자의 상태에 따라 적용하는 방법을 달리 해야한다. 일반적인 치료계획의 경우 치료계획 시 산출되는 선량분포에 관해서는 장비도입 시에 입력한 빔 데이터를 기준하여 장비의 성능을 주기적으로 점검하는 치료장비의 품질관리와 매회 치료계획 시스템에 의해 계산된 MU값을 독립적인 시스템을 통해 확인하는 절차를 거쳐 치료계획의 품질관리를 수행한다. 하지만 세기조절방사선치료(IMRT)와 같이 매 환자마다 다르게 생성되는 비균일 플루언스를 사용하는 치료의 경우 개별 환자에 대해 환자맞춤형 품질관리(patient-specific QA)를 수행하여야 한다. IMRT치료계획의 확인을 위한 환자맞춤형 품질관리는 치료계획에서 생성된 플루언스를 팬톰을 이용하여 치료계획시스템에서 선량을 재계산한 후 관심지점에서의 점선량(point dose)과 전체적인 선량분포를 검증하는 것으로 필름이나 2차원 검출기배열 등이 사용된다. 확정된 치료계획에 관련된 모든 정보는 Record & Verify system (R&V system : 치료정보와 확인시스템)을 통해 방사선종양학과 네트워크에 전송되며 모의치료기를 통한 확인절차를 걸쳐 치료기로 전달되어 치료가 시행된다.

일반적인 치료계획의 과정을 요약하면 다음과 같다.

가. 타 임상진료과를 통한 환자치료 의뢰.

나. 치료 결정 후 환자의 치료자세 및 고정 보조기구를 적용하여 치료계획용 CT 및 기타 영상정보 획득.

다. 치료계획을 위한 표적 설정 및 주요 결정장기 컨투어링.

라. 환자의 상태와 종양의 조건에 따라 치료방법을 결정하고 치료계획시스템을 이용하여 최적의 치료계획 수립.

마. 라이벌 플랜을 수립하고 치료계획이 달라지는 것을 고려하여 합산된 전체 치료계획(summated plan or composite plan)을 만들어 수정 및 선택.

라. 모의치료기를 이용하여 치료계획의 유효성(환자와의 충돌, 기하학적 이상 유무)을 확인.

마. IMRT의 경우 환자맞춤형 QA를 통해 선량검증.

바. R&V system에 전자챠팅을 하고 입력된 정보 확인 후 치료를 시행함.

3. 방사선치료계획에 관한 인력구성 및 역할

방사선치료계획은 치료계획용 영상을 획득하고 치표표적 및 결정장기를 구획화하여 사용하고자하는 빔의 물리적인 특성과 치료장 비의 기하학적인 특징을 정확하게 이해하고 가상의 모의치료(virtual simulation)를 수행하는 과정이므로 방사선치료의 가장 핵심적인 파트라고 할 수 있다. 치료계획에 참여하는 주요 의료진은 방사선종양학 전문의, 의학물리학자, 선량계측사, 모의치료 방사선사로 구성되는데 미국이나 유럽의 경우, 각각의 전문인에 대한 자격과 역할, 환자 수나 장비에 대한 최소인력이 잘 정의되고 제도화되어있는 반면 국내에서는 국제적인 기준에 비해 제도적 보완이 요구된다고 할 수 있다. 현재 방사선종양학 분야도 다른 과학분야와 마찬가지로 융합과학 및 다학제간 통합 및 전문화가 함께 요구되고 있다. 표 8.1은 방사선종양학과에서 요구되는 최소 인력기준을 나타내고 있다 (표 8.1).

표 8-1 방사선종양학과의 최소 필수 인력 구성(American College of Radiology, ACR, recommendation, 1991)

인적 분류		최소필수 인력
방사선종양학과 과장		한과에 1명
방사선종양 전문의		연간 치료 환자 200-250명 당 1명 (상시 치료인원이 25-30명을 넘지 않도록 유지)
의학물리학자		연간 치료 환자 400명 당 1명 (400명이 넘을 시 1명 추가배정)
치료계획 담당자	선량계측사	연간 치료 환자 300명 당 1명
	공작실 담당자	연간 치료 환자 600명 당 1명
방사선사	감독 방사선사	센터 당 1명
	치료실 방사선사	일일 치료 환자 25명까지 장비 한 대 당 2명 일일 치료 환자 50명까지 장비 한 대 당 4명*
	모의치료실 방사선사	연간 모의치료환자 500명 당 2명
	근접치료실 방사선사	필요 시
	예비인력 방사선사	필요 시, 보통 연간 치료환자 300-400명 당 1명
간호사		연간 치료 환자 300명까지 센터 당 1명
사회사업사		서비스 제공 필요 시
다이어트상담사		서비스 제공 필요 시
물리치료사		서비스 제공 필요 시
의공기사		병원 자체 서비스 제공 시 장비 2대(치료기 혹은 모의치료기) 당 1명

치료계획에 참여하는 주요 전문인의 세부 역할과 책임을 요약하면 다음과 같다.

가. 방사선종양전문의 : 환자 치료의 궁극적인 책임을 있는 방사선치료 주치의로써 종양용적의 정의 및 구획화, 처방선량의 결정, 치료계획의 선택과 부작용방지에 대한 모든 면을 총괄한다. 의뢰된 환자에 대한 방사선치료 여부를 결정하고 모의치료 및 치료계획에 주도적으로 참여하며, 매회 치료를 감독하고 치료 환자의 정기검진 및 상태를 확인한다. 방사선종양학과에서 치료되는 모든 환자에 관한 감독자적 지위를 가지고 있기 때문에 모든 프로세스에 관해 충분한 이해를 갖고 있어야 하며 각 파트의 특성과 역할을 고려하여 운영과 품질관리에 최종적인 권한과 책임이 있다. 하지만 복잡한 선량계산이나 최적화작업, 장비 및 환자선량의 품질관리, 또는 매일 치료하고 상태를 파악하는 일등은 매회 직접 참여할 수 가 없는 만큼 각 파트의 전문인들과의 긴밀한 협력체계를 구축하여 안전하면서도 효율적인 구조를 만들기 위해 최선의 노력을 해야 한다. 의사면허 취득 후 방사선종양학과에서 전공의 과정을 수련하고 정해진 시험을 통과하여 자격을 취득하게 된다.

나. 의학물리학자 : 방사선치료기 및 치료계획장치를 설치하고 빔 데이터를 측정하고 임상에 사용할 수 있도록 물리학적 측면에서의 품질관리 및 방사선안전에 관련된 제반 사항을 책임지는 역할을 담당한다. 다양한 종류의 고에너지 방사선을 인체에 응용하는 분야를 연구하고, 임상에서는 환자의 치료계획과 선량검증에 관한 의학물리학적 측면에서의 역할을 수행하므로써 최적의 시스템 유지 및 방

사선안전에 관한 책임이 있다. 장비의 인수검사(commissioning) 및 고정밀 방사선치료의 전반적인 수행과정 및 검증과정을 수립하고 환자치료에 관한 의학물리학적 컨설팅을 통해 안전하고 효율적인 치료방법을 개발하고 제안한다. 기관에 따라 치료계획을 확인하고 검증하는 역할 외에도 IMRT, SRS, SBRT, 중입자 치료와 같은 고정밀치료계획은 직접 치료계획을 수립하고 검증하기도 한다. 치료계획을 컨설팅하는 역할 외에 직, 간접적으로 확인하고 검증하는 감독자적 역할을 하기 때문에 임상의학물리학자의 경우 연구개발 뿐만 아니라 의학물리에 관한 지식과 능력을 충분히 배양하고 있어야한다. 국내에서는 대학원 석, 박사과정을 통해 의학물리학 및 방사선물리학 관련 학문을 전공하고 임상 수련을 통해 임상의학물리사나 연구원 및 교수요원으로 활동하고 있으나, 교육제도의 전문화 및 법적, 제도적 장치가 미비하여 자격과 운영에 관한 보완이 시급한 실정이다.

다. 선량계측사 : 방사선치료계획을 실질적으로 수행하고 선량계산 및 측정 업무에 책임이 있는 전문인력으로써 임상 치료계획, 선량측정 및 분석, 치료방법의 최적화 등 실질적인 임상 선량계측 및 의학물리업무를 담당한다. 의학물리학자와의 역할이 다소 겹치는 부분이 있지만 의학물리학자는 임상업무 외에 연구개발 및 교육, 전반적인 감독자적인 역할이 주가 되는 반면 선량계측사의 업무는 정해진 프로토콜에 따라 환자의 치료계획을 수행하고 의학물리학자를 도와 장비 및 환자맞춤형 QA를 수행하는 임상위주의 역할을 한다고 볼 수 있다. 미국의 경우, 공인된 선량계측사자격제도(Certified Medical Dosimetrist, CMD)가 정착되어 임상에서 활동하고 있는 반면 국내에서 대부분 치료계획 담당 방사선사가 선량계측사의 역할을 하고 있으며, 별도의 자격제도는 미비한 상황이다. 현재 국내에서 미국 CMD 자격을 취득하고자 하는 수요는 증가하고 있으며, 다수의 치료기를 보유한 대형병원을 중심으로 미국 CMD자격을 취득한 선량계측사들이 지속적으로 업무의 전문화 및 차별화를 추진하고 있는 상황이다.

라. 방사선사 : 국내에서 방사선사의 역할은 진단, 핵의학, 치료에 걸쳐서 매우 광범위하며, 방사선종양학분야에서도 실질적으로 환자를 치료하고, 모의치료 및 치료계획에 참여한다. 대부분의 방사선사는 방사선치료사로서의 역할을 담당하고 있으며, 일부 모의치료담당 방사선사는 CT 및 투시형 모의치료기를 운용하고 치료계획을 담당하기도 한다. 방사선사는 의사나 간호사와 같이 국가에서 시행하는 국가면허시험을 통해 의료기사의 자격을 취득하게 되며, 방사선 동위원소 취급 일반자격이나 감독자면허를 취득하여 방사선안전업무에 종사하기도 한다. 치료계획측면에서는 CT 및 투시형 모의치료기를 운용하여 환자의 고정기구를 제작하고 치료계획에 필요한 영상획득 및 환자의 기본 정보를 기록하고 정리한다. 국내에서는 임상치료계획 파트가 별도로 운영되는 대병병원을 중심으로 치료계획업무를 전문적으로 수련한 치료계획담당 방사선사가 정해진 프로토콜에 따라 선량계측사의 역할을 담당하고 있다.

그림 8.1은 치료계획을 수립하기 위한 인적구성 및 협력체계의 세 가지 예를 보여주고 있다. 구성 A는 방사선종양학 전문의가 선량계측사나 의학물리학자의 도움없이 단독으로 치료계획을 수립하고 확인하는 형태를 보여주고 있다. 이 경우 치료계획 시 발생될 수 있는 선량 오류나 최적화되지 않은 선택이 나타날 수 있으며, 특히 세기조절방사선치료(IMRT)와 같은 고도의 의학물리학적 접근이 요구되는 경우 부적절한 결과를 야기할 수 있으므로 바람직하지 않다. 구성 B는 의학물리학자가 배제된상황

그림 8-1 치료계획 인력구성 및 상호 협력체계(The Physics of Radiation Therapy, 4th edition, page 377, Figure 17.1)

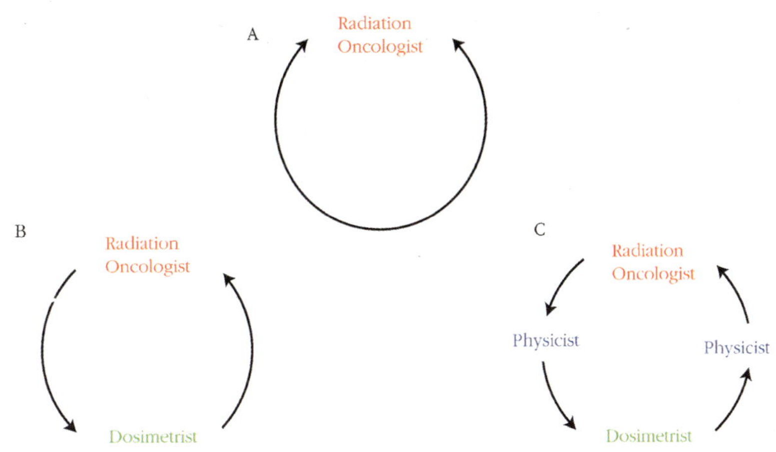

에서 선량계측사와 전문의만으로 치료계획을 수립하는 경우인데 이러한 상황은 의학물리학자가 없거나 있더라도 임상 수련과정을 통한 지식이 부족하거나 연구나 교육의 역할만을 담당하여 치료계획에 참여하지 못하는 경우이다. 업무의 효율은 높을 수 있지만 의학물리학적 지원의 미비로 인한 시스테믹 에러발생의 원인이 될 수 있다. 구성 C의 경우, 가장 최적의 구성으로 환자의 치료계획을 위해 다원적인 접근이 가능하며 잠재적 문제에 관해 사전에 조치하여 처리할 수 있고 다양한 관점으로 최적의 치료계획을 수립할 수 있다는 장점이 있다. 복잡한 형태의 고정밀 치료법들이 개발되고 임상에 적용될 수 록 전문적이고 유기적이며 다원적인 협력시스템의 중요성이 더욱 강조되고 있다.

8.2 치료계획시스템 빔데이터 획득 및 모델링(Beam data acquisition, Pencil beam convolution & AAA model)

방사선치료계획시스템을 구성하기 위해서는 계산모델에 따라 요구되는 빔데이터를 측정하여 입력하고 모델링하는 작업이 필요하다. 최근에는 한 개의 시스템 안에 다양한 계산 알고리즘 모델을 동시에 구현하기도 한다. 광자선과 전자선의 경우도 별도의 빔데이터를 측정하여 모델링해야하며 사전에 물 팬톰 측정시스템이 해당 치료계획장치의 인터페이스를 지원하는지 확인한 후 측정의 항목과 측정형태를 면밀히 고려하여 측정계획을 수립하여야 한다. 측정 장비의 특성을 충분히 파악하고 요구되는 빔데이터를 잘 배열하여 같은 종류, 같은 측정방식의 항목들을 묶어 queue파일을 생성하고 일괄적으로 측정해야 측정의 오류나 측정자의 실수를 최소화할 수 있다. 표 8-2와 8-3은 Varian사의 Eclipse planning system에서 요구하는 pencil beam convolution(PBC) 모델과 analytical anisotropic algorithm (AAA)모델에 따른 빔데이터 리스트이다. 최초로 광자선 계산에 pencil beam방법을 언급한 사람은 Schoknecht(1971)이지만 사실 이 방법은 전자선 계산을 위해 개발된 것이다. 이후 Mohan과 Chui(1987)에 의해 자세히 다뤄진 후 많은 의학물리학자들에 의해 연구되었다. 본질적으로는 2차원 계산방식과 유사하지만 동적쐐기를 사용하거나 IMRT를 계산하는 경우와 같이 빔의 세기가 변하는 선량계산에 용이하다. 또한 AAA model도 일종의 3차원 pencil beam convolution/superposition algorithm이다. 이 알고리즘은 측면 선량 전달부분의 특징을 여섯 개의 지수 함수적 곡선으로 모델링

표 8-2 Pencil beam convolution 모델의 측정데이터 리스트(Eclipse RTP 8.8x)

항목	세부항목	참조 깊이	측정조건
열린조사면 (Open field)	심부선량분포 (Percentage depth dose, PDD)	0~25 cm	1. 조사면의 크기는 3×3 cm²~40×40 cm²까지 측정하되 작은 조사면에서는 좁은 간격으로 하고 큰 조사면으로 갈수록 5 ㎝정도의 큰 간격으로 측정함. 2. 단, 깊이범위는 선량프로파일의 최대깊이 이상 측정해야 함(프로파일이 30 cm일 경우 같은 깊이까지 측정해야 함). 3. 스텝사이즈는 최소 5 mm 이하 4. 스텝사이즈가 같을 필요없음. 5. Build-up영역과 같이 선량변화가 심한 지역에서는 더 작은 측정간격이 바람직함.
	선량프로파일 (Dose profiles at 5 depths)	d_{max} d_{5cm} d_{10cm} d_{20cm} d_{30cm}	1. 조사면은 심부선량분포측정과 동일하게 측정함. 2. 스텝사이즈는 최소 2.5 mm 이하 3. 반음영역과 같이 선량변화가 심한 지역에서는 더 작은 측정간격이 바람직함. 4. 50 % 반음영 영역에서 조사면 밖으로 최소한 5 cm 이상 측정해야함. 5. 측정면적이 과도하게 커서 선량프로파일 측정이 온전치 않은 경우 한쪽으로 치우치게 측정하며, 선량프로파일의 절반(half profile)만 온전히 측정함.
	대각선 선량프로파일 (Diagonal dose profiles)	선량프로파일과 동일한 깊이(5 depths)	1. 가장 큰 조사면(40×40 cm²)만 측정함. 2. 콜리메이터를 45° 돌려서 측정함. 3. 조사면이 크므로 절반 선량프로파일(half profile)의 측정이 추천됨. 4. 나머지 조건은 선량프로파일(측정조건 2, 3, 4)과 같음.
쐐기조사면 (Wedge field) 15° 30° 45° 60°	심부선량분포 (Percentage depth dose, PDD)	0~25 cm	조사면의 크기는 3×3 cm²~쐐기조사면의 최대크기(쐐기의 각도에 따라 다르며, 가장 큰 직각조사면의 입력 시 등가의 정사각형 조사면으로 입력함)까지 측정함.
	선량프로파일 (Dose profiles at 5 depths)	d_{max} d_{5cm} d_{10cm} d_{20cm} d_{30cm}	열린조사면과 동일함.
	종축 선량프로파일 (Longitudinal profile)	d_{5cm}	1. 가장 큰 쐐기 정사각형 조사면에서 측정함. 2. 콜리메이터를 90° 돌려서 측정함.

하고 있으며, 이 함수모양은 분석적 컨볼루션을 가능하게 함으로써 선량계산을 상당히 줄일 수 있다. 이 AAA모델은 1995년 Waldemar Ulmer와 Wolfgang Kaissl에 의해 "A Triple Gaussian Pencil Beam Model for Photon Beam"라는 논문을 통해 발표되었다. AAA알고리즘을 이용한 선량계산은 조직의 비균질도를 3차원 비등방형으로 계산함으로써 비균질조직과 산란선의 계산정확도를 향상시켰다고 평가되고 있다. 하나의 시스템 안에 여러 개의 서로 다른 계산 알고리즘을 모델링하기 위해서는 요구되는 빔데이터 리스트를 분석하고 공통 빔데이터와 해당 알고리즘에서 필요로 하는 항목을 구분하여 최대한 효율적으로 측정계획을 수립하는 것이 중요하다. 표 8-2와 표 8-3에서와 같이 빔 데이터는 각 조사면에 따른 심부선량의 분포데이터와 특정 깊이에서의 선량프로파일 데이터가 환자에서의 선량분

표 8-3 Analytical anisotropic algorithm (AAA)모델의 측정데이터 리스트 (Eclipse RTP 8.8x)

항목	세부항목	참조 깊이	측정조건
열린조사면 (Open field)	심부선량분포 (Percentage depth dose, PDD)	0~25 cm	1. 필수적으로 요구되는 조사면의 크기는 4×4 cm², 6×6 cm², 10×10 cm², 20×20 cm², 최대 정사각형조사면(40×40 cm²) 2. 최소조사면(3×3 cm²), 8×8 cm², 30×30 cm²의 조사면이 권고됨. 3. 기타 측정조건은 표 8-2와 동일함.
	선량프로파일 (Dose profiles at 5 depths)	d_{max} d_{5cm} d_{10cm} d_{20cm} d_{30cm}	1. 조사면의 크기는 심부선량분포 측정과 같음. 2. 50 % 반음영 영역에서 조사면 밖으로 최소한 3.5 cm 이상 측정해야 함. 3. 기타 측정조건은 표 8-2와 동일함.
	대각선 선량프로파일 (Diagonal dose profiles)	선량프로파일과 동일한 깊이(5 depths)	1. 50 % 반음영 영역에서 조사면 밖으로 최소한 3.5 cm 이상 측정해야 함. 2. 기타 측정조건은 표 8-2와 동일함.
쐐기조사면 (Wedge field) 15° 30° 45° 60°	심부선량분포 (Percentage depth dose, PDD)	0~25 cm	1. 최대 정사각형조사면(예: 15°, 30°: 30×30 cm², 45°: 20×20 cm², 60°: 15×15 cm²)의 측정은 필수항목임. 2. 4×4 cm², 10×10 cm², 15×15 cm², 20×20 cm²의 조사면이 권고됨.
	선량프로파일 (Dose profiles at 5 depths)	d_{max} d_{5cm} d_{10cm} d_{20cm} d_{30cm}	d_{10cm}의 측정은 필수이지만 다른 깊이에서의 측정은 권고사항임.
	종축 선량프로파일 (Longitudinal profile)	d_{5cm}	1. 가장 큰 쐐기 정사각형 조사면에서 양방향 모두 측정함. 2. 콜리메이터를 90° 돌려서 측정함. 3. 측정 스텝사이즈는 최소 2.5 mm로 측정함. 4. 측정 스텝사이즈는 모두 같은 필요가 없음. 5. 반음영역과 같이 선량변화가 심한 지역에서는 더 작은 측정간격이 바람직함. 6. 50 % 반음영 영역에서 조사면 밖으로 최소한 1 cm 이상 측정해야함. 7. d_{max}, d_{10cm}, d_{20cm}, d_{30cm}의 측정이 권고됨.

포를 계산하는 주 데이터로 사용됨을 알 수 있다. 이와 같은 상대 선량분포는 열린 조사면과 선량변형기인 쐐기필터에 관해 가장 작은 조사면 부터 가장 큰 조사면까지 선택된 조사면에 대해 요구하고 있다. 표 8-2와 표 8-3에서 제시된 측정 리스트 외에 조사 장치에서 방사선의 조사량을 결정하는 모니터 단위(monitor unit, MU)의 계산을 위해 기준조사면(보통 10×10 cm^2)에 대한 상대적인 출력 양을 나타내는 선량률 출력인자를 측정하며, 출력에 직접적인 영향을 주는 다양한 종류의 투과인자(차폐블록 트레이, 차폐블록 투과도, 쐐기 등)도 측정하여 입력해야 한다.

그림 8-2와 8-3은 물 팬톰 시스템을 이용하여 6 MV 광자선의 심부선량백분율 곡선과 30° 쐐기필터를 사용한 빔의 선량프로파일을 측정하는 화면이다. 정확한 측정을 하기에 앞서 측정자는 방사선치료기와 물 팬톰을 정확하게 정렬시킨 후 물을 채우고 측정용 이온전리함이나 다이오드검출기를 장착한다.

측정할 빔데이터 리스트를 정확히 파악한 후 측정조건에 따라 같은 특성의 측정을 모아 하나의 queue 파일로 미리 만들어 측정에 사용한다, 그림 8-2는 6 MV에 대해 최소 조사면부터 최대 조사면까지의 심부선량백분율 측정목록을 만들어 측정한 것으로 에너지, 최대, 최소깊이, 스캔 간격 등은 일정하지만 조사면의 크기가 다르게 설정되어 있다. 따라서 측정자는 각각의 조사면만 바꾸어가며 측정을 하게 된다. 또한 그림 8-3은 6 MV 광자선에 대한 30° 쐐기조사면의 선량 프로파일을 측정한 것으로 다섯 개의 깊이(최대선량깊이, 5 cm, 10 cm, 20 cm, 30 cm)에 대해 조사면을 달리하면서 측정한 화면이다. 이 때 프로파일의 측정너비는 PBC의 경우 반음영의 50 %로부터 최소한 5 cm 이상을 요구하고, AAA의 경우 최소 3.5 cm 이상을 요구하고 있다(표 8-2, 8-3).

그림 8-2 RTP beam 모델링을 위한 6 MV 광자선 심부선량백분율 곡선 측정화면(CC13 ionization chamber, Blue phantom, OmniPro-Accept, Scanditronix/Wellhofer, IBA)

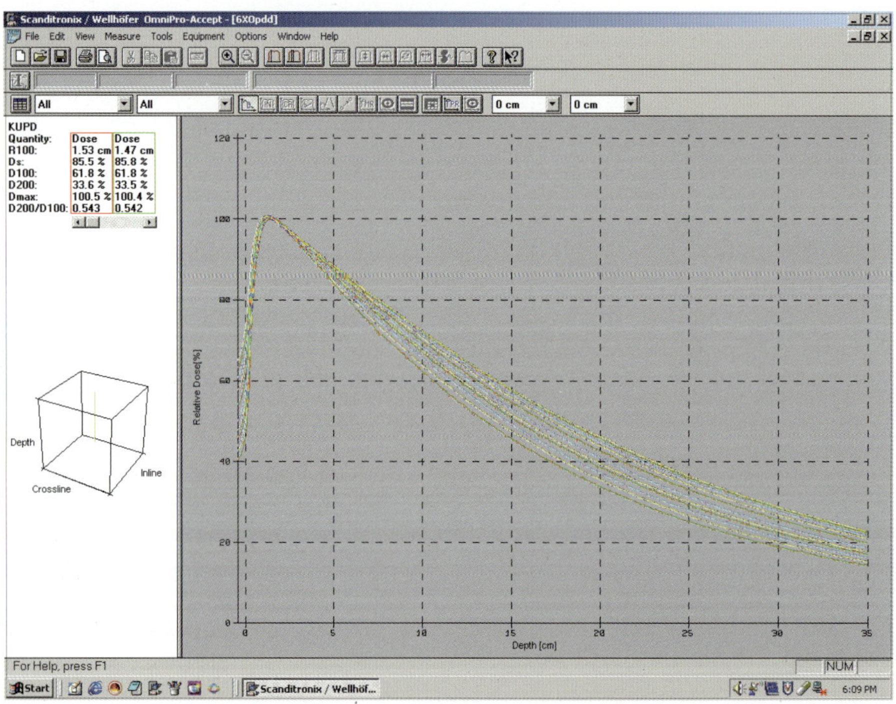

그림 8-3 RTP beam 모델링을 위한 6 MV, 30° wedge 선량프로파일 측정화면(CC13 ionization chamber, Blue phantom, OmniPro-Accept, Scanditronix/Wellhofer, IBA)

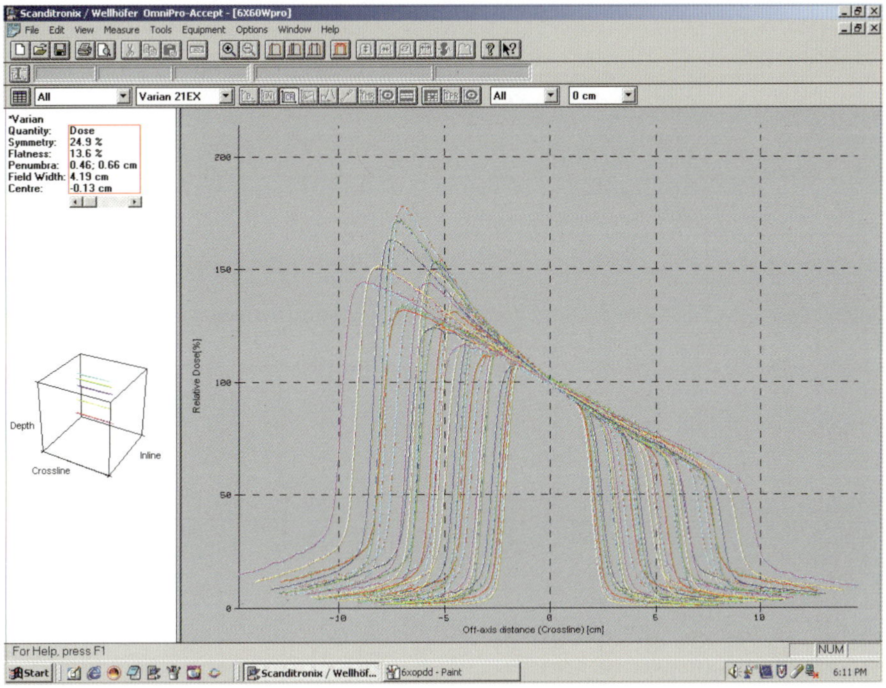

일단 모든 빔 데이터를 측정하게 되면 측정된 빔 데이터를 개별적으로 점검한 후 이상 발생 시 보강 측정을 시행한다. 한번 RTP에 입력된 빔 데이터는 특별한 일이 발생하지 않는 한 수정되거나 재입력 되지 않으므로 초기의 빔 측정에 최대한 정확성을 기해야 한다. 입력된 빔 데이터는 환자의 치료계획을 위한 선량분포를 생성하는데 직접적으로 사용되므로 잘못된 빔 데이터의 측정이나 입력은 치명적인 시스테믹 에러의 원인이 될 수 있다. 측정 시스템 소프트웨어는 다양한 기능을 제공하는데, 그 중 하나가 바로 측정된 빔 데이터의 테이블형성이다. 빔데이터의 테이블형성 기능은 빔 데이터를 ASCII포맷으로 범용 프로그램을 이용하며 정리할 수 있도록 한다. 이 기능을 통해 빔 데이터를 용이하게 정리할 수 있으며, RTP의 MU 계산값을 확인하기 위한 독립적인 매뉴얼 계산 시스템을 구축하는데 사용될 수 있다. 그림 8-4는 6 MV 광자선의 열린조사면에 대한 심부선량백분율을 조사면의 크기와 깊이에 대해 테이블화한 화면을 보여주고 있다. 보통 테이블로 형성된 데이터는 범용 프로그램을 이용하여 별도의 변환작업 없이 바로 사용이 가능하다.

그림 8-4 6 MV, 열린조사면의 심부선량곡선 빔데이터 테이블형성 화면(CC13 ionization chamber, Blue phantom, OmniPro-Accept, Scanditronix/Wellhofer, IBA)

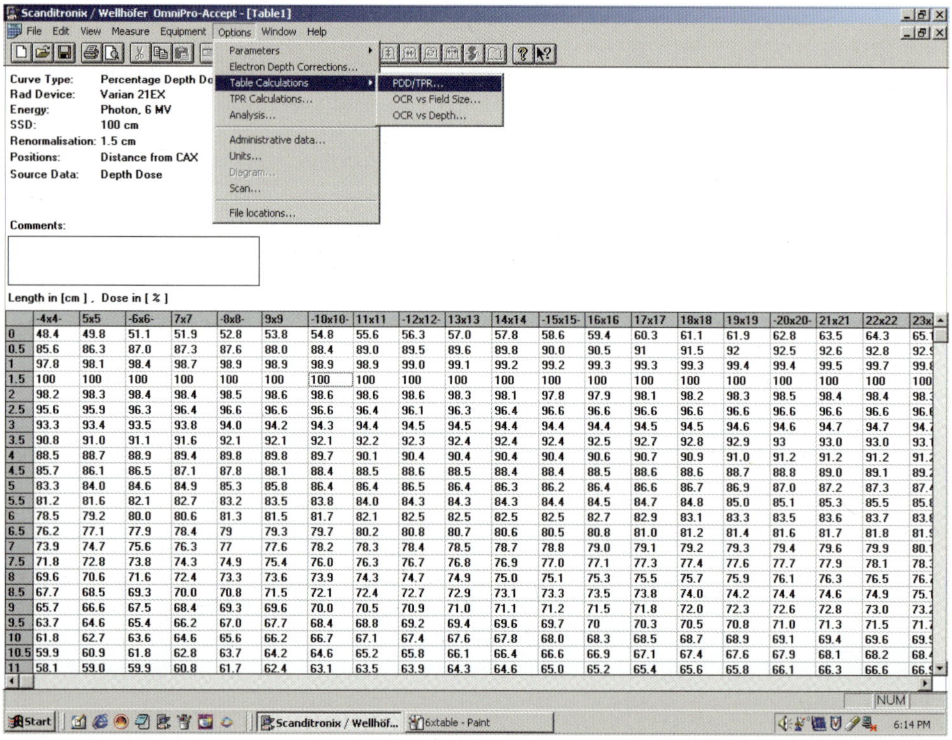

	-4x4-	5x5	-6x6-	7x7	-8x8-	9x9	-10x10-	11x11	-12x12-	13x13	14x14	-15x15-	16x16	17x17	18x18	19x19	-20x20-	21x21	22x22
0	48.4	49.8	51.1	51.9	52.8	53.8	54.8	55.6	56.3	57.0	57.8	58.6	59.4	60.3	61.1	61.9	62.8	63.5	64.3
0.5	85.6	86.3	87.0	87.3	87.6	88.0	88.4	89.0	89.5	89.6	89.8	90.0	90.5	91	91.5	92	92.5	92.6	92.8
1	97.8	98.1	98.4	98.7	98.9	98.9	98.9	98.9	99.0	99.1	99.2	99.2	99.3	99.3	99.3	99.4	99.4	99.5	99.7
1.5	100	100	100	100	100	100	100	100	100	100	100	100	100	100	100	100	100	100	100
2	98.2	98.3	98.4	98.4	98.5	98.6	98.6	98.6	98.6	98.3	98.1	97.8	97.9	98.1	98.2	98.3	98.5	98.4	98.4
2.5	95.6	95.9	96.3	96.4	96.6	96.6	96.6	96.4	96.1	96.3	96.4	96.6	96.6	96.6	96.6	96.6	96.6	96.6	96.6
3	93.3	93.4	93.5	93.8	94.0	94.2	94.3	94.4	94.5	94.5	94.4	94.4	94.4	94.5	94.5	94.6	94.6	94.7	94.7
3.5	90.8	91.0	91.1	91.6	92.1	92.1	92.1	92.2	92.3	92.4	92.4	92.4	92.5	92.7	92.8	92.9	93	93.0	93.0
4	88.5	88.7	88.9	89.4	89.8	89.8	89.7	90.1	90.4	90.4	90.4	90.4	90.6	90.7	90.9	91.0	91.2	91.2	91.2
4.5	85.7	86.1	86.5	87.1	87.8	88.1	88.4	88.5	88.6	88.5	88.4	88.4	88.5	88.6	88.6	88.7	88.8	89.0	89.1
5	83.3	84.0	84.6	84.9	85.3	85.8	86.4	86.4	86.5	86.4	86.3	86.2	86.4	86.6	86.7	86.9	87.0	87.2	87.3
5.5	81.2	81.6	82.1	82.7	83.2	83.5	83.8	84.0	84.3	84.3	84.3	84.4	84.5	84.7	84.8	85.0	85.1	85.3	85.5
6	78.5	79.2	80.0	80.6	81.3	81.5	81.7	82.1	82.5	82.5	82.5	82.5	82.7	82.9	83.1	83.3	83.5	83.6	83.7
6.5	76.2	77.1	77.9	78.4	79	79.3	79.7	80.2	80.8	80.7	80.6	80.5	80.8	81.0	81.2	81.4	81.6	81.7	81.8
7	73.9	74.7	75.6	76.3	77	77.6	78.2	78.3	78.4	78.5	78.7	78.8	79.0	79.1	79.2	79.3	79.4	79.6	79.9
7.5	71.8	72.8	73.8	74.3	74.9	75.4	76.0	76.3	76.7	76.8	76.9	77.0	77.1	77.3	77.4	77.6	77.7	77.9	78.1
8	69.6	70.6	71.6	72.4	73.3	73.6	73.9	74.3	74.7	74.9	75.0	75.1	75.3	75.5	75.7	75.9	76.1	76.3	76.5
8.5	67.7	68.5	69.3	70.0	70.8	71.5	72.1	72.4	72.7	72.9	73.1	73.3	73.5	73.8	74.0	74.2	74.4	74.6	74.9
9	65.7	66.6	67.5	68.4	69.3	69.6	70.0	70.5	70.9	71.0	71.1	71.2	71.5	71.8	72.0	72.3	72.6	72.8	73.0
9.5	63.7	64.6	65.4	66.2	67.0	67.7	68.4	68.8	69.2	69.4	69.6	69.7	70	70.3	70.5	70.8	71.0	71.3	71.5
10	61.8	62.7	63.6	64.6	65.6	66.2	66.7	67.1	67.4	67.6	67.8	68.0	68.3	68.5	68.7	68.9	69.1	69.4	69.6
10.5	59.9	60.9	61.8	62.8	63.7	64.2	64.6	65.2	65.8	66.1	66.4	66.6	66.9	67.1	67.4	67.6	67.9	68.1	68.2
11	58.1	59.0	59.9	60.8	61.7	62.4	63.1	63.5	63.9	64.3	64.6	65.0	65.2	65.4	65.6	65.8	66.1	66.3	66.6

최종적으로 확인된 빔 데이터는 RTP 시스템에 따라 인터페이스를 고려하여 RTP 입력 파일로 전환되며, 빔 데이터 모델링에 이용된다. 그림 8-5, 8-6은 Eclipse planning system에서 6 MV 광자선의 심부선량백분율과 30° 쐐기조사면의 모델링 화면이다. 측정데이터를 RTP 포맷으로 전환한 후 RTP시스템의 빔 모델링 엔진을 이용하여 제조사에서 제공된 가이드라인에 따라 모델링하게 된다. 빔 모델링 시 측정데이터의 오류가 발견되거나 빔 모델링과정에서 오류를 범하기도 하는데, 모델링을 마친 후 제조사가 제공하는 검사(Acceptance testing program, ATP)를 통해 빔 데이터의 유효성을 점검하게 된다. 측정 데이터에 문제가 없더라도 치료기의 교정조건에 맞지 않게 선량률 출력인자를 입력하거나 빔 에너지, 쐐기인자, 방향 등 MU나 선량분포에 직접적으로 영향을 주는 인자를 부분적으로 잘못 입력한 경우 의료사고의 원인이 될 수 있으므로 매우 신중해야 한다. 그림 8-7은 6 MV 광자선의 열린조사면에 대한 선량률 출력테이블이다. 그림에서와 같이 조사면에 대한 출력인자는 기준조사면($10 \times 10\ cm^2$)을 100으로 정규화 하였을 때 다른 조사면들의 상대적인 출력비를 나타내고 있다.

그림 8-5 Eclipse planning system의 빔 모델링 화면(Photon 6 MV, PDDs for open fields)

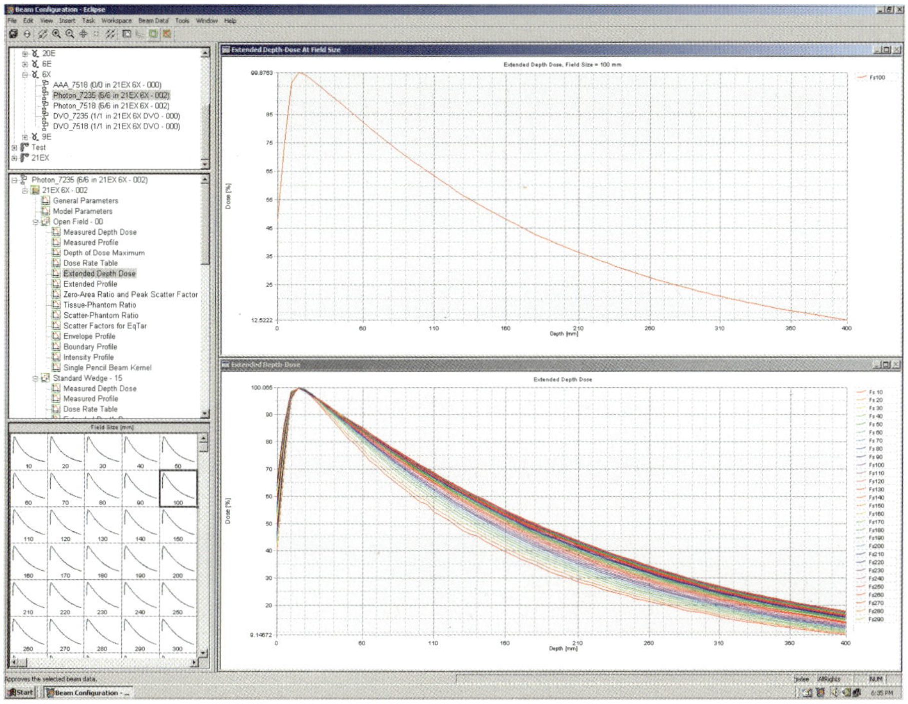

그림 8-6 Eclipse planning system의 빔 모델링 화면(Photon 6 MV, Dose profiles for 30° wedge fields)

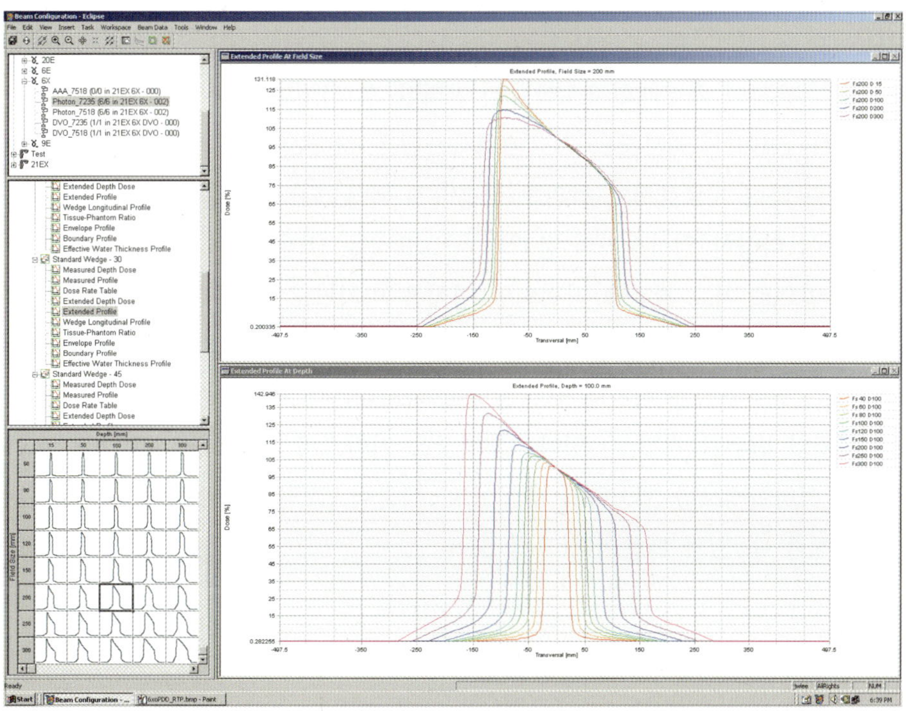

그림 8-7 Eclipse planning system의 빔 모델링 화면(Photon 6 MV, Dose rate table for open fields)

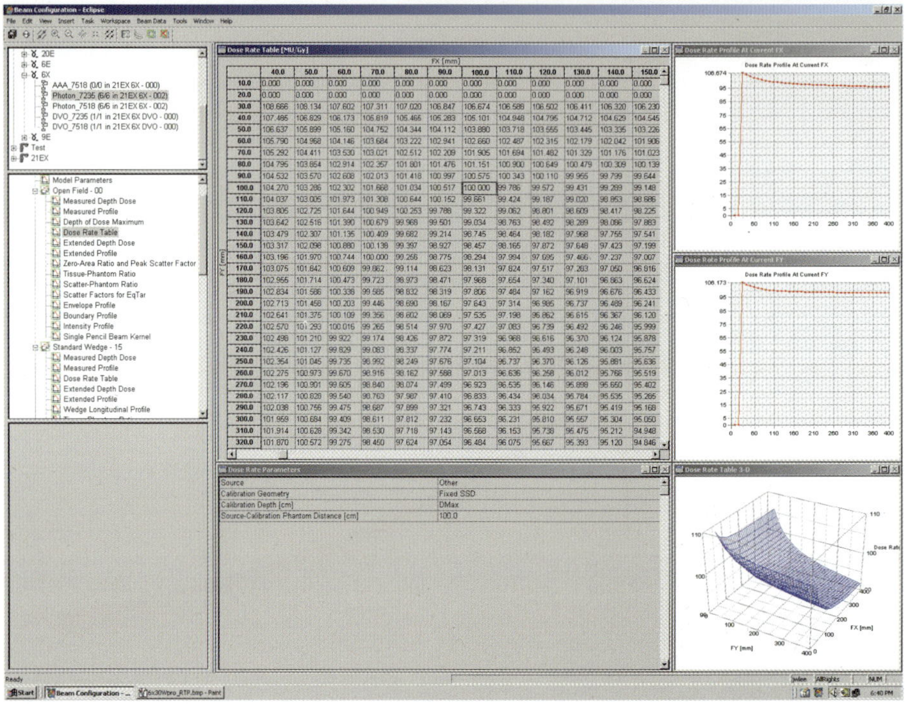

8.3 치료계획용 용적 정의(ICRU recommendations)

획득된 영상을 이용하여 치료계획시스템으로 입력한 후 선행되는 작업이 바로 해부학적 영상위에 관심영역을 표시하는 일이다. 대부분의 치료계획시스템은 CT영상을 기반으로 하고 필요에 따라 MRI 또는 PET영상을 이용하여 치료표적의 범위를 결정하게 된다. 치료계획을 수행하기 위해 CT영상 위에 체표윤곽을 비롯하여 다양한 정상장기의 윤곽과 치료표적을 그리게 된다. 용적정의는 치료계획의 가장 기본이 되는 작업으로 치료 결과에 직접적인 영향을 미치므로 매우 정확하게 이루어져야 한다. 종양의 위치, 주변의 혈관, 림프관등을 잘 나타내기 위해 경우에 따라 조영제를 이용하여 촬영하기도 한다. 특히 CT의 경우 연부조직을 나타내거나 종양을 나타내는데 어려움이 있기 때문에 MRI나 PET을 영상 정합하여 위치와 범위를 정할 수 있다. CT영상을 기반으로 하는 가장 큰 이유는 영상의 왜곡이 거의 없어 정확한 기하학정보를 제공하기 때문이며, 더불어 CT의 Hounsfield Unit(HU)가 조직의 전자밀도를 잘 표시해줄 수 있기 때문이다(그림 8-8).

그림 8-8 CT number(Hounsfield Unit)에 따른 각 조직 및 물질의 상대적인 전자밀도

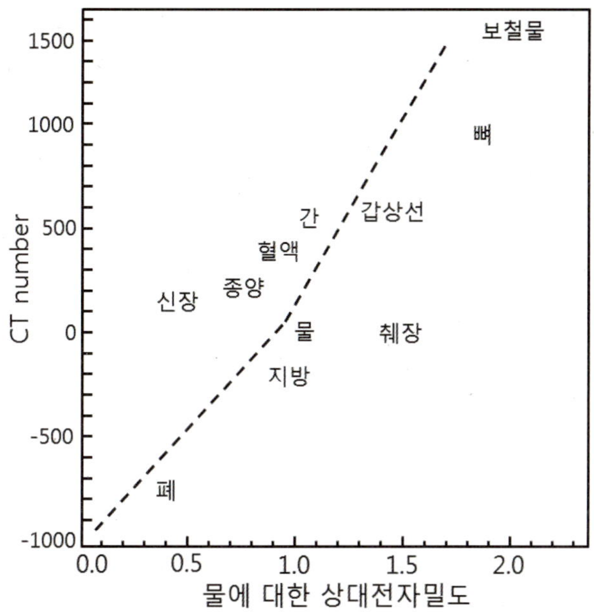

조직에 따른 전자밀도 정보는 고에너지 방사선의 흡수선량의 계산과 직접적인 관계를 가지고 있기 때문에 CT영상을 사용하는 이유가 된다. 여기서는 치료표적과 정상조직을 나타내는 용어와 정의를 살펴보고 의미와 적용방법을 고찰해볼 것이다. ICRU(International Commission on Radiation Units and measurement)에서는 치료계획과 관련하여 관심용적을 나타내는 용어와 정의를 개발하고 표준화하였다. 이와 같이 용적을 따른 정의를 표준화하는 데에는 다음과 같은 주요한 이유가 있다.

첫째, 치료계획 시 용적에 대한 임상적, 물리적 의미의 모호함을 없애고 명확하게 하기 위함이다.
둘째, 각 기관 간의 방사선치료에 관한 상호 소통의 일관성을 부여한다.
셋째, 복잡한 치료의 경우 임상 시험 프로토콜의 표준성을 제공한다.

최초의 세분화된 용어정의는 ICRU50 보고서(1993)에 정의되었고 이후에 후속 보고서(ICRU62, 1999; ICRU71, 2005; ICRU78, 2007)에서 추가되었다. 용적에 관한 정의는 크게 종양표적에 관련된 것과 정상장기에 관한 것으로 구분한다.

1. 종양표적에 관련된 용적 정의

GTV는 gross tumor volume의 약자로써 만져지거나 보이거나 진료영상 등을 통해 나타나는 악성종양의 용적을 의미한다. 이 용적은 종양전문의의 이학적인 검사 또는 다양한 의료영상을 통해 결정될

수 있으며 종양의 너비, 길이, 깊이로 크기를 나타낼 수 있다. 치료계획 상에서는 대체로 CT나 MR 영상을 기반으로 보이는 종양의 영역을 결정하게 된다. CTV는 clinical target volume을 나타내는 것으로 눈으로는 보이지 않지만 현미경학적으로 보이는 미세한 종양범위를 나타내는 용어로써 국소적인 림프절을 포함한다. 당연히 GTV를 포함하며 방사선종양학 전문의의 개인적인 지식과 경험에 따라 다

그림 8-9 ICRU50 치료계획용 용적정의(ICRU50, 1993).

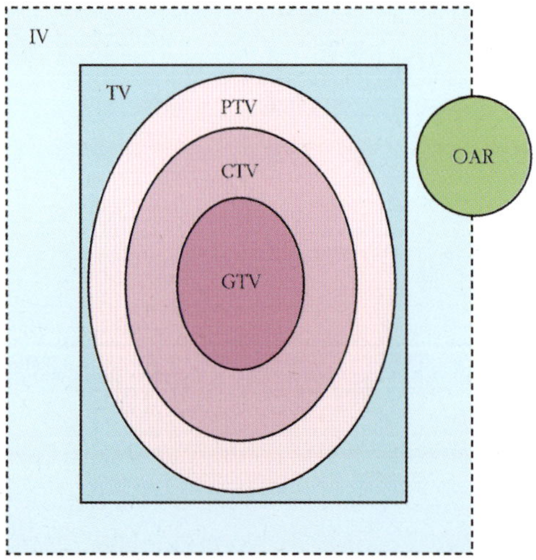

그림 8-10 ICRU62 치료계획용 용적정의 (a) 종양표적 관련 용적정의, (b) 정상조직 관련 용적정의 (ICRU62,1999; ICRU78 보고서, 2007)

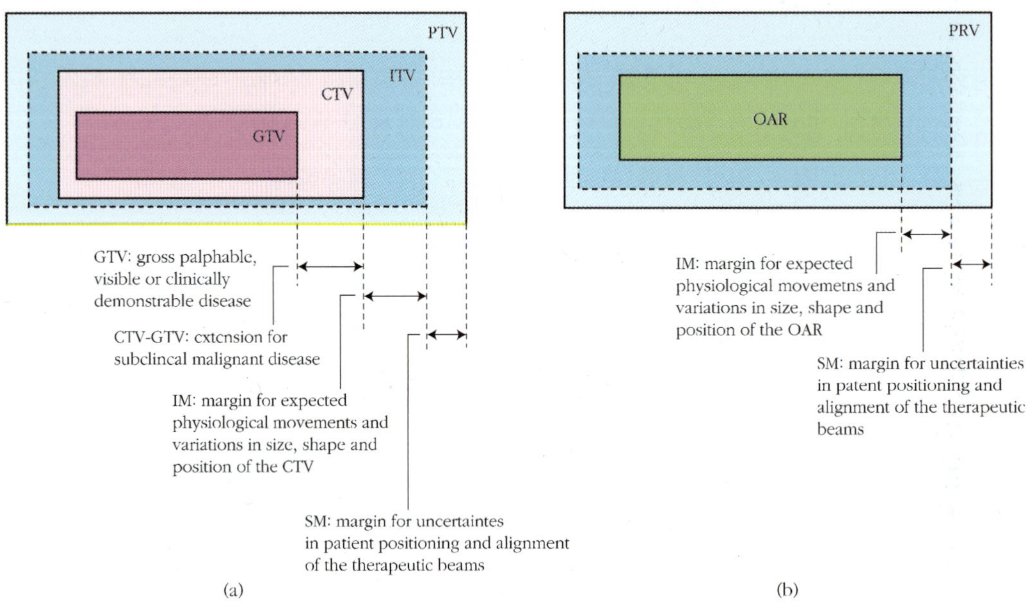

소 편차가 있을 수 있다. 따라서 CTV의 결정 시, 해당 종양의 병리학적 소견과 종양의 종류, 병리학적 침윤 마커 등을 최대한 활용하여 결정해야 한다. 만약 사전 수술을 통해 GTV를 완전히 제거한 경우에는 CTV만으로 정의 될 수 있으며, 미세병변이 전혀 없다고 판단되는 경우 CTV와 GTV는 개념적으로 동일하다고 볼 수 있다. ITV는 internal target volume의 약자로써 생리학적 움직임(Internal margin, IM)에 의해 CTV의 모양, 크기, 위치가 변하는 부분을 고려한 용적이다. ICRU62에서 추가된 개념으로써 ICRU50의 PTV에서 setup margin(SM)을 뺀 용적으로 볼 수 있다. 다시 말하자면, ICRU50에서의 PTV는 환자의 setup에 관한 불확도와 생리학적 움직임의 범위를 포함하여 정의하고 있으며, ICRU62에서는 용적을 보다 세분화하여 정의하고 있다(그림 8-9, 8-10).

종양표적에 관한 ICRU62의 용적 정의를 요약하면 다음과 같다.

표 8-4 ICRU62의 종양표적의 용어와 정의

Gross Tumor Volume	GTV	gross palpable, visible, or clinically demonstrable disease (영상을 통해 눈에 보이거나 실제 만져지는 범위)
Clinical Target Volume	CTV	GTV *plus* an extension for subclinical (microscopic) malignant disease (GTV + 현미경적 미세병변)
Internal Target Volume	ITV	CTV *plus* an internal margin (IM) for expected physiological movements and temporal variations in size, shape and position of the CTV (CTV + 생리학적 움직임, 크기, 모양, 위치 변화)
Planning Target Volume	PTV	ITV *plus* a setup margin (SM) for uncertainties in patient positioning and alignment of the therapeutic beams (ITV + 환자의 치료재현성에 관한 불확도)

GTV와 CTV가 종양의 범위와 침윤정도를 나타내는 임상적 용적이라면 ITV와 PTV는 생리학적 움직임과 매회 달라지는 setup에 관한 불확도를 보완하는 일종의 마진이 포함된 개념이라고 볼 수 있다. 따라서 생리학적 움직임과 setup random error의 불확도를 고려한 개념이니 만큼 물리적 개념으로 볼 수 있다(표 8-4). 여기서 유의해야 할 점은 PTV의 범위는 빔의 반음영을 고려한 것은 아니라는 것이다. 실제 치료 시 사용되는 빔은 종류와 에너지에 따라 유효선량 영역이 반음영 영역에 따라 달라진다. 따라서 치료계획 시 PTV에 적당한 반음영의 영향을 고려하여 빔 마진을 고려해야 한다.

2. 정상조직에 관련된 용적 정의

정상조직은 방사선치료계획 시 치료표적과 상대적인 개념으로 가급적 선량을 최소화해야 하는 용적이다. 치료계획 시 최대한 각 조직의 방사선 내용선량(tolerance dose)을 고려하여 빔의 방향과 비중을 조절해야 한다. ICRU50에서는 정상조직의 용적을 단순히 방사선 조사 시 상당한 노출이 예상되는 위험장기의 용적(Organs at risk, OAR)으로 정의 하고 있으나 ICRU62에서는 ITV와 PTV의 개념과

같이 생리학적 움직임과 일시적인 위치, 모양, 크기의 변화를 고려한 IM과 환자의 치료자세의 SM을 고려하여 Planning organ at risk volumes(PRV)로 나타내고 있다. 방사선치료계획 시 과 피폭이 우려되는 정상조직은 방사선의 장해형태에 따라 직렬장기(serial organ)과 병렬장기(parallel organ)으로 나누기도 하는데 serial organ은 척수와 같이 체인구조의 선형조직으로써 평균적으로 흡수되는 선량보다는 어느 한 군데 과선량에 의해 기능이 손상되는 장기를 말하고, parallel organ은 흡수되는 선량과 용적에 따라 그 기능의 손상이 관련되는 장기를 말한다. 폐, 신장, 간과 같은 장기가 parallel organ에 속하며 심장이나 대장의 경우 이 두 가지의 특성을 모두 가지고 있다고 볼 수 있다.

3. 기타 용적 정의

ICRU50에서 정의 된 치료용적(treated volume, TV)과 조사용적(Irradiated volume, IV)에 대해 살펴보자. PTV를 기준으로 치료계획을 수립한 후 치료를 위해 선택한 선량분포표면(Isodose surface)에 의해 형성된 용적을 TV로 정의한다. 따라서 TV와 PTV가 잘 일치할수록 조형성(conformity) 좋다고 할 수 있다. 따라서 다문조사에서 조형도가 좋으며, TV가 PTV에 가깝게 간다. 어떤 의미 있는 선량레벨(예 : 표적선량의 50 % 이상이 들어가는 용적)에 의해 포함된 용적을 조사용적이라고 정의하며, 이 조사용적 적분선량(Integral dose)과 직접적으로 상관되며, 치료계획 시 불필요한 조사용적을 줄일 필요가 있다.

8.4 치료계획 기술 및 응용

1. 치료방법(장비) 및 방사선의 종류, 에너지 선택

실제적인 치료계획을 위해서는 우선적으로 고려해야 할 것이 바로 치료방법(장비) 및 방사선의 종류를 선택하는 일이다. 병원에 따라서 일반 선형가속기(Linear Accelerator, LINAC)만 있는 경우도 있고, 고선량률 동위원소를 이용한 근접치료기(Remote Afterloader)를 보유하고 있는 경우도 있다. 최근 설치된 선형가속기의 경우, 대부분이 두 개 이상의 광자선과 여러 개의 전자선을 사용할 수 있게 되어 있다. 국내에서는 1990년 중반부터 3차원 입체조형 방사선치료(3D conformal radiation therapy, 3D-CRT)가 도입되어 석고붕대나 납줄을 이용하여 체표윤곽을 얻어 2차원적으로 치료계획을 하던 수준을 넘어 다양한 방향에서 조사하는 3차원 치료계획이 활성화되었다. CT나 MR 영상을 이용한 치료표적 및 정상장기의 컨투어링이 가능하게 되고 빔의 방향을 CT영상과 같은 동일평면에서 조사하는 방법을 넘어서 환자의 상부(superior)나 하부(Inferior)의 직각 및 사방향으로 조사하는 비동일평면(non-coplanar) 치료가 가능하게 되었다. 3차원 영상자료를 이용하므로써 선량의 최적화를 위한 다양한 선량-체적 분석(dose volume histogram)이 가능하게 되어 치료계획이 현저히 발전하게 되었다. 선형가속기를 이용한 3D-CRT치료계획을 하기 위해서는 갠트리, 콜리메이터, 카우치의 기하학적 움직임에 대한 장비 및 환자 상호간의 충돌가능성을 충분히 파악하고 있어야 하며, 비동일평면 빔에 의한 불필요한 부위에 선량조사가 있는지의 여부를 매회 주의 깊게 확인하여야 한다. 더불어 비동일평면 빔 사용 시 영상데이터가 환자의 상하부에서 충분히 스캔되지 않아서(CT data truncation) 발생되는 계산오류가 있을 수 있으므로 영상의 입력 시 확인하여야 한다. 현대 치료용 선형가속기는 하나의 조사면 내에서 다엽콜리메이터(multi-leaf collimator)를 이용하여 선량을 작은 빔조각(beamlet)단위로 조절하여 치료하는 세기조절방사선치료(IMRT)가 가능한 형태가 대부분이라고 할 수 있다. 일반적으로 IMRT는 치료표적이 불규칙한 모양이거나 인접부위에 정상조직이 복잡하게 위치하고 있는 경우에 유효한 치료법이라고 할 수 있다. 가장 많이 적용되는 부위는 두경부 종양이나 전립선암이며 점점 적용부위가 확대되고 있는 추세이다. 치료 전 혹은 치료 중에 투시영상이나 콘빔 CT를 촬영할 수 있는 기능과 호흡신호를 치료빔과 동기화하여 치료할 수 있는 영상유도방사선치료(image guided radiation therapy, IGRT)나 호흡동조 방사선치료(respiration gated radiation therapy) 등이 가능한 장비들이 나오고 있다. IMRT치료법과 함께 적용하므로써 영상유도 IMRT(Image-guided IMRT)의 융합된 형태로 사용되고 있다. 통상적인 치료용 LINAC만을 보유하고 있는 경우라도 치료계획을 위한 다양한 옵션을 가지고 있는 것이다. 광자선을 사용하는 치료기로 일반적인 LINAC외에 방사선수술 전용 LINAC, Robotic arm을 장착한 Cyberknife, CT형태의 LINAC치료기인 Tomotherapy, 체적기반 세기조절회전 방사선치료(Volumetric Modulated Arc Radiation Therapy, VMAT)가 가능한 Varian사의 RapidArc, Elekta사의 VMAT, Brainlab사의 Vero 등이 계속 개발되고 있다. 전자선의 경우도 보통 5~6개 정도 다양한 에너지로 구성되는데 종양의 깊이와 모양에 따라 다양하게 선택할 수 있다. 광자선 치료가 다양한 형태로 발전하고 있는 반면 전자선 치료기술은 그리 획기적인 변화가 있는 편은 아니지만 꾸준히 치료에 사용되고 있는 이유는 전자선만이 가지고 있는 표재성치료의 장점을 들 수 있다. 전자선은 전자선의 특성인 저지능 때문에 깊은 부위의 치료는 부적합하지만 대체로 표면부터 5~6 cm 정도에 위치한 종양의 경우 표적이후의 선량을 최소화 할 수 있다. 다만 불규칙한 표면이나 치료표적의 깊이, 불균질 물질 등이 치료조사 범위에 있을 때 적절한 보정이나 고려를 해야 한다. 최근 몇 년 사이에 기존의 광자선이나 전자선외에 중입자를 이용한 치료들이 속속 개발되고 있으며, 그 중 가장 이슈가 되고 있는 것이 바로 양성자치료이다. 양성자는 브래그피크의 물리적인 특성을 가지고 있으므로 방사선의 궤적을 따라 나타나는 적분선량이 비교적 적고, 양성자의 비정이 에너지에 따라 정해져 있으므로 일정 깊이 이상으로는 적분선량이 현저히 줄어드는 특성을 가지고 있다. 하지만 양성자치료기는 치료용 LINAC에 비해 비용과 투자가 수십 배가 크고 엄청난 공간 및 인적비용을 감수해야하므로 아직까지 범용되는 장비는 아니다. 하지만 국내에서도 대형기업병원을 중심으로 새로운 중입자치료기를 계획하고 있으며, 치료용 미니 양성자치료기의 개발로 향후 많은 기관에서 도입을 신중히 검토하고 있는 상황이다. 양성자치료는 물질의 저지능과 움직이는 장기에 매우 민감하기 때문에 치료계획 시 적응증을 고려하여 신중히 결정하고 사용 시 철저한 품질관리가 이루어져야 한다. 표 8.5는 치료계획용 방사선의 종류에 따른 특성을 나타내고 있다.

표 8-5 원격 방사선치료계획에 주로 사용되는 방사선의 종류와 특성

방사선의 종류	장 점	단 점
광자선	심부치료를 위해 가장 광범위하게 사용되며, 피부보호효과를 가지고 있다. 입자선에 비해 깊이나 조직의 밀도 등에 덜 민감하다.	치료부위가 심부에 있을 때 입사되거나 출사되는 빔의 적분선량이 상대적으로 높다.
전자선	표재성 종양에 고선량을 주는 대신 비정이 제한되어 일정 깊이 이후에 선량을 제한할 수 있다. 표재성 질환의 깊이에 따라 다양한 에너지선택이 가능하다.	쿨롱산란에 의한 반음영 영역이 비교적 크다. 심부에 위치한 종양에 적합하지 않다. 피부선량이 상대적으로 높다.
양성자선	입사선량뿐만 아니라 종양용적이후의 출사선량을 최소화할 수 있다. 불필요한 적분선량을 최소화 할 수 있다.	조직의 불균질도와 내부조직의 움직임에 따른 선량불확도가 비교적 크다. 깊이가 클수록(예: ~≥20 cm) 반음영 영역이 크다.

광자선은 에너지가 커짐에 따라 적분선량이 작아지게 되므로 깊은 종양표적을 치료계획하기 위해서는 저에너지 광자선에 비해 유리하다. 다만, 두경부 환자나 낮은 깊이의 림프절을 포함하는 경우, 고에너지 광자선의 build-up 영역이 넓어지므로 저에너지 광자선을 사용하는 것이 유리하다. 광자선의 경우 투과도가 높긴 하지만 입사되는 지점에서의 적분선량도 상대적으로 높기 때문에 다문조사가 유리하며, 다문조사의 경우 전체적인 적분선량을 증가시킴으로 에너지와 빔 입사방향을 적절히 상호보완 하여야 한다. 전자선의 경우, 일반적으로 6 MeV부터 20 MeV의 에너지를 사용하게 되는데 고에너지 영역의 전자선보다는 대체로 저에너지 전자선의 사용빈도가 높은 편이다. 그 이유는 전자선을 선택하는 이유가 대부분 표재성 종양인 림프절(2~4 cm)이나 피부에 수술 반흔(scar) 등을 치료하는 목적이 많기 때문에 저에너지 전자선을 사용하는 것이다. 저에너지 전자선을 사용할 때 피부까지 치료용적이 포함되는 경우 build-up bolus를 사용하여 피부선량을 증가시키기도 한다. 다만 12 MeV 이상의 고에너지 전자선의 경우에는 피부선량이 90 % 이상 증가되므로 처방선량점의 심부선량백분율을 고려하여 bolus의 사용이 불필요해지기도 한다. 전자선의 경우 bolus 사용 시 전자선의 비정에도 직접적인 영향을 미치므로 에너지와 bolus사용에 주의를 요한다. 양성자치료계획의 경우, 조사방식에 따라 에너지 degrader나 보상체(compensator)를 사용하기도 하며 종양의 깊이와 모양에 따라 spread-out bragg peak(SOBP)를 만들어 치료한다. 양성자선의 비정은 조직을 구성하는 물질의 저지능에 직접적으로 영향을 받기 때문에 조직을 이루는 물질의 비균일도와 호흡 또는 불수의적으로 움직여지는 조직의 내부 움직임을 고려하여 치료계획을 수립하고 치료 전 선량검증을 수행해야 한다.

그림 8-11 방사선치료계획의 다양한 변수에 따른 특성분석

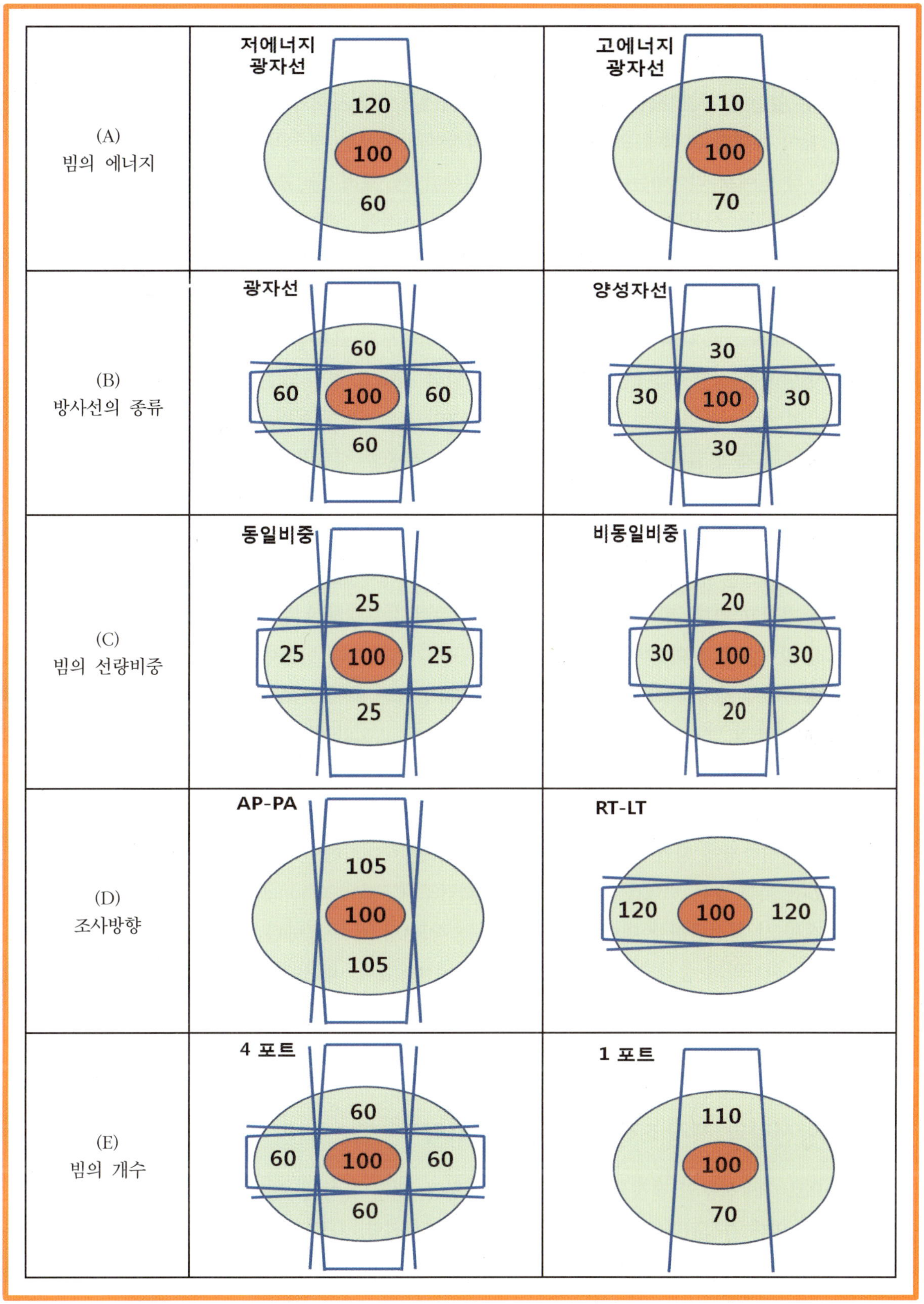

2. 치료계획 시 사용하는 빔의 개수와 방향

광자선의 치료계획 시 사용하는 빔의 개수는 적분선량과 치료표적의 조형도(conformity), 주변조직의 선량분포에 직접적인 영향을 미친다. 치료계획 시 사용할 빔의 개수는 어떤 치료냐에 따라 다양하게 정해질 수 있는데 2차원적인 치료계획에서는 1개에서 4개 사이가 일반적이다. 그림 8-11(E)에서 보는 바와 같이 동일한 표적에 조사 할 때 4개 방향에서 조사한 경우와 1개 방향에서 조사한 경우를 생각해보자. 각 빔에서 기여하는 선량은 표적을 지나기 전, 표적 내, 표적을 지난 후로 나누어 생각할 수 있다. 4개의 빔을 사용한 경우, 4개의 빔이 하나의 표적에 집중되므로 표적이 받는 선량을 100을 볼 때, 주변부에 흡수되는 선량은 대체로 4개 구역에서 나누어 받게 된다. 빔의 개수를 증가시킴으로써 종양표적의 용적과 치료용적(treated volume)이 가까워지며, 이 두 용적의 일치되는 정도를 조형인자(conformity index)로 나타낼 수 있다. 반면 1개의 빔만으로 표적을 치료하는 경우, 치료 빔은 표적의 전후에 해당하는 정상조직에만 영향을 주므로 빔의 경로에 있지 않는 조직은 방사선의 영향을 피할 수 있다. 이 경우, 표적 전의 조직에 흡수되는 양이 110으로 표적에 흡수되는 양보다도 높음을 알 수 있다. 따라서 1개 빔을 사용한 경우 보다 4개 빔을 사용한 경우가 저 선량 영역을 넓히고 고 선량 영역을 표적에 집중시킬 수 있는 장점이 있다. 빔의 개수를 증가 시킬수록 치료표적의 조형도는 증가하지만 종양표적이 상당히 큰 경우는 빔의 개수가 증가해도 조형도가 크게 증가되지 않고 오히려 치료의 효율만 떨어뜨릴 수 있다. 또한 빔의 개수가 증가한 경우 조사용적(Irradiated volume)을 증가시키는 단점을 가지고 있다. 빔의 방향은 치료표적을 향하되 보호해야 할 정상조직의 용적과 선량을 고려하여 여러 방향에서 선택해야한다. 종양표적의 크기가 작고 다 방향에서 조사하는 것이 유리한 경우, 비동일평면에서 조사방향을 결정할 수 있다. 비동일평면 조사방법 통한 3차원적인 치료를 일반적으로 3차원 입체조형 방사선 치료(3 dimensional conformal Radiation Therapy, 3D-CRT)라고 하는데 치료계획 시 치료 장비와 환자의 충돌이 생길 수 도 있으므로 갠트리, 카우치의 조합과 환자의 자세 등을 고려하여 방향을 설정해야 한다. 회전조사의 형태로 3차원적인 치료도 가능한데 갠트리가 회전을 하기 때문에 회전반경에 따라 종양표적의 선량 조형도를 극대화하면서 주변 장기가 받는 선량을 최소화 할 수 있다. 이와 같은 방법을 3차원 입체조형회전조사(3 dimensional conformal arc therapy)라고 한다. 치료계획 시 회전반경에 대한 조사할 수 있는 각도 당 최소 모니터 단위(monitor unit, MU)값을 고려해야하며, 환자와의 충돌 가능성에 대해서도 주의해야한다. 최근에는 회전조사 기법과 세기조절방사선조사기법(IMRT)이 연동된 체적기반 회전식 방사선치료(VMAT)가 개발되어 많은 기관에서 활용 중 이다. 치료계획 시 조사각도의 범위와 회전 빔의 개수를 조절할 수 있다.

3. 처방선량과 정상조직의 내용선량 고려

일반적으로 처방선량의 결정은 종양의 종류와 병기, 환자의 상태, 병용치료 등을 고려하여 방사선 종양전문의에 의해 결정된다(표 8-6). 세부적인 종양치사선량, 치료가능비 등은 이 책의 2장에서 다루고 있다. 통상 방사선치료에 사용되는 1회 표준조사량을 1.8~2.0 Gy로 볼 때, 암의 종류와 병기에 따라 총 50 Gy 전후이다. 치료계획 시 정상조직에 관한 선량은 최소장해 내용선량(방사선치료 후 5년 이

표 8-6 일반적인 종양치료 선량

30 Gy	30 Gy-40 Gy	45 Gy-45 Gy
Seminoma (subclinical) Acute Lymphoblastic Leukemia (ALL)	Seminoma Wilm's tumor Neuroblastoma Medulloblastoma (subclinical)	Lymph node metastasis (subclinical) Lymphoma Hodgkin's disease (HD) Basal cell carcinoma (BCC)
50 Gy-60 Gy	**60 Gy-70 Gy**	**70 Gy-80 Gy**
Ewing's sarcoma Dysgerminoma Medulloblastoma Breast cancer (subclinical)	Head and Neck tumor Breast cancer Lymph node metastasis(〈2 ㎝) Brain tumor Bladder cancer	Cervix cancer Head and Neck tumor(〉 4 ㎝) Soft tissue sarcoma

내에 5 %의 장해가 생길 수 있는 선량, $TD_{5/5}$)과 최대장해 내용선량(방사선치료 후 5년 이내에 50 %의 장해가 생길 수 있는 선량, $TD_{50/5}$)을 참고값으로 하며 정상조직의 방사선부작용확률(normal tissue complication probability, NTCP)을 계산하는 데 이용하기도 한다(표 8-7). 정상조직이 받는 선량과 용적을 그래프화하여 치료계획의 정량적 분석을 하기도 하는데 이때 사용되는 그래프가 선량-체적 히스토그램(dose volume histogram, DVH)이다. 정상장기의 형태가 병렬기관(parallel organ)인 경우 최대선량보다는 흡수선량의 체적이 중요하며, 직렬기관(serial organ)일 경우, 조사되는 체적보다는 최대선량이 중요한 변수가 된다. 표 8-7은 치료계획 시 고려해야 할 정상조직의 내용선량을 나타내고 있다. 표 8-7에서 보는 바와 같이 $TD_{5/5}$나 $TD_{50/5}$의 값은 조사된 체적에 따라 달라지는 것을 알 수 있다. 조사되는 체적이 크면 클수록 내용선량은 작아지게 되며, 직렬장기나 매우 작은 장기일 경우 이와 같은 구분은 의미가 없어지게 된다. 표에 나타나 있는 V_{xGy}와 Tolerance dose(내용선량)는 실제 치료계획에 참고하는 값을 나타내고 있는데 Parotid(이하선)의 경우 'V30 〈 45%'의 의미는 장기에 30 Gy 이상 조사되는 체적을 45 % 이하로 해야 한다는 것을 의미한다. 또한 Rectum(직장)의 경우를 살펴보면, 전반적으로 65 Gy를 내용선량으로 설정하고 있으며, 74 Gy 이상 들어가는 체적을 3 % 이하로, 50 Gy 이상 조사되는 양을 60 % 이하로 제한하고 있다. 하지만, 보는 관점에 따라 직렬장기로 볼 수 있기 때문에 $TD_{5/5}$나 $TD_{50/5}$의 값은 체적별로 나누지 않은 것을 볼 수 있다.

이러한 가이드라인은 다양한 연구자의 임상결과와 실험을 통해 정리된 결과로 절대적인 값을 나타내기보다는 치료계획에 참조하는 값으로 활용되어야 할 것이다. 실제 치료계획에서는 환자의 상태나 종양의 위치, 범위 등을 고려하여 환자에 맞게 최대한 방사선에 의한 2차적인 장해가 발생하지 않도록 하는 것이 중요하며, 임상적인 판단은 물론 의학물리학적 관점에서 안전한 치료에 문제가 있는지를 다각도로 판단하여 적용해야 한다.

표 8-7

치료계획 시 고려해야 할 정상장기의 내용선량

Organ	$TD_{5/5}$	$TD_{50/5}$	V_{xGy} (%)	Tolerance dose (Gy)
Brain (뇌)	전체 45 1/3 60	60 75		50-60
Brain stem (뇌간)	1/3 60 2/3 53 3/3 50	65	V_{60} 〈 0.9mL	54 1% up to 60
Spinal cord (척수)	5cm 50 10cm 50 20cm 47	70 70		45-50 40-44(〉15cm) EUD=52.5
Optic nerve (시신경)				50-55
Optic chiasm (시신경교차)				50
Lens (수정체)	전체 10	18		10
Parotid (이하선)	전체 32	46	V_{30} 〈 45%	24
Heart (심장)	1/3 60 2/3 45 3/3 40	70 55 50	V_{40} 〈 30% V_{30} 〈 40-45% V_{20} 〈 50%	Max. dose 〈 60
Lung (폐)	1/3 45 2/3 30 3/3 17.5	65 40 24.5	V_{30} 〈 10-15% V_{20} 〈 25% 평균 10	
Kidney (신장)	1/3 50 2/3 20-30 3/3 23	45 40 28	평균 17.5	
Esophagus (식도)	1/3 60 3/3 50	70 55	V50 〈 32% 58 (최대)	표면선량 〈 32
Rectum (직장)	60	v	V_{74} 〈 3% V_{70} 〈 15-25% V_{60} 〈 50% V_{50} 〈 60%	65
Liver (간)	1/3 50 2/3 35 3/3 30	55 45 40	V_{30} 〈 60% 평균 30-35Gy	
Bladder (방광)	전체 65 2/3 80	80 85	V_{74} 〈 5% V_{60} 〈 25% V_{50} 〈 50%	

3. 빔의 선량비중(dose weight)

종양표적의 처방선량에 대해 두 개의 빔을 사용했고 동일한 비율로 기여했다면 두 개 빔의 상대 비중은 '1:1'일 것이다. 만약, 네 개의 빔을 서로 다른 방향에서 조사하였고 기여되는 선량의 비중이 같았다면 네 개 빔의 상대 비중은 '1:1:1:1'이 될 것이다. 이 경우에 처방선량이 1회 조사 시 200 cGy이면 각 빔에서 기여된 선량 값은 각각 25 cGy가 된다. 그림 8-11(c)의 경우를 보면, 동일비중인 경우 네 개의 빔을 통해 각각 25%씩 기여되는 것을 알 수 있으며, 비동일비중인 경우 앞뒤 두 개의 빔은 각각 20 %씩 기여하고 양옆으로 입사되는 두 개의 빔은 30 %씩 기여되는 것을 알 수 있다. 이와 같이 모든 빔은 상대적인 비중이 반드시 같을 필요는 없으며 상황에 따라 다양하게 조절할 수 있다. 실제 치료계획 시 종양의 위치와 빔의 배열, 에너지에 따라 선량 비중은 다양하게 조절할 수 있으며 '시도와 에러(Trial and error)'를 반복함으로써 최적화된 비중을 찾을 수 있다.

8.5 치료계획 분석 및 평가

1. 등선량분포 분석

몇 개의 치료계획이 완성되면 각각의 라이벌 치료계획에 대한 차이를 분석하고 어느 플랜으로 결정할 것인가에 대한 판단을 하게 된다. 환자의 CT나 MR영상 위에 선량분포를 2차원 등고선으로 표현한 것을 등선량분포라고 하며, 같은 선량값을 나타내는 점들을 연결한 곡선들을 환자의 해부학적 구조 위에 매핑한 것을 말한다. 그림 8-12은 전립선암환자의 2차원 선량분포를 나타내고 있다. 현재 출시되고 있는 모든 치료계획장치는 3차원적인 계산을 수행하고 2차원 또는 3차원적인 디스플레이가 가능하다. 그림 8-12에서와 같이 선량분포는 횡단면, 관상면, 시상면에 대해서 각 부위별로 디스플레이가 가능하며 3차원 등선량표면(Isodose surface)으로도 가능하다. 선량분포를 디스플레이할 때 상대적인 선량값으로 나타내기 위해서는 어느 특정 점의 선량 값이나 원하는 특정 값에 대해 정규화하여 보여줄 수 있으며 이 경우 처방선량을 지정한 등선량곡선의 값에 따라 절대선량값이 달라지는 것이 보이지 않으므로 최종적인 선량분포는 반드시 절대선량분포로 확인해야 한다. 경우에 따라 한 환자에 대해 몇 개의 치료계획이 적용된다면 적용된 치료계획을 모두 하나로 묶어서 최종 결과 값을 확인할 수 있는데 이를 통합선량 치료계획(Summated plan or Composite plan)이라고 한다. 그림 8-13을 보면 최종적으로 선량값들을 모두 합한 등선량분포를 볼 수 있다. 이러한 선량분포의 디스플레이를 통해 직관적으로 환자의 장기나 표적에 흡수되는 선량을 알 수 있어서 정성적인 평가에 도움이 된다.

그림 8-12 전립선암 환자의 2차원, 3차원 등선량분포 화면

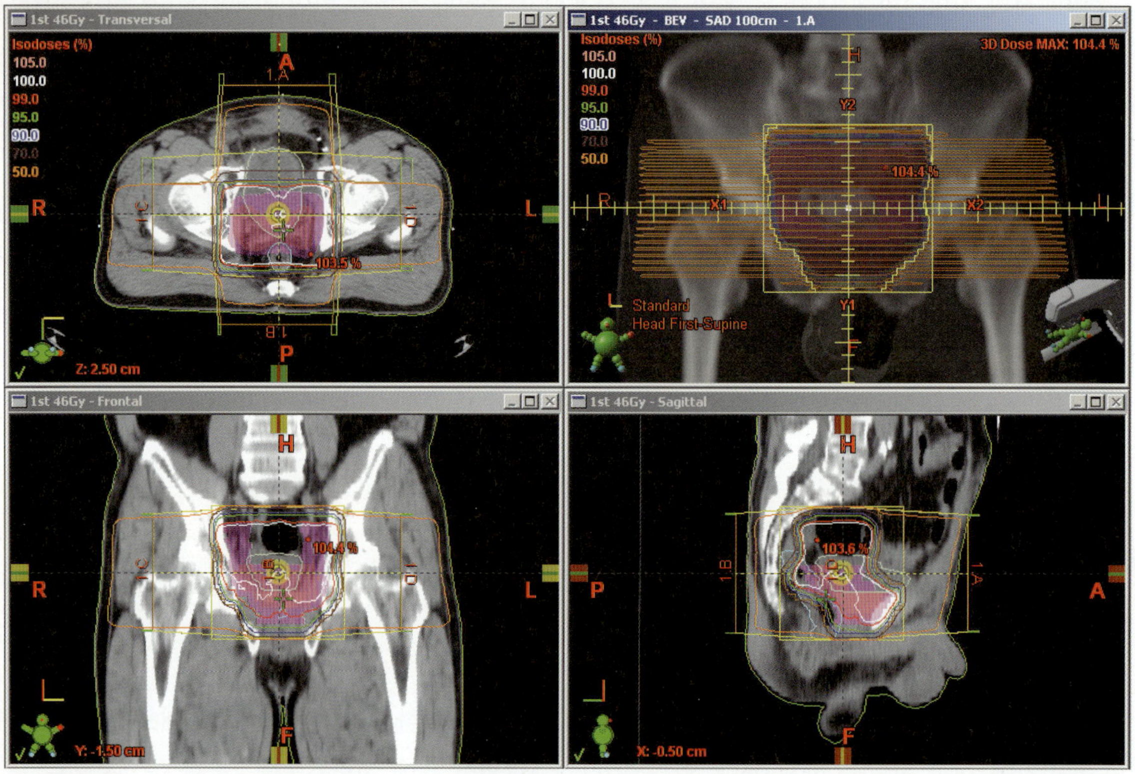

그림 8-13 전립선암환자의 통합선량 치료계획(Summated plan)

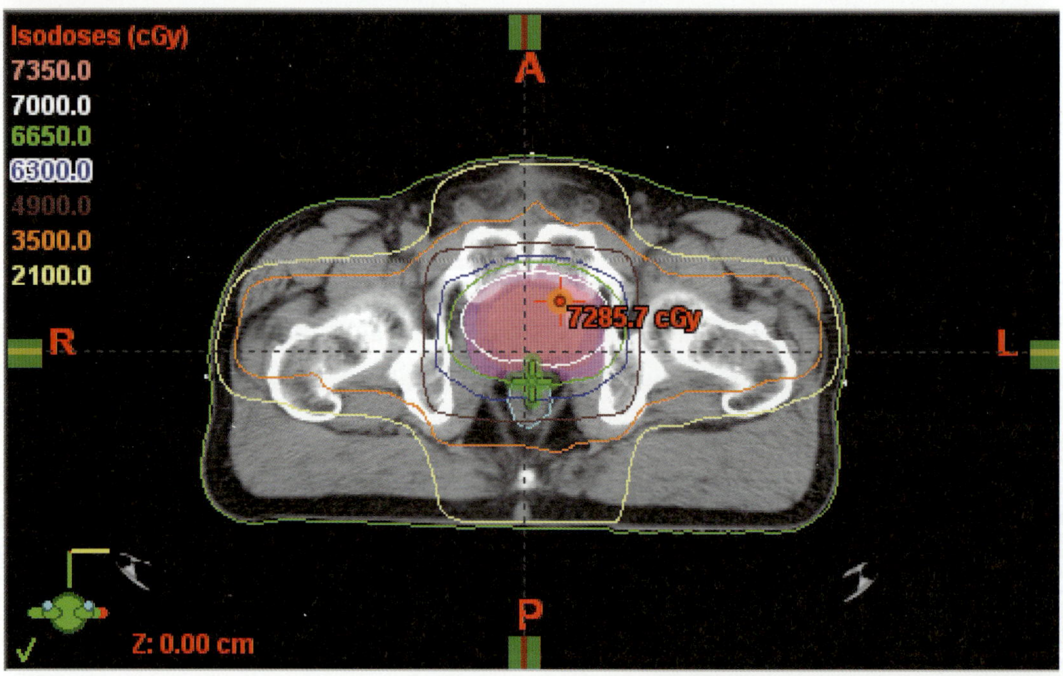

2. 선량-체적 히스토그램(dose volume histogram, DVH)

3차원 치료계획시스템을 통해 선량계산을 하게 되면 각 관심 체적에 관한 선량값을 얻을 수 있게 된다. 이 정보는 치료계획 결과를 정량적으로 분석하는데 매우 유용하며, 실제 임상에서 표적과 결정장기에 대한 선량과 체적의 가이드라인을 적용하여 분석할 때 활용된다. DVH의 정의는 다음과 같다. '등간격의 선량간격에 따라 특정 선량간격에 받는 단위체적의 합을 히스토그램으로 표현한 것'이 정의는 사실 미분 DVH(Differential DVH)를 의미하며, 각각의 정해진 선량간격(bin) 안에 들어있는 체적을 절대값 또는 상대값으로 표현한 것을 말한다. 임상에서는 많은 경우, 미분 DVH보다 적분 DVH(Cumulative DVH)를 많이 활용하는데 이는 특정 선량점 이상 들어가는 체적을 알고자 할 때 보다 쉽게 판단할 수 있기 때문이다. 선량값이나 체적값을 상대적인 비율(percentage)로 표현할 수도 있고 경우에 따라 절대량으로 표현하여 볼 수 도 있다. 결정장기(OAR)의 위험도를 판단하기 위해 DVH는 선량에 대해 포함되는 체적값을 보여줄 수 있으므로 치료계획의 적절성을 판단하는데 매우 유용하다고 할 수 있다. 표적선량의 경우, 표적 내에서의 선량균등도를 평가할 때 매우 유용하며, 이 경우 미분 DVH를 활용하면 특정 선량범위 간격에서의 표적선량의 체적정보를 쉽게 알 수 있다.

그림 8-14와 그림 8-15는 각각 전립선암 환자의 미분 DVH와 적분 DVH의 전형적인 예를 보여주고 있다. 치료계획시스템에서 계산 된 결과를 기반으로 다양한 장기 및 표적에 관해 절대값이나 상대값으로 DVH를 그릴 수 있으며, 각 관심부위의 실 체적과 평균선량, 최빈선량, 최대선량, 최소선량 등 여러 가지 파라미터를 제공하기도 한다.

그림 8-14 전립선암환자의 미분 선량-체적 히스토그램(Differential DVH)의 예

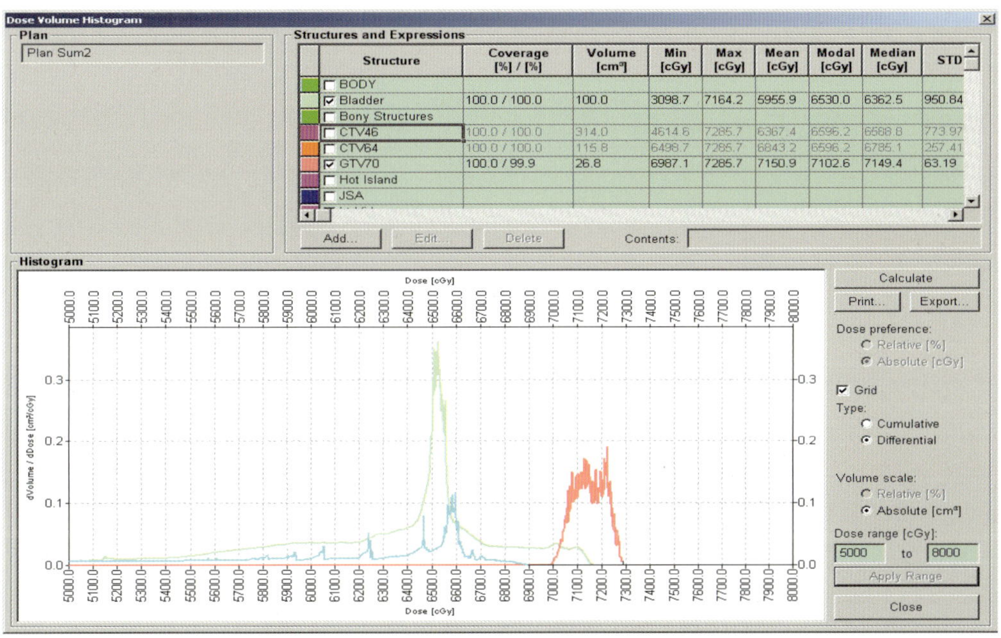

그림 8-15 전립선암환자의 적분 선량-체적 히스토그램(Cumulative DVH)의 예

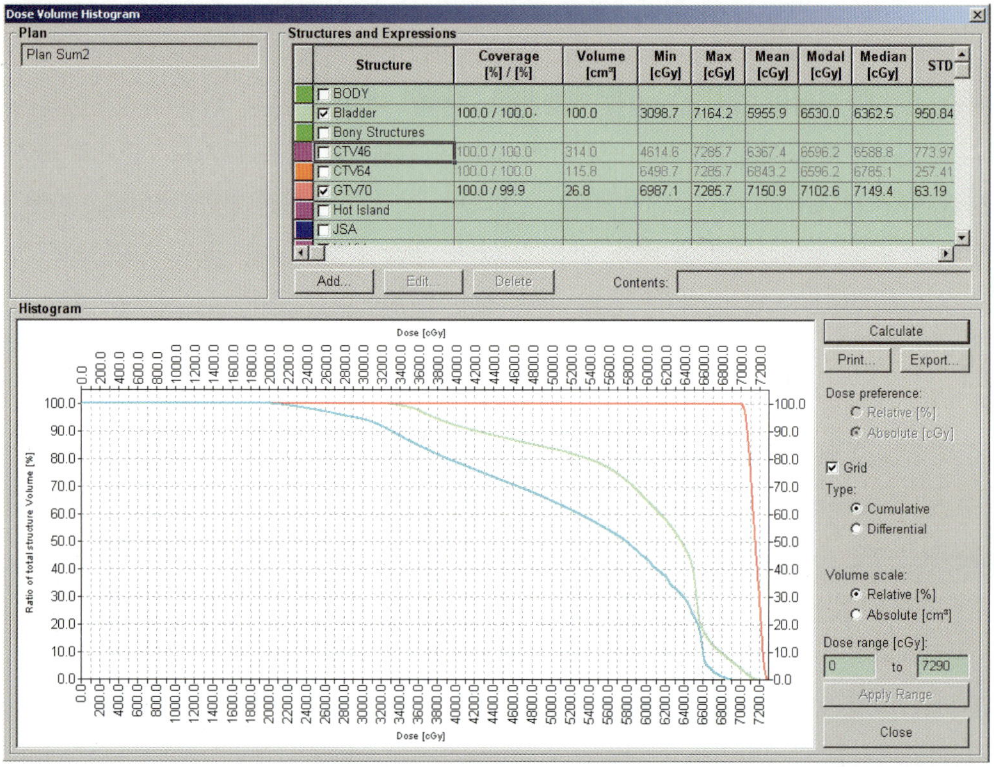

그림 8-16 전립선암환자의 적분 선량-체적 히스토그램(Cumulative DVH)을 이용한 치료계획의 비교 분석의 예

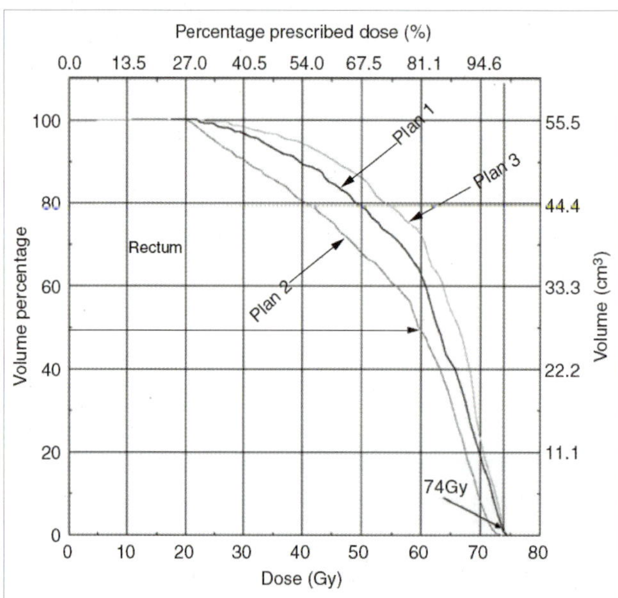

그림 8-16은 전립선암 환자의 치료계획 후 치료계획 plan 1, plan 2, plan 3의 DVH를 이용하여 직장(Rectum)의 선량-체적관계를 비교, 분석한 것이다. 2차원 등선량분포나 3차원 선량분포를 보고 세 개의 치료계획을 분석하기에는 상당한 어려움이 따르지만 이와 같이 특정 관심 체적의 DVH를 한 그래프상에서 비교한다면 쉽게 특정체적에 들어가는 선량을 알 수 있다. 이 경우는 PTV에 74 Gy를 처방하여 라이벌 플랜 세 개를 수립한 후 직장선량체적을 분석한 것으로 직장체적의 50%에 미치는 선량값은 plan 2가 60 Gy로 가장 적으며, plan 1이 63 Gy, plan 3가 66 Gy로 증가되는 것을 알 수 있다.

DVH의 정보를 잘 활용하기 위해서는 치료계획의 준비 단계인 관심용적을 정의하는 내부 컨투어링(Contouring)이 선행되어야 하며, 관심 부위가 겹칠 경우 불대수 함수(Boolean operation)를 적절히 이용하여 겹침을 배제한 체적의 DVH를 얻을 수 있다. DVH를 이용한 분석방법은 선량과 체적의 관계만을 보여주는 것으로 선량분포의 공간좌표정보는 없으므로 치료계획 분석 시 상호 보완적인 도구로 사용하는 것이 합리적일 것이다.

8.6 방사선종양학과 네트워크

1. 네트워크 구조

최근 들어 사회 각 분야가 모바일 및 네트워크 형태를 갖추게 되면서 병원도 환자정보는 물론 영상 및 장비를 하나의 큰 네트워크로 묶어 접근권한에 따라 다양한 형태로 공유하는 시스템으로 변해가고 있다. 방사선종양학과도 병원의 큰 전산망 안에 특징적인 형태의 내부 네트워크 구조를 갖고 있다. 그림 8-17에서 알 수 있듯이 방사선종양학과 내에 네트워크는 과 외부의 PACS(Picture Achieving Communication System)망과 연결되어 방사선치료 환자의 모든 진단 영상과 판독자료를 공유할 수 있으며, 별도의 병원망 서버와 연결되어 치료의뢰, 처방수납과 같은 환자에 관한 정보(예 : Order communication system, OCS)를 사용할 수 있다. 방사선종양학과에서 사용하는 장비를 살펴보면 크게 영상을 획득하여 모의치료를 할 수 있는 장비(예 : CT 모의치료기, 투시형 모의치료장치)와 선량을 디자인하고 최적화하는 치료계획용 워크스테이션, 그리고 방사선치료기로 나눌 수 있다. 모의치료시 획득된 영상은 방사선종양학과 네트워크서버에 저장되고, 치료계획용 워크스테이션을 통해 모의치료용 CT영상 및 PACS영상을 등록되게 된다. 치료계획을 수립한 자료 및 환자영상정보 등 모든 자료는 메인서버에 저장되기 때문에 방사선치료기에서도 치료준비가 완료된 환자를 불러와서 치료할 수 있다. 대부분의 자료전달 프로토콜은 dicom의 형식을 사용하고 있으며 영상자료 및 치료용 데이터까지 모두 포함한 프로토콜 형식을 dicom RT라고 한다.

그림 8-17 일반적인 형태의 방사선종양학과 네트워크 구조

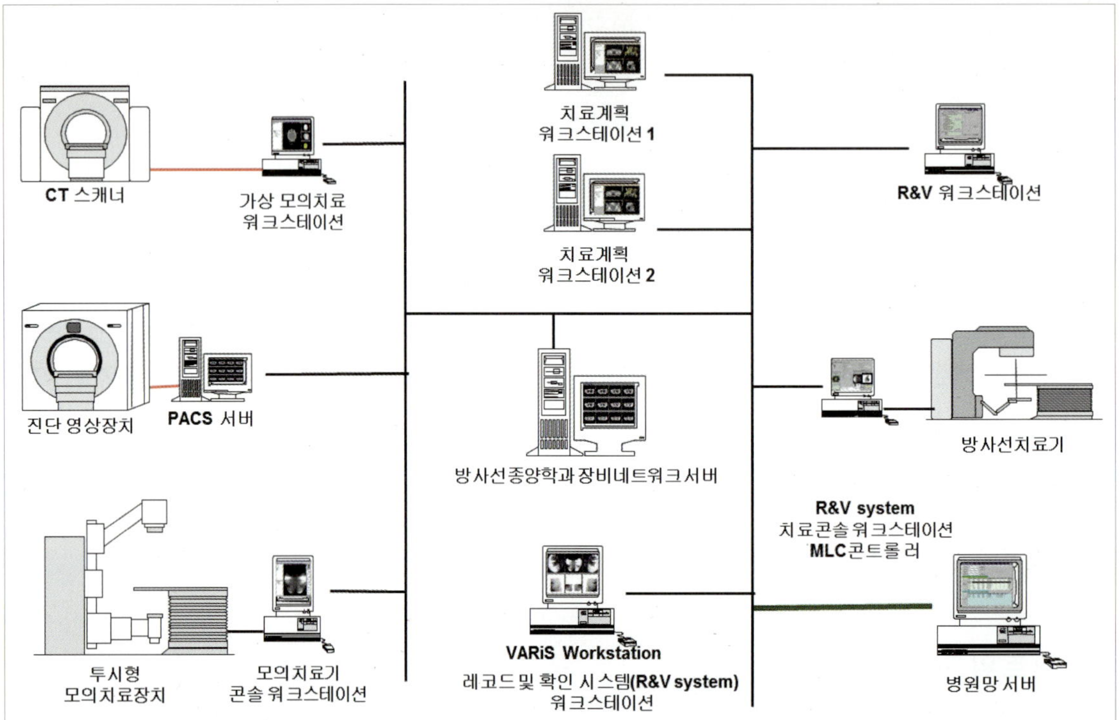

2. 전자차트와 R&V 시스템

전산을 이용한 네트워크가 활성화되면서 기존의 종이로 사용하였던 모든 자료도 전자 문서화되고 있다. 환자의 치료에 관한 기본정보 및 모의치료, 치료계획에서 생성된 모든 자료를 하나의 전자문서로 만든 것을 전자차트라고 하며, 이 전자차트에는 각 파트와 인적구성에 따라 역할과 권한을 부여하고 있다. 이러한 통제기능을 통해 치료의 안전성을 보완할 수 있으며, 여러 단계의 확인 절차를 거쳐 치료를 수행하게 된다. 전자차트의 가장 막강한 기능 중 하나가 환자의 치료계획 및 치료 시 발생되는 모든 정보를 저장하고 매회 확인하는 기능인데 이러한 시스템을 특별히 R&V(Record and verify) 시스템이라고 한다. 그림 8-18은 환자차트의 기본화면의 예를 보여주고 있다.

전자차트의 구성은 크게 환자치료의 처방계획, 상세한 빔 파라미터, 세부 처방선량을 기록한 부분과 환자의 스케줄을 관리하는 부분으로 나눌 수 있다. 그림 8-19, 8-20, 8-21은 치료계획에 관련된 세부정보를 담고 있다.

그림 8-18 환자차트의 기본 화면의 예

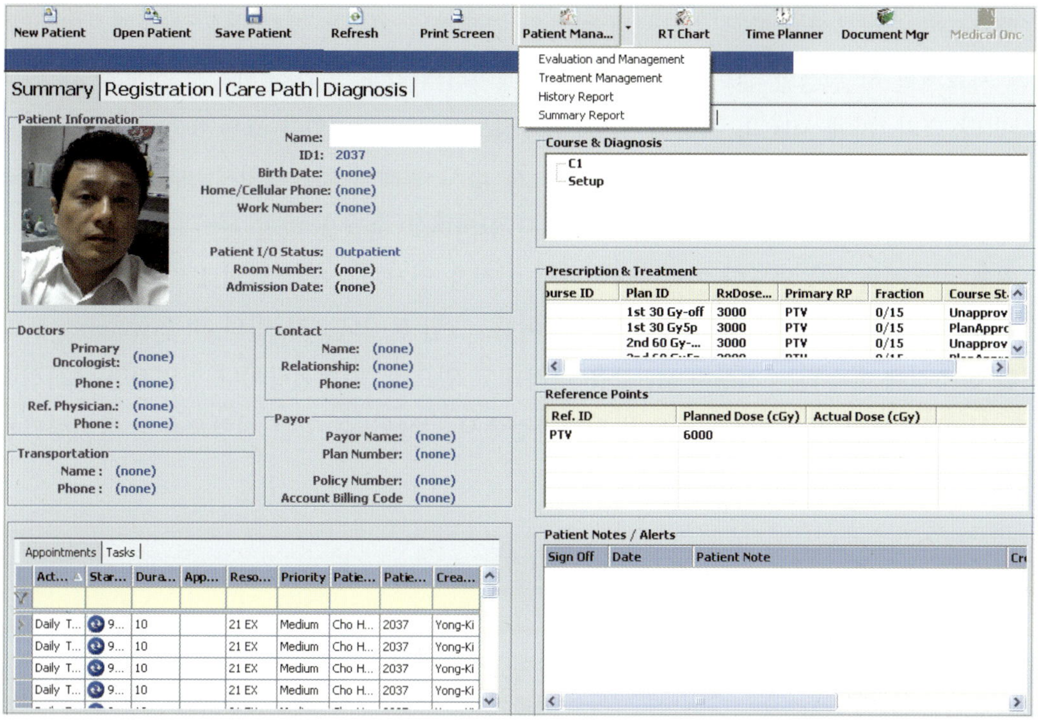

그림 8-19 환자치료의 전체 처방계획 화면의 예

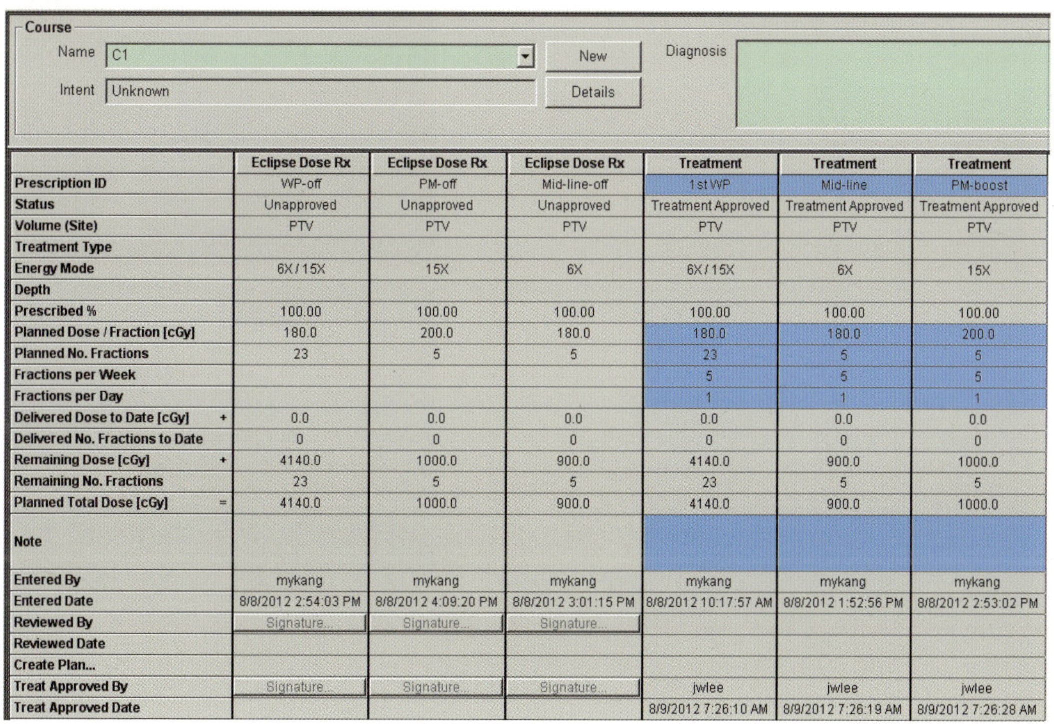

Course
Name C1 New
Intent Unknown Details
Diagnosis

	Eclipse Dose Rx	Eclipse Dose Rx	Eclipse Dose Rx	Treatment	Treatment	Treatment
Prescription ID	WP-off	PM-off	Mid-line-off	1st WP	Mid-line	PM-boost
Status	Unapproved	Unapproved	Unapproved	Treatment Approved	Treatment Approved	Treatment Approved
Volume (Site)	PTV	PTV	PTV	PTV	PTV	PTV
Treatment Type						
Energy Mode	6X / 15X	15X	6X	6X / 15X	6X	15X
Depth						
Prescribed %	100.00	100.00	100.00	100.00	100.00	100.00
Planned Dose / Fraction [cGy]	180.0	200.0	180.0	180.0	180.0	200.0
Planned No. Fractions	23	5	5	23	5	5
Fractions per Week				5	5	5
Fractions per Day				1	1	1
Delivered Dose to Date [cGy] +	0.0	0.0	0.0	0.0	0.0	0.0
Delivered No. Fractions to Date	0	0	0	0	0	0
Remaining Dose [cGy] +	4140.0	1000.0	900.0	4140.0	900.0	1000.0
Remaining No. Fractions	23	5	5	23	5	5
Planned Total Dose [cGy] =	4140.0	1000.0	900.0	4140.0	900.0	1000.0
Note						
Entered By	mykang	mykang	mykang	mykang	mykang	mykang
Entered Date	8/8/2012 2:54:03 PM	8/8/2012 4:09:20 PM	8/8/2012 3:01:15 PM	8/8/2012 10:17:57 AM	8/8/2012 1:52:56 PM	8/8/2012 2:53:02 PM
Reviewed By	Signature...	Signature...	Signature...			
Reviewed Date						
Create Plan...						
Treat Approved By	Signature...	Signature...	Signature...	jwlee	jwlee	jwlee
Treat Approved Date				8/9/2012 7:26:10 AM	8/9/2012 7:26:19 AM	8/9/2012 7:26:28 AM

처방계획화면(그림 8-19)은 각 치료계획의 전체적인 정보를 담고 있는데 치료계획에 사용된 전체 계획선량, 1회 처방선량, 치료횟수, 빔에너지 등이 표시된다. 더불어 입력자와 최종확인자의 서명을 기록하게 함으로써 권한부여에 따른 치료시행 여부를 감독하는 기능을 포함한다. 치료계획의 상세 파라미터에는 치료계획 시 설정한 갠트리, 테이블, 콜리메이터의 각도 등의 기하학적 정보와 각 빔의 에너지, 조사면의 크기, 차폐 MLC의 사용에 관한 상세정보가 표기되어있다(그림 8-20). 이 화면을 통해 상세한 빔의 정보를 확인할 수 있으며 오류 발생 시 다시 원래의 치료계획시스템으로부터 에러를 수정하고 선량을 다시 계산을 해야 하며, 이 화면에서 임의대로 수정을 하지 못하도록 제한한다. 이러한 기능은 최초 치료계획에서 의도한 치료파라미터의 설정을 전자차트에서 임의로 수정하지 못하게 함으로써 문제를 사전에 예방할 수 있도록 하기 위함이다. 그림 8-21은 각 빔의 비중(weight)에 따라 미리 설정한 참조점에 흡수되는 선량과 MU값을 나타내고 있으며, 최대선량이나 일일선량, 1회선량 등의 제한값을 설정함으로써 치료계획과 차트의 입력과정에서 발생될 수 있는 선량오류의 필터링기능을 보여주고 있다.

그림 8-20 치료계획의 상세 파라미터 화면의 예

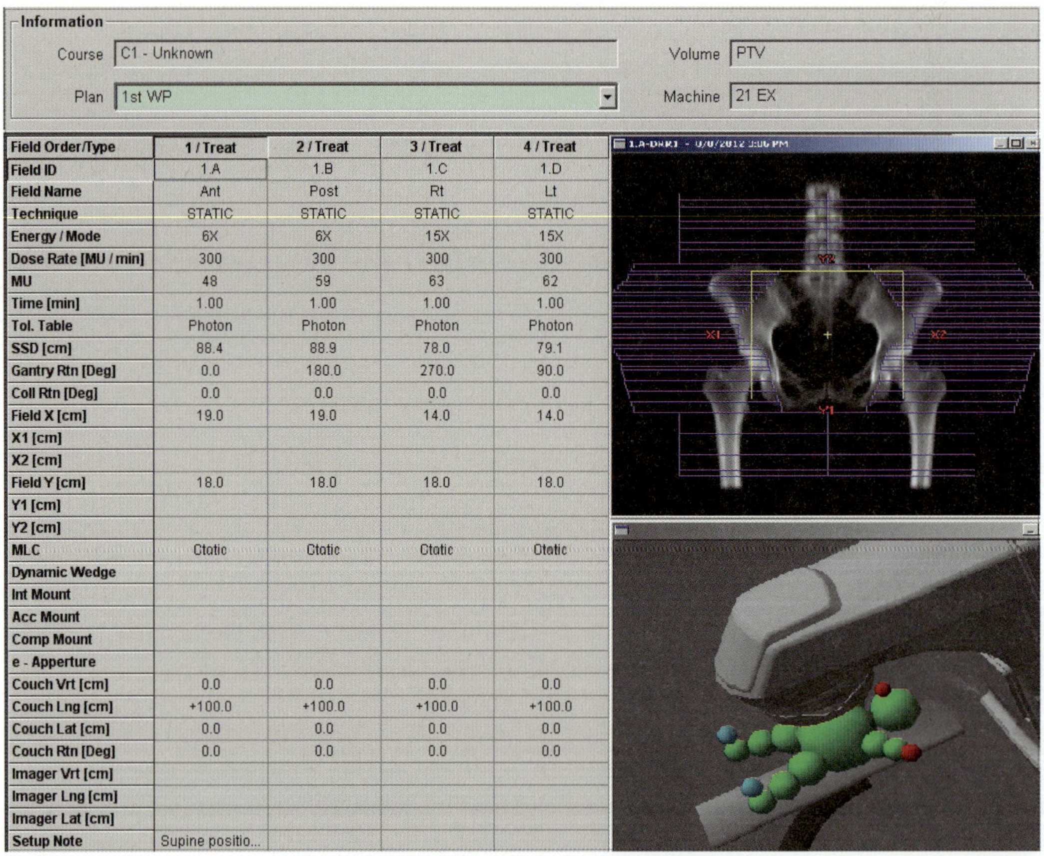

Field Order/Type	1 / Treat	2 / Treat	3 / Treat	4 / Treat
Field ID	1.A	1.B	1.C	1.D
Field Name	Ant	Post	Rt	Lt
Technique	STATIC	STATIC	STATIC	STATIC
Energy / Mode	6X	6X	15X	15X
Dose Rate [MU / min]	300	300	300	300
MU	48	59	63	62
Time [min]	1.00	1.00	1.00	1.00
Tol. Table	Photon	Photon	Photon	Photon
SSD [cm]	88.4	88.9	78.0	79.1
Gantry Rtn [Deg]	0.0	180.0	270.0	90.0
Coll Rtn [Deg]	0.0	0.0	0.0	0.0
Field X [cm]	19.0	19.0	14.0	14.0
X1 [cm]				
X2 [cm]				
Field Y [cm]	18.0	18.0	18.0	18.0
Y1 [cm]				
Y2 [cm]				
MLC	Ctatic	Ctatic	Ctatic	Otatic
Dynamic Wedge				
Int Mount				
Acc Mount				
Comp Mount				
e - Apperture				
Couch Vrt [cm]	0.0	0.0	0.0	0.0
Couch Lng [cm]	+100.0	+100.0	+100.0	+100.0
Couch Lat [cm]	0.0	0.0	0.0	0.0
Couch Rtn [Deg]	0.0	0.0	0.0	0.0
Imager Vrt [cm]				
Imager Lng [cm]				
Imager Lat [cm]				
Setup Note	Supine positio...			

그림 8-21 빔에 관한 참조선량과 MU값의 정보를 담고 있는 화면의 예

Dose Contributions

☑ Hide Coefficient ☑ Show All Ref Pts ☑ Show All Plans

Plan	Field	MU	mid	PTV
		MU	Field Dose [cGy]	
1st WP	1.A	48		40.5
	1.B	59		49.5
	1.C	63		45.0
	1.D	62		45.0
	Dose per Fraction		0.0	180.0
	Planned Dose per Fraction			180.0
Mid-line	1.E	112	90.5	
	1.F	112	89.5	
	Dose per Fraction		180.0	0.0
	Planned Dose per Fraction		180.0	
PM-boost	1.G	106	100.5	
	1.H	106	99.5	
	Dose per Fraction		200.0	0.0
	Planned Dose per Fraction		200.0	
Total Dose Limit			3000.0	6000.0
Daily Dose Limit			200.0	200.0
Session Dose Limit			200.0	200.0
Breakpoint				
Delivered Dose (incl. Dose Corrections)				
Planned Dose +			1900.0	4140.0
Planned Dose of all other Courses +			0.0	0.0
Dose Corrections of all Courses +			0.0	0.0
Planned Dose of all Courses =			**1900.0**	**4140.0**

그림 8-22는 3개의 미리 계획된 치료의 횟수와 치료순서를 나타내는 화면의 예이다. 최초 치료계획에서는 23회에 걸쳐 1일 1회 180 cGy의 선량으로 예정되어 있으며, 이 치료 이후 두 번째 치료에서는 5회에 걸쳐 1일 1회 180 cGy의 선량이 처방되어 있다. 마지막 치료에서는 5회에 걸쳐 1일 1회 200 cGy의 선량이 계획되어 있다. 이 화면을 통해 각 치료계획의 순서와 처방선량의 상세정보를 쉽게 알 수 있으며, 치료가 시행된 후에는 'Active'의 정보가 'Completed'로 바뀜으로써 계획상에서 실행된 치료횟수와 남은 치료횟수를 쉽게 알 수 있게 구성되어 있다.

마지막으로 그림 8-23은 각 날짜별로 치료받을 환자의 목록을 나타내는 일종의 날짜별 치료 시간표이다. 이 치료 시간표는 일일 환자의 목록과 치료받을 환자의 이름과 시간을 명시하고 있으며, 환자 스케줄에서 환자의 목록이 빠져있을 경우 치료의 제한을 두는 기능을 포함하고 있다.

이와 같이 전자차트와 R&V 시스템은 치료환자의 모든 상세정보를 담고 있을 뿐만 아니라 치료 콘솔에서 환자 정보를 관리함으로써 치료자에 의한 실수를 최소화하고 발생된 모든 정보를 기록하는 필수적인 기능을 수행하게 된다.

그림 8-22 치료계획의 전체 스케줄과 치료횟수를 나타낸 화면의 예

Course Name C1 | Sessions 33 | Plan Order... | ☐ Show Sequence Image Sched

Plan	Patient Volume	Dose / Fraction	Fractions	Fractions Scheduled	Fractions / Week	Fractions / Day	Interval Days	Start Delay
1st WP	PTV	180.0	23	23	5	1	1	0
Mid-line	PTV	180.0	5	5	5	1	1	23
PM-bo...	PTV	200.0	5	5	5	1	1	28

	1st WP	Mid-line	PM-boost
1	Active		
2	Active		
3	Active		
4	Active		
5	Active		
6	Active		
7	Active		
8	Active		
9	Active		
10	Active		
11	Active		
12	Active		
13	Active		
14	Active		
15	Active		
16	Active		
17	Active		
18	Active		
19	Active		
20	Active		
21	Active		
22	Active		
23	Active		
24		Active	
25		Active	
26		Active	
27		Active	
28		Active	
29			Active
30			Active
31			Active
32			Active
33			Active

그림 8-23 날짜와 시간에 따른 환자의 치료스케쥴 관리화면의 예

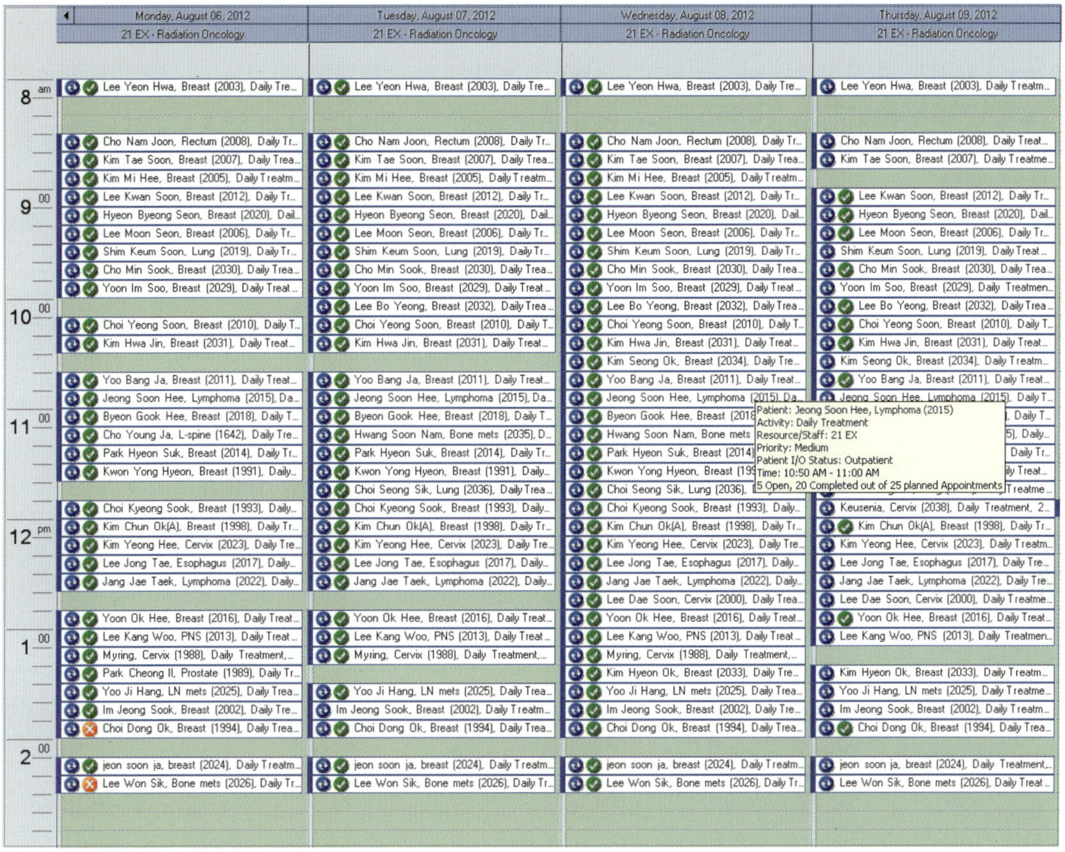

8.7 임상 방사선치료계획 요약

1. 뇌종양 치료계획

1) 표적 체적 및 정상장기의 설정

- GTV : 다양한 MRI (T2 FLAIR, T1-enhancing) 영상에서 인식할 수 있는 종양 용적 또는 수술 후 절개 용적(resection cavity).
- CTV : GTV와 그 주변의 미세병변을 포함한 위험범위.
- PTV : CTV와 매일 치료 setup시 발생하는 재현성의 오차에 관한 부분을 포함한 마진.
- 정상장기 : 수정체, 망막, 시신경, 시신경교차, 달팽이관, 뇌하수체, 뇌간, 척수 등을 포함.

2) 치료계획

- 뇌는 다양한 직렬장기(serial structures)들을 포함하고 있으며, 선량-체적정보 외에 최대선량도 치

료계획 평가에 고려해야한다.

- 3DCRT : 일반적으로 표적의 크기가 크고 정상장기의 보호가 용이한 경우 동일평면 또는 비동일평면 조사면을 효과적으로 배열하고 선량분포의 개선을 위해 (동적)쐐기필터를 사용할 수 있다.
- IMRT : 표적의 위치와 모양이 주변의 정상장기 복잡하게 배열되어 있거나 그 위치가 가까워서 선량분포를 최적화하기 어려운 경우 선택적으로 사용이 가능하며, VMAT이나 Tomotherapy를 이용할 수 있다.
- FSRT : 비교적 작은 표적의 경우 정위적 프레임을 이용하여 3회에서 5회 정도의 저분할고선량조사를 선택적으로 이용할 수 있다.
- SRS : 4 cm이하의 작은 종양의 경우 정위적방사선수술을 이용할 수 있으며, 이 경우 치료장비는 SRS cone을 이용한 LINAC 또는 Gamma knife, Cyberknife등을 이용할 수 있다.

표 8-8

분할조사 및 방사선수술시 고려해야할 정상장기의 최대 점선량

최대점선량(Maximum Point Dose in Gy)		
관심 정상장기	분할조사치료	일회조사치료(SRS)
Lenses	7	As low as possible
Retina	45-50	As low as possible
Optic nerves	55	8
Optic chiasm	56	8
Cochlea	55	8-9
Pituitary	45	As low as possible
Brainstem	60	12
Spinal cord	50	10

그림 8-24 뇌종양 환자의 치료계획

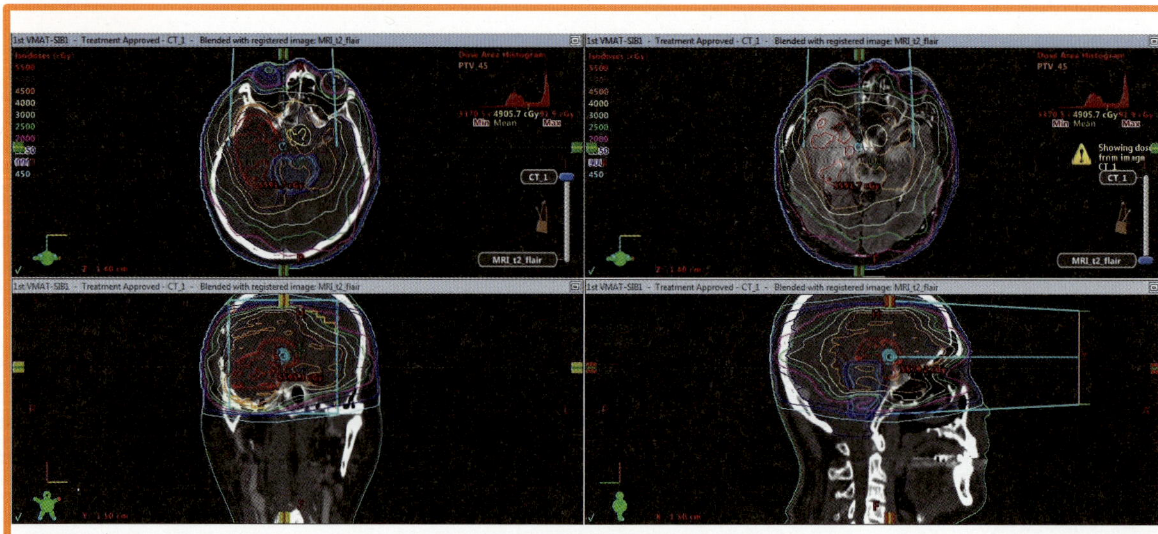

2. 두경부 방사선치료계획

1) 표적 체적 및 정상장기의 설정(ICRU62 기준)

- GTV : 다양한 영상을 기반으로 한 육안적 종양과 일정크기 이상의 림프절(CT상의 보통 1cm 이상) 또는 PET영상에서의 육안적 병변.
- CTV : 전형적인 국소종양의 범위와 이에 따른 확산패턴을 고려한 미세병변
- PTV : Setup의 불확도와 장기의 내부 움직임을 고려한 표적체적으로 두경부의 표적의 경우 치료 전체 코스에 걸쳐 변화하는 종양의 크기와 해부학적 변화도 고려해야 함.
- 정상장기 : 결정장기 설정에는 ICRU62에서 정의한 Planning Organ at Risk Volume (PRV) 적용을 고려하며, 치료부위에 따라 보호해야할 정상장기를 설정함.
- IMRT 치료계획 시 보호해야할 정상 장기 외에 선량분포의 최적화를 위해 가상 체적(Pseudo volume)을 설정할 수 있음.

2) 치료계획

- 3DCRT : 일반적으로 1차 병변은 좌우대향2문 조사를 치료하고 경우에 따라 전자선을 이용하여 후방 결부의 림프절을 치료하며, 쇄골상 림프절은 전방1문조사로 치료함. 경우에 따라 비동일 평면 조사면을 이용할 수 있음.
- 일반적인 IMRT 치료계획의 경우 하루에 한번 (QD) 또는 두 번 (BID)로 각각 50 - 54 Gy(2 Gy/fx) 또는 55.2 Gy (1.2 Gy/fx) 치료한 후 70 - 74 Gy 또는 74.4 - 76.8 Gy까지 추가조사(Boost irradiation) 할 수 있음.
- 동시추가조사기법(Simultaneously Integrated Boost)을 이용한 IMRT(IMRT-SIB)인 경우 고위험 CTV를 기준으로 1회당 선량을 증가시켜서 한번 치료에서 각각의 표적의 선량을 다르게 처방하여 치료계획 하는 방법임.

표 8-9 두경부암 세기조절 방사선치료의 역방향치료 계획 PTV 처방선량

RTOG 1016 (BID/주당 6회)	RTOG 0165 (주당 5회 분할조사)
병변 : Oropharynx, Hypopharynx, Larynx	병변 : Nasopharynx
PTV_{HD*} : 70 Gy (2 Gy/fx)	PTV_{70} : 70 Gy (2.12 Gy/fx)
PTV_{ED*} : 56 Gy (1.6 Gy/fx)	$PTV_{59.4}$: 59.4 Gy (1.8 Gy/fx)
PTV_{INT*} : 59.5-63 Gy (1.7-1.8 Gy/fx)	PTV_{63} : 63 Gy (1.9 Gy/fx)

*HD : High dose, ED : Elective dose, INT : Intermediate risk

표 8-10

두경부암 세기조절 방사선치료 계획의 정상장기 제한선량 및 체적

결정장기 (Critical Structures)	제한 선량 및 체적 (Constraint dose & volume)
Spinal cord	PRV(cord+ 5mm) 50 Gy to < 0.03 cc
Brainstem PRV (3mm margin)	52 Gy to < 0.03 cc
Brainstem PRV (BOS)*	< 1% to exceed 60 Gy
Optic chiasm/nerves	50 Gy max dose
Optic apparatus PRV (BOS)*	54 Gy max dose
Brachial plexus	60 Gy preferred, 66 Gy maximum
OAR pharynx	Mean dose < 50 Gy
Parotid gland	Mean dose to at least 1 gland 26 Gy OR at least 20cc of the combined volume of both parotid glands to 20 Gy OR at least 50% of 1 gland to < 30 Gy
Submandibular gland	Mean dose < 39 Gy
Glottic larynx	Mean dose < 45 Gy – lower if possible
Cervical Esophagus	Reduce as much as possible (< 30 Gy)
Lips	Mean dose < 20 Gy; maximum dose < 35 Gy (< 50 Gy for oral cavity lesions)
Oral cavity minus PTV	Mean dose < 30 Gy (uninvoloved)
Mandible, T-M joint	70 Gy preferred; no more than 1 cc, > 75 Gy
Eyes	Maximum dose < 50 Gy
Cochlea	No more than 5% > 55 Gy
Lens	Maximum dose < 8-10 Gy
Unspecified tissue (Outside targets)	No more than 5% can receive > prescription dose; no more than 1% or 1cc of unspecified tissue can receive 110% of the prescription dose

*When base of skull (BOS) involvement (RTOG 0615)

그림 8-25 두경부환자 치료계획 (비인두암환자 VMAT-SIB)

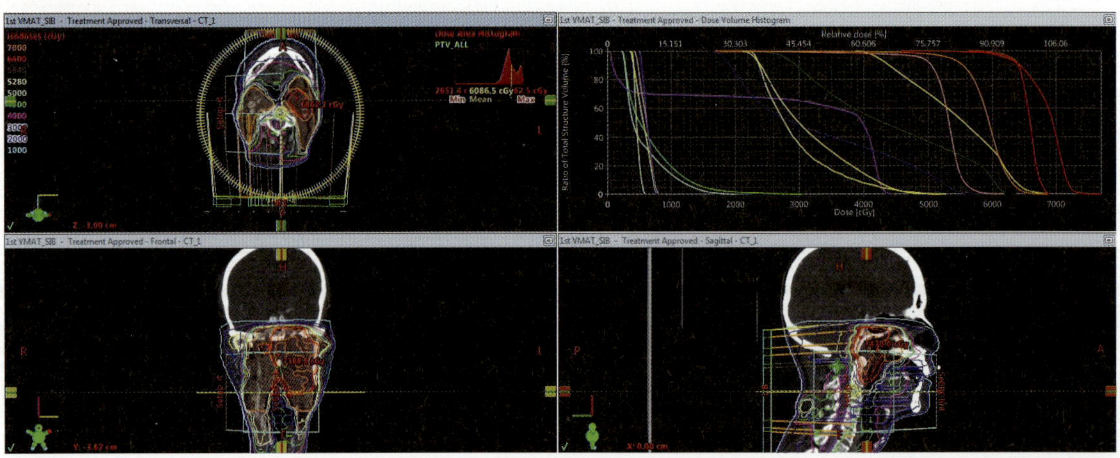

3. 유방암 방사선치료계획

1) 표적 체적

- 유방 : 임상적 또는 영상에서 보여 지는 모든 유방 조직
- 유방조직 절제 후 공동 (Lumpectomy cavity)
- 유방 흉벽 (Chest wall)
- 림프절(Lymphatics) : 액와절(Axilla), 쇄골상림프절(SCL), 내측림프절 (Internal mammary)

2) 결정 장기

- 심장 : 특히 왼쪽 유방암 환자에서 사방향 조사면과 내측림프절 조사면 (40 Gy 이하)
- 폐 : 특히 SCL조사면에서 유방의 사방향 조사면과 인접한 부위 (V20이 20% 미만)

3) 치료계획 방법

- CT기반 3차원 영상을 이용함.
- 대향2문 사방향 조사를 기본으로 SCL조사면이나 내측림프절 조사면, 액와림프절 조사면 고려함.
- 선량분포의 향상을 위해 쐐기 필터, 동적쐐기 필터 또는 MLC를 이용한 Field-in-Filed (FIF)조사법을 사용할 수 있음.
- IMRT 치료계획을 고려 할 수 있음.
- 추가조사는 전자선을 이용하여 폐의 선량을 줄 일 수 있음.
- 선택적으로 근접치료를 이용한 치료법도 가능함.

그림 8-26 유방암 환자 치료계획

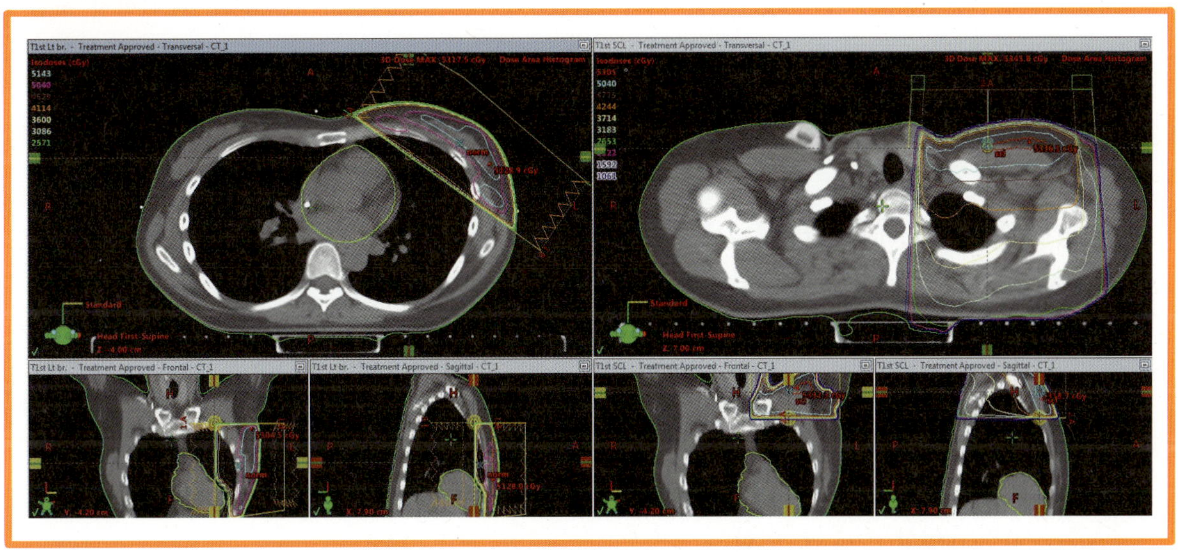

4) 선량처방/분할조사

- 흉벽과 림프절 : 45~50.4 Gy/1.8~2.0 Gy/fx/약 5주간
- 저분할치료 스케쥴인 경우 : 40~42.5 Gy/2.66 Gy/fx daily 또는 39 Gy/3 Gy/fx EOD(격일로)
- Scar 추가 조사 : 10~16 Gy/2 Gy/fx
- 염증성 유방암 : 51 Gy/1.5 Gy/fx BID, 15 Gy 전자선 추가조사
- 고위험 유방암 환자의 경우 중앙 액와절 추가 조사를 고려함.

4. 흉부 방사선치료계획

1) 표적 체적

- ICRU62에 근거한 표적 체적 적용 (GTV, CTV, ITV, PTV)
- 호흡에 의한 움직임이 많을 경우 4DCT를 촬영하여 ITV를 결정함.
- 치료 방법에 따라 Gating(호흡동조)이나 Fiducials(표시자)를 이용할 수 있음.
- 4DCT를 이용한 치료계획에서 Maximum Intensity Projection CT (MIP_CT), Mean Intensity_CT (Mean_CT), Minimum Intensity CT (Min_CT)을 이용할 수 있음.
- 폐암의 경우 정맥주사용 혈관조영제를 사용하고 식도암의 경우 구강섭취용 조영제를 사용할 수 있음.
- FDG-PET 영상의 이용하며 표적 체적 결정에 이용할 수 있음.

2) 정상 장기 결정

- 폐 : 좌우측 폐를 각각 그리고 치료계획 평가를 위해 전체 폐의 체적을 별도로 정의함.
- 심장 : CT영상을 기준으로 상행대동맥이 시작하는 영상에서부터 심대혈관을 레벨까지 포함.
- 식도 : 윤상연골(cricoid cartilage)부터 위식도접합부(gatroesophageal junction) 레벨까지 포함.
- 척수 : 영상에 있는 모든 척수 포함.
- 기타 장기 : 기관지, 위장, 간장, 신장 등

3) 치료계획

- 3DCRT : 동일평면/비동일평면 조사면을 이용한 3차원 치료계획이 일반적이며, 조직의 불균질도 보정을 통한 선량정확도 향상 및 호흡에 따른 움직임을 고려해서 치료계획을 수립함.
- IMRT : 흉부에 적용하는 경우 반드시 호흡에 의한 움직임에 대한 고려가 반영되어야 함.
- 미국의 National Cancer Institute (NCI)의 "IMRT 사용 가이드라인" 참조 가능함. (www.qarc.org/Protocols/IMRTGuidelines.pdf)
- 정상장기 제한선량

  척수 : 50.5 Gy이상 0.03 cc 이하

  폐 : 전체 폐 체적 중 20 Gy 이상 받는 체적이 37 %를 넘지 않도록 함.

(전체 폐 = 폐 총체적 - CTV)

식도 : 평균 34 Gy 미만 또는 식도의 V55가 33% 미만이 되도록 함.

심장 : 60 Gy가 〈 1/3, 45 Gy가 〈 2/3, 40 Gy가 〈 3/3, 또는 평균선량 〈 30 Gy

폐기관지 : 66 Gy 이하

- 에너지 선택 : 일반적으로 6 MV에서 15 MV까지 사용하나 폐가 많이 포함되는 범위는 반음영이 증가하고 종양주위에서 Re-buildup 현상이 우려됨으로 가급적 6 MV를 사용함.
- 비균질물질 보정 : 흉부방사선치료의 경우 폐가 많이 포함되므로 선량계산 시 반드시 적절한 알고리즘의 비균질 물질의 보정으로 통한 선량분포 계산을 권고함.

4) 흉부방사선치료 질환 및 처방선량

- 비소세포폐암(Non-small cell lung cancer) :
  - a. Definitive : 60 Gy/2 Gy/fx
  - b. Preoperative : 45-50.4 Gy/1.8 to 2 Gy/fx
  - c. Postoperative :
    - R0 resection : 45~50 Gy
    - R1 resection : 54~60 Gy
    - R2 resection : 60~66 Gy
- 소세포폐암(Small cell lung cancer) :
  - a. 45 Gy/1.5 Gy/fx (BID, 최소 6시간 간격)
  - b. 선택적으로 40 Gy/2.67 Gy/fx (3주간) 또는 70 Gy/2 Gy/fx
- 흉선종(Thymoma) : 2 Gy/fx이 권고됨.
    - R0 resection : 45~50 Gy
    - R1 resection : 54~60 Gy
    - R2 resection : 60~66 Gy
- 식도암(Esophageal cancer) :
  - a. Definitive : 50.4 Gy/1.8 Gy/fx
  - b. Preoperative : 41.4~50.4 Gy/1.8 to 2 Gy/fx
  - c. Postoperative : 45~50.4 Gy/1.8 to 2 Gy/fx
- 악성중피종(Mesothelioma) :
  - a. Definitive : 흉막외절제술 후 부가적으로 시행함.
  - b. Prophylactic RT : 생검 부위에 예방적 치료
  - c. Palliative RT : 통증을 완화시키는 대증적 치료
  - d. 처방 선량
    - R0 resection : 54 Gy/2 Gy/fx
    - R1 resection : 60 Gy/2 Gy

참고) 종양절제면 (Resection margin)의 병리학적 분류

R0 : no cancer cells seen microscopically at the resection margin
(수술을 통해 종양세포가 모두 제거된 상태)

R1 : cancer cells present microscopically at the resection margin
(수술을 했지만 종양세포가 현미경학적으로 남아있는 상태)

R2 : gross examination by the naked eye shows tumor tissue present at the resection margin
(수술 후에도 종양세포가 육안적으로 모두 제거하지 못하고 남아있는 상태)

그림 8-27 4DCT를 이용한 폐암환자의 영상등록(Registration) 및 관심체적 설정(Segmentation)

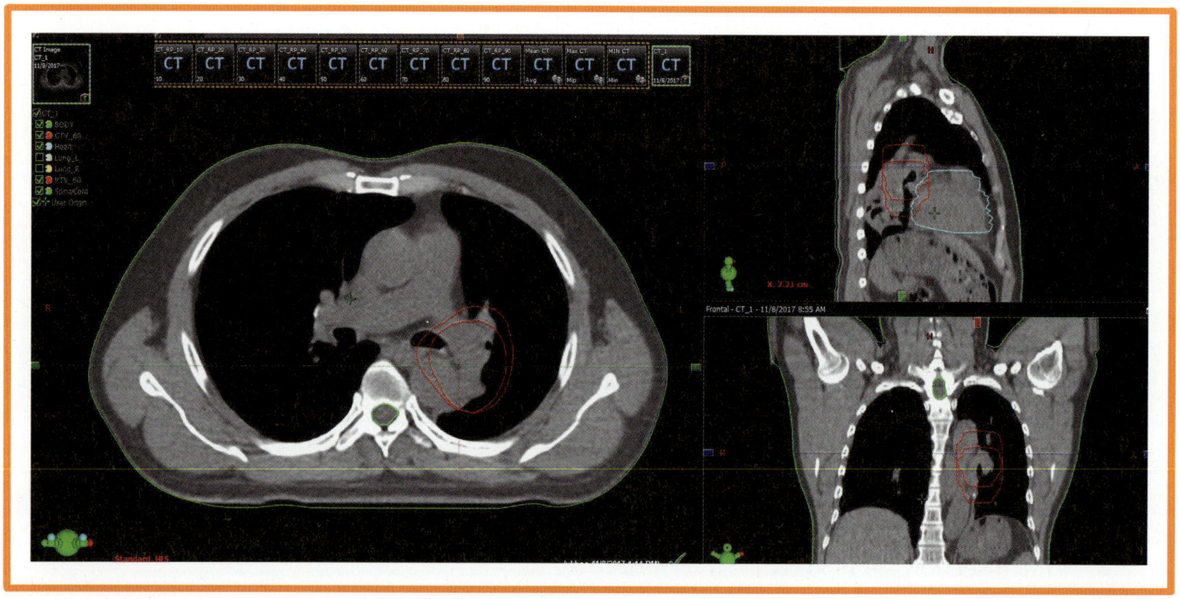

그림 8-28 폐암환자의 방사선치료계획

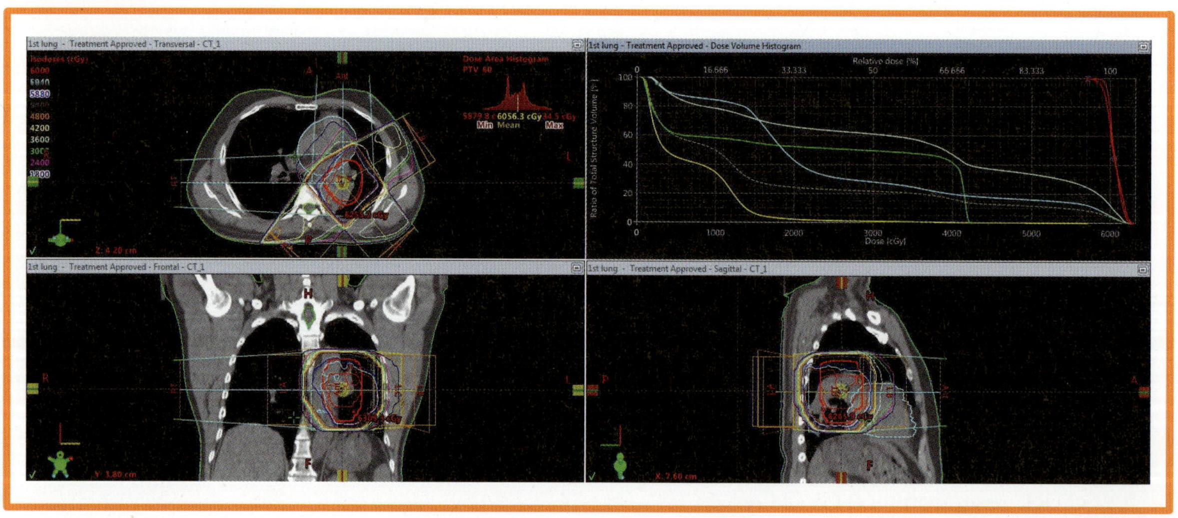

5. 전립선암의 방사선치료계획

1) 수술하지 않은 전립선암

(1) 표적 체적(수술하지 않은 경우)

- 전립선(Prostate) : 방광경부(Bladder neck)로부터 전립선 첨부(Prostate apex)레벨까지 결정함.
- GTV는 CT상에서 잘 보이지 않으므로 MRI 영상을 이용함.
- 약 1.5 cm이 넘는 악성림프절은 CT상에서 보이기도 하며 MRI영상을 이용하여 nodal GTV로 포함해야 함.
- CTV의 결정

  CTV = 전립선(prostate) +/- 정낭(seminal vesicles) +/- 림프절 (LN)

  *저 위험 전립선암 CTV(Low risk CTV) = 전립선에 국한

  *중 위험 전립선암 CTV(Intermediate risk CTV) = 전립선 + 양편 정낭의 근위 1 cm

  *고 위험 전립선암 CTV(High risk CTV) = 전립선 + 양편 정낭의 근위 2 cm +/- 림프절
- PTV의 결정

  *PTV의 마진은 고정기구와 영상유도치료(image guided radiation therapy, IGRT) 장치에 따라 달라질 수 있음.

  *콘빔 CT(CBCT)를 이용한 IGRT인 경우, CTV에서 8~10 mm의 마진을 두며 직장과 맞닿는 후면은 5~8 mm 마진을 사용함.

  *초음파(US)를 이용한 IGRT의 경우, 초음파 프루부(probe)의 압력과 사용자간의 차이를 고려하여 보다 큰 마진을 설정하는데, 전립선 주위로는 8~12 mm, 후변 직장과의 접면에는 5~10 mm을 설정

(2) 선량 처방

- 총 선량 75.6~79.2 Gy/ 1.8~2 Gy/fx.

  * 만약 림프절까지 포함하여 45~50.4 Gy/1.8 Gy/fx 으로 전체 골반부위를 치료하였다면 이후의 치료에서는 확실히 보이는 림프절까지만 포함하여 고선량을 추가 조사함.

  *정낭을 포함하여 54~66 Gy까지 추가조사 할 때 소장의 위치와 잠재적인 위험성을 고려해야 하며, 마지막 치료는 전립선만 한정하여 75~79.2 Gy까지 치료함.

  (1단계, 2단계, 3단계로 연속적으로 치료범위를 줄여가며 치료함.)
- 저분할치료인 경우 : 일반적으로 70 Gy/2.5 Gy/fx를 고려함, 기타 처방방법에는 70.2 Gy/2.7 Gy/fx, 62 Gy/3.1 Gy/fx (4 fx/week), 또는 51.6 Gy/4.3 Gy/fx이 있음.

(3) 치료계획

- Static IMRT(정적조사)인 경우 보통 조사 각도는 테이블을 피해서 0°, 50°, 100°, 260°, 310°

등의 5~6개 빔을 사용함.

- VMAT(Volumetric Modulated Arc Therapy)인 경우 보통 콜리메이터 각도를 달리하여 2개의 아크빔을 사용한다.
- 처방선량의 100%가 PTV체적의 95%이상, 또는 CTV의 99%이상 포함되도록 함.
- 광자선의 에너지는 가급적 큰 에너지를 사용하여 선량의 균등도를 향상 시키도록 함.
- Hot spot의 경우 107%를 넘지 않도록 함.
- 정상장기의 보호를 위해 제한선량기준에 맞게 치료계획을 수행함. (표 8-10, 8-11 참조)

2) 수술한 전립선암

(1) 표적 체적(수술한 경우)

- CTV = 전립선베드(prostate bed) +/- 남은 정낭(remnant seminal vesicles)
- 요로영상을 기준으로 끝나는 전립선 베드 하부부터 치골결합(pubic symphysis) 상부까지
- 전립선 주위의 외과적 클립을 포함하되 정낭이 폼함되지 않았다면 골반 상부에 지혈용 클립까지는 포함시키지 않음.
- PTV = CTV + 7~10 mm, 단, 직장 방향으로는 5 mm로 제한함.
- PTV 마진을 더 줄이고자 한다면 더욱 진보된 IGRT 장비와 고정장비를 이용해야만 함.

(2) 선량 처방

- 총 선량 64.8~70.2 Gy/ 1.8~2 Gy/fx
- 수술 후의 완치목적으로 시행하는 방사선치료는 부가적인 치료(Adjuvant : 수술 후 남아있는 병변이 없는 경우)와 구제치료(Salvage : 수술 후 병변이 모두 제거되지 않은 경우)가 있음.
- 부가치료(Adjuvant treatment) : 64~66 Gy/1.8~2 Gy/fx
- 구제치료(Salvage treatment) : 70 Gy/1.8~2 Gy/fx
- 골반림프절(Pelvic lymph nodes)이 치료 받아야할 경우 45~50.4 Gy/1.8~2 Gy/fx
- RTOG-0534(전립선암 수술 후 방사선치료) 프로토콜에서 다음의 선량-체적제한기준을 제시함.

  *직장(Rectum)

    1. 〉65 Gy to ≤25% volume
    2. 〉40 Gy to ≤45% volume

  *방광(Bladder)

    1. 〉65 Gy to ≤40% volume
    2. 〉40 Gy to ≤60% volume

  *대퇴골두(Femoral heads) : 일반적인 기준을 준용(표 8-10 참조)

  *음경전구(Penile bulb) : 일반적인 기준을 준용(표 8-10 참조)

표 8-11

수술하지 않은 전립선암환자의 표준 치료계획 시 정상장기 제한선량 및 체적

결정장기 (Critical Structures)	제한 선량 및 체적 (Constraint dose & volume)
Rectum	1. 〉 75 Gy to ≤15% volume **2. 〉 70 Gy to ≤25% volume (Ideal)** 3. 〉 65 Gy to ≤35% volume 4. 〉 60 Gy to ≤50% volume
Bladder	1. 〉 80 Gy to ≤15% volume **2. 〉 75 Gy to ≤25% volume (Ideal)** 3. 〉 70 Gy to ≤35% volume
Bowel	1. 〈 50 Gy to ≤66% volume 2. 〈 40 Gy to ≤100% volume
Femoral heads	≤10% each receive ≤50 Gy **Keep mean dose of 45 Gy**
Penile bulb	Mean dose 〈 52.5 Gy

*표준 방사선치료처방 : 1.8 Gy~2.0 Gy/fx.

표 8-12

수술하지 않은 전립선암환자의 저분할 치료계획 시 정상장기 제한선량 및 체적

결정장기 (Critical Structures)	제한 선량 및 체적 (Constraint dose & volume)
Rectum	1. 〉 74 Gy to ≤15% volume **2. 〉 69 Gy to ≤25% volume** 3. 〉 64 Gy to ≤35% volume 4. 〉 59 Gy to ≤50% volume
Bladder	1. 〉 79 Gy to ≤15% volume **2. 〉 74 Gy to ≤25% volume (Ideal)** 3. 〉 69 Gy to ≤35% volume 4. 〉 64 Gy to ≤50% volume
Bowel	1. 〈 50 Gy to ≤66% volume 2. 〈 40 Gy to ≤100% volume
Femoral heads	≤10% each receive ≤50 Gy **Keep mean dose of 45 Gy**
Penile bulb	Mean dose 〈 51 Gy

*저분할방사선치료 처방 : 70 Gy/2.5 Gy/fx (RTOG 0415)

그림 8-29 수술하지 않은 전립선암의 체적원호 세기조절방사선치료(VMAT) 치료계획

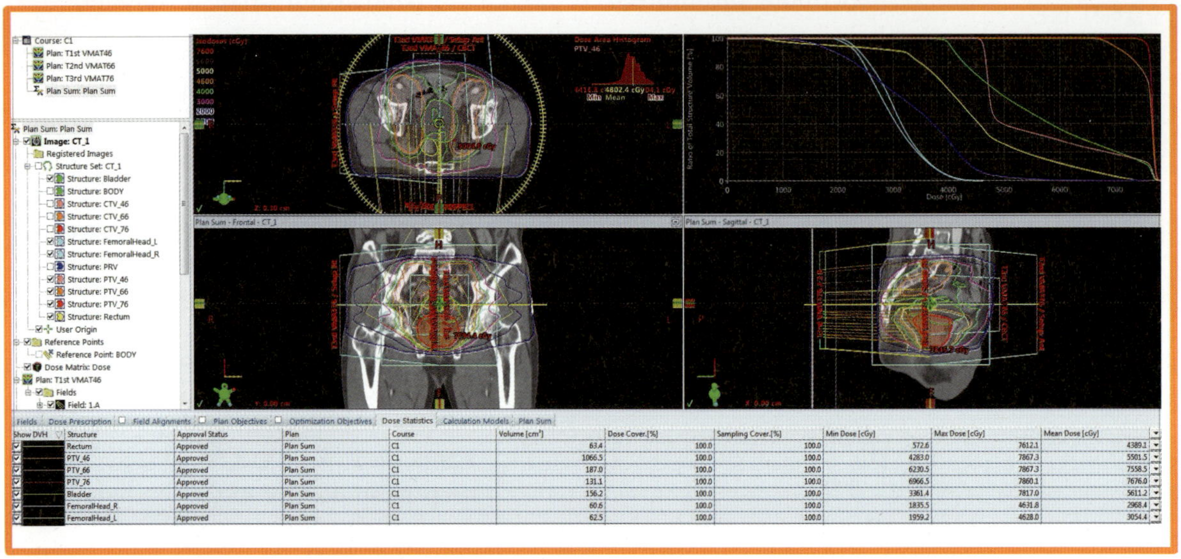

그림 8-30 수술한 전립선암의 체적원호 세기조절방사선치료(VMAT) 치료계획

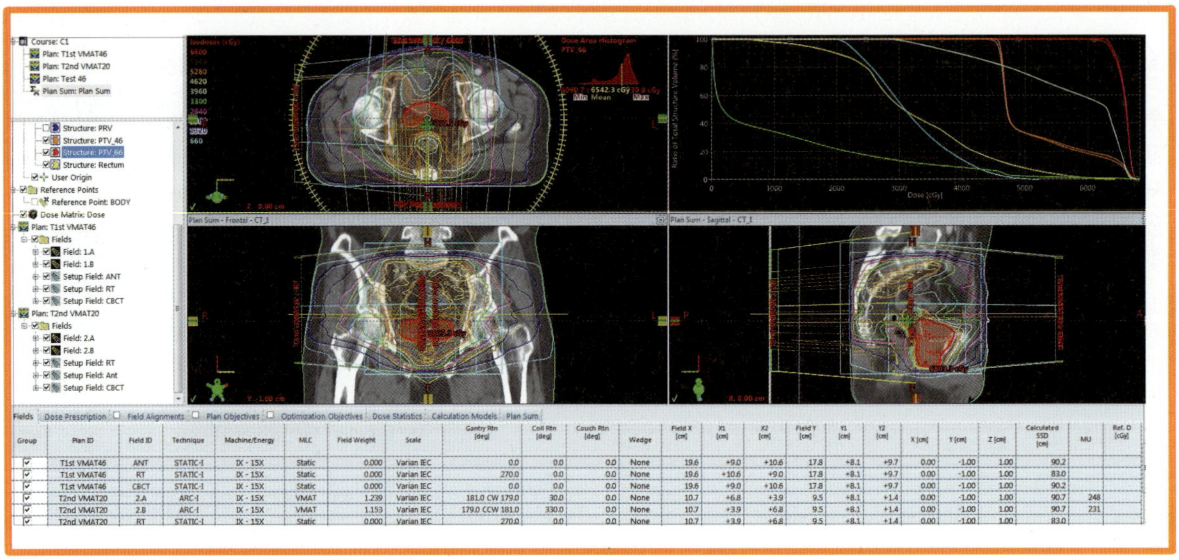

RADIATION THERAPY
THEORY AND APPLICATION

Chapter 9

근접치료

근접치료에 사용되는 방사성동위원소의 종류
- 방사능(radioactivity)
- 붕괴(decay)
- 방사성동위원소(radioisotopes)

근접치료의 선량계산
- sievert integral
- 선량계산법
- 영구자입(permanent implant)
- 치료영역 설정

근접치료 기술
- 표면 주형치료(surface mold brachytherapy)
- 강내 조사(intracavitary radiotherapy)
- 조직내 조사(interstitial radiotherapy)
- 관내조사(intralumiual radiotherapy)

근접치료기 시스템
- 고선량률 원격후장전치료기(HDR remote afterloading system)
- 초소형 X선 전자근접치료기 (miniature X-ray electronic brachytherapy system)
- 저선량률 전립선암 치료기(LDR prostate brachytherapy system)

▸**개 요** 1898년 큐리(Curie)부부에 의해 라듐(radium)이 발견된 이후 암치료에 방사선 치료가 시작되었다. 밀봉선원(방사선동위원소)을 종양에 접근시켜 치료하는 방법을 근접치료(brachytherapy)라고 하는데, 여기서 brachytherapy의 brachy는 그리이스어를 어원으로 짧은 거리를 의미한다. 근접치료에 사용되는 동위원소는 종양의 표면에 직접 근접시켜 치료하거나, 또는 특별히 고안된 기구(applicator)를 이용하여 체강 내에 삽입하여 치료하는 강내치료(intracavitary radiotherapy), 인체 내의 여러 장기에 삽입하여 치료하는 체관내치료(intralumiual radiotherapy), 또는 종양에 직접 침(needle) 등을 삽입하여 치료하는 조직내치료(interstitial radiotherapy), 표면조사(surface application) 등이 있으며, 이러한 치료방법들은 조직내로 방사성동위원소 물질이 이탈되지 않도록 밀봉되어 밀봉선원치료라고도 한다.

최근에는 고 선량률 인공방사성동위원소인 ^{192}Ir, ^{60}Co, ^{137}Cs, ^{198}Au, ^{125}I, ^{103}Pd 등을 많이 사용하고 있으며, 그중 ^{192}Ir 선원은 비방사능이 높아 반감기가 짧은 단점이 있지만 선원을 아주 작게 만들 수 있어 brachytherapy 치료법에 많이 사용되고 있다.

근접치료의 장점은 방사성동위원소를 근접시킬 수 있는 종양에 비교적 짧은 시간에 대선량을 조사하면서 인접한 정상조직에는 조사선량을 최소화 할 수 있다는 것이다.

9.1 근접치료에 사용되는 방사성동위원소의 종류

방사성동위원소에서는 α, β, γ,선 등의 방사선을 방출한다. 이 중 α선은 투과력이 매우 약하여 종양치료에 효과적이지 못하고, β선은 α선보다는 투과력이 크나 비정이 2~3 mm로 눈 등에 생긴 표재성 악성종양 치료에 주로 사용하다.

또한 γ선은 투과력이 가장 커 근접치료의 주종 선원으로 사용한다. 한편 밀봉소선원은 치료효율의 향상 및 불필요한 방사선(β선 등)을 제거하기 위하여 필터(filter)를 사용하는데, 이때 사용되는 필터는

표 9-1 방사선치료에 사용되는 방사성동위원소의 특성

radionuclide	half-life	photon energy (MeV)	half-value layer (mm lead)	exposure rate constant(Rcm^2/mCi-h)
^{226}Ra	1,600 yr	0.83 avg	12.0	0.825
^{222}Rn	3.83 days	0.83 avg	12.0	10.15
^{60}Co	5.26 yr	1.17, 1.33	11.0	13.07
^{137}Cs	30.0 yr	0.662	5.5	3.26
^{192}Ir	73.8 days	0.38 avg	2.5	4.69
^{198}Au	2.7 days	0.412 avg	2.5	2.38
^{125}I	59.4 days	0.028 avg	0.025	1.46
^{103}Pd	17.0 days	0.021 avg	0.008	1.48

백금(platinum, Pt) 또는 백금과 이리듐의 합금으로 되어 있다. 밀봉선원의 크기나 모양은 사용되는 방법에 따라 침(needle), 종자(seed), 관(tube), plaque 등으로 다양하며, 용액의 형태로도 사용한다.

1. 방사능(radioactivity)

방사성동위원소를 사용한 초기의 많은 작업들과 선량결정 등은 라듐을 사용하여 시행되었다.

라듐은 반감기가 매우 길기 때문에 붕괴속도가 느리며, 인공방사성동위원소의 방사능을 결정하는데 아주 좋은 표준선원으로 사용한다.

방사능이란 단위시간당 붕괴된 수로 정의하며, 방사능의 SI단위는 Bq(bequerrel)이며, 1 Bq은 1초에 한 번 붕괴하는 것을 의미한다.

초창기에서 부터 현재까지 관습적으로 사용하고 있는 또 하나의 방사능 단위는 Ci(curie)로 라듐을 사용한 초창기의 실험에서 라듐 1 g은 1초당 3.7×10^{10}개의 붕괴수를 나타내었으며, 이 붕괴율은 이후에 모든 핵종의 방사능 단위로 사용하였다.

다시 말하면 1 Ci는 3.7×10^{10}dps(decay per second)로, 라듐 1 g은 1 Ci의 방사능을 가지고 있으며, 또한 라듐 1 mg의 방사능은 1 mCi로 표시할 수 있다.

2. 붕괴(decay)

라듐은 불안정한 상태의 딸 핵종으로 붕괴하여 결국에는 더 이상 붕괴하지 않은 안정된 상태의 납(lead)이 된다. 이러한 붕괴는 다양한 딸 핵종의 내부 핵 구조에 따라 다르게 나타난다.

방사성동위원소가 최초의 방사능이 1/2로 줄어드는데 걸리는 시간을 반감기라고 하며, 라듐의 반감기는 약 1600년이다. 방사선치료에 사용되는 핵종들의 반감기는 표 9-1과 같다. 이러한 방사성동위원소의 반감기는 수 μ초부터 수 백년에 이르기까기 다양하다. 어떤 핵종의 반감기와 현재의 방사능을 알면 과거의 방사능을 계산할 수 있다.

그림 9-1은 방사선치료에 사용되는 핵종의 붕괴를 보여주고 있으며, 시간이 0, 방사능이 100 %인 점에서 시간에 따라 붕괴되는 모양은 반 대수그래프(semi-log graph)에서 직선으로 나타난다. 50 %의 방사능이 되는 점의 시간이 바로 반감기를 나타낸다.

3. 방사성동위원소(radioisotopes)

1) 라듐(radium)

(1) 붕괴

라듐은 우라늄(uranium) 계열의 6족 원소로써 $_{92}U^{238}$에서 시작하여 $_{82}Pb^{206}$로 변화되며 약 1600년의 반감기로 붕괴하여 라돈(radon)이 된다(그림 9-2).

그림 9-1 핵종의 붕괴

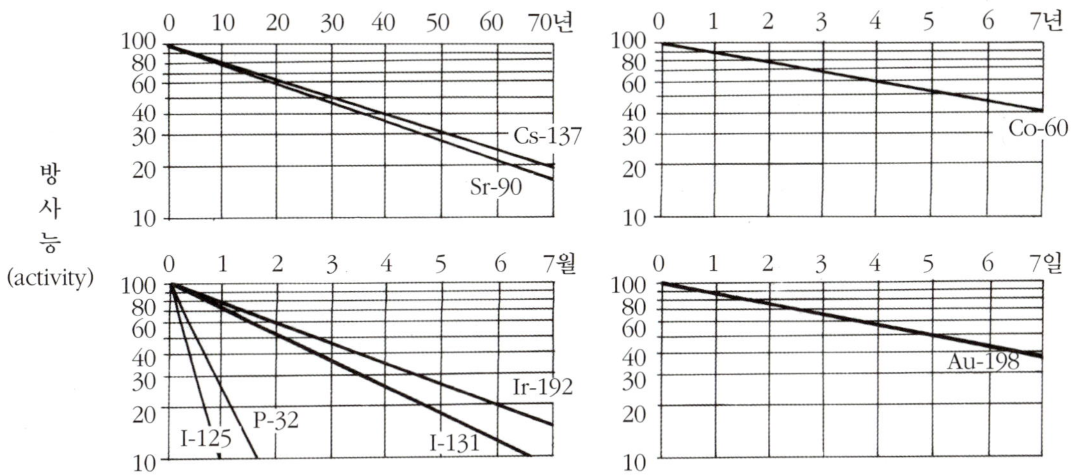

그림 9-2 우라늄계열의 붕괴

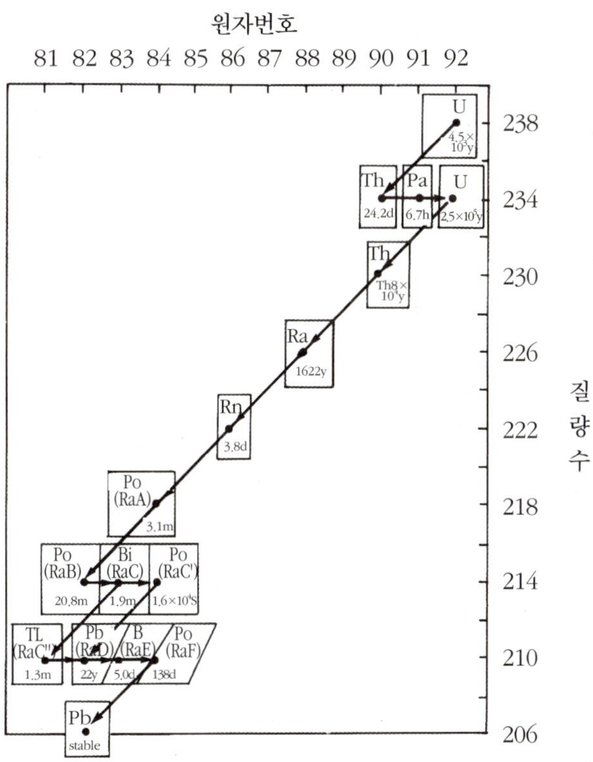

$${}_{88}Ra^{226} \xrightarrow[\sim 1600\text{년}]{} {}_{86}Rn^{222} + {}_{2}He^{4}$$

또한, 라듐에서 안정된 납(Pb)으로 붕괴하는 과정에서 적어도 49가지의 γ선이 0.184~2.45 MeV 범위의 에너지를 가지고 붕괴한다.

0.5 mm 백금(Pt)으로 여과된 라듐의 평균에너지는 0.83 MeV이다. 0.5 mm 백금 여과판은 라듐과 딸핵종에서 방출되는 모든 α선과 대부분의 β선을 흡수하는데 충분하며, 치료에는 γ선만이 영향을 주게 된다.

(2) 라듐 선원의 구조

그림 9-3은 과거에 조직내조사, molds, 강내조사에 사용됐던 라듐 침(radium needle) 및 라듐 관(radium tube)의 구조이다.

라듐은 산화마그네슘 또는 황산바륨과 같은 불활성 충전재(filler)와 혼합된 염(salt)의 형태로 되어 있다. 라듐염(radium salt)과 filler로 된 작은 crystal은 약 1 cm 길이의 실린더 모양의 cell 안에 담겨져 있다. 이 cell은 0.1 mm에서 0.2 mm 두께의 금박으로 되어 있으며, radon gas의 누출을 막기 위해 밀봉되어 있다. 라듐선원은 3개의 cell로 구성되어 있으며, 10 %의 이리듐과 90 % 백금으로 구성된 platinum iridium wall로 둘러쌓여 있다.

보통 0.5~1 mm 두께의 Pt-Ir 필터는 α선과 β선을 흡수하고 γ선만을 방출한다.

(3) 라듐 선원의 종류

그림 9-4는 조직내 삽입(interstitial implant)에 사용하는 세 가지 종류의 라듐 침(radium needle)과 tube 형태의 ^{137}Cs 선원을 보여주고 있다.

uniform linear density needle은 full intensity(0.66 mg/cm), half-intensity(0.33 mg/cm), quarter-intensity(0.165 mg/cm) 등 세 가지 형태로 되어 있는 것이 보통이나, linear density가 0.5 mg/cm나 0.25 mg/cm도 있다.

indian club needle은 뾰족한 쪽의 방사능(activity)이 크며, dumbbell needle은 양쪽 끝의 방사능(activity)이 높게 제조되어 있다.

강내치료나 mold치료에 사용되는 관(tube)은 5 mg 라듐과 1 mm 두께의 Pt-Ir 필터로 구성되어 있다. 일반적으로 라듐선원은 다음과 같이

그림 9-4 Interstitial과 intracavitary치료에 사용되는 라듐 선원의 형태

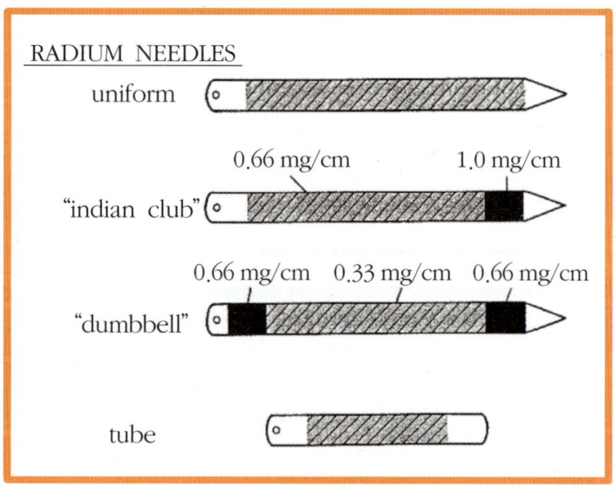

그림 9-3 라듐 침(위) 라듐 관(밑)

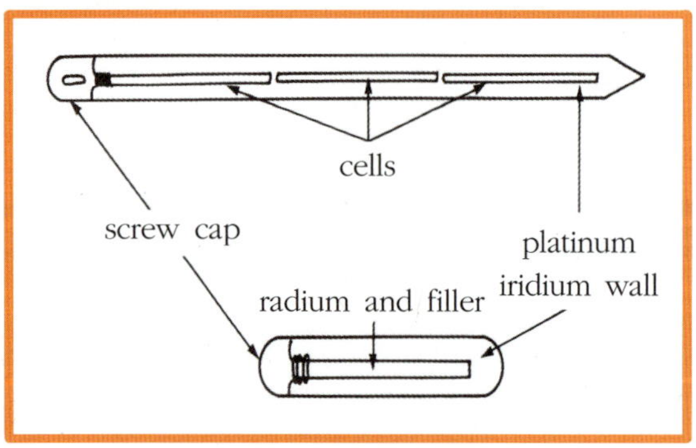

규정한다.

① 각 선원의 실제 길이(active length)(방사성동위원소 양 끝 사이의 길이)

② 각 선원의 물리적 길이(physical length)(선원의 실제길이)

③ 각 선원의 방사능(activity)

④ 각 선원의 직경과 여과 캡슐(capsule) 벽의 두께(보통 백금의 두께를 mm로 표현)

(4) 조사 선량률 상수

방사성동위원소가 임의의 어느 한 점에 도달하는 조사 선량률은 방사능, 에너지, 선원의 붕괴에 따른 광자수 등에 따라 정해진다.

조사선량률 상수는 1 mCi 점선원으로부터 1 cm 떨어진 거리에서 R/h로 정의하며 Γ로 표현한다. 0.5 mm 백금으로 여과된 1 mg 라듐 점선원의 1 cm 거리에서 조사선량률이 8.25 R/h이기 때문에 라듐의 조사선량률 상수를 8.25라고 할 수 있다. 이런 중요한 수치는 계산에 의해 구하기보다는 측정을 통해서 얻어지며 라듐 계측(radium dosimetry)의 기본이 된다. 라듐 선원의 강도는 일반적으로 mCi보다는 mg 단위를 사용한다. 임의의 거리에서 방사능 선원(A)의 조사선량을 구하는 식은 아래와 같다.

$$X = \frac{\Gamma \times A}{\gamma^2} \times t \quad \cdots\cdots (9.1)$$

X: 조사선량
Γ: 조사선량률 상수
t: 시간
γ: 거리

다음은 0.5 mm 백금(Pt)으로 여과된 10 mg 라듐 선원이 8시간 동안 70 cm 거리에서 조사된 선량을 계산한 식이다.

$$\frac{8.25\ R\text{cm}^2}{h \times mCi} \times \frac{10\ mCi}{(70\ \text{cm})^2} \times 8h = 0.135R$$

조직내 선량은 R to cGy factor(f_{tissue})를 이용하여 공기 중의 조사선량을 조직의 흡수선량으로 변환시킬 수 있다, 1 mCi 점선원에서 1 cm 떨어진 곳의 조사선량률은 어떤 선원에 대한 조사 선량률 상수라고 말한다.

방사선치료에 이용되는 방사능동위원소의 조사선량률 상수는 표 9-1과 같다.

만약 동위원소의 조사선량률 상수와 방사능을 알고 거리에 따른 역자승법칙을 적용하면 어떤 거리에서의 조사선량을 쉽게 계산할 수 있다.

예를 들어, 1.5 mCi ^{192}Ir seed에서 3 cm 떨어진 곳의 조사선량률은

$$\frac{1.5\ mCi \times 4.61 R/h/mCi \cdot \text{cm}}{(3)^2\ \text{cm}} = 0.7683\ R/h$$가 된다.

라듐이 아닌 다른 동위원소의 방사능을 표시하는 편리한 방법으로 mg・Ra・equivalent가 있다.

예를 들어, 1 mg・Ra・eq.인 ^{192}Ir 선원이 0.5 mm 백금(Pt)으로 여과된 ^{226}Ra 1 mg과 같은 치료거리에서 같은 선량률을 나타낸다면, ^{192}Ir의 조사선량률 상수는 표 9-1에서 4.61이며, ^{226}Ra의 조사선량률 상수는 8.25이므로 $\frac{8.25}{4.61} = 1.79$ mCi의 ^{192}Ir가 된다. 따라서 1 mg Ra eq.인 ^{192}Ir는 1.79 mCi의 방사능을 가지고 있다할 수 있다.

2) 인공방사성동위원소

라듐 선원을 사용하는데는 몇 가지 문제점(유해)이 있다. 라듐 선원이 붕괴하는 과정에서 인체에 유해한 radon(gas)이 방출되어 이를 방지하기 위해 이중으로 밀봉(capsule)시켜 사용한다.

그러나 밀봉된 선원의 내부에는 radon gas의 압력이 증가되어 대기압보다 약간 높게 되며, 또한 시간이 경과함에 따라서 내압이 점차 증가되어

① 라듐 선원 자체에서 방출된 α입자와 붕괴 부산물은 운동 에너지를 잃은 후 helium gas가 된다.

② 라듐염과 filler의 혼합물에 함유되어 있는 수분에 의해 hydrolysis가 되어 O_2와 H_2를 생성한다. 이러한 이유 때문에 라듐염과 filler에 있는 수분은 가능한 제거해야 한다. 시간이 경과함에 따라 라듐 밀봉(capsule)의 견고함이 약해지며, 내압의 증가로 인해 파열 가능성이 높아진다. 또한 라듐 선원은 온도에 따라 내압이 증가하기 때문에 100℃ 이상 올라가서는 안 된다.

이러한 이유 때문에 라듐 선원을 대체할 아래와 같은 인공방사성 동위원소가 개발되었다.

(1) Cs-137

^{137}Cs은 조직내 조사 또는 강내조사에 라듐 대신 사용하고 있으며, 불용해성 가루(powder)나 ceramic microsphere의 형태로 stainless steel needle이나 tube에 봉입되어 사용한다.

라듐 대한 ^{137}Cs의 장점은 반가층(HVL)이 낮아 차폐가 용이하고, microsphere 형태로 되어 있어 위험성이 작다는 것이다. 또한 약 30년의 긴 반감기를 가지고 있어 연 2 %의 방사능이 붕괴되어 임상적으로 7년 정도 선원을 교체할 필요없이 사용할 수 있다. ^{137}Cs은 0.662 MeV의 γ선을 방출하며, β붕괴하여 ^{137}Ba로 변환된다.

또한 이 ^{137}Ba(준안정상태)은 붕괴하여 93.5 %의 γ선을 방출한다. 이러한 γ선만을 방사선치료에 이용하기 위해 β선과 저 에너지 특성 X선은 밀봉 용기인 stainless steel에 흡수되게 한다.

^{137}Cs에서 방출되는 γ선의 투과력은 조직 내에서 ^{226}Ra과 거의 비슷하다. Meis-berger 등은 ^{137}Cs과 ^{226}Ra선원의 심부선량을 측정, 계산, 비교하였으며, 물과 공기 중에서의 조사선량비가 10 cm 깊이까지 거의 비슷하다고 하였다.

그러나 라듐과 세슘의 차이점은, 첫째 steel이나 백금의 여과에 의해 γ선의 감약정도가 다르며, 둘째 세슘은 단일파장인 γ선인데 비해 라듐의 γ선의 에너지 범위는 다양하여 여과에 따른 차이가 있다는 것이다.

여과되지 않은 ^{137}Cs의 조사선량률 상수는 3.26 R $cm^2mCi^{-1}h^{-1}$이며, 0.5 mm 백금(Pt)으로 여과된

^{226}Ra은 8.25R cm^{2}mg^{-1} h^{-1}이므로, 변환 계수는 8.25/3.26=2.53이 된다. 세슘침에 대한 변환계수는 2.55이고, 세슘관은 2.59이다.

(2) Co-60

^{60}Co은 비방사능이 큰 고 선량률 선원으로 선원의 크기가 아주 작아 주로 remote after-loading 방식의 근접치료에 사용되고 있으나, 높은 에너지에 대한 차폐문제와 ^{137}Cs 보다 비싼 가격, 짧은 반감기(5.26년)로 인한 빈번한 교체 등의 문제로 근래에 와서는 사용빈도가 낮아졌다. ^{60}Co 선원은 보통 백금과 이리듐의 함금(Pt-Ir)이나 stainless steel로 봉입되어 wire의 형태로 제작되어 사용한다.

(3) Ir-192

^{192}Ir의 근접치료 이용은 점점 증가되는 추세이다. 이리듐은 74.2일의 반감기를 가지고 있으며, 최대 에너지가 0.67 MeV인 β선과 0.136~0.613 MeV 범위의 11가지의 γ선을 방출한다. 대부분의 β선은 stainless steel capsule에 의해 제거되고, 평균 γ선에너지는 0.38 MeV이며, 납 반가층이 3 mm이다. 이리듐 선원은 보통 직경이 0.5 mm, 3 mm 길이의 seed 형태로 제작된다. Iridium seed를 함유하고 있는 nylon ribbon은 seed 간격, ribbon의 길이, seed의 방사능으로 특성이 정해진다.

(4) Au-198(Gold-198)

Gold(^{198}Au)의 반감는 64.7 시간이며, 약 0.412 MeV의 γ선을 방출한다. 보통 seed나 grain의 형태로 제작되며, 비교적 짧은 반감기 때문에 영구자입(permanent implant)에 적합하다.

Au-198은 완전히 붕괴된 후 조직에 부작용이 없기 때문에 영구 삽입할 수 있다. 과거에는 영구자입에 라돈을 이용하였으나, 현재에는 대부분 gold로 대체되고 있다. 그 이유는 라돈이 다양한 스펙트럼의 γ선을 방출하는 반면 ^{198}Au은 단지 3개의 γ선(최대에너지, 0.412 MeV)을 방출하여 방사선안전(방어)에 문제가 있는 라돈에 비해 안전하며 개인 피폭선량을 감소시킬 수 있다. 라돈에 대한 ^{198}Au의 또 다른 장점은 γ선의 붕괴가 시작되는 1개월 후 방사능이 없는 반면 라돈은 딸핵종으로부터 γ선을 방출하는 문제점을 안고 있다.

(5) I-125

^{125}I는 보통 seed형(일반적으로 길이 4.5 mm, 직경 0.8 mm으로 영구자입에 이용될 뿐 아니라 일시자입에도 사용된다. 반감기는 59.6일로서 0.05 mm 티타늄으로 싸여있으며, 0.0274~0.0355 MeV의 γ선을 방출한다.

(6) Pa-103

^{103}Pd의 반감기는 17일이다. ^{125}I와 비슷한 방법으로 선원을 밀봉하며, 평균에너지 0.021 MeV의 γ선을 방출한다.

(7) P-32

^{32}P는 주로 치료목적으로 만들어지며, 반감기가 14.3일로서 최대 1.71 MeV의 β선을 방출한다.

(8) I-131

^{131}I은 β선과 γ선을 방출한다. 최대 0.723 MeV의 γ선 에너지뿐만 아니라 다양한 영역의 에너지가 방출되기 때문에 사용시 주의가 요구된다..

9.2 근접치료의 선량계산

1900년대 라듐에 대한 선량결정은 근접치료의 모든 선량계산의 기본이 되었으며 인공방사성동위원소에도 적용할 수 있었다.

삽입조사의 선량계산에 있어서 선원의 양(mg)이나 mCi수를 알고 선량계산 점에 대한 선원의 위치를 아는 것은 필수적이며, 또한 동위원소의 종류, 여과(filtration) 등도 마찬가지이다.

앞 장에서 언급한 바와 같이 조사선량률과 조사선량-흡수선량 변환방법도 중요하다. 선량계산과 더불어 치료계획의 목표는 정확한 선량계산과 최적의 선량분포를 얻기 위해 선원의 선택, 조사되는 면적을 충분히 포함할 수 있는 선량분포의 작성 등이다.

선량계산은 과거 50년 동안 여러 방법이 고안되었으나 그 중 가장 널리 쓰이는 것이 Parterson-Parker 방법과 Quimby 방법이다. 대부분의 선량계산법은 컴퓨터가 개발되지 않았던 시절에 고안된 것들이며, 최근에는 최첨단의 컴퓨터가 개발되어 선량계산에 이용되고 있으나. 간혹 수작업에 의한 선량계산을 할 경우에는 전통적인 방법으로 이용하고 있다.

1. sievert integral

앞 장에서 설명한 바와 같이 조사선량률은 점 선원(point source)에 대해서만 적용한다. 반면 대부분의 근접치료에서는 선 선원(linear source)을 사용한다.

이때 선원으로부터 치료부위 거리가 길고 선 선원(linear source)의 길이가 짧을 경우에는 점 선원과 같이 생각할 수 있지만, 일반적인 근접조사는 짧은 거리에 선량을 조사하기 때문에 점 선원으로 생각할 수 없다.

예를 들어, tandem 내에 cesium 선원으로부터 선량을 계산한다면 선원으로부터 선량계산점은 2 cm에 불과하며, 여러 각도로 여과되어 나온 방사선은 각 small segment의 선량 기여 등을 고려하여 상당히 복잡한 계산과정이 필요하게 된다. 이러한 계산과정을 sievert integral이라고 한다.

선 선원으로부터 조사되는 선량은 많고 적은 segment로 나누어 생각할 수 있으며, 각각 segment에 대해 거리역자승법칙과 여과보정계수를 적용할 수 있다. 각 segment에서 계산된 값들을 모두 더한 값, 즉 적분한 값이 선 선원 전체의 선량이 된다.

그림 9-5는 선량계산 점(P)까지의 거리가 segment a가 segment c보다 큰 것을 보여준다. 이때 여과 두께도 ab가 cd보다 크다. 따라서 P점에 대한 선량은 거리역자승법칙과 여과 정도 때문에 segment

그림 9-5 선 선원으로부터의 선량계산시 기하학적 관계

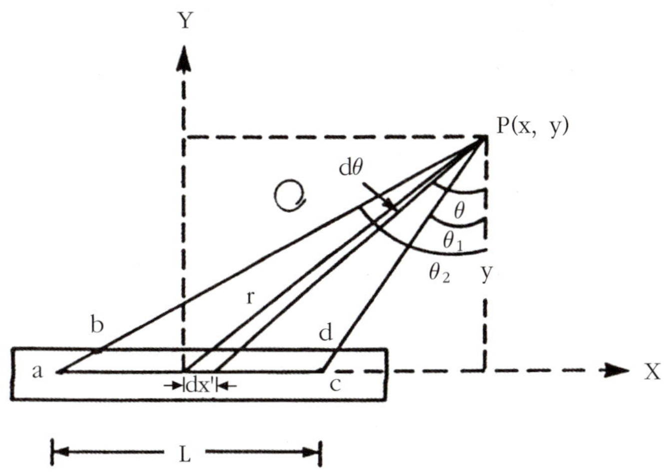

a가 segment c보다 작게 된다. segment의 수를 많이 늘이고 각 segment에 해당되는 선량을 계산하여 합한 것을 수학적으로 표현하여 sievert-integral이라고 한다. 선원의 길이가 dx인 곳에서 P점에 기여하는 선량 dI(x, y)는

$$dI(x,\ y) = \frac{A}{L} \cdot \Gamma \cdot dx \cdot \frac{1}{r^2} \cdot e^{-\mu' \cdot t \cdot \sec\theta} \quad \cdots\cdots (9.2)$$

A : 방사능
Γ : 선량률 상수
μ' : 여과두께에 대한 유효 감약계수
L : 유효길이(active lergth)
t : 여과두께

로 표시할 수 있다.

따라서 식 9-2를 전체 선원길이에 대해 적분하면

$$I(x,\ y) = \frac{A\Gamma}{Ly} \int_{\theta_1}^{\theta_2} e^{-\mu' \cdot t \cdot \sec\theta}\, d\theta \quad \cdots\cdots (9.3)$$

으로 P점에서의 선량을 구할 수 있다.

이러한 계산은 손으로 하기에는 너무 복잡하고 어렵기 때문에 컴퓨터에 의한 계산방법이 임상적으로 널리 이용된다.

그림 9-6은 13.3 mg 라듐 선원의 주변 선량분포를 컴퓨터로 계산한 그림이다. 관(tube)의 축방향의 선량률이 수직 각도의 선량률보다 낮은 것을 알 수 있으며, 선량률이 다른 각도의 선량률보다 감소되는 것은 관(tube)의 양 끝에서 최대의 사방향 여과(filtration)가 발생하기 때문이다.

그림 9-6 13.3 mg 라듐 선원(여과 : 1.0 mmPt) 주위의 선량률

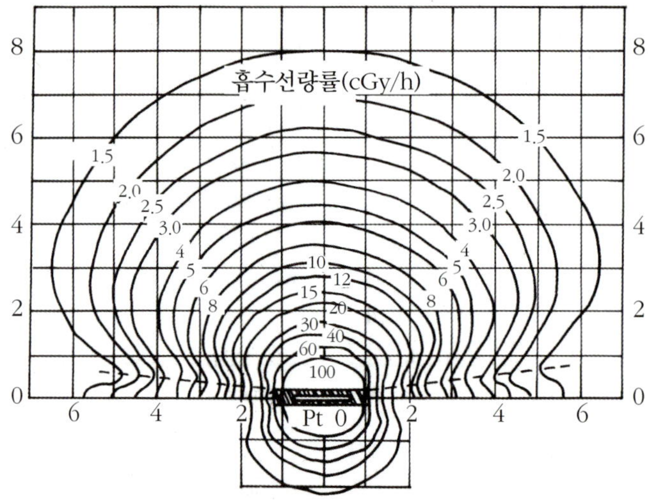

그림 9-7 점 선원과 선 선원의 거리역자승법칙 비교

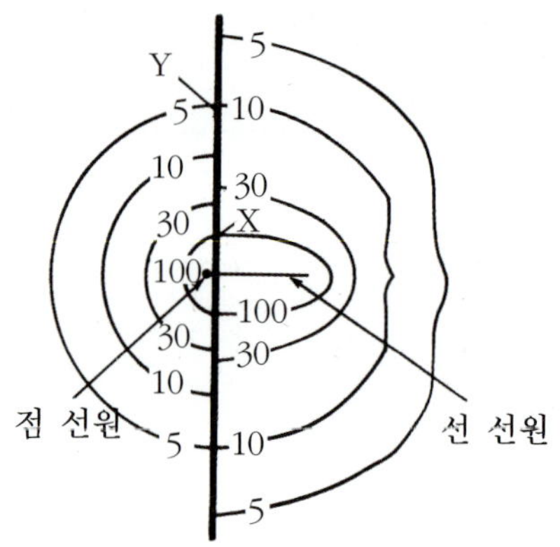

선 선원(linear source)의 경우 선량률은 거리역자승에 의해서 계산한 것보다 낮고 특히 선원에 가까울수록 차이가 있다. 이는 선 선원의 말단 부위에서 방출된 γ선의 거리가 더 멀고 사방향의 여과가 일어나기 때문이다. 선원으로부터 거리가 증가할수록 이러한 효과가 감소하며 점선원의 선량률과 비슷해진다(그림 9-7).

2. 선량계산법

근접치료의 선량계산법은 50년 동안 고안되어 왔으며, 그 중 Paris법, Paterson-Parker법, Quimby법 등이 가장 널리 사용되며, 이 세 가지 방법의 차이는 선원의 삽입(implantation)방법, 선량균등성의 정의, 기준선량 규정방법 등에 있다.

Paterson-Parker법이 균등한 선량분포를 얻기 위해 라듐을 불균등한 방식으로 분포되게 배열한 반면, Paris와 Quimby법은 주변보다 중심에 더 높은 선량이 되는 불균등한 선량분포를 얻는데 비해 선원배열은 균일한 방식으로 배열되어 있다.

그림 9-8은 전형적인 Manchester와 Quimby법의 선량분포를 비교한 것이다. 이 그림은 공기 중의 선량(조사선량)에 대한 조직의 흡수선량으로(R/cGy) 계산한 것으로 종양의 다양한 크기, 모양에 대한 선량계산(1,000 cGy를 조사하기 위한 선원의 양)을 위해 Manchester와 Quimby의 계산법을 그림으로 나타낸 것이다. 이 표는 인접장기에 영향을 미치는 감약이나 산란에 대해서는 교정하지 않았다.

그림 9-8 Paterson-Parker법(좌)과 Quimby법(우) implant의 선량분포 비교

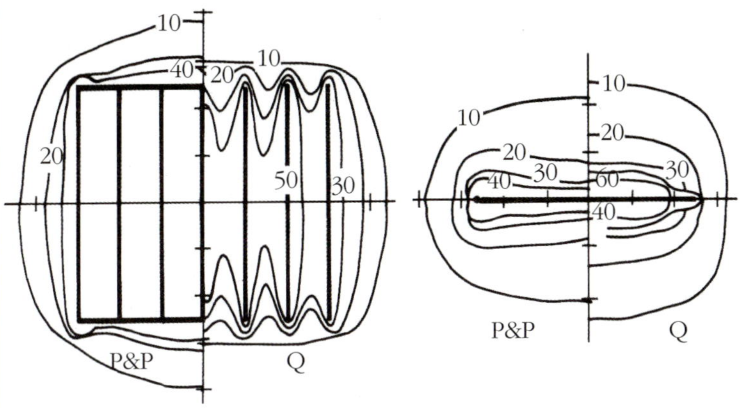

a) 삽입면에 평행배열 b) 삽입면에 따라 배열 c) 삽입면에 교차되게 배열

1) Quimby법

Quimby는 라듐 선 선원(linear source)의 다양한 active length와 벽 두께 별 선량분포를 계산하여 표를 만들었다. 표에 나타난 수치는 1 mg-radium 선원으로부터 "along"(축방향), "away"(측 방향)의 위치에 따른 시간당 흡수선량(cGy)을 나타낸다.

표 9-2와 9-3은 f-factor(R to cGy)로서 radium salt와 source capsule을 투과한 사방향 여과를 고려한 수치이다.

그림 9-9는 각각 한 개의 선원이 들어있는 ovoid 한 쌍과 3개의 선원이 들어있는 tandem을 나타내고 있다. 이때 Quimby의 표를 이용하여 선 선원(linear source)에 대한 임의의 지점의 선량을 계산

표 9-2

라듐 선 선원 (1.5 cm active length)의 축·측 방향에서의 선량률(cGy/mg, Hr, filter 0.5 mm·Pt(Ir))*

측 방향거리 cm	축 방향 거리(cm)										
	0	0.5	1.0	1.5	2.0	2.5	3.0	3.5	4.0	4.5	5.0
0.5	20.4	16.9	8.06	3.25	1.62	0.90	0.56	0.37	0.24	0.15	0.10
0.75	10.9	9.20	5.64	2.92	1.62	0.99	0.66	0.44	0.32	0.24	0.17
1.0	6.69	5.95	4.11	2.48	1.54	0.99	0.68	0.48	0.35	0.26	0.21
1.5	3.27	3.03	2.41	1.75	1.23	0.88	0.64	0.48	0.36	0.29	0.23
2.0	1.89	1.79	1.56	1.25	0.97	0.74	0.57	0.45	0.36	0.28	0.23
2.5	1.23	1.18	1.07	0.92	0.75	0.62	0.50	0.40	0.33	0.27	0.23
3.0	0.86	0.84	0.77	0.70	0.60	0.51	0.42	0.36	0.29	0.25	0.22
4.0	0.49	0.48	0.46	0.43	0.39	0.35	0.31	0.28	0.24	0.21	0.19
5.0	0.31	0.31	0.30	0.29	0.27	0.25	0.22	0.21	0.19	0.17	0.15

*modified from data of greenfield et al. [23] with permission from RSNA.
source: reproduced with permission from hendee WR; *radiation therapy physics*. chicago: year book medical publishers, Inc., 1981.[22]

표 9-3

라듐 선 선원(1.5 cm active length)의 축·측 방향에서의 선량률(cGy/mg, Hr, filter 1.0 mm Pt(ir))*

측 방향거리(cm)	축 방향 거리(cm)										
	0	0.5	1.0	1.5	2.0	2.5	3.0	3.5	4.0	4.5	5.0
0.5	18.0	14.9	7.28	2.49	1.10	.58	0.32	0.20	0.11	0.08	0.05
0.75	9.68	8.24	4.86	2.41	1.24	0.70	0.43	0.28	0.21	0.13	0.09
1.0	6.02	5.28	3.56	2.11	1.24	0.76	0.50	0.33	0.24	0.17	0.13
1.5	2.93	2.69	2.12	1.54	1.03	0.74	0.52	0.38	0.28	0.21	0.16
2.0	1.70	1.61	1.38	1.09	0.84	0.64	0.48	0.38	0.28	0.23	0.17
2.5	1.11	1.06	0.95	0.81	0.67	0.54	0.43	0.34	0.27	0.23	0.18
3.0	0.77	0.75	0.70	0.62	0.53	0.44	0.37	0.31	0.25	0.22	0.18
4.0	0.44	0.43	0.41	0.39	0.35	0.31	0.27	0.24	0.21	0.18	0.16
5.0	0.28	0.28	0.27	0.26	0.24	0.23	0.20	0.19	0.17	0.15	0.13

*modified from data of greenfield et al. [23] with permission from RSNA.
source: reproduced with permission from hendee WR; *radiation therapy physics*. chicago: year book medical publishers, Inc., 1981.[22]

할 수 있다. 각각의 선원 A, B, C, D, E에 대한 X지점의 선량을 표 9-2에 의해 계산하면

선원 A(2 cm 측방향, 3 cm 축방향)

0.57 cGy/mg · h×15 mg = 8.55 cGy/h

선원 B(2 cm 측방향, 1 cm 축방향)

1.56 cGy/mg · h×10 mg = 15.6 cGy/h

선원 C(2 cm 측방향, 1 cm 축방향)

1.56 cGy/mg · h×10 mg = 15.6 cGy/h

선원 D(4.5 cm 측방향, 0 cm 축방향)

0.4 cGy/mg · h×15 mg = 6.0 cGy/h

그림 9-9 선 선원의 계산점

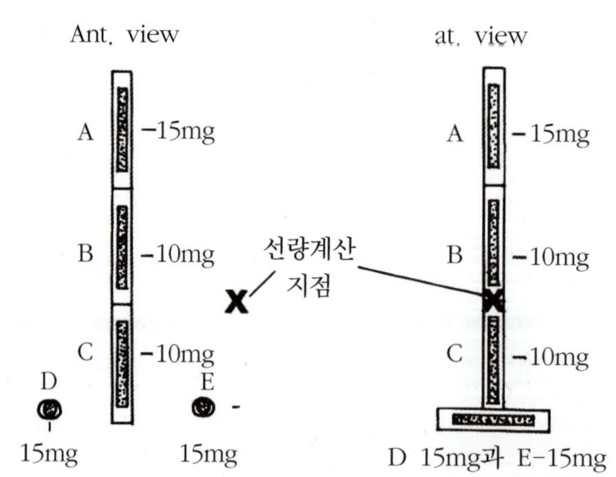

선원 E(2 cm 측방향, 0 cm 축방향)

1.89 cGy/mg · h × 15 mg = 28.35 cGy/h

X지점에 흡수되는 총선량 = 74.1 cGy/h이 된다.

Quimby법은 균일한 분포의 선원을 사용하기 때문에 종양의 체적 내에서 균등하지 못한 선량분포를 나타낸다. 또한 주변부의 선량보다 중심부의 선량이 더 높게 나타난다(그림 9-8).

다음의 예는 Quimby 표를 이용하여 표면 applicator로부터 다양한 거리에 1,000 cGy를 조사하는데 필요한 mg · h를 보여주고 있다(표 9-4).

표 9-4 선원 면(또는 applicator)의 중심에 수직으로 1,000 cGy를 조사하기 위한 라듐의 선량률 (mg/hr)[a,b]

거리 cm	circular applicators(diameter centimeters)					
	1	2	3	4	5	6
0.5	47	80	110	181	234	319
1.0	145	187	234	319	394	482
1.5	301	345	426	506	598	725
2.0	528	577	646	745	846	977
2.5	782	846	920	1016	1229	1346
3.0	1160	1224	1298	1404	1522	1665

거리 cm	square applicators(length of side centimeters)					
	1	2	3	4	5	6
0.5	49	85	122	210	266	372
1.0	150	200	253	348	431	544
1.5	314	367	442	544	638	782
2.0	532	606	686	795	910	1064
2.5	777	846	952	1075	1213	1458
3.0	1160	1224	1351	1479	1617	1777

거리 cm	rectangular applicators(length of side in centimeters)					
	1×1.5	2×3	3×4	4×6	6×9	8×12
0.5	54	110	152	305	606	1016
1.0	157	228	291	453	772	1181
1.5	317	394	496	664	1005	1442
2.0	538	628	761	930	1319	1777
2.5	767	894	1053	1213	1617	2128
3.0	1181	1266	1420	1617	2054	2660

a. The radium sources are distributed uniformly across the plane and filtered by 0.5 mmPt(Ir).

b. modified from data of quimby.[24] with permission from RSNA.

source: reproduced with permission from hendee WR: *radiation therapy physics*. chicago: year book medical publishers, Inc., 1981.[22]

Quimby법으로 라듐 1 cm 밑에 4×6 cm의 병소 중심에 48시간 동안 30 Gy를 조사할 경우에는 표 9-4에 의해 라듐의 양을 구할 수 있으며, 이때 여과(filter)는 0.5 mm Pt(Ir)이다.

표 9-4는 조사면의 중심부에 수직으로 여러 거리에서 1,000 cGy를 조사하는데 필요한 mg · h를 나타내고 있으며, 이것은 Quimby 표를 수정한 것이다. 표 9-4에 의해 1 cm 거리, 4×6 cm 면적에 1,000 cGy를 조사하기 위해서는 453 mg · h이며, 3,000 cGy는 $\frac{453\ \text{mg} \cdot h \times 3{,}000\ \text{cGy}}{1{,}000\ \text{cGy}} = 1{,}359\ \text{mg} \cdot h$가 구해진다.

따라서 48시간 동안 치료되기 위해서는 $\frac{1{,}359\ \text{mg} \times h}{48h} = 28.3\ \text{mg}$의 라듐이 필요하게 된다.

작은 표면에 applicator를 이용하여 치료할 경우에는 큰 applicator를 사용할 때 보다 종양에 더 가깝게 위치되어야 한다(그림 9-10).

그림 9-10(a)는 표면으로부터 0.5 cm 떨어진 지점에 선원이 있으며, 조직의 0.5 cm 깊이에 40 cGy/h의 선량률을 나타낸다.

그림 9-10(b)는 표면으로부터 1 cm 떨어진 거리에 여섯 개의 선원을 위치시켜 놓은 그림으로 0.5 cm 깊이에 선량률이 A와 같다고 할 때, (B)의 표면선량은 약 63 cGy/h이고, (A)가 100 cGy이다(그림 9-10).

모든 면적(dimension), 즉 길이(length), 폭(width), 높이(height)가 비슷하다면 volume implant에 대한 표로 사용될 수 있다. 예를 들어, 직경 3 cm, 높이 4 cm의 원통형(cylindri- cal) volume에 3,000 cGy를 72시간 동안 치료한다면 표 9-5를 이용하여 1,000 cGy에 대한 선량률(mg · h)을 구할 수 있다. 여기서 volume이 28 cm^3이면 이는 20 cm^3와 30 cm^3 사이의 내삽에 의해 1,000 cGy에 해당하는 값은 $\frac{554\ \text{mg} \cdot h \times 3\ \text{cGy}}{1{,}000\ \text{cGy}} = 1{,}662\ \text{mg} \cdot h$이고, 72시간 동안 조사하기 위해서는 $\frac{1{,}662\ \text{mg} \cdot h}{72}\ h = 23\ \text{mg}Ra$을 구할 수 있다.

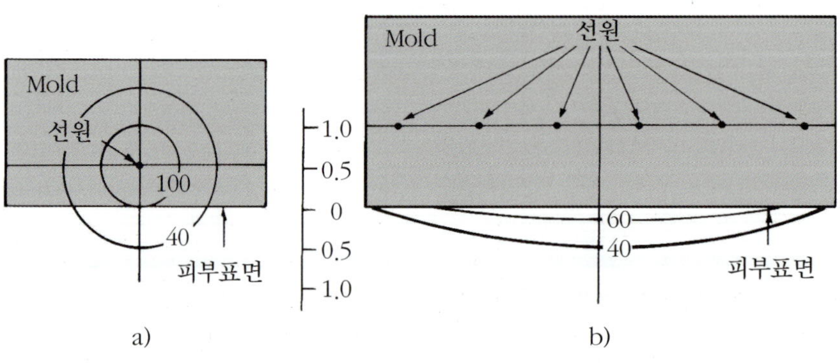

그림 9-10 a) 0.5 cm의 선원이 조직내 0.5 cm 깊이에 40 cGy/hr를 조사하기 위해서 사용한 작은 모형
b) 1 cm의 여러 선원이 조직내 0.5 cm에 40 cGy/hr를 조사하기 위해 사용된 커다란 피부표면 모형

표 9-5

Volume implant에서 1,000 cGy의 최소흡수선량을 조사하기 위한 라듐의 양[a] (mgh)

vVolume cm^3	mgh for 1000 cGY	diameter of sphere	mgh for 1000 cGy
5	213	1.0	43
10	340	1.5	106
15	415	2.0	192
20	468	2.5	298
30	575	3.0	415
40	660	3.5	505
60	798	4.0	612
80	926	4.5	718
100	1064	5.0	841
125	1192	6.0	1138
150	1330	7.0	1490
175	1479		
200	1596		
250	1788		
300	1915		

[a]modified from data of Quimby. [24] With permission from RSNA. The radium sources are distributed uniformly and filtered by 0.5 mmPt(1r)

source : Reproduced with permission from hendee WR : radiation therapy physics. chicago : year book, 1981, based on data from goodwin et al.[24]

2) Paterson-Parker법

Paterson-Parker법은 한 면이나 체적(volume)에 균등한 선량을 조사하기 위해 고안되었다. Quimby법에서 1,000 cGy를 조사하기 위해 요구되는 mg · h는 Menchester법보다 크다. 그 이유는 Quimby법에서의 1,000 cGy는 최소선량인 반면, Manchester법은 체적 전체에 약 1,000 cGy가 균등하게 조사되는 선량이기 때문이다.

한편 Paterson-Parker법의 표를 이용하기 위해서는 라듐 1 mg, 1 cm 거리에서 조사선량률 상수 8.25 R/h로 교정하여야 하며, 또한 조사선량에 대한 흡수선량(R to cGy) 변환계수는 근육에서 0.975로 보정하여야 한다.

표면 applicator와 평면 implant의 선량분포 법칙은 다음과 같다.

① 단일 평면에서 라듐 선원은 주변부의 선량 분포를 균등하게 하도록 배열하여야 한다. 주변부에 사용되는 라듐은 다음과 같다.

면 적(area)	〈 $25cm^2$	25~$100cm^2$	〉$100cm^2$
peripheral fraction	2/3	1/2	1/3

② 가장 일반적인 배열은 그림 9-11에서와 같이 침을 평행하게 하고, 또 침과 수직되게 침을 배치하는 것이다. 그러나 대부분의 경우에 implant의 한쪽 또는 양쪽 모두 교차 되지 못하

그림 9-11 동일 평면상 라듐 침(needle)의 배열방법

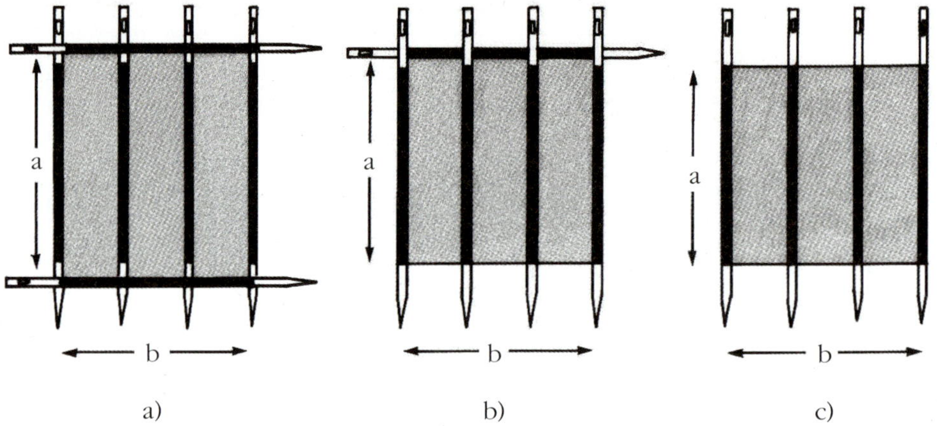

는 경우가 있으며, 한쪽만 교차된 경우 치료부위에 흡수되는 선량은 약 90 % 정도이며, 양쪽 모두 교차되지 않은 경우 약 80 %가 된다. 다시 말해 교차되지 않은 말단 부위에는 치료부위의 선량에 비해 약 10 %가 낮은 선량이 된다. 전자의 경우에는 indian club needle을 사용함으로서 저 선량을 없앨 수 있으며, 후자의 경우에는 양쪽 말단부에 선량이 높은 dumbbell needle을 사용하여 균등한 선량분포를 얻을 수 있다.

③ 이와 같이 평행하게 침을 배치하는 경우 침과 침 사이는 1 cm를 넘지 않게 해야 하며, 종자(seed)인 경우도 마찬가지로 각각의 종자사이가 1 cm를 넘어서는 안 된다.

④ 양면 implant의 경우 각 면에 implant하는 라듐 배열은 1, 2, 3의 법칙을 따르며 각각의 면들은 서로 평행해야 한다.

⑤ 만약 두 면의 면적이 다를 경우 두 면의 면적을 평균하여 나온 값을 적용하며 라듐의 총량은 각 면에 비례한다. 라듐이 두 면에 분포되어 있을 때 라듐 표에서 얻어진 mg · h수는 면사이의 간격이 1 cm가 넘는 경우 거리에 따른 인자로 적용해야 한다.

두 면 사이의 간격이 클수록 흡수선량은 감소하며, 따라서 선량의 균등성은 낮게 된다. 침이나 종자를 사용한 단일평면을 치료할 경우 만족할 만한 조직의 두께는 라듐 선원면이 중앙에 위치할 때 약 1~1.25 cm이다.

만약 더욱 두꺼운 조직을 치료할 경우에는 양면 조사가 필수적이며 약 2.5 cm 정도까지 만족할 만한 치료가 가능하다.

그림 9-12와 표 9-6으로 부터 두 면의 간격이 증가할수록 두 면 사이의 선량은 감소하는 것을 볼 수 있다. 위의 예에서 각 면의 면적이 38 cm^2이고, 두 면 사이의 간격이 2 cm 일 때, 표 9-7을 이용하여 선량을 계산할 수 있다.

표 9-6에서 Implant면 A와 0.5 cm 거리의 선량은 971 cGy 이고, 0.5 cm 거리에서 1,000 cGy를 조사하기 위한 mg · h는 618이다. 따라서 600 mg · h인 경우 $\frac{600\ \text{mg} \times h \times 1{,}000\ \text{cGy}}{618\ \text{mg} \times h}$ = 971 cGy가 된다.

표 9-6 두 면 implant의 선량계산

거리 mgh/1,000 cGy	C면 0.5 cm 618	D면 1 cm 967	E면 1.5 cm 1,392
A면의 600 mgh에 대한 선량	971 cGy	620 cGy	431 cGy
B면의 600 mgh에 대한 선량	431 cGy	620 cGy	971 cGy
A면과 B면의 1,200 mgh에 대한 선량	1,402 cGy	1,240 cGy	1,402 cGy

그림 9-12 2 cm 간격을 갖는 2개의 implant

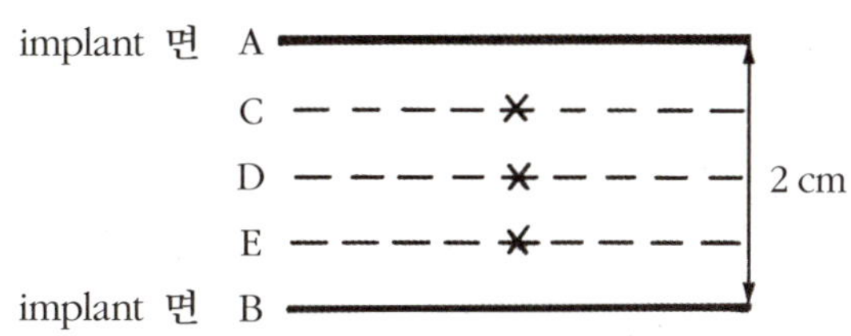

그림 9-13 3개의 선원에서 10 cGy/h

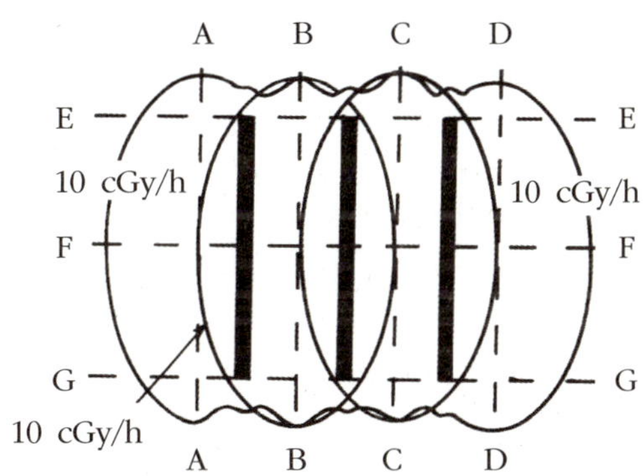

마찬가지로 D면에서의 선량은 620 cGy가 된다. C면과 E면의 선량은 같은 것이지만, C면은 A면이 거리가 더 짧기 때문에 B면에서 보다 A면에서 더 높은 선량이 조사된다. implant 면의 간격이 커지면 커질수록 D면의 선량은 감소한다.

그림 9-13은 각 선원으로부터 10 cGy/h가 조사되는 세 개의 선원을 나타내고 있다. B와 C의 합성된 선량은 같지만 implant의 중심부에 있지 않은 A와 D보다는 높은 선량을 나타낸다. 또한 E와 G의 선량은 같지만 implant의 중심에서 교차되는 F보다는 E와 G의 선량이 낮다. 예를 들어서 BF는 세 개의 10 cGy/h 선 안에 있는 반면, 선 AE는 단 하나의 10 cGy/h 선 안에 있다. 이것은 선원의 방사능이 균일할 때 implant의 중심부 선량이 주변부 보다 높은 것을 보여준다.

예를 들어, 10×5 cm 넓이의 implant의 경우 가로 길이/세로 길이 비는 2(10/5)이며, mg · h는 5% 증가한다.

표 9-7

표면 applicators와 면 implants[a,b]

면적 cm²	치료 거리, cm									
	0.5	1.0	1.5	2.0	2.5	3.0	3.5	4.0	4.5	5.0
0	32	127	285	506	792	1139	1551	2026	2566	3166
1	72	182	343	571	856	1204	1625	2100	2636	3295
2	103	227	399	632	920	1274	1697	2172	2708	3349
3	128	263	448	689	978	1331	1760	32241	2772	3383
4	150	296	492	743	1032	1388	1823	2307	2835	3450
5	170	326	531	787	1083	1436	1881	2369*	2896	3513
6	188	354	570	832	1134	1495	138	2432	2956	3575
7	204	382	603	870	1182	1547	1993	2490	3011	3634
8	219	409	637	910	1229	1596	2047	2548	3067	3694
9	235	434	667	946	1272	1645	2099	2605	3123	3752
10	250	461	697	982	1314	1692	2149	2660	3178	3809
12	278	511	755	1053	1396	1780	2247	2769	2284	3917
14	306	557	813	1120	1475	1865	2341	2870	3389	4027
16	335	602	866	1184	1553	1947	2429	2968	3490	4131
18	364	644	918	1245	1622	2027	2514	3063	3585	4240
20	392	682	968	1303	1690	2106	2601	3155	3682	4341
22	418	717	1021	1362	1755	2180	2683	3242	3777	4441
24	444	752	1072	1420	1821	2252	2764	3326	3872	4540
26	470	784	1122	1477	1881	2328	2841	3405	3962	4634
28	596	816	1170	1530	1943	2398	2917	3484	4047	4730
30	521	846	1215	1582	2000	2468	2997	3562	4131	4823
32	546	876	1261	1635	2060	2532	3073	3639	4220	4915
34	571	909	1305	1688	2119	2598	3145	3713	4306	5000
36	594	935	1349	1743	2179	2662	3215	37877	4389	5089
38	618	967	1392	1793	2234	2726	3285	3859	4466	5174
40	642	994	1432	1843	2290	2787	3351	3931	4546	5258
42	664	1024	1472	1894	2344	2848	3421	4003	4626	5341
44	685	1053	1511	1942	2399	2908	3484	4071	4706	5422
46	708	1080	1550	1990	2452	2966	3548	4139	4781	5505
48	729	1110	1585	2037	2504	3025	3612	4207	4857	5586
50	750	1141	1619	2083	2556	3082	3676	4275	4929	5668
60	851	1283	1790	2319	2815	3362	3974	4605	5288	6054
70	947	1426	1944	2532	3059	3628	4257	4913	5632	6419
80	1044	1567	2092	2726	3301	3891	4532	5213	5958	6756
여과(mmPt)			0.3	0.5		0.6	0.8	1.0		1.5
보정(mgh)			-4 %	0		+2 %	+6 %	+10 %		+20 %

[a] The table gives the Ra, the number of mgh required to deliver 1,000 cGy to muscle tissue for different areas and treatment distances. filtration 0.5 mmPt. The table may be used for planar implants by using a treatment distance of 0.5 cm

[b] This table prepared from the original by Meredith[25] by multiplying his values by C = 1.064(from johns he, cunningham JR : *The physics of radiology*, 4th ed., 1983. courtesy of charles C. thomas, publisher, springfield, illinois.)

volume implant는 3차원 implant이며, Parterson-Parker에 의한 선량분포 법칙은 그림 9-14처럼 최초의 원통(cylinder), 구(sphere), 육면체(cuboid) 등의 기하학적 모양으로 제한되어 있다.

volume implant의 선량분포법칙에 따라 1,000 cGy를 조사하는데 요구되는 mg · h는 표 9-8에 나타나 있다.

그림 9-14 여러 형태의 implant

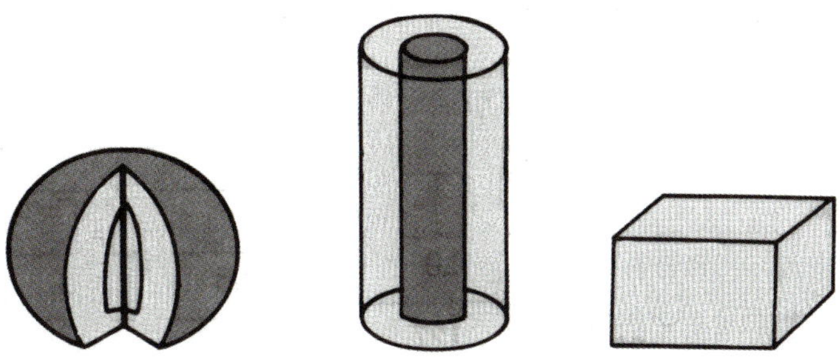

표 9-8 volume implant

체적(cm^3)	R_v, mgh[a]	선량분포법칙(distribution rules)
5	106	volume should be considered as a surface with 75 %
10	168	activity and core with 25 %
15	220	
20	267	
30	350	
40	425	rules for cylinders :
50	493	Belt-50 % activity with minimum 8 needles
60	556	Ends-12.5 % of activity on each end
80	673	Core-25 % with minimum of 4 needles
100	782	for each uncrossed end, reduce volume by 7.5 %
140	979	
180	1156	
220	1322	
260	1479	length/diameter : 1.5 % 2.0 2.5 3.0
300	1627	increase mgh : 3 % 6 % 10 % 15 %
340	1768	
380	1902	

[a]R_v = mgh to give 1,000 cGy to volume implant : radium equivalent for filtration of 0.5 mmPt.
Source : This table was prepared from the original by Meredith[25] by multiplying his values by C = 1.064.(from johns HE, cunningham JR : *The physics of radiology*. 4th ed., 1983. courtesy of charles C thomas, publisher, springfiled, illinosis.)

여기서 $3 \times 5 \times 6$ cm(90 cm^3)의 체적(volume)에 2,000 cGy를 48시간 동안 조사하기 위해 필요한 mg×h를 계산할 수 있다.

표 9-8에서 1,000 cGy를 구할 수 있으며, 2000 cGy를 조사하기 위해서는 $\frac{728\ \text{mg} \cdot h \times 2{,}000\ \text{cGy}}{1{,}000\ \text{cGy}}$ $= 1{,}456\ \text{mg} \cdot h$가 되고, 48시간 이내에 치료하기 위한 라듐의 양은 $\frac{14{,}568\ \text{mg} \cdot h}{48\ h} = 30.3\ \text{mg-Ra}$이다.

또한, 이 표에서는 728 mg · h가 1,000 cGy를 조사되는 것을 알 수 있으며, 라듐 양에 따른 치료시간은 다음과 같다.

선량률은 $\frac{1{,}000\ \text{cGy} \times 30\ \text{mg}}{728\ \text{mg} \cdot h} = 41.2\ \text{cGy}/h$ 이고 2,000 cGy 를 조사하기 위한 시간은 $\frac{2{,}000\ \text{cGy}}{41.2\ \text{cGy}/h} =$ $48.5h$가 된다.

3) Paris법

Paris법도 Quimby법과 마찬가지로 1920년대에 고안되었으며, 균일한 분포의 방사능 선원을 사용하여 모든 형태의 체적에도 적용하였다. 선원 사이의 간격은 작은 체적인 경우에 5～10 mm이고, 큰 체적인 경우에 15～22 mm이다. 선원의 길이가 길면 길수록 선원 주변의 선량이 높게 되므로 선원 사이의 간격도 크게 된다.

표적에 조사되는 조직의 내용선량(tolerance dose)은 선원 사이의 간격을 결정하면서 고려하여야 한다. 선원에 인접된 부위와 고 선량 체적은 직경 1 cm를 넘어서는 안 된다.

Quimby법과 마찬가지로 Paris법의 균일한 선원 간격은 implant의 주변부보다 중심부에 고 선량을 형성하는 원인이 된다. Manchester법에서는 implant needle이 교차하지 않는 부분의 치료 부위에 조사되는 선량보다 약 10 % 정도 감소하는 반면, Paris법에서는 약 15 % 감소를 보인다. 이러한 선량감소를 보상해야 할 경우 표적용적(target volume)이 피부(skin)나 점막(mucosa) 등을 포함하고 있을 때는 loop나 hairpin(unsharped needle) 등을 권장한다. loop나 hairpin은 needle이 교차되지 않는 부분의 선량부족을 보상하는 역할을 한다.

그림 9-15에 나타나 있는 것과 같이 각 선원들의 외각선에 의해 형성된 틀 안에 있는 여러 개의 저선량점들의 평균선량으로 결정되는 선량을 기저선량(basal dose)이라 하고 이 기저선량의 85 %에 해당되는 선량을 기준선량(reference dose)이라 한다. 선원에 바로 인접된 부위의 고 선량 체적은 그림 9-15의 오른쪽 아래에 나타나 있는 것과 같이 기준선량의 약 2배가 되는 등선량곡선으로 되어 있나.

4) computer system

근접치료의 선량계산법은 컴퓨터의 소프트웨어 개발로 발전되어온 implant 계산법이 여러 병원에서 사용되고 있다. implant의 선원 배열법은 아주 간단하다. 균일한 강도의 선원을 사용하여 균등한 간격(예를 들어, 1～1.5 cm, 크기가 클수록 간격이 크다)을 두며, 표적용적(target volume) 전체를 포함시킨다. 균일한 강도의 선원을 사용하는 implant는 Quimby나 Paris법의 경우와 마찬가지로 주변부보다 중심부에 고 선량이 되지만 이러한 선량의 불균등성은 표적(target)의 주변부 보다는 중심부에 고 선량을 조사한다는 관점에서 수용할 만하다.

그림 9-15 Paris 법의 기준선량 정의

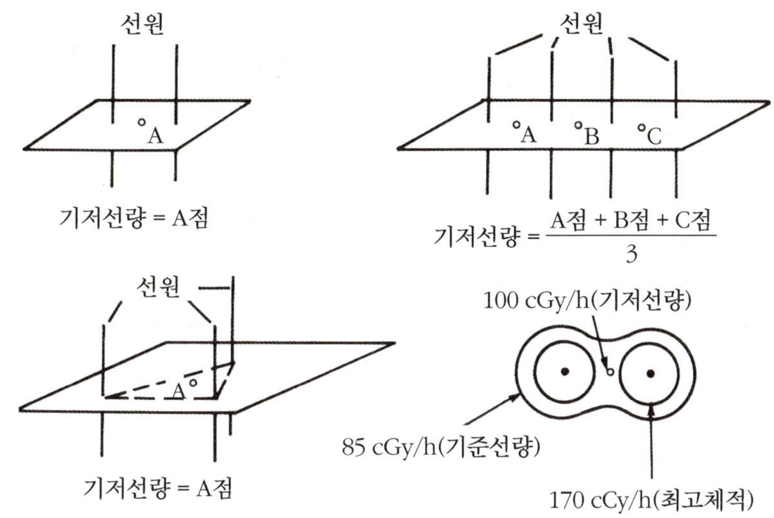

computer system에서 표적용적은 주변부 선원(peripheral source)이 종양을 적절히 포함할 수 있도록 표적 경계부위를 충분히 크게 하여야 한다.

종양을 충분히 포함시키기 위해 낮은 값의 등선량곡선을 선택하는 것 보다는 충분히 큰 체적으로 implant 하는 것이 중요하다. 만약 표적용적이 충분한 경계를 두고 설정하였다면 주변부 선원(periperal source)은 표적(용적)의 외곽부위에서 자입(implant)해야 한다. 또한 선 선원(line source)의 실효길이(active length)는 표적의 길이 보다 약 40% 길게 하여야 한다.

3. 영구자입(permanent implant)

일반적인 근접치료에서는 처방된 선량을 조사한 후 치료부위에서 선원을 제거(일시자입)하는 반면, 영구자입은 말 그대로 선원을 제거하지 않고 영구적으로 자입된 상태로 있는 것이다.

따라서 영구자입의 경우 사용되는 선원의 반감기는 매우 짧고 주변에 방사능 오염이 없어야 한다. 영구자입의 선량계산은 선원의 평균 수명 개념을 사용하기 때문에 일시자입과는 차이가 있다.

그 차이는, 첫째 방사성동위원소의 평균 수명시간(life time)을 사용하는 점과, 둘째 시간을 계산하지 않는 점이 다르다는 것이다. 선량계산의 목적으로 평균시간(average time ; half life와는 다름)은 그 선원(동위원소)의 붕괴율이 최초의 붕괴율과 같다고 가정할 때 선원이 완전히 붕괴가 끝날 때까지 걸리는 소요시간이다. 실질적으로 방사선 붕괴율은 시간이 지남에 따라 감소하게 된다. 그러나 동위원소의 붕괴가 T_{avg}(평균 붕괴시간)로 붕괴를 계속한다면 최초의 비율로 붕괴하는 것이 된다. 핵종의 평균 수명(average life)은 반감기의 1.44배이다.

$$T_{avg}=1.44\ T_{1/2}$$

즉 평균 수명시간 T_{avg}는 $T_{1/2}$ 보다 길다.

따라서 최초 붕괴율이 $\dot{D}_o$인 선원으로 영구자입하였을 경우 선량

$D_c = \dot{D}_o \times T_{avg} = 1.44 \cdot \dot{D}_o \cdot T_{\frac{1}{2}}$이다.

영구자입을 하는데 필요한 선원의 양(mCi)을 계산하기 위해서는 다음의 정보가 필요하다.

① 사용되는 동위원소에 대한 제원

② 치료할 체적

③ 처방된 선량

계산의 목표는 선원의 붕괴시간 동안 처방된 선량을 치료부위에 조사하기 위해 필요한 선원의 양(mCi)을 결정하는 일이다. 선량률(mCi · h)은 일시자입과 마찬가지로 특정 종양치료 부위에 1,000 cGy를 조사하기 위해 요구되는 양에 대한 적절한 표를 만들어 사용한다. ^{198}Au 종자(seed)를 이용하여 5 cm^2 면적의 단일 평면에서 0.5 cm 떨어진 지점에 2,000 cGy를 조사할 경우에는 표 9-7에서 1,000 cGy를 0.5 cm 떨어진 지점에서 170 mg · h가 조사됨을 알 수 있다. 따라서 2,000 cGy인 경우에는 340 mg · h가 된다.

^{198}Au의 반감기는 2.7일이고 평균 반감기는

$$T_{avg}=1.44\times2.7\text{days}\times24\text{h}=93.3\text{h}$$

그러나 ^{198}Au의 조사선량률 상수는 라듐이 8.25인데 비해 2.34이며, 이것은 ^{198}Au 1 mCi가 선원으로부터 1 cm 떨어진 지점에 2.34 R/h로 조사된다는 것이다.

따라서 $\frac{2.34\ R/h}{8.25\ R/h}\times93.3$ mg · h=26.46 mg가 되고 ^{198}Au에 필요한 mCi는 $\frac{340}{26.46}=12.85\ mCi$가 된다.

4. 치료영역 설정

예전의 근접치료 선량계산법은 특정 선량분포 규칙에 따른 이상적인 implant에 기초를 두고 있었으며 실제 그러한 이상적인 분포는 거의 얻어질 수 없다. 그러나 컴퓨터에 의한 선량분포 합성 및 계산으로 implant에 대한 완전한 등선량 분포를 얻는 것이 가능해졌으며, 현재 최첨단의 컴퓨터를 이용하여 필요한 경우 3차원적 선량분포도를 만들어 최적의 implant하는 것이 가능하게 되었다. 근접치료의 선량분포에 대한 컴퓨터 계산은 기본적으로 각각의 implant 선원에 대한 각 점에 조사되는 선량을 반복 계산하는 것이다. 주어진 지점에 조사되는 총선량은 각각의 선원에서 방출되는 선량에 의해 결정된다. 각 점의 선량률은 어떠한 임의의 면에서도 등선량곡선을 그릴 수 있도록 cubic 격자로 배열된 점(point) 각각의 격자에 대해 계산된다. 또한 등선량 곡선의 형태를 편리하게 확대 및 조정할 수 있기 때문에 환자의 해부학적 위치와 모양이 나타나 있는 X선 필름의 확대율에 맞게 조절함으로써 implant 선량분포의 이해를 쉽게 할 수 있다.

선량계산의 알고리즘은 각각의 선원에 대한 공간 좌표를 필요로 한다. 또한 선원의 기하학적 위치를 3차원으로 재구성하기 위해 보통 A-P, lateral 직교 영상 또는 "stereo-shift"를 이용하여 얻은 두 장의 방사선사진을 이용한다. 대부분의 컴퓨터 입력 프로그램은 digitizer를 이용한 필름좌표를 입력한다.

1) 직교 영상법(orthogonal imaging method)

앞서 기술한 바와 같이 직교 방사선 영상은 implant의 중심에서 X선의 중심축이 수직으로 만나는 지점에서 얻어진다. 일반적으로 isocenter에서 촬영된 AP, Lat 영상의 기하학적 인자에 의해 좌표를 설정하는데, 환자의 우측에서 좌측으로 연결되는 축이 X축이고, 환자의 발쪽에서 머리 쪽으로 연결되는 축을 Y축, 등쪽에서 앞쪽으로 연결되는 축을 Z축으로 한다.

따라서 AP 영상은 X-Y 면에 투사되어 확대된 영상정보를 담고 있고, lateral 영상은 Z-Y면에 투사된 영상이다. 실제 좌표는 선원의 한쪽 말단부와 같이 두 영상에서 같은 점으로 일치할 수 있도록 선택한다. 선원은 두 영상에서 말단부의 Y좌표를 비교함으로써 규정할 수 있다. 예를 들어, 한 영상에서 가장 작은 Y좌표를 가지고 있는 선원의 말단부는 Y축을 공유하기 때문에 다른 영상에서도 가장 작은 좌표를 가지게 된다. 모든 선원이 정의 된 후 각 선 선원(linear source)의 상단부와 하단부는 digitizer로 한 영상(film)에서 다른 영상으로 각각 연속적으로 표본화(sampling)한다.

각 영상의 선원좌표는 확대율에 따라 교정되며 각 선원말단부의 X, Y, Z좌표는 컴퓨터에 저장된다. 또한 프로그램은 각 영상의 선원의 위치를 Y좌표로 비교함으로써 선원위치에 관한 오류를 파악하며 선원의 실제길이(actual physical length)를 비교한다. 만약 선원 양끝의 좌표가 (x_1, y_1, z_1), (x_2, y_2, z_2)라면 선원의 길이 L은 다음과 같다.

$$L = \sqrt{(x_2 - x_1)^2 + (y_2 - y_1)^2 + (z_2 - z_1)^2} \quad \cdots\cdots (9.4)$$

2) stereo-shift법

선원의 위치를 결정하기 위한 stereo-shift법은 환자 또는 X선관이 어떤 거리(예를 들면, 20 cm)를 두고 이동하면서 조사방향이 같은 두 장의 사진을 촬영하는 것으로 이 방법의 원리는 그림 9-16에 잘 나타나 있다.

두 필름 모두 환자의 X-Y면에 평행하게 되어 있으며, X선관은 필름 사이를 Y축 방향으로 이동되어 있으며, 기준점 표시는 O를 원점으로 사용한다. 점 선원의 경우 선원 말단부의 X, Y좌표는 이 필름에서 얻어지며, Z좌표는 아래와 같이 구할 수 있다.

등삼각형 ΔAPB와 CPD로부터

$$\frac{d}{y_1+S-y_2} = \frac{(F-Z)}{Z} \quad \cdots\cdots (9.5)$$

이고 또한 ΔAOB와 ΔEOG로부터

$$\frac{d}{s} = \frac{F-f}{f} \quad \cdots\cdots (9.6)$$

식 (1), (2)로부터 Z를 구하면

그림 9-16 stereo-shift법(선원의 위치에 대한)

(drawing is modified from anderson LL. dosimetry of interstital radiation therapy)

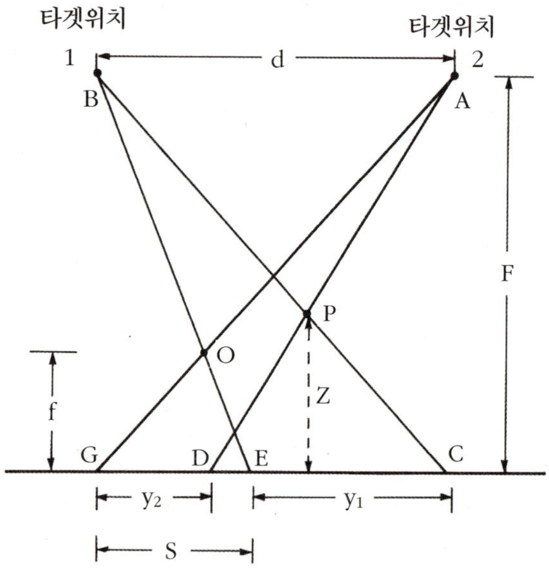

P : 3차원적으로 위치가 결정될 점
y_1: 첫 번째 필름상에 있는 P와 O 사이의 거리
y_2: 두 번째 필름상에 있는 P와 O 사이의 거리
S : 튜브의 이동으로 인한 원점 O의 거리
d : 튜브 이동거리
F : 촛점-필름간 거리
f : 테이블-필름간 거리

$$Z = F \cdot \frac{(F-f)(y_2-y_1)-d \cdot f}{(F-f)(y_2-y_1)-d \cdot f}$$ 이다.

일반적으로 직교 영상법이 stereo-shift법 보다 정확성이 높다고 하나 y축 좌표 측정의 작은 오류가 Z값의 큰 오차를 만들 수 있는 문제점이 있다. 한편 stereo-shift법은 많은 수의 종자(seed)나 뼈 밑에 가려져 있는 선원을 구별할 수 없는 경우에 직교 영상법보다 쉽게 사용할 수 있다.

9.3 근접치료 기술

근접치료의 방법으로는 밀봉소선원을 이용하여 표면 몰드법(mold), 관내치료(intraluminal therapy), 조직내치료(interstitial therapy), 강내치료(intracavitary therapy)법이 있으며, 최근에는 강내치료와 관내치료 조직내치료법이 임상에서 많이 이용되어지고 있다. 특히 자궁경부암의 경우 선형가속기를 이용한 외부치료와 비방사능이 높은 ^{192}Ir를 이용한 강내치료를 병행한 치료법이 많이 이용되고 있다.

1. 표면 주형치료(surface mold brachytherapy)

대부분의 초기 라듐 치료는 표면에 적용하였다. 라듐관과 침을 왁스나 가죽, 반창고 또는 적절한 물질에 장착시켜 얼굴이나 목 부위 등에 모형을 만들어 치료하였다. 선원의 표면과 피부 표면 사이의 거리는 보통 0.5에서 1.0 cm까지의 치료거리를 주며 이 치료방법의 장점은 모형(mold)에 라듐 선원을 쉽게 배열하여 일정한 시간 동안 조사하고 쉽게 제거할 수 있다는 것이다. 최근에는 전자선 치료기술의 발달로 전자선으로 대체되어 많이 이용되고 있다.

2. 강내 조사(intracavitary radiotherapy)

근접치료를 시작한 초기부터 강내조사는 자궁내막, 질, 직장, 비인두 등 여러 부위였으나 대부분은 자궁경부를 치료하는데 이용하였다. 텐덤(tandem)과 오보이드(ovoid)를 이용한 자궁의 강내치료는 강내선원의 끝이 자궁저에 밀착될 수 있도록 적당한 길이의 tandem을 선택해야 하며, 질 강내선원은 좌우를 가능한 떨어뜨리고 체축에 대하여 직각으로 삽입되도록 한다.

선량 평가의 기준점은 Manchester법에 의한 A, B point가 주로 이용된다. A point는 그림 9-18에 나타나듯이 외측 질원개에서 자궁 장축 상방 2 cm, 좌우 2 cm 떨어진 곳을 정하는데, 이는 원발병소의 치유선량을 정하는 기준이며, 방광 및 직장의 장해 지표도 된다. B point는 A point와 같은 높이에서 체축에서 외측으로 5 cm인 곳이며 골반벽 림프절에 대한 선량의 지표가 된다.

현재 자궁경부암 치료에 사용되는 기구(applicator)는 그림 9-17과 같다.

Fletcher-Suit타입의 장착기 중 오보이드는 방광과 직장의 보호를 위하여 상부와 하부에 부분적으로 차폐되어 있다. 그러나 선량측정법적으로 이러한 차폐에 의해 실질적으로 얼마나 차폐되는지를 나타내기는 어렵다.

방광과 직장에 대한 선량은 주어진 상황에서 선원의 분포에 좌우되며, 이 선량이 측정이나 계산에 의해 너무 높다고 평가되면 선원의 기하학적 구조를 변경할 수 있다. 이러한 측정을 위하여 전리함을 강 내에 넣는 등 여러 방법이 가능하지만 계산에 의한 방법에 더 믿을 수 있다고 알려졌다. 방광과 직장의 위치는 방광과 직장에 콘트라스트 매체를 넣고 찍은 방사선 사진을 이용하여 얻을 수 있다. 그림

그림 9-17 모의선원(dummy source)

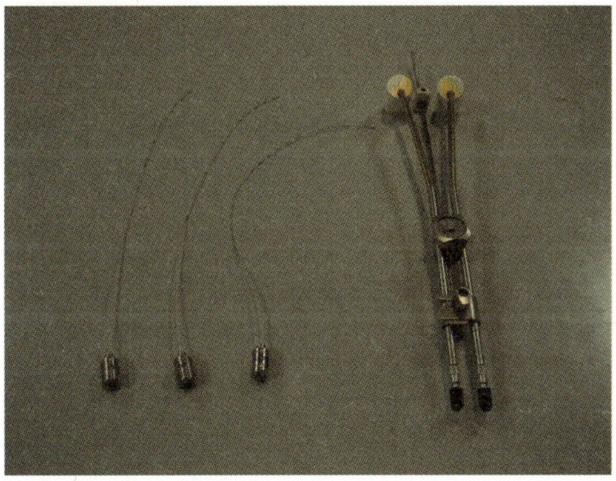

그림 9-18 맨체스터법에서 A, B 포인트정의

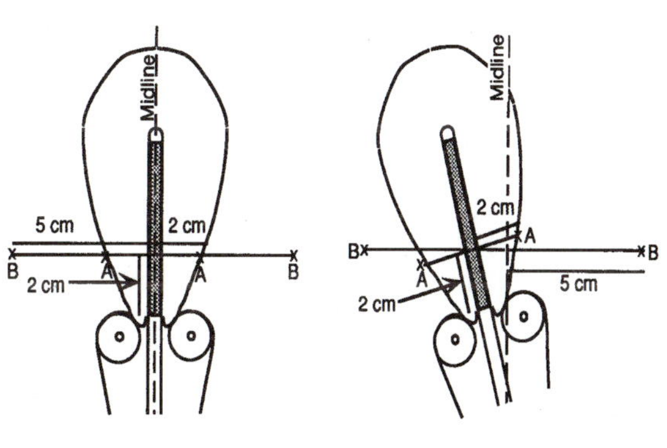

그림 9-19 강내치료 시뮬레이션 사진

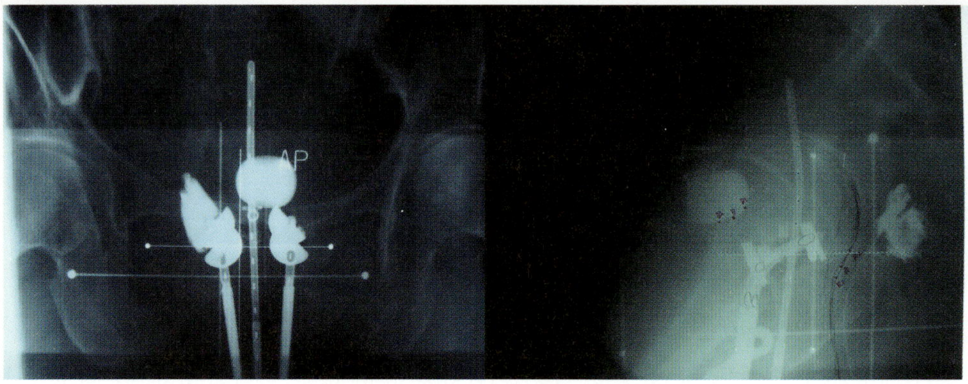

9-19 가능한 방광과 직장에 대한 최대 선량은 A point에 대한 선량보다 적어야 한다(예: A point에 비해 선량을 80% 또는 그 이하).

그림 9-20 fletcher type tandem & ovoid

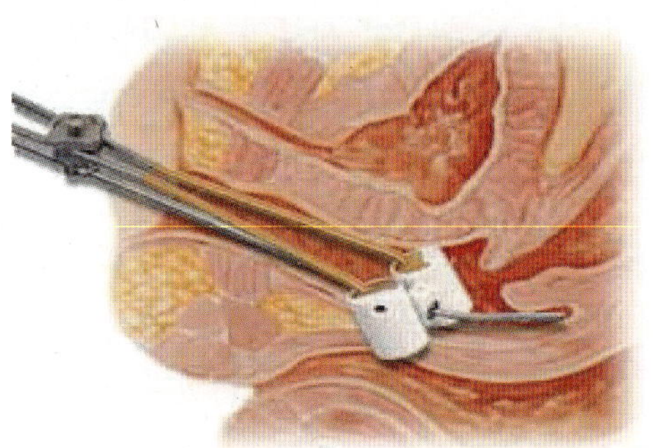

그림 9-21 vaginal cylinder

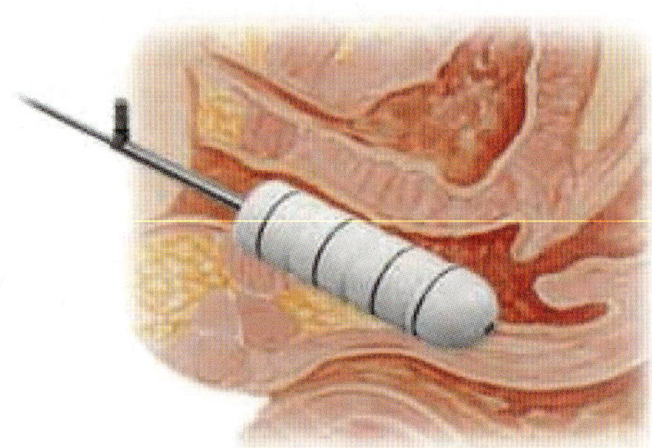

3. 조직내 조사(interstitial radiotherapy)

조직 내 치료에서 방사성 선원은 바늘이나 철사 또는 씨앗의 형태로 만들어지며 이것은 조직 내로 직업 삽입될 수 있다. 기본적으로 조직 내 삽입에는 두 가지 형태가 있다: 일시적은 것과 영구적인 것으로, 일시 삽입에서 선원은 원하는 선량이 전달된 후에 제거되며(예: 라듐 바늘이나, 이리듐 철사, 또는 이리듐 씨앗), 영구 삽입에서는 선원은 삽입된 조직 안에 영구적으로 남겨 진다(예: ^{193}Au ^{125}I 씨앗). 일반적으로 일시 삽입이 영구 삽입보다 선원 분포와 선량측정에서 더 유리하지만, 영구 삽입은 1회 치료로 종료되고 복부와 흉강에서처럼 일부 종양을 위해 선호되는 방법이다.

일시 삽입 치료에서 주요 특징은 "원격 후장전"기술의 도입으로 조직 삽입에 앞서 선원이 장착기 내로 장전된다. 이 방법은 수술실과 X선실 그리고 환자가 이송되는 지역에서 피폭이 없다. "모의

(dummy)" 선원이 방사선 사진 상에서 위치 결정과 선량측정을 위하여 이용된다. 방사성 선원은 환자가 병실로 돌아온 후에 장전되며 삽입이 평가된다.

영구 삽입을 위한 가장 간단한 기구는 스테인레스 스틸 바늘을 포함하는 단일-씨앗 삽입기이다. 각 씨앗은 개별적으로 이 바늘의 팁 안으로 장진되며 조직 안으로 삽입 후에 씨앗은 소침에 의해 밖으로 밀어내진다. 그러나 이 기술은 깊게 자리잡은 종양과 많은 씨앗을 요하는 입체 삽입의 이식에는 충분하지 못하다.

원격 후장전 기술이 영구 삽입을 위해서도 채택되었으며 이 기술의 첫 단계는 장전 되지 않은 17 게이지 스테인레스 스틸 바늘을 종양 안으로 삽입한다. 바늘은 종양의 크기에 따라 1에서 2 cm 떨어지게 간격을 둔 다음에 바늘을 뺄 때 게이지에 의해 결정되는 다른 깊이에서 몇 개의 씨앗을 삽입할 수 있는 특수 이식 기계를 사용하여 방사성 씨앗이 후장전 된다.

씨앗-삽입은 씨앗이 바늘 안으로 장착된 다음 조직 안으로 밀어 넣어지게 되는 탄창 안으로 방사성 씨앗을 미리 장진할 수 있게 고안되었다.

조직내 조사는 전화를 발명한 미국의 Graham Bell에 의해 최초로 제안되었으며 거의 동시에 프랑스와 독일에서도 이와 같은 제의가 있었다. 그러나 조직내 조사를 최초로 시행한 사람은 1914년 아일랜드의 Dublin으로서 이하선 육종(수술할 수 없는)과 fibrous scar에 대한 치료를 의학논문에 보고하였다. 그림 9-22와 그림 9-23은 원격 후장전 기술을 이용한 유방암과 전립샘 치료를 보여주고 있다.

그림 9-22 유방암 조직내 조사

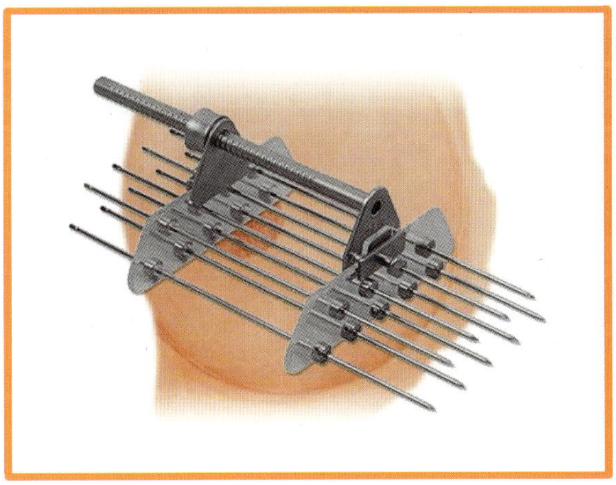

그림 9-23 전립샘암 조직내 조사

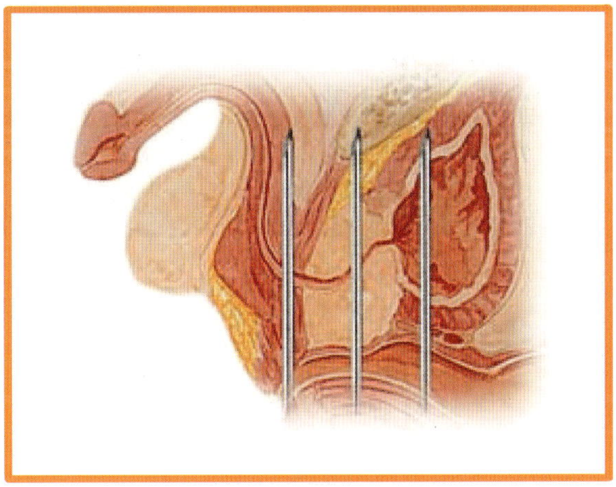

4. 관내조사(intralumiual radiotherapy)

radon seed나 radium needle을 이용한 체관내조사는 식도암이나 폐암에 적용한다. 1921년 뉴욕에서 최초로 폐암 환자에게 사용하여, 가망이 없던 환자의 치료성적을 향상시켰다. 현재는 ^{192}Ir를 사용한 HDR remote after loading system의 이용으로 치료에 많은 발전을 가져 왔다.

intraluminal catheter를 이용하여 폐, 식도, 총담관 등 많은 고 선량을 근접치료가 이루어지고 있다 (그림 9-24, 9-25).

그림 9-24 총단관, 기관지 폐암의 관내조사

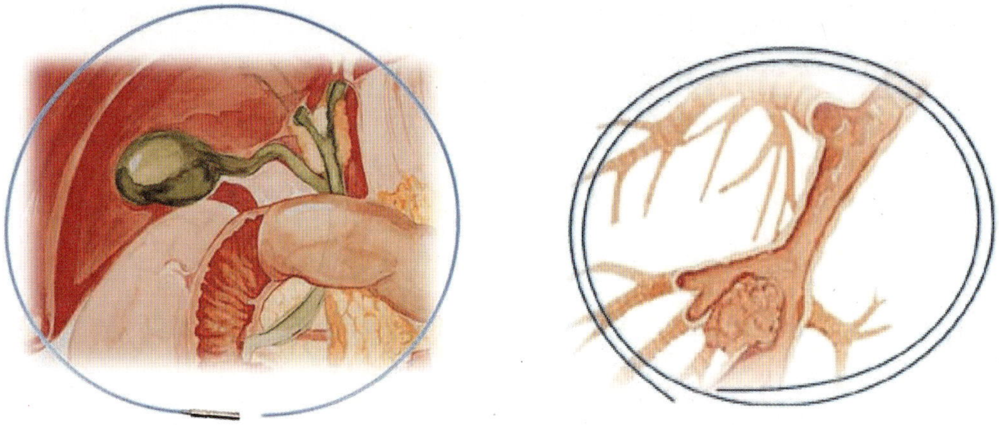

그림 9-25 관내치료 시뮬레이션 사진

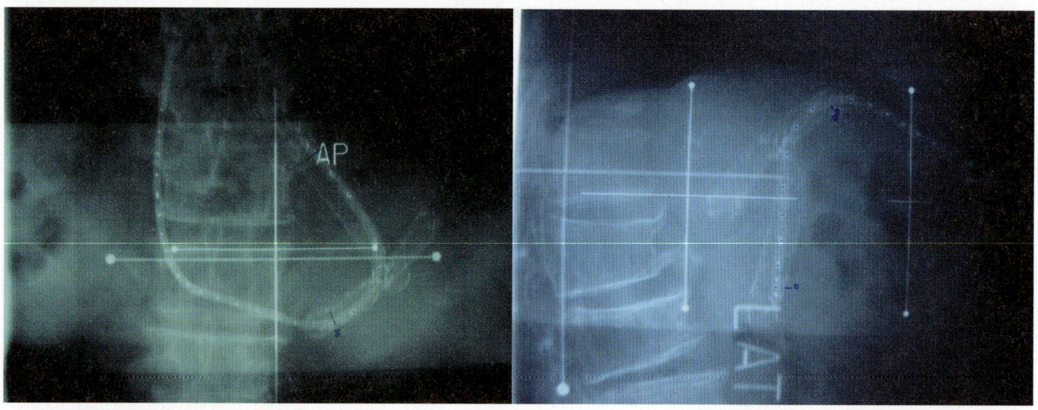

9.4 근접치료기 시스템

1. 고선량률 원격후장전치료기 시스템(HDR remote afterloading system)

치료부위에 따라 선원의 접근이 가능한 다양한 기구를 사용하여 먼저 체내에 삽입한 후 치료계획에 필요한 영상을 촬영하고 선량계획을 수립 한 후 실제 선원을 자동으로 운행시켜 선량을 전달하는 치료방식을 말한다. 고선량률 원격후장전치료기 시스템(HDR remote afterloading system, RALS)은 메인 치료기인 후장전치료기(afterloader)와 부속장치로는 응급용 선원보관함, 품질관리 장치, 무정전 전원장치(undisturbed power supply, UPS)로 구성되며 치료실 밖에서 선원을 작동하는 치료조종기(treatment console)와 근접치료 전용 치료계획장치(treatment planning system, TPS)로 구성된다(그림 9-26). 후장전치료기는 실제 선원(real source)과 모의 선원(dummy source)이 모두 장착 되어 있으며 사전 품질관리나 치료 시작 전에 모의선원을 통해 치료 궤도 내에 선원의 운행에 이상 유무를 확인할 수 있다. 일반적으로 사용되는 선원은 Ir-192이며 Co-60선원이 사용되기도 한다. ICRU38에서 정한 선량률의 정의는 다음과 같다.

-저선량률(low dose rate, LDR): 0.4~2 Gy/hr
-중선량률(medium dose rate, MDR): 2~12 Gy/hr
-고선량률(high dose rate, HDR): 〉12 Gy/hr

종양에 인접한 장기 또는 종양에 와이어 형태의 선원이 운행할 수 있도록 속이 비어있는 기구(hollow applicator)를 직접 삽입한 후 사전에 선량 계획을 한 대로 치료하는 기술을 원격후장전치료법(remote afterloading technique)이라 한다. 이 기법의 근본적인 목적은 시술자나 환자의 불필요한 피폭을 피하기 위해 개발되었으며, 치료 병변 부위에 실제 선원을 유치하기 전에 먼저 기구들을 삽입하여 최적의 치료계획을 수립할 수 있다는 장점이 있다. 또한 선원을 직접 다루는 것을 피하기 위해 전용 치료실 안에 환자를 위치시키고 기구를 삽입 한 후 원격으로 선원을 운행시키는 기법으로 시술자의 피폭을 피할 수 있는 방법으로 거의 고선량률 선원을 이용한 치료의 표준이 되었다. 가장 많이 이용되고 있는 선원은 Ir-192이며 짧은 반감기에 의한 급격한 선량률의 감소와 잦은 선원교체를 고려하여 Co-60선원을 사용할 수 있는 장치도 일부 사용되고 있다.

고선량률원격후장전에 사용되는 Ir-192선원은 최초 선원 교체 시 약 10 Ci의 방사능을 가지고 있으며 굽어지는 매우 얇은케이블(flexible cable)의 끝에 선원이 내장되어 있다.

그림 9-26 원격후장전 시스템(remote afterloading system RALS)

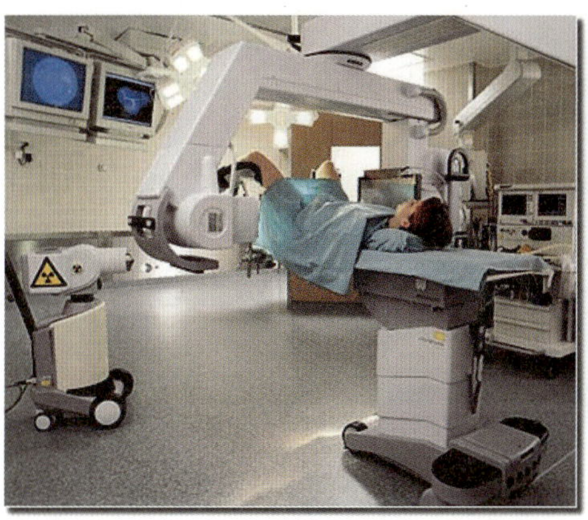

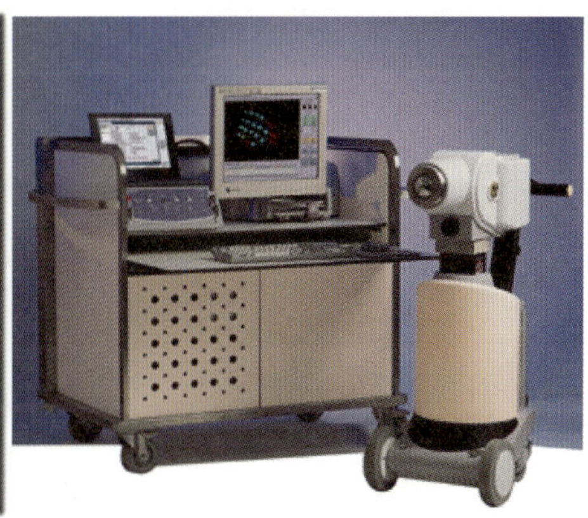

현대 근접치료는 CT나 MRI와 같은 고해상도 진료 영상을 이용하여 치료계획을 수행하여 선량분포를 최적화한 후 전용 치료실로 이동 후 치료기와 기구를 연결 후 계획된 치료를 수행한다. 세부적인 치료 과정은 다음과 같다.

1) 환자에 치료기구 삽입(applicator or catheters)
2) 치료기구 내 모의선원(dummy source) 장착 후 X-직교영상(AP, Lat) 촬영 또는 CT, MRI
3) 치료영역 설정 및 모델기반 선량계산(Model based dose calculation)을 통한 선량 최적화
4) 환자를 전용치료실로 이동
5) 환자 몸 안에 위치한 기구의 위치를 X선 투시를 통해 확인
6) 원격후장전치료기와 체내 치료기구를 연결
7) 선원과 장비의 상태를 확인 후 계획된 치료를 시행
8) 치료 종료 후 선원이 안전하게 후장장치료기로 회수되었는지 서베이미터를 이용하여 확인
9) 환자에 삽입된 기구 회수하여 치료를 종료

최초 치료계획 후 두 번째 치료부터는 특별한 변화요인이 없는 한 최초 치료계획대로 치료기구를 삽입하여 투시영상으로 위치를 확인한 후 반복하여 치료한다. 장비의 치료 전 품질관리는 선원의 위치 점검 등 선원의 안전한 성능을 사전에 평가하는 것으로 안전한 치료를 위한 필수 과정이며 의료사고를 막을 수 있는 최선의 프로세스이다. 또한 치료 중 선원의 노출 여부를 확인하기 위해 전용 치료실 안에는 선원 알람 미터가 상시 정상 작동되어야 하며 응급상황에 대비하여 선원의 자동 회수 기능이나 무정전전원장치(undisturbed power supply, UPS)의 상태를 항상 점검하여야 한다. 또한 응급상황에서 선원 케이블을 잘라 안전하게 보관할 수 있도록 설계된 선원응급보관세트도 언제든지 사용이 용이한 곳이 위치시켜야 한다. 고선량률원격후장전치료기는 매우 다양한 치료기구들을 이용하여 강내조사, 조직내조사, 체관내조사, 표면주형조사 등 거의 모든 부위의 근접치료에 사용할 수 있다.

그림 9-27 다양한 제품의 고선량률원격후장전치료기의 선원케이블 형태(Taylor, Med.Phys., 2008)

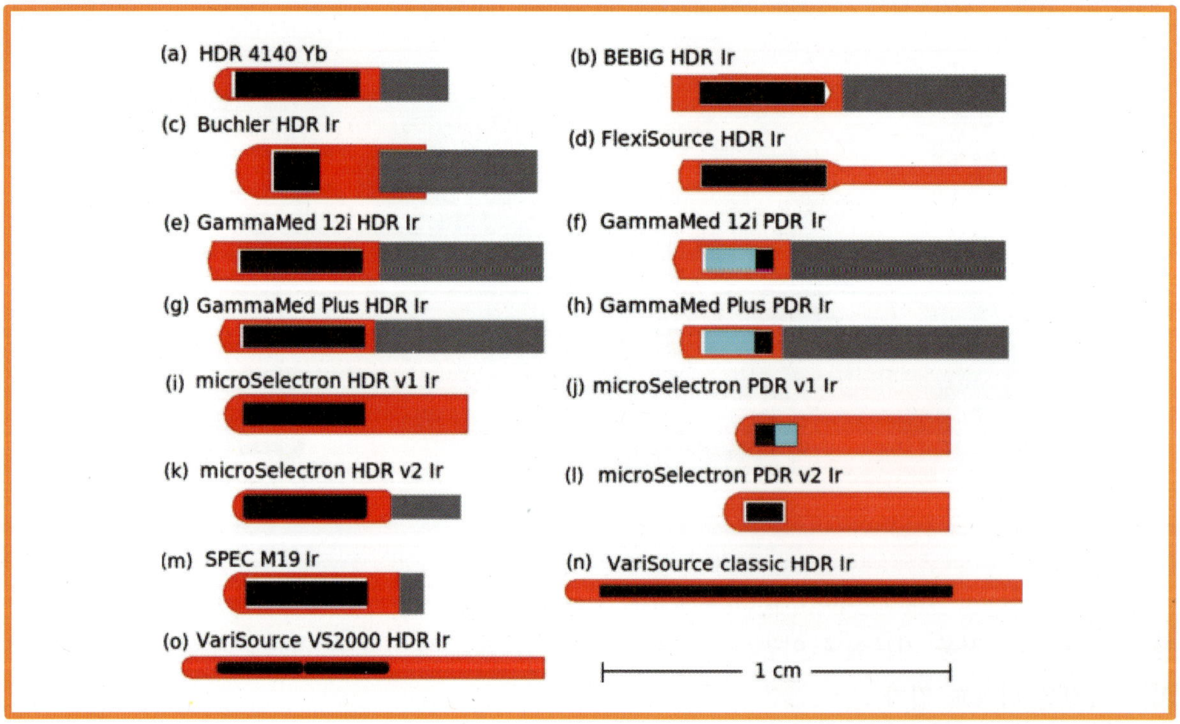

그림 9-28 고선량률원격후장전치료기와 치료기구 연결형태(Nucletron microSelectron, Elekta)

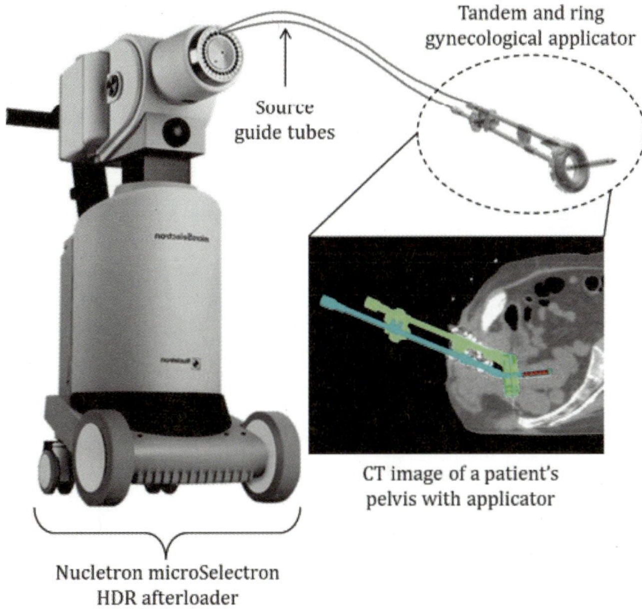

1) 장 점

① 고선량률 원격후장전치료기의 가장 큰 장점은 치료 시술의 불필요한 피폭을 방지한다.

② 수동으로 선원을 장착하는 방식에 비해 최적의 선량 분포를 얻을 수 있다.

③ 치료의 재현성이 좋다.

④ 선원을 안전하게 관리하는데 편리하다.

⑤ 환자가 외래로 치료를 받을 수 있다.

⑥ 많은 환자를 단시간 내에 치료할 수 있다.

2) 단 점

① 치료기 및 치료계획장치, 선원, 소모품 등 비용이 많이 소요된다.

② 선원에 맞게 차폐 설계된 전용 치료실이 구비 해야 한다.

③ 주기적인 품질관리가 요구된다.

④ 짧은 반감기 때문에 선원(예, Ir-192)의 교체가 빈번(매 5~6개월)하다.

2. 초소형 X선 전자근접치료기 (miniature X-ray eBT system)

초소형 X선 전자근접치료기(eBT system)는 케이블의 끝단에 방사성동위원소 대신 초소형 X선 발생용 튜브를 장착하여 방사성동위원소가 가진 방사능의 감쇠없이 고선량률 선원을 전기적으로 유지하여 사용하는 근접치료기이다. 영상에 사용하는 X선 진단기나 치료에 이용되는 선형가속기와 같이 전자를 가속하여 고 원자번호 물질(예, 텅스텐)과 충돌시킴으로써 제동방사선을 발생시키는 같은 원리로 1 ㎛

두께의 투과형 표적으로 구성된다. eBT 시스템에서 발생되는 X선의 에너지는 대략 20 keV에서 35 keV 정도로 방사성핵종으로는 Pd-103, I-125, Cs-131에서 방출하는 감마선의 에너지와 비슷하다고 볼 수 있다. 방사성핵종을 이용한 근접치료와의 가장 큰 차이점은 원하는 시점에 방사선을 발생시킬 수 있다는 점이며 더불어 출력이 변하지 않고 유지할 수 있는 것이다. 이러한 특징 때문에 방사성핵종을 이용한 근접치료보다 응급상황에서의 안전성이 뛰어나며 사용이 편리하고 경제적이라고 할 수 있다. 그림 9-29는 Xoft 사에서 생산한 Axxent라는 eBT시스템으로 선원의 크기는 직경 2.2 ㎜, 길이 15 ㎜의 초소형 X선 튜브 어셈블리로 구성을 보여주고 있다. 통상적으로 이 장비는 50 kVp, 300 ㎂에서 운영되며 세라믹과 텅스텐으로 구성된 양극 타겟에 전자를 충돌시켜 제동 X선을 발생한다. 장비의 작동상태에서의 선량률은 선원으로 3 ㎝ 위치에서 약 분당 60 cGy이다. 관전압이 50 kVp으로 운양될 때 X선의 에너지 스펙트럼은 평균 28 keV의 다색방사선으로 분포하게 된다. 이 에너지는 I-125 방사성동위원소의 에너지(28keV)와 매우 유사하다. 이 장비의 명목 선량률(nominal dose rate)은 물 1 ㎝ 깊이에서 780 Gy, 물 2 ㎝ 깊이에서 125 Gy, 물 3 ㎝ 깊이에서 40 Gy, 물 4 ㎝ 깊이에서 18 Gy이다. 고선량률 근접치료에 사용되는 Ir-192 선원의 직경이 1 ㎜ 내외라는 점에서 상대적으로 크기 때문에 적용 가능한 치료부위에 다소 제한이 있다. 또한 30 keV 범위의 X선은 물질에 따라 특성 X선 발생에 의해 복잡한 물질과의 상호작용으로 흡수선량에 영향을 줄 수 있는 점도 고려할 부분이다. 하지만 Ir-192의 상대적으로 높은 에너지(평균 380 keV)에 다른 차폐 비용이나 짧은 반감기(약 74일)에 따른 잦은 교체, 그리고 방사성 붕괴에 따른 치료 시간 연장에 대한 단점을 보완할 수 있는 점은 eBT시스템의 장점이 될 수 있다.

그림 9-29 Xoft사의 Axxent a) X선 튜브 어셈블리, b) 어셈블리 내부의 튜브 선원(교체형), c) 튜브 선원의 내부구조 모식도(Rusch, Technical document, Xoft, Inc., 2007)

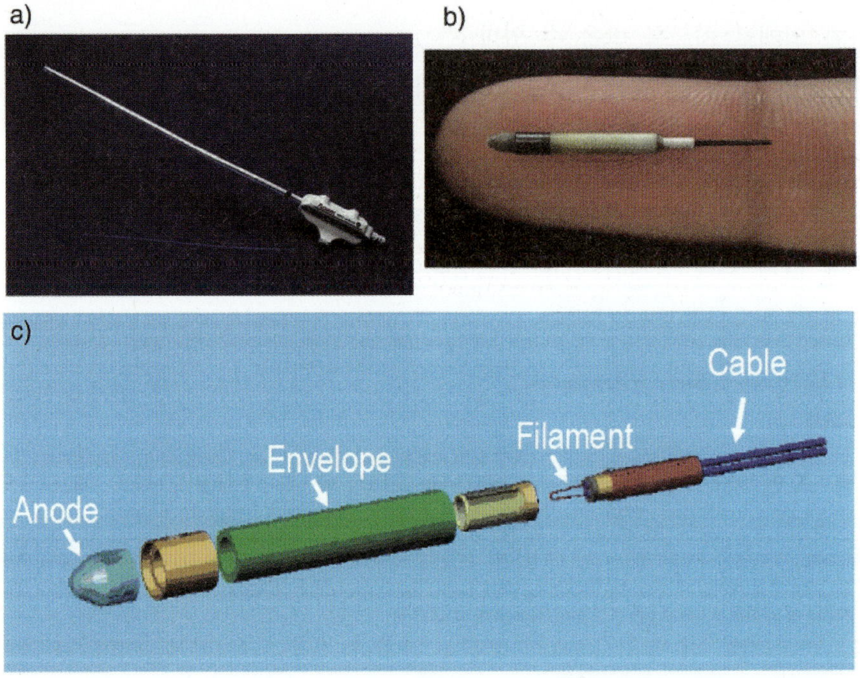

Xoft사의 Axxent시스템의 예를 들자면 Ir-192를 사용하는 원격후장전치료기와 마찬가지로 선원이 카테터 안에서 미리 정해진 위치로 이동하면서 정해진 시간 동안 조사하는 방식으로 치료방식은 거의 유사하다. 다만 선원 자체가 튜브이므로 치료하는 중에도 수냉식으로 온도를 지속적으로 낮추도록 설계되어 있으며 선원의 방사능 붕괴가 없으므로 거의 모든 치료에서 일정한 출력으로 내며 대부분 매회 10분 이내로 치료가 이루어진다. 그림 9-30은 Xoft사의 Axxent 원격후장전치료기를 보여주고 있다. 이 Axxent 치료기 시스템은 후장전조사기, 전자 콘트롤러, 초소형 X선 튜브로 구성되며 치료부위에 따라 다양한 치료에 맞는 응용기구가 있으며 주로 피부암, 유방암, 부인과암에 이용된다 (그림 9-31).

그림 9-30 Xoft사의 Axxent 원격후장전치료기(Rusch, Technical document, Xoft, Inc., 2007)

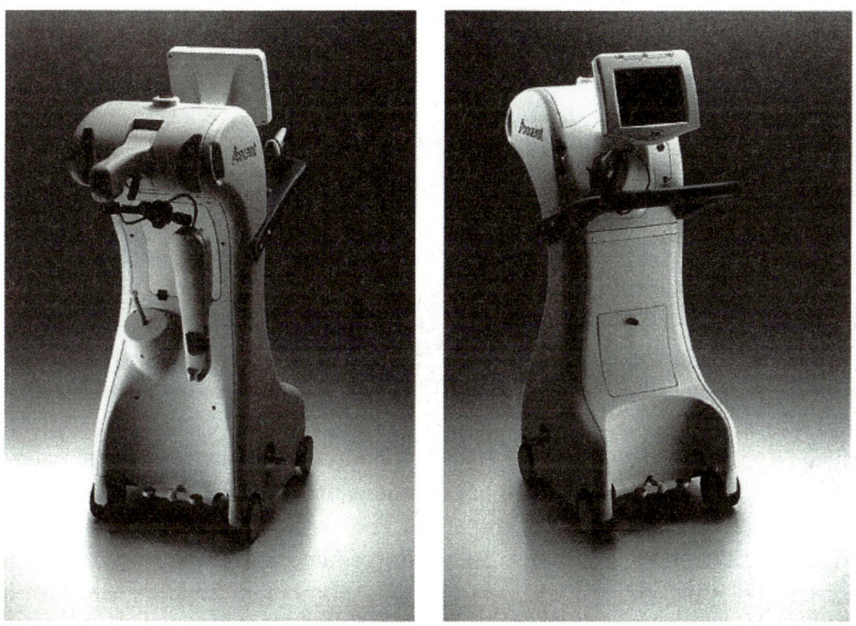

그림 9-31 Xoft사의 Axxent a) 피부암용 기구, b) 유방암용 기구, c) 질암 기구 (Rusch, Technical document, Xoft, Inc., 2007)

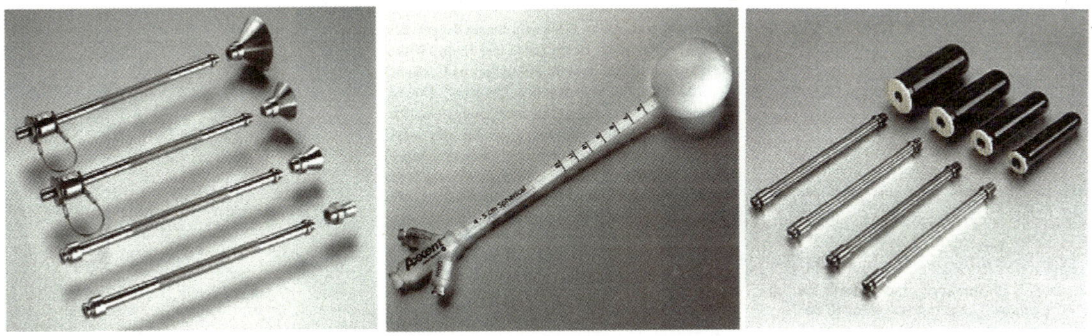

(a) (b) (C)

3. 품질관리 및 안전관리(QA & Safety)

방사성동위원소나 X선 튜브를 이용하는 근접치료는 모두 안전한 치료를 위해 반드시 선원과 장비의 성능 점검을 수행해야 하여 선원의 도입 시 선량교정을 통해 방사능의 양이 적절한지를 측정하여 치료계획장치와 치료 콘솔에 입력되었는 지 확인해야한다. 선원이 도입 또는 교체 시 수행하는 선량교정을 위한 측정은 우물형 이온전리함(well type ionization chamber)를 이용하거나 측정용 기구와 함께 파머형 전리함(Farmer type ionization chamber)을 이용한다. 그림 9-32는 우물형 이온전리함을 이용한 방사능의 측정 셋업을 보여주고 있다. 측정을 하기 위해 원격후장전치료기와 전리함을 카테터로 연결한 다음 선원을 움직이며 최대 선량률을 읽어 방사능을 계산한다.

그림 9-32 고선량률 Ir-192선원의 방사능을 측정하기 위한 우물형 이온전리함 측정

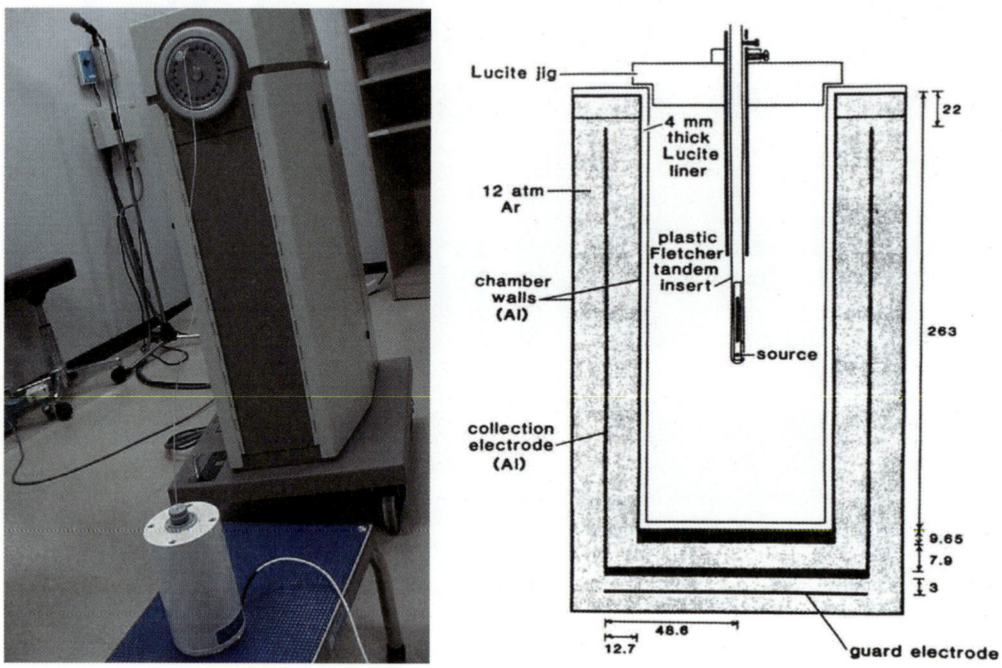

(a) (b)

X선 튜브를 이용한 Axxent 원격후장전치료기의 경우 튜브 교체 시 측정을 용이하게 할 수 있도록 우물형 이온전리함이 장비에 장착되어 있다 (그림 9-33).

원격후장전치료는 치료기의 특성상 고선량률의 선원을 원격으로 환자 몸에 삽입된 치료기구 안의 카테터에서 움직이며 조사하는 방식이므로 선원의 정확한 위치선정이 안전한 치료를 위해 매우 중요한 요소이다.

그림 9-33 Xoft사의 Axxent 원격후장전치료기에 장착된 우물형이온전리함과 측정용 전리계(Rusch, Technical document, Xoft, Inc., 2007)

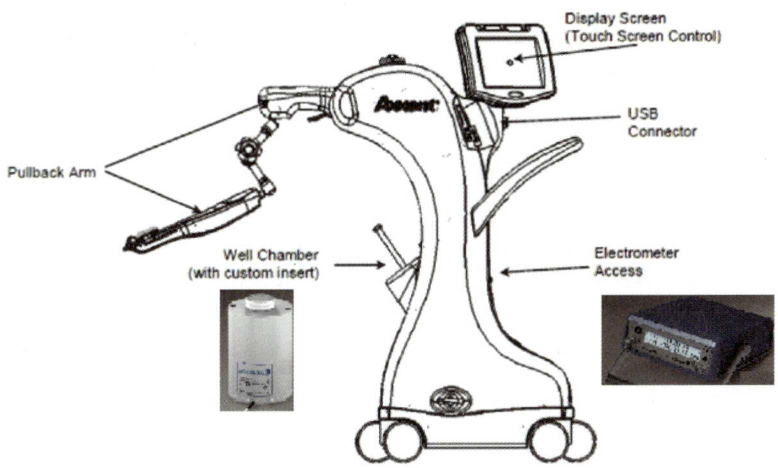

따라서 치료 전에 반드시 선원의 위치 정확성 점검을 수행해야 하며 다수의 채널을 통해 치료할 경우 선원의 적절한 움직임을 사전에 파악할 수 있는 유일한 방법이다. 위치 점검을 위한 장비로는 선원 위치 점검용 자를 이용하거나 필름을 이용하는 방법이 있으며 장비에 따라서는 장비에 내장한 카메라를 이용한 방식을 채택한 경우도 있다. 그림 9-34은 Ir-192선원이 장착된 원격후장전치료기의 선원위치 정확도를 측정하는 모습이다.

그림 9-34 Ir-192 원격후장전치료기와 선원위치 점검용 자를 이용한 치료 전 선원 위치 측정
(a) 선원 위치 측정 셋업, (b) 선원위치 점검용 자

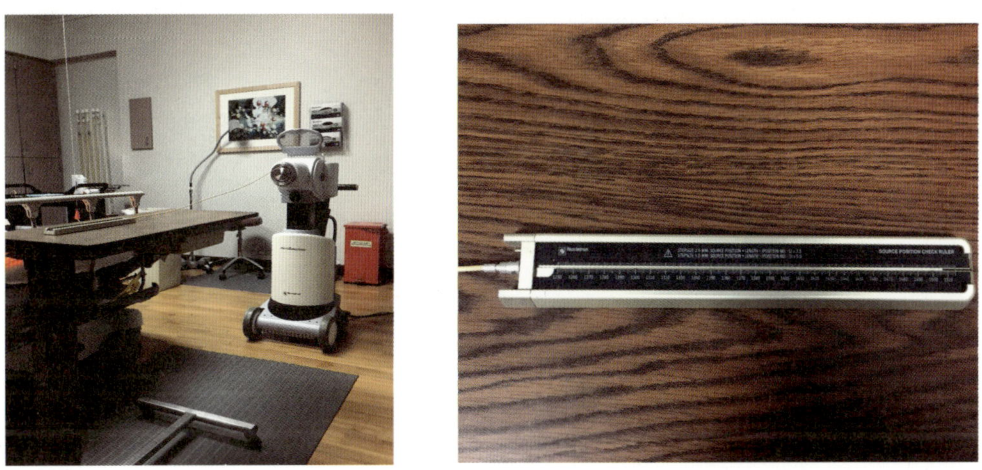

(a) (b)

고선량률 근접치료의 가장 큰 장점은 고선량률에 의한 빠른 치료인데 선원이 어떠한 이유에 의해 환자 몸속에서 멈추거나 오동작을 할 경우 응급조치를 통해 환자와 선원을 분리해야한다. 또한 선원이 치료기에서 외부로 나왔을 때 선원의 노출을 알리는 방사선경보장치가 치료실 내부에 설치되어 있어야 하며 선원의 안전위치를 별도의 측정기 없이 확인할 수 있는 독립적인 장치로 치료의 안전을 위한 필수 장치이다. 또한 선원을 불가피하게 제거해야 하는 경우 선원이 달린 와이어의 끝단을 절단하여 임시 보관하기 위한 응급선원키트도 항상 접근성이 좋은 치료실 내부에 배치해야한다. 응급선원보관키트는 납 합급으로 제작된 선원보관함, 집게, 절단기로 구성된다.

그림 9-35 원격후장전치료실 내부에 설치된 방사선경보장치 및 응급선원보관키트
(a) 치료실 벽에 설치된 방사선경보장치, (b) 응급선원보관키트

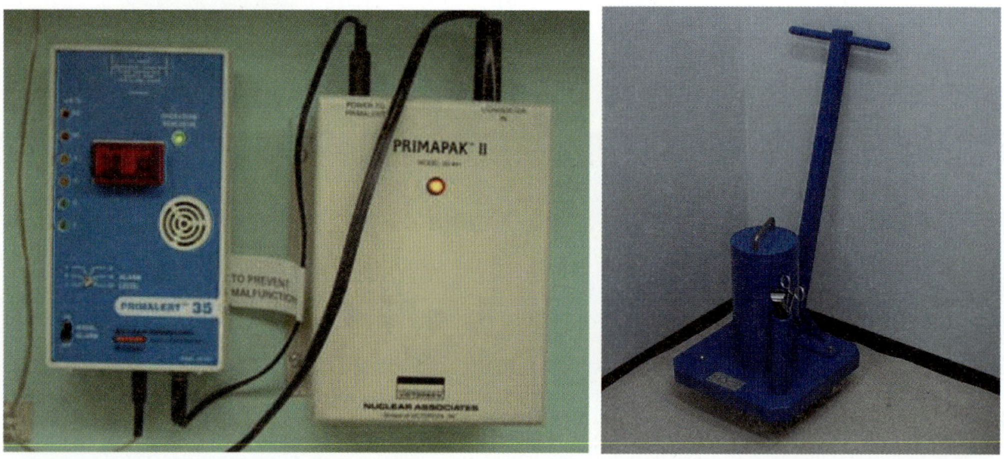

(a) (b)

Chapter 10

특수 치료

전신조사(total body irradiation, TBI)
- 전신조사 개요
- 전신조사의 환자 자세
- 전신조사 기술
- 보상필터
- 산란판(beam spoiler)
- 선량검증

정위적 방사선수술(stereotactic radio surgery, SRS)
- 개요
- 종류
- 치료방법(선형가속기)
- 치료기술

세기변조 방사선치료(intensity modulated radiation therapy, IMRT)
- 세기변조 방사선치료 개요
- 세기변조 방사선치료 방법의 종류
- 세기변조 방사선치료 기술

4차원 방사선치료(4-D radiation therapy)
- 4차원 방사선치료의 개요
- 4차원 방사선 치료의 방법

입체적 세기변조 회전 방사선치료(volumetric modulated arc therapy, VMAT)
- 입체적 세기변조 회전 방사선치료의 개요
- 입체적 세기변조 회전 방사선치료의 기술
- 입체적 세기변조 회전 방사선치료의 적용

정위적 체부 방사선치료(Stereotactic body radiotherapy, SBRT)
- 정위적 체부 방사선치료의 개요
- 정위적 체부 방사선치료를 위한 기술적인 준비사항
- 정위적 체부 방사선치료의 시행절차 및 체크항목
- 정위적 체부 방사선치료를 위한 구성 및 필요조건
- 정위 체부 방사선치료에서의 품질관리(QA)
- 정위적 방사선치료에 사용되는 상용화 시스템

일반적인 치료기술이 대부분의 부위에 적용되고 있지만, 특수한 방법으로 치료를 행하는 기술도 최근에는 많아지고 있다. 전신조사처럼 그 예가 흔치 않는 치료기술이 있는 반면에 전산화 치료계획 장치의 발전과 방사선 치료 장치의 진화로 조사면의 세기를 변조하는 방사선치료, 정위적 방사선수술, 시간 개념을 포함시킨 4차원 방사선치료, 입체적 세기변조 회전 방사선치료법이 적용되면서 종양에는 최대선량을 조사하여 완치율을 높이고, 정상조직에는 최소선량을 조사하여 방사선장해를 최소화하고 있다.

10.1 전신조사(total body irradiation, TBI)

1. 전신조사 개요

전신조사란 고 에너지 X-선을 이용하여 백혈병, 재생불량성 빈혈, 림프종, 다발성 골수종 환자의 골수이식 전에 면역력 혹은 저항력을 억제하기 위하여 전신에 방사선을 조사하는 기술이다.

2. 전신조사의 환자 자세

전신조사는 환자의 몸 전체를 한 조사면 안에 포함해서 조사하여야 하기 때문에, 선형가속기의 테이블위에 환자를 눕히는 것이 아니라 이동형 침대(병실의 이동형 침대 혹은 자체 제작한 침대)에 바로 눕는 자세 혹은 앉은 자세로 치료실 벽 쪽으로 위치한 후, 확장된 SSD를 이용하여 최대 조사면 ($40 \times 40\ cm^2$) 내에 전신을 포함시켜야 한다. 치료실의 구조가 넓을수록 환자의 자세는 편안히 바로 눕는 자세를 하고, 좁은 치료실 구조에서는 앉은 자세를 취하여 조사를 한다.

그림 10-1 전신조사 환자의 자세

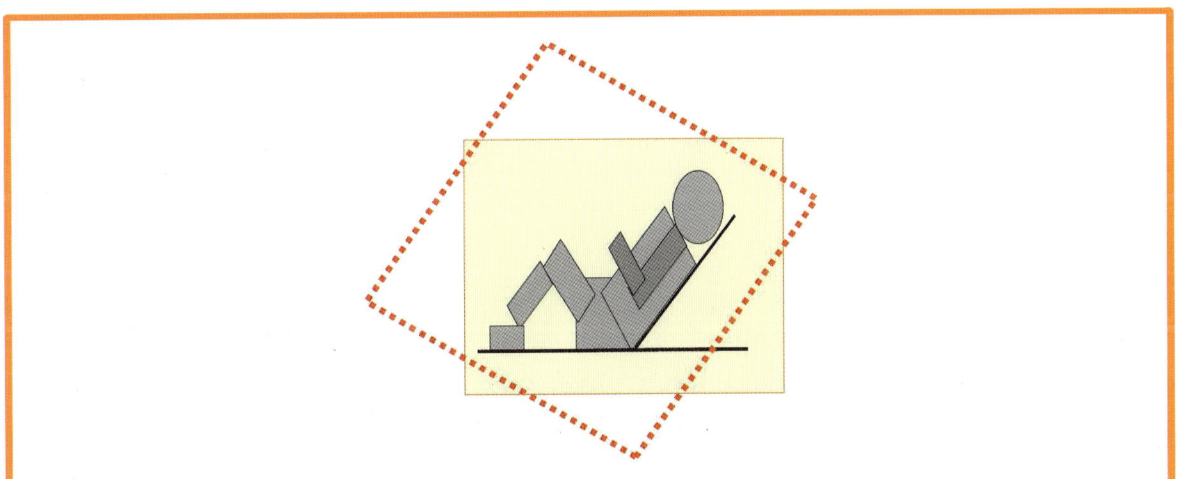

3. 전신조사 기술

선형가속기의 갠트리 헤드(gantry head)가 90도 혹은 270도로 고정시킨 후, 환자의 침대를 갠트리 헤드의 반대 방향 벽 쪽으로 이동 시킨 후 환자가 바로 눕는 자세 혹은 앉은 자세로 하여 좌우 측면 대향 2문 조사를 시행한다. 선량률(dose rate)은 폐의 장해를 적게 하기 위하여 가급적 낮은 선량률을 권고하고 있다.

4. 보상필터

환자의 전신을 모두 포함해서 조사를 하게 되면 부위별로 두께차가 발생하여 흡수선량의 차이가 나타나기 때문에 납, 구리, 알루미늄 등을 이용하여 보상필터(compensating filter)를 사용하여 흡수선량을 균등하게 조사하여야 한다.

그림 10-2 보상필터 및 부착 위치

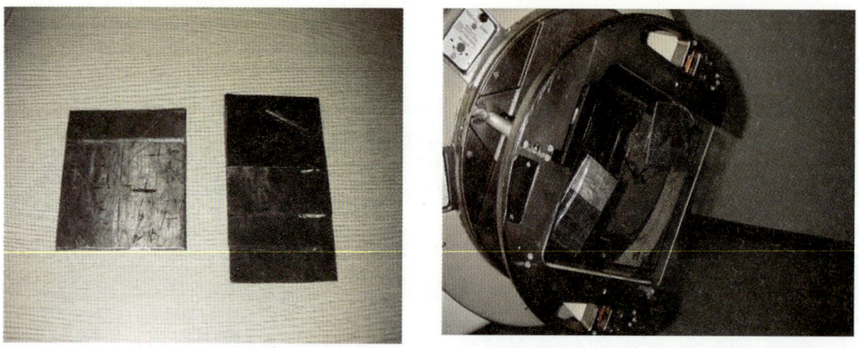

5. 산란판(beam spoiler)

고 에너지 X-선은 표면선량이 적은 이유로 표면에 충분한 선량이 도달하지 못하기 때문에 표면 선량을 증가시키기 위하여 조사 시 환자의 침대 앞에 아크릴 재질인 산란판(beam spoiler)을 위치시키며, 산란판을 사용함으로써 표면선량을 처방선량의 90% 이상까지 높여 줄 수 있다.

6. 선량검증

총 선량이 분할조사를 하는 경우에도 3~4회 정도 되는 단 기간의 조사 기술이기 때문에, 환자 자세의 재현성 유지와 함께 계획된 선량이 정확히 조사되는지를 확인하는 과정도 중요한 부분이다. 이를 위하여 열형광선량계(TLD), 반도체 검출기(diode, MOSFET) 등을 이용하여 전신에 균등한 선량이 조사되는지를 검증하여야 한다.

그림 10-3 산란판 사용

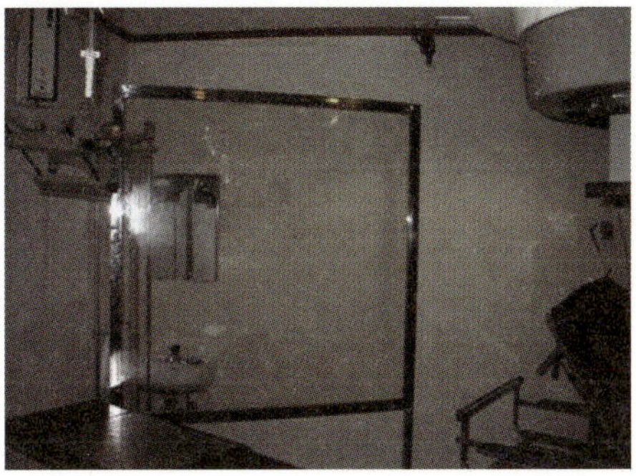

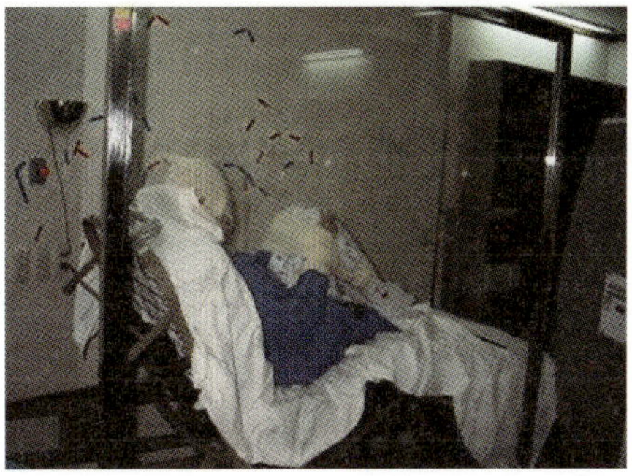

그림 10-4 열형광선량계(TLD)를 이용한 선량검증

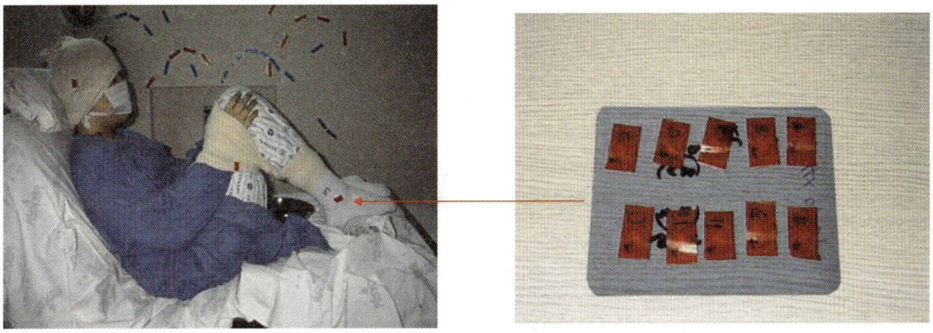

10.2 정위적 방사선수술(stereotactic radio surgery, SRS)

1. 개요

정위적 방사선수술은 뇌동정맥기형, 뇌종양 등을 치료하기 위하여 다량의 방사선을 집중시켜 1회에 치료하는 방법이다. 종래의 외과적인 수술 시 필연적으로 따르던 위험 요소나 합병증을 최소화 하면서 수술과 동등한 치료효과를 얻을 수 있는 장점이 있으며, 정위적으로 정확하게 종양을 파괴시키는 안전하고 비 침습적인 치료방법이다. 최근에는 정위적 체부 방사선치료가 시행이 되면서 기존에 뇌 부위와 함께 전신에 있는 종양치료에도 적용하고 있다.

2. 종류

정위적 방사선수술을 할 수 있는 장비로는 감마나이프, 사이버나이프, 선형가속기 등이 있다.

1) 감마나이프

201개의 ^{60}Co 밀봉소선원을 이용하여 반구형 헬멧을 통하여 병소에 집중적으로 방사선을 조사하는 치료 장치이다(3장에서 설명).

2) 사이버나이프

미국 항공 우주국(NASA)의 미사일 항법 기술을 응용한 영상 유도 장치로서, 선형가속기, 로봇팔, 병변추적 장치, 치료제어 시스템으로 구성되어 있다(3장에서 설명).

3) 선형가속기를 이용한 정위적 방사선수술

선형가속기에 추가로 정위적 방사선수술 용도의 콘(cone) 혹은 미세 다엽콜리메이터(micro-MLC)를 장착하여 종양의 위치와 크기에 따라 회전 혹은 고정된 방향으로 여러 개의 빔을 집중적으로 조사를 하는 방법이다. 또한, 감마나이프나 사이버나이프의 경우 정위적 방사선수술에만 사용할 수 있는 반면에, 선형가속기는 정위적 방사선수술과 일반적인 방사선치료가 모두 가능하다는 장점이 있다.

그림 10-5 정위적 방사선수술 용도의 콘(cone), 미세 다엽콜리메이터(micro-MLC)

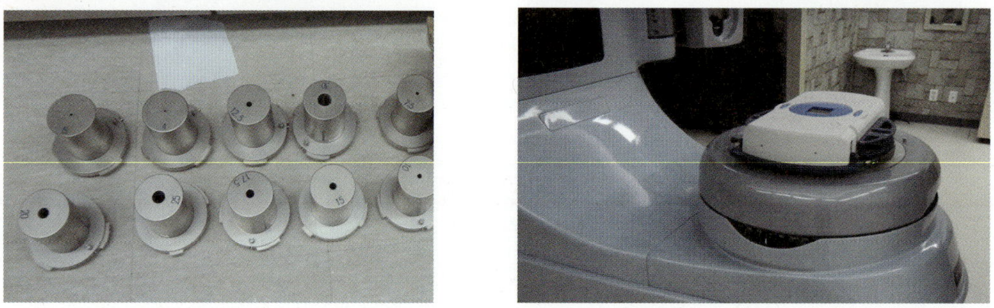

그림 10-6 정위적 방사선수술 용도의 두부 프레임, 환자 자세

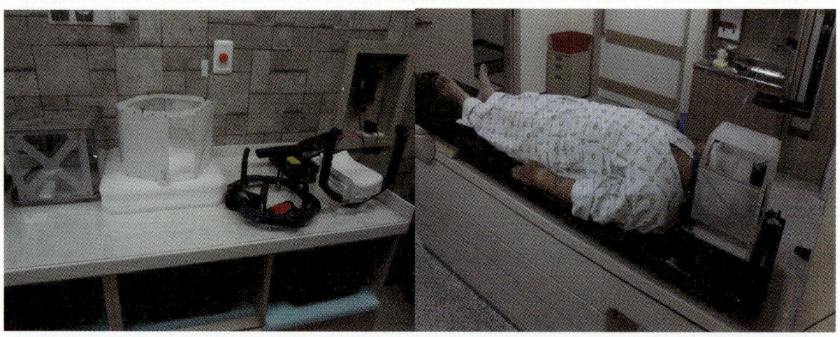

3. 치료방법(선형가속기)

뇌종양을 치료하기 위한 방법과 체부에 있는 종양을 치료하는 방법으로 나눈다.

1) 정위적 방사선수술(뇌종양)

정위적 방사선수술 용도의 두부 프레임을 장착하여 CT, MRI 촬영을 한 후 전산화 치료계획을 수립하며, 두부 프레임을 이용하여 3차원적 환자 좌표계를 설정한다. 일시에 고선량을 조사하기 때문에 치료부위에 대한 정확성과 종양에 근접해 있는 정상장기를 최대한 적게 조사되는 것이 요구된다.

그림 10-7 정위적 방사선수술

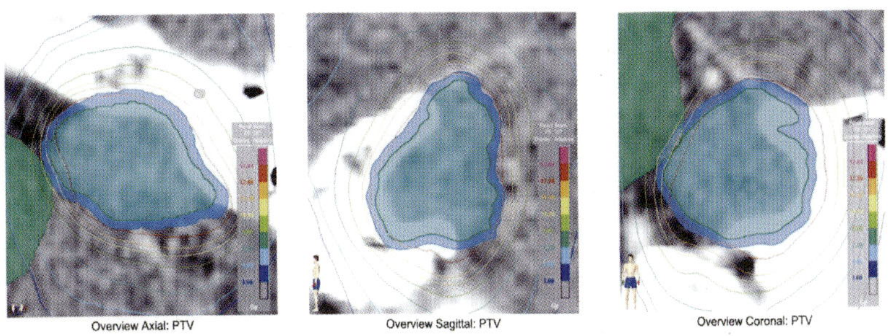

그림 10-8 정위적 체부 방사선치료

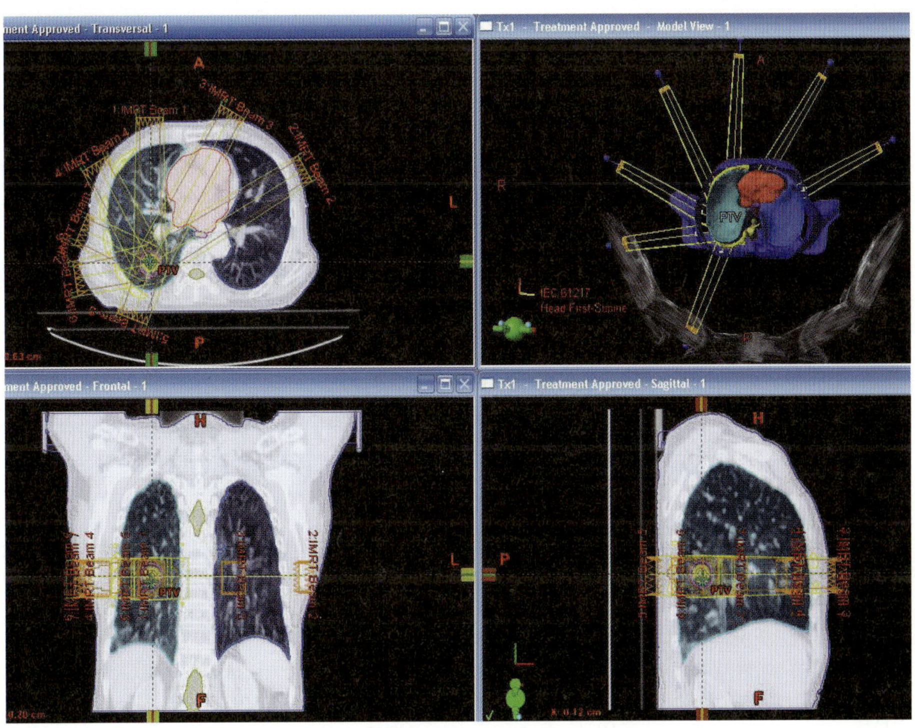

2) 정위적 체부 방사선치료(stereotactic body radio therapy, SBRT)

체부 고정창지를 이용하여 정위적 방사선치료를 하는 방법으로, 이전까지의 정위적 방사선수술은 뇌종양에만 치료가 가능하였으나 현재는 체부까지 확대해서 치료를 하고 있다. 하지만 국내에서는 폐암이나 간암같이 호흡으로 인하여 종양의 움직임이 큰 경우에 많이 적용하고 있으며, 호흡 동조 방사선치료기술과 병행을 하며 시행을 하는 예도 있다. 치료 장비로는 선형가속기, 사이버나이프 등을 이용한다.

4. 치료기술

1) 정위적 방사선수술

1회에 선량을 집중적으로 조사하는 방법으로 감마나이프, 사이버나이프, 선형가속기를 이용한 정위적 방사선수술이 이에 해당된다.

2) 정위적 방사선치료

암세포와 정상세포의 회복능력의 차이를 이용하여 분할 치료를 하는 방법으로 선형가속기를 이용한 정위적 방사선치료와 정위적 체부 방사선치료가 이에 해당된다.

10.3 세기변조 방사선치료(intensity modulated radiation therapy, IMRT)

그림 10-9 세기변조 방사선치료의 원리

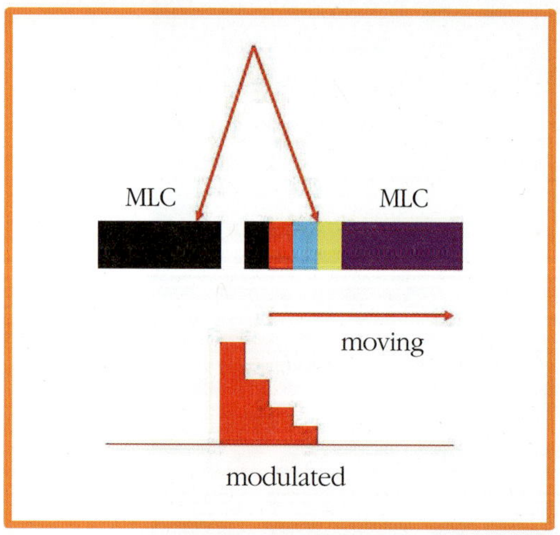

1. 세기변조 방사선치료 개요

동일 조사면 내에 조사되는 세기 혹은 강도를 변조하는 기술로 종양 조직에는 최적화된 선량을 집적화하며 종양에 근접한 정상조직에는 최소의 선량이 조사되도록 불균일한 치료선속을 여러 방향에서 환자에게 전달하는 치료 기술이다. 3차원 입체 조영치료계획에 비해 종양 조직의 선량 최적화와 인접한 정상장기 선량의 최소화가 우수하여 대부분 임상에서 사용하고 있다.

2. 세기변조 방사선치료 방법의 종류

동일 조사면 내에 종양과 중요장기들이 포함 되어 있는 경우, 3차원 치료계획으로는 종양과 중요장기의 선량을 구분하여 제어할 수 없기에 다엽콜리메이터를 이용하여 선속의 세기를 변조하여 선량을 변조하는 것이 세기변조 방사선치료이다. 치료방법으로는 크게 세 가지 방식이 있으며, 빔이 조사되는 동안 다엽콜리메이터가 함께 움직여서 변조를 하는 선량 동적 다엽콜리메이터(dose dynamic MLC) 방식과 다엽콜리메이터가 움직일 때에는 빔이 조사가 안되고, 다엽콜리메이터가 이동 후 고정되었을 때 빔이 조사되는 다중분할 정적 조사(step and shoot) 방식, 세기변조 회전치료(IMAT) 방식이 있다. 위의 방식에서 가장 큰 차이점은 조사시간이며, 조사시간이 가장 적은 선량 동적 다엽콜리메이터 방식을 현재 선호하고 있다. 회전치료 방식으로는 토모테라피(tomotherapy)가 적절한 예이다.

3. 세기변조 방사선치료 기술

뇌종양, 두경부암, 전립선암, 척추종양, 방사선치료부위 재발암 등에 많이 이용되고 있으며, 특히 두경부암과 전립선암의 경우 세기변조 방사선치료 기술의 효과가 다른 부위보다 우수하기에 임상에서 전반적으로 적용하고 있으며, 3차원 치료계획으로 만족할 만한 선량분포를 얻지 못하는 경우, 종양의 모양이 불규칙하며, 특이한 모양을 하는 경우, 종양 부위에 근접한 정상장기의 선량을 최소화 하여야

그림 10-10 두경부암의 세기변조 방사선치료

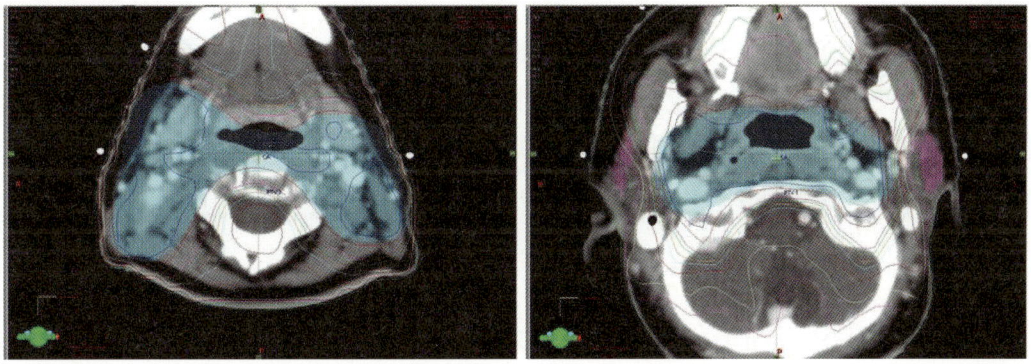

그림 10-11 두경부암의 세기변조 방사선치료

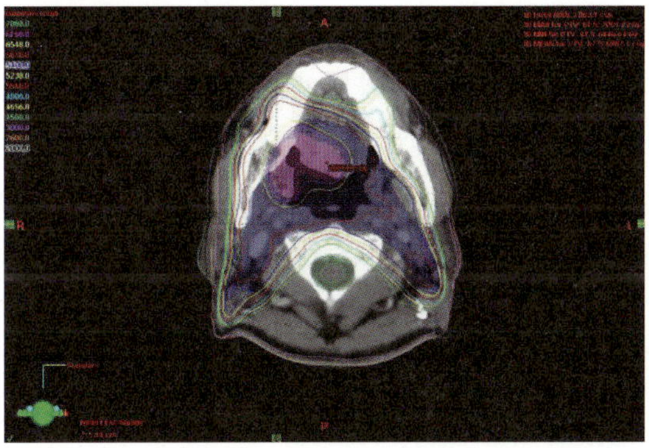

그림 10-12 두경부암의 환자 고정장치

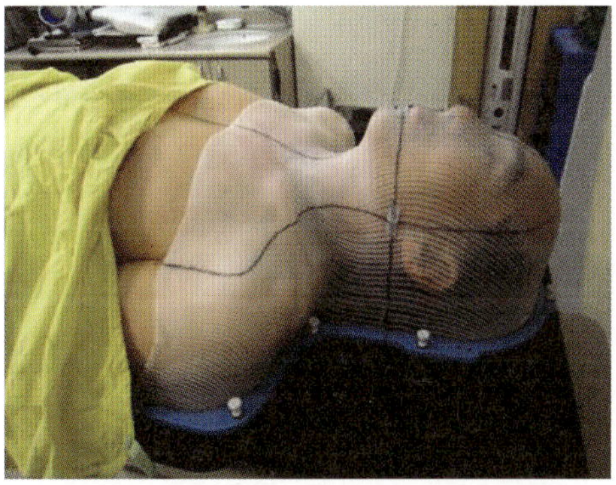

그림 10-13 전립선암의 세기변조 방사선치료

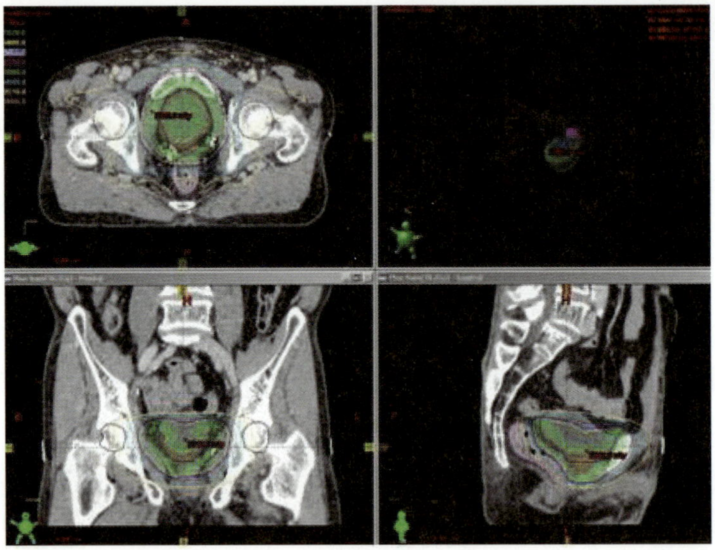

하는 경우에도 세기변조 방사선치료는 효과적이라 할 수 있다. 하지만, 조사선량이 기존 치료기술보다 2~3배 정도 많으며, 이로 인하여 치료시간이 길어지고, 용적선량도 커지는 단점이 있다. 또한 목적하는 부위의 대부분이 급격한 선량기울기로 만들어지기 때문에 환자를 고정하는 고정 장치 사용이 필수적이라 할 수 있으며, 조사면 확인 촬영(L-gram, EPID, kV X선 장치)의 주기 또한 일반적인 치료기술보다 자주 시행하여 치료자세 재현성 유지를 확인하여야 한다.

10.4 4차원 방사선치료(4-D radiation therapy)

1. 4차원 방사선치료의 개요

기존 3차원 방사선치료나 세기변조 방사선치료는 호흡으로 인한 종양의 움직임을 고려할 수 없는 치료인 반면에, 4차원 방사선치료는 시간 개념을 포함 하여 치료계획 및 치료시행 전 기간 동안 호흡에 따른 종양의 움직임을 고려한 방사선치료 방법이다. 호흡에 따른 종양의 위치 변화를 특정 호흡주기에 방사선을 조사하는 기술과 치료 기간 내에 확인할 수 있는 조사부위의 영상을 치료실내 혹은 치료 장치에 부착된 kV X선 장치를 이용하는 최첨단 치료기술이다.

2. 4차원 방사선 치료의 방법

1) 호흡동조 방사선치료(respiration gated radiation therapy, RGRT)

기존의 치료방법으로 폐암이나 간암 등을 치료하는 경우 환자의 호흡주기에 따라 종양의 위치가 함께 움직여서 종양을 포함하는 조사면의 크기가 커져서 종양과 근접해 있는 정상조직에 조사되는 선량이 최소화 할 수가 없었던 단점을 보완하는 치료기술이 호흡동조 방사선치료이다. 호흡동조 방사선치료는 호흡에 의한 종양의 움직임을 확인하여 특정한 호흡주기에 있을 경우에만 방사선이 조사함으로서 정상조직에 조사되는 방사선량을 최소화하여 부작용 발생을 최대한 감소시킬 수 있는 치료기술이다. 치료계획을 위한 CT모의치료촬영에서 실시간 환자호흡 추적장치(real-time position management, RPM), 호흡조절시스템(artificial breathing control, ABC) 등을 이용하여 호흡 주기별로 촬영을 하여 종양 및 정상장기의 움직임을 확인 한다. 촬영한 CT영상을 이용하여 최적의 전산화 치료계획을 수립하고, 방사선 치료 시에도 치료실내에 설치되어 있는 장치(RPM, ABC) 등을 CT모의치료촬영과 동일하게 적용하여 특정한 호흡주기에 방사선을 조사 한다. 하지만, 환자의 호흡이 매우 불규칙적이거나 치료자의 지시에 제대로 순응하지 못하는 환자의 경우 적용하기 어렵다는 문제가 있다.

그림 10-14 호흡동조 방사선치료

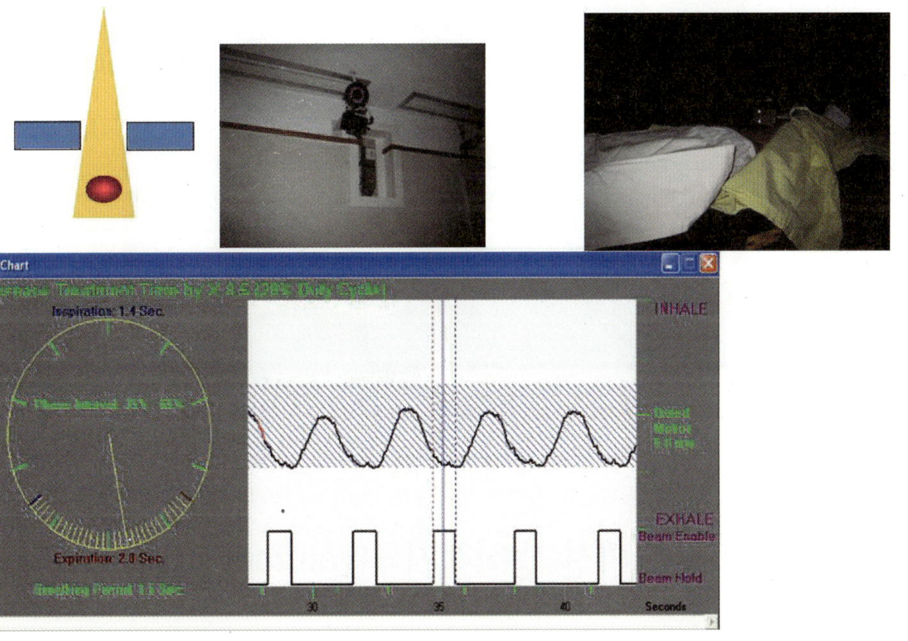

2) 영상유도방사선치료(image guided radiation therapy, IGRT)

kV X선 장치를 이용한 영상유도방사선치료는 기존의 필름(linac-gram, L-gram)이나 전자포탈영상장치(EPID)로 이차원 영상을 확인하는 단계에서 단순 방사선 촬영영상, 형광투시 촬영영상, 콘빔(cone beam) CT영상을 획득하는 3가지 방법으로 확인하는 치료기술로 진보되었다. 방사선 치료를 하기 전에 kV X선 장치를 이용하여 치료부위의 영상을 얻어 치료계획 당시의 영상과 비교하여 실시간으로 교정할 수가 있어서 기존 장치(L-gram, EPID)에 비해 훨씬 정확한 치료를 적용할 수 있다.

(1) 단순 방사선 촬영영상

순간적인 장기의 위치를 촬영하는 기능으로 진단용 X선 장비와 동일하다.

(2) 형광투시 촬영영상

실시간으로 장기의 위치와 움직임을 투시하는 기능으로 투시촬영장비와 동일하다.

(3) cone beam CT영상

콘빔(cone beam) CT 기능을 통해 CT영상을 획득하는 것이며, 치료계획 시 촬영한 CT영상과 비교를 하여 교정을 한다.

그림 10-15 kV X선 장치

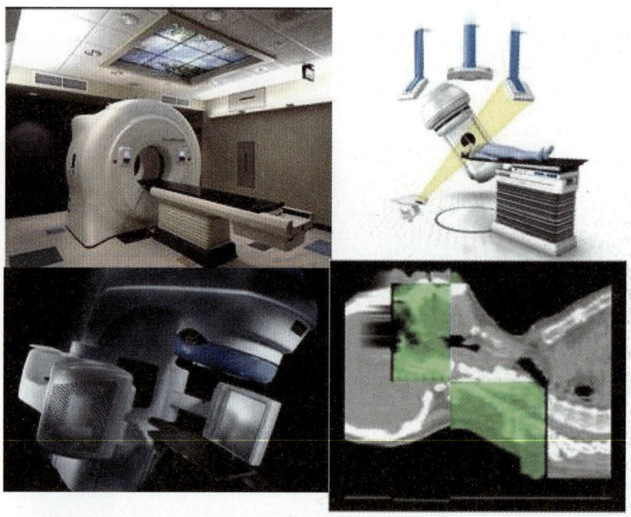

10.5 입체적 세기변조 회전 방사선치료(volumetric modulated arc therapy, VMAT)

1. 입체적 세기변조 회전 방사선치료의 개요

입체적 세기변조 회전 방사선치료는 기존의 방사선치료가 특정 방향에서만 고정되어 방사선 조사가 되었던 것과는 달리 갠트리 헤드(gantry head)가 360° 회전하며 조사면의 세기변조를 동시에 시행하는 치료기술이며, 최신의 치료라고 각광받고 있는 세기변조 방사선치료와 영상유도방사선치료가 통합된 가장 앞선 방사선치료 방법이다. 전산화단층촬영장치(CT)의 원리를 이용한 토모테라피(tomotherapy)가 도입되며 시작한 입체적 세기변조 회전 방사선치료는 최근 선형가속기를 이용한 치료기술이 적용되면서 치료시간을 획기적으로 단축시키는 장점으로 각광을 받고 있다.

2. 입체적 세기변조 회전 방사선치료의 기술

입체적 세기변조 회전 방사선치료는 세기변조 방사선치료, 영상유도방사선치료, 회전조사를 융합한 치료기술이다. 치료 장치가 환자 주변을 360° 회전하면서 방사선을 조사하며 그와 동시에 실시간으로 방사선의 세기와 조사되는 모양을 조절하여, 주변 정상조직으로 흡수되는 방사선량을 최소화하면서 종양에만 충분한 방사선이 전달 될 수 있도록 조사를 하는 것이다. 선형가속기를 이용한 입체적 세기변조 회전 방사선치료는 토모테라피 보다 치료시간이 매우 짧게 치료가 끝나는 큰 장점이 있다. 이는 토모테라피가 종양을 여러 개의 단층으로 나누어 환자 주변을 나선형으로 회전할 때마다 한 개의 단층을 치료하고 다음 회전에서 다음 단층을 치료하는 방식으로 진행하는데 비해, 선형가속기를 이용한 치료기술은 갠트리 헤드(gantry head)의 회전속도, 다엽콜리메이터(MLC)의 움직임, 몸에 흡수되는 시간당 방사선량(선량률) 요소가 360° 회전하며 방사선치료가 시행되는 동안 모든 각도에서 위 요소들이 동시에 변화하여 최적의 선량분포를 구현하기 때문에 치료시간을 단축시킬 수 있는 것이다.

3. 입체적 세기변조 회전 방사선치료의 적용

입체적 세기변조 회전 방사선치료는 원발성 종양뿐만 아니라 신체 다른 부위에 전이된 종양에도 적용할 수 있고, 종양이 여러 개인 경우에도 한 번의 회전으로 치료가 가능하다. 특히 종양 주변에 방사선에 민감한 장기가 있어 부작용의 위험 이에 종양 내에 방사선량의 분포를 최적화하면서 동시에 정상 장기를 최대한 보호할 수 있고, 치료의 정밀도를 유지하면서 복잡한 치료를 빠른 시간에 끝내기 때문에 환자의 안전성과 편리성이 향상되었습니다.

그림 10-16 입체적 세기변조 회전 방사선치료

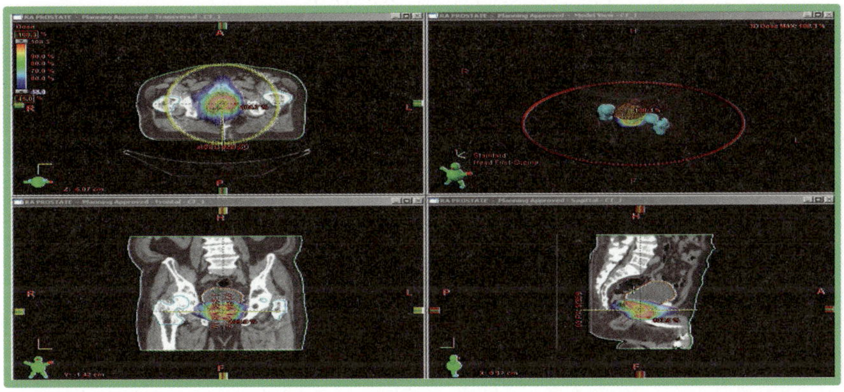

10.6 정위적 체부 방사선치료 (Stereotactic body radiotherapy, SBRT)

1. 정위적 체부 방사선치료의 개요

체부에 고정 장치를 이용하여 정위적 체부 방사선치료(Stereotactic body radiotherapy, SBRT)를 하는 방법으로 소분할(5회 이하) 치료횟수로 분할 당 고선량(5 Gy~30 Gy)을 사용하여 두개 밖의 체부 종양을 치료하는 기법을 말하며 최근에는 폐암, 간암, 췌장암 등 호흡으로 인하여 종양의 움직임이 큰 경우에도 적용하기 위해서 호흡 동조 방사선치료기술과 병행을 하며 시행되기도 있다. 이 정위적 체부 방사선치료를 정위적 절제 방사선치료 (stereotactic ablative radiotherapy, SABR)라고도 불리며 간략하게 다음과 같은 조건들에 의해서 정의된다.

① 일반적으로 1회에서 5회 이하의 분할 조사 (캐나다에서는 8회까지의 분할 조사)

② 1회 분할 당 5 Gy 이상의 치료선량

③ 작은 치료표적체적 (폐암에서는 4 ㎝ 이내 그리고 흉부와 복부에서의 5~7 cm의 표적크기) 치료

④ 치료기기의 종단 간 검사 (End-to-end test)를 시행하여 1.5~2 mm 이내의 기술적 선량전달의 정확성을 보유

⑤ ITV와 PTV의 마진은 종양의 분할 간 움직임(interfraction motion)과 분할 내 움직임(intrafraction motion)에 의해 종양의 모양, 크기의 변형하는 부분을 고려하여 사용한다. 전립선을 제외한 흉부와 복부의 대부분 종양들은 호흡에 의한 움직임 관리를 적용해야 한다.

2. 정위적 체부 방사선치료를 위한 기술적인 준비사항

소분할 치료횟수의 SBRT는 고선량과 큰 선량기울기의 선량분포로 인해 기존의 다분할 방사선치료보다 훨씬 더 작은 마진을 사용한다. 그러므로 SBRT의 치료기기는 임상적 적용에 앞서, 기본적으로 다음과 같은 5 가지의 기술적 준비사항을 만족하여야 한다.

① SBRT 치료기기는 북미 의학물리학회 Task Group(AAPM TG-142)에서 제시한 기계적 허용오차 내에 항상 있어야 한다.

② 소조사면 빔 사용 준비(commissioning) 완료

③ 영상유도(image guidance) 기법의 적용 가능

④ 기계적 End-to-end test 결과 1 mm 이내 오차

⑤ 호흡움직임 관리 기법의 적용 가능

3. 정위적 체부 방사선치료의 시행절차 및 체크항목

SBRT 프로그램을 시행하기 전에, 안전하면서, 고품질의 의료서비스를 제공하기 위해 적절한 전문팀(예를 들면 방사선종양의사, 의학물리사, 선량설계사, 방사선사, 간호사로 구성)을 구성해야 한다. 그리고 임상적 치료 상황을 고려하여 SBRT 프로그램의 시행절차에 따른 체크항목을 만들 필요가 있다(그림 10-17). 이러한 시행절차 결정하기 위해서는 환자의 치료차트가 유용한 도구로서 사용될 수 있다. 이 환자의 차트에는 치료준비, 치료 과정, 치료 진행 단계와 시행절차에 대한 모든 정보를 제공해주므로 환자치료에 앞서 SBRT 프로그램 참여하는 전문팀의 모든 인원은 서로 정보를 공유하고 있어야 한다.

그림 10-17 정위적 체부 방사선치료의 시행절차에 따른 체크항목

Allergies

Plan Name　　Start Date　　Number of fractions

Section 1 - Before First Fracti

Safety Check	Completed	Radiation Therapist Signature	Print Name	Date	Time
1. Correct patient (name/DOB/photo)					
2. History and physical in chart					
3. Signed consent in chart					
4. Physics doble check signed					
5. Site and side correspond to Rx plan					
6. Trigeminal neuralgia checklist done					
7. Functional disorder checklist done					
8. Pron postion checklist done					

Section 2 - Immediately Before Each Fraction

Fraction	Radiation Therapy Technologist	Radiation Physicist	Physician
Fraction 1	☐ Correct patient (name/DOB/photo)	☐ Correct patient (name/DOB/photo)	☐ Correct patient (name/DOB/photo)
	☐ Corect Procedure on consent (first Tx)	☐ Correct Position (supine/porne)	☐ Plan Corresponds to Prescription
	☐ Correct Position (supine/porne)	☐ Correct Collimator	☐ Medication Needs Evaluated
	☐ Correct Collimator	☐ Plan Corresponds to Prescription	☐ Image tracking verified
	☐ Plan Corresponds to Prescription	☐ Monitor Units Correct	
	☐ Monitor Units Correct		
	☐ Patiet Voided		
	Date: Time:	Date: Time:	Date: Time:
	Signature:	Signature:	Signature:
	Print Name:	Print Name:	Print Name:
Fraction 2	☐ Correct patient (name/DOB/photo)	☐ Correct patient (name/DOB/photo)	☐ Correct patient (name/DOB/photo)
	☐ Corect Procedure on consent (first Tx)	☐ Correct Position (supine/porne)	☐ Plan Corresponds to Prescription
	☐ Correct Position (supine/porne)	☐ Correct Collimator	☐ Medication Needs Evaluated
	☐ Correct Collimator	☐ Plan Corresponds to Prescription	☐ Image tracking verified
	☐ Plan Corresponds to Prescription	☐ Monitor Units Correct	
	☐ Monitor Units Correct		
	☐ Patiet Voided		
	Date: Time:	Date: Time:	Date: Time:
	Signature:	Signature:	Signature:
	Print Name:	Print Name:	Print Name:
Fraction 3	☐ Correct patient (name/DOB/photo)	☐ Correct patient (name/DOB/photo)	☐ Correct patient (name/DOB/photo)
	☐ Corect Procedure on consent (first Tx)	☐ Correct Position (supine/porne)	☐ Plan Corresponds to Prescription
	☐ Correct Position (supine/porne)	☐ Correct Collimator	☐ Medication Needs Evaluated
	☐ Correct Collimator	☐ Plan Corresponds to Prescription	☐ Image tracking verified
	☐ Plan Corresponds to Prescription	☐ Monitor Units Correct	
	☐ Monitor Units Correct		
	☐ Patiet Voided		
	Date: Time:	Date: Time:	Date: Time:
	Signature:	Signature:	Signature:
	Print Name:	Print Name:	Print Name:
Fraction 4	☐ Correct patient (name/DOB/photo)	☐ Correct patient (name/DOB/photo)	☐ Correct patient (name/DOB/photo)
	☐ Corect Procedure on consent (first Tx)	☐ Correct Position (supine/porne)	☐ Plan Corresponds to Prescription
	☐ Correct Position (supine/porne)	☐ Correct Collimator	☐ Medication Needs Evaluated
	☐ Correct Collimator	☐ Plan Corresponds to Prescription	☐ Image tracking verified
	☐ Plan Corresponds to Prescription	☐ Monitor Units Correct	
	☐ Monitor Units Correct		
	☐ Patiet Voided		
	Date: Time:	Date: Time:	Date: Time:
	Signature:	Signature:	Signature:
	Print Name:	Print Name:	Print Name:

4. 정위적 체부 방사선치료를 위한 구성 및 필요조건

1) 환자 고정장치

전통적으로, 분할 방사선치료에서의 환자의 고정목적은 각각의 치료과정 동안 CT 시뮬레이션과 같은 환자의 치료자세를 재현하는 것이다. 이러한 방법에서, 환자의 위치는 일반적으로 피부 표지와 레이저 정렬을 통해 확인된다. 피부 마커의 움직임과 치료기간 중 환자의 체중 감량 때문에 이러한 환자 고정이 완벽하게 고정된 경우라도 2~2.5 mm, 또는 치료부위에 따라 약 1~4 mm 추가적인 준비오차가 발생할 수 있다. 하지만 이러한 준비오차의 발생은 SBRT에서 허용되지 않는다. 그러므로 정확한 SBRT를 시행하기 위해서는 보다 견고한 환자의 고정 장치와 치료 사이 및 치료 중 발생되는 표적 움직임에 대한 보정을 정확하게 할 수 있는 영상시스템 적용이 특히 중요해진다. 고도로 정밀한 영상유도 시스템들이 사용되더라도 견고한 고정 장치는 물리적인 환자의 정밀한 고정과 초기의 표적위치를 제공함으로써 여전히 유용하게 사용된다.

정위적 신체 고정 장치로는 Bionix Radiation Therapy, CDR 시스템, Body fix 등 다양한 시스템이 여러 임상기관에서 적용되고 있다. 이러한 고정 장치에는 진공쿠션을 사용하며 바디 프레임 또는 선형가속기 가우치 위에 로칼라이져 아치가 부착되어 있어 프레임 기준점(fiducial)에 대한 참조 좌표계로 사용할 있다. 또한 일부의 고정 장치 프레임은 환자가 호흡 운동을 최소화 할 수 있도록 복부 압박 장치가 포함되어 있다. 이러한 복부 압박 장치를 가지고 있는 고정 장치가 CDR 시스템이다(그림 10-18).

2) 영상 유도 위치결정 및 표적 추적

정위적 체부 방사선치료에서 고정 장치의 적용으로 환자의 신체와 장기 움직임을 어느 정도 감소시킬 수 있다. 하지만, 최근에는 고정 장치의 사용 없이 표적의 공간적 위치를 결정하여 치료의 부정확성을 최대한 감소시킬 수 있는 영상 유도 위치결정 및 표적추적 기술이 사용되기도 한다.

본 단락에서는 표적위치에 대해 3차원으로 파악하기 위해서 이용할 수 있는 영상기술에 대해 몇 가지 논의해 본다. 이러한 영상기술에는 치료 전 획득되는 영상 기술과 치료 중에 연속적 또는 간헐적으로 표적을 모니터링 할 수 있는 다양한 기술이 있다.

그림 10-18 LB-SBRT immobilization system with abdominal compression by CDR system

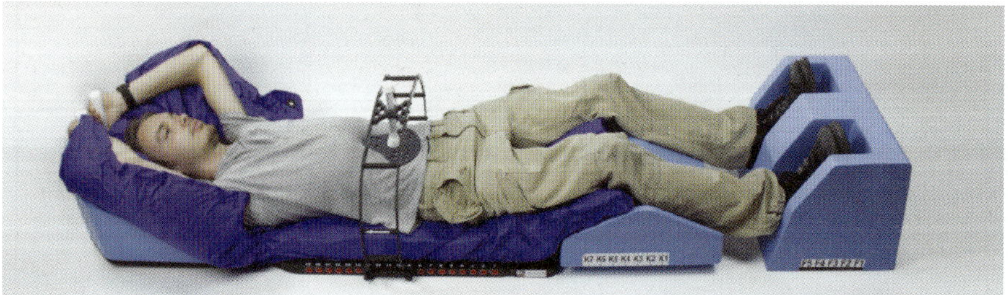

① **2D MV 전자포탈영상장치(EPID).** 환자를 치료하는데 사용하는 MV 방사선으로 영상을 획득한다. 영상의 질은 한계가 있지만 조사되는 영역에 대해 실시간으로 직접 모니터링 할 수 있는 장점이 있다.

② **치료실에 장착되거나 치료 장비에 내재된 듀얼 또는 다중 KV 영상시스템.** 실시간 영상을 환자의 이상적인 위치를 나타내는 디지털 재구성 방사선사진(Digital Reconstration Radiograpy DRR)과 비교하여 그에 따라 환자 위치를 조정할 수 있다. 좋은 영상의 질을 보유하고 있지만 불필요한 방사선을 환자에게 전달해야 함으로 영상을 획득하는 빈도에 제한이 있다.

③ **CT, MV 또는 KV 콘빔 CT, 토모테라피의 온보드 MV 팬 빔 CT를 포함한 다양한 형태의 CT 시스템들.** CT 영상은 치료 전에 얻으며 표적 위치와 비교를 통해 환자의 위치를 조정할 수 있다. KV CT는 더 좋은 영상의 질을 나타내지만 MV CT만의 장점도 있다. MV CT의 경우, 금속 물체의 기준 마커에 대한 인공물(artifact)에 덜 민감하다. 이러한 방법은 추가적인 KV 선원 사용 없이 MV CT 값으로 선량분포를 정확하게 계산할 수 있는 장점이 있다.

④ 2D 방사선 촬영 및 CT 위치 잡이 시스템이 사용될 때, 삽입된 금속 표지는 연부조직 표적의 시각화 및 위치결정을 향상 시키는데 유용 할 수 있다. 표지는 일반적으로 모의치료 하기 몇 주 전에 표적 부근에 삽입하여 표지 위치가 안정화되는 시간을 갖는다. 치료하는 동안 표지의 온라인 위치를 모사한 영상에 위치시켜 십입된 표지의 위치를 정확하게 비교할 수 있다. 이러한 정보는 환자의 몸을 재위치시키거나 표적에 빔 위치를 적절하게 조정하는데 사용된다.

⑤ 1 mm 이내의 정확도로 정위적 체부 방사선치료를 하기 위해서 3차원 실시간 기준점 위치를 확인할 수 있는 몇 가지 시스템들이 있다. 먼저, 고주파 기반 추적 시스템은 종양에 삽입된 소형 전자기 트랜스폰더가 외부 전자기장에 의해 여기 될 때 독특한 공진 주파수를 방출하며 전자기장의 소스인 자기배열을 통해 주파수 신호를 수신하고 트랜스폰더의 상대적 위치를 결정하는 방식이다. 비슷한 시스템으로는 외부의 방사선 선원과 연결된 케이블을 가진 활성 고주파 방출기가 있으며 전립선암 치료에 많이 사용된다. 그리고 또 환자의 몸 바깥에 위치한 검출기 배열에 의해 탐지되는 광자를 방출하는 방사선 선원을 사용하는 시스템도 있다.

이러한 장치들은 외부에서 KV 또는 MV 방사선을 사용하지 않고 연속적으로 마커의 위치를 파악할 수 있다는 것이 큰 장점이다. 하지만 잠재적인 단점으로는 CT 시뮬레이션과 방사선치료 중에 삽입한 마커가 이탈하여 이동한다면 쉽게 식별 할 수 없다는 것이고 그러한 것은 곧 부정확한 치료로 이어질 수 있다는 것이다.

⑥ 초음파 시스템은 연부조직 구조를 파악하는데 사용된다. 이 시스템은 적외선 카메라 시스템과 비슷하게 탐지기와 함께 사용하여 위치를 추적 할 수 있다. 탐지기에 포착된 연부조직들은 회전중심점의 기준으로 참고하여 사용된다. 따라서 치료테이블 위치는 치료 전에 적절하게 조정할 수 있다. 일반적으로 초음파 시스템은 SBRT를 보조하는 장치로 사용되며 SonArray, ExacTrac Ultrasound Localization, BAT 등과 같은 시스템들이 임상에서 사용되고 있다.

⑦ 저전압 개방형 자기공명 영상시스템은 처음에 치료 및 수술 중 실시간 모니터링을 하기 위해서 개발되었다. MRI는 이온화 방사선 조사 없이 탁월한 연부조직의 대조도를 제공하기 때문에 SBRT에서 연부조직이 표적인 경우 실시간 체적 모니터링을 하는데 가장 적합한 시스템이다. 최근 MRI와 선형가

속기가 통합된 프로토 타입이 개발되었다. 이러한 시스템에서, MR 자기장의 간섭에 대한 영향으로 선형가속기 도파관에서의 전자의 궤도로 피할 필요가 있고, 각 시스템으로부터의 무선신호의 간섭 또한 다른 시스템들의 동작과 함께 관리할 필요가 있다. 이러한 문제점을 해결하고 MRI와 코발트장치를 통합하여 이 기술의 장점을 살린 것이 현재의 ViewRay 시스템이다.

⑧ 두 개 또는 그 이상의 카메라를 적절하게 적용하여 마커의 위치정보를 전달할 수 있는 광학시스템이 있다. 이 시스템은 자외선, 가시광선 및 적외선을 포함한 다양한 파장이 적용하여 사용된다. 그리고 신체에 부착된 빛 반사체 또는 발광체는 외부 신체 정보를 연속적으로 제공하기 위해서 사용한다. 레이저 기반 광학 표면 스캐닝 시스템인 C-RAD Sentinel™은 치료 중에 흉부 및 복부의 움직임을 감지하여 환자의 위치를 재조정하는데 도움을 준다(그림 10-19).

표적의 3 차원 위치 결정을 통해 표적이 잘 고정되어 있으면, 환자 위치 또는 빔 위치/방향을 원하는 곳으로 조정할 수 있다. 호흡에 의해 움직임이 있는 표적들은(폐, 흉부 및 복부 종양) 또한 영상 유도 추적이 필요하다. 이러한 기술에는 자유 호흡 및 멈춤 호흡 상태에서 호흡 동조 방사선치료가 있으며 또한 4차원 호흡 연관된 CT 기반으로 한 표적화 기술이 있다. 그러나 앞선 두 기술은 특정한 치료부위에서 SBRT가 적합하지 않을 수 있다. 그러한 치료부위에서는 실시간 동적 종양추적 방법 또는 호흡 동기화 기술이 훨씬 향상된 해결책을 제공할 수 있다. 현재에는 CyberKnife의 SynchronyTM Respiratory Tracking 시스템에 의해서만 이 기술이 실현되고 있다. 이 시스템에서 치료계획은 일반적으로 호흡말기 위상(end-respiration phase)에서의 정적 CT 촬영 영상을 기반으로 한다. 이 시스템의 선형가속기는 로봇식으로 제어되어 2π 이상의 입체각 내에서 비등심적 빔 전달이 가능하다.

그림 10-19 레이저 기반 광학 표면 스캐닝 시스템인 C-RAD Sentinel™

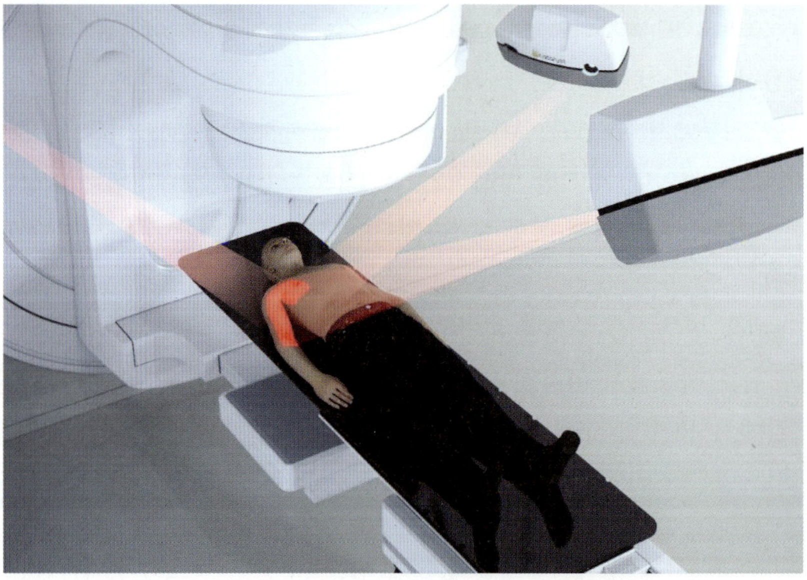

3) 모의치료 및 영상 수집

정위 체부 방사선치료에 위해 우선적으로 시행되는 모의치료의 목적은 환자가 치료 받는 자세로 해부 구조를 가시화하고 치료계획과 치료준비, 선량계산 등에 사용할 3차원적 해부구조에 관한 자료를 얻는 것이다. 모의치료 방법에는 CT를 기본영상으로 사용되고 보조적으로 MR, PET-CT 등의 영상시스템이 이용된다.

CT는 방사선치료에서와 같이 SBRT에서도 치료계획을 위해서 기본적으로 사용되는 영상이다. CT 영상은 최소한의 공간 왜곡으로 환자의 기학학적인 정보를 제공하며 치료계획을 위한 선량계산에 필요한 조직밀도 정보를 제공한다. 다른 방식의 영상으로는 MR과 ^{18}FDG PET이 종종 사용된다.

CT 영상으로 수립된 치료계획에서 표적 및 위험장기들의 선량-부피 통계를 가지고 평가하기 때문에 CT 영상 획득 시 정사 범위 내에 있는 모든 위험장기를 포함하여 얻어야 한다. 그리고 일반적으로 작은 표적을 치료하는 SBRT에는 정확한 표적체적 테두리를 그리기 위해서 가능한 한 얇은 절편 두께(〈 3 mm)의 영상을 얻는 것이 중요하다.

MR 영상은 모의치료를 위해 CT 촬영한 같은 날에 획득하는 것이 가장 이상적이다. 종양위치를 강조하기 위해서 간 특정 대조도가 적용되기도 한다. 이 MR은 뇌종양을 시각화를 위한 가장 좋은 영상으로 전립선, 척추 종양 및 흉부와 고체 복강 종양에 대해서도 사용이 증가하고 있다. PET는 환자의 병기, 치료계획 및 치료효과를 평가하는데 중요하게 사용되며 장기적인 치료결과를 예측하는데도 사용된다. PEC-CT는 영상융합의 부정확성을 줄이기 위해 주로 사용되고 있으며 폐암, 두경부암, 대장암 등에 널리 사용된다. CT 촬영에 대한 환자의 초기 치료자세는 다른 영상장치에서도 재현되어야 하며 CT 영상과 다른 영상장치간의 영상융합으로 상당한 부정확성을 줄일 수 있다.

SBRT를 위한 모의치료 계획 시 분할치료 사이에 표적위치의 변동을 중요하게 고려해야 한다. 환자의 호흡 및 움직임 등에 의한 표적 움직임을 관리하기 위하여 많은 방법들이 적용되어 왔으며, 움직임 관리에는 수동적 움직임 관리 및 능동적 움직임 관리로 구분하여 설명할 수 있다. 수동적 음직임 관리는 환자의 표적 체적을 정의할 때 표적의 움직임을 고려하는 것이다. 일반적으로 4차원 전산화 단층촬영술을 이용하여 수행된다. 차원 전산화 단층촬영 스캔 영상은 호흡주기의 여러 다른 위상(phase)에서 획득되는 집단 영상 자료들로 수집된다. 특정점의 위상은 호흡주기의 원점에서 경과한 주기의 백분율로 정의한다. 예를 들어, 호흡주기가 시작되는 꽉찬 들숨(위상 = 0%)에서 완전 날숨 (위상 = 50%)까지 그리고 다시 꽉찬 들숨 (위상 = 100%)까지 되돌아오는 범위로 설정된다. 실시간 위치관리 (Real-time Position Management, RPM)는 적외선 카메라를 이용하여 환자의 복부 위에 위치시킨 반사체의 움직임을 추적하는 대표적인 장치이다. 동적 움직임 관리는 치료 중에 종양의 움직임을 줄이거나 종양의 움직임을 추적할 수 있는 실시간 추적 기술을 접목시켜 방사선을 전달하는 것이다. 종양의 움직임은 특히 폐의 아래엽에 위치한 종양들에서 뚜렷하게 나타나는데 폐암 질환에 대해서 배 압박 장치나 숨참기 기법을 통해 종양의 움직임을 감소시킬 수 있다.

4) SBRT 시행을 위한 이론적 근거 및 빔 특성들

기술의 발달로 인해 정교한 첨단 방사선치료기기들이 도입되면서, 좀 더 안전하게 주변 정상조직에 손상을 주지 않고, 방사선을 종양에 집중 조사하는 것이 가능해졌다. SBRT 처방선량은 기존의 분할치료에서 사용하는 것보다 높은 절제선량을 적용한다. IMRT 같은 기존 분할치료와는 달리, 대부분의 SBRT 치료계획은 SRS에서 적용되는 최대선량의 50~85% 사이의 등선량 곡선에 100%로 표준화하여 수립한다. 그리고 가능한 많은 정상조직에 선량을 피할 수 있도록 좁은 마진을 사용한다.

방사선 조사 시 기존 방사선치료(conventional radiotherapy, 회당 1.8~2 Gy 선량을 적용하여 수십 회 분할 치료, 정상 조직 보존과 암세포 제거를 동시 고려)와 다른 생물학적 기전으로 작용한다고 보는 견해들이 있어 왔다. 즉, 혈관 변화나 면역 작용 등 직접적이지 않은 경로의 세포사가 정위적 체부 방사선치료(SBRT)시 발생한다고 보는 견해에 따라 이와 관련한 생물학적 연구들이 진행 중에 있다. SBRT와 기존 분할방사선치료의 총 전달선량 사이에서 치료법을 비교하기 하여 많은 방사선생물학적 모델을 이용한다. 여기에는 조사선량 및 치료분할 횟수를 결정하기 위하여 선량 분할 생물학적 영향을 나타내는 생물학적 등가 선량(biologically equivalent dose, BED)을 비교 하였다. BED는 조사된 정상조직에 대한 특정 방사선 반응 특징들을 계산하기 위하여 세포 생존곡선에서 1차 성분과 2차 성분을 나타내는 α와 β가 이용되며 α/β 비율은 조직에 대한 생물학적 효과의 특성을 나타낸다.

선형-이차식 모델 (linear-quadratic model)에서 BED 값은 다음과 같이 정의된다.

$$BED = D\cdot(1+\frac{d}{\alpha/\beta})$$

여기서 D는 총선량이고 d는 분할 당 선량을 나타낸다.

규정화된 총선량(normalized total dose, NTD)은 특정 BED에 대응하는 통상적인 분할 선량(2 Gy/fraction)로 조사된 총선량으로 정의할 수 있다. 위 식을 이용하여 12 Gy 5 분할, 총 60 Gy 선량과 20 Gy 3 분할, 총 60 Gy 선량에 대한 두 SBRT 치료계획에서 BED와 NTD를 비교해보자. 단 종양에 대한 α/β 비율을 10 Gy로 가정한다.

첫 번째 치료계획에 대해서 BED는 다음과 같이 계산된다.

$$BED = 60\cdot(1+\frac{12}{10}) = 132\,Gy_{10}$$

그리고 두 번째 치료계획에 대해서 BED는 다음과 같이 계산된다.

$$BED = 60\cdot(1+\frac{20}{10}) = 180\,Gy_{10}$$

NDT는 분할 당 2 Gy의 조사선량 조건에서 특정 BED에 대한 물리적인 선량을 결정하는 것이다. 그러므로 다음과 같은 식으로 정의할 수 있다.

$$BED = NTD\cdot(1+\frac{2}{\alpha/\beta})$$

첫 번째 치료계획에서 대하여 NTD 값은 다음과 같이 계산된다.

$$NTD = 132 \cdot (\frac{10}{12}) = 110\,Gy$$

또한, 두 번째 치료계획에서 대하여 NTD 값은 다음과 같이 계산된다.

$$NTD = 180 \cdot (\frac{10}{12}) = 150\,Gy$$

이러한 생물학적 지수(biological index)들은 다른 분할 선량을 비교하는데 유한 도구로 사용된다. 하지만 선형-이차식 모델의 적용은 근사적 방법에 의한 계산 결과 값으로 소분할 SBRT의 총 선량에 대해서 이 모델의 적용은 향후 검증될 필요가 있다. 그럼에도 불구하고 SBRT에 대한 처방선량은 대체적으로 더 큰 생물학적 효과를 가질 것으로 확신된다.

SBRT에 사용되는 광자 빔에 대한 특성 중에서, 빔 투과력과 반음영에 대해 다음과 같은 사항을 고려해야 한다. 광자선은 입사매질에 축 방향 산란 전자 전달에 의해 빔 반음영이 더 커지므로 더 높은 에너지를 갖는 좁은 폭 빔을 SRBT에서 사용해야 한다. 폐 조직과 같은 저밀도의 매질에서 이러한 효과는 더욱 중요해진다. 특히 폐암에 대한 SBRT에는 빔 투과력과 반음영의 특성을 적절하게 조합할 수 6 MV 광자선이 주로 사용된다. 또한 SRS에서 사용되는 콘 모양의 콜리메이터나 또는 고정밀 다엽 콜리메이터(High Definition MLC)가 장착된 치료기기를 사용하여 작은 반음영으로 표적외의 정상조직에서는 급격히 감소하는 선량분포를 얻을 수 있다.

5) 정위적 체부 방사선치료계획

GTV, CTV, PTV 및 ITV와 같은 ICRU 50 및 ICRU 62에 의한 기존의 방사선치료에 정의된 용어들은 여전히 SBRT에도 사용된다. 일반적으로 GTV는 종양표적을 가장 보이는 대조 CT 또는 MR 영상에서 그린다. GTV는 초기의 모의치료 CT 영상에서 항상 검토해야 한다. 일반적으로 CTV는 GTV에 3~5 mm 정도의 마진을 추가하여 정의한다. 특히 전이성 폐, 간, 척추, 복부 등 같이 많은 사례에서는 GTV와 CTV는 동일하게 종종 사용한다. 이러한 임상적 사례에 대한 SBRT의 전산화치료계획을 그림 10-20 a-d에서 나타내었다.

대부분의 두개외의 표적에서는 불가피한 움직임으로 인해 표적 움직임에 대해 적절한 고정 또는 보정이 시행되지 않으면 SBRT는 본질적으로 견고한 고정장치를 사용하는 SRS 및 FSRT와는 달리 부정확한 치료가 될 수 있다. 그러므로 정밀한 표적위치에 대한 선량학적 장점은 정확한 장기 움직임을 보상할 수 있는 기술과/또는 얼마나 적합한 고정장치가 사용되었는가에 따라 나타난다. CTV에 부정확도 포함하여 표현되는 ITV는 일반적으로 CTV에 내부 마진(전형적으로 1.5~3 mm)을 추가하여 정의한다. PTV는 CTV에 치료준비자세의 오차, 기계적인 허용오차, 치료 간 표적 변형 등을 포함한 모든 가능한 기하학적 변형을 평가하여 마진을 추가함으로써 정의한다. 이러한 마진은 SBRT 치료에 사용하는 치료기기, 병소위치, 그리고 여러 임상적인 조건들을 기반으로 하여 결정하게 된다.

그림 10-20 SBRT의 전산화치료계획에 대한 a) 폐암, b) 간암, c) 척추암, d) 췌장암의 임상사례들.

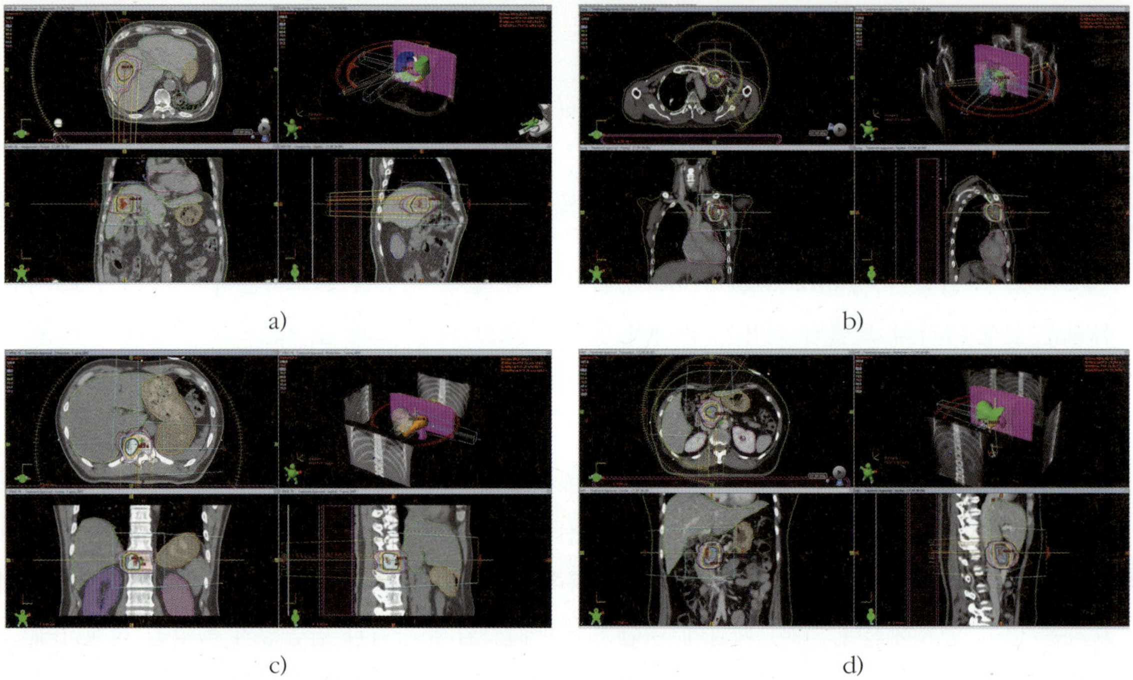

호흡 조절과 호흡 추적 방법이 사용되지 않을 경우, 일반적으로 CTV는 반경 방향으로 5 mm, 두개골 꼬리 방향으로 10 mm 확장하여 정의한다. 4차원 전산화단층촬영을 사용하는 경우에는 CTV에서 PTV 마진은 3~5 mm 정도 줄일 수 있다.

한 분할 당 고선량을 적용하는 SBRT의 주된 목적은 표적에는 정확하고 정밀한 선량전달과 함께 주변의 정상조직에는 급격한 선량 감소를 얻는 것이다. 이러한 목적을 달성하기 위해서는 치료 계획을 수립하는 동안 다음과 같은 4 가지 선량학적 고려 사항들이 있다.

① 처방한 선량으로 정의되는 등표면의 모양은 표적의 모형과 거의 일치해야 한다. 치료계획 시스템에서 CT 영상를 이용하여 나타내는 등선량분포 곡선과 선량히스토그램(DVH)는 수립된 치료계획의 질을 평가하는데 유용한 척도이다. 또한 저합성 지수(Conformity Index)는 치료계획에 점수를 부여하는 보완적인 지표이다. 그 지표는 동일한 환자에 대한 여러 개의 수립된 치료계획을 비교하는데 사용된다.

② 위험장기들(OARs)이 표적으로부터 충분히 공간을 갖는다면 모든 방향으로 종양체적부터 정상조직까지 선량은 급격히 떨어진다. 그렇지 않다면 종양에 근접한 중요장기의 방향에는 특히 주의를 기울여야한다.

이러한 첫 번째와 두 번째 목적들은 기본적으로 치료에서 가능한 한 많은 방향에서 적절하게 많은 비동일 평면상의 빔을 사용하여 달성 할 수 있다.

③ 선량 이질성(Dose heterogeneity): 종양체적 전체에 걸쳐 분포, 종양의 중심 또는 부위 한정된

영역에 전달되는 가장 높은 선량을 갖는다. 대부분의 SBRT 치료계획은 최대선량의 50~85 % 사이의 처방선량곡선에 100%로 표준화하기 때문이다. 선량 전달에 있어서 전체표적에 균일하게 분포된 선량을 전달하려는 기존의 방사선치료의 목적과는 달리, SBRT에서는 표적체적 내에 고선량 점(hot spot)은 정상조직에서 나타나지 않는 한 임상적으로 괜찮은 것으로 간주한다. 그러한 이유로는 표적 중심부 내의 고선량 점은 방사선 저항성 저산소 세포를 제거하는데 이점이 있다는 가설에 의한 것이었다. 그러므로 SBRT에서는 일정 기준 이상의 고선량 점이 표적체적 내에 있을 경우에는 치료계획에서 선량 이질성을 허용하고 있다.

④ SBRT 전산화치료계획은 표적체적에 높은 선량, 작은 조사면, 그리고 세기조절의 특징을 갖는다. 그러므로 최적의 선량기준을 만족하기 위해서 기존의 방사선치료와 IMRT 보다는 훨씬 많은 MU을 치료계획에서 사용한다. 3차원 입체조형 방사선치료에서 IMRT가 적용되면서 더 많은 조사면이 사용되고 저선량을 받는 정상조직이 증가했다. 또한 2~3 배의 MU 수 증가로, 많은 누설방사선이 발생되었고 이로 인해 전신 노출선량이 증가하였다. 이러한 두 가지 요인은 2차 암 발생위험을 증가시키는 경향이 있다. 결과적으로 IMRT는 10년 생존 한 환자의 경우, 기존 방사선치료에 비해 2차 악성종양의 발병률은 대략 1~ 1.75 % 정도 높게 나타났다. SBRT 경우에서도 IMRT와 마찬가지로 치료계획에서 표적에 대한 높은 선량, 작은 조사면, 그리고 세기조절의 특징을 갖으며 MU 대 선량 비율이 높게 나타났다. 이러한 결과는 2차 암 발생위험 뿐만 아니라 빔 당 입사 피부선량도 매우 높을 수가 있어 잠재적인 독성을 크게 유발 할 수 있는 것을 의미한다. 그러므로 어린 환자나 젊은 환자의 경우에는 SBRT의 총 MU 수와 처방한 선량의 비율을 적절하게 조절할 필요가 있다.

6) 치료계획 평가

SBRT 치료계획은 표적과 정상장기의 선량제약(dose constraint) 설정에 충족하는지를 바탕으로 하여 평가한다. 여러 임상 사례에서 일부의 경우, 모든 선량제약의 목적을 동시에 만족시킬 순 없으므로 환자의 상태나 치료 질환에 따라 표적 및 정상장기의 중요도를 평가하여 절충안을 마련해야 한다. 이러한 여러 가지 목적에 적합한 치료계획 평가에 도움을 주기 위해서, 미국 Radiation Therapy Oncology Group(RTOG)에서는 "사소한(minor)" 및 "주요한(major)" 위반 사항으로 구분하여 프로토콜을 정의하였고 SBRT의 임상 치료계획에 이 프로토콜을 참고하여 평가할 것을 권고하였다. 예를 들어, 표적에 대한 치료계획에서 적합성지수(confromality index, CI)를 1.2 이내로 제한하는 것이다. 치료계획의 CI가 1.2 이상 1.4 이하이여야 프로토콜에 포함될 수 있는 사소한 위반 (minor violation)으로 간주되고, CI가 1.5 이상은 수용할 없는 치료계획으로 간주되며 이 환자는 프로토콜에 적합하지 않는다고 정의하였다.

5. 정위 체부 방사선치료에서의 품질관리(QA)

QA 과정은 기존의 방사선치료에서 중요한 부분이지만 SBRT에서는 더욱 중요한 역할을 한다. 적은 치료 횟수와 PTV에서 작은 마진이 SBRT에 사용되기 때문에, 미세한 치료자세의 오차로도 부정확한 표적의 위치가 발생될 수 있으며 인접한 정상 조직에는 상당한 독성을 추가될 위험이 있다. SBRT가 한 번 또는 소분할로 치료한다는 것은 임의적 오차(random error)를 보상하기 위해서 선량 적용 범위의 평균화를 허용하지 않는 것과 같다. 특히 표적화 및 추적화의 QA에는 방사선치료와 같이 중요한 부분으로 간주되므로 엄격한 QA 과정이 요구된다.

1) 치료기기 품질관리

AAPM Task Group(AAPM TG-40, 50, 66, 142)은 방사선치료 QA의 수행을 위한 모범적 사례에 대한 지침을 제공하고 있다. 이러한 보고서에서는 SBRT 치료과정에서 전반적인 측면에서 정확도를 검증할 수 있는 연간, 월간, 일간 정도관리 활동 및 허용오차를 제안하고 있고 있으며 요약된 기계적 검사와 선량계측 검사, 촬영검사 등이 포함되어 있다. 최근에 발표된 AAPM TG-142 보고서에는 SBRT 치료에 대한 허용오차를 더 엄격하게 설정하여 정의하고 권고하고 있다. 이러한 권고사항에서 중요하게 정의하고 있는 것은 촬영 좌표와 치료 좌표간의 일치하는가의 여부이다. 특히 SBRT 치료는 5회 이내의 소분할로 치료선량을 전달하기 때문에 한 번의 오차도 용납되지 않으며 이러한 오차발생은 처방선량의 20% 이상의 선량오차를 발생할 수 있기 때문이다.

각 기관에서 사용하고 있는 SBRT 치료장비와 기관의 상황에 따라 적합한 정도관리 권장사항을 개발하여 가지고 있어야 한다.

2) 영상시스템 품질관리

SBRT에서 영상시스템의 사용의 목적은 영상시스템을 적용하여 병소 및 위험장기를 위험에 노출되지 않게 하며 기하학적 부정확도를 최소화함으로써 환자에게 정확한 치료가 되도록 하는 것이다. 이 영상시스템이 허용기준으로부터 유의한 오차가 나타다면 치료의 정확성에 부정적인 영향을 줄 수 있으므로 영상시스템의 품질은 항상 높은 정확도로 갖는 최적인 상태로 유지되어야 한다. KV-CBCT와 MV-CBCT 시스템들은 적절한 치료빔 등중심점의 일치성을 평가하고 영상유도 절차들의 기하학적 정확도를 증명하기 위해서 치료기기와 영상 구성요소의 굴곡에 대한 보정 절차가 필요하다.

영상시스템의 중요한 품질관리 항목으로는 영상의 질, 척도 및 거리 정확도, 명암 대비, 공간적 분해능 및 대조도, 노이즈, 영상등록 정확도와 원격 제어 가우치의 정확도 등이 있다. 이러한 모든 항목들은 환자의 치료 정확성과 안전에 관련된 것으로, 정규화된 일정으로 품질관리 프로그램 수행되어야 한다. 이러한 절차들은 의학물리학자가 각각의 병원상황에 적합하게 개발하고 관리한다.

3) 환자 맞춤형 품질관리

TG 101 보고서에 따르면, 치료 전 준비단계 검사뿐만 아니라 치료계획 및 전달 과정의 정확성을 평가하기 위해서, 치료기기의 품질관리와 환자 맞춤형 품질관리 절차를 수행하고 평가해야 한다.

새로운 SBRT 치료기기가 도입되어 환자를 치료할 경우, 담당 의학물리학자는 그 치료기기의 선량 전달 정확성을 확신할 수 있을 때까지보다 많은 환자 맞춤형 정도관리를 수행해야 한다.

소조사면을 많이 사용하는 SBRT에 대하여서, 조소사면의 선량측정이 정확한지 확인하기 위해서 환자 맞춤형 정도관리를 수행해야한다. 예를 들어, 의학물리학자가 조사면에 대해 측정된 출력인자에 부정확하다고 느낀다면, 소조사면에 관련된 치료계획에 대해 환자 맞춤형 정도관리를 세밀하게 진행해야 한다. 또한 의학물리학자가 소조사면에 대해 microMLC 또는 IRIS 위치 정확성에 대해 의구심이 갖는다면 환자 맞춤형 정도관리를 수행해야 한다. 예를 들어, 소조사면은 잠재적으로 측정 불확도와 위치 부정확성을 모두 포함하기 때문에 사이버나이프(Cyberknif)를 관리는 5 mm 또는 7.5 mm 콜리메이터를 가지고 치료 한 모든 환자에 대해서는 환자 맞춤형 정도관리를 수행해야 한다.

소조사면 환자 맞춤형 정도관리에 대한 측정은 등선량분포를 얻기 위해 적절한 해상도를 가진 필름과 절대선량 측정을 위해 평균볼륨 문제를 배제할 수 있는 pin point chamber나 다이오드 같은 작은 측정 볼륨을 갖고 있는 선량측정 검출기로 수행 할 수 있다. 따라서 최근 임상에서 많이 사용하고 있는 MapCheck 또는 Matrixx 같은 2차원 검출기 배열시스템은 검출기 간 간격이 크기 때문에 소조사면에 적용하기에는 실제적으로 적합하지 않을 수 있어 일반적으로 필름을 많이 사용한다.

6. 정위적 방사선치료에 사용되는 상용화 시스템

현재 상용화되어 임상에서 적용되고 있거나 개발 중에 있는 SBRT 치료시스템은 다음과 같은 것이 있다.

① 기존의 분할 방사선치료로부터 SBRT까지 모든 치료를 수행할 수 있도록 대부분의 선형가속기 제조업체들은 여러 가지 새로운 치료장비를 소개했다. SBRT 치료를 위한 가장 최근의 치료기로는 TrueBeam STx 선형가속기이다(그림 10-20). 이 선형가속기는 X-선 영상, CBCT 영상, 호흡신호를 추적할 수 있는 실시간 위치관리 시스템 등이 부착되어 있으며 환자의 호흡주기의 특정지점에서 저 선량 X선 영상장치를 트리거하는 새로운 분할 간 움직임 검토(intrafrcation motion review) 또는 "트리거 영상" 시스템은 종양이 적절하게 표적화 되는 것을 시각적으로 검증할 수 있다. 또한 정적 및 동적 빔 세기조절 또는 체적조절 호형 방사선수술 적용할 수 있으며 또한 비여과평판형 빔 방식을 방사선치료에 적용할 할 수 있다.

그림 10-21은 환자의 고정장치와 영상유도 시스템이 포함된 노발리스 방사선수술시스템과 TrueBeam STx 선형가속기가 통합된 형태를 나타낸다. ExacTrac 로봇 6차원 가우치를 통해 자동화된 환자의 위치 정보를 제공받는다. 치료실에 설치된 이 시스템은 비침습적인 프레임을 가지며 X선 영상 시스템으로 신속하고 정확한 환자의 치료자세가 가능하다. 또한 분할 간 표적 및 마커의 위치를 검증을 할 수 있다. 일반적으로 영상유도 척추 방사선수술, 폐와 간 등에서 호흡조절 방사선치료, 영상유도 전립선 방사선치료 등에 적용된다.

Elekta Axesse^{TM}는 4차원 방사선치료와 HDR과 같은 전립선 정위적 체부 방사선치료를 시행할 수 있는 6도의 자유도를 갖는 환자 위치시스템, CBCT 및 KV 영상 시스템으로 구성된다(그림 10-22). 이 시스템은 호흡 위상에서 영상 데이터를 캡처하고 4차원 데이터를 제공한다. 이 데이터를 통해 각각의 호흡 위상에서의 종양 위치를 시각화함으로써 정확한 치료를 시행할 수 있도록 한다.

그림 10-21 치료실에 설치된 ExacTrac 영상유도 시스템이 포함된 TrueBeam STx 선형가속기

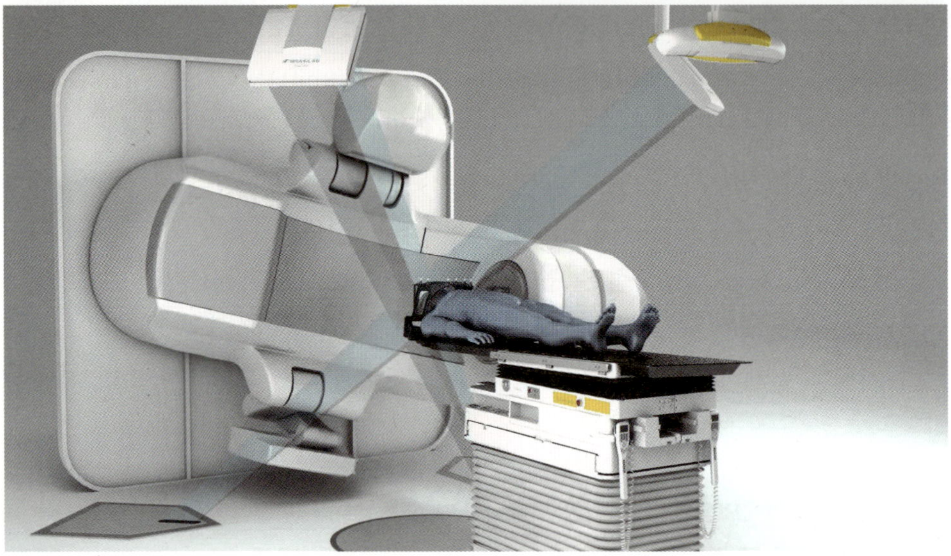

Primatom™은 고정밀 레일에 선형가속기와 CT를 결합한 하이브리드 형태의 시스템이다(그림 10-23). 치료 테이블에서 환자의 신속한 진단 영상을 제공할 수 있도록 CT 갠트리가 한 쌍의 레일에서 움직이는 것이 이 시스템의 특징이다. CT 스캔 후, 테이블은 치료를 위해서 치료자세 위치로 이동하게 된다.

그림 10-22 Elekta Axesse™

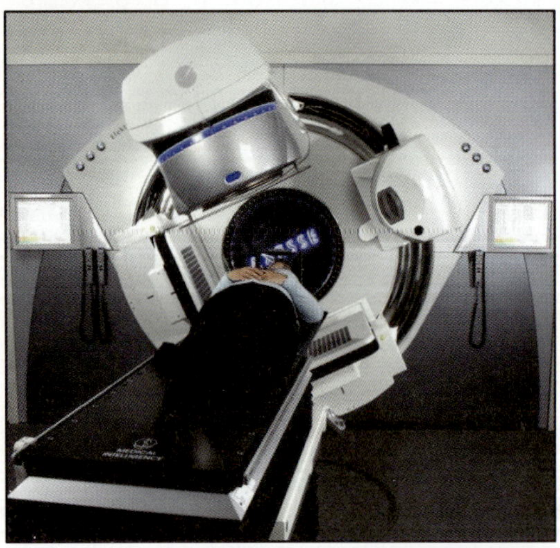

그림 10-23 Siemens Primatom™

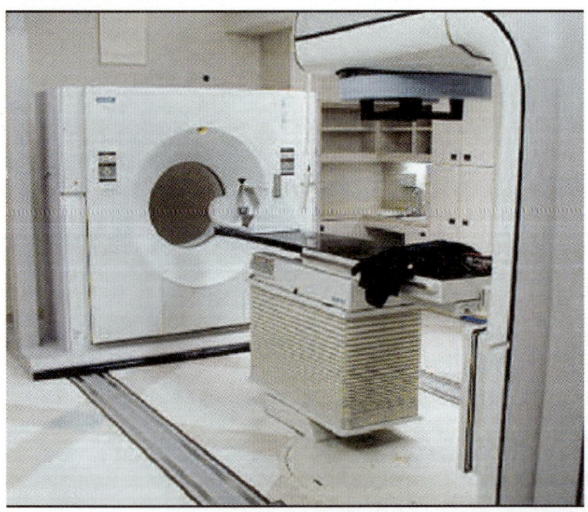

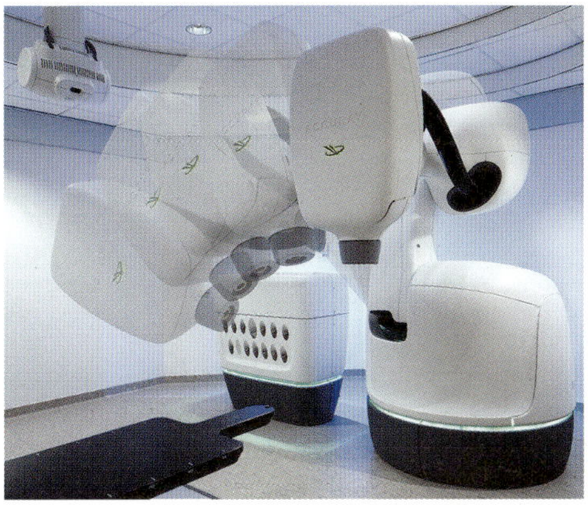

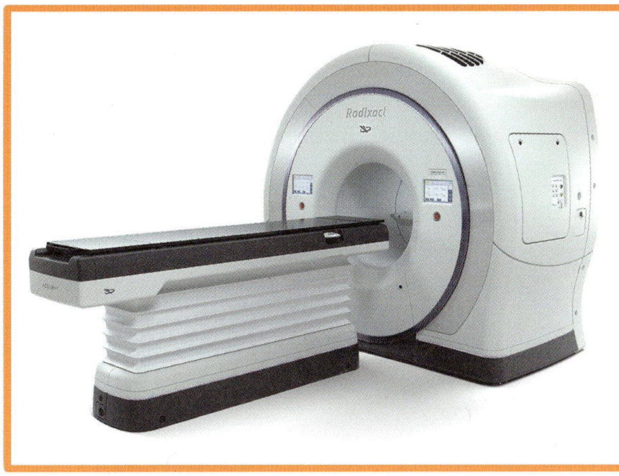

그림 10-24 Accuray사의 CyberKnife 시스템

그림 10-25 Tomotherapy 시스템

② CyberKnife 시스템은 프레임 없는 정위적방사선수술과 영상유도 로봇수술기술의 개념으로부터 출현하게 되었다(그림 10-24). 이 장비의 영상시스템은 kV X선 영상장치와 환자 표면에서 빛 발광체를 감지할 수 있는 직교쌍의 광학시스템으로 구성된다. 이것은 비 등중심의 프레임이 없는 치료를 가능하게 한다. 골격 구조 또는 이식된 마커, 그리고 실시간 동적 종양 추적 기반을 포함하는 추적 장치들이 사용된다.

③ 토모테라피는 영상유도 세기조절방사선치료를 위한 나선형 회전 프로세서를 기반으로 한다(그림 10-25). 이 영상유도 시스템은 MV CT 영상 획득, CT 영상의 자동분할, CT 영상들을 이용한 선량 재구성, CT 영상들의 변형성 등록 및 재 최적화의 기능을 포함되어 있다.

④ Vero SBRT 시스템(일명 TM2000, 일본)은 CT와 같은 링 구조의 형태를 가지고 있으며 회전을 통해 빔 전달을 할 수 있는 플랫폼과 영상유도 시스템이 통합된 장비이다(그림 10-26). 이 장비는 추적 조사를 위한 영상 가이드 셋업과 실시간 형광 투시 모니터링을 할 수 있는 전자식 MV 포탈 영상장치(EPID), 듀얼 KV 형광투시법 그리고 콘빔 CT 영상을 포함하고 있다. 다엽콜리메이터가 장착된 내부의 6 MV C밴드 선형가속기는 링 형태로 내장된 직교형태로 장착되어 있다. 기울임이 가능한 기능을 가지고 있는 조사 헤드는 등중심치료(isocentric treatment) 또는 비등중심치료와 동적추적을 가능하게 한다.

⑤ 그림 10-27은 체부를 치료를 위한 다른 감마나이프와 비슷한 치료 장비인 ViewRay™시스템을 보여준다. 이 시스템은 치료 도중 높은 대조도 전처리 영상과 연속적인 연부조직 영상을 제공하기 위해 자기공명 영상 (MRI)과 방사선치료 기술을 통합한 독특한 형태를 갖고 있다. 초기에 개발된 ViewRay™ 시스템은 연부조직을 볼 수 있는 0.345T MR 영상과 세 개의 코발트 빔을 다엽콜리메이터로 조절하여 사용한다. 치료 앞서, MR 영상을 통해 정확한 표적 및 환자의 위치를 확인할 수 있다. 빔 조사(beam-on irradiation) 동안에는 연부조직 영상을 1초 이하의 빠른 속도로 캡처하고 처리하여 처방한 선량이 표적에 정확하게 전달되는지를 확실하게 보증해 줄 수 있는 장비이다. MR 영상을 사용하여 연부조직을 명확하게 볼 수 있다는 것은 한 번의 분할로 고선량을 전달할 때 가장 큰 장점이 될 수

있다. 최근에는 선형가속기와 자기공명영상장치가 통합된 형태로 개발되어 상용화되고 있다.

그림 10-26 Vero SBRT 시스템

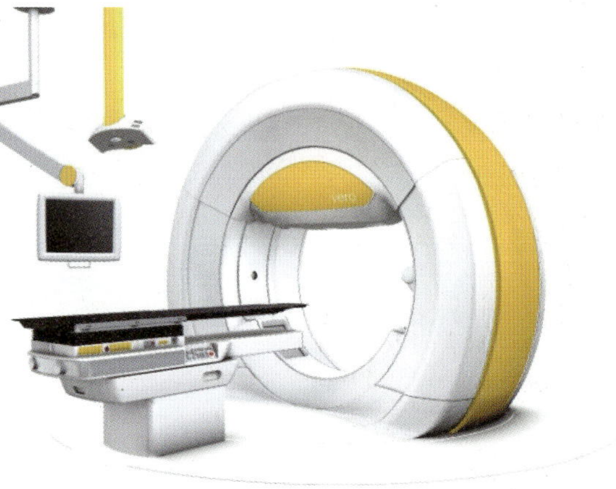

그림 10-27 ViewRay™ 시스템

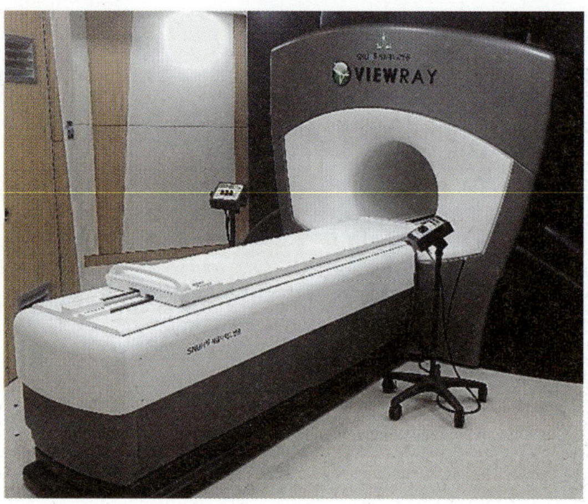

Chapter 11

방사선치료의 질 보장

개 요
- 질 보장(QA, quality assurance)의 필요성
- 역사적 배경
- 조직 및 장비
- 용어의 정의

치료장비의 유지관리
- 개요
- 임상 적용의 안전성(safety)과 적합성(fitness) 평가
- 문서 관리
- 의료의 질(quality of care)감사

치료과정(treatment process)
- 개요
- 환자 자료(patients data)
- 치료기준(treatment protocol)
- 치료선량의 처방과 치료계획(treatment prescription & treatment planning)
- 환자의 방사선치료

QA 방법 및 절차
- 기계적인 정확성(mechanical accuracy)
- 방사선 선량의 정확성(radiation accuracy)
- 안전관리체계(safety system)의 기능성

장비별 QA 기준
- 외부 치료장치(external radiation therapy unit)
- 근접치료기
- 모의치료촬영기(simulator)
- 치료계획장비(treatment planning system)

세기조절방사선치료 정도관리(Intensity Modulated Radiation Therapy, IMRT QA)
- IMRT 치료계획과 방사선 치료 조사 QA
- IMRT 치료 계획 시스템(planning system)
- IMRT 치료 전달 시스템(Delivery System)
- 치료 전 검증 QA(delivery QA)
- IMRT QA의 목표
- IMRT 선형 가속기 QA(Linac QA)

방사선 치료에서의 디지털 영상 평가
- 기술적 배경
- MTF(The modulation transfer function: 변조전달함수)
- NPS(The noise power spectrum: 잡음전력 스펙트럼)
- DQE(Detective quantum efficiency: 양자검출효율)

11.1 개 요

1. 질 보장(quality assurance, QA)의 필요성

방사선치료학 분야에서의 질 보장(quality assurance, 이하 QA라 한다)[1)]의 필요성은 방사선치료장비 및 기술의 발전과 환자와 직업 종사자의 안전관리 문제, 그리고 병원의 경영관리적인 측면에서 크게 대두되고 있으며, 또한 치료과정에서 발생할 수 있는 불확실한 상황을 인식하고 이를 최소화하며, 이로 인해 발생하는 위험과 비용 등을 경감시키고 의학적, 법률적인 문제와 관련하여 중요시 한다.

QA는 무작위적 불확실(randomized uncertainty)한 상황 및 구조적인 불확실성(structural uncertainty), 그리고 검출되지 않은 오류에서 발생하는 문제들을 줄이기 위한 체계적인 활동들을 의미하며, 특히 윤리적인 측면의 고려와 법규 제정의 필요성, 그리고 의료 종사자 스스로의 방어수단으로서도 적정관리의 중요성은 매우 강조되고 있다. 즉 환자가 의료기관에서 제공하는 진료에 대해 믿음을 갖게 하기 위해서는 이미 검증된 치료방법 중 각 개인의 환자에게 치료 가능성이 가장 높은 방법의 진료가 제공되어야 하는 것이다. 이를 위해 필수적인 것은 합리적으로 제정된 스스로의 기준 설정이며 또한 제공되는 진료는 설정된 기준에 부합되는 범위 내에서 시행되어야 하고, 만일 이 기준에 미치지 못할 경우 지속적인 개정을 위한 행동과 오류의 재발을 방지하기 위한 행동들을 취해야 한다. 즉 적정진료는 고도의 윤리적인 기준이 요구된다. 또한 진료 장비가 안전관리 등과 같은 규정에 부합하도록 장비를 운영하고, 장비의 가동 중단 없이 지속적으로 양질의 진료를 제공할 수 있도록 유지관리 하여야 한다.

이를 위해서는 QA 프로그램이 효과적으로 운영되어 안전하고 종사자 간의 효과적인 의사 전달과 같은 질 관리를 위한 정책 및 절차가 체계화 되어야 하며, 또한 이는 지속적으로 감시되고 평가되어야 한다. 국제표준기구(ISO)에 의하면 QA란 "신뢰를 바탕으로 양질의 서비스 생산 및 제공을 위해 취하는 모든 계획과 행동"이라고 정의하고 있다. 또한 세계보건기구(WHO)는 방사선치료학에서의 QA란 "방사선치료의 최종 결과가 정상조직에는 최소선량을, 종양부위에는 최대선량을 조사하는 것이며 또한 개인 피폭 선량을 최소화하고 적절한 환자 감시장치를 마련하여 이를 일관되고 안전하게 환자에 제공하는데 필요한 관련된 모든 절차들"이라고 정의하고 있으며[2)] 방사선치료학 역내위원회(ISCRO)는 QA 프로그램이 "보다 우수하고 적절한 진료를 환자에 제공하기 위한 객관적이고 체계적인 감시 활동"이라고 정의하고 있다.[3)] 치료용뿐만 아니라 진단용 방사선발생장치와 동위원소 검사장치는 X선 발생장치와 영상장치, 방사선검출장치 및 관련기기 등 성능이 변하기 쉬운 많은 단위 구성부품들로 구성되어 있으며 이는 사용빈도와 사용 환경조건, 장비의 일부 부품의 교체에 따른 변화 등은 양질의 진료를 제공하는데 심각한 문제를 발생시킬 수 있다. 따라서 X선을 이용한 진료과정에서 야기될 수 있는 모든

1) 유승흠: 양질의 의료 관리, 수문사, 1993.
* quality assurance(QA): 대한병원협회에서는 양질의 의료관리를 "의료의 질 보증"으로 번역하여 사용하다가 1982년에 병원표준화사업을 위한 지침서를 번역 출판하면서 "적정진료보장"으로 번역함.
2) WHO. quality assurance in radiotherapy. World Health Organization, Geneva. 1988.
3) ISCRO. Radiaton oncology in integrated cancer management: Report of the inter-society council for radiation oncology. Reston, VA: American college of radiology. 1992.

변수들을 측정하고 관리하여야만 환자와 진료 종사자의 피폭을 경감시키며 진단 및 치료에 적합하고 이상적인 진료를 제공할 수 있을 것이다.

이러한 목표를 달성하기 위해 반드시 기관마다 적절한 QA 프로그램을 만들어 지속적으로 운영하여야 한다. 또한 여기서 제기된 문제점들을 개선해 나가기 위한 행동들을 취하는 것이 QA 프로그램의 기본적인 목표이다.

그러므로 QA 조직에는 전문의뿐만 아니라 방사선 물리학자 그리고 방사선사 등 조직 내의 모든 계층의 전문가가 참여하여야 한다.

2. 역사적 배경

방사선 진단분야에서의 QA는 1973년 Trout가 발표한 "Black Lung Program"으로 거슬러 올라간다. Trout의 보고는 진폐증을 진단하기 위해 촬영한 흉부 X선 사진의 40%가 진폐증을 진단하는데 매우 부적합하게 촬영되었다고 보고하고 있으며, 이 보고 이후 국립산업보건 안전연구소(NIOSH)에서 진폐증 진단을 위한 X선 사진의 질을 향상시키려는 노력을 한 결과 진단에 부적합한 X선 사진의 비율이 40%에서 9%로 현저히 감소하게 되었으며, 그 원인에 대해 국립산업보건 안전연구소는 X선 발생장치 및 X선 사진의 품질을 결정하는 전문가가 QC에 대한 지속적인 관심과 적절한 기준의 설정에 의해 눈부신 화질의 향상을 가져오게 되었다고 말하고 있다. 이후 1970년대 후반 미국에서는 방사선진단 및 핵의학검사에 대한 QA프로그램을 제정하는 회의가 열렸으며 이 회의에서는 각국의 제도와 규격에 적합한 QA를 시행할 것을 권고하여 방사선 진단분야에서의 적정관리는 급속히 발전하였다.

방사선치료학 분야에서의 QA에 대한 개념은 1976년 ICRU 보고서 24에서 방사선치료시 조사되는 방사선량은 정확한 치료계획 선량과, 처방된 선량의 5% 이내의 오차범위에서 조사되어야 한다고 권고하였으며 이것이 방사선치료 분야에서의 QA의 효시가 되었다.[4)]

이후 1983년 미국에서 방사선치료학 전문의가 주축이 된 QA에 대한 국제회의가 개최되었으며, 이를 계기로 각국에서는 국가 실정에 적합한 QA 프로그램을 제정하여 시행하게 되었다. 미국에서는 1984년에 미국의학물리학회(AAPM)가 AAPM보고서 13에서 방사선치료의 QA에 대한 포괄적인 권고안을 마련하여 발표하였으며, 이 권고안은 방사선치료 장비 및 치료계획 장비의 발전에 따라 새로운 권고안을 계속 추가하고 있다, 1986년에는 미국의학물리학회 연수과정(ACMP)[5)]에서 적정 관리안을 제정하고, 1989년에는 미국 핵통제위원회(NRC)에서 선형가속장치를 제외한 코발트 60 원격치료장치에 대한 규정을 제정하여 QA에 관한 많은 발전을 이룩하였다. 한편 국내에서는 한국 의학물리학회와 대한치료방사선과학회, 그리고 대한방사선치료기술학회 등 관련단체에서 QA에 대한 연구들이 이루지고 있다.[6)]

4) ICRU. Determinaton of absorbed dose in patient irradiated by beams of X or gamma-rays in radio-therapy procedures, Report No. 24. Washington, DC : International Commission on Radiation Units and Measurement, 1976.

5) ACMP. Radiation control and quality assurance in radiation oncology : a suggested protocol, Report No. 2, Reston, VA : American College of Medical Physics, 1986.

6) ACMP. Radiation control and quality assurance in radiation oncology : a suggested protocol, Report No. 2.

3. 조직 및 장비

1) 조직 및 장비

환자에 대한 방사선치료를 위해서는 많은 전문가가 관여하며, 또한 복잡한 과정을 거쳐 실제 치료가 진행된다. 환자의 진단과 치료방법들에 대한 결정을 하는 치료방사선과 전문의와 각각의 환자에 대한 적절한 치료계획을 수립하며 장비의 고장 없이 지속적으로 양질의 진료를 제공할 수 있도록 계획하고 평가하는 의학물리학자, 그리고 선량측정 담당자 및 실제 치료를 담당하는 치료방사선사와 그 외 간호사 등 여러 행정인력이 관여하며, 진료과정 또한 환자에 대한 임상적 평가(clinical evaluation)에서 치료계획(treatment planning), 환자치료(patients care), 치료 후 예후관찰(follow-up study) 등 여러 단계를 걸쳐 진료가 이루어지므로 양질의 진료를 환자에 제공하기 위해서는 체계적인 적정 관리안이 수립되어야 하며, 각 업무분야 상호간에 유기적인 협조 체계가 수립되어야 한다(표 11-1).

물론 QA의 기술적인 부문은 방사선사와 의학물리학자가, 진료부문에는 전문의가 관련이 깊으나, 조직 내의 역할 수행시 두 부문 간에 깊은 관련성이 존재하기 때문에 이를 따로 구분할 수가 없다. 그러므로 QA 프로그램의 작성시에는 전체적인 프로그램에 대한 고려 없이 어느 한 부분만을 고려하여 개발할 수 없다. ACR(american college of radiology)에 따르면 QA 프로그램에는 QA를 수행하는 데 필요한 확고한 구조와 제공된 진료에 대해 평가하고 조절하는 과정이 필요하며, 이에 대한 결과를 평가하는데 필요한 최소한의 인력이 포함되어야 한다고 권고하고 있으며, 이들 전문집단은 다음과 같은 역할을 수행한다.[7)]

① 방사선 물리학자는 치료에 이용되는 고 에너지 선형가속기와 코발트 60 치료장치, 측정장비, 영상장치 및 근접치료장치와 선원의 취급, 치료계획, 원격조정장치를 포함한 근접치료장치의 적정관리 진행사항을 관리한다. 또한 치료계획 장비와 그래프화된 치료계획장치, 그리고 그 외 치료계획과 관련한 사항들을 관리한다.

② 방사선사는 환자에게 방사선을 조사하는 과정, 즉 환자의 차트를 확인하고 환자 관련 방사선 필름과 환자의 안전에 관련된 사항들을 관리한다.

③ 전문의는 환자진료와 관련된 사항, 즉 생존율과 병력 등에 관한 사항들을 관리한다.

④ 환자 차트와 필름 그리고 다른 QA 절차에 관한 정기적인 검사가 실시되어야 하며, 이때 결과는 QA위원회에 제출해야 한다.

⑤ QA 진행과 관련하여 제출된 보고서와 검사 자료에서 발생한 문제점들에 대해서는 이를 개선하기 위한 행동을 취해야 한다.

⑥ QA위원회에서 권고하는 사항들은 반드시 지켜져야 하며, 여기서 얻은 결과와 취한 행동들, 그리고 권고사항들에 관한 사항은 치료방사선 부서장에게 통보하며, 동시에 병원단위 QA 위원회에 보고하여야 한다.

⑦ 마지막으로 지속적인 교육 프로그램을 운영해야 한다.

Reton, VA : american college of medical physics, 1986.

7) ACR. quality assurance program in radiation oncology. Reston, VA : american college of radiology. 1989.

표 11-1 치료방사선과의 업무 흐름 및 담당자의 역할

업무흐름	주 관련 담당자	부 관련 담당자
임 상 적 평 가	전문의사	
↓		
치 료 결 정	전문의사	
↓		
종양의 위치결정 – 치료범위 및 중요 장기 결정 – 환자 체형 본뜨기	전문의사 모의치료 방사선사	물리학자 치료방사선사
↓		
치료 장비 조정 및 검사	물리학자	선량계측 방사선사
↓ 기 록	물리학자	선량계측 방사선사
치 료 계 획 – 모의치료 촬영 – 조사방향 선정 – 치료계획 분석 – 선량계산	모의치료 방사선사 전문의사 전문의사 물리학자	선량측정 방사선사 치료방사선사
↓		
선량보상체 제작 차폐물 제작 환자 고정물 제작	물리학자 차폐물제작 방사선사 조형물제작 방사선사	전문의사 물리학자
↓		
환 자 치 료 – 조사선량/조사시간계산 – 조사선량 확인 – 치료확인 사진촬영 – 치료위치 재현	전문의사 치료방사선사	
↓		
주 기 적 인 평 가 – 종양의 반응 – 치료 중 환자의 상태	전문의사, 간호사	치료방사선사
↓		
보조적 치료	전문의사, 간호사	
↑		
예 후 관 찰	전문의사, 간호사	

또한 QA가 이루어지기 위해서는 규모에 맞는 치료장비뿐만 아니라, 이들 치료장비의 정상적인 운영을 위해 적절한 장비를 도입하게 되는데 병원 규모별 적정 치료장비의 수와 QA 장비는 표 11-2와 같다.

2) QA 프로그램

모든 암환자는 완치 목적이든 대증적 치료이든 가장 치료 가능성이 높은 진료를 받을 권리가 있으며, 방사선치료의 목적은 각각의 환자에게 가장 효과적이며, 이들이 만족할 수 있는 치료를 제공하는

표 11-2 치료방사선과 운영 및 QA에 필요한 기본 장비

필요장비	병원 규모별		
	소형병원	중형병원	대형병원
1. 치료장비			
모의치료 촬영기	○	○	○
근접치료기	×	○	○
코발트 원격치료 장비	#	#	#
저 에너지 선형가속기	#	#	×
중 에너지 선형가속기	#	○	#
고 에너지 선형가속기	#	#	○
2. 선량측정장비/기구			
이온 선량측정기(ionization dosimetry)	○	○	○
이온쳄버를 장착할 수 있는 물 팬텀(water phantom-fixed ion chamber hold)	○	○	○
방사선 측정기(radiation survey meter)	#	○	○
평면이온 쳄버(parallel plate ionization chamber)	#	○	○
연쳄버(soft chamber)	#	○	○
고체 플라스틱 팬텀(solid plastic phantom)	#	○	○
선량측정용 필름(dosimetric film)	#	○	○
물 팬텀 저장통(water phantom tank)	#	○	#
수동 농도 측정기(manual densitometer)	#	○	○
기준 이온 선량 측정기(reference ionization dosimetric sys.)	#	#	○
자동 농도 측정기(automatic densitometer)	#	#	○
자동 등선량곡선 제도기(automatic isodose plotter)	#	#	#
방사선 치료계획 장비(radiotherapy planning sys.)	○	○	○

O : 필요장비, X : 불필요 장비, # : 기관의 임의 선택

데 있다. 이를 위해 모든 방사선치료에서는 양질의 진료계획이 수립되어야 하고, 제공되는 진료의 모든 과정에 QA 정책의 수립 및 QA안, 가용 자원, 취해야 할 행동에 관한 지침과 각 장비의 물리적인 범주, 선량측정 기준, 방사선 안전관리 절차와 치료기와 방사선 선량측정장비의 예방적인 유지, 관리에 관한 사항을 반드시 고려하여야 한다. 또한 조직의 책임자는 양질의 환자 진료를 위한 조직의 구조, 책임, 절차, 과정과 자원 등을 적절히 관리해야 한다.

표 11-3은 치료방사선과에서 의료의 질 향상을 위한 QA 프로그램의 피라미드 모형의 예이다. 그

표 11-3 치료방사선과 QA 프로그램의 피라미드 모형

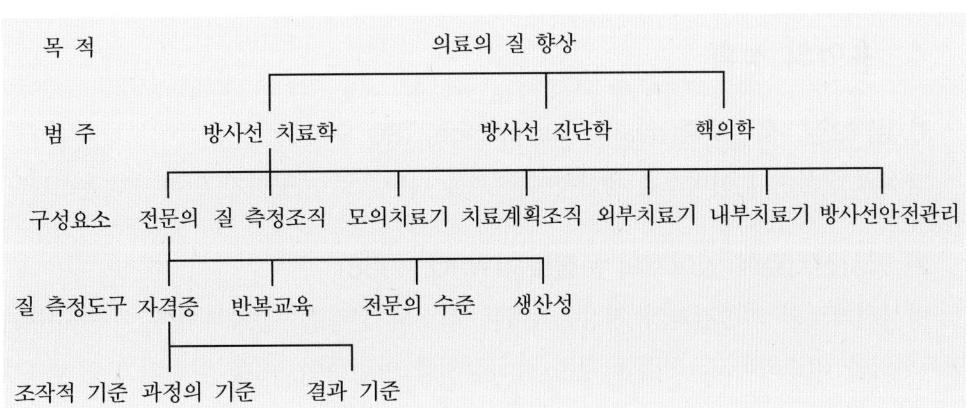

외에 임상적인 고려사항이 프로그램에 포함 되어야 한다.

QA 프로그램의 임상적인 고려사항은 잘 정립된 훈련 프로그램, 적절한 장비, 정의된 절차와 과정, 의료의 질 평가 등 크게 네 가지의 범주로 구분할 수 있다.

(1) 잘 정립된 교육 훈련 프로그램

치료방사선과 전문의는 방사선치료 외에 일반적인 임상의학 원리에 대한 지식과 기술에 대하여도 잘 훈련되어야 한다. 비록 방사선치료가 기술적으로 적합하다 하더라도 임상의학에 대하여 부적절한 지식과 훈련이 이루어졌다면, 환자에 최적의 진료를 제공하는데 실패할 가능성이 있다.

이러한 사항은 의사뿐만 아니라 치료방사선과 내의 다른 전문가 집단에게도 적용된다. 즉 치료방사선사 등은 그들 관련분야의 지식과 기술에 대해 잘 훈련되어야 한다.

(2) 적절한 물리적 자원 및 장비

임상적으로 이용에 적절하도록 치료공간을 확보해야 하며, 이를 적절히 배분하며, 환자의 상태에 맞도록 치료하기 위해 적합한 장비가 갖추어야 하며, 또한 이를 잘 유지하고 관리하여야 한다.

(3) 정의된 절차와 과정들

표 11-1의 업무 흐름도에서 나타나듯이 환자에 대한 방사선치료는 많은 단계를 거쳐 이루어진다. 또한 각각의 과정에서 다시 세분화된 여러 업무를 수행함에 따라 업무가 체계적으로 진행되기 위해서는 반드시 정의된 절차와 과정들을 필요로 한다. 환자 진료의 첫 단계인 임상적 평가에 있어서는 환자의 등록→환자의 병력과 신체적인 검사→임상병리검사와 방사선검사→조직병리결과 검토→병기평가→치료결정→환자의 질병과 치료에 대한 상담→타 전문의와 신환에 대한 토의 등과 같은 과정을 거쳐 치료계획을 수립하고 실제 치료를 하게 된다.

(4) 의료의 질 평가

일단 치료가 완료되면 환자는 치료에 대한 종양의 반응과 환자의 상태, 가능한 후유증 그리고 궁극적인 치료의 결과에 대하여 세심하게 평가되고 관리하여야 한다.

종양 치료환자의 예후관리가 잘 이루어지고, 또한 각각의 종양 그룹간 비교와 평가를 위해서는 자체적인 종양 등록 프로그램 등이 권장된다.

4. 용어의 정의

1) 질 보장, 품질보증(quality assurance, ISO 9000)

양질의 상품이나 서비스를 생산하여 신뢰를 바탕으로 제공하기 위해 취하는 모든 계획과 행동[8]이다.

2) 방사선치료에 있어서의 품질보증(WHO, 1988)

방사선치료의 최종결과가 정상조직에는 최소의 선량을, 종양부위에는 최대선량을 조사하며, 개인피폭선량을 최소화하고, 적절한 환자 감시장치를 마련하여, 이를 일관되고 안전하게 환자에 제공하는

8) ISO 9001. quality systems, international standard organization, Geneva, 1989.

데 필요한 관련된 모든 절차들[9]이다.

3) 품질관리(quality control, ISO 9000)

전 과정을 통하여 실제적인 품질관리 활동을 측정하고, 설정된 기준과 비교하며, 최종적으로 기준에 부합되도록 조정하고, 이를 지속적으로 실행하는데 필요한 행동이다.

4) 품질검사(quality audit)

생산 또는 서비스 조직이 효율적으로 운영되고 있는지, 품질관리 활동과 결과가 기존에 제정된 품질관리 기준에 부합되는지를 체계적이고 독립적으로 시험하고 평가하는 활동이다.

5) 품질체계(quality system)

포괄적인 품질보증 프로그램이며, 품질관리의 수행을 위한 조직의 구조, 책임, 절차, 과정 및 자원들의 총합이다.

6) 기계적/기하학적 변수(mechanical/geometrical parameters)

회전 중심축, 거리 지시기, 레이저, 조사면의 크기 및 위치, 광조사면과 방사선 조사면간의 일치, 직선 또는 회전 계기눈금(linear & rotational scales), 치료용 테이블의 안전성 및 운동성, 치료 보조기구의 위치잡이(positioning)와 부착위치에 관한 변수들이 포함된다.

7) 선량측정(dosimetric performance)

선량조정 및 출력선량 일치도, 선질과 심부선량, 조사면 내 선량의 균등도 및 대칭도, 평탄도, 반음영 등 조사면 크기의 변화에 따른 출력선량의 변화, 선량 변화 인자들에 의한 출력선량의 변화 및 선량분포의 변화 등이 포함되어야 하며, Co-60 치료장치의 경우에는 타이머 검사가 반드시 포함되어야 한다.

8) 안전관리체계(safety system)

비상스위치 및 출입문의 안전장치, 환자 감시장치(patients monitoring system), 충돌방지장치(anticollision system), 선량측정관리 등 적정관리와 중요한 장치의 작동여부를 포함해야 하며 환자와 종사자에 관련한 전기적, 기계적, 방사선 안전관리와 관련된 사항들이 포함되어야 한다. 이러한 사항들은 국가가 제정하고 있는 환자, 종사자 및 일반인에 대한 최소한의 안전관리 규정에 부합되도록 수립되어야 한다.

9) 재현성(reproducibility)

동일한 방법에 의해 반복 측정시 같은 측정값을 얻을 수 있는 성질 또는 정도이다.

10) 신뢰성(reliability)

장비 또는 부품이 주어진 조건하에서 일정 기간 요구되는 기능을 가질 수 있는 성질이다.

---

9) WHO. quality assurance in radiotherapy, world health organization, Geneva, 1988.

11) **생산보전**(productive maintenance)

하나의 제품을 구입에서부터 폐기까지의 기간 동안 경제적으로 효율성 있게 가동하기 위한 보전, 예방보전, 사후보전 등이 포함되는데, 특히 경제성에 중점을 둘 때 쓰이는 명칭이다.

11.2 치료장비의 유지관리

1. 개요

치료장비의 유지관리 프로그램의 목적은 환자와 종사자, 그리고 일반 대중이 받아들일 수 있는 안전기준을 확립하며, 이러한 기준을 장비의 수명이 다할 때까지 유지하는데 그 목적이 있다. 그러므로 치료장비에 대한 QA 프로그램은 다음과 같은 영역을 포함하여야 한다.

① 장비의 기계적 특성 및 허용오차 범위에 관한 지침서 작성.

② 특정 장비의 부품이 맞게 도입되었는지를 확인하기 위한 장비 승인검사(acceptance test)내용.

③ 임상 이용에 지장이 없도록 장비의 유지 관리안의 작성.
예를 들어, 치료계획을 위한 각종 정보 및 프로그램 등이 요구되며, 이에 수반하는 기계적인 특성의 포함 및 기록 · 보관 되어야 한다.

④ 공식적인 QA 프로그램이 마련되어야 하며, 이때 QA 방법과 결과는 기계도입시에 제시된 기준을 통하여 분석해야 한다. 여기서 얻은 측정방법들은 장비의 일관성을 위하여 주의 깊게 문서화해야 하고, 이때 측정편차가 발생할 경우 이를 수정하기 위한 허용 오차의 범위와 취할 행동들은 미리 설정되어 있어야 하며, 관련된 모든 결과와 조치사항은 반드시 기록으로 보관되어야 한다.

⑤ 장비에 대한 예방적인 유지 · 관리 프로그램이 마련되어야 한다. 즉 장비의 운영과 관련하여 언제 문제가 발생했는지, 어떤 조치를 취했는지 등에 관한 장비 운영일지를 자세하게 기록해야 한다.

⑥ 장비의 운영에 필요한 관련 정보들이 문서로서 작성, 보관되어야 한다.

⑦ 장비를 효율적으로 사용하기 위해 관련된 전문가를 교육, 훈련시키기 위한 프로그램을 작성하여야 한다.

⑧ 장비운영에 필요한 각종 보조기구들과 지지기구, 그리고 절차들이 정립되어야 하며, QA프로그램에 적립한 방법들과 허용범위 그리고 취해야 할 행동 등이 수립되어야 한다.

⑨ 방사선물질과 그 외 위험한 물질들에 대한 안전관리 규정이 포함되어야 한다.

또한 이 프로그램은 작성시 허용범위와 안전관리 기준이 국가 또는 ICRU, ICRP, IAEA, IEC와 같은 국제권고안의 범위 내에서 수립되고 측정되어야 한다. 그 예로서 방사선 조사면의 반음영(penumbra)과 평탄도(flatness), 그리고 대칭도(symmetry)와 같은 항목 등이 있다.

2. 임상 적용의 안전성(safety)과 적합성(fitness) 평가

장비의 임상 적용의 안정성과 적합성에 문제가 없도록 명확한 책임범위와 의사 전달체계가 수립되어야 한다. 예를 들어, 장비에 결함이 발생하고 비정상적으로 작동할 경우에는 문제점의 진단과 처치결과, 처치 후의 기능과 운영에 관한 사항들을 문서로서 작성하여 기록을 보관하여야 하며, 이러한 절차는 치료장비와 관련을 가진 기술자나 물리학자 등 적합한 자격을 갖춘 사람에 의해 수행되어야 한다.

3. 문서 관리

각각의 치료장비에 대한 작동방법 및 절차에 관한 지침서를 준비해야 하며, 장비가 가동되는 기간 동안의 모든 문제들에 관하여 세심한 문서작성이 요구된다. 이 문서에는 장비의 활용과 모든 측정 결과들이 포함되어야 하며, 특히 장비의 고장과 관련한 내용들은 정확히 기록해야 한다.

장비의 사용 중 발생하는 물리적, 기계적인 모든 사항들은 이후 문제 발생시 이에 대처하기 위하여 상세히 기록·관리되어야 한다.

4. 의료의 질(quality of care)감사

양질의 치료를 환자에 제공하기 위해 모든 치료방사선과 운영병원은 정기적으로 선량 측정값의 상호간 비교 또는 장비의 선량측정에 관한 광범위한 외부감사가 이루어져야 한다.

이러한 외부감사에 대해서는 기관에서 잘 지원되어야 하며, 감사는 불필요한 검사의 반복을 피하기 위해 국내규정 또는 국제규정에 적합하도록 이루어져야 한다.

11.3 치료과정(treatment process)

1. 개요

방사선치료와 관련된 기본적인 원칙으로서 다음과 같은 사항을 준수하여야 한다.

① 전문의에 의해 선량이 처방되지 않은 어떠한 환자에게도 치료나 진단과 관련해 방사선을 조사해서는 안 된다.

② 종사자는 환자에 선량을 처방하고 실제 치료가 진행되는 동안에 환자의 방사선 방어와 안전에 관한 전반적인 의무와 책임을 다해야 한다.

③ 외부치료 및 내부치료와 관련해 치료목적으로 방사선을 조사할 경우에는 자격을 갖춘 전문가에 의해 또한 전문가의 감독하에 기준에 적합하도록 선량이 측정되고 조사되어야 한다. 즉, 방사선치료를 위해 환자가 치료방사선과를 방문해서 떠날 때까지의 모든 관련 조치들

이 명확히 진술되고, 기록되어야 하며, 최상의 치료를 위해 만들어진 치료방사선과의 기준과 치료방침에 따라서 행해져야 하며, 이러한 방침과 절차는 임상적으로 이용되기 전에 철저히 검사되고 검증되어야 한다.

2. 환자 자료(patients data)

방사선치료에 있어서 환자와 관련된 자료들은 치료기간 뿐만 아니라 치료 후 추적검사(follow - up check)기간에도 혼란없이 이용될 수 있도록 정확히 기록하여야 한다.

또한 다음과 같은 자료들은 치료가 종료된 이후에도 이용 가능하도록 보관하여야 한다.

① 환자병력(patients history), 위험인자(risk factor), 환자의 신체상태, 육안적 검사결과, 질병의 진행 상황에 관한 자료, 만일 이전에 질병과 관련하여 치료를 받은 경험이 있을 때는 치료 방법들을 기술하고, 이의 결과와 예후인자에 대한 자료를 기록해야 한다.

② 질병의 진행정도에 관한 정확한 결과를 얻기 위해 행해진 검사들

③ 병리학적 검사/결과는 반드시 기록하여야 한다.

④ 방사선치료 이전에 행해진 모든 절차들을 요약, 정리해야 하고, 특히 병기(staging)를 기록할 때는 국제적으로 통용되는 기준에 따라 기록해야 한다.

⑤ 치료부위와 치료시 영향을 받을 수 있는 장기들을 기록해야 하고, 필요에 따라서는 이들 장기의 위치와 모양, 그리고 범위 등을 기술해야 한다.

⑥ 근치(curative) 목적인지 대증적(palliative) 치료인지 또는 부수적인 치료(adjuvant treat-memt)인지와 같은 치료목적(aim of treatment)을 분명하게 명시하여야 한다.

⑦ 지역의 문화적인 배경을 고려해 병기(disease stage)와 진행상태, 치료결과로 야기될 수 있는 급성, 만성 효과에 대해 환자에게 적절한 설명을 해야 한다.

3. 치료기준(treatment protocol)

방사선 치료계획은 임상적, 방사선 생물학적, 물리적인 검사결과를 토대로 한 일반적인 원칙에 따라 수립하여야 한다. 방사선치료의 일반적인 원칙은 방사선 치료과정 동안 정상조직에는 가능한 최소한의 선량을 조사하고, 인접장기는 최대한 차폐하며 동시에 종양에는 최대한의 선량을 줄 수 있는 계획이 수립되어야 하며, 다음과 같은 사항이 고려되어야 한다.

① 질병의 종류에 따라 일관성 있는 치료를 위해 자체적인 방사선치료의 기준을 수립해야 한다.

② 정확한 치료를 위해서는 관련있는 타 부서와 유기적인 협조가 이루어져야 하며, 여기서 합의된 사항을 기준으로 치료 계획이 수립되어야 한다. 이를 위해서는 관련부서와 정기적인 모임을 개최하여 새로운 치료방법에 대해 토론을 하며, 특이한 질병에 대해서는 수시로 관련 부서와 협의해 치료 계획을 수립하며, 여기서 얻은 결론을 가능한 한 환자의 의무 기록에 기록한다.

③ 방사선치료는 수립된 치료기준에 근거해 시행하되, 환자 개인의 특성과 질병의 특성을 고려하여 시행하고, 만일 기준에 크게 벗어 날 경우에는 분명한 사유를 환자의 의무 기록에 기록해야 한다.

④ 치료기준을 수립 할 경우에는 국가권고안이나 국제권고안을 근거로 작성하는 것이 바람직하며, 다른 기관의 관련 있는 전문가의 의견을 반영하여 작성한다.

4. 치료선량의 처방과 치료계획(treatment prescription & treatment planning)

치료와 관련된 모든 처방은 실제 치료가 진행되기 전에 문서로서 작성되어야 하고, 이에 서명을 해야 한다. 치료에 관한 구두처방은 진료과오와 치료 담당자 간의 잘못된 판단의 근본적인 원인이 된다. 처방전에는 ICRU의 권고안 따른 치료범위와 정상조직과 장기의 잠재적인 위험요인이 포함되어야 하며, 총선량과 분할횟수, 총치료기간, 치료계획, 치료기술에 대한 전체적인 처방사항이 포함되어야 한다. 이러한 처방자료는 선량을 계산하고, 치료계획을 수립하기 위해 물리학자나 선량측정 담당자, 치료방사선사에게 체계적으로 전달될 수 있도록 해야 하며, 결과적으로는 오류와 오해의 가능성을 최소화할 수 있다.

또한 전문용어의 사용시에는 다른 전문가와 치료기술과 결과에 대한 원활한 의사소통을 위해 정확한 용어를 사용하여 잘못된 이해로 인한 오류가 없도록 해야 하며, 이를 위해 ICRU나 IEC, WHO와 같은 국제기구에서 정의한 기준에 일관성있게 사용해야 한다.

각각의 환자에 대한 치료계획 절차는 이들에 적합하도록 설계되어야 하며, 최소한 다음과 같은 사항을 포함시켜야 한다. 환자 치료자세의 재현성과 관련해 필요한 고정기구의 기계적·기능적 안전성, 치료에 사용되는 여러 기구에 대한 적절한 검사, 치료위치 결정, 치료부위 표시, 모의치료, 선량분포의 계산 등에 대한 기준을 설정하여야 한다.

선량분포를 포함한 치료계획 단계의 평가는 오류 발생시 즉각 조치하기 위해 환자의 실제 치료가 시작되기 전에 수행되어야 한다.

5. 환자의 방사선치료

치료실에서의 QA 프로그램은 바른 치료방법과 절차에 따라 치료가 진행되고 있는가를 검사해야 한다. 또한 선량계획은 정확히 이루어졌는가? 치료계획 과정의 모든 단계가 검사되었는가? 전문의의 최종 치료 서명은 기입되었는가를 확인한 후에 치료를 시행해야 하며, 실제 치료과정에서는 다음과 같은 사항들을 검토해야 한다.

즉 환자의 확인, 치료부위, 환자의 정확한 위치잡이와 필요한 장비는 정확히 위치하고 있는가? 그리고 모의치료기와 컴퓨터단층촬영 치료계획과 실제 치료가 동일하게 이루어지고 있는가? 치료선량 등은 처방대로 조사되고 있는가를 확인한다.

또한 방사선조사 이전과 조사 중에 치료방법과 조사시간 설정이 처방대로 진행되는가?와 장비의 기능은 정상인가를 확인하고, 치료가 정확히 완료되었는지를 감시한다.

11.4 QA 방법 및 절차

QA 절차는 기계적인 정확성, 선량의 정확성, 그리고 안전관리 체계의 기능성에 관항 항목으로 구분하여, 이에 대한 검사절차와 방법, 그리고 평가 수준으로 구분하여 기술한다.

일반적으로 선형가속기의 QA는 다음과 같은 사항을 확인하기 위해 시행한다.

① 환자의 지정된 지점에서의 모니터 유니트(MU)당 선량(예 : 출력선량의 일치, PDD/TPR 또는 OAR 값)

② 조사면 내 중심축에 대한 주변부의 선량분포와 모의치료와 치료계획상의 조사범위와의 일치 여부, port film상 치료의 정확성 및 간격(gap)이 적절한지 확인

③ 치료계획에서 지정된 기계적, 수치적으로 표시되는 계기의 정확성과 일치성 확인

④ 환자 및 종사자의 안전 관리와 관계되는 장비의 적절한 기능성 확인(예 : 환자감시장치, 개폐장치, 비상 가동정지 스위치 등)

1. 기계적인 정확성(mechanical accuracy)

1) 겐트리 각도지시기(gantry angle indicator)

① 겐트리를 수직으로 세운 후 0°, 90°, 180°, 270° 방향으로 돌리며, DCT(daily constancy tools) 장비를 이용하여 지시기가 정확한지를 측정한다.

② 디지털 겐트리 각도 지시기(digital gantry angle indicator)와 기계적 겐트리 표시기(mechanical gantry angle indicator)의 정확성을 확인하며, 또한 두 지시기가 일치하는지를 알코올 수준기(spirit level)을 이용하여 검사한다.

③ 검사결과 차이가 1°(디지털지시기의 눈금이 0.1° 간격일 경우에는 0.5°) 이하일 때는 사용에 적합한 것으로 판정한다.

2) 콜리메이터 각도지시기(collimator angle indicator)

① 겐트리를 수평위치(90° 또는 270°)에 놓은 후 콜리메이터를 90°에서 180° 또는 270°로 회전시키며 측정한다.

② 디지털 콜리메이터 각도 지시기와 기계적 콜리메이터 지시기가 일치하는지를 측정하며, 알코올 수준기를 이용하여 양 각도의 지시기를 교정한다.

③ 검사결과 차이가 1°(디지털지시기의 눈금이 0.1° 간격일 경우에는 0.5°) 미만일 때는 사용에 적합한 것으로 판정한다.

3) 광거리 지시기(ODI, optical distance indicator)

① 광거리 지시기를 켠 후 기계적 front pointer로 맞춘 거리와 광거리 지시기가 가리키는 거리가 동일한지를 확인한다.

② 두 지시기의 차이가 2 mm 미만이어야 한다.

4) 조사면 크기 지시기(field size indicator)

① 조사면 크기를 10×10 cm^2로 열고 선형가속기의 경우 선원-피부간거리(SSD)를 100 cm에 위치시킨 후 조사면 크기 측정기인 DCT상에 조사면 크기가 정확한지를 측정한다. 측정기구인 DCT가 없을 경우 동일한 조건하에서 필름에 방사선을 조사하여 측정한다. 비대칭 조사면(asymmatric jaw)을 사용할 경우에는 조사면 크기를 30(x)×0(y_1)×15 cm(y_2) 또는 30(x)×15(y_1)×0(y_2) cm에서 측정한다.

② 허용오차는 경계면의 폭과 넓이 오차가 2 mm 미만이다.

5) 콜리메이터의 회전에 따른 중심 십자선(cross hair line) 위치의 안정성

① 광학적으로 투영된 중심 십자선이 조사면 내 중심에 정확히 위치하는지를 DCT를 이용하여 검사한 후 콜리메이터를 180°까지 회전시켜 변동이 없는지를 측정한다.

② 허용오차는 반경 1 mm 이하이다.

6) 동중심축(isocenter)상 레이저의 정렬

① front pointor를 장착한 후 겐트리를 수직으로 위치시켜, 양 옆에 위치한 레이저 지시기의 위치가 정확한지를 확인하며, 이후 겐트리를 90° 회전시켜 천정에 위치한 레이저 지시기의 위치의 정확성을 검사한다.

② 각각의 레이저 지시기의 위치는 오차가 2 mm 미만이 되도록 조정해야 한다.

7) 치료용 테이블(treatment couch)의 위치 지시기

① 치료용 테이블을 0°, 90°, −90°로 회전시켜 디지털 지시기와 기계적 지시기가 일치하는지를 검사한다.

② 수동 또는 pendant를 이용해 치료용 테이블이 수직 및 수평, 측방향으로 부드럽게 이동하는지와 테이블 고정장치는 작동하는지를 검사한다.

③ 평가는 고정장치의 기능 여부로 시행하며 지시기의 오차는 1° 이하이다.

8) 회전중심축 검사

(1) 콜리메이터 회전(collimator rotation)

겐트리를 수직으로 놓은 후 팬텀 내에 측정용 필름을 삽입하여 조사선속 중심축에 수평으로 놓는다. 다음에 콜리메이터의 Y축은 최소한으로 좁히고 X축은 적당히 넓힌 후 콜리메이터를 30° 간격으로 회전시키며 동일한 필름에 6회 방사선을 조사한다.

만일 사진현상 결과 콜리메이터가 한 점을 중심으로 회전할 경우 사진 상에는 중심점을 기준으로

별 모양의 6개의 선이 형성된다(그림 11-1).

(2) 겐트리 회전(gantry rotation)

겐트리를 수직으로 놓은 후 phantom 내에 측정용 필름을 삽입하여 동중심축(isocenter)과 겐트리 회전 중심축(gantry rotation axis)에 수직으로 위치시킨다.

다음에 사진상에 가는 선을 나타낼 수 있도록 콜리메이터를 적당히 조절한 후 겐트리를 30°씩 회전시키며 6회 조사한다(그림 11-3).

(3) 치료 테이블 회전(couch rotation)

겐트리를 수직으로 위치시킨 후 조사선속의 중심축에 수평으로 필름이 위치하도록 한다.

치료용 테이블을 0°, ±45°, ±90° 방향으로 이동시키며 5회 조사한다(그림 11-2).

(4) 각각의 회전 조사 결과는 중심축을 중심으로 0.5 mm 미만으로 측정되어야 한다.

그림 11-1 collimator rotation

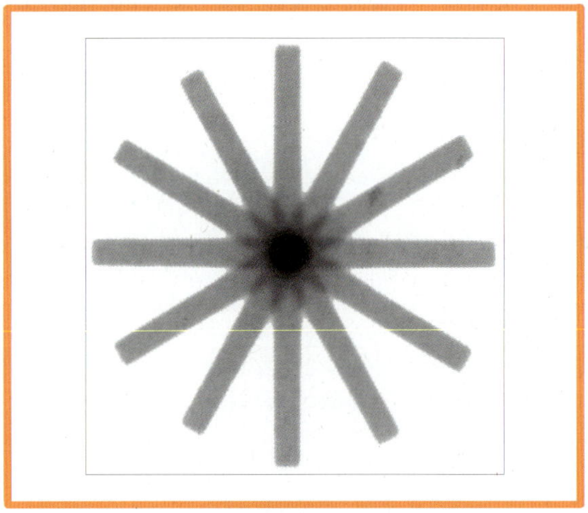

그림 11-2 table rotation

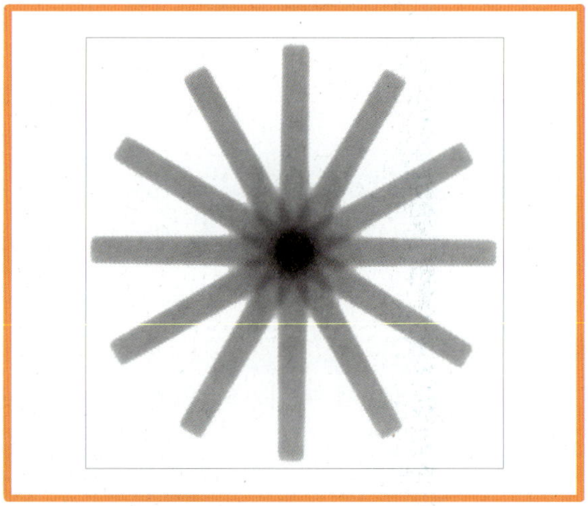

그림 11-3 gantry rotation

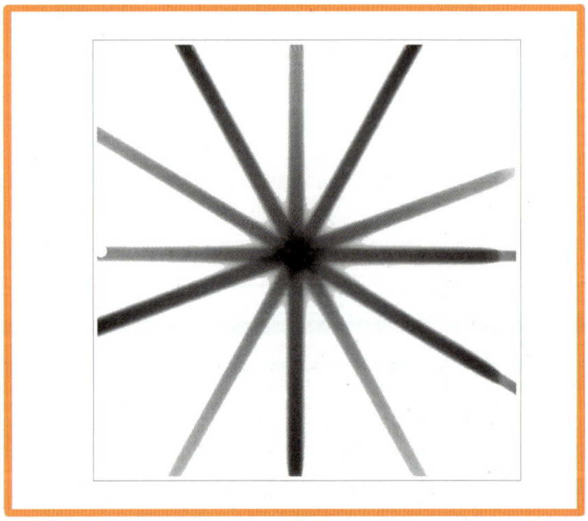

9) Jaw의 대칭 시험

① Jaw의 대칭시험을 위해 조사면 크기를 10×10 cm²로 조정하며, 중심 십자선을 필름상의 중앙에 위치시킨다. 필름 상에는 조사면 경계면을 확인할 수 있는 물질을 위치시킨다.

② 측정은 SSD 100 cm와 SSD 80 cm에서 시행하며, 겐트리를 0°, 180°로 회전하여 대향 2문 조사하여 비교하며, 다시 겐트리를 90° 회전시킨 후 필름을 수직으로 놓은 후 재검사를 시행하며, 콜리메이터를 90° 회전 후 같은 검사를 반복한다.

③ 만일 촬영된 필름상이 비대칭인 경우에는

Jaw의 비대칭이 원인이며, 장축으로 비대칭인 경우에는 겐트리 지지대나 치료용 테이블이 휘어 있거나 콜리메이터장치(mount)가 느슨해진 것을 원인으로 볼 수 있다.

각각의 대향 2문조사에 의한 검사 결과 차이는 3 mm 미만이어야 한다.

2. 방사선 선량의 정확성(radiation accuracy)

1) X선 출력선량측정

① 출력선량을 측정하기 위해 겐트리를 수직으로 위치시키고, 조사면을 $10 \times 10\ cm^2$로 조정한 후, 중심 십자선이 조사면의 중앙에 위치하도록 한 후 선원-표면간거리(SSD)가 100 cm(또는 SSD 80 cm)가 되도록 조정한 후 측정한다.

② 출력선량의 측정은 최대선량 깊이 또는 측정하고자 하는 깊이에서 측정하며, 이때 측정 오차를 최소화하기 위해 정확한 위치 조정이 필요하다. 또한 치료실 내부의 배후선량(background dose)을 측정한다.

③ 선량 측정기는 가능한 수치를 0이 되도록 조정하고, 치료실 문을 닫은 후 조사한다.

④ 100 또는 200 모니터유니트(MU)를 3회 조사하여 다음 식에 의한 값이 1% 이하여야 한다.

$$\frac{\text{최대선량} - \text{최소선량}}{\text{최소선량}} \times 100 < 1\,\%$$

⑤ 반복해서 측정된 평균값(average value)과 기준값(baseline value)의 차이는 2% 이내이어야 한다. 단, 출력선량(output dose)측정은 비밀봉된 이온전리조(chamber)를 사용했을 경우에는 치료실 내부의 기압과 온도를 측정하여 출력 선량 값을 보정해야 한다.

2) 전자선 출력선량 측정

① 전자선을 측정하는데 적합한 측정기구를 선택(예 : parallel plate chamber 등)한다.

② X선 출력 선량측정과 같은 과정으로 반복적으로 측정한다.

③ 허용오차는 3% 이내이다.

3) 회전조사의 정확성 측정

① 회전조사의 정확성을 측정할 때에는 회전각도를 90～180°로 설정하고, 매 각도 당 선량률은 임상적으로 흔히 사용되는 선량률을 기준으로 한다.

② 측정은 회전의 시작각도와 정지각도가 설정된 기준에 일치하는지와 단위각도 당 선량률이 지정된 값과 일치하는지를 확인한다.

4) 조사면 내 선량의 대칭도(symmetry)

① 조사면의 크기를 $10 \times 10\ cm^2$로 연 뒤 조사면 내 중심축을 중심으로 양 옆 수평선상에 동일거리

지점에 기준점을 지정하고, 선량을 측정하여 두 지점의 측정값을 비교하며, 이점을 기준으로 수직 이동해 측정 선량값이 가장 큰 두 지점의 선량을 측정하여 평균값을 비교하며, 측정값과 기준값의 차이를 비교한다.

② 선량의 대칭도의 절대값은 기준값의 ±2 %를 초과하지 않아야 한다.

5) 조사면 내 선량의 평탄도(flatness)

① 대칭도 측정을 위해 사용된 필름을 이용하며, 조사면 내 중심축에서 조사면 면적의 80 % 지점 내에 가장 높은 선량측정 지점과 가장 낮은 지점을 조사하여 두 지점에서의 측정 선량의 차이의 비를 기준값과 비교한다.

② 조사면 내 선량의 평탄도는 어떠한 경우에도 ±3 %를 초과해서는 안된다.

그림 11-4 광조사면과 방사선 조사면의 일치시험

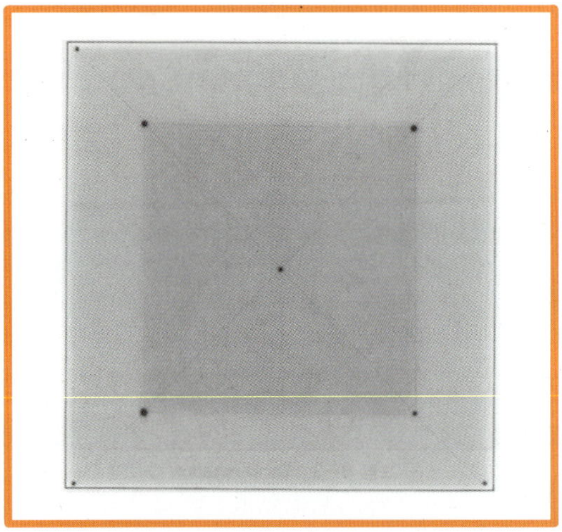

6) 광 조사면과 방사선 조사면(light/radiation field)의 일치 시험

① 측정시 조사면 크기는 $10 \times 10\ cm^2$, $20 \times 20\ cm^2$로 세 방향(0°, 90°, 270°)에서 각각 실시한다. 이때 조사면 크기 지시기의 오차는 1 mm 미만으로 조정되어야 한다.

② 조사면 내 중심 십자선의 위치에 바늘 등을 이용하여 작은 구멍을 뚫고 조사면을 확인 할 수 있도록 표시 후 방사선을 조사하여 측정한다.

③ 광 조사면과 방사선 조사면 간의 차이는 2 mm 이하여야 한다(그림 11-4).

3. 안전관리체계(safety system)의 기능성

1) 충돌방지(collision avoidance)장치

① 충돌방지 장치의 운동이 주어진 상황(예 : 접촉, 물리적인 힘 등)하에서 정지되는지를 검사한다.

② 기능 여부로 평가한다.

2) 환자 감시장치(video & audio)

① 비디오 화면이 작동하는지와 환자와 의사를 전달할 수 있는 오디오 장비가 적절히 작동하는지를 검사한다.

② 작동여부로 평가한다.

3) 조사시작 및 정지스위치(beam on/off switch)

① 스위치 작동시 정확히 선속의 방출시작 및 종료되는지를 검사한다.

표 11-4

선형가속치료기의 QA

검사주기	검사항목	허용오차(±)
일별(daily)	X선 출력 안정성(X-ray output constancy)	3 %
	레이저 정확도(localization laser)	2 mm
	갠트리/콜리메이터 각도(gantry/collimator angle)	1°
	조사면 지시기 정확도(field size indicator)	2 mm
	광거리 지시기 정확도(optical distance indicator)	2 mm
	중심선 정확도(cross-hair line stability)	1 mm
	방사선 조사 스위치 동작(beam on/off)	작동여부
	환자 감시기구 동작(audio/video)	작동여부
	치료실 출입문 개폐장치	작동여부
주별(weekly)	광조사면와 선속 일치도(light/radiation coicidence)	3 mm
	X선 평탄도/대칭도(X-ray flatness/symmetry)	3 %
	전자선 평탄도/대칭도(electron flatness/symmetry)	3/2 %
	X선/전자선 출력 안정성(X-ray/electron output constancy	3 %
	X선 출력 검교정(X-ray/electron output calibration)	2 %
	전자선 출력 검교정(electron output calibration)	2 %
	갠트리/콜리메이터 각도 지시기(gantry/collimator angle)	1°
	레이저 정확도(localization laser)	2 mm
	조사면 지시기 정확도(field size indicator)	2 mm
	광거리 지시기 정확도(optical distance indicator)	2 mm
	중심선 정확도(cross-hair line stability)	1 mm
	방사선 조사 스위치 동작(beam on/off)	작동여부
	환자 감시기구 동작(audio/vide)	작동여부
	치료실 출입문 개폐장치	작동여부
	비상 정지 스위치 동작(emergency switch)	작동여부
월별(monthly)	X선 출력 검교정(X-ray/electron output calibration)	2 %
	전자선 출력 검교정(electron output calibration)	2 %
	X선 에너지 측정(D20/D10)	2 %
	전자선 에너지 측정(표면평균선량)	3 /2%
	X선 평탄도/대칭도(X-ray flatness/symmetry)	3 %
	전자선 평탄도/대칭도(electron flatness/symmetry)	3 %
	갠트리/콜리메이터 각도 지시기(gantry/collimator angle)	1°
	레이저 정확도(localization laser)	1 mm
	조사면 지시기 정확도(field size indicator)	2 mm
	광거리 지시기 정확도(optical distance indicator)	2 mm
	중심선 정확도(cross-hair line stability)	1 mm
	광조사면과 선속 일치도(light/radiation coincidence)	2 mm
	전자선 콘/쐐기필터 유격	2 mm
	치료대 상단 휨 검사(table top sag)	2 mm
	갠트리/콜리메이터/치료대 회전축	1 mm
연별(annually)	전체 장비 검교정(일/주/월별 점검사항) 출력 검교정(직선성, 선량률 의존성, 갠트리 의존성 등) 회전조사 정확도(MU/degree, degree/min) 각종 선속 자료(beam data) 재확인 X선 : 심부선량백분율(PDD), tray factors, wedge factors, field size factors, off-center ratios, SSD factors 등 전자선 : D80, D50, X-ray contamination off-center ratios, Air gap effect X선/중성자선 누출 선량률, 콜리메이터 투과율 측정 모든 응급스위치 점검(all emergency OFF switches)	

② 기능 여부로 평가한다.

4) 출입문 안전장치(door interlock)

① 방사선 조사중 출입문을 열었을 때 조사가 정확히 정지되며, 조사 표시등이 꺼지는지를 확인한다.

② 기능 여부로 평가한다.

5) 치료 보조기구

① wedge나 shielding block과 같은 치료 보조기구를 이용하는 트레이의 삽입시 이들 보조기구의 잠금장치가 잘 작동하는지를 점검한다.

② 치료 보조기구 삽입시 트레이의 최대 움직임을 측정한다.

③ 평가는 잠금 장치가 제기능을 발휘하는지를 검사하며, 트레이의 움직임은 최대 2 mm 이하여야 한다.

11.5 장비별 QA 기준

1. 외부 치료장치(external radiation therapy unit)

방사선 치료장비의 QA부문 중 외부 치료장치의 적정관리는 많은 국제기구에서 권고하고 있으며 역사적으로도 가장 잘 발전된 부분이다.

방사선 치료장비의 QA에는 최소한 기계적/기하학적 범주, 선량 측정방법, 안전관리 체계와 같은 항목이 반드시 포함되어야 한다. 이들 항목에 대한 측정방법과 검사주기, 허용범위 등은 어떠한 국가 기준이나 권고치에도 부합되도록 실행되어야 하며, 종류가 다른 치료장비일 때는 그 장비의 특성과 임상적용에 다른 기준치와 절차를 마련해야 한다. 또한 장비의 가동시 환자나 종사자, 일반인에 대한 방사선 방어에 관한 규정은 치료장비의 설치와 운영에 관한 안전관리 규정에 최대한 부합되도록 이루어져야 한다.

1) 선형 가속장치(LINAC)

미국의학물리위원회(AAPM)[10]에서 권고하고 있는 선형가속장치에 대한 주기적인 QA안은 일별, 주별, 월별, 연별 검사항목과 허용오차 범위를 정하고 있다. 즉 방사선 출력 일치 여부와 환자 위치 측정 laser와 같이 치료에 직접적으로 영향을 주는 주요 인자는 매일 치료 전 검사를 하게 되어 있으며, X선 및 전자선의 출력선량(output) 조정과 같은 항목은 월별검사를 실시할 것을 권고하고 있다. 그 외의 사항들에 대해서는 오차의 가능성과 기계적인 특성에 따라 달리하고 있다(표 11-4).

10) AAPM. comprehensiave QA for radiation oncology : report of AAPM task group 40, Med. Phys. 21 : 581-618, 1994.

표 11-5 Co-60 원격치료장치의 QA

검사주기	검사항목	허용오차(±)
일별(daily)	조사감시 모니터(radiation monitor)	작동여부
	레이저 정확도(localization laser)	2 mm
	갠트리/콜리메이터 각도(gantry/collimator angle)	1°
	조사면 지시기 정확도(field size indicator)	2 mm
	광거리 지시기 정확도(optical distance indicator)	2 mm
	중심선 정확도(cross-hair line stability)	1 mm
	방사선 조사 스위치 동작(beam on/off)	작동여부
	환자 감시기구 동작(audio/video)	작동여부
	치료실 출입문 개폐장치	작동여부
주별(weekly)	광조사면과 선속 일치도(light/radiation coicidence)	2 mm
	γ선 평탄도/대칭도(γ-ray flatness/symmetry)	3 %
	γ선 출력 안전성(γ-ray output constancy)	3 %
	γ선 출력 검교정(γ-ray/electron output calibration)	2 %
	갠트리/콜리메이터 각도 지시기(gantry/collimator angle)	1°
	레이저 정확도(localization laser)	2 mm
	조사면 지시기 정확도(field size indicator)	2 mm
	광거리 지시기 정확도(optical distance indicator)	2 mm
	중심선 정확도(cross-hair line stability)	1 mm
	방사선 조사 스위치 동작(beam on/off)	작동여부
	환자 감시기구 동작(audio/video)	작동여부
	치료실 출입문 개폐장치(door interlock)	작동여부
	비상 정지 스위치 동작(emergency switch)	작동여부
월별(monthly)	γ선 출력 검교정(γ-ray/electron output calibration)	2 %
	타이머 일치도/직선성(time constancy/linearity)	3 %
	γ선 에너지 측정(D20/D10)	2 %
	γ선 평탄도/대칭도(γ-ray flatness/symmetry)	3 %
	갠트리/콜리메이터 각도 지시기(gantry/collimator angle)	1°
	레이저 정확도(localization laser)	1 mm
	조사면 지시기 정확도(field size indicator)	2 mm
	광거리 지시기 정확도(optical distance indicator)	2 mm
	중심선 정확도(cross-hair line stability)	1 mm
	광조사면과 선속 일치도(light/radiation coincidence)	2 mm
	치료대 상단 휨 검사(table top sag)	2 mm
	갠트리/콜리메이터/치료대 회전축	1 mm
6개월 (biannually)	선원용기 누출선량 측정(leakage test of source housing)	〈0.005 μCi
연별(annually)	전체 장비 검교정(일/주/월별 점검사항)	
	출력 검교정(직선성, 선량률 의존성, 갠트리 의존성 등)	
	회전조사 정확도	
	각종 선속 자료(beam data) 재확인 : 심부선량백분율(PDD), tray factors, wedge factors, field size factors, off-center ratios, SSD factors 등	
	모든 응급스위치 점검(all emergency OFF switches)	
5년(5years)	전체장비 검사 및 서비스(unit inspection/servicing)	작동여부

2) Co-60 원격치료장치(Co-60 teletherapy unit)

Co-60 원격치료장치의 QA는 몇 개항의 예외적인 것을 제외하고는 대부분 선형가속장치와 유사하다.

Co-60 원격치료장치의 경우 선형가속장치와는 달리 방사선물질을 이용하여 치료를 시행함으로 전원의 공급에 관계없이 항시 누설선량이 존재함으로 환자는 물론 술자도 항상 세심한 주의를 기울여야 하며, 이와 관련하여 방사선 감시기구(radiation monitoring system)의 작동여부를 매일 점검할 것을 권고하고 있으며, 방사선원(radiatidn source)의 이상에 의한 누출선량을 감시하기 위하여, 연간 2회 이상 선원용기(source housing)에서의 누출선량을 측정하며 이때 누출선량은 0.005 μCi 이하여야 한다. 미국핵통제위원회(USNRC)[11]의 권고안은 선형가속치료장치와 마찬가지로 일별, 월별, 연별, 매 5년에 실시해야 하는 검사항목을 제시하고 있다(표 11-5). 특히 핵 통제위원회에서는 Co-60 치료장치가 임상적으로 사용되기 전 출력선량이 5% 이상 차이가 발생시, 선원의 교체나 장비의 이동 설치시, 방사선 조사에 영향을 줄 수 있는 부품의 교체시, 이들 부품 교체 후 1년 이내에 재 교체시에는 반드시 전체적인 정비를 요한다고 권고하고 있으며, 이때 임상적으로 이용되고 있는 조사면과 조사거리에서 출력 선량의 변화는 ±3% 이내인지, 조사등과 조사선속면은 일치하는지, 조사면 내 선량의 균등도, 조사 시간을 정하는 타이머는 정확한지, 전원 공급 및 차단장치는 작동하는지와 환자계측 기구는 정확히 작동되는지에 관한 사항을 반드시 점검할 것을 권고하고 있다.

2. 근접치료기

근접치료는 조직내조사와 강내조사로 구분한다. 즉 근접조사는 방사성 동위원소를 종양에 근접한 강(cavity)내나 조직(tissue)내에 가까이 삽입하여 치료하는 것이다.

근접치료의 역사는 1901년 Curie에 의한 라듐의 발견과 그 역사를 같이하며, 초기 Dunlos와 Bell이 유리튜브에 밀봉시킨 라듐을 악성종양의 치료에 적용하였으며, Stevenson과 Failla가 라듐의 밀봉방법과 치료방법을 더욱 발전시키고, 이는 방사선 치료에서 근접치료의 건전한 토대를 마련하는데 큰 역할을 했다. 근접치료에서 QA는 적당한 선원의 에너지와 종양 내에서의 선원의 공간적 분포, 조사시간 등과 같은 기본적인 지침이 만들어져야만 수행할 수 있다. 특히 조직내 자입치료(interstitial implantation)에 있어서는 더욱 중요하다.

근접치료에서 QA의 목표도 외부조사에서의 적정관리 목표와 크게 다르지 않다. 즉 각각의 환자에게 제공되는 진료에 있어서 정확성이나 안정성 등이 이미 만들어진 기준에 부합되도록 제공하는 것이다. 근접치료는 종양 내에 적절한 선량을 조사하기 위한 정확한 기하학적인 위치판단이 요구된다는 점에서 외부치료와 차이가 있다.

근접치료장치의 QA 프로그램에는 선원확인에 관한 사항, 사용원칙과 절차, 수량 및 단위, 재조정을 필요로 하는 시간과 같은 선원 관련 조정사항, 선원의 붕괴(decay), 총선량, 특정선원의 선량분포, 정확한 에너지와 형상을 가진 선원의 선별, 선원의 정확한 삽입, 각 환자에 대한 선원 배열의 재구성, 정확한 선량과 시간의 계산, 환자로부터 선원의 안전한 제거, 선원의 안전한 취급 및 저장과 관련된 사항이 포함되어야 한다. remote afterloading 장비의 QA 프로그램에는 선원위치의 정확성과 재현성,

11) USNRC. code of federal regulations, 10 CFR part 0~15. Washington DC : U. S. government printing office, 1883.

표 11-6

근접치료기(brachytherapy)의 QA

검사항목	검사주기	허용오차(±)
치료기구		
강내 조사 기구		
선원의 위치	최초 사용시 및 고장 수리시	문서상 제시된 값
모의선원/방사선원간 일치[1)]	최초 사용시	1 mm
차폐 부위 확인	최초 사용시	문서상 제시된 값
조직내 조사 기구		
모의선원/방사선원간 일치	최초 사용시 및 고장 수리시	1 mm
방사선원		
기술적(descriptive)항목		
물리/화학적 성상	최초 구입시	문서상 제시된 값
선원의 밀봉	최초 구입시	문서상 제시된 값
방사핵종의 분포 및 선원의 균등성	최초 구입시	문서상 제시된 값
측정(calibration)항목		
선원의 평균선량	최초 구입시	3 %
평균선량에서의 편차	최초 구입시	5 % 또는 문서상 제시된 값
측정값의 확인	매 사용시	측정기로 측정
원격 근접치료 장치		
선원의 위치	매주	1 mm
선원의 강도($cGy \cdot m^2 \cdot h^{-1}$)	매일	2 %
조사시간	매4일/선원교체시	1 %
방사선 안전장치	매일	기능여부
선원 가이드 튜브	매일	꼬임여부

* 1) 검사는 최초 사용 시에 방사선 사진을 촬영하여 시행하며 매 사용 시마다 기구를 흔들어서 흔들리는 소리가 들리는지를 확인해야 한다.

그림 11-5 선원의 위치 정확성시험

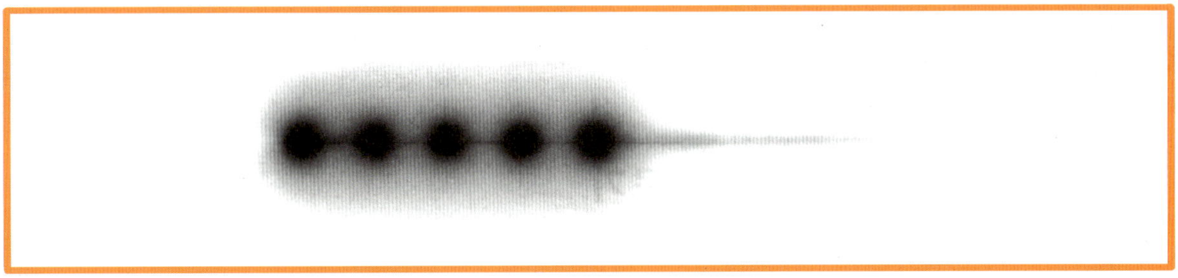

장비의 안전한 사용, 조사타이머의 정확한 기능과 같은 항목이 반드시 포함되어야 한다(표 11-6, 그림 11-5).

밀봉선원에 관한 적정관리도 이러한 기준에 부합되도록 취급 사용되어야 한다. 이러한 치료를 제공하는데 있어서는 전문의에 의한 정확한 위치선정과 선량처방도 중요하지만, 물리학자에 의한 객관적이고 적절한 선량계획이 중요하며, 방사선사의 적절한 장비의 운영 또한 매우 중요하다. 근접치료를 환자에 제공하는 데 있어서는 여러 부문에서 오류의 가능성이 존재한다. 그러므로 양질의 비용-효과적인 치료를 위해서는 잘 정립된 기준들이 문서화되어야 하며, 모든 관련된 종사자들은 이들 기준에 따라 각자의 역할을 수행해야 하며, 이를 달성할 수 있는 조직이 구성되어야 한다.

3. 모의치료촬영기(simulator)

모의치료촬영기에 대한 QA 프로그램은 외부치료기에 적용되는 기계적/기하학적 검사항목과 유사하게 작성되어야 하며, 중요변수에 대한 허용오차와 측정주기도 유사하게 이루어져야 하는데, 이러한 QA 과정의 연결은 전 치료과정을 통하여 지속적으로 정확한 치료를 환자에 제공하기 위해 필수적이며, 여기에서 결정된 치료부위와 선속방향, 치료범위 등이 실제로 외부치료시 적용된다. 이러한 과정은 치료가 진행되는 기간 동안 진료의 질 향상에 중요하므로 모의치료촬영기의 적정 관리안은 외부치료기의 적정 관리의 허용치와 중요한 검사항목에 대한 검사주기 등이 될 수 있으면 일치하도록 작성되어야 한다.

그러므로 모의치료기촬영기는 각종 계기들이 치료장비와 상호 호환적일 때 가장 이상적인 기능을 수행할 수 있으며, 여기에는 기하학적인 변수 등이 포함되어야 한다.

방사선치료에 이용되는 전산화단층촬영기의 적정관리와 CT 모의치료촬영기, 그리고 치료와 관련한 다른 영상진단장비, 즉 MRI와 초음파 검사장비는 CT number와 같이 치료계획 과정에 들어가는 요인들의 안정성과 정확성뿐만 아니라 테이블, 레이저, 자료의 전시와 전송과 같은 인자들의 정확성을 반드시 고려하여야 한다.

또한 화상과 관련해서는 진단에서 사용하는 방사선발생장치와 동일한 기준으로 하며, 화질관리와 이에 필요한 현상과 필름보관 과정 등이 비록 사용목적은 다르지만, 기본적으로 동일한 화질관리가 이루어져야 하며, 주기적으로 검사되어야 한다. 주기적인 검사를 통하여 장비의 각종계기와 부품의 기능이 설정된 기준치에서 적합 여부 등을 알 수 있다.

연별 주기적인 검사를 위해서는 며칠을 필요로 할 수도 있지만 모든 기계적, 기하학적인 화질관리에 필요한 변수들을 검사해야 한다. 특정 변수들의 정기적인 검사와 검사주기는 특정 권고안에 따라 실행하기 보다는 사용정도와 축적된 경험, 기계의 이용성에 따라 달리할 수 있으며, 필요에 따라서는 매주 또는 매월 시행하는 것이 바람직하다(표 11-7). 방사선 조사면과 선속중심선과 같은 변수들의 정확성은 정확한 모의치료에 있어 매우 중요하다. 이에 영향을 미치는 변수들은 매우 다양하며 그 대표적인 요인은 다음과 같다.

- 기계적 허용오차
- 조사면 허용오차
- 각종 계기의 허용오차
- 레이저 표시 장치의 정확성
- 화상시스템 오차
- 안전성

이러한 관련 변수들의 측정은 동중심이 포함된 방사선 선속 중심축을 묘사하기 위해서 평행한 평면에 필름을 위치시킨 후 측정해야 하며, 공간 내에 중심선의 위치가 정확히 설정되어야 한다.

이때 동중심축은 광조사면의 +표시와 방사선 조사면이 일치하는 점에 전면 표시기를 일치시켜 이를 기준으로 성공적인 유추가 가능하다.

이후 이 점을 기준으로 각 레이저의 위치를 맞추고 방사선 조사축과 겐트리 축을 정렬하며, 광조사면과 방사선 조사면을 일치시킨다. 이때 정확성과 재현성을 높이기 위해 조사면 표시장치와 같은 각종 계기의 검사도 병행하는 것이 필수적이다. 또한 충돌방치 장치와 안전관리 장치의 검사도 정기적으로 시행해야 한다.

모의치료촬영에 대한 QA 권고안은 많은 기관에서 제시하고 있으나, 시행주기와 검사항목에 대하여 약간의 차이를 보이고 있으나, 그 차이는 미미하며 이를 종합해 보면 표 11-7과 같다.

그 외에 McCullough(1979) 등은 모의치료촬영기의 성능관리와 관련하여 주간 검사항목으로 SSD와 FAD표시기의 정확성을 포함해야 하며, 화질관련 검사항목으로 타이머의 정확성, mAs의 직선성과

표 11-7

모의치료촬영 장치(simulator)의 QA

검사주기	검사항목	허용오차(±)
일별(daily)	레이저 정확도(localization laser)	2 mm
	갠트리/콜리메이터 각도 지시기(gantry/collimator angle)	1°
	조사면 지시기 정확도(field size indicator)	2 mm
	광거리 지시기 정확도(optical distance indicator)	2 mm
	광조사면과 선속 일치도(light/radiation coincidence)	2 mm
	비상정지스위치/충돌방지장치(emergency sw./anti-collision)	작동여부
	방사선 조사 스위치 동작(beam on/off)	작동여부
	출입문 개폐장치(door interlock)	작동여부
주별(weekly)	갠트리/콜리메이터 각도 지시기(gantry/collimator angle)	1°
	조사면 지시기 정확도(field size indicator)	2 mm
	광거리 지시기 정확도(optical distance indicator)	2 mm
	광조사면과 선속 일치도(light/radiation coincidence)	2 mm
	갠트리/콜리메이터/테이블 회전 축	1°
월별(monthly)	광조사면과 선속 일치도(light/radiation coicidence)	2 mm
	중심선 정확도(cross-hair line stability)	1 mm
	투시장치의 화질(quality of fluoroscopy image)	적합여부
	갠트리/콜리메이터 각도 지시기(gantry/collimator angle)	1°
	조사면 지시기 정확도(field size indicator)	2 mm
	광거리 지시기 정확도(optical distance indicator)	2 mm
연별(annually)	필름현상기의 감도(sensitivity of process)	적합여부
	기계적인 검사(mechanical tests)	2 mm
	전체 장비 검교정(일/주/월별 점검사항)	
	중심축 이동 검사(coincidence of axis)	
	콜리메이터 회전	직경 2 mm
	갠트리 회전	직경 2 mm
	테이블 회전	직경 2 mm
	테이블 수직 이동	
	테이블 상단 휨 검사(table top sag)	2 mm
	kVp/mAs 조정	4/10 %
	해상도	적합여부
	X선 선질 및 선량률 검사	적합여부
	투시장치	적합여부

재현성 항목을 추가하였으며, 투시장비의 성능관리와 관련하여서는 최대출력량, 영상의 왜곡 정도, 상형성의 지연 등과 관련한 항목을 추가하고 있다.

4. 치료계획장비(treatment planning system)

치료계획 장비의 QA 프로그램에 대한 권고안이나 관련된 규정들은 외부 치료장비나 모의치료촬영기의 권고안 보다는 못 미치는 실정이다. 그러나 정확한 치료계획을 세우고 이를 검증하기 위해서는 치료계획 장비의 시스템과 알고리즘에 관해 자세한 정보를 가지고 운용해야 한다.

AAPM TG40에서는 치료계획 장비의 주기적인 QA 검사에는 hardware와 관련된 규정들은 모든 정보 입/출력장치, 선량정보를 포함한 환자 정보와 사진전송 관련장치, 저장된 선량자료의 통합 및 안전성, wedge, 차폐물, 비균등성, 사조사, 비 표준 치료거리 등과 관련한 선량 알고리즘과 같은 내용이 포함되도록 작성하여야 한다고 권고하고 있다. 정확한 치료계획 장비의 검사를 위해서는 기존에 입력된 자료를 이용하여 선량계획을 세우고 이와 별도로 다시 측정한 측정값을 기준으로 치료계획을 세우며, 둘 간의 차이가 없는지를 확인하는 절차를 거쳐야 한다. 즉 효과적으로 주기적인 검사를 시행하기 위해서는 전형적인 표준 선량계획을 가지고, 동일한 환자와 선량범주, 그리고 기준의 자료를 이용하여 선량계획을 비교해 봄으로서 가능하다. 또한 조사시간의 계산은 컴퓨터에 의한 계산과 수작업에 의한 계산값을 비교해 봄으로서 차이를 알 수 있다(표 11-8 참조).

표 11-8 치료계획 시스템 QA

Frequency	Procedure	Tolerance[a]
Daily	Input and output devices	1 mm
Monthly	Checksum	No change
	Reference subset of data[b]	2% or 2 mm[d]
	Reference prediction subset	2% or 2 mm
	Processor tests	Pass
	CT transfer	1 mm
Annually	MU calculations[c]	2%
	Reference quality assurance test set[e]	2% or 2 mm

[a] These may be action levels in simple situations, but tolerances in more complex situations (see discussion above).

[b] These refer to the comparison of dose calculations at commissioning to the same calculations subsequently.

[c] Per cent difference between calculation by the TPS and measurement (or independent calculation).

[d] In regions of high dose gradient the distance between isodose lines is more appropriate than per cent differences. In addition, less accuracy may be obtained near the end of single sources for brachytherapy calculations.

[e] These tests refer to the comparison of calculations with measurement in a water tank.

11.6. 세기조절방사선치료 정도관리(Intensity Modulated Radiation Therapy, IMRT QA)

선형가속기와 다엽 콜리메이터(MLC)를 기반으로 시행되는 세기조절방사선치료 (IMRT) 정도관리(QA)는 기본적으로 기하학적 구조와 선량적인 분포가 동일한 3차원 입체조형치료 QA 과정과 유사하다. 그러나 IMRT는 종양 인근에 위치해 있는 결정 장기를 보호하기 위해 그림 11-6에서 보는 것과 같이 3차원 입체조형치료 등에 비해 급격한 선량 변화를 유도하기 위하여 매우 복잡하게 방사선 강도를 조절하게 되며 이는 각각의 선량 조사 시 빔 중심축에서 벗어난 여러 개의 비정형 조사 면과 불규칙적이고 비대칭적인 다수의 소 조사 면을 구성하게 된다.

기존의 방사선치료에 비해 IMRT는 종양과 인접한 결정 장기의 보호 및 급격한 선량 감소를 통해 우수한 선량 분포를 얻을 순 있으나 앞서 말한 바와 같이 비정형의 조사 면과 다수의 소 조사 면을 이용하기 때문에 각 조사 면에서의 MU 값과 조사선량과의 관계를 보다 명확히 검정하여야 하고, 반음영 및 조사면 밖의 선량 또한 신중히 고려되어야 하며 무엇보다 MLC의 정밀도를 검정하는 것은 3차원 입체조형치료에 비해 매우 중요하다.

따라서 IMRT QA는 많은 치료검정 과정과 기하학적 좌표들을 사용하여 치료계획 QA, 조사선량 QA, 그리고 환자별 QA를 시행하게 되므로 전체적인 치료계획과정과 치료과정, 각 단계에서마다 시행되는 정도관리 방법, MLC의 허용오차 범위 등에 관해 보다 많은 지식을 필요로 한다.

그림 11-6 3차원 입체조형 치료와 IMRT 치료계획 비교

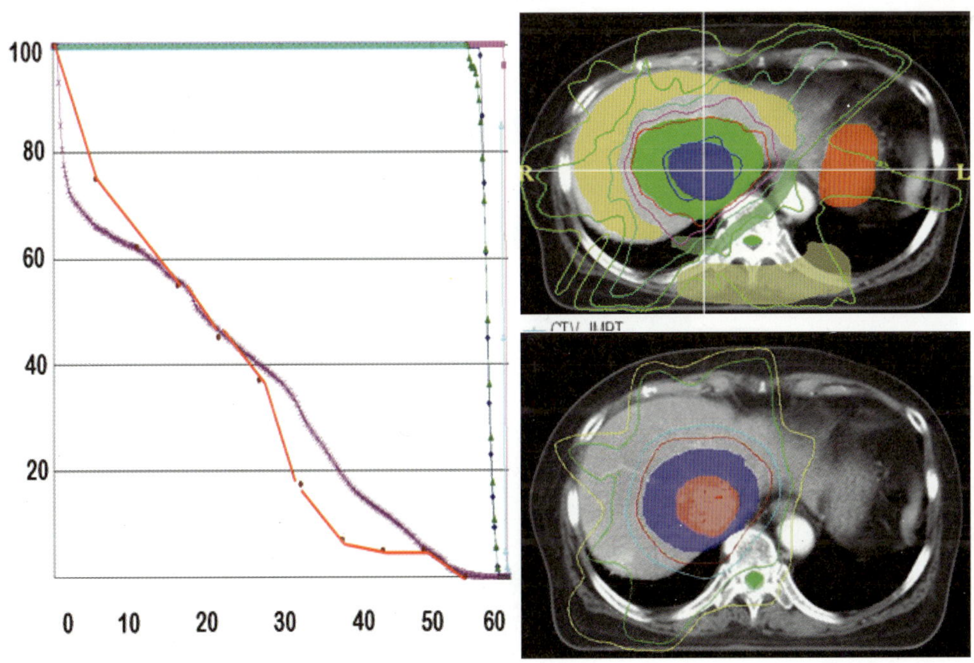

1. IMRT 치료계획과 방사선 치료 조사 QA

QA관점에서 IMRT과정에는 환자 고정과 3차원 영상 재구성, 역 치료계획(inverse treatment planning) 및 MLC 엽(leaf)의 이동, 그리고 치료계획 검증, 환자 위치 확인과 조사 등에 관한 모든 사항이 포함된다.

IMRT는 3차원 입체조형치료에 비해 치료시간이 길고 이에 따라 치료 중(Intrafraction) 환자의 움직임이 많아 질 수 있기 때문에 보다 더 엄격한 환자 고정이 요구된다.

역 치료계획은 치료의 임상적 목표를 수학적으로 표현하며 컴퓨터의 최적화 알고리즘은 최적의 선량분포를 얻을 수 있는 최상의 방사선 강도를 결정한다. 여기서 얻은 방사선 강도 분포와 관련된 자료는 바로 IMRT 치료기에 적용할 수 없으며 이 자료는 우선 MLC의 각 leaf의 위치 결정 자료로 변환되며, 이때 치료기의 기하학적 범위, 조사면의 크기, MLC leaf간의 누출선량 및 투과선량, 그리고 MLC leaf 이동에 관한 자료가 포함된다. IMRT에서는 MLC의 움직임이 매우 많으며 이로 인한 마모도 흔히 발생하기에 주기적인 QA를 통해서 MLC의 이동이 허용오차 범위 내에 있는지를 확인하고 기계적 또는 기하학적 측면에서 문제가 없는지도 확인해야 한다.

IMRT시 환자의 기하학적인 정확성과 MLC 시스템의 정밀성이 정확한 치료를 위해 무엇보다 중요하기 때문에 각각의 변수들은 엄격한 허용오차범위를 갖게 된다. 뿐만 아니라 각 변수들의 전반적인 정확성이 치료계획과 동일한 방사선강도분포로 조사하는데 중요한 역할을 담당하므로 모든 치료계획은 매 환자에 대해 독립적으로 IMRT 팬텀을 이용한 정도관리(treatment delivery QA, DQA)를 시행하게 된다.

그림 11-7 IMRT 치료 Port와 Beamlet의 구성

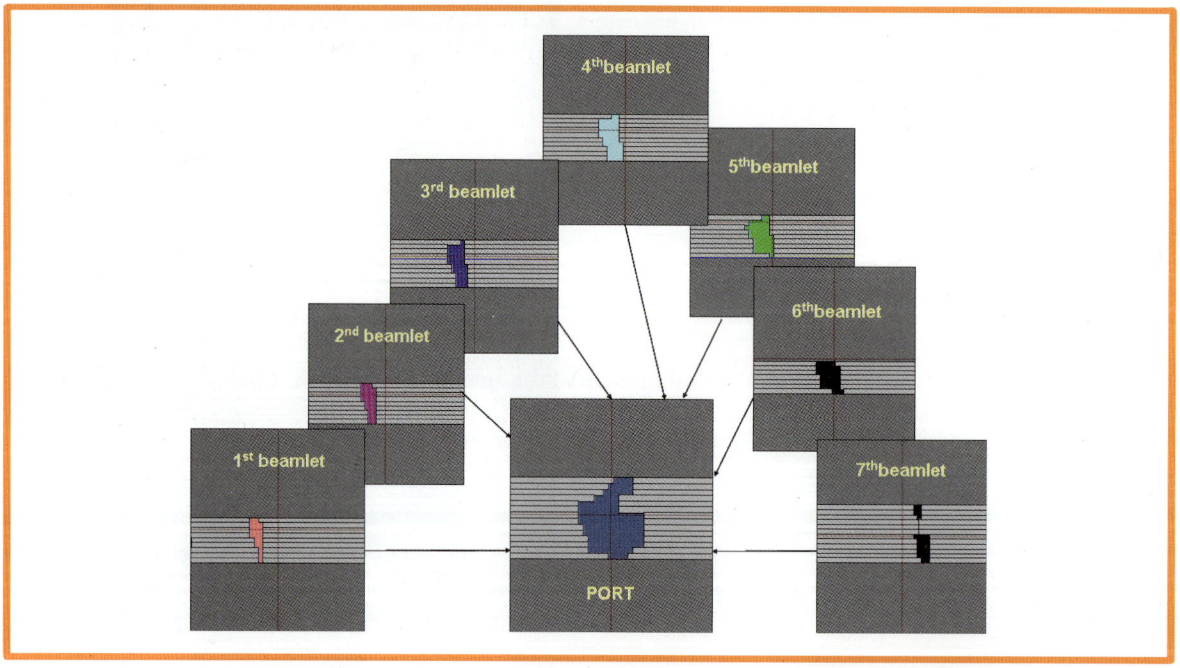

2. IMRT 치료 계획 시스템(planning system)

IMRT에서 비균일한 방사선 강도는 임상적으로 정의된 치료 목표와 선량제한을 토대로 여러 가지 컴퓨터의 최적화 기술을 활용해 결정한다.

IMRT에서 선량분포는 각각의 조사야를 소 조사 면(beamlet)으로 쪼개 분할 계산하여 다양한 강도를 얻을 수 있으며 조사면이 매우 적기 때문에, 1 cm×1 cm 또는 1 cm×0.5 cm 이하의 조사 면에서의 작은 오차도 출력선량에 큰 영향을 미칠 수 있다.

그러므로 IMRT에서는 MLC leaf 투과 선량, 반음영, 조사 면 밖 선량 등 각각의 변수에 대한 정확한 측정과 계산이 필요하며 치료계획 계산 과정에 반영된 각각의 변수 값들은 실제 조사 시에 동일하게 재현되는 것이 중요하다. 뿐만 아니라 장기 치료계획 절차 및 각 환자에 대한 치료계획 QA에 대한 문서의 작성과 기록의 정확한 이해 또한 방사선 치료 과정에서 매우 중요하므로 전산화치료계획시스템(RTP) QA, 치료 정보의 전달 QA로 세분화 되고 있다.

IMRT 치료계획장비의 QA에는 치료계획과 관련하여 정확한 영상정보, 방사선세기조절에 대한 상대선량 분포의 계산, 불균질 보정, leaf 위치 정보, 주는 선량 계산에 관한 내용이 포함되어야 하며 모든 IMRT를 시행하는 모든 기관에서는 QA 절차 및 평가에 대한 일반 원칙이 있어야 하고, 각각의 기관 형편에 맞게 QA프로그램을 개발하고 환자의 안전성을 확보한 상태에서 치료계획이 수립되고 치료가 진행되어야 한다.

3. IMRT 치료 전달 시스템(Delivery System)

MLC를 이용한 IMRT에 있어서 가장 중요한 세 가지 특징은 치료기의 기계적인 안정성과 MLC의 정확한 이동과 위치, 그리고 소 선량의 정확한 조사이다.

특히 MLC의 정확성이 매우 중요하여 많은 사용에 따라 기계적으로 쉽게 마모될 수 있기 때문에 허용오차 범위 내에서 안정적으로 사용할 수 있도록 특별한 QA 절차를 필요로 하며 MLC leaf 위치의 정확성, 재현성, 이동속도의 정확성 등에 대하여 지속적으로 평가하는 것이 중요하다.

IMRT 조사 기법은 방사선이 조사되는 동안 겐트리(Gantry)가 회전 혹은 고정되어 있는지에 따라 크게 2가지 방법으로 구분할 수 있다.

쌍(binary)을 이룬 MLC를 이용하고 겐트리가 회전하며 방사선을 조사하는 토모테라피(tomotherapy) 치료와 동적 회전 중심 조사(dynamic arc radiotherapy)와 같이 회전 겐트리(rotational gantry)를 이용한 조사방법과 이와 달리 고정 겐트리(fixed gantry)를 이용하고 고정 MLC(static mlc) 혹은 동적 MLC(dynamic mlc)를 이용한 IMRT 조사방법으로 이는 각각 "step and shoot"과 "sliding window" 기법으로 알려져 있기도 하다.

IMRT에서는 MLC의 빠른 이동 후 또는 이동과 동시에 방사선이 조사되기 때문에 기존에 TG-40에서 권고하고 있는 MLC QA의 허용오차를 그대로 적용하기 보다는 선량 분포의 급격한 경사도에 따라 좀 더 엄격한 오차를 적용할 것을 권장하고 있고 고정 MLC 보다는 맞은편 엽과의 거리가 더 짧은 동적

그림 11-8 MLC 위치 검증을 위한 Picket fence test

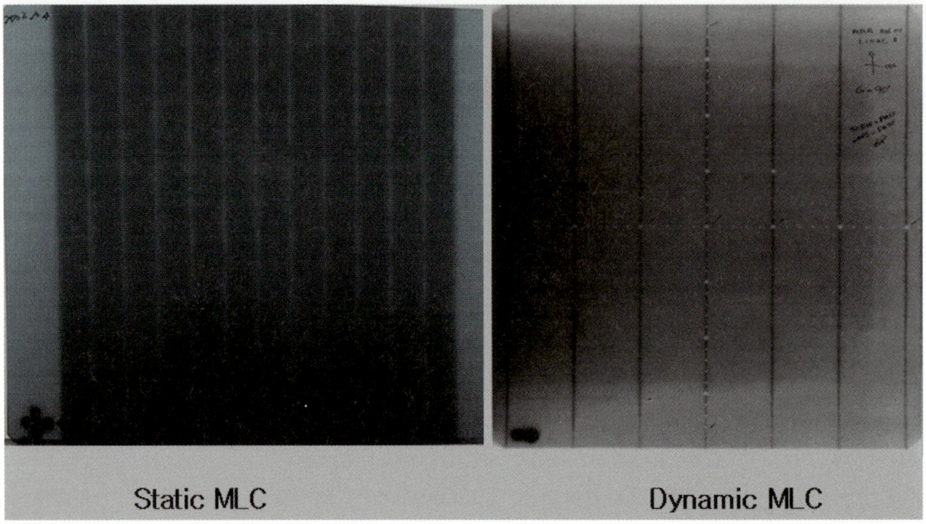

MLC에 더욱 엄격하게 오차 범위를 정하는데 명목 틈 거리가 1 cm일 때 틈의 오차가 0.2 mm이면 각각의 동적 MLC 조사야에서 선량은 약 ±3% 차이가 나게 된다. 그 외에도 MLC 엽의 이동 속도와 라이낙의 선량률, 고선량률 하에서 저 MU 조사 시 안정성과 같은 요인들이 IMRT 정확성에 영향을 미친다.

4. 치료 전 검증 QA(delivery QA)

3차원입체조형치료 시 QA는 주로 치료기의 기계적인 성능검사만을 주기적으로 시행하고 매 환자의 치료계획에 대한 QA는 시행하지 않는다. 이는 주기적으로 시행하고 있는 일간, 주간, 월간 QA 검사를 시행한 결과 이때 각각의 변수들이 허용오차 범위 내에 들어온다면 치료 또한 허용오차 범위 내에서 안정적인 것으로 간주된다.

하지만 IMRT에서는 기존의 주기적인 QA 결과만 믿고 치료를 진행하기에는 훨씬 많은 변수들과 상시적인 QA로 추론하기엔 다소 예외적인 빔 조사 환경이 관계되므로 매 환자마다 치료 전 환자 치료계획 자료를 환자 대신 펜텀(phantom)에 조사되도록 변환한 후 RTP 시스템에서의 계산값과 실제 측정값이 어느 정도 일치하는지 필름과 이온전리함을 이용하여 감마 테스트(gamma function test)와 점 측정(point dose measurement)을 통해 검증할 필요가 있다.

Gamma test는 IMRT시 치료 조사면내에 선량분포가 치료 계획시스템을 이용한 계산 값과 필름을 이용한 측정값 간에 차이를 검정하여 선량분포의 일치 정도를 확인하는 방법이며, 또한 선량분포 일치 거리 기준값(distance to agreement, DTA criteria)과 선량 차이 기준값(dose discrepancy criteria)을 설정하여 감마 값(gamma(γ) value)을 측정 하는 방식으로 ICRU 42에서는 허용오차를 장비의 정도관리 시 DTA와 dose를 2 mm와 2%의 기준으로 권고하고 있다.

그림 11-9 치료계획 계산 결과와 실제 필름 측정 결과 간 차이 검정

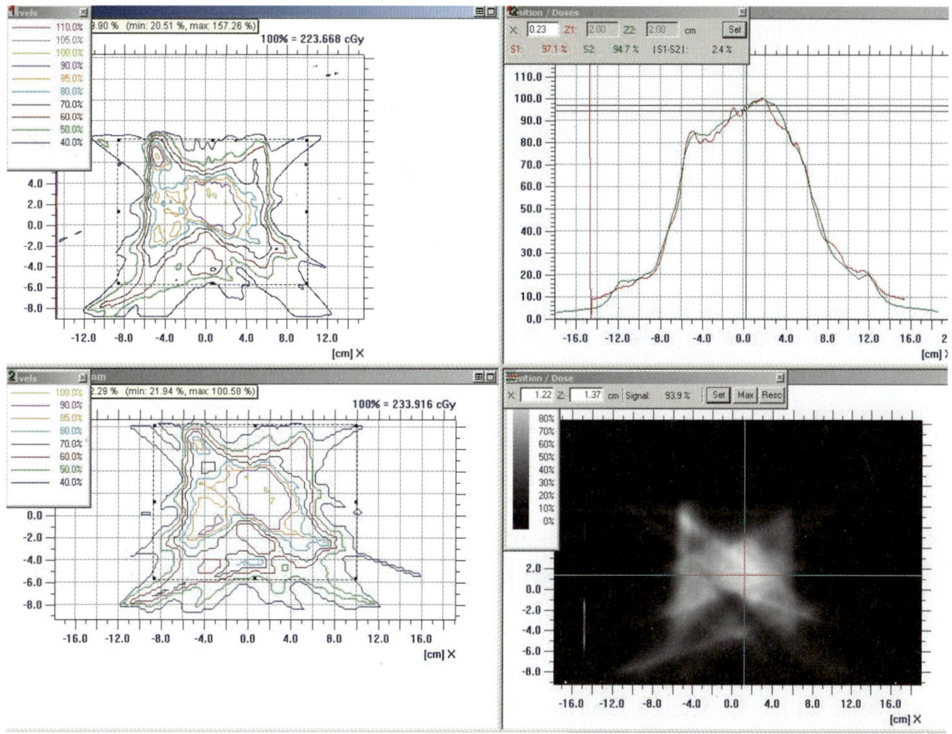

5. IMRT QA의 목표

방사선 치료는 어떠한 치료 방법을 적용하더라도 총 오차가 처방선량의 5%를 초과하지 않도록 권고 되고 있으며 IMRT도 이와 마찬가지다. 하지만 치료 계획 장비에 따라 동일한 처방을 기준으로 선량계산을 하더라도 다른 결과를 얻을 수 있기에 각 기관마다 기관의 특성에 맞게 기준을 만들어 이를 토대로 치료를 설계하고 계획하며 실제 치료를 진행해야 한다.

또한 기존의 3차원입체조형 치료 시에는 MLC의 허용오차가 2 mm 이내이나 이를 IMRT 치료에 적용할 경우 큰 오차가 발생할 수 있는데 IMRT에서는 여러 개의 소조사면을 이용해 불균등한 선량 분포를 만들기 때문에 적은 MLC 오차들이 누적될 경우 전체적으로 큰 오차를 유발하므로 IMRT에서는 MLC 오차를 0.5 mm 이하일 것을 권고하는 기관도 있다.

그 외에도 IMRT에서는 겐트리, 콜리메터 그리고 테이블의 회전오차도 기존의 치료방법에 비해 엄격하게 정하고 있다.

IMRT를 위해서는 여러 단계의 과정이 필요하며 각 단계마다 작지만 잠재적인 오류 발생 가능성이 있다. 치료 시 간헐적으로 오류가 발생하는 경우를 확률적 오류(random error)라 하고 장기의 움직임과 같이 영상검사 시에도 나타나며 치료 시에도 발생하는 오류를 계통오류 또는 구조적 오류(systematic error)라 한다.

IMRT에 있어서 구조적 오류가 확률적 오류에 비해 치료결과에 미치는 영향이 특히 크므로 장기의 움직임과 허용범위 인근의 기계적인 오차는 반드시 확인하여 치료 계획과 치료 전 검증 시 종양 및 종양 주변의 결정장기를 세심하게 고려해 오류로 인한 치료 결과의 영향을 최소화 하여야 한다.

6. IMRT 선형 가속기 QA(Linac QA)

최근까지 라이낙(Linear accelerator, Linac) 치료기의 QA는 1994년에 발표된 AAPM의 TG-40에 근간을 두고 많은 기관에서 시행하고 있었으나 1994년 당시에는 MLC나 비대칭(asymmetry) Jaw, 동적 또는 가상(dynamic or virtual) Wedge, 호흡동조치료(respiratory gating therapy)등과 같은 기술, 그리고 정위적방사선수술(stereotactic radiosurgery), 정위적 체부 방사선 치료(stereotactic body radiotherapy), 세기조절방사선치료(intensity modulated radiotherapy) 등과 같은 방사선치료기술이 보편화 되어있지 않거나 발달하지 않아 이에 대한 고려가 없었다. 이에 따라 2009년에 TG-142에서는 라이낙 종류 별 허용오차를 비 IMRT 치료기, IMRT 치료기, 그리고 SRS/SBRT 치료가 가능한 치료기 등 치료의 난이도에 따라 분류하여 각각의 장비에 대하여 출력선량 및 기하학적 허용오차 범위를 다르게 적용할 것을 권고하고 있다.

예로서 주별 선량 측정과 관련하여 선량률 출력안정성(dose rate output constancy)에 관한 항목이 추가되었으며 허용오차 범위를 2%로 이내로 하도록 권고하고 있다. 또한 laser의 정확성 관련 기존 라이낙 월간 QA에서는 2 mm의 오차를 허용했으나 IMRT 치료기인 경우 1 mm를 초과하지 않을 것을 권고하고 있다. 연간 QA 관련해 X선 moniter unit의 직선성(linearity), 즉 출력선량의 안정성과 관련하여 비 IMRT 라이낙에서는 허용오차 범위를 MU가 5 이상일 경우 ±2%의 오차를 허용하고 있으나 IMRT 라이낙에서는 MU가 5 이상일 경우 ±2%와 동일하나 2-4MU 사이에서는 ±5%까지 허용하고 있다(표 11-9. linac 월간QA).

IMRT 치료는 하나의 Port를 치료하기 위해 여러 개의 소조사면을 이용하여 치료를 진행하게 되며 각각의 소조사면의 조사면은 MLC에 의해 조절되게 된다. 그러므로 MLC의 정확성이 무엇보다 중요하며 일반적인 MLC QA와 관련해 AAPM TG-50에서 권고하고 있으나 IMRT치료와 관련한 QA 권고 사항이 없었다. 그러나 TG-142에서는 이에 대한 QA 사항을 세부적으로 분류하여 권고하고 있으니 그 예로 주간 MLC QA 항목에 정량적 검사로 picket fence 검사를 시행할 것을 권고하고 있다. 월간 검사 항목으로 MLC 이동속도와 엽위치의 정확성 검사 항목이 포함되었으며 IMRT 치료 시 MLC의 오차범위는 1 mm를 초과하지 않도록 권고하고 있다(표 11-10. MLC QA).

표 11-9

linac monthly QA recommendation (TG-142)

Procedure	Machine-type tolerance		
	Non-IMRT	IMRT	SRS/SBRT
Dosimetry			
X-ray output constancy			
Electron output constancy		2%	
Backup monitor chamber constancy			
Typical dose rate[a] output constancy	N/A	2%(IMRT dose rate)	2%(stereo dose rate, MU)
Photon beam profile constancy		1%	
Electron beam profile constancy		1%	
Electron beam energy constancy		2%mm	
Mechanical			
Light/radiation field coincidence[b]		2mm or 1%/a side	
Light/radiation field coincidence[b] (asymmetric)		1mm or 1%/a side	
Distance check device for lasers compared with front poiner		1mm	
Gantry/collimator angle indicators (@ cardinal angles)(digital only)		1°	
Accessory trays(i.e., port film graticle tray)		2mm	
Jaw position indicators(symmetric)[c]		2mm	
Jaw position indicators(symmetric)[d]		1mm	
Cross-hair centering(walkout)		1mm	
Treatment couch position indicator[e]	2mm/1°	2mm/1°	1mm/0.5°
Wedge placement accuraycy		2mm	
Compensator placement accuracy[f]		1mm	
Latching of wedges, blocking tray[g]		Functional	
Localizing laser	±2mm	±1mm	〈±1mm
Safety			
Laser guard-interlock test		Functional	
Respiratory gating			
Beam output constancy		2%	
Phase, amplitude beam control		Functional	
In-room respiratory monitoring system		Functional	
Gating interlock		Functional	

[a] Dose monitoring as a function of dose rate

[b] Light/radiation field coincidence need only be checked monthly if light field is used for clinical setups

[c] Tolerance is summation of total for each width or length

[d] Asymmetric jaws should be checked at settings of 0.0 and 10.0

[e] Lateral, longitudinal, and rotational

[f] Compensator based IMRT(solid compensators) require a quantitative value for tray position(wedge or blocking tray slot) set at a maximum deviation of 1.0

[g] Check at collimator/ganrtry angle combination that places the latch toward the floor

표 11-10

Multi leaf collimater QA recommendation (TG-142)

Frequency	Frequency	tolerance
Weekly	Qaulitative test(i.e., matched segments, aka "picket fence")	Visual inspection for discernable deviation such as an increase in interleaf transmission
Monthly	Setting vs radiation field for two patterns(non-IMRT) Backup diaphragm settings(Elekta only) Travel speed(IMRT) Leaf position accuracy(IMRT)	2mm 2mm Loss of leaf speed 〉0.5cm/s 1mm for leaf positions of an IMRT field for four cardinal gantry angles. (Picket fence test may be used, test depends on clinical planning-segment size)
Annually	MLC transmission(average of leaf and interleaf transmission), all energies Leaf position repeatability MLC spoke shot Coincidence of light field and x-ray field(all energies) Segmental IMRT(step and shoot) test Moving window IMRT(four cardinal gantry angles)	±0.5% from baseline ±1.0mm ≤1.0mm radius ±2.0mm <0.35cm max. error RMS, 95% of error counts <0.35cm max. error RMS, 95% of error counts

11.7 방사선 치료에서의 디지털 영상 평가

일반적인 치료기술이 고도화 되어 치료의 꿈이라고 하는 특수치료로 발전이 되어오고 있다. 특수치료에 관한 치료를 행하는 기술에는 정위적 방사선수술, 4차원방사선치료, 입체적 세기변조 회전 방사선치료법등 종양에 최대선량을 조사하며, 정상조직에는 최소선량을 조사함으로 인해 방사선장해를 최소화 하고 있다. 따라서, 종양에 선량을 최소화 하기 위해서는 치료기술의 발전에 따르는 치료의 선량관리가 매우 중요함을 알 수 있다. 또한, 선량에 대한 관심은 디지털 장비의 발전과 함께 중요시 생각해 왔으며, EPID(Electronic portal imaging device : 전자포털영상장치)의 발전으로 더욱 더 관심이 되고 있는 실정이다. 디지털의 발전으로 인해 치료기술의 정교함과 MV(Megavoltage) 에너지의 선량에 대한 관심이 많아지고 있으며, 선량에 대한 평가를 중요시하게 하는 품질향상 QA(Quality assurance)에 관심이 증폭되고 있는 것이 현실이다. 그러므로 방사선치료에서는 DR(Digital radiography)의 발전으로 인해서 오늘날 세계적으로 사용되는 흔한 시스템이며, 치료영역에서 MVI(Megavoltage X-ray imaging)디지털 디텍터들이 인기를 얻어왔다. 지난 몇 년간, 다른 디지털 기술들 그리고 대부분 뚜렷한 고체 state-based 평판형판넬 검출기 기술도 인기를 얻어왔었다. 그리고 Terbium-doped gadolinium-oxysulfide granular phosphor (Gd_2O_2S:Tb) 과립 형광 screen은 가장 유명한 X-선 변환기이고, 잘 알려진 기술들과 크기, 두께, 유연성에서 조작이 쉽기 때문에 디지털 치료방사선 영상화 시스템에 이용되며 매우 비용 효과적이다. 일반적으로 치료할 시 정확한 해부학적 localization은 MV방사선 치료에서 둘러싸여 있는 정상조직을 보호하는 동안 target volume에 정확하게 선량을 전달하는데 있어 중요한 factor이다. 방사선 치료를 위해 영상화 장비들은 동시에 위치와 선량 확인을 고려하는 요구사항들을 충족 시켜야만 한다. 선량을 제일 먼저 확인하고 필요하다면 빠른 보정을 하기 위해 매일 routine화 해서 사용하며, 적용 되어야 한다. 방사선 치료에서 환자에 대한 선량 확인은 높은 선량이 건강 조직을 보호하면서 종양에만 조사 되는지를 확인하는 것이다. Portal imaging은 확인을 위해 자주 사용되는 도구들이다. 영역 배치에서 불일치들은 빈번히 일어날 수 있고 치료의 결과에 영향을 줄 수 있다(예를 들어, 합병증 또는 질병(종양)의 재발을 초래한다). 이러한 영상화 시스템들의 기본적인 수행성과 측정은 공간 주파수의 함수로써 시스템의 신호 이전 특성들을 기술하는 MTF(Modulation transfer function : 변조전달함수)가 있다. 정확한 MTF 측정은 전체적인 방사선사진 영상화 수행성능을 묘사하는데 사용된다고 잘 알려진 함수 중에서 대표하는 영상화 장치의 DQE(Detective quantum efficiency : 양자검출효율)를 특징 는데 필수적이다. NPS(Noise power spectrum : 잡음전력스펙트럼)는 noise 진폭의 측정과 균일한 방사선 영역으로부터 획득된 영상의 품질에 가장 일반적인 방법 중 하나이며 영상 시스템의 점유와 noise 진폭들을 묘사 한다. 다양한 수행성능 방법들이 bar pattern, slit, edge에 근거하여 방사선 치료영역에서도 디지털 방사선사진 시스템의 pre sampled MTF 를 결정하기 위해 제안되어 왔다. 이중 엣지 방법들은 가장 일반적으로 사용되고 단순한 구조와 조정 불량에 대한 작은 민감도를 포함한 다양한 이유들 때문에 선호 되며, 방사선 치료 영상화 장비들은 치료의 정확성을 높이기 위한 QA 요구사항들을 충족 시켜야만 한다. 이 요구사항들은 빨리 확인하고 필요하다면 빠른 보정을 하기 위해 매일 routine으로 적용 사용 되야 한다.

한편 MTF측정의 전제조건에는 선형성(Linearity)과 위치불변성(Shift invariance)이 있다. 양자가 성립되는 시스템에서는 델타함수 입력에 대한 출력의 LSF(Line spread function : 선상분포함수)을 퓨리어트랜스폼(Fourior transform)으로 정보전달계수를 구할 수 있다. 예를 들면, KV에너지를 이용한 X-선 촬영시스템의 MTF를 측정하는 방법으로 아날로그계에서 사용하던 슬릿법을 그대로 디지털계에서 사용할 수 있는 방법과 엣지를 이용하여 프리샘플링 MTF를 보정하는 법이 있다. X-선 촬영시스템의 표준 MTF 측정방법은 Fujita의 슬릿법과 함께 Buhr의 엣지법이다. IEC(International electrotechnical commission : 국제전기규격)규격에서는 엣지법을 DQE 산출시 MTF측정의 표준으로 사용하였으며, 보정방법에 따라 결과는 다르게 나타날 수 있다. KV 에너지에서의 측정법의 슬릿법은 폭이 아주 좁은 슬릿(10 ㎛)을 사용하여 LSF를 얻고 이 LSF을 퓨리어변환하여 MTF를 얻는다. 슬릿법에서는 슬릿의 위치 조정(Alignment)을 위하여 기구의 제작이나 슬릿을 투과하기 위한 충분한 선량을 확보해야 하며, 유한한 슬릿폭에 대한 보정도 하여야 하고, 저주파수 공간 영역의 응답을 추정하기 위한 산기슭부분의 외삽을 위한 배수노광이나 다항식 보정 등의 기법이 필요하다. 이에 대하여 엣지법에서는 나이프엣지를 가진 W(텅스텐)의 판을 사용해서 ESF(Edge spread function)를 측정하고 이 ESF을 미분하고 합성하여 LSF를 만든다. 다시 이 LSF을 FFT(Fast Fourior transform)하여 MTF커브를 핏팅한다. 위 예에서 이야기 한 것처럼 MV 에너지 영역에서의 측정방법은 에너지 영역대가 틀리기 때문에 방법론에서는 비슷할 수 있지만, 실제 측정을 위해서는 엣지블록을 제작해서 쓰는 방법을 사용하고 있다.

1. 기술적 배경

1) Flatness and Penumbra(평탄도와 반음영)

참고점은 기준측정 선량이며 수치들은 양쪽 면에서 비교되어 일치 해야하며, Field size를 20 × 20 cm^2으로 연 후 중심 축의 입사표면의 중심에서 양쪽 수평 등거리 지점은 참고점으로 지정 한다. 기준참고점은 20 ~ 90 %에서 가로로 이동 되었으며 추천 측정값은 5 mm 이하이다. 또한 PDD(Percentage depth dose : 심부선량백분율)의 20 ~ 90 % 지점에서의 error는 반음영이라고 한다(그림 11-10). 그리고 2D profile 은 진단 영역에서 NPS 측정의 white 2D 영상들로써 표현되어진다.

가장 높고 낮은 선량 측정점은 flatness 측정을 위한 필름을 사용하여 80% 이내의 관심영역으로 field 크기의 중심축에서 확인되어야 하며, 양쪽 측면들의 측정 선량 차이 비율은 기준선 값과 비교 되어야 한다. 그러므로 flatness와 penumbra는 NPS 측정들의 white 2D 영상들로 표현된 전체 영역의 80 %영역에서 측정 되어야 한다.

2) Transmitted radiation(통과 방사선)

진단영역에서의 heel effect 는 선량이 기하학적으로 영상의 왼쪽에 있는 음극 쪽에 더 많이 분배된다. 그래서 heel effect 는 전체 영상을 평균하는데 중요하다. 그러나 MVI는 각각의 linear accelerator에서 산란선을 제거하는 필터를 요구한다. 따라서 치료영역에서는 특별한 특징이 있음을 알 수 있다.

그림 11-10 치료영역에서의 MTF, NPS, DQE 측정 흐름도

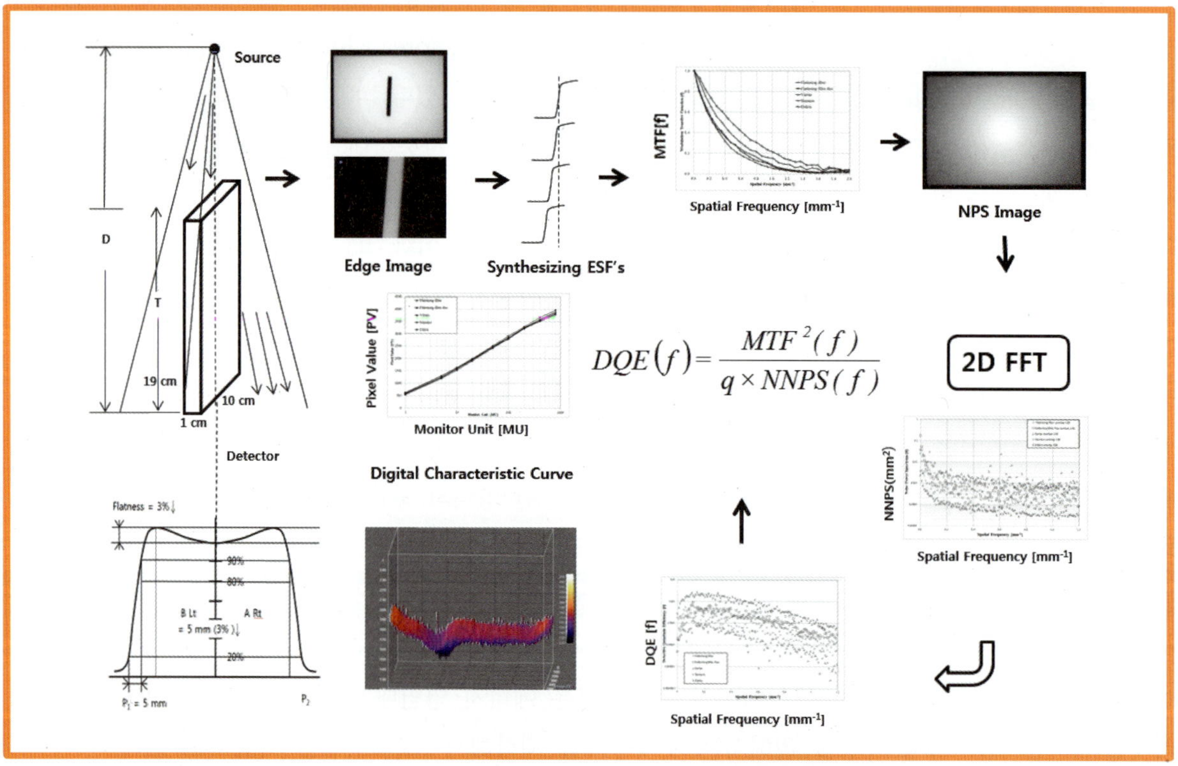

첫째는 X-선 방사선의 쪼개지는 전송으로 인하여 디텍터 밑면에서 빛 profile 이 균일하지 않다. 두 번째는, 쪼개짐이 기준선 분배를 보여준다. 이러한 분배의 효과에 대한 보상을 증가시키기 위해, 전송 방사선의 profile 모양은 megavoltage energy PDDprofile모양에 근접할 것이며, noise errors 는 기준 평가의 정확성에 영향을 줄 것이다. 세번째는 일반적으로 길이당 매우 높은 감쇠는 디텍터의 밑면에서 입사에 의해 일어난다. 이상적으로, NPS 신호는 PDD에 의해 나타내어진 함수여야 한다. 하지만 noise 오류들로 인한 이상적인 특성으로부터의 편차를 나타낸다. 위 사항들에 대한 편차가 있으므로 인해서 잘못된 NPS의 평가를 초래한다. 또한 detector에 의한 감쇠는 효과를 최소화 하기 위해 다른 디텍터와 비교하여야 효과적일 수 있다. 따라서, 정확한 NPS 측정을 위해 MV에너지의 초점과 크기는 제한 되어야 하며, 선원은 수직이어야 한다.

3) Off axis ratio(축외선량비)

OAR(Off axis ratio : 축외선량비) factor는 측정점의 흡수 선량을 제외한 깊이와 중심축의 흡수 선량 비로 정의 되어진다. 방사선 치료 동안에 콜리메이터가 중심선속과 OAR의 치료위치에 따라 양쪽 면으로 균일하게 움직이는 것은 중요하다. 그러나 독립적으로 움직일 때 보통 콜리메이터로 부터 치료 위치가 빈번하게 중심 축외로부터 바깥이 되기 때문에 치료선량은 균일하지 않게 분배된다. 그러므로, 방사선의 비균일성으로 인해 error가 일어날 수 있다. 유사하게 2D영상의 QA는 진단영역의 영상과 산란에 의해 획득된 2D 영상들의 바깥에서 같은 결과를 보여준다. 그래서 MVI 영역의 QA는 축외선량비가 고려 되어야 하며, 이런 영향 인자로부터의 NPS측정은 noise점유율에 대한 NPS측정들을 고려해야 할 대상이다.

2. MTF(The modulation transfer function : 변조전달함수)

1) Edge Block(엣지블록)

Edge block은 철 (~7.9 g/cm^3) 보다 고 밀도인 텅스텐 (19.3 g/cm^3)을 사용하며, 19 (thickness) ×10 (length)×1 (width) cm^{3}의 크기등 다양한 크기를 가질 수 있다. 또한 치료영역의 디지털 측정에 대한 발전에 의해서 예전부터 철을 사용하거나, 다양한 크기의 블럭등, 밀도가 높은 텅스텐 사용해 왔으며, 그림 11-10, 12에서의 기하학적 위치를 보여주고 있으며, 엣지를 영상화 하기 위한 표 11-11에서는 EPID 디텍터들의 DR(Digital radiography) 구성도를 보여주고 있다. 또한, 정확한 MTF 측정을 위해, MV X-선 1 MU′s(Monitor units) 크기 LINAC(Linear accelerator : 선형가속기) 의 계산을 위해서 (1MU는 100 cm 의 iso-center에서 10×10 cm^2 의 field 사이즈를 위해 선원 검출기간 거리가 동등한 100 cm, 물에 가로 놓인 10 cm으로 물에 침전된 0.8 cGy의 선량과 일치한다) 초점은 3 mm 로 제한 되어야 한다.

그림 11-11 Edge block image and the edge placed under a LINAC source of EPID(엣지블록 영상과 LINAC의 기하학적 구조도)

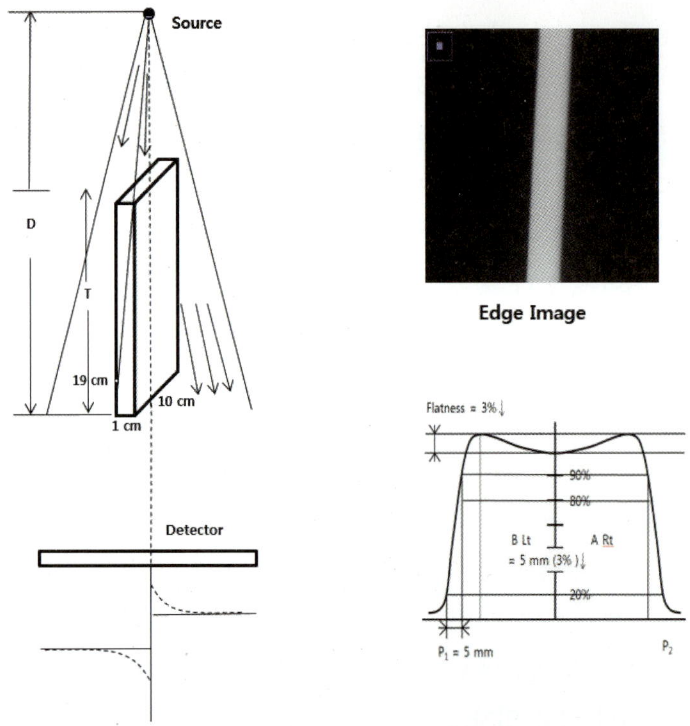

Schematic illustration (not to scale) of a cross-sectional view of the edge placed under a LINAC source.

TG 45 graph for the penumbra and flatness according to the AAPM definition

표 11-11 DRconfigurations for portal localization (치료영역에서의 디지털 장비의 구성)

Imaging systems	Detector type	Detector material	Array size	Imaging area
Siemens BEAMVIEW^{PLUS}	Indirect	a-Silicon	1024×1024	41×41, 24×31 at isocenter
Elekta iViewGT	Indirect	a-Silicon	1024×1280	41×41, 26×26 at isocenter
Varian Clinac® iX	Indirect	a-Silicon	1024×768	40×30 at isocenter
Varian TrueBeam™	Indirect	a-Silicon	1024×768	40×30 at isocenter

그림 11-12 치료영역에서의 디지털 특성곡선

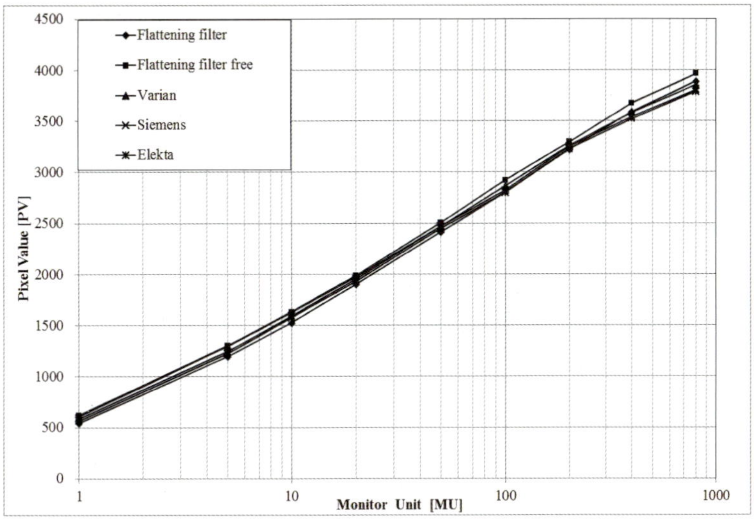

2) 디지털 특성곡선

치료영역에서의 아나로그계나 디지털계에 있어서 MTF를 측정하고자 하는 경우 선형화의 수단으로서 정확한 특성곡선을 구할 필요가 있다. X-선 검출기에 입사한 상대노광량의 대수를 횡축에 잡고, A/D(Analog to digital)변환 후의 디지털 값을 종축에 나타낸 입출력 특성을 디지털 특성곡선이라고 한다. 치료영역의 디지털 측정의 경우 증감지/필름 계와 달리 상반법칙이 성립하기 때문에 time scale 법에 의한 측정을 하여도 무방하다. 예를 들면, CR(Computed radiography)이나 FPD(Flat panel detector)는 10^3 이상의 다이나믹 레인지를 가지고 있기 때문에 넓은 범위로 선량을 변화시킬 필요가 있다. MTF의 계산에서는 슬릿상의 디지털 값을 상대노광량으로 변화해야 하기 때문에 횡축에 디지털 값, 종축에 상대노광량을 잡은 그래프도 그리고 근사함수를 작성해야 한다.

그림 11-12는 치료영역에서 사용하고 있는 일반적인 치료시스템의 디지털 특성 곡선을 나타낸 것이다. 진단영역의 IEC62220-1의 RQA 5 방법론과 같은 방법으로 측정하였으며 time-scale 방법을 사용하였다. 1MU를 기준으로부터 1000MU 범위의 dynamic range를 가지며 선량의 지수적 증가에 따라 pixel value는 산술적 감소함을 알 수 있다. Pixel value의 출력범위는 0~4,095의 12 bit이다.

3) Edge상의 획득

그림 11-11에서 획득된 엣지영상 및 실험 배치도이다. LINAC focus로 부터 디텍터표면까지 거리는 132 cm로 기준을 맞추고, 텅스텐의 엣지를 촬영하는 경우 슬릿법에서와 같이 수광면에 엣지판을 밀착시켜 수광면의 수직 축에 대하여 경사시키는 miss alignment가 중요하다. 촬영한 엣지 각도가 약 3° 이내라면 MTF의 오차도 축소해서 구할 수 있다. 촬영조건은 center alignment의 픽셀값이 최고 디지털 값의 80% 정도가 되도록 한다.

ESF는 영상화 시스템의 일차원 임펄스함수들의 품질을 나타낸다. 그러므로, 엣지를 경유하는 전송된 X-선 에너지의 한 부분은 영상화 시스템으로부터 출력을 생성하고 그 출력은 임펄스 함수와 매우 유사할 것이다. 수 많은 광자들이 밑면을 통과 할 때 감쇠에 의한 산란이 증가하기 때문에 더 크고 높은 밀도의 블록이 필요하다. 또한 엣지의 텅스텐블록의 사이즈제한의 필요성이 고려되어야 한다. 방사선은 두개의 효과를 발생시킨다. 처음은 X-선 방사선의 쪼개지는 전송으로 인하여 엣지 밑면에서 빛 profile 이 균일하지 않다. 두번째는, 쪼개짐이 기준선profile 의 분배를 보여준다. 이러한 분배의 효과에 대한 보상을 증가시키기 위해, 전송 방사선의 profile 모양은 정규화 profile 모양에 근접해야 한다.

4) 합성 Edge Spread Function 의 작성

그림 11-13은 엣지상에 의한 ESF을 얻는 방법이며 엣지상의 디지털데이터로부터 추정한 엣지 각도에 따라 1차원의 서브픽셀의 배열로 재 투영해서 얻어진다. 엣지블럭은 픽셀의 배열에 대하여 2~3° 경사지게 배치하여야 하며 엣지블럭과 중복되는 각각의 열은 엣지의 위치에 대하여 상대적으로 어긋나 있다. 그렇기 때문에 위치를 이동시킨 많은 열의 평균은 엘리어싱이 없는 합성 *ESF*을 얻는데 이용할 수 있다.

만약 개개의 픽셀 열이 엣지블럭 각도에 따라서 재 투영된다면 엣지로부터의 거리 X의 함수로 나타낸 합성 *ESF*은 다음 식으로 표본화 할 수 있다.

$$E_j^i = \int ESF(X)\delta(X + ipsin\theta) - jpcos\theta)dx \quad \cdots\cdots (11.1)$$

여기서 E_j^i는 엣지로부터의 거리가 $X(i \cdot j) = P(icos\theta - isin\theta)$의 i번째에 있는 픽셀에 대한 함수 *ESF(X)*의 일련의 이산샘플로서 i는 픽셀의 열 번호, j는 픽셀의 행 번호이다.

그림 11-13 edge 각도의 방향에 따른 1차원 서브 pixel 배열의 재구성

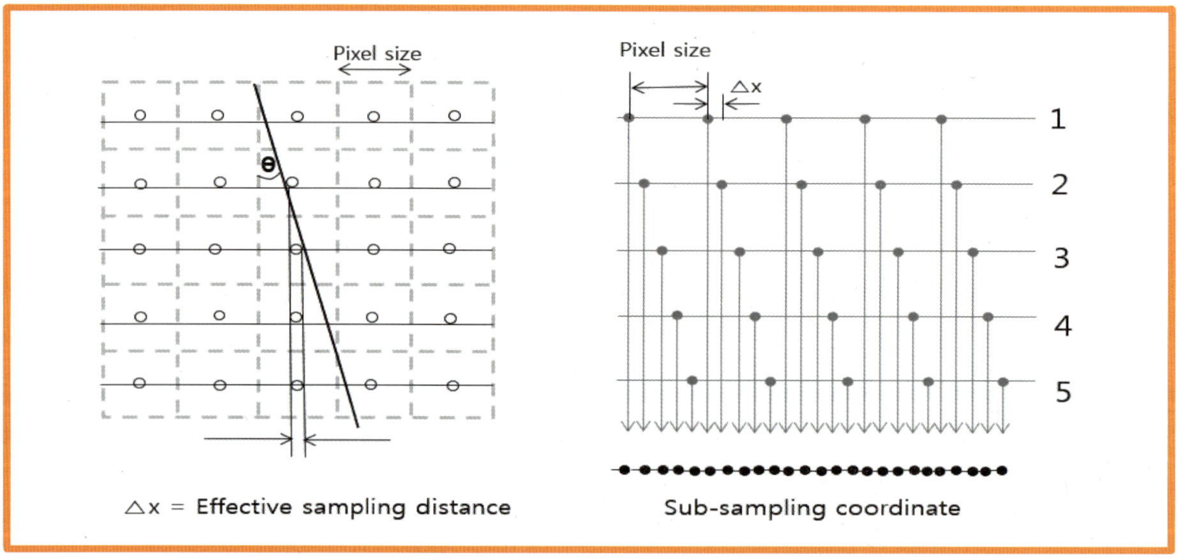

특히 P는 픽셀사이즈로서 양쪽의 직교방향으로 같은 사이즈라고 가정하고 있다. θ 는 재투명각도(엣지각도)이다. 다른 픽셀 열 i와 일치하는 E는 그림 11-13에서 나타낸 바와 같이 거리 X(i)가 변화하는데 따라서 다르게 잡는다. n열이 재 투영 될 때 샘플링 점은 x축에 모이고 세밀한 pitch로 *ESF*의 이산샘플의 합성 패턴 ESF_k(11.3식)이 형성된다.

일반적으로 이들 샘플은 x축상에 일정간격으로 분포하고 있지 않다. 합성 sampling pitch $\triangle X$ 는 픽셀 사이즈 P, 화상배열의 크기 n, 재투영각도 θ 에 의존하며

$$\triangle X = Ptan\theta = \frac{P}{n} \quad \cdots\cdots (11.2)$$

의 식으로 나타낼 수 있다.

E_j^i 의 샘플은 재정리해서 다음 식으로 표시하는 합성 sampling pitch $\triangle X$ 의 폭의 용기에 모을 수 있다.

$$ESF_k = \frac{1}{N_k}\sum_{ij} E_j^i bin(X(i,j) - k\triangle X \quad \cdots\cdots (11.3)$$

여기서 E_j^i 는 재정리된 E의 샘플이고, n_k는 Edge로부터 거리$X(i,j)$가 $\left(\frac{k-1}{2}\right)\triangle X$ 로부터 이내 들어가는 픽셀의 수로서

$$N_K = \frac{1}{\triangle X} = \frac{1}{\tan\theta} \quad \cdots\cdots (11.4)$$

이다.

k는 그때에 결정되는 임의의 정수이다. 그렇기 때문에 $bin(X(i,y) - k\triangle X$는 $(X(i,j) - \mathrm{k}\triangle X \leq \triangle \frac{X}{2}$의 범위에서 1, 그 외의 범위에서는 0을 갖는다고 정의되는 구형 함수이다.

5) 인접차분과 Line Spread Function

그 후에 인접차분을 하게 되는데 인접차분에 의한 LSF_k는

$$LSF_k = (LSF_k - LSF_{k+1})/(X_k - X_{k+1}) = (LSF_k - LSF_{k+1})/\triangle X \quad \cdots\cdots (11.5)$$

가 된다. 한 점의 선량데이터로부터 다음 점의 선량데이터를 빼서 합성 sampling pitch $\triangle X$ 로 나누어 구한다.

*LSF*의 데이터는 한쪽의 요동이 큰 데이터를 버리고 반대측데이터 LSF_k만을 투영하여 작성한다. 이 합성 *LSF* 를 3번 이상 구해서 평균화하면 요동이 작(적)은 합성 *LSF*를 구할 수 있다.

그림 11-14 치료영역에서의 MTF그래프

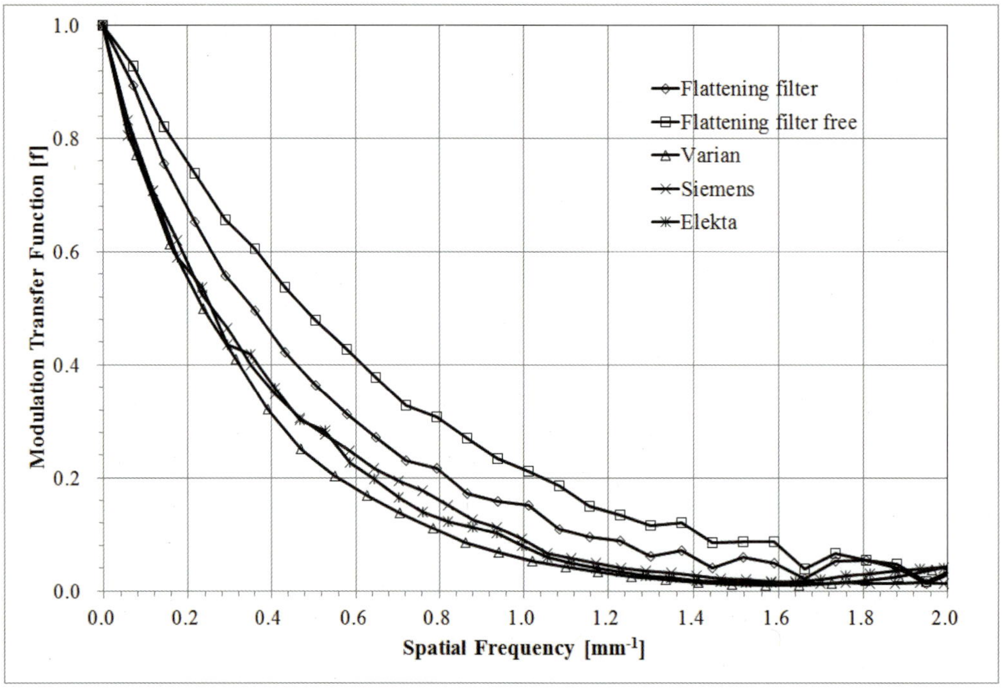

6) LSF의 퓨리어 변환

LSF(Line spread function)이 만들어진 이상 퓨리어 변환은 슬릿상의 프로파일에 대한 퓨리어변환과 같다. 일반적으로 퓨리어변환을 할 때에는FFT(Fast Fourier Transform)를 이용한다. FFT는 2^n의 지수의 데이터만을 계산할 수 있기 때문에 합성 LSF의 데이터 범위의 결정에 주의가 필요하다. 또한 계산에 사용하는 데이터 개수와 데이터의 pitch(거리)로 구하는 공간주파수 pitch가 다른 점도 주의가 필요하다. 여기서는 FFT법을 이용하여 엣지상의 256×256 매트릭스의 데이터를 가지고 MTF를 산출한다. 다음으로 엣지법 각도 θ 에서 $1/\tan\theta$ 의 값에 가장 가까운 정수 값(nk = 20)을 얻을 수 있다. 이산 퓨리어변환은 합성 *LSF*법에 의해 샘플링 간격을 좁게 하여도 이산적 분포임으로 이산 퓨리어변환(Discrete Fourier Transform :DFT)을 하여야 하며, 다음과 같이 표현한다.

$$\mathrm{OTF}(\mu)=\frac{1}{N}\sum_{n=0}^{N-1}LSF(n)e^{-n\mu(\frac{2\pi}{n})} \quad \cdots\cdots (11.6)$$

$(\mu=0,1,2\ldots\ldots,\ \mathrm{N}-1)$

11.6식을 실수부와 허수부로 나누어 표시하면

$$\mathrm{a}=\frac{1}{N}\sum_{n=0}^{N-1}LSF(n)\cdot\cos(\frac{2\pi\mu n}{N}) \quad \cdots\cdots (11.7)$$

$$b=\frac{1}{N}\sum_{n=0}^{N-1}LSF(n)\cdot\ \sin\left(\frac{2\pi\mu n}{N}\right) \quad (11.8)$$

(μ = 공간주파수, n : LSF의 위치, N : 세그먼트 수)

MTF는 아날로그와 마찬가지로 실수부와 허수부의 크기로 11.9식과 같이 된다.

$$\mathrm{MTF} = |OTF| = \sqrt{a^2+b^2} \quad (11.9)$$

MTF는 스펙트럼의 진폭을 구하는 것이기 때문에 이 경우 각각의 주파수 성분의 초기 위상은 모르게 된다. 즉 a^2과 b^2의 합에 루트를 얻으면 MTF가 구해지는 것이다. 다음으로 0 주파수로 정규화하면 이것을 가(仮) 프리샘플링 MTF라고 한다. 최종적으로 SINC보정을 하여 가(仮) 프리샘플링 MTF에 곱하면 그림 11-14와 같이 진(眞) 프리샘플링 MTF가 얻어진다.

3. NPS(The noise power spectrum : 잡음전력 스펙트럼)

진단영역에서의 노이즈에 대한 객관적인 데이터를 측정하는 방법으로는 다음과 같다. 진단영역에서는 이산화되고 양자화된 데이터의 나열이 디지털화상이다. X-선이 발생하고 형광체에 흡수되고 다시 발광하는 모든 과정은 랜덤하다. X-선광자 또는 빛광자가 흡수되는 위치나 밀도에는 통계적인 변화가 있으며 이들이 의료영상에서는 잡음(노이즈)으로 나타난다. 오래전부터 X-선상에서의 잡음에 관한 연구가 있었으나 증감지/필름계에 있어서는 필름의 입자를 무한소로 볼 수 있었기 때문에 아날로그계의 노이즈는 X선 광자 모틀(mottle)과 증감지의 모틀이 전부라 해도 무방하였다. 그리고 이 두 가지는 피할 수 없는 과정이므로 증감지/필름계계의 노이즈에 대한 평가는 현재의 디지털계 보다는 덜 중요하게 여겨져 왔다. 그러나 디지털계로 넘어오면서 사정은 달라져 검출, 기록, 표시단계에서 많은 잡음의 발생요인이 생겼다. 즉, 검출부의 픽셀이 아주 크고, 전기계의 잡음, 데이터의 압축에 따른 손실, 디스플레이계 자체의 노이즈가 더해지면서 노이즈에 의한 화질감소요인이 대폭 증가하였다.

노이즈를 평가하는 방법은 RMS 입상도, ACF(Autocorrelation function : 자기상관함수), WS(Wiener spectrum : 위너스펙트럼)이 있다. RMS입상도는 광자데이터의 표준편차로 나타내며, 자기상관함수는 거리변화에 따른 1차원함수를 중적분하여 얻어진다. 그리고 자기상관함수를 퓨리어 변환하면 NPS(Noise Power Spectrum : 잡음전력스펙트럼)이 되고 화상에서는 이것을 위너스펙트럼이라고 한다. NPS는 노이즈 자체만을 표현할 뿐 아니라 해상특성을 나타내는 MTF와 함께 DQE를 산출하는 중요한 factor가 된다.

치료영역에서의NPS는 감쇠된 넓은 선속 반응에 의해 생성된 검출된 영상 신호에서 변화에 대한 퓨리에 반응으로 표현 되어진 검출기의 불확실성의 spectrum 이며 open field 로 언급된다. 치료영역에서의QA 알고리즘에서 사용된 NPS의 산출 방법은 11.10식에서 보여지며 보고 되어진 기술들과 NPS측정의 정규화를 위한 IEC 62220-1 for standardization 측정을 기초로 하였다 (Dobbins et al 2006,

Nath et al 1994). 노이즈는 영상시스템에서 신호의 불확실성과 부정확성을 나타낸다. 그러므로, NPS는 영상 시스템의 점유와 noise특성을 나타낸다. NPS를 평가하기 위해 white 영상들은 IP(Image plate)에 피사체 없이 조사함으로써 획득된다.

$$NPS(u_n,\nu_k) = \lim_{N_x N_y M \to \infty} \frac{\Delta x \Delta y}{M \cdot N_x \cdot N_y} \sum_{m-1}^{M} \left\langle \left| \sum_{m-1}^{N_x} \sum_{j-1}^{N_y} (I(x_i,y_j) - S(x_i,y_j)) \exp(-2\pi i(u_n x_i + \nu_k y_j)) \right|^2 \right\rangle \quad (11.10)$$

$$NPS_{normalized}(\nu,u) = \frac{NPS(\nu,u)}{(large-area-signal)^2} \quad (11.11)$$

11.10식에서 M 은 평균 횟수로써 ROI의 수이다. 각각, Nx과 Ny은 X와 Y방향의 픽셀 수이며 △X와 △Y은 X와 Y방향의 픽셀 간격이며 U와 V는 X와 Y방향의 공간주파수를 나타낸다. 그리고 I (X_i,Y_j)은 선형적인 data, 강도이며 $S(X_i,Y_j)$ 는 평균 강도를 나타낸다(Judy 1976). normalized NPS (NNPS) 11.11식은 Dobbins et al 가 이전에 보고하였다. 결과론적으로 일차원 NPS값은 대역폭 2차원 NPS 공간으로부터 축 방향을 평균함으로써 표현한다.

1) The MV imaging system (치료 영상 디텍터 시스템)

치료영역에서의 NPS측정들은 실제 임상에서 사용되는 장비들은 상업화된 DR MVI 시스템을 사용한다. DR MVI 시스템들은 1 세대 lens-copled video EPID (electronic portal imaging device) Siemens BEAMVIEWPLUS와 간접 검출 a-si 평판형 EPID Elekta iViewGT 그리고 Varian ClinacR iX와 Varian TrueBeam™ 장비의 Varian aS1000을 볼 수가 있다. EPID 시스템들은 같은 타입의 형광 스크린 (Lanex Fast-Back)을 활용 할 수 있으며, Gd_2O_2S같은 과립 형광 물질 혹은 CsI 같은 구조를 지향하는 형광 물질로부터 만들어지는 원리를 가진 간접 검출 방식이다. Siemens BEAMVIEWPLUS 는 거울과 카메라 시스템의 렌즈가 결합되어 있는 41×41 cm^2의 감도영역과 1024 × 1024의 광전 다이오드 배열을 가지고 있는 형광 화면 검출기와 132 cm의 SDD(source detector distance) 를 두는 Siemens PRIMUS Linac이 있다. 또한, Elekta iviewGT는 41×41 cm^2의 감도영역과 1024×1280의 광전 다이오드 배열을 가지고 있고 Elekta Precise Linac이 있다. 또 다른 Varian ClinacR iX의 aS1000은 임상적 영상화로부터 독립적으로 사용될 수 있도록 되어있으며, 영상화 판넬(IDU20)은 1 mm 구리 빌드업 판, Gd_2O_2S : Tb scintillating 형광층 그리고 유리 기질에 있는 얇은 필름 트랜지스터들에 의해 변환된 1024×768 광전 다이오드 배열을 포함한다. 픽셀 면적은 0.39 mm^2 이며 판넬은 40×30 cm^2의 감도 영역을 가지고 있다. Varian사의 TrueBeam™ Portal Vision의 판넬은 40×30 cm^2 이며, 1024×768 광전 다이오드 배열을 포함한다. 그리고 Varian TrueBeam™ 의 수행평가는 flattening filter와 flattening filter free로 나뉘어진다.

2) Image acquisition (영상획득)

기존의 디텍터와 동일하게 132 cm에서 EPID systems의 출력을 측정을 하며, 또한 NPS값은 분해능과 연관이 있을 수 있다. 예기치 못한 신호 편차에 의한 MV X-ray 영상 projection 동안 NPS는 영상 보정을 수행할 수 있다. 특히 획득된 noise 진폭은 아티팩트로 인식될 수 있다. 그림 11-10에서 위치한 MV X-ray profile의 디텍터의 결과값들은 NPS 의 기술적 배경을 설명한다. 기준 MV 에너지 선속의 중심축은 디텍터 방향을 통과한다. 2D white 영상들은 감쇠와 산란에 의해 획득되며, 2D FFT는 변환되어야 하며, 획득된 영상을 평균하여 얻는다. Matrix는 작은 영역으로부터 다양한 측정 방법에 의한 자세한 처리를 겪으며 몇몇의 추출된 1D profile들을 나타내게 된다.

3) Analysis of the NPS (잡음전력스펙트럼 분석)

NPS는 영상 시스템의 점유와 노이즈의 진폭들을 묘사 하며, 그리고 영상에 대한 평가를 시행한다. White 영상들은 획득 되어진 NPS 데이터들이며, 공간주파수 도메인에서 변동 되어진 상태로 표현된다. 노이즈는 영상 시스템 신호로부터 불확실성과 부 정확성을 나타내며, NPS 측정을 위한 실험들은 동일한 조건에서 실행되어야 한다. 그러므로 결과값들은 1D NPS 값에 대해서 주파수 대역을 통한 2D NPS 공간으로부터의 축의 평균으로써 표현된다. 따라서 영상으로부터 2D FFT는 ROI영상에서의 축적된 보정은 전체 영상크기에 추출 ROI에 의해 계산할 수 있다.

그림 11-15는 치료영역에서 NPS결과값을 나타낸다.

그림 11-15 치료영역에서의 NPS 그래프

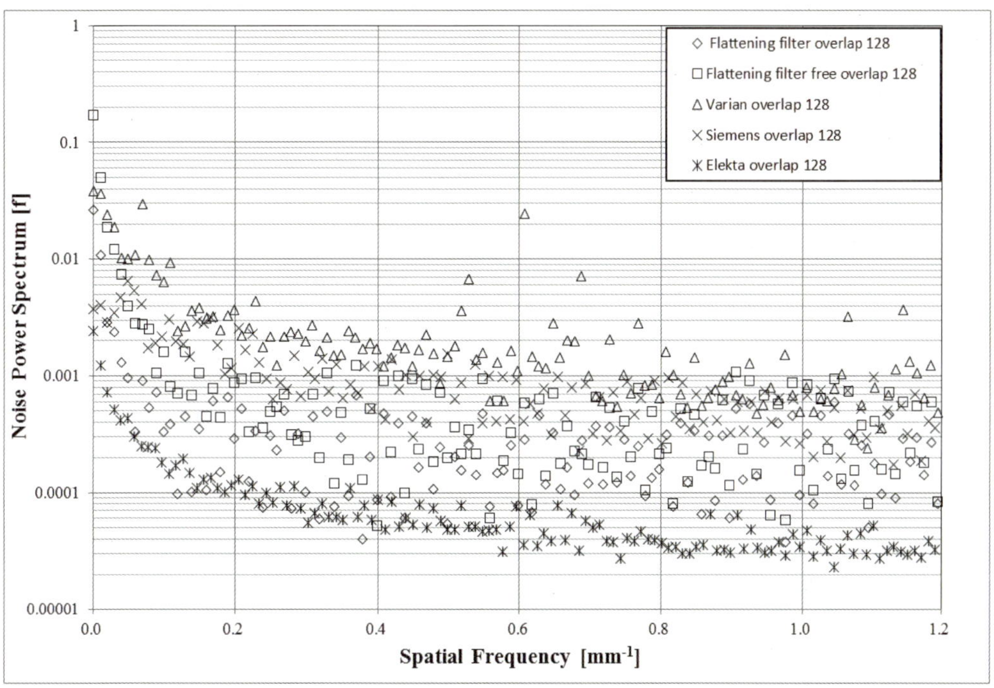

4. DQE(Detective quantum efficiency : 양자검출효율)

DQE는 신호대 잡음비의 개념으로부터의 생산된 영상의 물리적인 평가 중의 하나이다. 11.12식에서 DQE는 시스템에서의 input SNR의 제곱에 의해 나눠진 output SNR의 곱으로 정의된다.

$$DQE=\frac{(SNR_{out})^2}{(SNR_{in})^2} \quad \cdots\cdots (11.12)$$

시스템의 입력은 X-ray 광자이며 포아손 분포를 따른다. 그리고 X-ray가 단위면적당 area 'A'에 도달할 때 신호 구성요소는 photonq_A로 정의된다. 구성요소는 $\sqrt{q_A}$ 이며 input SNR의 곱은 11.13식으로 정의된다.:

$$(SNR_{in})^2=\left(\frac{q_A}{\sqrt{q_A}}\right)^2=q_A \quad \cdots\cdots (11.13)$$

영상 형성에 기여하는 X-ray 광자가 신호 q′A일 때 noise 구성요소는 또한 q′A가 된다. 그러므로 ouput SNR의 제곱은 11.14식으로 정의된다 :

$$(SNR_{in})^2=\left(\frac{q'_A}{\sqrt{q'_A}}\right)^2=q'_A \quad \cdots\cdots (11.14)$$

output SNR의 제곱은 noise equivalent quanta (NEQ)이다. 11.15식에 위의 세 식을 대입함으로써 요약할 수 있다:

$$DQE=\frac{(SNR_{out})^2}{(SNR_{in})^2}=\frac{\left(\frac{q'_A}{\sqrt{q'_A}}\right)^2}{\left(\frac{q_A}{\sqrt{q_A}}\right)^2}=\frac{q'_A}{q_A}=\frac{NEQ}{q_A} \quad \cdots\cdots (11.15)$$

그러므로, DQE는 관통된 영역당 광자로 나뉘어진 NEQ로써 계산되어지며, NEQ는 noise의 특성을 나타내는 역 NPS로 표현된다. 그리고 NEQ는 시스템의 분해능 특성들을 나타내는 MTF와 시스템의 input과 output 특성들의 경사를 나타내는 gradient에 의해 변형된다. NEQ는 11.16식에서 표현될 수 있다:

$$NEQ=(u)=\frac{G^2\cdot\ MTF^2(u)}{NPS(U)} \quad \cdots\cdots (11.16)$$

NPS는 공간주파수에 사용 된 선량의 함수이다. 그 결과, NEQ는 또한 공간주파수의 함수이다. NEQ와 DQE 대입 후에 11.17식을 표현한다.:

$$DQE(u) = \frac{G^2 \cdot MTF^2(u)}{\Phi \cdot NPS(u)} \quad \cdots\cdots (11.17)$$

DQE는 input과 output 신호대 잡음비의 특성으로부터 MTF를 계산한 후에 획득할 수 있으며, DQE는 영상의 특성 gradient를 나타낸다. 반대로 NPS는 noise의 특성과 시스템에 관통한 영역당 X-ray 광자를 나타낸다. 그러므로 DQE는 측정된 MTF와 NPS로부터 평가되어질 수 있다. 그리고 Rogers(1984)에 의해 보고된 것으로써 11.18식에서 fluency factor Φ는 물속 (d_{max} = 1.5 cm for 6 MV, by Equation (7)) 에서 최대 에너지 선량이나 검출기 표면에 입사된 open field 를 대표하는 선량으로써 결정될 수 있다(Rogers 1984). 또한, Fluency dose factor 는 검출기 표면에 입사된 방사선 스펙트럼 dN/dE 에 의해 정의될 수 있다. 그리고 DQE는 그림 11-16에서 보여준다.

$$\Phi = \frac{D}{\int_E (dN/dE)(E)(dD/d\Phi)(E, d_{max})dE} \quad \cdots\cdots (11.18)$$

그림 11-16 치료영역에서의 DQE그래프

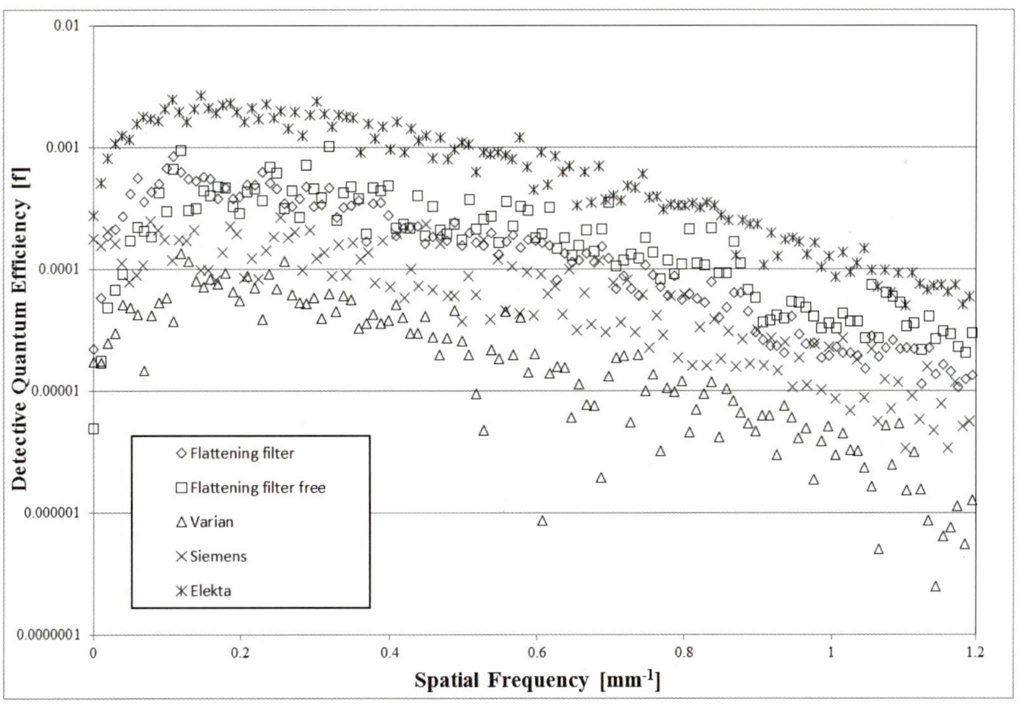

부 록

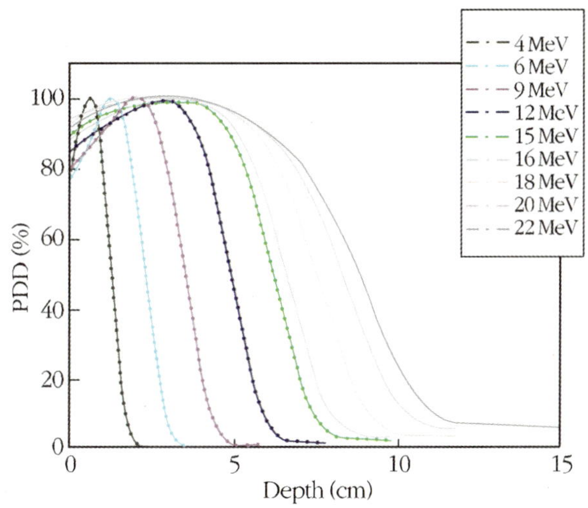

그림 1 Electron 심부선량곡선

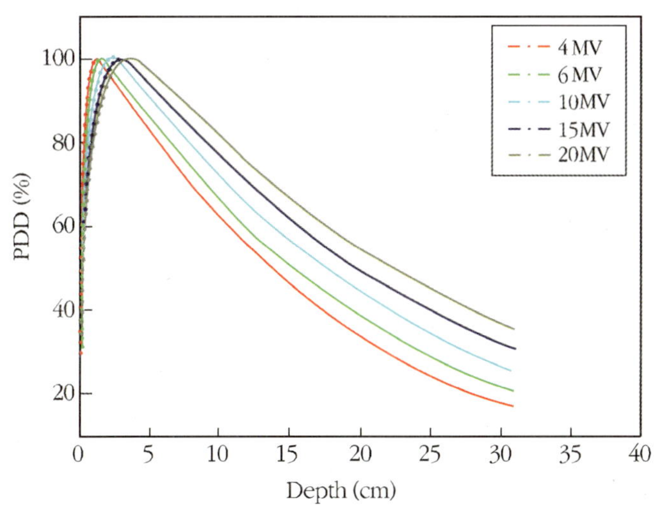

에너지에 따른 build-up 깊이 (cm)

^{137}Cs	0.15	6 MV	1.5
^{60}Co	0.5	10 MV	2.5
4 MV	1.0	15 MV	3.0

그림 2 Photon 심부선량곡선

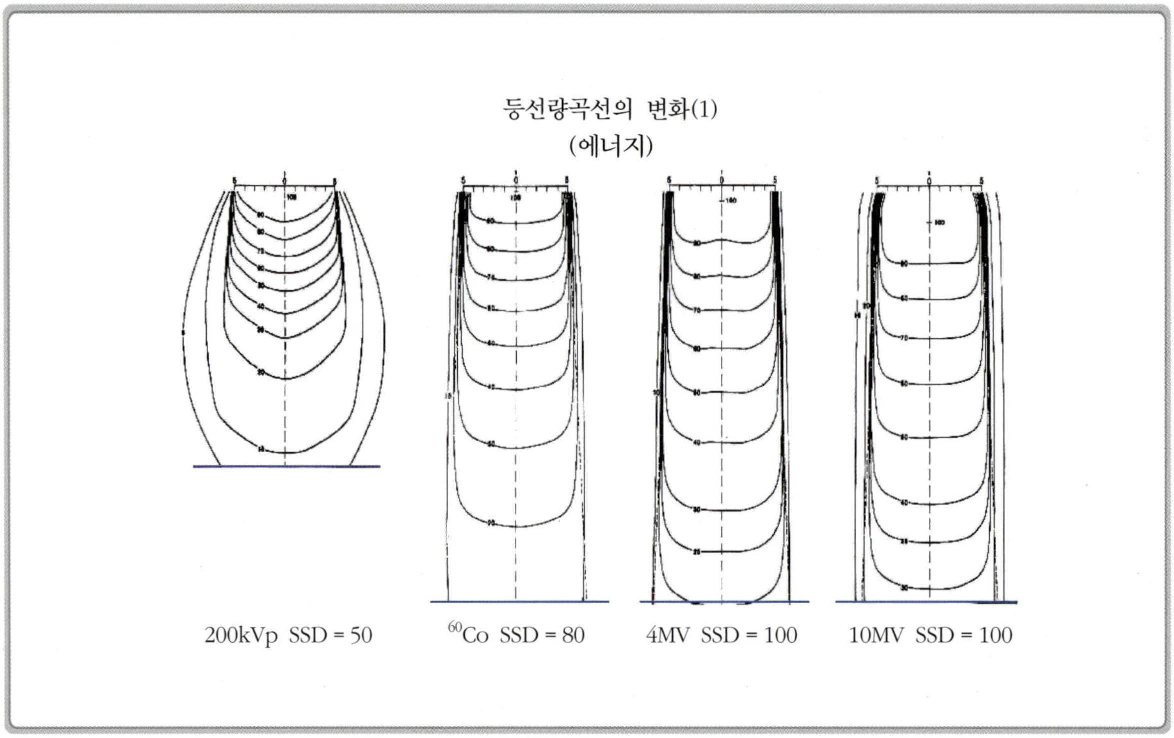

그림 3 등선량곡선의 변화(1)

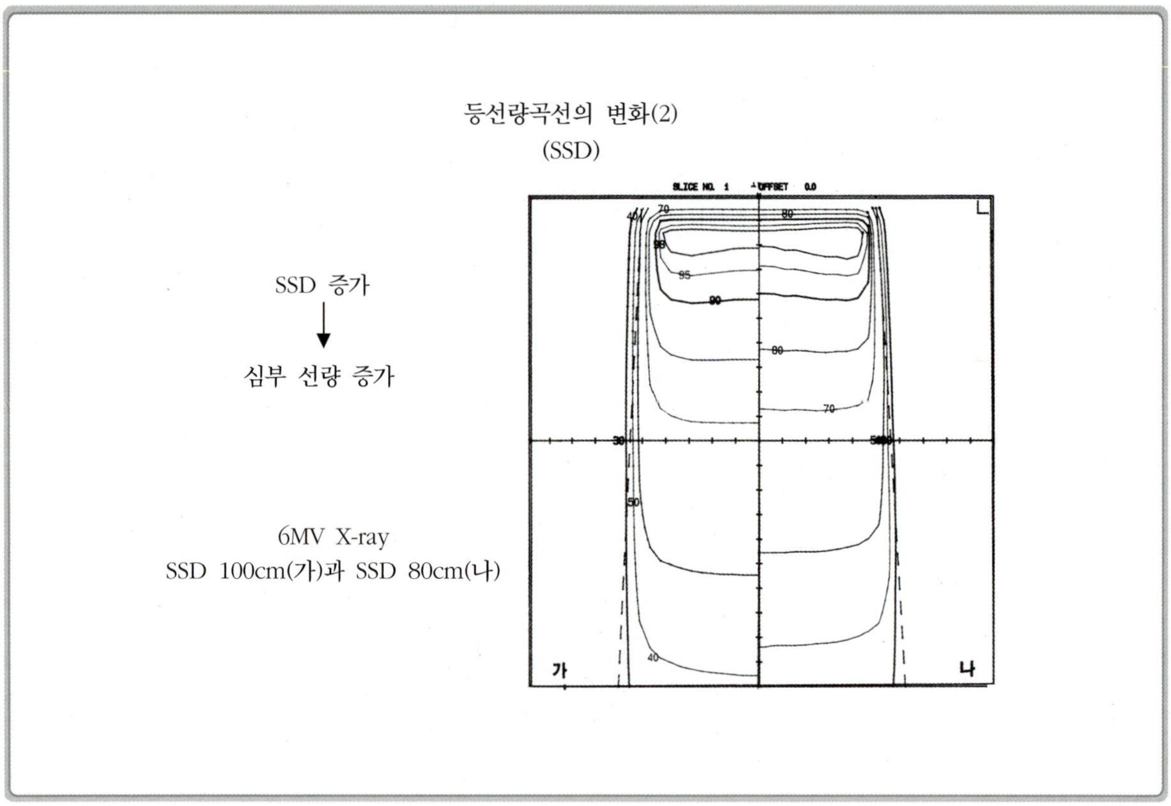

그림 4 등선량곡선의 변화(2)

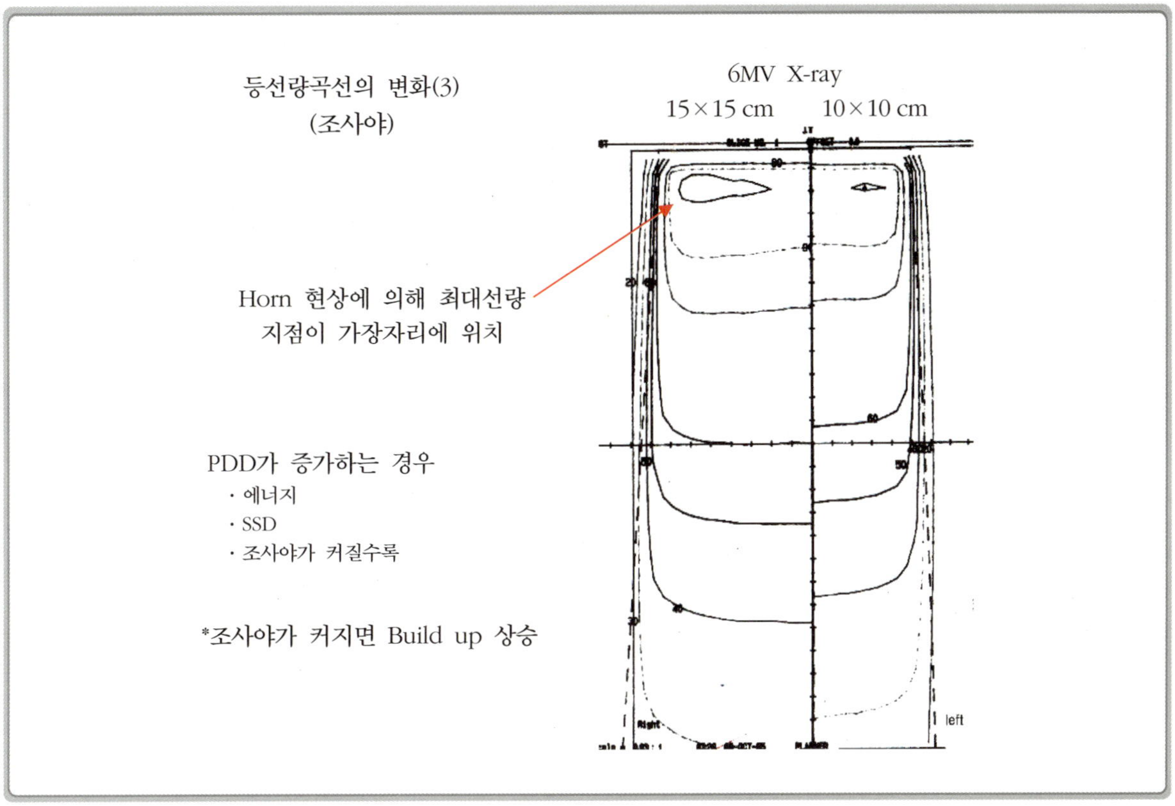

그림 5 등선량곡선의 변화(3)

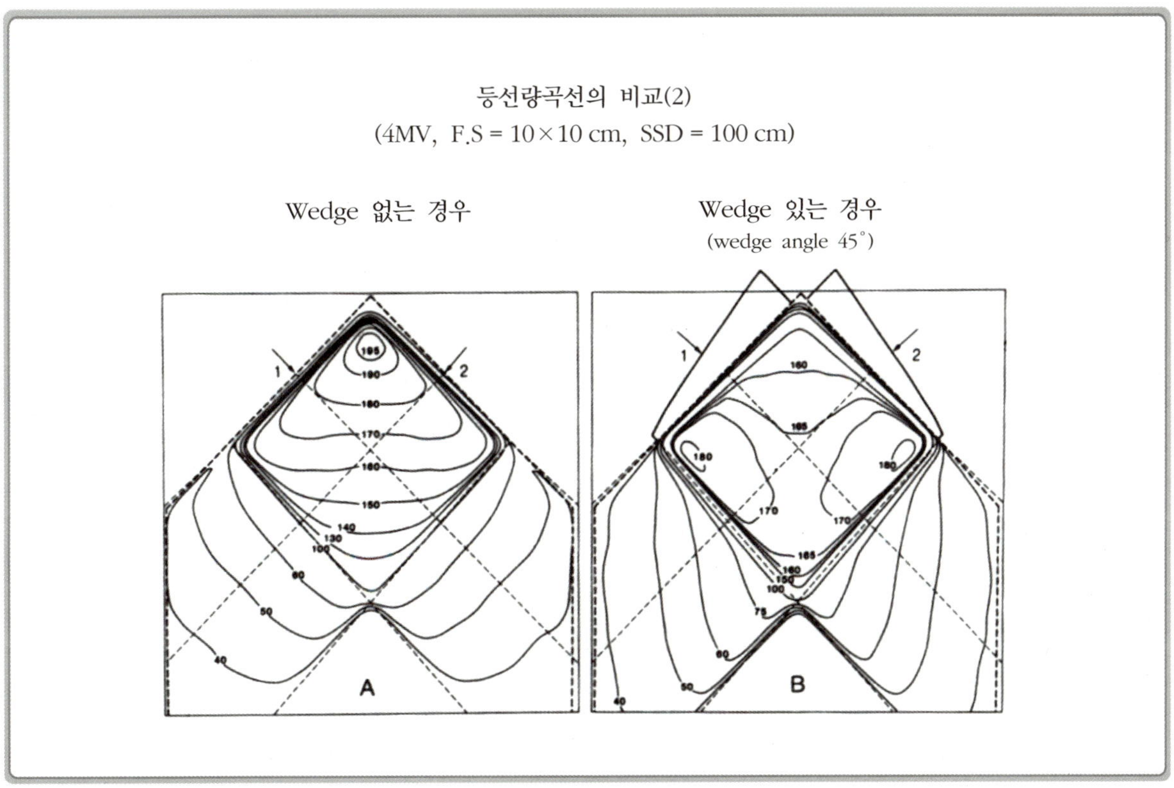

그림 6 등선량곡선의 비교

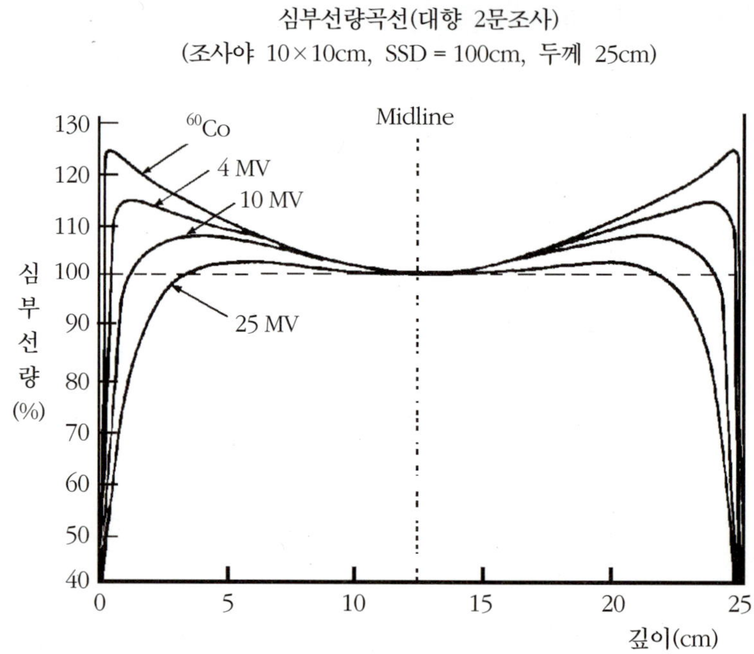

그림 7 심부선량곡선(대향 2문조사)

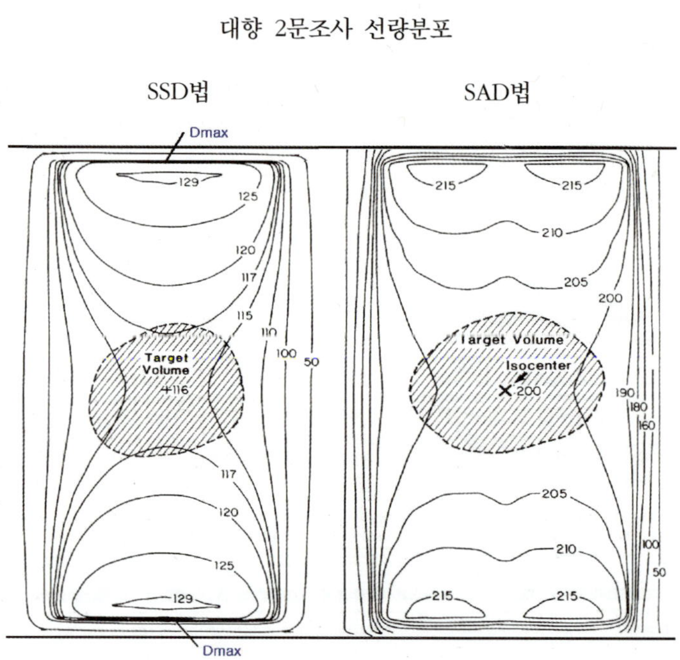

그림 8 대향 2문조사 선량분포

상악동암(2문조사)

· target volume 내에 균등한 선량분포
· beam overlap 부위를 벗어나면 급격한 선량분포의 감소

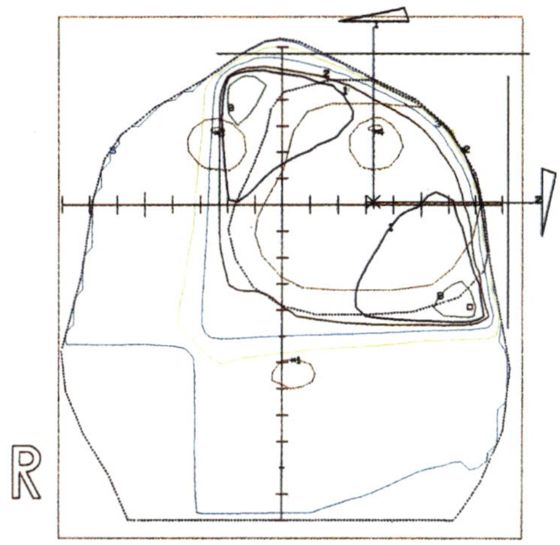

그림 9 상악동암(2문조사)

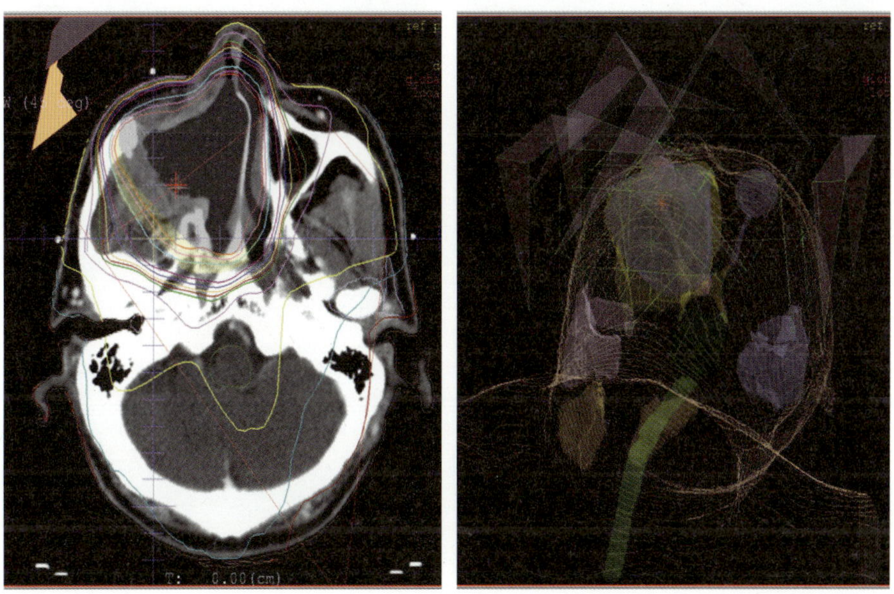

그림 10 상악동암(3차원 치료계획)

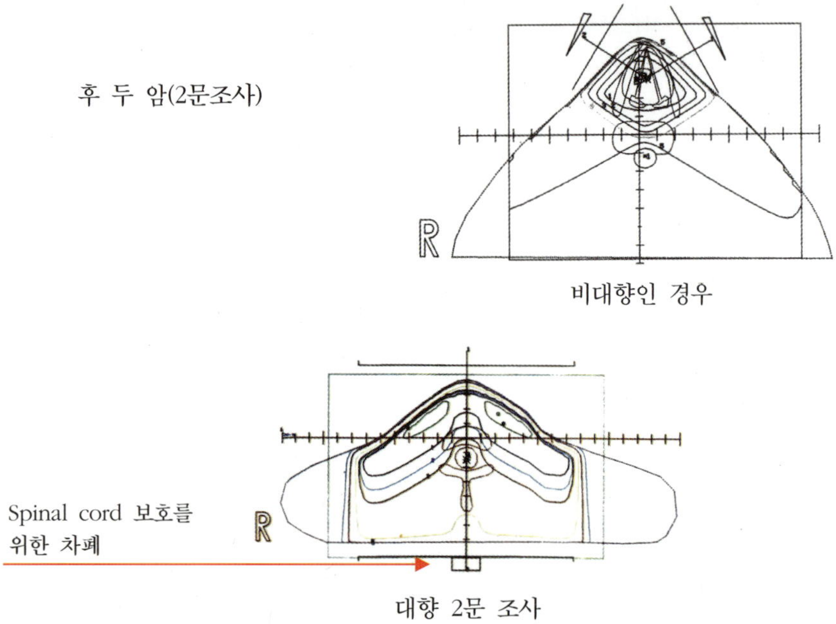

그림 11 후두암(2문조사)

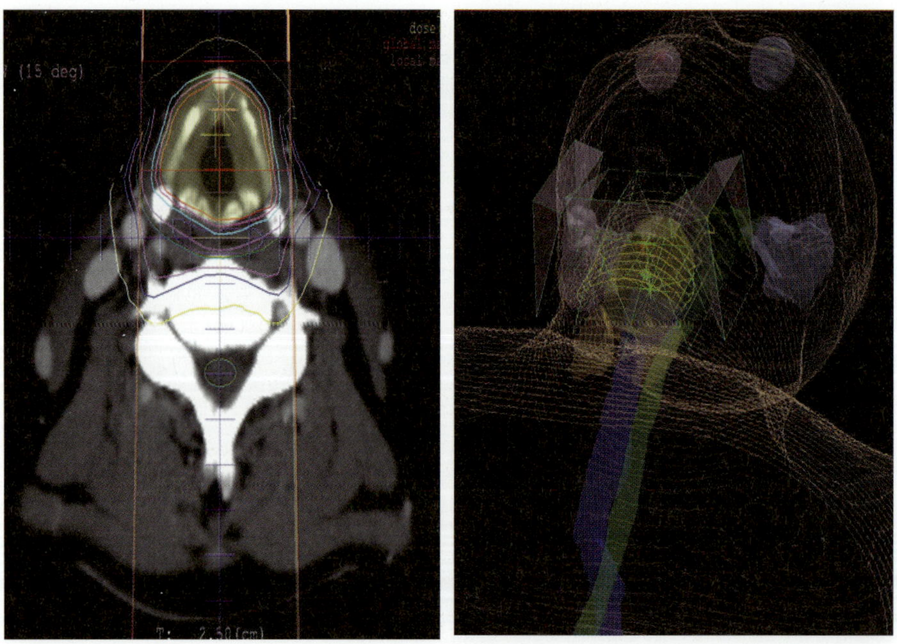

그림 12 후두암(3차원 치료계획)

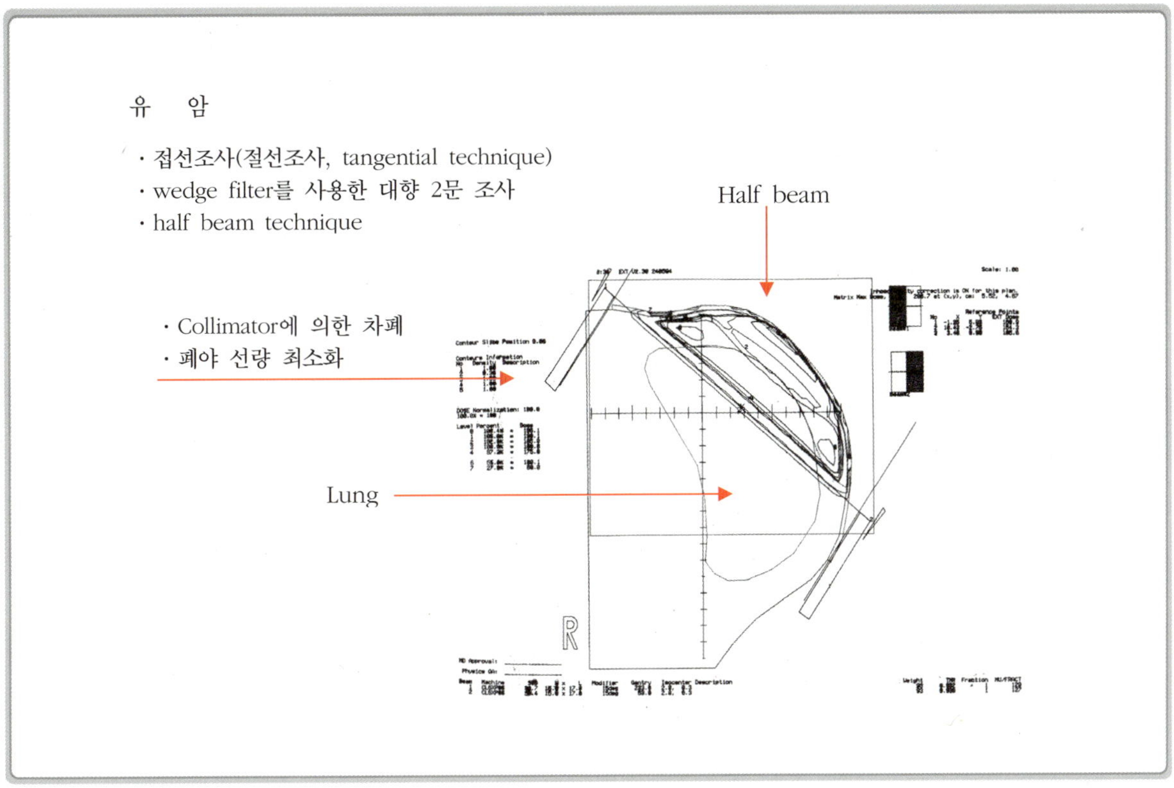

그림 13 유암(2문조사)

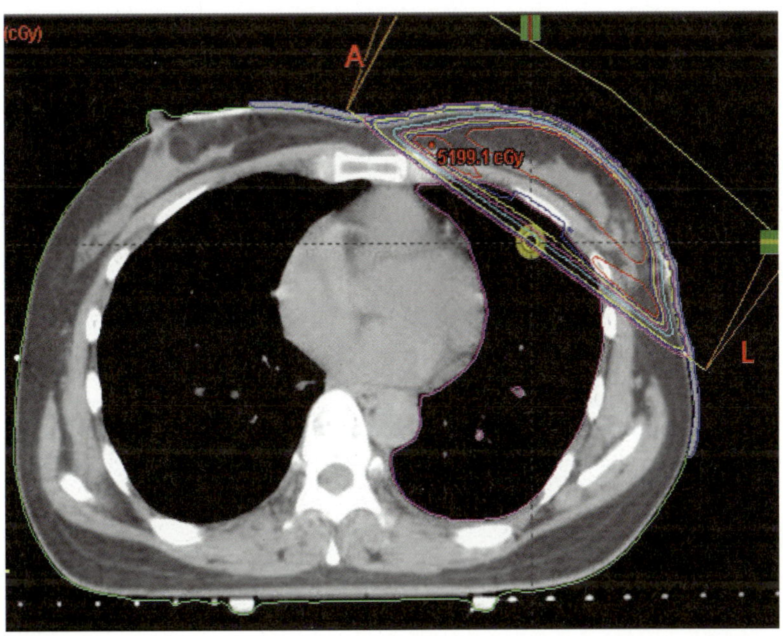

그림 14 유암(3차원 치료계획)

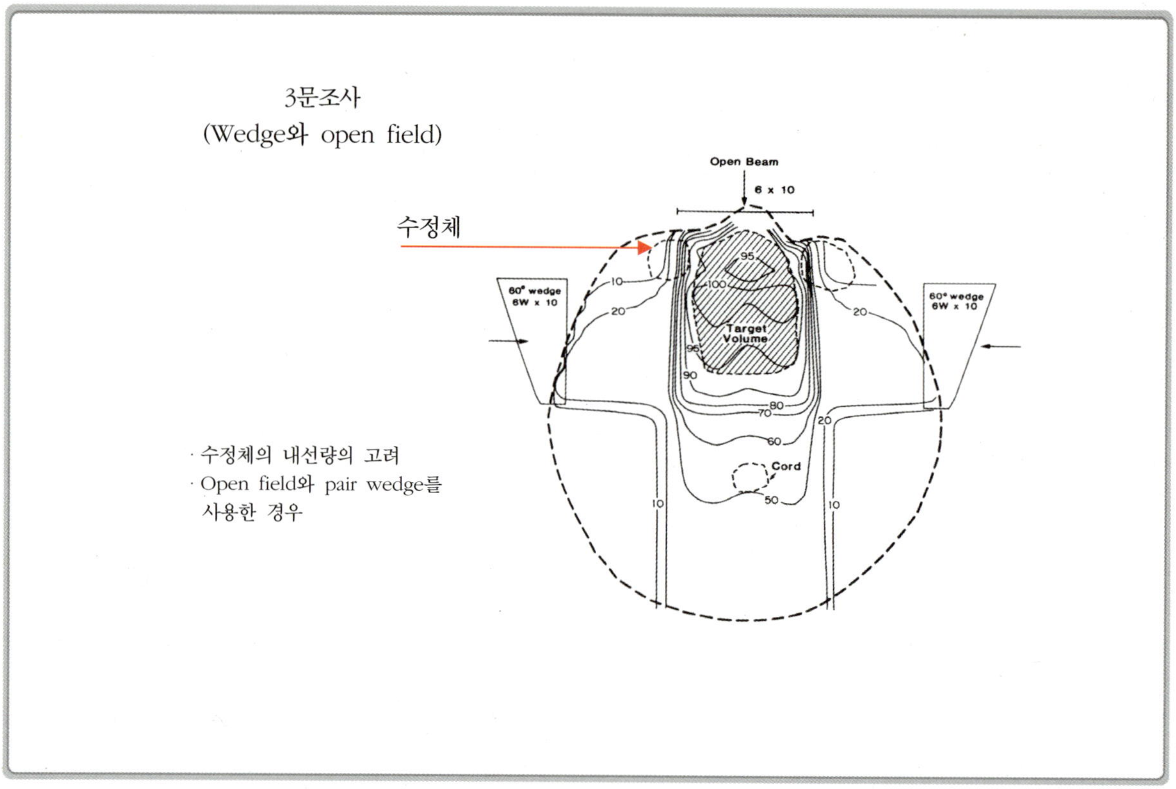

그림 15 3문조사

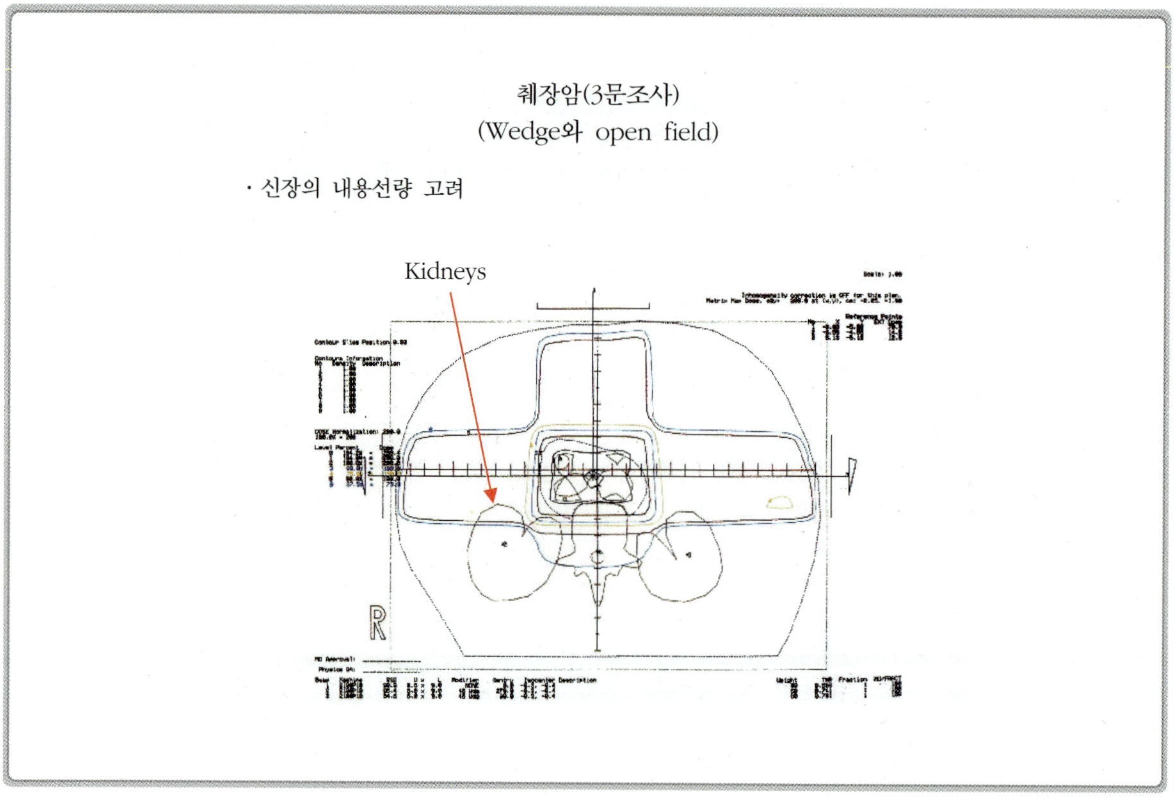

그림 16 췌장암(3문조사)

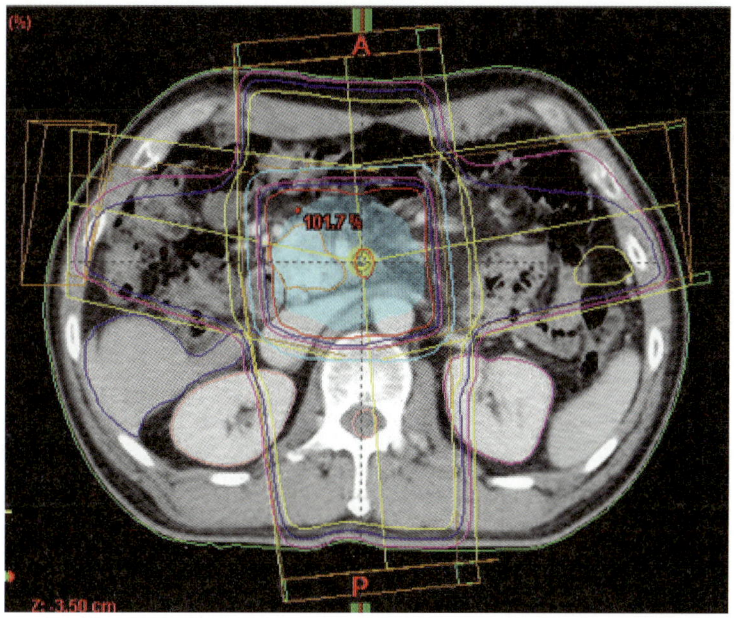

그림 17 췌장암(3차원 치료계획)

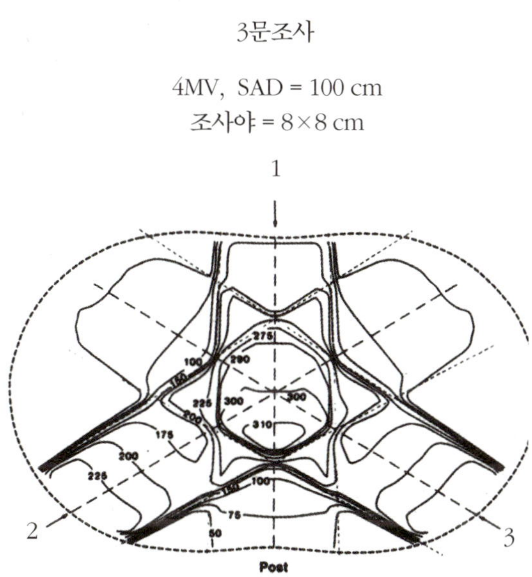

그림 18 3문조사

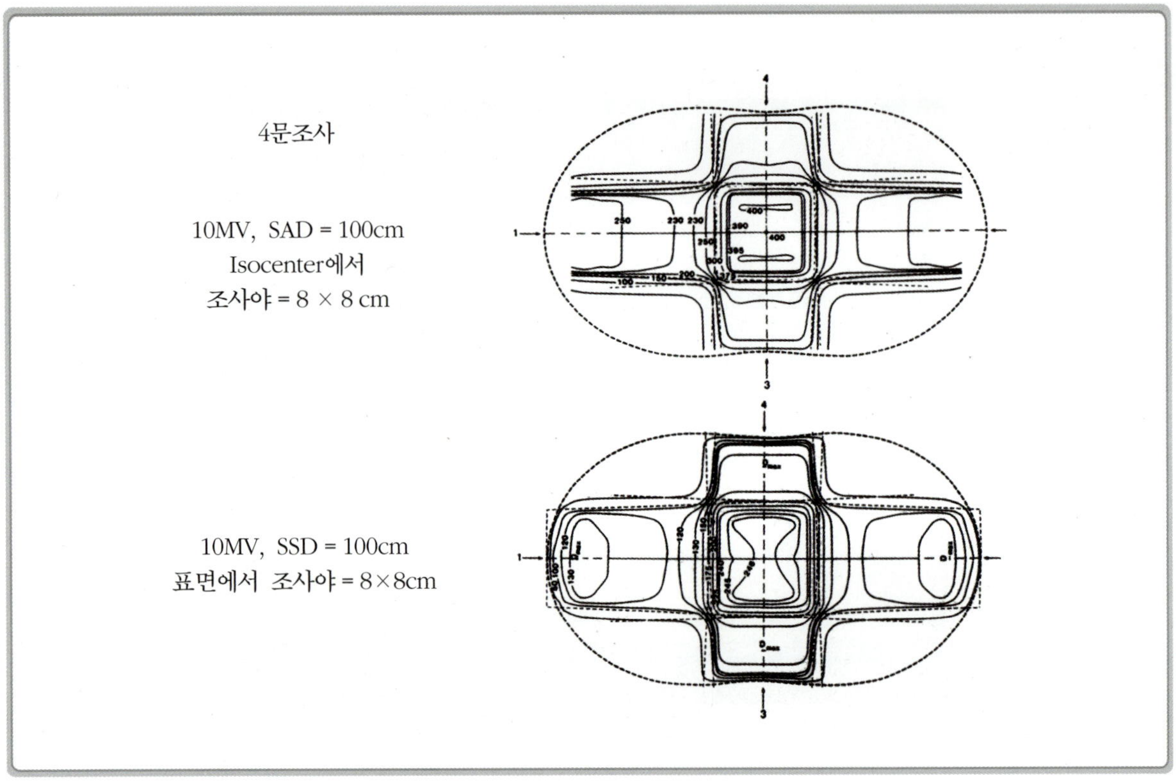

그림 19 4문조사

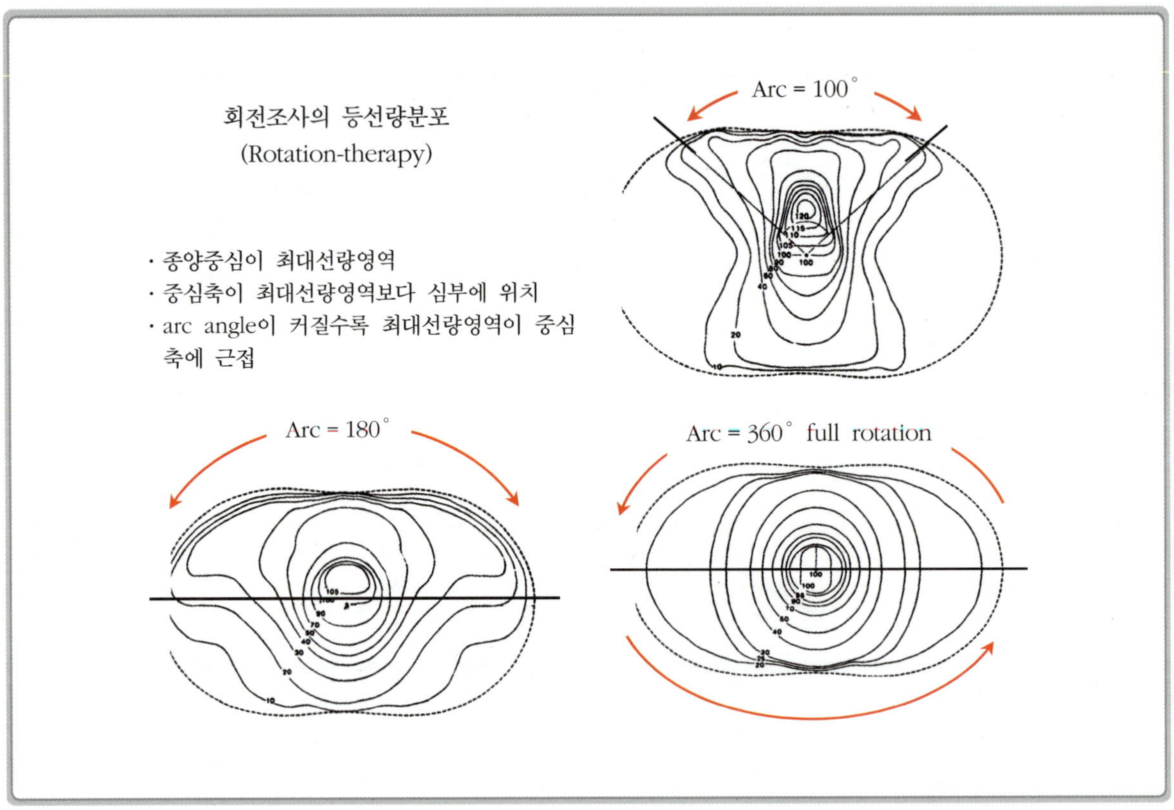

그림 20 회전조사의 등선량분포(rotation-therapy)

뇌하수체 종양

· 3문 조사

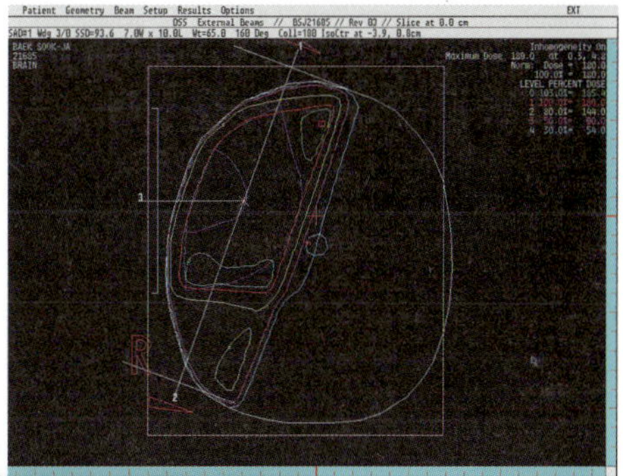

Simulation film & port film

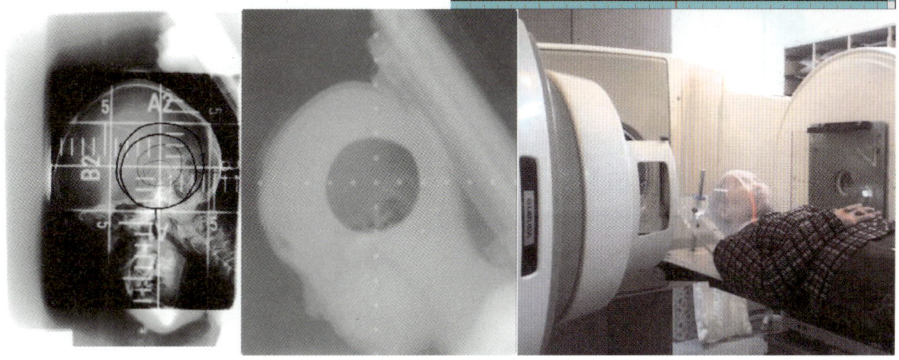

그림 21 뇌하수체 종양

전 뇌(whole brain)

· 대향 2문 조사

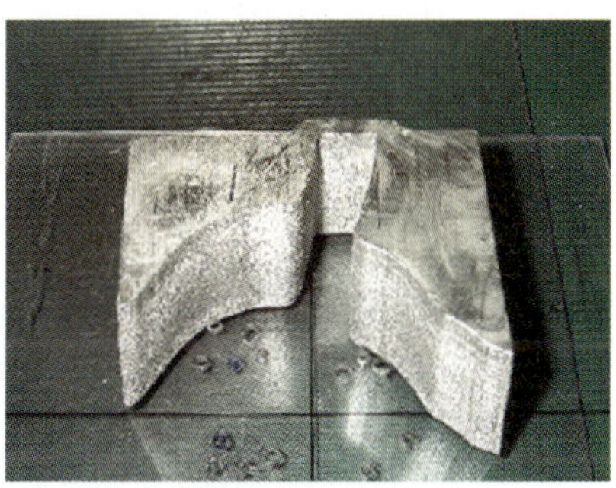

Shielding block

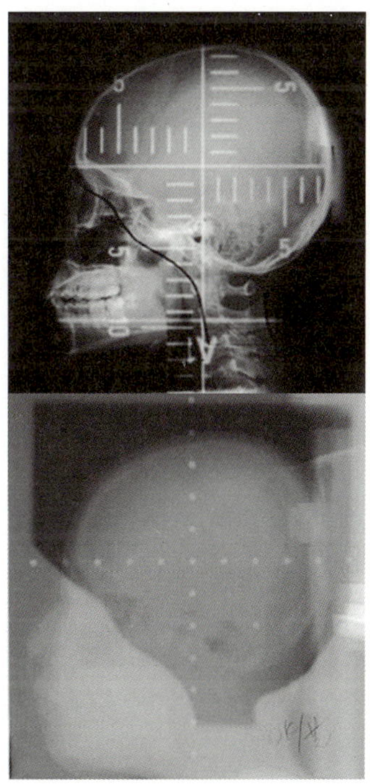

그림 22 전뇌(whole brain)

유암의 조사

- 접선조사(절선조사, tangential technique)
- wedge filter를 사용한 대향 2문 조사
- 전자선조사
- 절선진자조사
- half beam therapy

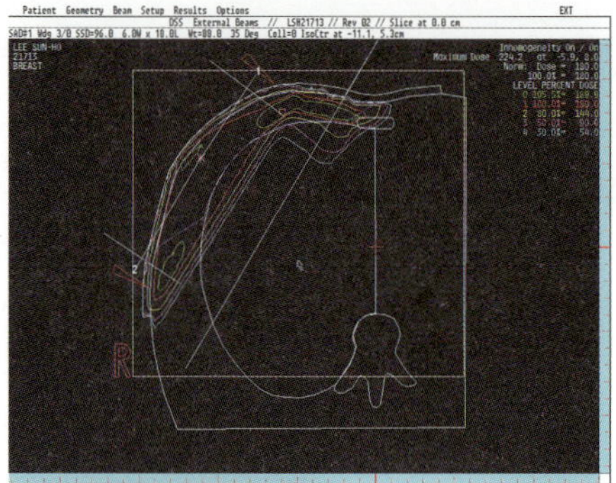

접선조사(대향 2문 조사-wedge filter)

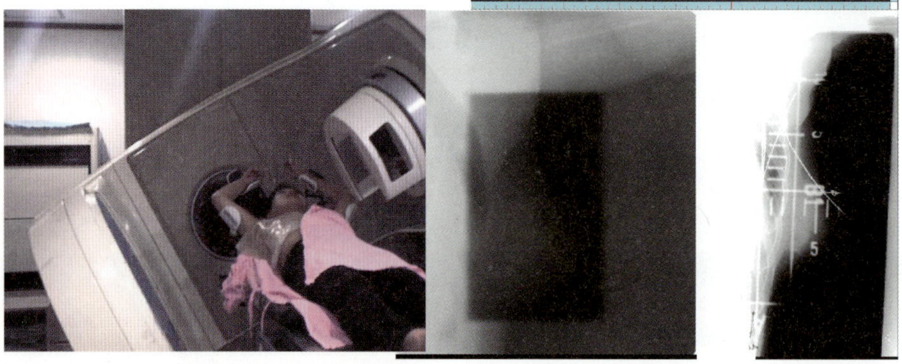

그림 23 유암의 조사

유 암(MRM)

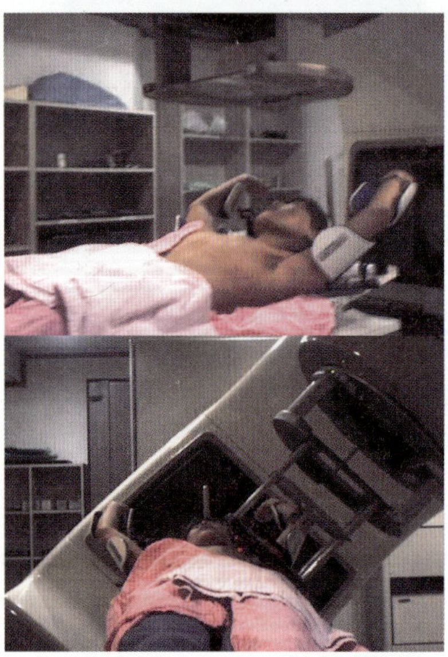

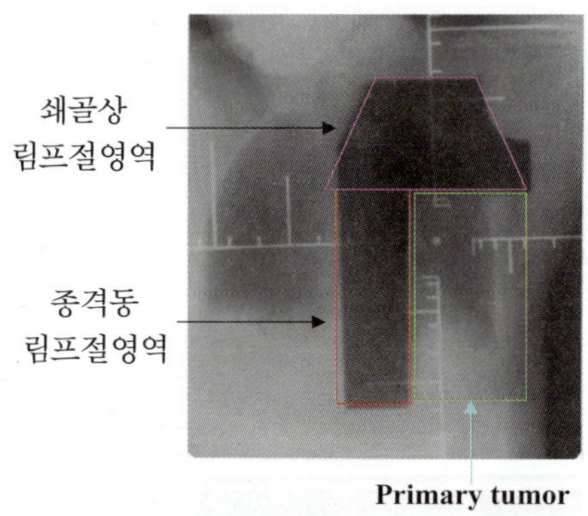

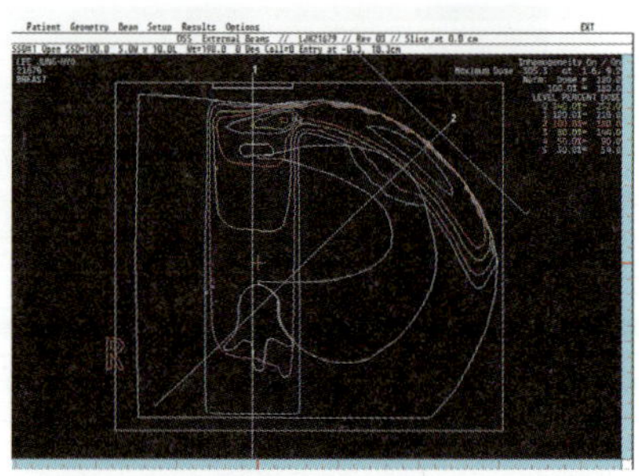

그림 24 유암(MRM)

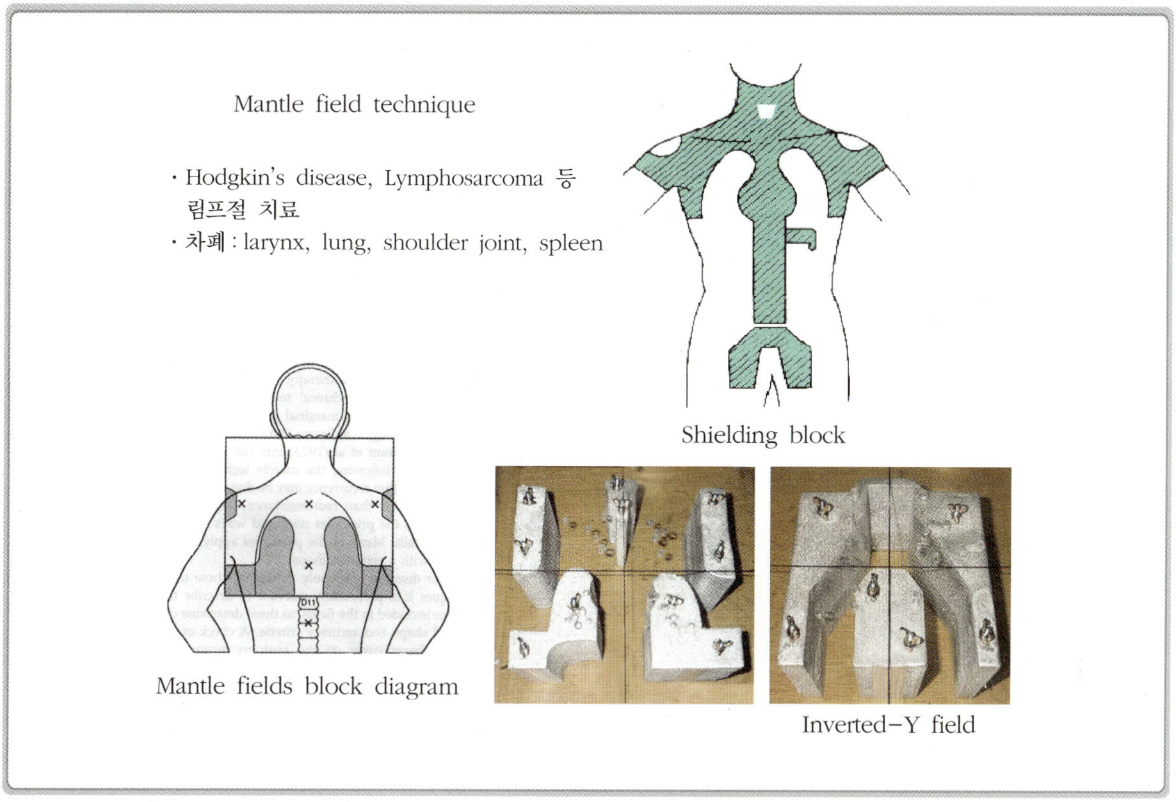

그림 25 mantle field technique

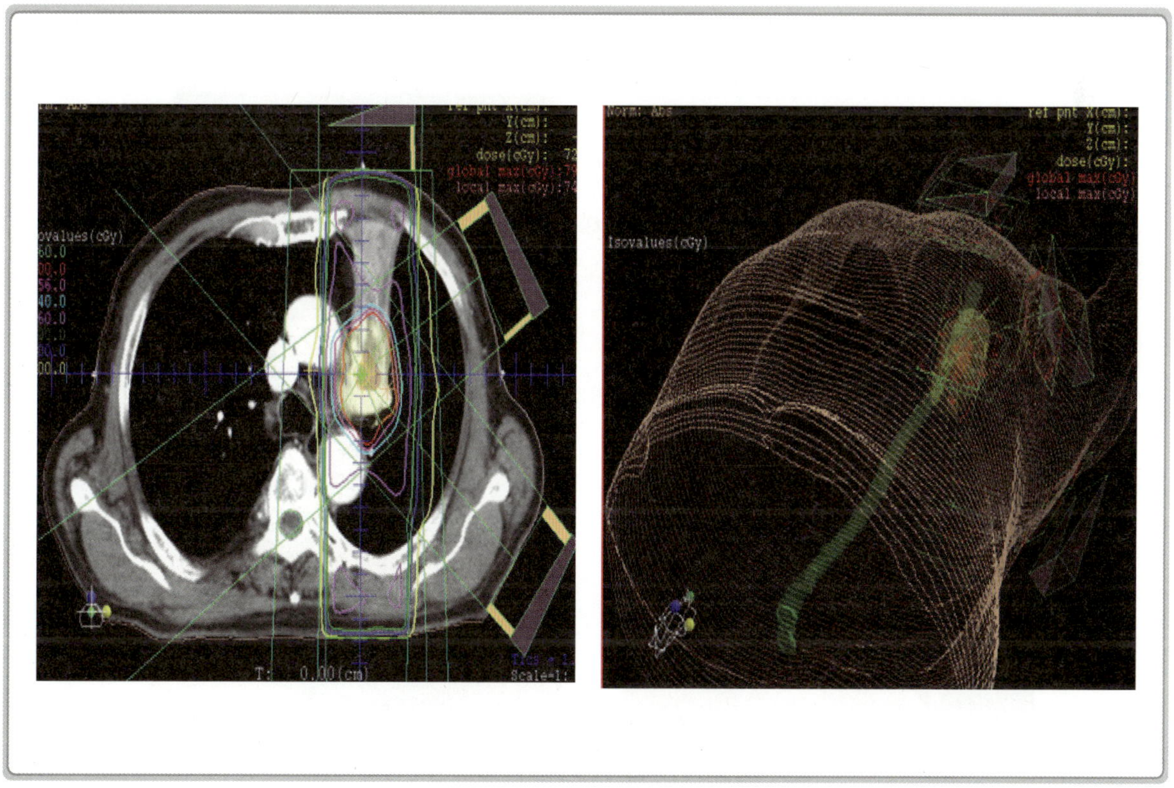

그림 26 폐암의 3차원 치료계획

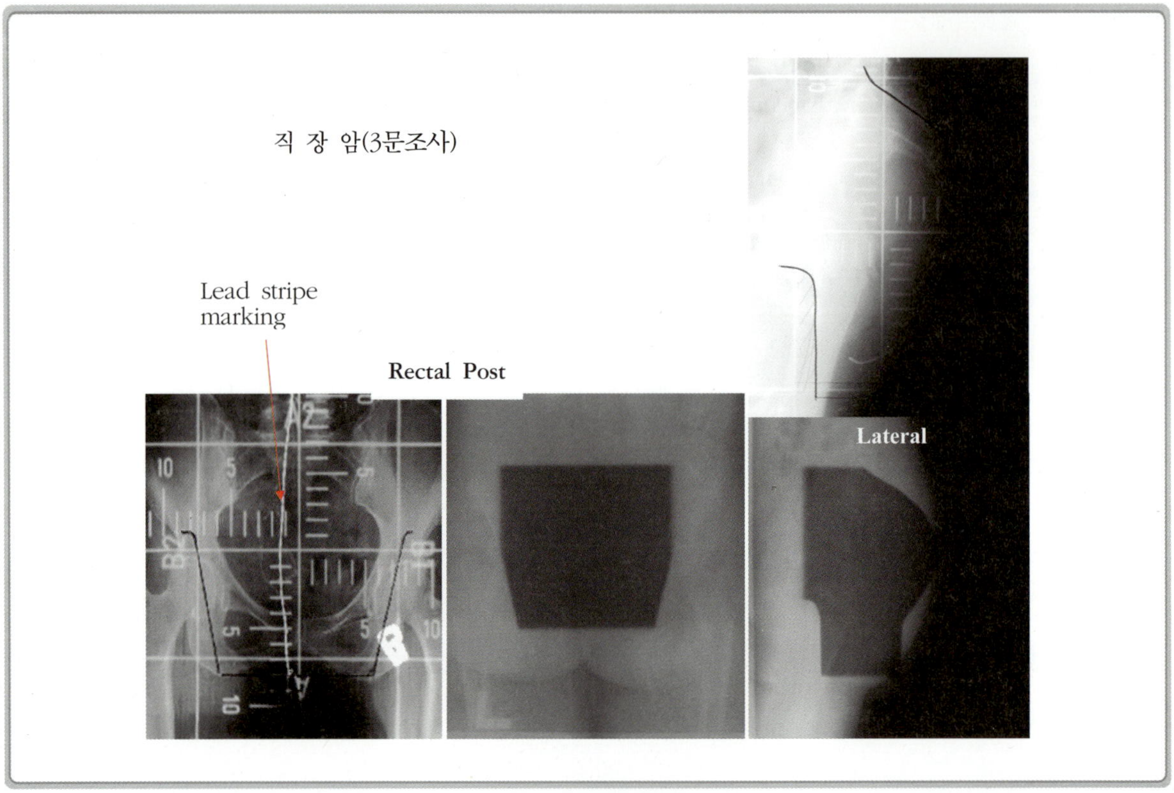

그림 27 직장암(3문조사)

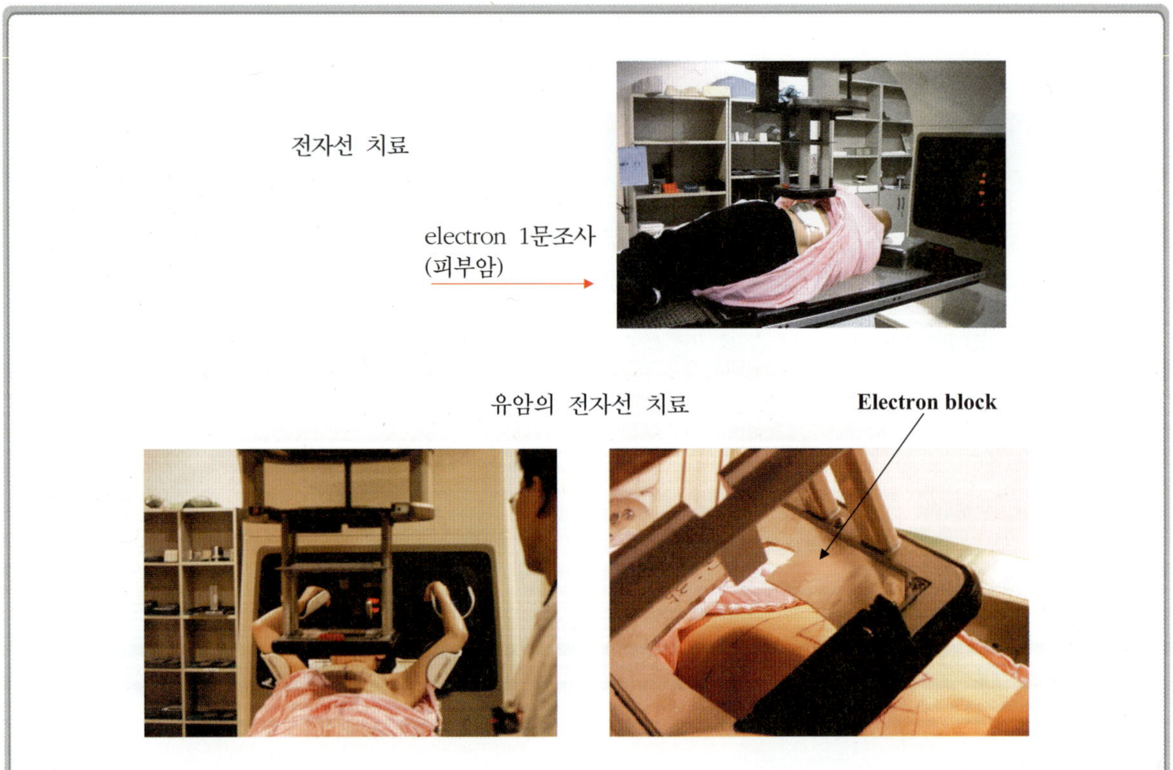

그림 28 전자선 치료

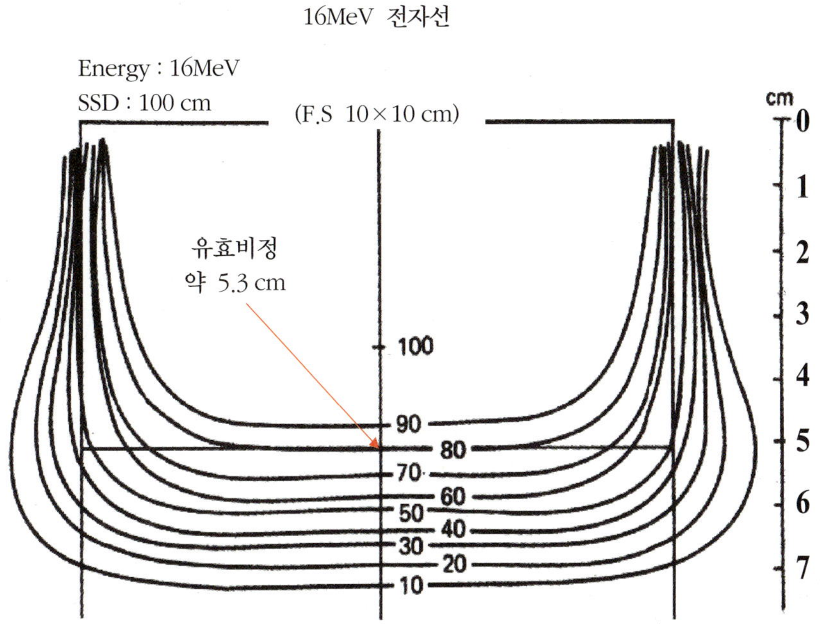

그림 29 16MeV 전자선

전자선 에너지의 비정

전자선 에너지	최대비정	유효비정	최대흡수선량깊이
6 MeV	≒ 3.0 cm	≒ 2.0 cm	≒ 1.1 cm
9 MeV	4.5 cm	3.0 cm	1.9 cm
12 MeV	6.0 cm	4.0 cm	2.4 cm
16 MeV	8.0 cm	5.3 cm	2.9 cm
20 MeV	1.0 cm	6.7 cm	2.7 cm

최대비정
-에너지의 1/2

유효비정
-심부선량백분율
80%~90% 깊이
-에너지의 1/3

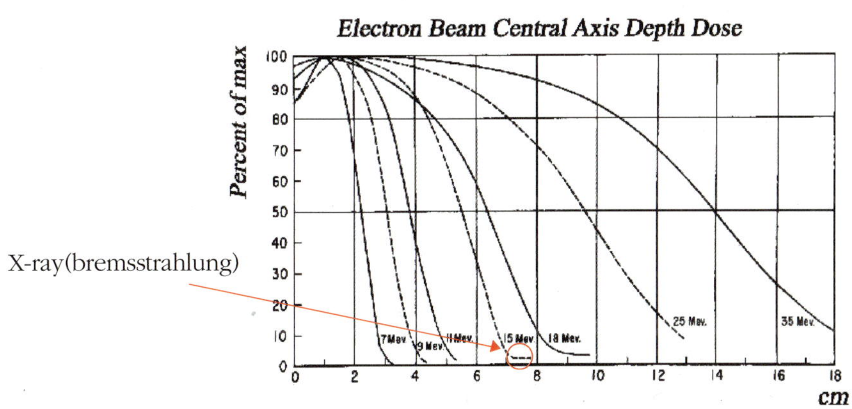

그림 30 전자선 에너지의 비정

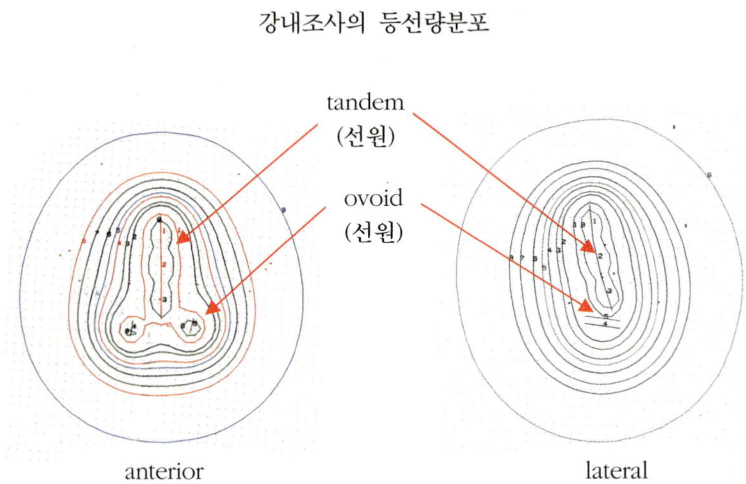

그림 31 강내조사의 등선량분포

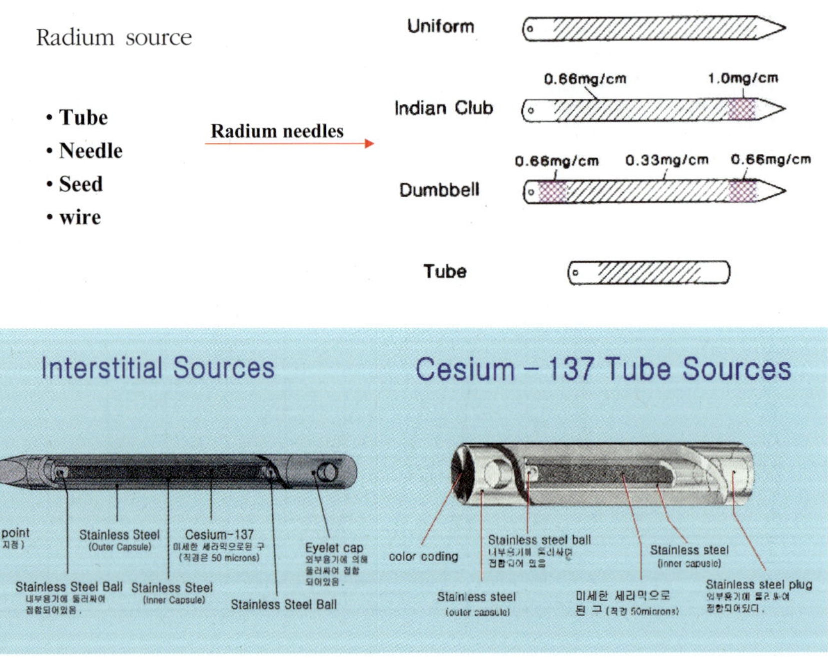

그림 32 radium source

근접치료에 사용되는 선원

일시삽입

^{226}Ra, ^{60}Co, ^{137}Cs - tube, needle

^{192}Ir - hairpin, seed

영구삽입

^{222}Rn, ^{125}I - seed

^{198}Au - grain

^{125}I seeds →

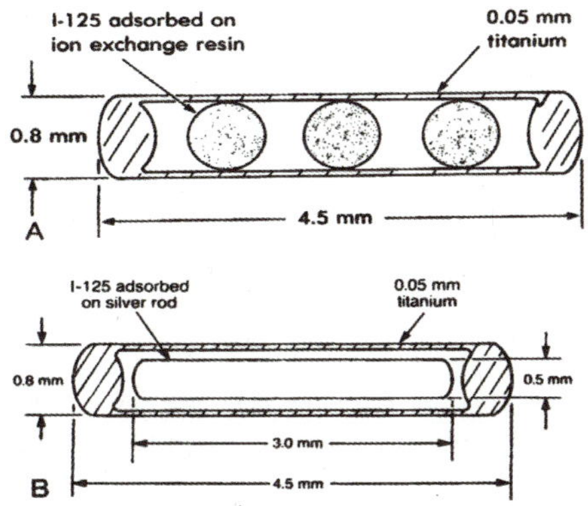

그림 33 근접치료에 사용되는 선원

강내조사

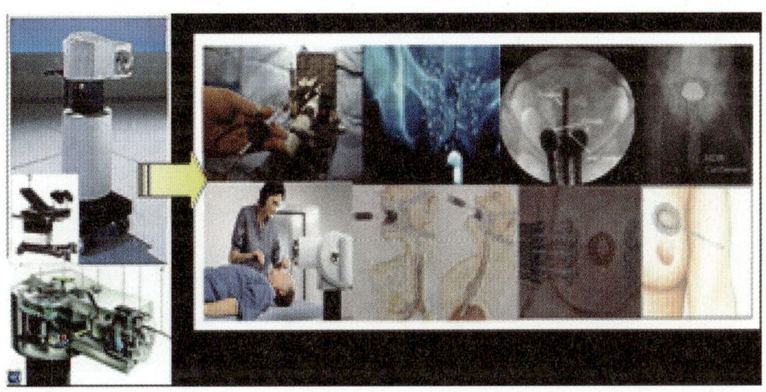

Applicator

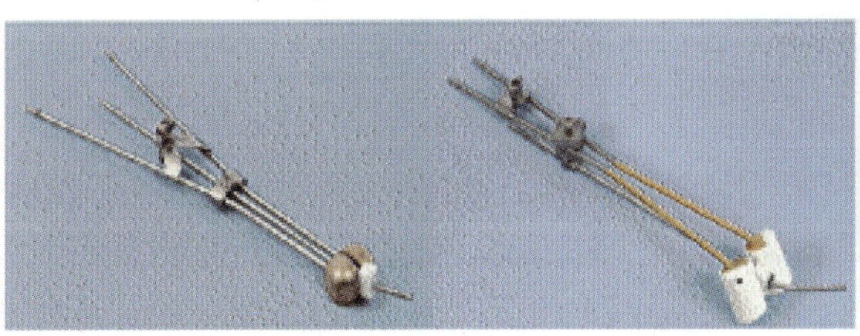

Vaginal cylinder

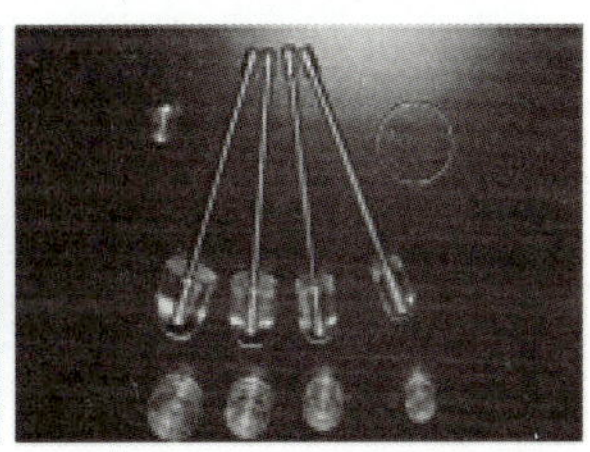

그림 34 강내조사

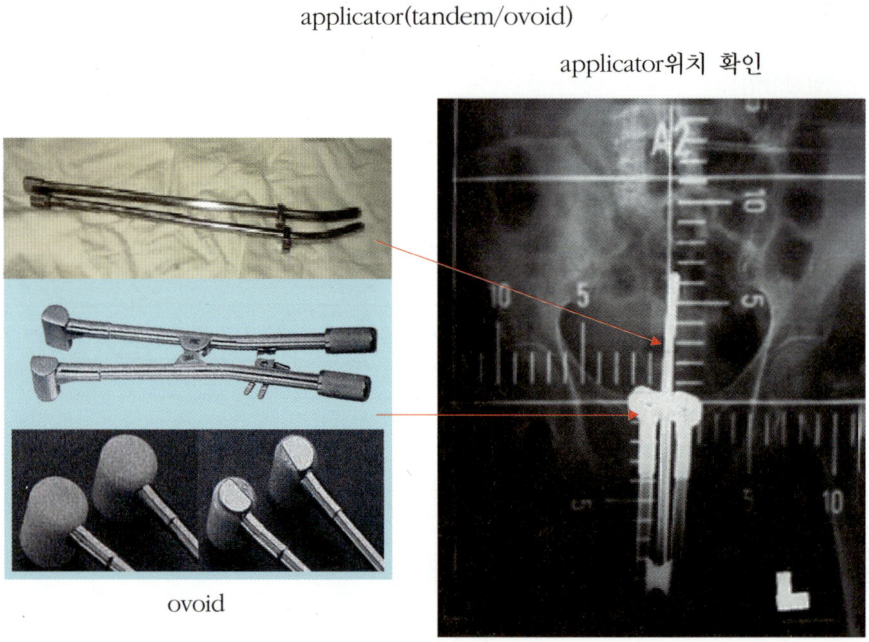

그림 35 applicator(tandem/ovoid)

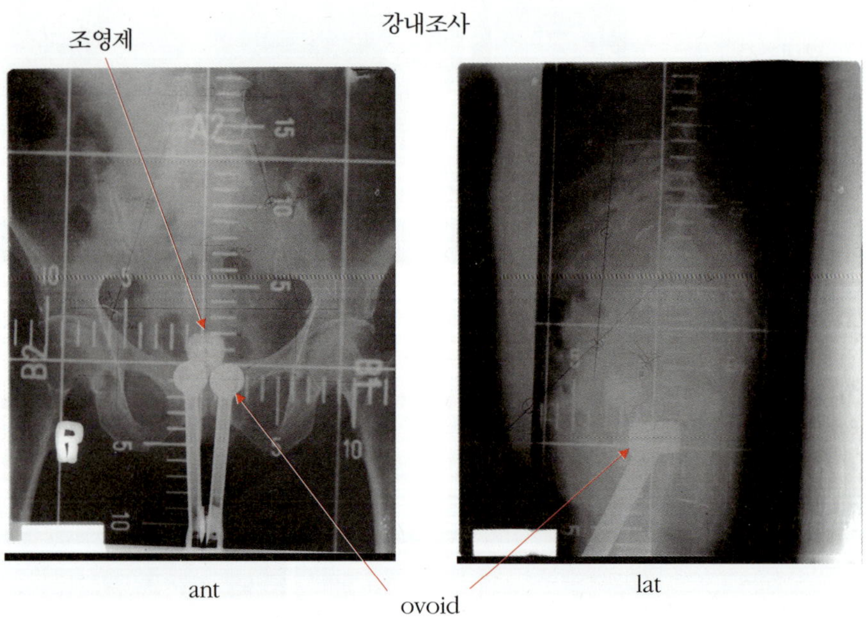

그림 36 강내조사

선속의 대칭도 측정
(Photon)

· Photon field flatness(±3%)
(조사야 80% 영역에서 측정)

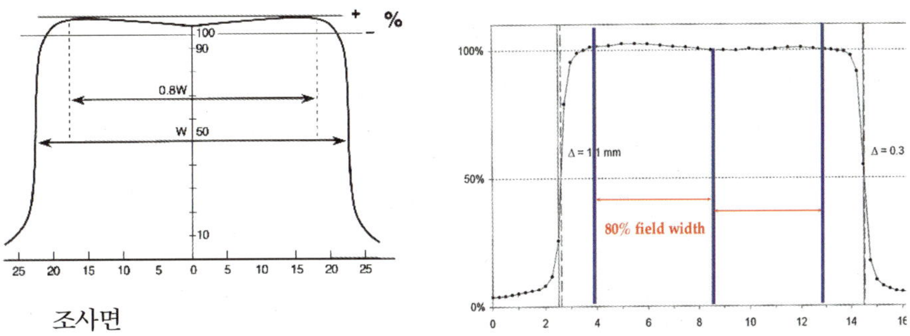

그림 37 선속의 대칭도 측정(Photon)

등선량곡선
(12 MeV 전자선, 14×8 cm cone)

심부선량 측정(전자선)

· Film dosimetry system
측정용 필름이용

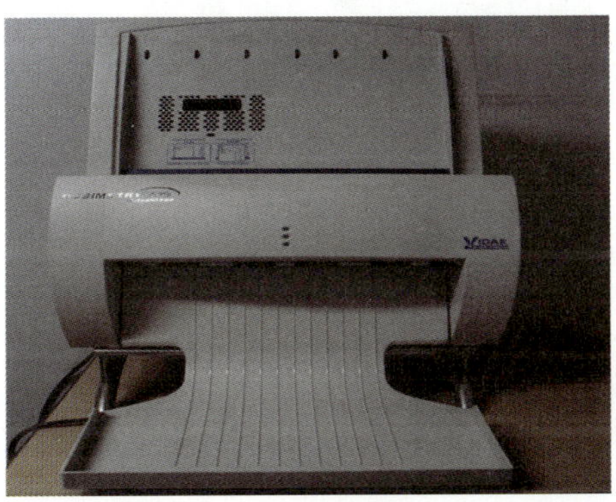

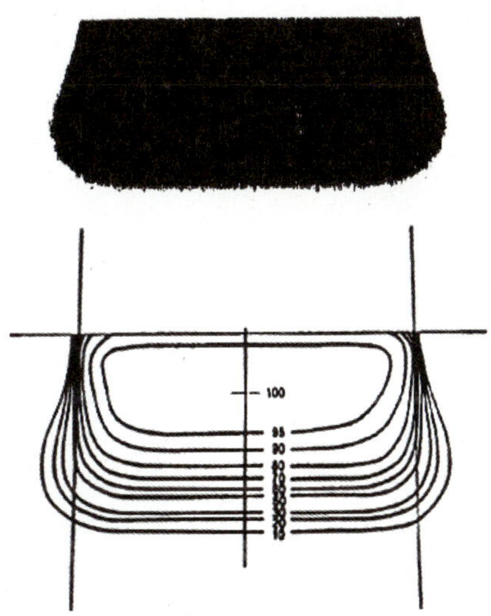

그림 38 심부선량 측정(전자선)

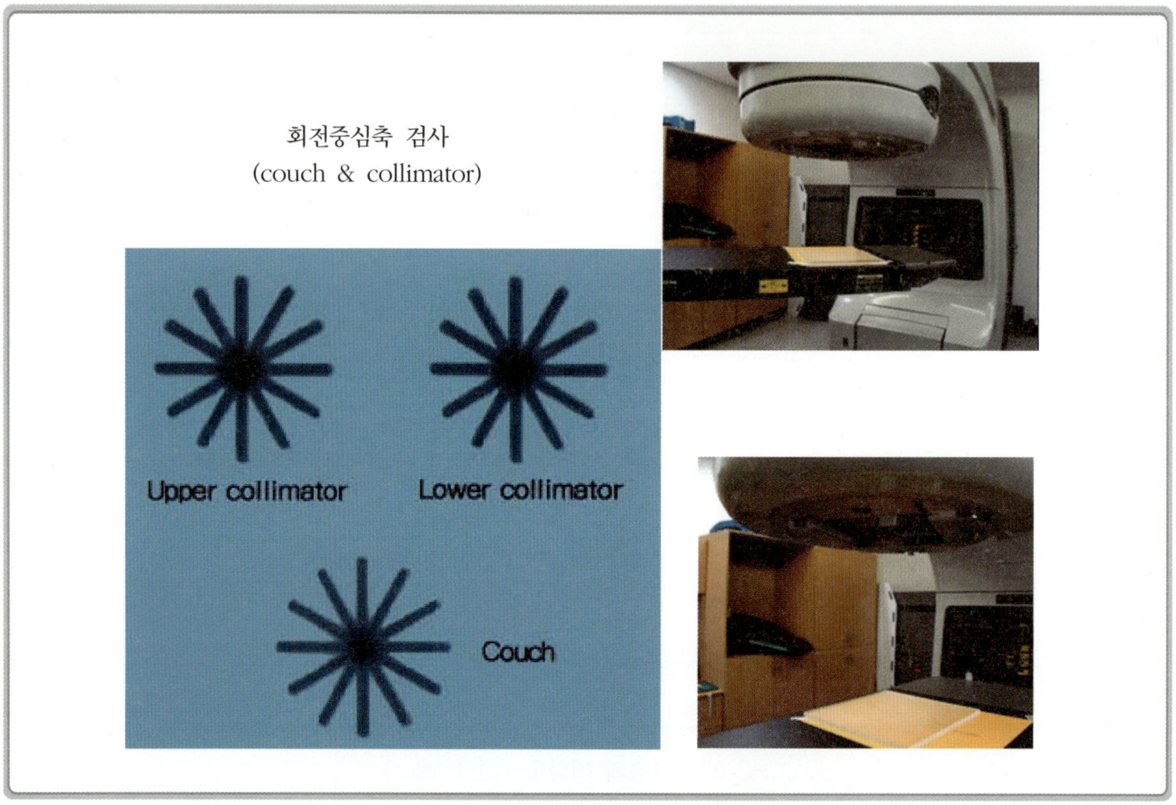

그림 39 회전중심축 검사(couch & collimator)

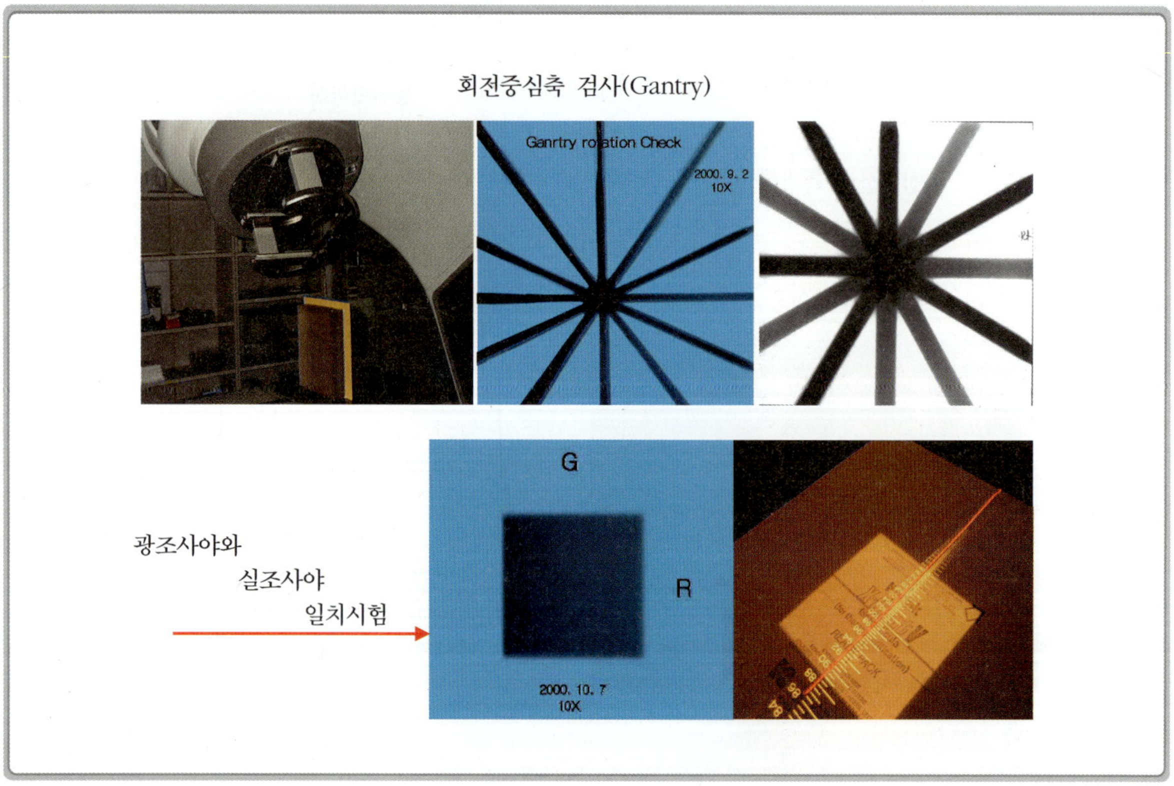

그림 40 회전중심축 검사(Gantry)

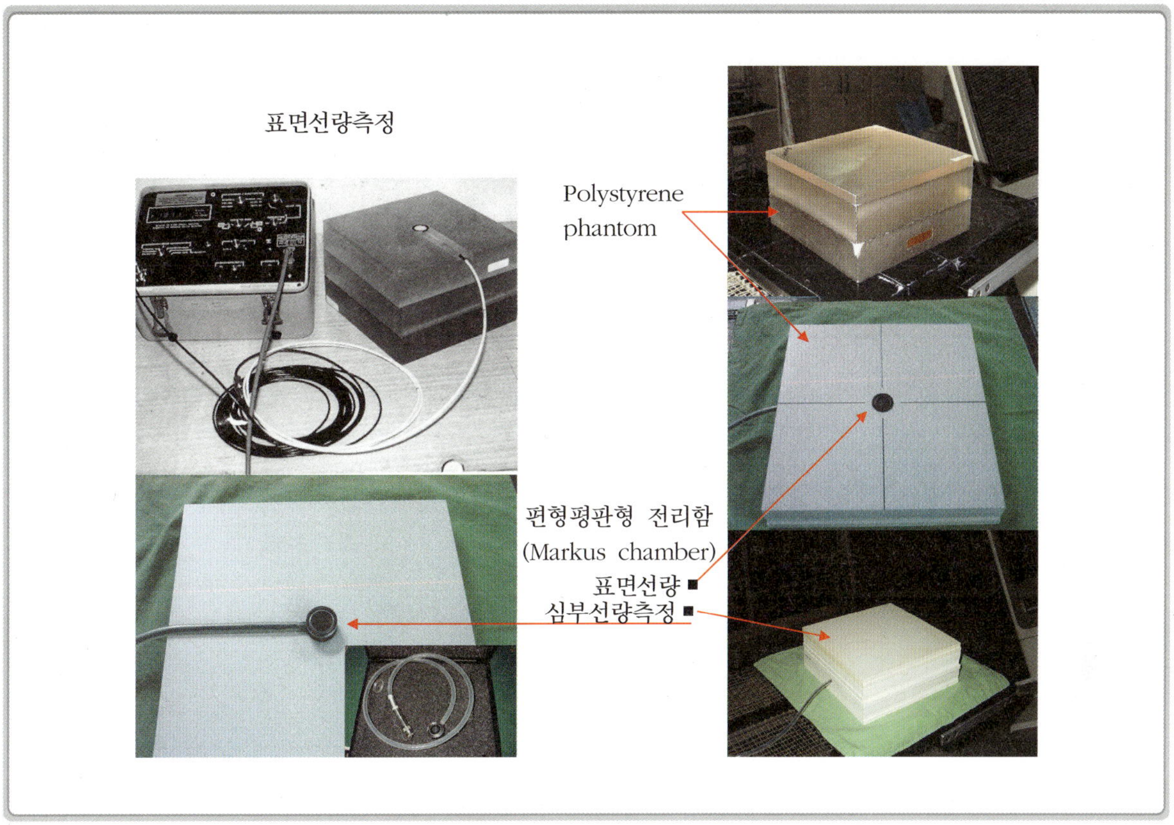

그림 41 표면선량 측정

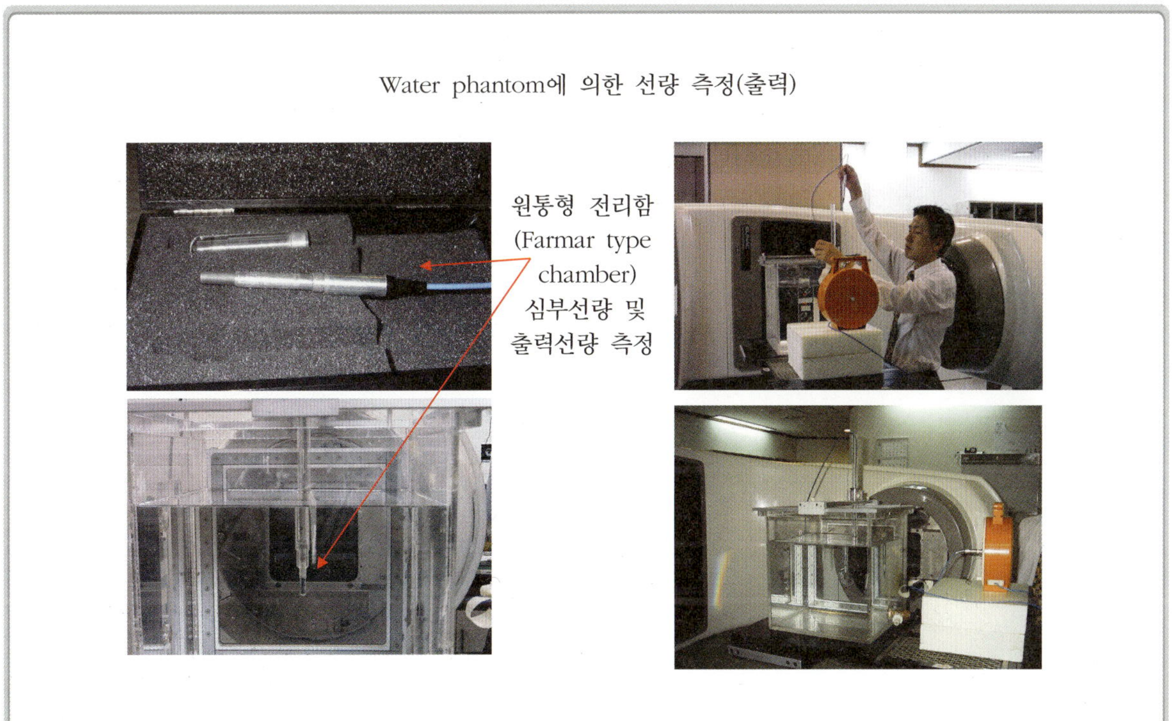

그림 42 Water phantom에 의한 선량 측정(출력)

부록표

표 1 주 1회 조사시 TDF

선량 (Gy)	조사횟수																						
	4	5	6	7	8	9	10	12	14	16	18	20	22	24	25	26	28	30	31	32	34	35	36	40
0.5	1.2	1.5	1.8	2.1	2.4	2.7	3.0	3.6	4.2	4.8	5.4	6.0	6.6	7.2	7.5	7.8	8.4	9.0	9.3	9.6	10.1	10.4	10.7	11.9
0.6	1.6	2.0	2.4	2.8	3.2	3.6	4.0	4.7	5.5	6.3	7.1	7.9	8.7	9.5	9.9	10.3	11.1	11.9	12.2	12.6	13.4	13.8	14.2	15.8
0.7	2.0	2.5	3.0	3.5	4.0	4.5	5.0	6.0	7.0	8.0	9.0	10.0	11.0	12.0	12.5	13.0	14.0	15.0	15.5	16.0	17.0	17.5	18.0	20.0
0.8	2.5	3.1	3.7	4.3	4.9	5.5	6.2	7.4	8.6	9.8	11.1	12.3	13.5	14.8	15.4	16.0	17.2	18.5	19.1	19.7	20.9	21.5	22.1	24.6
0.9	2.9	3.7	4.4	5.2	5.9	6.6	7.4	8.8	10.3	11.8	13.3	14.7	16.2	17.7	18.4	19.2	20.6	22.1	22.9	23.6	25.1	25.8	26.5	29.5
1.0	3.5	4.3	5.2	6.1	6.9	7.8	8.7	10.4	12.1	13.9	15.6	17.3	19.1	20.8	21.7	22.5	24.3	26.0	26.9	27.7	29.5	30.3	31.2	34.7
1.1	4.0	5.0	6.0	7.0	8.0	9.0	10.0	12.0	14.1	16.1	18.1	20.1	22.1	24.1	25.1	26.1	28.1	30.1	31.1	32.1	34.1	35.1	36.1	40.2
1.2	4.6	5.7	6.9	8.0	9.2	10.3	11.5	13.8	16.1	18.4	20.7	23.0	25.3	27.5	28.7	29.8	32.1	34.4	35.9	36.7	29.0	40.2	41.3	45.9
1.3	5.2	6.5	7.8	9.1	10.4	11.7	13.0	15.6	18.2	20.8	23.4	26.0	28.6	31.2	32.5	33.8	36.4	38.9	40.2	41.5	44.1	45.4	46.7	51.9
1.4	5.8	7.3	8.7	10.2	11.6	13.1	14.6	17.5	20.4	23.3	26.2	29.1	32.0	34.9	36.4	37.8	40.7	43.7	45.1	46.6	49.5	50.9	52.4	58.2
1.5	6.5	8.1	9.7	11.3	12.9	14.6	16.2	19.4	22.7	25.9	29.1	32.4	35.6	38.8	40.4	42.1	45.3	48.5	50.2	51.8	55.0	56.6	58.2	64.7
1.6	7.1	8.9	10.7	12.5	14.3	16.1	17.9	21.4	25.0	28.6	32.2	35.7	39.3	42.9	44.7	46.5	50.0	53.6	55.4	57.2	60.8	62.5	64.3	71.5
1.7	7.8	9.8	11.8	13.7	15.7	17.7	19.6	23.5	27.5	31.4	35.3	39.2	43.2	47.1	49.0	51.0	54.9	58.8	60.8	62.8	66.7	68.7	70.6	78.5
1.8	8.6	10.7	12.9	15.0	17.1	19.3	21.4	25.7	30.0	34.3	38.6	42.8	47.1	51.4	53.5	55.7	60.0	64.3	66.4	68.5	72.8	75.0	77.1	85.7
1.9	9.3	11.6	14.0	16.3	18.6	20.9	23.3	27.9	32.6	37.2	41.9	46.6	51.2	55.9	58.2	60.5	65.2	69.8	72.2	74.5	79.1	81.5	83.3	93.1
2.0	10.1	12.6	15.1	17.6	20.1	22.7	25.2	30.2	35.3	40.3	45.3	50.4	55.4	60.4	63.0	65.5	70.5	75.6	78.1	80.6	85.6	88.2	90.7	100.7
2.1	10.9	13.6	16.3	19.0	21.7	24.4	27.2	32.6	38.0	43.4	48.9	54.3	59.7	65.2	67.9	70.6	76.0	81.5	84.2	86.9	92.3	95.0	97.7	108.6
2.2	11.7	14.6	17.5	20.4	23.3	26.2	29.2	35.0	40.8	46.7	52.5	58.3	64.2	70.0	72.9	75.8	81.4	87.5	90.4	93.3	99.2	102.1	105.0	116.7
2.3	12.5	15.6	18.7	21.9	25.0	28.1	31.2	37.5	43.7	50.0	56.2	62.5	68.7	75.0	78.1	81.2	87.4	93.7	96.8	99.9	106.2	109.3	112.4	124.9
2.4	13.3	16.7	20.0	23.3	26.7	30.0	33.3	40.0	46.7	53.3	60.0	66.7	73.4	80.0	83.4	86.7	93.4	100.0	103.4	106.7	113.4	116.7	120.0	133.4
2.5	14.2	17.8	21.3	24.9	28.4	32.0	35.5	42.6	49.7	56.8	63.9	71.0	78.1	85.2	88.8	92.3	99.4	106.5	110.1	113.6	120.7	124.3	127.8	142.0
2.6	15.1	18.9	22.6	26.4	30.2	33.9	37.7	45.3	52.8	60.3	67.9	75.4	83.0	90.5	94.3	98.1	105.6	113.1	116.9	120.7	128.2	132.0	135.8	150.9
2.7	16.0	20.0	24.0	28.0	32.0	36.0	40.0	48.0	56.0	63.9	71.9	79.9	87.9	95.9	99.9	103.9	111.9	119.9	123.9	127.9	135.9	139.9	143.9	159.9
2.8	16.9	21.1	25.4	29.6	33.8	38.0	42.3	50.7	59.2	67.6	76.1	84.5	93.0	101.4	105.7	109.9	118.3	126.8	131.0	135.3	143.7	147.9	152.2	169.1
2.9	17.8	22.3	26.8	31.2	35.7	40.2	44.6	53.5	62.5	71.4	80.3	89.2	98.1	107.1	111.5	116.0	124.9	133.8	138.3	142.8	151.7	156.1	160.6	
3.0	18.8	23.5	28.2	32.9	37.6	42.3	47.0	56.4	65.8	75.2	84.6	94.0	103.4	112.8	117.5	122.2	131.6	141.0	145.7	150.4	159.8	164.5	169.2	
3.2	20.8	26.0	31.1	36.3	41.5	46.7	51.9	62.3	72.7	83.1	93.4	103.8	114.2	124.6	129.8	135.0	145.3	155.7	160.9	166.1				
3.4	22.8	28.5	34.2	39.9	45.6	51.3	57.0	68.4	79.8	91.2	102.6	114.0	125.4	136.8	142.5	148.2	159.5							
3.6	24.9	31.1	37.3	43.6	49.8	56.0	32.2	74.7	87.1	99.5	112.0	124.4	136.9	149.3	155.5	161.8								
3.8	27.0	33.8	40.6	47.3	54.1	60.9	67.6	81.1	94.7	108.2	121.7	135.2	148.8	162.3	169.0									
4.0	29.3	36.6	43.9	51.2	58.5	65.9	73.2	87.8	102.4	117.1	131.7	146.3	161.0											
4.2	31.5	39.4	47.3	55.2	63.1	71.0	78.9	94.6	110.4	126.2	142.0	157.7												
4.4	33.9	42.4	50.8	59.3	67.8	76.3	84.7	101.4	118.6	135.6	152.5	169.4												
4.6	36.3	45.4	54.4	63.5	72.6	81.6	90.7	108.9	127.0	145.2	163.3													
4.8	38.7	48.4	58.1	67.8	77.5	87.2	96.9	116.2	135.6	155.0														
5.0	41.3	51.6	61.9	72.2	82.5	92.8	103.1	123.8	144.4	165.0														
5.2	43.8	54.8	65.7	76.7	87.6	98.6	109.6	131.5	153.4															
5.4	46.4	58.1	79.7	81.3	92.9	104.5	116.1	139.3	162.5															
5.6	49.1	61.4	73.7	85.9	98.2	110.5	122.8	147.3																
5.8	51.8	64.8	77.8	90.7	103.7	116.6	129.6	155.5																
6.0	54.6	68.3	81.9	95.6	109.2	122.9	136.5	163.8																
7.0	69.2	86.5	103.8	121.2	138.5	155.8																		
8.0	85.0	106.3	127.5	148.8																				
9.0	101.9	127.4	152.9																					
10.0	119.8	149.8																						

표 2 주 2회 조사시 TDF(x=3.ˉ1일)

선량 (Gy)	조사횟수 (n회)																						
	4	5	6	7	8	9	10	12	14	16	18	20	22	24	25	26	28	30	31	32	34	35	36	40
0.5	1.3	1.7	2.0	2.3	2.6	3.0	3.3	4.0	4.6	5.3	6.0	6.6	7.3	7.9	8.3	8.6	9.3	9.9	10.3	10.6	11.3	11.6	11.9	13.2
0.6	1.8	2.2	2.6	3.1	3.5	3.9	4.4	5.3	6.1	7.0	7.9	8.8	9.6	10.5	11.0	11.4	12.3	13.1	13.6	14.0	14.9	15.3	15.3	17.5
0.7	2.2	2.8	3.3	3.9	4.4	5.0	5.6	6.7	7.8	8.9	10.0	11.1	12.2	13.3	13.9	14.4	15.5	16.7	17.2	17.8	18.9	19.4	20.0	22.2
0.8	2.7	3.4	4.1	4.8	5.5	6.1	6.8	8.2	9.5	10.9	12.3	13.6	15.0	16.4	17.0	17.7	19.1	20.5	21.1	21.8	23.2	23.9	24.6	27.3
0.9	3.3	4.1	4.9	5.7	6.5	7.4	8.2	9.8	11.4	13.1	14.7	16.3	18.0	19.6	20.4	21.3	22.9	24.5	25.3	26.2	27.8	28.6	29.4	32.7
1.0	3.8	4.8	5.8	6.7	7.7	8.7	9.6	11.5	13.5	15.4	17.3	19.2	21.1	23.1	24.0	25.0	26.9	28.8	29.8	30.8	32.7	33.6	34.6	38.5
1.1	4.5	5.6	6.7	7.8	8.9	10.0	11.1	13.4	15.6	17.8	20.0	22.3	24.5	26.7	27.8	28.9	31.2	33.4	34.5	35.6	37.8	39.0	40.1	44.5
1.2	5.1	6.4	7.6	8.9	10.2	11.5	12.7	15.3	17.8	20.4	22.9	25.5	28.0	30.5	31.8	33.1	35.6	38.2	39.4	40.7	43.3	44.5	45.8	50.9
1.3	5.8	7.2	8.6	10.1	11.5	13.0	14.4	17.3	20.2	23.0	25.9	28.8	31.7	34.5	36.0	37.4	40.3	43.2	44.6	46.1	48.9	50.4	51.8	57.6
1.4	6.5	8.1	9.7	11.3	12.9	14.5	16.1	19.4	22.6	25.8	29.0	32.3	35.5	38.7	40.3	41.9	45.2	48.4	50.0	51.6	54.8	56.5	58.1	64.5
1.5	7.2	9.0	10.8	12.6	14.4	16.1	17.9	21.5	25.1	28.7	32.3	35.9	39.5	43.1	44.8	46.6	50.2	53.8	55.6	57.4	61.7	62.8	64.6	71.8
1.6	7.9	9.9	11.9	13.9	15.8	17.8	19.8	23.8	27.7	31.7	35.7	39.6	43.6	47.5	49.5	51.5	55.5	59.4	61.4	63.4	67.4	69.3	71.3	79.2
1.7	8.7	10.9	13.0	15.2	17.4	19.6	21.7	26.1	30.4	34.8	39.1	43.5	47.8	52.2	54.4	56.5	60.9	65.2	67.4	69.6	73.9	76.1	78.3	87.0
1.8	9.5	11.9	14.2	16.6	19.0	21.4	23.7	28.5	33.2	38.0	42.7	47.5	52.2	57.0	59.4	61.7	66.5	71.2	73.6	76.0	80.7	83.1	85.5	95.0
1.9	10.3	12.9	15.5	18.1	20.6	23.2	25.8	31.0	36.1	41.3	46.5	51.6	56.8	61.9	64.5	67.1	72.3	77.4	80.0	82.6	87.7	90.3	92.9	103.2
2.0	11.2	14.0	16.8	19.5	22.3	25.1	27.9	33.5	39.1	44.7	50.3	55.8	61.4	67.0	69.8	72.6	78.2	83.8	86.6	89.4	94.9	97.7	100.5	111.7
2.1	12.0	15.1	18.1	21.1	24.1	27.1	30.1	36.1	42.1	48.2	54.2	60.2	66.2	72.2	75.3	78.3	84.3	90.3	93.3	96.3	102.3	105.4	108.4	120.4
2.2	12.9	16.2	19.4	22.6	25.9	29.1	32.3	38.8	45.3	51.7	58.2	64.7	71.1	77.6	80.8	84.1	90.5	97.0	100.2	103.5	109.9	113.2	116.4	129.3
2.3	13.8	17.3	20.8	24.2	27.7	31.2	34.6	41.5	48.5	55.4	62.3	69.2	76.2	83.1	86.6	90.0	96.9	103.9	107.3	110.8	117.7	121.2	124.6	138.5
2.4	14.8	18.5	22.2	25.9	29.6	33.3	37.0	44.4	51.8	59.1	66.5	73.9	81.3	88.7	92.4	96.1	103.5	110.9	114.6	118.3	125.7	129.4	133.1	147.9
2.5	15.7	19.7	23.6	27.6	31.5	35.4	39.4	47.2	55.1	63.0	70.9	78.7	86.6	94.5	98.4	102.3	110.2	118.1	122.0	126.0	133.8	137.8	141.7	157.4
2.6	16.7	20.9	25.1	29.3	33.4	37.6	41.8	50.2	58.5	66.9	75.3	83.6	92.0	100.3	104.5	108.7	117.1	125.4	129.6	133.8	142.2	146.3	150.5	167.2
2.7	17.7	22.2	26.6	31.0	35.4	39.9	44.3	53.2	62.0	70.9	79.8	88.6	97.5	106.3	110.8	115.2	124.1	132.9	137.4	141.8	150.7	155.1	159.5	
2.8	18.7	23.4	28.1	32.8	37.5	42.2	46.9	56.2	65.6	75.0	84.3	93.7	103.1	112.5	117.2	121.8	131.2	140.6	145.3	150.0	159.3	164.0	168.7	
2.9	19.8	24.7	29.7	34.6	39.6	44.5	49.5	59.4	69.2	79.1	89.0	98.9	108.8	118.7	123.6	128.6	138.5	148.4	153.3	158.3	168.2			
3.0	20.8	26.1	31.3	36.5	41.7	46.9	52.1	62.5	73.0	83.4	93.8	104.2	114.6	125.1	130.3	135.5	145.9	156.3	161.5	166.7				
3.2	23.0	28.8	34.5	40.3	46.0	51.8	57.5	69.1	80.6	92.1	103.6	115.1	126.6	138.1	143.9	149.6	161.1							
3.4	25.3	31.6	37.9	44.2	50.5	56.9	63.2	75.8	88.4	101.1	113.7	126.3	139.0	151.6	157.9	164.3								
3.6	27.6	34.5	41.4	48.3	55.2	62.1	69.0	82.8	96.6	110.4	124.2	138.0	151.8	165.6										
3.8	30.0	37.5	45.0	52.5	60.0	67.5	75.0	90.0	104.9	119.9	134.9	149.9	164.9											
4.0	32.4	40.6	48.7	56.8	64.9	73.0	81.1	97.3	113.6	129.8	146.0	162.2												
4.2	35.0	43.7	52.5	61.2	70.0	78.7	87.4	104.9	122.4	139.9	157.4													
4.4	37.6	47.0	56.1	65.8	75.1	84.5	93.9	112.7	131.5	150.3	169.1													
4.6	40.2	50.3	60.3	70.4	80.5	90.5	100.6	120.7	140.8	160.9														
4.8	43.0	53.7	64.4	75.2	85.9	96.6	107.4	128.9	150.3															
5.0	45.7	57.2	68.6	80.0	91.5	102.9	114.3	137.2	160.1															
5.2	48.6	60.7	72.9	85.0	97.2	109.3	121.5	145.7																
5.4	51.5	64.4	77.2	90.1	103.0	115.8	128.7	154.5																
5.6	54.5	68.1	81.7	95.3	108.9	122.5	136.1	163.4																
5.8	57.5	71.8	86.2	100.6	114.9	129.3	143.7																	
6.0	60.5	75.7	90.8	106.0	121.1	136.2	151.4																	
7.0	76.8	95.9	115.1	134.3	153.5																			
8.0	94.3	117.8	141.4	165.0																				
9.0	113.0	141.2	169.5																					
10.0	132.0	166.1																						

표 3 주 3회 조사시 TDF

선량 (Gy)	조사횟수																							
	4	5	6	7	8	9	10	12	14	16	18	20	22	24	25	26	28	30	31	32	34	35	36	40
0.5	1.4	1.8	2.1	2.5	2.8	3.2	3.5	4.2	4.9	5.6	6.3	7.0	7.7	8.5	8.8	9.2	9.9	10.6	10.9	11.3	12.0	12.3	12.7	14.1
0.6	1.9	2.3	2.8	3.3	3.7	4.2	4.7	5.6	6.5	7.5	8.4	9.3	10.3	11.2	11.7	12.1	13.1	14.0	14.5	14.9	15.9	16.3	16.8	18.7
0.7	2.4	3.0	3.5	4.1	4.7	5.3	5.9	7.1	8.3	9.5	10.6	11.8	13.0	14.2	14.8	15.4	16.6	17.7	18.3	18.9	20.1	20.7	21.3	23.6
0.8	2.9	3.6	4.4	5.1	5.8	6.5	7.3	8.7	10.2	11.6	13.1	14.5	16.0	17.4	18.1	18.9	20.3	21.8	22.5	23.2	24.7	25.4	26.1	29.0
0.9	3.5	4.4	5.2	6.1	7.0	7.8	8.7	10.4	12.2	13.9	15.7	17.4	19.1	20.9	21.8	22.6	24.4	26.1	27.0	27.8	29.6	30.5	31.3	34.8
1.0	4.1	5.1	6.1	7.2	8.2	9.2	10.2	12.3	14.3	16.4	18.4	20.5	22.5	24.6	25.6	26.6	28.7	30.7	31.7	32.7	34.8	35.8	36.8	40.9
1.1	4.7	5.9	7.1	8.3	9.5	10.7	11.8	14.2	16.6	19.0	21.3	23.7	26.1	28.4	29.6	30.8	33.2	35.5	36.7	37.9	40.3	41.5	42.7	47.4
1.2	5.4	6.8	8.1	9.5	10.8	12.2	13.5	16.3	19.0	21.7	24.4	27.1	29.8	32.5	33.9	35.2	37.9	40.6	42.0	43.3	46.1	57.4	48.8	54.2
1.3	6.1	7.7	9.2	10.7	12.3	13.8	15.3	18.4	21.4	24.5	27.6	30.6	33.7	36.8	38.3	39.8	42.9	46.0	47.5	49.0	52.1	53.6	55.2	61.3
1.4	6.9	8.6	10.3	12.0	13.7	15.5	17.2	20.6	24.0	27.5	30.9	34.3	37.8	41.2	42.9	44.6	48.1	51.5	53.2	54.9	58.4	60.1	61.8	68.7
1.5	7.6	9.5	11.5	13.4	15.3	17.2	19.1	22.9	26.7	30.6	34.4	38.2	42.0	45.8	47.7	49.6	53.5	57.3	59.2	61.1	64.9	66.8	68.7	76.4
1.6	8.4	10.5	12.7	14.8	16.9	19.0	21.1	25.3	29.5	33.7	38.0	42.2	46.4	50.6	52.7	54.8	59.0	63.3	65.4	67.5	71.7	73.8	75.9	84.4
1.7	9.3	11.6	13.9	16.2	18.5	20.8	23.1	27.8	32.4	37.0	41.7	46.3	50.9	55.6	57.9	60.2	64.8	69.4	71.8	74.1	78.7	81.0	83.3	92.6
1.8	10.1	12.6	15.2	17.7	20.2	22.7	25.3	30.3	35.4	40.4	45.5	50.6	55.6	60.7	63.2	65.7	70.8	75.8	78.4	80.9	85.9	88.5	91.0	101.1
1.9	11.0	13.7	16.5	19.2	22.0	24.7	27.5	33.0	38.5	44.0	49.4	54.9	60.4	65.9	68.7	71.4	76.9	82.4	85.2	87.9	93.4	96.1	98.9	109.9
2.0	11.9	14.9	17.8	20.8	23.8	26.8	29.7	35.7	41.6	47.6	53.5	59.5	65.4	71.3	74.3	77.3	83.2	89.2	92.1	95.1	101.1	104.0	107.0	118.9
2.1	12.8	16.0	19.2	22.4	25.6	28.8	32.0	38.5	44.9	51.3	57.5	64.1	70.5	76.9	80.1	83.3	89.7	96.1	99.3	102.5	108.9	112.1	115.4	128.2
2.2	13.8	17.2	20.7	24.1	27.5	31.0	34.4	41.3	48.2	55.1	62.0	68.8	75.5	82.6	86.1	89.5	96.4	103.3	106.7	110.1	117.0	120.5	123.9	137.7
2.3	14.7	18.4	22.1	25.8	29.5	33.2	36.9	44.2	51.6	59.0	66.3	73.7	81.1	88.6	92.1	95.8	103.2	110.6	114.3	117.9	125.3	129.0	132.7	147.4
2.4	15.7	19.7	23.6	27.5	31.5	35.4	39.4	47.2	55.1	63.0	70.8	78.7	86.6	94.4	98.4	102.3	110.2	118.1	122.0	125.9	133.8	137.7	141.7	157.4
2.5	16.8	21.0	25.1	29.3	33.5	37.7	41.9	50.3	58.7	67.0	75.4	83.8	92.2	100.6	104.8	108.9	117.3	125.7	129.9	134.1	142.5	146.7	150.8	167.6
2.6	17.8	22.3	26.4	31.2	35.6	40.1	44.5	53.4	62.3	71.2	80.1	89.0	97.9	106.8	111.3	115.7	124.6	133.5	138.0	142.4	151.3	155.8	160.2	
2.7	18.9	23.6	28.3	33.0	37.7	42.5	47.2	56.6	66.0	75.5	84.9	94.3	103.8	113.2	117.9	122.6	132.1	141.5	146.2	150.9	160.4	165.1	169.8	
2.8	20.0	24.9	29.9	34.9	39.9	44.9	49.9	59.9	69.8	79.8	89.8	99.8	109.7	119.7	124.7	129.7	139.7	149.6	154.6	159.6	169.6			
2.9	21.1	26.3	31.6	36.9	42.1	47.4	52.6	63.2	73.7	84.2	94.8	105.3	115.8	126.4	131.6	136.9	147.4	157.9	163.2	168.5				
3.0	22.2	27.7	33.3	38.8	44.4	49.9	55.5	66.6	77.7	88.7	99.8	110.9	122.0	133.1	138.7	144.2	155.3	166.4						
3.2	24.5	30.6	36.8	42.9	49.0	55.1	61.3	73.5	85.8	98.0	110.3	122.5	134.8	147.0	153.1	159.3								
3.4	26.9	33.6	40.3	47.1	53.8	60.5	67.2	80.7	94.1	107.6	121.0	134.5	147.9	161.4	168.1									
3.6	29.4	36.7	44.1	51.4	58.7	66.1	73.4	88.1	102.8	117.5	132.2	146.9	161.5											
3.8	31.9	39.9	47.9	52.9	63.8	71.8	79.8	95.8	111.7	127.7	143.6	156.6												
4.0	34.5	53.2	51.8	60.4	69.1	77.7	86.4	103.6	120.9	138.2	155.4													
4.2	37.2	46.5	55.8	65.2	74.5	83.8	93.1	111.7	130.3	148.9	167.5													
4.4	40.0	50.0	60.0	70.0	80.0	90.0	100.0	120.0	140.0	160.0														
4.6	42.8	53.5	64.5	74.9	85.7	96.4	107.1	128.5	149.9															
4.8	45.7	57.2	68.6	80.0	91.4	102.9	114.6	137.2	160.0															
5.0	48.7	60.9	73.0	85.2	97.4	109.5	121.7	146.1																
5.2	51.7	64.6	77.6	90.5	103.4	116.4	129.3	155.1																
5.4	54.8	68.5	82.2	95.9	109.6	123.3	137.0	164.4																
5.6	58.0	72.5	86.9	101.4	115.9	130.4	144.9																	
5.8	61.2	76.5	91.8	107.1	122.4	137.6	152.9																	
6.0	64.5	80.6	96.7	112.8	128.9	145.0	161.1																	
7.0	81.7	102.1	122.6	143.0	163.4																			
8.0	100.3	125.4	150.5																					
9.0	120.3	150.3																						
10.0	141.4																							

표 4　주 4회 조사시 TDF(x=1.59일)

선량 (Gy)	조사횟수 (n회)																						
	4	5	6	7	8	9	10	12	14	16	18	20	22	24	25	26	28	30	31	32	34	35	36	40
0.5	1.5	1.9	2.2	2.6	3.0	3.3	3.7	4.4	5.2	5.9	6.7	7.4	8.2	8.9	9.3	9.6	10.4	11.1	11.5	11.9	12.6	13.0	13.3	14.8
0.6	2.0	2.5	2.9	3.4	3.9	4.4	4.9	5.9	6.9	7.9	8.8	9.8	10.8	11.8	12.3	12.8	13.7	14.7	15.2	15.7	16.7	17.2	17.7	19.6
0.7	2.5	3.1	3.7	4.4	5.0	5.6	6.2	7.5	8.7	10.0	11.2	12.4	13.7	14.9	15.6	16.2	17.4	18.7	19.3	19.9	21.2	21.8	22.4	24.9
0.8	3.1	3.8	4.6	5.3	6.1	6.9	7.6	9.2	10.7	12.2	13.8	15.3	16.8	18.3	19.1	19.9	21.4	22.9	23.7	24.4	26.0	26.7	27.5	30.6
0.9	3.7	4.6	5.5	6.4	7.3	8.2	9.2	11.0	12.8	14.7	16.5	18.3	20.1	22.0	22.0	23.8	25.6	27.5	28.4	29.3	31.1	32.1	33.0	36.6
1.0	4.3	5.4	6.5	7.5	8.6	9.7	10.8	12.9	15.1	17.2	19.4	21.5	23.7	25.8	26.9	28.0	30.2	32.3	33.4	34.5	36.6	37.7	38.8	43.1
1.1	5.0	6.2	7.5	8.7	10.0	11.2	12.5	15.0	17.5	20.0	22.4	24.9	27.4	29.9	31.2	32.4	34.9	37.4	38.7	39.9	42.4	43.6	44.9	49.9
1.2	5.7	7.1	8.6	10.0	11.4	12.8	14.3	17.1	20.0	22.8	25.7	28.5	31.4	34.2	35.6	37.1	39.9	42.8	44.2	45.6	48.5	49.9	51.3	57.0
1.3	6.4	8.1	9.7	11.3	12.9	14.5	16.1	19.3	22.6	25.8	29.0	32.2	35.5	38.7	40.3	41.9	45.1	48.4	50.0	51.6	54.8	56.4	58.0	64.5
1.4	7.2	9.0	10.8	12.7	14.5	16.3	18.1	21.7	25.3	28.9	32.5	36.1	39.8	43.4	45.2	47.0	50.6	54.2	56.0	57.8	61.4	63.3	65.1	72.3
1.5	8.0	10.0	12.1	14.1	16.1	18.1	20.1	24.1	28.1	32.2	36.2	40.2	44.2	48.2	50.2	52.2	56.3	60.3	62.3	64.3	68.3	70.3	72.3	80.4
1.6	8.9	11.1	13.3	15.5	17.8	20.0	22.2	26.6	31.1	35.5	39.9	44.4	48.8	53.3	55.5	57.7	62.1	66.6	68.8	71.0	75.5	77.7	79.9	88.8
1.7	9.7	12.2	14.6	17.1	19.5	21.9	24.4	29.2	34.1	39.0	43.9	48.7	53.6	58.5	60.9	63.3	68.2	73.1	75.5	78.0	82.8	85.3	87.7	97.5
1.8	10.6	13.3	16.0	18.6	21.3	23.9	26.6	31.9	37.2	42.6	47.9	53.2	58.5	63.8	66.5	69.2	74.5	79.8	82.5	85.1	90.4	93.1	95.8	106.4
1.9	11.6	14.5	17.3	20.2	23.1	26.0	28.9	34.7	40.5	46.3	52.0	57.8	63.6	69.4	72.3	75.2	80.9	86.7	89.6	92.5	98.3	101.2	104.1	115.6
2.0	12.5	15.6	18.8	21.9	25.0	28.2	31.3	37.5	43.8	50.1	56.3	62.6	68.8	75.1	78.2	81.3	87.6	93.9	97.0	100.1	106.4	109.5	112.6	125.1
2.1	13.5	16.9	20.2	23.6	27.0	30.3	33.7	40.5	47.2	54.0	60.7	67.4	74.2	80.9	84.3	87.7	94.4	101.2	104.5	107.9	114.7	118.0	121.4	134.9
2.2	14.5	18.1	21.7	25.4	29.0	32.6	36.2	43.5	50.7	58.0	65.2	72.4	79.7	86.9	90.6	94.2	101.4	108.7	112.3	115.9	123.2	126.8	130.4	144.9
2.3	15.5	19.4	23.3	27.2	31.0	34.9	38.8	46.5	54.3	62.1	69.8	77.6	85.3	93.1	97.0	100.8	108.6	116.4	120.2	124.1	131.9	135.8	139.6	155.2
2.4	16.6	20.7	24.8	29.0	33.1	37.3	41.4	49.7	58.0	66.3	74.5	82.8	91.1	99.4	103.5	107.7	116.0	124.2	128.4	132.5	140.8	144.9	149.1	165.7
2.5	17.6	22.0	26.5	30.9	35.3	39.7	44.1	52.9	61.7	70.6	79.4	88.7	97.0	105.8	110.2	114.7	123.5	132.3	136.7	141.1	149.9	154.3	158.7	
2.6	18.7	23.4	28.1	32.8	37.5	42.2	46.8	56.2	65.6	74.9	84.3	93.7	103.0	112.4	117.1	121.8	131.2	140.5	145.2	149.9	159.3	163.9	168.6	
2.7	19.9	24.8	29.8	34.7	39.7	44.7	49.6	59.6	69.5	79.4	89.4	99.3	109.2	119.1	124.1	129.1	139.0	148.9	153.9	158.8	168.8			
2.8	21.0	26.2	31.5	36.7	42.0	47.2	52.5	63.0	73.5	84.0	94.5	105.0	115.5	126.0	131.2	136.5	147.0	157.5	162.7	168.0				
2.9	22.2	27.7	33.2	38.8	44.3	49.9	55.4	66.5	77.6	88.7	99.7	110.8	121.9	133.0	138.5	144.1	155.1	166.2						
3.0	23.4	29.2	35.0	40.9	46.7	52.5	58.4	70.1	81.7	93.4	105.1	116.8	128.4	140.1	145.9	151.8	163.5							
3.2	25.8	32.2	38.7	45.1	51.6	58.0	64.5	77.4	90.3	103.2	116.0	128.9	141.8	154.7	161.2	167.6								
3.4	28.3	35.4	42.5	49.5	56.6	63.7	70.8	84.9	99.1	113.2	127.4	141.5	155.7	169.9										
3.6	30.9	38.6	46.4	54.1	61.8	69.5	77.3	92.7	108.2	123.6	139.1	154.6												
3.8	33.6	42.0	50.4	58.8	67.2	75.6	84.0	100.8	117.6	134.4	151.2	168.0												
4.0	36.4	45.4	54.5	63.6	72.7	81.8	90.9	109.1	127.2	145.4	163.6													
4.2	39.2	49.0	58.8	68.6	78.4	88.2	98.0	117.6	137.1	156.7														
4.4	42.1	52.6	63.1	73.7	84.2	94.7	105.2	126.3	147.3	168.4														
4.6	45.1	56.3	67.6	78.9	90.1	101.4	112.7	135.2	157.7															
4.8	48.1	60.2	72.2	84.8	96.2	108.3	120.3	144.4	168.4															
5.0	51.2	64.0	76.9	89.7	102.5	115.3	128.1	153.7																
5.2	54.4	68.0	81.6	108.9	122.5	136.1	163.3																	
5.4	57.7	72.1	86.5	115.4	129.8	144.2																		
5.6	61.0	76.2	91.5	122.0	137.2	152.5																		
5.8	64.4	80.5	96.6	128.8	144.9	161.0																		
6.0	67.8	84.8	101.7	135.7	152.6	169.4																		
7.0	86.0	107.5	129.0	150.5																				
8.0	105.6	132.0	158.4																					
9.0	126.6	158.2																						
10.0	148.8																							

표 5 주 5회 조사시 TDF

선량 (Gy)	조사횟수																						
	4	5	6	7	8	9	10	12	14	16	18	20	22	24	25	26	28	30	31	32	34	35	36	40
0.5	1.5	1.9	2.3	2.7	3.1	3.4	3.8	4.6	5.3	6.1	6.9	7.6	8.4	9.2	9.6	9.9	10.7	11.5	11.8	12.2	13.0	13.4	13.8	15.3
0.6	2.0	2.5	3.0	3.5	4.0	4.6	5.1	6.1	7.1	8.1	9.1	10.1	11.1	12.1	12.6	13.2	14.2	15.2	15.7	16.2	17.2	17.7	18.2	20.2
0.7	2.6	3.2	3.8	4.5	5.1	5.8	6.4	7.7	9.0	10.3	11.5	12.8	14.1	15.4	16.0	16.7	18.0	19.2	19.9	20.5	21.8	22.4	23.1	25.6
0.8	3.1	3.9	4.7	5.5	6.3	7.1	7.9	9.4	11.0	12.6	14.2	15.7	17.3	18.9	19.7	20.5	22.0	23.6	24.4	25.2	26.8	27.6	28.3	31.5
0.9	3.8	4.7	5.7	6.6	7.6	8.5	9.4	11.3	13.2	15.1	17.0	18.9	20.8	22.7	23.6	24.5	26.4	28.3	29.3	30.2	32.1	33.0	34.0	37.8
1.0	4.4	5.5	6.7	7.8	8.9	10.0	11.1	13.3	15.5	17.8	20.0	22.2	24.4	26.6	27.7	28.9	31.1	33.3	34.4	35.5	37.7	38.8	40.0	44.4
1.1	5.1	6.4	7.7	9.0	10.3	11.6	12.9	15.4	18.0	20.6	23.1	25.7	28.3	30.8	32.1	33.4	36.0	38.6	39.8	41.1	43.7	45.0	46.3	51.4
1.2	5.9	7.3	8.8	10.3	11.8	13.2	14.7	17.6	20.6	23.5	26.4	29.4	32.3	35.3	36.7	38.2	41.1	44.1	45.6	47.0	50.0	51.4	52.9	58.8
1.3	6.6	8.3	10.0	11.6	13.3	15.0	16.6	19.9	23.3	26.6	29.9	33.2	36.6	39.3	41.5	43.2	46.5	49.9	51.5	53.2	56.5	58.2	59.8	66.5
1.4	7.5	9.3	11.2	13.0	14.9	16.8	18.6	22.4	26.1	29.8	33.5	37.3	41.0	44.7	46.6	48.4	52.2	55.9	57.7	59.6	63.3	65.2	67.1	74.5
1.5	8.3	10.4	12.4	14.5	16.6	18.6	20.7	24.9	29.0	33.1	37.3	41.4	45.6	49.7	51.8	53.9	58.0	62.1	64.2	66.3	70.4	72.5	74.6	82.8
1.6	9.1	11.4	13.7	16.0	18.3	20.6	22.9	27.4	32.0	36.6	41.2	45.7	50.3	54.9	57.2	59.5	64.0	68.6	70.9	93.2	77.8	80.1	82.3	91.5
1.7	10.0	12.6	15.1	17.6	20.1	22.6	25.1	30.1	35.2	40.2	45.2	50.2	55.2	60.3	62.8	65.3	70.3	75.3	77.8	80.4	85.4	87.9	90.4	100.4
1.8	11.0	13.7	16.5	19.2	21.9	24.7	27.4	32.9	38.4	43.9	49.4	54.8	60.3	65.8	68.5	71.3	76.8	82.3	85.0	87.7	93.2	96.0	98.7	109.2
1.9	11.9	14.9	17.9	20.9	23.8	26.8	29.8	35.8	41.7	47.7	53.6	59.6	65.6	71.5	74.5	77.5	83.4	89.4	92.4	95.3	101.3	104.3	107.3	119.2
2.0	12.9	16.1	19.3	22.6	25.8	29.0	32.2	38.7	45.1	51.6	58.0	64.5	70.9	77.4	80.6	83.8	90.3	96.7	100.0	103.2	109.6	112.9	116.1	129.0
2.1	13.9	17.4	20.9	24.3	27.8	31.3	34.8	41.7	48.7	55.6	62.6	69.5	76.5	83.4	86.9	90.4	97.3	104.3	107.7	111.2	118.2	121.6	125.1	139.0
2.2	14.9	18.7	22.4	26.1	29.9	33.6	37.3	44.8	52.3	59.7	67.2	74.7	82.1	89.6	93.3	97.1	104.5	112.0	115.7	119.5	126.9	130.7	134.4	149.3
2.3	16.0	20.0	24.0	28.0	32.0	36.0	40.0	48.0	56.0	64.0	72.0	80.0	88.0	95.9	99.9	103.9	111.9	119.9	123.9	127.9	135.9	139.9	143.9	159.9
2.4	17.1	21.3	25.6	29.9	34.1	38.4	42.7	51.2	59.8	68.3	76.8	85.4	93.9	102.4	106.7	111.0	119.5	128.1	132.3	136.6	145.1	149.4	153.7	
2.5	18.2	22.7	27.3	31.8	36.4	40.9	45.5	54.5	63.6	72.7	81.8	90.9	100.0	109.1	113.6	118.2	127.3	136.4	140.9	145.4	154.5	159.1	163.6	
2.6	19.3	24.1	29.0	33.8	38.6	43.4	48.3	57.9	67.6	77.2	86.9	96.6	106.2	115.9	120.7	125.5	135.2	144.8	149.7	154.5	164.1	169.0		
2.7	20.5	25.6	30.7	35.8	40.9	46.0	51.2	61.4	71.6	81.9	92.1	102.3	112.6	122.8	127.9	133.0	143.3	153.5	158.6	163.7				
2.8	21.6	27.1	32.5	37.9	43.3	48.7	54.1	64.9	75.8	86.6	97.4	108.2	119.0	129.9	135.3	140.7	151.5	162.3	167.7					
2.9	22.8	28.6	34.3	40.0	45.7	51.4	57.1	68.5	80.0	91.4	102.8	114.2	125.6	137.1	142.8	148.5	159.9							
3.0	24.1	30.1	36.1	42.1	48.1	54.2	60.2	72.2	84.2	96.3	108.3	120.3	132.4	144.4	150.4	156.4	168.5							
3.2	26.6	33.2	39.9	46.5	53.2	59.8	66.4	7937	93.0	106.3	119.6	132.9	146.2	159.5	166.1									
3.4	29.2	36.5	43.8	51.1	58.4	65.6	72.9	87.5	102.1	116.7	131.3	145.9	160.5											
3.6	31.9	39.8	47.8	55.8	63.7	71.7	79.6	95.6	111.5	127.4	143.4	159.3												
3.8	34.6	43.3	51.9	60.6	69.2	77.9	86.6	103.9	121.2	138.5	155.8													
4.0	37.5	46.8	56.2	65.6	74.9	84.3	93.7	112.4	131.1	149.9	168.6													
4.2	40.4	50.5	60.6	70.7	80.8	90.9	101.0	121.2	141.4	161.5														
4.4	43.4	54.2	65.1	75.9	86.8	97.6	108.5	130.1	151.8															
4.6	46.5	58.1	69.7	81.3	92.9	104.5	116.1	139.4	162.6															
4.8	49.6	62.0	74.4	86.8	99.2	111.6	124.0	148.8																
5.0	52.8	66.0	79.2	92.4	105.6	118.8	132.0	158.4																
5.2	56.1	70.1	84.1	98.2	112.2	126.2	140.2	168.3																
5.4	59.5	74.3	89.2	104.0	118.9	133.8	148.6																	
5.6	62.9	78.6	94.3	110.0	125.7	141.5	157.2																	
5.8	66.4	82.9	99.5	116.1	132.7	149.3	165.9																	
6.0	69.9	87.4	104.9	122.3	139.8	157.3																		
7.0	88.6	110.8	132.9	155.1																				
8.0	108.6	136.0	163.3																					
9.0	130.5	163.1																						
10.0	153.4																							

표 6 조사기간과 조사휴지시간에 대한 TDF의 감약계수(δ)

치료기간	휴지기간 (R일)											
	5	10	15	20	25	30	35	40	45	60	80	100
5	0.889	0.830	0.791	0.761	0.738	0.719	0.703	0.689	0.666	0.648	0.619	0.597
10	0.934	0.889	0.856	0.830	0.809	0.791	0.775	0.761	0.738	0.719	0.689	0.660
15	0.952	0.917	0.889	0.866	0.847	0.830	0.816	0.803	0.780	0.761	0.732	0.708
20	0.963	0.934	0.910	0.889	0.872	0.856	0.843	0.830	0.809	0.791	0.761	0.738
25	0.970	0.945	0.925	0.905	0.889	0.875	0.862	0.851	0.830	0.813	0.784	0.761
30	0.974	0.952	0.934	0.917	0.902	0.889	0.877	0.866	0.847	0.830	0.803	0.780
35	0.978	0.958	0.941	0.926	0.913	0.901	0.889	0.879	0.861	0.844	0.818	0.796
40	0.980	0.963	0.948	0.934	0.921	0.910	0.899	0.889	0.872	0.856	0.830	0.809
45	0.982	0.967	0.952	0.940	0.928	0.917	0.907	0.898	0.881	0.866	0.841	0.820
50	0.994	0.970	0.957	0.945	0.934	0.924	0.914	0.905	0.898	0.889	0.81	0.830

표 7 Tray Factor / Wedge Factor / Enhanced Dynamic Wedge Factor

Tray Factors

	6 MV	15 MV
tray factor	0.970	0.980

* SSD: 100㎝
* 측정깊이: 최대선량지점(Dmax)
* Field Size: 10×10 ㎠
* Tray 두께: 0.6 ㎝

Wedge Factors(WF)

Wedge Angle	6 MV	15 MV
15°	0.703	0.754
30°	0.544	0.615
45°	0.482	0.520
60°	0.396	0.431

* SSD: 100㎝
* 측정깊이 : 최대선량지점(Dmax)
* Field Size: 10×10 ㎠
* Physical upper wedge

6 MV Enhanced Dynamic Wedge(EDW) Factors

Field Size	10°	15°	20°	25°	30°	45°	60°
4	0.985	0.977	0.969	0.961	0.952	0.920	0.869
5	0.979	0.969	0.958	0.947	0.935	0.894	0.830
6	0.974	0.960	0.947	0.933	0.919	0.868	0.791
7	0.968	0.952	0.936	0.919	0.902	0.842	0.755
8	0.962	0.943	0.924	0.905	0.885	0.817	0.719
9	0.955	0.934	0.912	0.891	0.869	0.793	0.688
10	0.948	0.924	0.900	0.876	0.852	0.768	0.656
11	0.942	0.915	0.888	0.862	0.835	0.744	0.627
12	0.935	0.906	0.876	0.847	0.817	0.721	0.599
13	0.929	0.896	0.864	0.832	0.800	0.699	0.574
14	0.922	0.886	0.851	0.817	0.783	0.677	0.549
15	0.915	0.876	0.839	0.802	0.767	0.655	0.524
16	0.907	0.865	0.825	0.787	0.750	0.635	0.503
17	0.899	0.854	0.812	0.772	0.733	0.615	0.482
18	0.891	0.843	0.799	0.756	0.716	0.594	0.461
19	0.883	0.832	0.786	0.741	0.699	0.574	0.440
20	0.875	0.821	0.772	0.726	0.682	0.554	0.419

* SSD: 100㎝
* 측정깊이 : 최대선량지점(Dmax)

표 8 조사면 계수

6 MV 조사면 계수					15 MV 조사면 계수				
Field Size	A/P	Sc	Sp	Scp	Field Size	A/P	Sc	Sp	Scp
3	0.75	0.941	0.967	0.910	3	0.75	0.921	0.908	0.894
4	1.00	0.953	0.977	0.930	4	1.00	0.945	0.935	0.926
5	1.25	0.963	0.982	0.945	5	1.25	0.958	0.950	0.943
8	2.00	0.988	0.994	0.982	8	2.00	0.986	0.984	0.982
10	2.50	1.000	1.000	1.000	10	2.50	1.000	1.000	1.000
12	3.00	1.009	1.004	1.012	12	3.00	1.005	1.010	1.015
14	3.50	1.014	1.009	1.023	14	3.50	1.011	1.019	1.026
16	4.00	1.019	1.013	1.032	16	4.00	1.016	1.026	1.036
18	4.50	1.023	1.016	1.039	18	4.50	1.021	1.032	1.044
20	5.00	1.028	1.018	1.047	20	5.00	1.025	1.038	1.052
22	5.50	1.030	1.022	1.052	22	5.50	1.028	1.043	1.057
24	6.00	1.032	1.025	1.058	24	6.00	1.031	1.047	1.063
26	6.50	1.034	1.028	1.063	26	6.50	1.033	1.051	1.069
28	7.00	1.037	1.030	1.069	28	7.00	1.035	1.054	1.073
30	7.50	1.040	1.033	1.074	30	7.50	1.037	1.058	1.078
32	8.00	1.043	1.034	1.078	32	8.00	1.039	1.060	1.082
34	8.50	1.045	1.035	1.082	34	8.50	1.040	1.063	1.086
36	9.00	1.046	1.037	1.085	36	9.00	1.041	1.065	1.089
38	9.50	1.048	1.038	1.088	38	9.50	1.043	1.067	1.091
40	10.00	1.049	1.040	1.091	40	10.00	1.045	1.069	1.093

* SSD: 100㎝
* 측정깊이 : 최대선량지점(Dmax)
* Field Size: 10×10 ㎠

* Scp : collimator phantom scatter factor
* Sc : collimator scatter factor
* Sp : phantom scatter foctor

표 9 심부선량백분율(PDD) Co-60, SSD = 80 cm

깊이 A/P (cm) BSF	1.00 1.015	1.25 1.018	1.50 1.022	1.75 1.025	2.00 1.029	2.25 1.032	2.50 1.035	2.75 1.038	3.00 1.041	3.25 1.044	3.50 1.047	3.75 1.050	4.00 1.053	4.25 1.055
0.5	100.0	100.0	100.0	100.0	100.0	100.0	100.0	100.0	100.0	100.0	100.0	100.0	100.0	100.0
1.0	96.6	97.0	97.3	97.5	97.7	97.9	98.1	98.2	98.3	98.3	98.3	98.3	98.3	98.4
2.0	90.7	91.5	92.1	92.5	92.9	93.2	93.4	93.6	93.8	93.9	93.9	94.0	94.1	94.1
3.0	84.7	85.6	86.4	87.0	87.5	88.0	88.4	88.7	88.9	89.1	89.2	89.4	89.5	89.6
4.0	79.0	80.2	81.2	81.9	82.5	83.0	83.5	83.9	84.2	84.4	84.5	84.7	84.9	85.0
5.0	73.3	74.7	75.9	76.8	77.5	78.1	78.6	79.0	79.4	79.7	79.9	80.2	80.4	80.6
6.0	68.0	69.5	70.7	71.7	72.4	73.1	73.6	74.1	74.6	74.9	75.2	75.5	75.7	76.0
7.0	62.9	64.4	65.6	66.6	67.5	68.2	68.8	69.4	69.9	70.3	70.6	71.0	71.3	71.6
8.0	58.0	59.5	60.7	61.8	62.7	63.5	64.2	64.8	65.4	65.8	66.2	66.6	66.9	67.3
9.0	53.6	55.0	56.3	57.3	58.3	59.1	59.8	60.5	61.1	61.6	62.1	62.6	62.9	63.3
10.0	49.4	50.8	52.0	53.1	54.0	54.9	55.7	56.4	57.0	57.5	58.1	58.6	59.0	59.4
11.0	45.5	46.9	48.1	49.2	50.2	51.0	51.8	52.5	53.2	53.7	54.3	54.8	55.2	55.6
12.0	41.9	43.2	44.4	45.5	46.5	47.4	48.1	48.8	49.5	50.1	50.7	51.3	51.7	52.1
13.0	38.7	39.9	41.1	42.2	43.2	44.0	44.8	45.6	46.3	46.9	47.5	48.1	48.5	48.9
14.0	35.6	36.9	38.1	39.1	40.1	41.0	41.8	42.6	43.3	43.9	44.4	45.0	45.4	45.9
15.0	32.9	34.1	35.2	36.2	37.2	38.1	38.9	39.6	40.3	40.9	41.5	42.1	42.6	43.0
16.0	30.4	31.5	32.6	33.6	34.5	35.4	36.2	36.9	37.6	38.2	38.8	39.4	39.9	40.3
17.0	28.0	29.2	30.2	31.1	32.1	32.9	33.7	34.4	35.1	35.7	36.3	36.9	37.3	37.8
18.0	25.9	27.0	28.0	28.9	29.8	30.6	31.4	32.1	32.8	33.4	34.0	34.6	35.0	35.5
19.0	24.0	25.0	26.0	26.9	27.7	28.5	29.3	30.0	30.6	31.2	31.8	32.4	32.8	33.3
20.0	22.1	23.1	24.1	24.9	25.8	26.5	27.3	28.0	28.6	29.2	29.7	30.3	30.7	31.2
21.0	20.5	21.5	22.4	23.1	23.9	24.7	25.4	26.1	26.8	27.4	27.9	28.5	28.9	29.3
22.0	19.0	19.9	20.7	21.5	22.3	23.0	23.7	24.4	25.0	25.6	26.1	26.7	27.1	27.6
23.0	17.6	18.5	19.3	20.1	20.8	21.5	22.2	22.8	23.4	24.0	24.5	25.1	25.5	26.0
24.0	16.1	16.9	17.7	18.5	19.2	19.9	20.5	21.1	21.7	22.2	22.8	23.3	23.7	24.2
25.0	14.9	15.6	16.4	17.1	17.8	18.5	19.1	19.7	20.3	20.8	21.3	21.8	22.2	22.6
26.0	13.7	14.4	15.1	15.8	16.5	17.1	17.7	18.3	18.9	19.4	19.9	20.4	20.8	21.2
27.0	12.7	13.4	14.1	14.7	15.4	16.0	16.6	17.2	17.7	18.1	18.5	18.9	19.3	19.7
28.0	11.7	12.4	13.0	13.6	14.2	14.8	15.4	16.0	16.6	17.0	17.5	17.9	18.3	18.7
29.0	10.9	11.5	12.1	12.7	13.3	13.9	14.4	15.0	15.5	15.9	16.4	16.8	17.1	17.5
30.0	10.0	10.6	11.2	11.8	12.3	12.8	13.4	13.9	14.4	14.8	15.3	15.7	16.0	16.4

깊이 A/P (cm) BSF	4.50 1.058	4.75 1.060	5.00 1.063	5.25 1.065	5.50 1.067	5.75 1.069	6.00 1.071	6.25 1.073	6.50 1.074	6.75 1.075	7.00 1.076	7.25 1.077	7.50 1.079
0.5	100.0	100.0	100.0	100.0	100.0	100.0	100.0	100.0	100.0	100.0	100.0	100.0	100.0
1.0	98.4	98.5	98.5	98.5	98.5	98.5	98.5	98.5	98.5	98.5	98.5	98.5	98.6
2.0	94.2	94.2	94.3	94.3	94.4	94.4	94.5	94.5	94.5	94.6	94.6	94.6	94.7
3.0	89.7	89.8	89.9	90.0	90.0	90.1	90.1	90.2	90.2	90.3	90.3	90.4	90.4
4.0	85.2	85.3	85.5	85.6	85.7	85.7	85.8	85.9	86.0	86.0	86.1	86.2	86.3
5.0	80.9	81.1	81.3	81.4	81.5	81.6	81.7	81.8	81.9	82.0	82.1	82.2	82.3
6.0	76.2	76.5	76.7	76.8	77.0	77.1	77.3	77.4	77.5	77.6	77.7	77.8	77.9
7.0	71.9	72.2	72.5	72.7	72.9	73.0	73.2	73.4	73.5	73.7	73.8	73.9	74.1
8.0	67.6	68.0	68.3	68.5	68.7	68.9	69.1	69.3	69.4	69.6	69.7	69.8	70.0
9.0	63.6	64.0	64.3	64.5	64.7	65.0	65.2	65.4	65.6	64.7	65.9	66.1	66.3
10.0	59.7	60.1	60.5	60.7	61.0	61.2	61.5	61.7	61.9	62.1	62.2	62.4	62.6
11.0	56.1	56.5	56.9	57.2	57.4	57.7	57.9	58.2	58.4	58.6	58.8	59.0	59.2
12.0	52.6	53.0	53.4	53.7	54.0	54.2	54.5	54.8	55.0	55.2	55.4	55.6	55.8
13.0	49.4	49.8	50.2	50.5	50.8	51.0	51.3	51.6	51.8	52.0	52.2	52.4	52.7
14.0	46.3	46.8	47.2	47.5	47.8	48.1	48.4	48.7	48.9	49.1	49.4	49.6	49.8
15.0	43.5	43.9	44.4	44.7	45.0	45.3	45.6	45.9	46.1	46.3	46.6	46.8	47.0
16.0	40.8	41.2	41.7	42.0	42.3	42.6	42.9	43.2	43.4	43.6	43.9	44.1	44.3
17.0	38.2	38.7	39.2	39.4	39.7	40.1	40.3	40.7	40.9	41.1	41.4	41.6	41.8
18.0	35.9	36.4	36.8	37.1	37.4	37.7	38.0	38.3	38.5	38.8	39.0	39.2	39.5
19.0	33.7	34.2	34.6	34.9	35.2	35.5	35.8	36.1	36.3	36.5	36.8	37.0	37.2
20.0	31.6	32.1	32.5	32.8	33.1	33.5	33.8	34.1	34.3	34.5	34.7	34.9	35.2
21.0	29.8	30.2	30.6	30.9	31.2	31.6	31.9	32.2	32.4	32.6	32.9	33.1	33.3
22.0	28.0	28.5	28.9	29.2	29.5	29.9	30.2	30.5	30.7	30.9	31.1	31.3	31.5
23.0	26.4	26.9	27.3	27.6	27.9	28.2	28.5	28.8	29.0	29.2	29.4	29.6	29.9
24.0	24.6	25.1	25.5	25.8	26.1	26.4	26.7	27.0	27.2	27.4	27.6	27.8	28.1
25.0	23.1	23.5	23.9	24.2	24.5	24.8	25.1	25.4	25.6	25.8	26.0	26.2	26.5
26.0	21.6	22.0	22.4	22.7	23.0	23.2	23.5	23.8	24.0	24.2	24.4	24.6	24.9
27.0	20.2	20.6	21.0	21.3	21.6	21.9	22.2	22.5	22.7	22.9	23.1	23.3	23.5
28.0	19.0	19.4	19.8	20.1	20.3	20.6	20.8	21.1	21.3	21.5	21.7	21.9	22.1
29.0	17.8	18.2	18.5	18.8	19.1	19.3	19.6	19.9	20.1	20.3	20.4	20.6	20.8
30.0	16.7	17.1	17.4	17.7	17.9	18.2	18.4	18.7	18.9	19.1	19.3	19.5	19.7

표 10 심부선량백분율(PDD) 4MV X-ray, SSD = 100 ㎝

depth (cm)	조사면(㎠)						
	4x4	6x6	10x10	15x15	20x20	30x30	40x40
0.0	57.0	58.7	61.7	64.9	68.1	72.6	75.5
0.5	82.1	82.9	84.6	86.3	88.1	90.5	91.7
1.0	99.2	99.4	99.4	99.7	99.8	99.8	99.8
1.2	100.0	100.0	100.0	100.0	100.0	100.0	100.0
1.5	99.3	99.2	99.3	99.2	99.1	99.1	99.0
2.0	96.9	96.9	97.3	97.4	97.4	97.5	97.5
2.5	94.2	94.5	95.1	95.5	95.5	95.7	95.7
3.0	91.4	92.2	92.9	93.5	93.6	94.0	93.9
3.5	88.2	89.6	90.7	91.3	91.6	92.1	92.2
4.0	85.8	87.1	88.6	89.2	89.7	90.3	90.5
4.5	83.1	84.5	86.3	87.0	87.7	88.3	88.7
5.0	80.4	82.0	83.9	85.0	85.8	86.6	87.1
5.5	77.7	79.5	81.7	82.9	84.0	84.5	85.1
6.0	74.9	77.0	79.5	80.9	81.9	82.8	83.3
6.5	72.3	74.4	77.3	78.9	79.6	81.0	81.6
7.0	69.8	72.1	75.0	76.7	77.8	79.0	79.7
7.5	67.4	69.8	72.7	74.7	75.8	77.1	78.0
8.0	65.0	67.5	70.5	72.6	73.9	75.4	76.1
8.5	62.9	65.4	68.6	70.7	72.2	73.8	74.6
9.0	60.9	63.3	66.6	68.9	70.3	72.1	72.9
9.5	58.9	61.3	64.6	67.1	68.6	70.4	71.3
10.0	56.8	59.1	62.7	65.0	66.8	68.6	69.7
10.5	54.9	57.3	60.9	63.3	65.1	67.1	68.0
11.0	53.1	55.4	59.1	61.5	63.5	65.5	66.5
11.5	51.2	53.6	57.2	59.7	61.6	63.9	65.0
12.0	49.5	51.8	55.5	58.0	60.0	62.2	63.4
12.5	47.9	49.9	53.7	56.5	58.5	60.7	61.9
13.0	46.2	48.5	52.2	54.9	56.9	59.1	60.3
13.5	44.7	46.9	50.6	53.2	55.3	57.7	58.9
14.0	43.1	45.3	49.0	51.7	53.8	56.2	57.4
14.5	41.7	43.8	47.5	50.2	52.4	54.9	56.2
15.0	40.2	42.5	46.1	48.9	51.0	53.4	54.8
15.5	38.9	41.1	44.6	47.4	49.5	52.0	53.3
16.0	37.5	39.6	43.2	46.0	48.2	50.6	52.0
16.5	36.2	38.4	41.8	44.6	46.8	49.4	50.8
17.0	34.9	37.1	40.6	43.4	45.6	48.1	49.5
17.5	33.7	35.8	39.2	42.1	44.3	46.9	48.2
18.0	32.6	34.6	38.1	40.8	43.1	45.7	47.1
18.5	31.5	33.6	36.9	39.7	41.8	44.5	45.9
19.0	30.4	32.5	35.8	38.6	40.7	43.4	44.7
19.5	29.4	31.5	34.8	37.5	39.6	42.3	43.5
20.0	28.4	30.4	33.7	36.4	38.6	41.1	42.3
20.5	27.5	29.3	32.7	35.3	37.4	40.0	41.4
21.0	26.5	28.4	31.6	34.3	36.4	39.0	40.2
21.5	25.7	27.4	30.8	33.3	35.3	37.9	39.2
22.0	24.9	26.5	29.7	32.3	34.3	36.9	38.2
22.5	24.0	25.6	28.7	31.3	33.4	35.9	37.2
23.0	23.2	24.8	27.9	30.5	32.4	34.9	36.2
23.5	22.4	24.0	27.0	29.5	31.5	34.1	35.4
24.0	21.8	23.2	26.2	28.7	30.7	33.0	34.3
24.5	21.0	22.5	25.4	27.8	29.8	32.0	33.5
25.0	20.3	21.8	24.6	27.0	29.0	31.2	32.5

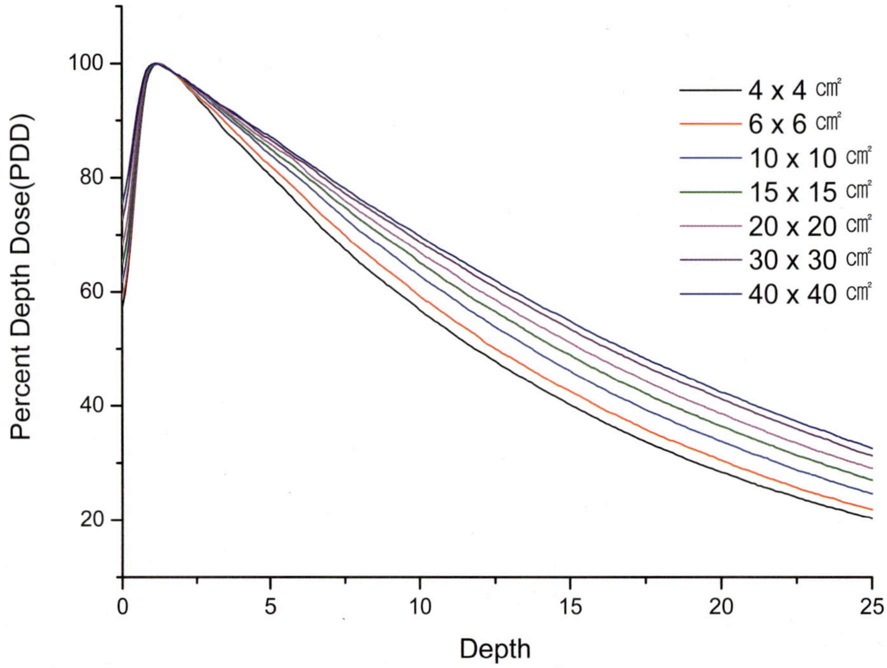

그림 43 조사면의 크기에 따른 4 MV X-ray 심부선량백분율(PDD) 4MV X-ray, SSD = 100 cm

표 11 심부선량백분율(PDD) 6MV X-ray, SSD = 100 cm

깊이 A/P (cm) F.S	1.00 4.0	1.25 5.0	1.50 6.0	1.75 7.0	2.00 8.0	2.25 9.0	2.50 10.0	2.75 11.0	3.00 12.0	3.25 13.0	3.50 14.0	3.75 15.0	4.00 16.0
1.0	98.3	98.3	98.4	98.5	98.5	98.7	98.8	99.0	99.2	99.2	99.3	99.4	99.5
1.5	100.0	100.0	100.0	100.0	100.0	100.0	100.0	100.0	100.0	100.0	100.0	100.0	100.0
2.0	98.6	98.7	98.6	98.6	98.6	98.7	98.8	98.7	98.6	98.6	98.6	98.6	98.6
2.5	96.2	96.4	96.4	96.4	96.4	96.6	96.7	96.7	96.7	96.7	96.7	96.7	96.7
3.0	93.6	94.0	94.1	94.2	94.3	94.4	94.6	94.5	94.5	94.6	94.6	94.7	94.7
3.5	91.2	91.7	91.8	91.9	92.1	92.3	92.5	92.5	92.5	92.6	92.6	92.7	92.8
4.0	88.7	89.2	89.4	89.6	89.8	90.1	90.4	90.5	90.5	90.6	90.7	90.7	90.8
4.5	86.3	86.9	87.3	87.5	87.8	88.1	88.4	88.5	88.6	88.7	88.8	88.9	89.0
5.0	83.8	84.5	85.1	85.3	85.6	85.9	86.3	86.4	86.5	86.6	86.8	86.9	87.1
5.5	81.5	82.2	82.7	83.1	83.5	83.9	84.3	84.4	84.5	84.7	84.8	85.0	85.2
6.0	79.1	79.9	80.5	80.9	81.4	81.7	82.1	82.3	82.5	82.7	82.9	83.0	83.2
6.5	76.8	77.7	78.4	78.9	79.4	79.8	80.2	80.4	80.6	80.8	81.0	81.2	81.4
7.0	74.5	75.6	76.2	76.7	77.3	77.7	78.2	78.4	78.7	78.9	79.1	79.3	79.5
7.5	72.2	73.4	74.0	74.6	75.2	75.7	76.2	76.5	76.7	77.0	77.2	77.5	77.7
8.0	70.2	71.3	72.0	72.6	73.2	73.7	74.2	74.5	74.8	75.1	75.3	75.6	75.9
8.5	68.1	69.1	69.9	70.5	71.2	71.7	72.3	72.7	73.0	73.3	73.5	73.8	74.0
9.0	66.0	67.1	68.0	68.6	69.3	69.8	70.4	70.7	71.1	71.4	71.7	72.0	72.3
9.5	64.1	65.2	66.1	66.8	67.5	68.1	68.6	69.0	69.4	69.7	70.0	70.3	70.7
10.0	62.1	63.4	64.2	64.9	65.6	66.2	66.8	67.2	67.6	67.9	68.3	68.6	69.0
10.5	60.3	61.6	62.4	63.1	63.8	64.4	65.1	65.5	65.9	66.3	66.6	67.0	67.3
11.0	58.5	59.6	60.5	61.3	62.1	62.7	63.4	63.8	64.2	64.5	64.9	65.3	65.7
11.5	56.7	57.9	58.9	59.7	60.4	61.1	61.8	62.2	62.7	63.0	63.4	63.7	64.1
12.0	55.1	56.2	57.1	57.9	58.7	59.3	60.0	60.5	61.0	61.3	61.7	62.1	62.5
12.5	53.4	54.5	55.4	56.2	57.0	57.7	58.4	58.8	59.3	59.7	60.1	60.5	60.9
13.0	51.7	52.9	53.9	54.7	55.5	56.1	56.8	57.3	57.8	58.2	58.6	59.0	59.4
14.0	48.7	49.9	50.7	51.5	52.3	53.0	53.8	54.3	54.8	55.2	55.6	56.0	56.4
15.0	46.0	47.1	48.0	48.8	49.6	50.3	51.0	51.5	52.1	52.5	52.9	53.3	53.7
16.0	43.3	44.3	45.2	46.0	46.8	47.5	48.2	48.7	49.3	49.7	50.1	50.6	51.0
17.0	40.8	41.7	42.7	43.5	44.3	45.0	45.7	46.2	46.8	47.2	47.6	48.0	48.0
18.0	38.4	39.3	40.2	40.9	41.7	42.4	43.2	43.7	44.2	44.6	45.1	45.5	46.0
19.0	36.1	37.0	38.0	38.7	39.5	40.2	40.9	41.4	41.9	42.4	42.8	43.3	43.7
20.0	34.1	35.1	35.9	36.6	37.4	38.0	38.7	39.2	39.7	40.2	40.6	41.1	41.5
22.0	30.3	31.1	32.0	32.7	33.4	34.0	34.7	35.2	35.7	36.1	36.6	37.0	37.5
24.0	27.0	27.7	28.5	29.1	29.8	30.4	31.1	31.6	32.1	32.5	32.9	33.3	33.7
26.0	24.1	24.8	25.5	26.1	26.7	27.3	27.9	28.4	28.8	29.2	29.6	30.3	30.5
28.0	21.5	22.1	22.7	23.3	23.9	24.4	25.0	25.4	25.8	26.2	26.6	27.0	27.4
30.0	19.3	19.8	20.5	21.0	21.6	22.1	22.6	23.0	23.4	23.8	24.1	24.5	24.8

깊이 A/P (cm) F.S	4.25 17.0	4.50 18.0	4.75 19.0	5.00 20.0	5.25 22.0	6.00 24.0	6.50 26.0	7.00 28.0	8.00 32.0	9.00 36.0	10.00 40.0
1.0	99.5	99.6	99.7	99.8	99.7	99.7	99.9	100.2	100.0	100.2	100.1
1.5	100.0	100.0	100.0	100.0	100.0	100.0	100.0	100.0	100.0	100.0	100.0
2.0	98.6	98.6	98.6	98.7	98.5	98.4	98.5	98.6	98.5	98.6	98.5
2.5	96.7	96.7	96.7	96.8	96.7	96.7	96.8	96.9	96.7	97.0	96.8
3.0	94.7	94.8	94.8	94.8	94.8	94.8	94.9	95.1	94.9	95.2	95.1
3.5	92.8	92.9	92.9	93.0	93.0	93.0	93.2	93.3	93.1	93.4	93.4
4.0	90.9	91.0	91.0	91.1	91.1	91.1	91.3	91.5	91.4	91.7	91.7
4.5	89.1	89.1	89.2	89.3	89.3	89.4	89.6	89.7	89.8	90.0	90.0
5.0	87.2	87.3	87.4	87.5	87.5	87.6	87.7	87.9	88.0	88.3	88.3
5.5	85.3	85.4	85.5	85.7	85.8	85.9	86.0	86.2	86.3	86.6	86.6
6.0	83.4	83.5	83.7	83.8	83.9	84.1	84.3	84.5	84.6	84.9	84.9
6.5	81.5	81.7	81.8	82.0	82.1	82.3	82.5	82.8	82.8	83.1	83.2
7.0	79.7	79.8	80.0	80.1	80.3	80.6	80.8	81.0	81.1	81.5	81.6
7.5	77.9	78.0	78.2	78.4	78.6	78.8	79.0	79.3	79.4	79.8	79.8
8.0	76.0	76.2	76.4	76.6	76.8	77.0	77.3	77.6	77.7	78.2	78.3
8.5	74.2	74.4	74.6	74.8	75.0	75.3	75.6	75.9	76.1	76.5	76.6
9.0	72.5	72.7	72.9	73.1	73.4	73.7	73.9	74.2	74.5	74.8	75.0
9.5	70.9	71.1	71.3	71.5	71.8	72.1	72.3	72.6	72.9	73.3	73.5
10.0	69.2	69.4	69.6	69.8	70.1	70.5	70.7	71.0	71.3	71.7	71.9
10.5	67.5	67.7	67.9	68.2	68.5	68.8	69.1	69.5	69.8	70.2	70.4
11.0	65.9	66.1	66.4	66.6	66.9	67.3	67.6	67.9	68.3	68.7	68.9
11.5	64.3	64.5	64.8	65.0	65.4	65.8	66.1	66.4	66.8	67.3	67.5
12.0	62.7	63.0	63.2	63.5	63.9	64.2	64.6	65.0	65.3	65.8	66.0
12.5	61.2	61.5	61.7	62.0	62.4	62.7	63.1	63.5	63.8	64.3	64.5
13.0	59.7	60.0	60.3	60.6	60.9	61.3	61.6	62.0	62.4	62.8	63.1
14.0	56.7	57.0	57.3	57.6	58.0	58.4	58.8	59.2	59.6	60.1	60.4
15.0	54.0	54.3	54.6	54.9	55.3	55.8	56.2	56.6	57.0	57.5	57.8
16.0	51.3	51.6	51.9	52.2	52.6	53.1	53.5	53.9	54.4	54.9	55.2
17.0	48.8	49.1	49.4	49.8	50.2	50.7	51.1	51.5	51.9	52.5	52.8
18.0	46.3	46.6	46.9	47.2	47.7	48.2	48.6	49.1	49.5	50.1	50.4
19.0	44.0	44.3	44.6	45.0	45.5	46.0	46.4	46.8	47.3	47.8	48.1
20.0	41.8	42.1	42.4	42.8	43.3	43.8	44.2	44.6	45.1	45.7	45.9
22.0	37.8	38.1	38.4	38.8	39.2	39.7	40.1	40.5	41.0	41.6	41.9
24.0	34.0	34.4	34.7	35.0	35.5	36.0	36.4	36.8	37.3	37.8	38.1
26.0	30.8	31.1	31.4	31.7	32.2	32.6	33.0	33.4	33.9	34.5	34.7
28.0	27.7	28.0	28.3	28.6	29.1	29.5	29.9	30.3	30.7	31.2	31.6
30.0	25.1	25.4	25.6	25.9	26.4	26.9	27.2	27.6	28.0	28.5	28.8

표 12 심부선량백분율(PDD) 10 MV X-ray, SSD = 100 cm

깊이 A/P (cm) F.S	1.00 4.0	1.25 5.0	1.50 6.0	1.75 7.0	2.00 8.0	2.25 9.0	2.50 10.0	2.75 11.0	3.00 12.0	3.25 13.0	3.50 14.0	3.75 15.0
1.0	83.39	84.26	85.01	85.58	86.14	86.79	87.43	87.97	88.51	88.94	89.37	89.79
1.5	94.58	95.18	95.02	95.39	95.75	96.11	96.47	96.70	96.92	97.17	97.42	97.66
2.0	98.95	99.30	99.15	99.23	99.30	99.40	99.50	99.70	99.90	99.95	100.00	100.05
2.5	100.00	100.00	100.00	100.00	100.00	100.00	100.00	100.00	100.00	100.00	100.00	100.00
3.0	99.15	99.11	99.00	98.98	98.95	99.03	99.11	99.04	98.96	98.93	98.91	98.88
3.5	97.34	97.47	97.41	97.36	97.30	97.39	97.47	97.44	97.41	97.37	97.34	97.30
4.0	95.38	95.43	95.57	95.54	95.50	95.59	95.68	95.68	95.67	95.64	95.62	95.59
4.5	93.23	93.35	93.53	93.54	93.55	93.70	93.84	93.84	93.83	93.82	93.80	93.79
5.0	91.02	91.36	91.48	91.54	91.60	91.73	91.85	91.92	91.99	92.01	92.03	92.05
5.5	88.91	89.23	89.44	89.57	89.69	89.88	90.06	90.06	90.05	90.12	90.19	90.25
6.0	86.85	87.04	87.40	87.57	87.74	87.91	88.08	88.17	88.26	88.32	88.37	88.43
6.5	84.70	85.10	85.41	85.63	85.84	86.04	86.24	86.33	86.42	86.51	86.60	86.69
7.0	82.64	83.07	83.47	83.71	83.94	84.17	84.40	84.52	84.63	84.75	84.86	84.98
7.5	80.58	81.03	81.47	81.78	82.09	82.33	82.56	82.73	82.89	82.99	83.09	83.19
8.0	78.52	79.05	79.43	79.81	80.19	80.46	80.73	80.89	81.04	81.17	81.30	81.42
8.5	76.57	77.06	77.64	77.99	78.34	78.62	78.89	79.10	79.30	79.44	79.58	79.71
9.0	74.61	75.17	75.85	76.15	76.44	76.77	77.10	77.31	77.51	77.68	77.86	78.03
9.5	72.80	73.44	74.05	74.40	74.74	75.10	75.46	75.69	75.92	76.09	76.27	76.44
10.0	71.05	71.65	72.26	72.70	73.14	73.48	73.82	74.03	74.23	74.44	74.65	74.85
10.5	69.24	69.86	70.52	70.98	71.44	71.79	72.13	72.41	72.69	72.89	73.08	73.28
11.0	67.44	68.12	68.82	69.28	69.73	70.11	70.49	70.79	71.09	71.29	71.48	71.68
11.5	65.78	66.48	67.23	67.66	68.08	68.49	68.90	69.23	69.55	69.76	69.96	70.17
12.0	64.12	64.80	65.59	66.06	66.53	66.95	67.36	67.69	68.01	68.24	68.47	68.70
12.5	62.52	63.21	63.94	64.44	64.93	65.38	65.82	66.15	66.47	66.71	66.95	67.19
13.0	60.96	61.62	62.40	62.87	63.33	63.81	64.28	64.61	64.93	65.18	65.44	65.69
14.0	57.85	58.54	59.36	59.85	60.33	60.84	61.35	61.72	62.09	62.34	62.59	62.84
15.0	55.14	55.71	56.57	57.10	57.63	58.10	58.57	58.96	59.35	59.64	59.93	60.21
16.0	52.38	53.03	53.78	54.33	54.88	55.41	55.94	56.31	56.67	56.97	57.27	57.56
17.0	49.77	50.50	51.25	51.84	52.43	52.89	53.35	53.82	54.28	54.56	54.85	55.13
18.0	47.32	47.91	48.61	49.24	49.87	50.37	50.87	51.31	51.74	52.05	52.36	52.66
19.0	45.06	45.63	46.26	46.87	47.47	47.96	48.44	48.95	49.45	49.76	50.06	50.37
20.0	42.85	43.45	44.07	44.72	45.37	45.84	46.30	46.81	47.31	47.59	47.87	48.15
22.0	38.89	39.37	40.04	40.66	41.27	41.75	42.23	42.66	43.08	43.41	43.74	44.06
24.0	35.17	35.65	36.30	36.89	37.47	37.94	38.40	38.85	39.30	39.93	39.95	40.28
26.0	31.96	32.32	33.02	33.60	34.17	34.62	35.07	35.50	35.92	36.22	36.52	36.81
28.0	28.95	29.39	30.03	30.58	31.12	31.51	31.89	32.34	32.79	33.07	33.36	33.64
30.0	26.44	26.86	27.44	27.98	28.51	28.89	29.26	29.73	30.20	30.46	30.71	30.97

깊이 A/P (cm) F.S	4.00 16.0	4.25 17.0	4.50 18.0	4.75 19.0	5.00 20.0	5.50 22.0	6.00 24.0	6.50 26.0	7.00 28.0	8.00 32.0	9.00 36.0	10.00 40.0
1.0	90.22	90.70	91.17	91.65	92.12	92.59	93.05	93.64	94.23	94.94	94.51	94.52
1.5	97.91	98.03	98.14	98.26	98.37	98.64	98.91	99.06	99.20	99.40	99.26	99.35
2.0	100.10	100.16	100.23	100.29	100.35	100.35	100.35	100.33	100.30	100.30	100.35	100.45
2.5	100.00	100.00	100.00	100.00	100.00	100.00	100.00	100.00	100.00	100.00	100.00	100.00
3.0	98.85	98.84	98.83	98.82	98.81	98.86	98.91	98.98	99.05	99.15	98.66	98.85
3.5	97.26	97.27	97.27	97.28	97.28	97.35	97.42	97.62	97.81	98.00	97.13	97.41
4.0	95.56	95.58	95.60	95.62	95.64	95.66	95.68	95.93	96.17	96.54	95.55	95.77
4.5	93.77	93.78	93.79	93.80	93.81	93.90	93.99	94.28	94.57	94.94	94.07	94.12
5.0	92.07	92.10	92.12	92.15	92.17	92.29	92.40	92.69	92.98	93.39	92.43	92.53
5.5	90.32	90.35	90.38	90.41	90.44	90.56	90.67	91.01	91.34	91.59	90.75	90.99
6.0	88.48	88.53	88.57	88.62	88.66	88.82	88.98	89.27	89.55	90.09	89.07	89.39
6.5	86.78	86.82	86.85	86.89	86.92	87.11	87.29	87.53	87.76	88.43	87.54	87.80
7.0	85.09	85.13	85.17	85.20	85.24	85.45	85.65	85.91	86.16	86.73	85.95	86.21
7.5	83.29	83.38	83.48	83.57	83.66	83.81	83.96	84.29	84.62	84.88	94.32	84.66
8.0	81.55	81.64	81.74	81.83	81.92	82.12	82.32	82.65	82.98	83.17	92.69	82.97
8.5	79.85	79.97	80.10	80.22	80.34	80.54	80.73	81.08	81.43	81.82	81.11	81.42
9.0	78.20	78.33	78.45	78.58	78.70	78.90	79.10	79.40	79.69	80.22	79.67	79.93
9.5	76.61	76.74	76.87	76.99	77.12	77.37	77.61	77.96	78.30	78.72	78.19	78.49
10.0	75.06	75.19	75.32	75.45	75.58	75.80	76.02	76.41	76.80	77.27	76.76	76.99
10.5	73.47	73.62	73.76	73.91	74.05	74.34	74.63	74.92	75.21	75.81	75.32	75.45
11.0	71.87	72.03	72.19	72.35	72.51	72.78	73.04	73.36	73.67	74.31	73.84	74.05
11.5	70.37	70.54	70.70	70.87	71.03	71.29	71.55	71.87	72.18	72.91	72.35	72.61
12.0	68.93	69.11	69.29	69.46	69.64	69.88	70.11	70.50	70.88	71.61	71.02	71.62
12.5	67.43	67.59	67.74	67.90	68.05	68.39	68.72	69.03	69.34	70.01	69.63	69.87
13.0	65.94	66.10	66.26	66.41	66.57	66.95	67.33	67.64	67.94	68.65	68.15	68.43
14.0	63.09	63.27	63.44	63.62	63.79	64.17	64.55	64.88	65.21	65.90	65.53	65.79
15.0	60.50	60.68	60.86	61.04	61.22	61.60	61.97	62.37	62.77	63.29	62.96	63.35
16.0	57.86	58.06	58.25	58.45	58.64	59.04	59.43	59.76	60.08	60.84	60.48	60.81
17.0	55.41	55.61	55.82	56.02	56.22	56.59	56.95	57.30	57.64	58.39	58.11	58.47
18.0	52.97	53.18	53.38	53.59	53.79	54.21	54.62	54.99	55.35	55.93	55.74	56.13
19.0	50.67	50.88	51.09	51.30	51.51	51.92	52.33	52.65	52.96	53.68	53.51	53.83
20.0	48.43	48.67	48.91	49.14	49.38	49.79	50.20	50.56	50.92	51.53	51.43	51.79
22.0	44.39	44.61	44.83	45.05	45.27	45.68	46.08	46.44	46.79	47.42	47.38	47.71
24.0	40.60	40.82	41.03	41.25	41.46	41.86	42.25	42.61	42.96	43.67	43.62	43.87
26.0	37.11	37.33	37.55	37.77	37.99	38.39	38.78	39.15	39.52	40.21	40.16	40.39
28.0	33.92	34.15	34.37	34.60	34.82	35.21	35.60	35.97	36.34	36.96	36.89	37.15
30.0	31.22	31.43	31.64	31.84	32.05	32.46	32.87	33.19	33.50	33.90	34.03	34.36

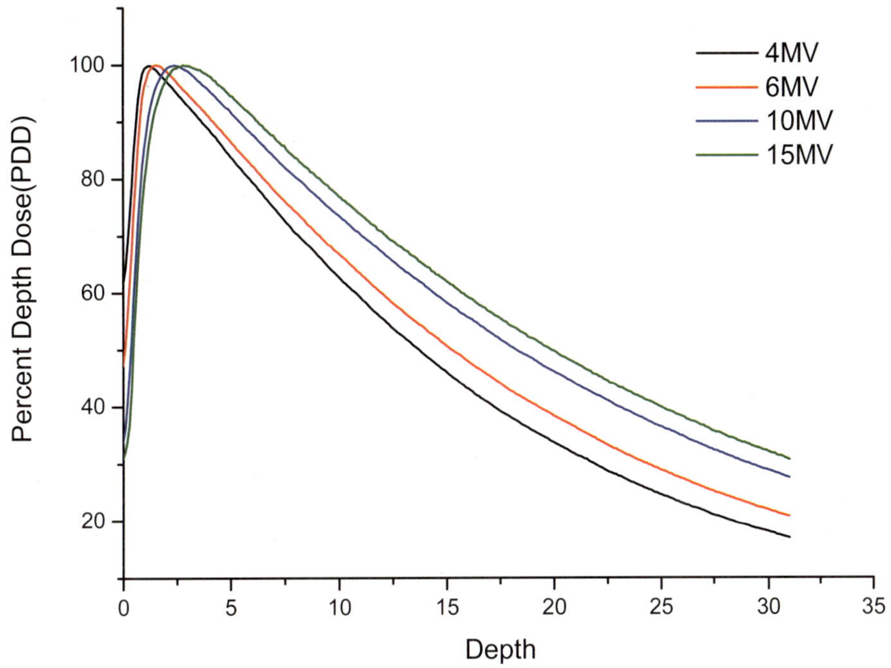

그림 44 에너지에 따른 X-ray 심부선량백분율(PDD), SSD = 100 cm

표 13 심부선량백분율(PDD) 6 MeV 전자선, SSD = 100 cm

depth (cm)	Cone size				
	4x4	6x6	10x10	15x15	20x20
0.0	75.7	75.9	76.2	76.7	77.1
0.1	76.5	76.8	77.1	77.5	78.1
0.2	78.2	78.4	78.7	79.1	79.6
0.3	80.1	80.3	80.7	81.0	81.3
0.4	82.1	82.3	82.5	82.8	83.0
0.5	84.5	84.7	84.9	85.1	85.3
0.6	87.1	87.3	87.4	87.7	87.7
0.7	89.7	89.8	89.9	90.1	90.0
0.8	92.1	92.3	92.3	92.5	92.4
0.9	94.6	94.6	94.6	94.8	94.7
1.0	96.6	96.8	96.7	96.9	96.8
1.1	98.3	98.3	98.3	98.4	98.4
1.2	99.5	99.5	99.5	99.6	99.5
1.3	100.0	100.0	100.0	100.0	100.0
1.4	99.5	99.5	99.6	99.5	99.6
1.5	98.2	98.5	98.4	98.5	98.5
1.6	95.9	96.1	96.2	96.2	96.3
1.7	92.5	92.8	92.9	92.9	93.1
1.8	88.2	88.5	88.6	88.6	88.9
1.9	82.6	83.2	83.2	83.3	83.7
2.0	76.2	76.8	76.8	77.0	77.6
2.1	68.9	69.5	69.6	69.9	70.5
2.2	61.1	61.7	61.8	62.1	62.8
2.3	52.9	53.5	53.6	54.0	54.7
2.4	44.5	45.1	45.3	45.7	46.4
2.5	37.1	37.7	38.0	38.3	39.0
2.6	29.3	29.8	30.1	30.4	31.1
2.7	22.1	22.6	22.8	23.1	23.9
2.8	16.0	16.3	16.6	16.8	17.5
2.9	11.0	11.3	11.5	11.7	12.2
3.0	7.2	7.4	7.5	7.7	8.0

표 14 심부선량백분율(PDD) 9 MeV 전자선, SSD = 100 cm

depth (cm)	Cone size				
	4x4	6x6	10x10	15x15	20x20
0.0	79.1	79.6	79.4	80.1	80.2
0.1	80.1	80.5	80.3	80.9	81.0
0.2	81.0	81.4	81.2	81.9	81.9
0.3	82.1	82.4	82.2	82.8	82.9
0.4	83.1	83.3	83.3	83.7	83.9
0.5	84.3	84.5	84.5	84.8	85.0
0.6	85.4	85.6	85.6	85.9	86.1
0.7	86.6	86.8	86.7	86.9	87.1
0.8	87.7	87.9	87.8	88.1	88.2
0.9	88.9	89.2	88.9	89.2	89.3
1.0	90.1	90.3	90.1	90.3	90.4
1.1	91.3	91.4	91.2	91.5	91.6
1.2	92.5	92.6	92.5	92.6	92.7
1.3	93.9	93.9	93.7	93.9	93.9
1.4	95.1	95.1	94.9	95.1	95.0
1.5	96.2	96.2	95.9	96.1	96.1
1.6	97.3	97.3	97.1	97.3	97.2
1.7	98.3	98.4	98.1	98.2	98.2
1.8	99.0	99.0	98.9	99.0	98.9
1.9	99.6	99.6	99.4	99.5	99.4
2.0	99.9	99.9	99.8	99.9	99.9
2.1	100.0	100.0	100.0	100.0	100.0
2.2	99.4	99.5	99.6	99.6	99.6
2.3	98.8	98.8	98.8	99.0	98.9
2.4	97.5	97.5	97.7	97.8	97.8
2.5	96.0	96.1	96.3	96.4	96.3
2.6	93.9	93.9	94.1	94.3	94.3
2.7	91.1	91.1	91.4	91.7	91.7
2.8	87.8	87.7	88.2	88.4	88.5
2.9	83.9	83.9	84.4	84.7	84.9
3.0	79.6	79.5	80.0	80.4	80.6
3.1	74.7	74.7	75.2	75.7	75.9
3.2	69.5	69.4	69.9	70.5	70.8
3.3	63.9	63.7	64.4	65.0	65.4
3.4	57.9	57.8	58.5	59.2	59.5
3.5	51.8	51.7	52.4	53.1	53.4
3.6	46.1	46.1	46.1	47.5	47.2
3.7	39.8	39.9	40.5	41.3	41.6
3.8	33.7	33.9	34.5	35.2	35.5
3.9	28.0	28.1	28.6	29.5	29.6
4.0	22.7	22.8	23.2	23.9	24.1
4.1	17.9	18.0	18.4	18.9	19.2
4.2	13.6	13.9	14.1	14.5	14.8
4.3	10.3	10.4	10.5	10.9	11.0
4.4	7.3	7.5	7.7	7.9	8.2

표 15 심부선량백분율(PDD) 12 MeV 전자선, SSD = 100 cm

depth (cm)	Cone size				
	4x4	6x6	10x10	15x15	20x20
0.0	85.1	84.4	84.4	86.1	85.9
0.1	85.7	85.2	84.9	86.9	86.6
0.2	86.5	86.2	85.8	87.7	87.5
0.3	87.4	87.1	86.7	88.6	88.3
0.4	88.3	87.8	87.4	89.3	89.0
0.5	89.1	88.6	88.3	90.0	89.6
0.6	89.8	89.3	89.0	90.6	90.3
0.7	90.5	89.9	89.7	91.1	90.8
0.8	91.0	90.4	90.2	91.7	91.4
0.9	91.6	90.9	90.7	92.2	91.8
1.0	92.1	91.5	91.3	92.7	92.2
1.1	92.6	92.0	91.8	93.1	92.6
1.2	93.1	92.6	92.3	93.6	93.1
1.3	93.6	93.1	92.8	94.2	93.6
1.4	94.1	93.7	93.4	94.7	94.2
1.5	94.7	94.2	93.9	95.2	94.6
1.6	95.2	94.7	94.4	95.6	95.1
1.7	95.7	95.2	95.0	96.0	95.5
1.8	96.2	95.7	95.6	96.6	96.1
1.9	96.7	96.3	96.0	97.1	96.6
2.0	97.2	96.8	96.6	97.5	97.1
2.1	97.6	97.5	97.1	97.9	97.7
2.2	98.2	98.0	97.7	98.4	98.2
2.3	98.6	98.6	98.2	98.8	98.6
2.4	99.0	98.9	98.6	99.1	99.0
2.5	99.4	99.2	99.0	99.5	99.3
2.6	99.7	99.5	99.5	99.7	99.5
2.7	100.0	99.8	99.7	99.9	99.8
2.8	100.0	100.0	100.0	100.0	100.0
2.9	100.0	99.9	100.0	100.0	99.9
3.0	99.8	99.7	99.9	99.8	99.7
3.1	99.4	99.4	99.8	99.6	99.5
3.2	98.9	98.8	99.3	99.0	98.9
3.3	98.3	98.2	98.8	98.5	98.3
3.4	97.3	97.3	98.0	97.6	97.6
3.5	96.2	96.0	97.0	96.4	96.5
3.6	95.0	95.0	95.8	95.2	95.4
3.7	93.3	93.3	94.2	93.6	93.8
3.8	91.6	91.6	92.4	91.8	92.0
3.9	89.4	89.3	90.3	89.6	89.8
4.0	87.0	86.8	87.9	87.1	87.3
4.1	84.3	83.9	85.3	84.4	84.6
4.2	81.3	80.7	82.3	81.2	81.4
4.3	77.9	77.4	79.0	77.8	78.0
4.4	74.4	73.6	75.4	74.1	74.4

표 16 심부선량백분율(PDD) 16 MeV 전자선, SSD = 100 cm

depth (cm)	Cone size				
	4x4	6x6	10x10	15x15	20x20
0.0	91.7	90.9	90.5	91.2	91.3
0.1	92.1	91.4	90.8	91.6	91.7
0.2	92.9	92.0	91.6	92.3	92.3
0.3	93.6	92.7	92.3	93.0	92.9
0.4	94.4	93.4	93.0	93.7	93.6
0.5	95.1	94.1	93.7	94.4	94.2
0.6	95.7	94.8	94.3	95.1	94.8
0.7	96.2	95.3	94.9	95.6	95.4
0.8	96.5	95.7	95.3	96.0	95.8
0.9	96.9	96.0	95.7	96.3	96.2
1.0	97.2	96.3	96.0	96.6	96.5
1.1	97.4	96.6	96.4	96.9	96.7
1.2	97.6	96.8	96.5	97.1	96.9
1.3	97.9	97.1	96.8	97.4	97.3
1.4	98.1	97.3	97.1	97.6	97.4
1.5	98.3	97.5	97.3	97.8	97.6
1.6	98.4	97.7	97.5	97.9	97.8
1.7	98.7	97.9	97.7	98.1	98.0
1.8	98.8	98.1	97.9	98.3	98.2
1.9	99.0	98.4	98.1	98.5	98.4
2.0	99.1	98.5	98.3	98.7	98.5
2.1	99.3	98.7	98.5	98.9	98.7
2.2	99.4	98.8	98.7	99.0	98.8
2.3	99.5	99.0	98.9	99.1	99.0
2.4	99.6	99.1	99.0	99.2	99.1
2.5	99.7	99.2	99.2	99.4	99.3
2.6	99.8	99.3	99.3	99.5	99.4
2.7	99.8	99.5	99.4	99.6	99.5
2.8	99.9	99.6	99.5	99.7	99.6
2.9	100.0	99.7	99.7	99.8	99.7
3.0	100.0	99.8	99.8	99.8	99.7
3.1	100.0	99.9	99.9	99.9	99.8
3.2	100.0	100.0	100.0	100.0	100.0
3.3	99.8	100.0	100.0	99.9	99.9
3.4	99.7	100.0	100.0	99.9	99.9
3.5	99.6	100.0	100.0	99.9	100.0
3.6	99.5	100.0	100.0	99.9	100.0
3.7	99.2	100.0	99.9	99.9	100.0
3.8	98.9	99.8	99.8	99.7	99.8
3.9	98.6	99.6	99.7	99.6	99.6
4.0	98.2	99.3	99.4	99.2	99.3
4.1	97.6	99.1	99.1	98.9	99.1
4.2	96.9	98.7	98.8	98.6	98.7
4.3	96.3	98.2	98.3	98.2	98.2
4.4	95.6	97.6	97.6	97.5	97.6

표 17 심부선량백분율(PDD) 20 MeV 전자선, SSD = 100 cm

depth (cm)	Cone size				
	4x4	6x6	10x10	15x15	20x20
0.0	93.9	93.5	92.7	92.7	92.5
0.1	94.5	93.9	93.2	93.2	93.0
0.2	95.2	94.7	93.9	93.8	93.7
0.3	95.9	95.5	94.7	94.7	94.5
0.4	96.5	96.2	95.3	95.4	95.2
0.5	97.2	96.8	96.1	96.0	95.8
0.6	97.8	97.4	96.7	96.6	96.5
0.7	98.4	97.9	97.2	97.2	97.1
0.8	98.6	98.4	97.7	97.6	97.5
0.9	98.9	98.6	98.0	97.9	97.9
1.0	99.2	98.9	98.2	98.3	98.1
1.1	99.4	99.1	98.5	98.5	98.4
1.2	99.5	99.2	98.6	98.8	98.6
1.3	99.6	99.3	98.8	99.0	98.8
1.4	99.7	99.5	99.0	99.1	99.0
1.5	99.8	99.5	99.2	99.2	99.1
1.6	99.9	99.8	99.3	99.5	99.3
1.7	99.9	99.8	99.4	99.6	99.4
1.8	99.9	99.9	99.5	99.6	99.5
1.9	99.9	99.9	99.6	99.7	99.6
2.0	100.0	99.9	99.6	99.8	99.7
2.1	99.9	99.9	99.7	99.8	99.7
2.2	99.9	100.0	99.8	99.8	99.8
2.3	99.9	100.0	99.8	99.9	99.9
2.4	99.8	100.0	99.8	99.9	99.9
2.5	99.8	100.0	99.9	100.0	99.9
2.6	99.8	100.0	99.9	100.0	99.9
2.7	99.7	99.9	99.9	100.0	99.9
2.8	99.6	99.9	99.8	100.0	100.0
2.9	99.6	99.9	99.8	100.0	99.9
3.0	99.5	99.8	99.7	100.0	99.9
3.1	99.4	99.7	99.8	99.9	99.9
3.2	99.3	99.7	99.7	99.9	99.8
3.3	99.1	99.6	99.8	99.9	99.8
3.4	99.0	99.5	99.7	99.8	99.7
3.5	98.9	99.5	99.6	99.8	99.7
3.6	98.7	99.4	99.6	99.7	99.6
3.7	98.5	99.4	99.6	99.6	99.6
3.8	98.4	99.3	99.4	99.5	99.5
3.9	98.1	99.1	99.4	99.4	99.4
4.0	97.7	99.0	99.1	99.2	99.3
4.1	97.5	98.8	99.0	99.1	99.2
4.2	97.2	98.6	98.9	98.9	99.0
4.3	96.9	98.5	98.7	98.7	98.9
4.4	96.6	98.3	98.4	98.6	98.7

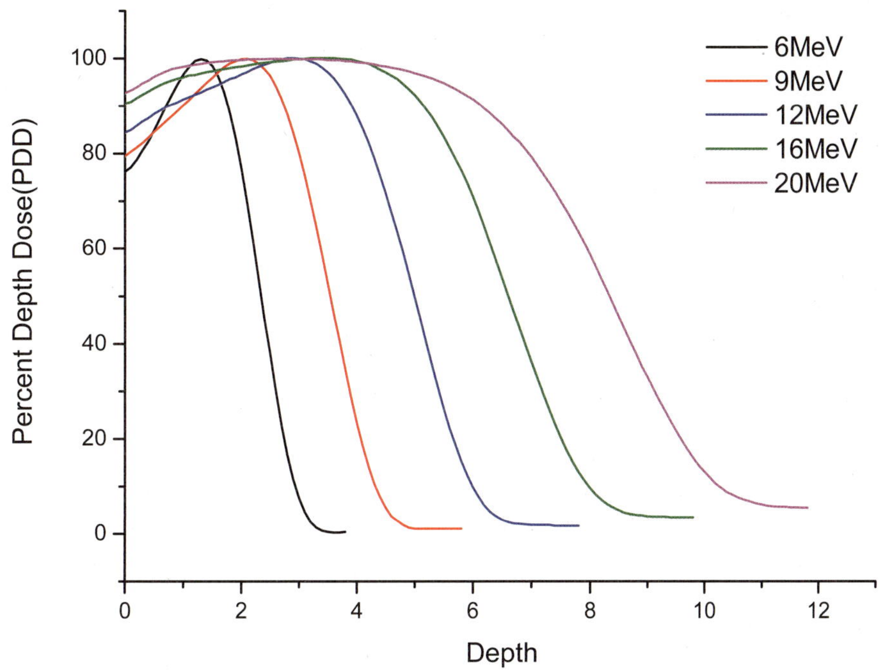

그림 45 에너지에 따른 전자선 심부선량백분율(PDD), SSD = 100 cm

표 18 조직공중선량비(TAR) Co-60, SAD = 80 cm

깊이 (cm) A/P	0.00	0.25	0.50	0.75	1.00	1.25	1.50	1.75	2.00	2.25	2.50	2.75	3.00	3.25	3.50	3.75	4.00	4.25
0.5	1.000	1.004	1.008	1.012	1.015	1.018	1.022	1.025	1.029	1.032	1.035	1.038	1.041	1.044	1.047	1.050	1.053	1.055
1.0	.965	.973	.980	.986	.993	1.000	1.006	1.012	1.018	1.023	1.028	1.032	1.036	1.039	1.042	1.045	1.048	1.051
2.0	.905	.918	.930	.943	.955	.965	.975	.984	.991	.997	1.003	1.008	1.013	1.017	1.021	1.024	1.027	1.030
3.0	.845	.863	.880	.897	.912	.925	.936	.947	.956	.964	.971	.977	.982	.987	.991	.996	1.000	1.003
4.0	.792	.813	.834	.853	.870	.886	.900	.911	.921	.930	.938	.945	.951	.956	.961	.966	.970	.974
5.0	.742	.765	.787	.807	.826	.844	.859	.873	.885	.895	.903	.911	.918	.924	.929	.935	.940	.944
6.0	.694	.718	.741	.762	.783	.802	.818	.833	.845	.855	.863	.872	.880	.887	.893	.900	.905	.910
7.0	.650	.674	.697	.719	.740	.759	.776	.791	.804	.815	.825	.834	.843	.850	.857	.864	.870	.875
8.0	.608	.631	.654	.676	.697	.716	.733	.748	.762	.774	.785	.795	.805	.812	.820	.827	.833	.839
9.0	.570	.592	.615	.636	.657	.676	.693	.708	.722	.735	.746	.756	.766	.775	.783	.792	.798	.805
10.0	.534	.555	.577	.597	.618	.636	.653	.669	.683	.696	.708	.719	.729	.738	.747	.756	.763	.770
11.0	.501	.521	.541	.561	.580	.599	.616	.631	.646	.659	.671	.682	.693	.702	.711	.720	.727	.735
12.0	.469	.489	.508	.527	.546	.563	.579	.595	.610	.623	.635	.646	.657	.666	.676	.685	.693	.701
13.0	.440	.459	.478	.496	.514	.530	.546	.562	.577	.590	.602	.613	.624	.634	.644	.654	.662	.670
14.0	.412	.430	.448	.465	.482	.499	.515	.530	.545	.558	.571	.583	.594	.604	.613	.623	.631	.639
15.0	.386	.403	.421	.437	.453	.470	.485	.500	.514	.527	.540	.552	.563	.573	.583	.593	.601	.609
16.0	.361	.378	.394	.410	.426	.442	.457	.471	.485	.498	.510	.522	.533	.543	.554	.564	.572	.580
17.0	.338	.354	.370	.385	.401	.416	.431	.445	.458	.471	.483	.495	.506	.516	.526	.536	.544	.552
18.0	.317	.332	.347	.362	.378	.392	.406	.420	.433	.446	.458	.469	.480	.490	.500	.509	.518	.526
19.0	.297	.312	.326	.341	.355	.369	.383	.396	.409	.422	.434	.445	.454	.464	.474	.484	.492	.501
20.0	.278	.291	.305	.319	.333	.347	.360	.373	.386	.398	.409	.420	.430	.440	.450	.460	.468	.477
21.0	.261	.274	.287	.300	.314	.327	.340	.352	.365	.376	.387	.398	.407	.418	.427	.437	.445	.454
22.0	.246	.258	.271	.283	.295	.308	.321	.332	.344	.355	.366	.376	.386	.396	.405	.415	.423	.432
23.0	.230	.242	.254	.265	.277	.289	.301	.312	.323	.334	.345	.356	.366	.375	.385	.394	.402	.410
24.0	.215	.226	.237	.249	.260	.271	.283	.293	.304	.314	.325	.336	.346	.355	.364	.373	.381	.389
25.0	.201	.211	.221	.232	.242	.253	.265	.275	.287	.297	.306	.317	.327	.336	.344	.353	.361	.369
26.0	.187	.197	.207	.217	.227	.237	.248	.258	.269	.279	.288	.298	.308	.317	.325	.334	.342	.350
27.0	.175	.185	.194	.204	.213	.223	.235	.244	.254	.263	.272	.282	.291	.300	.308	.317	.325	.332
28.0	.164	.173	.182	.191	.200	.210	.220	.229	.239	.248	.257	.266	.275	.284	.292	.301	.308	.316
29.0	.154	.162	.171	.180	.189	.198	.207	.216	.226	.235	.243	.251	.259	.268	.277	.286	.293	.300
30.0	.144	.152	.161	.169	.177	.186	.195	.204	.212	.221	.229	.237	.246	.253	.262	.270	.277	.284

깊이 (cm) A/P	4.50	4.75	5.00	5.25	5.50	5.75	6.00	6.25	6.50	6.75	7.00	7.25	7.50	7.75	8.00	8.25	8.50	8.75
0.5	1.058	1.060	1.063	1.065	1.067	1.069	1.071	1.073	1.074	1.075	1.076	1.077	1.079	1.080	1.081	1.082	1.083	1.084
1.0	1.054	1.057	1.060	1.062	1.064	1.065	1.067	1.069	1.070	1.072	1.073	1.074	1.076	1.077	1.078	1.079	1.081	1.082
2.0	1.033	1.036	1.039	1.041	1.044	1.046	1.049	1.051	1.052	1.054	1.055	1.057	1.058	1.059	1.061	1.062	1.064	1.065
3.0	1.007	1.010	1.014	1.017	1.020	1.022	1.025	1.028	1.030	1.031	1.033	1.034	1.036	1.039	1.039	1.040	1.042	1.043
4.0	.979	.983	.987	.990	.993	.995	.998	1.001	1.003	1.005	1.007	1.009	1.010	1.012	1.014	1.016	1.018	1.020
5.0	.949	.953	.958	.962	.965	.969	.972	.976	.978	.980	.982	.984	.986	.988	.990	.992	.994	.996
6.0	.915	.920	.925	.929	.932	.936	.939	.943	.945	.948	.950	.952	.955	.957	.959	.961	.964	.966
7.0	.881	.886	.892	.896	.900	.905	.909	.913	.916	.918	.921	.924	.927	.929	.932	.935	.937	.940
8.0	.846	.852	.858	.863	.867	.872	.876	.881	.884	.886	.889	.892	.895	.897	.900	.903	.905	.908
9.0	.812	.818	.824	.829	.834	.839	.844	.849	.852	.855	.859	.862	.865	.868	.871	.875	.878	.881
10.0	.777	.784	.791	.796	.801	.807	.812	.817	.820	.824	.827	.831	.834	.837	.841	.844	.848	.851
11.0	.742	.750	.757	.763	.768	.774	.779	.785	.789	.792	.796	.800	.804	.807	.811	.815	.818	.822
12.0	.708	.716	.724	.730	.735	.741	.746	.752	.756	.760	.764	.763	.772	.775	.779	.783	.787	.791
13.0	.677	.685	.693	.699	.705	.711	.717	.723	.727	.731	.735	.739	.743	.746	.750	.754	.758	.762
14.0	.647	.655	.663	.669	.675	.681	.687	.693	.697	.702	.706	.710	.715	.719	.723	.727	.732	.736
15.0	.618	.626	.634	.640	.646	.653	.659	.665	.669	.674	.678	.682	.687	.691	.695	.699	.704	.708
16.0	.589	.597	.605	.611	.617	.624	.630	.636	.641	.645	.650	.654	.659	.663	.668	.672	.677	.681
17.0	.561	.569	.577	.583	.590	.596	.603	.609	.614	.618	.623	.627	.632	.636	.641	.645	.650	.654
18.0	.535	.543	.551	.557	.564	.570	.577	.583	.588	.592	.597	.601	.606	.610	.615	.619	.624	.628
19.0	.509	.518	.525	.532	.538	.545	.552	.558	.563	.567	.572	.576	.581	.585	.590	.594	.599	.603
20.0	.485	.494	.501	.508	.514	.521	.528	.534	.539	.543	.548	.552	.557	.562	.566	.571	.575	.580
21.0	.462	.471	.478	.485	.492	.498	.505	.512	.517	.521	.526	.531	.536	.540	.545	.550	.554	.557
22.0	.440	.449	.456	.463	.470	.476	.483	.490	.495	.499	.504	.509	.514	.518	.523	.528	.532	.537
23.0	.418	.427	.434	.441	.448	.454	.461	.468	.473	.477	.482	.487	.492	.496	.501	.506	.510	.515
24.0	.397	.405	.413	.420	.427	.433	.440	.447	.452	.456	.461	.465	.470	.475	.479	.484	.488	.493
25.0	.376	.384	.392	.399	.406	.412	.419	.426	.430	.435	.439	.444	.443	.453	.457	.462	.466	.471
26.0	.357	.365	.373	.379	.386	.392	.399	.405	.409	.414	.418	.423	.427	.432	.436	.441	.445	.450
27.0	.340	.347	.355	.361	.367	.374	.380	.386	.390	.395	.399	.404	.408	.413	.417	.422	.426	.431
28.0	.323	.331	.338	.344	.350	.356	.362	.368	.372	.377	.381	.386	.390	.394	.399	.403	.408	.412
29.0	.307	.314	.321	.327	.333	.339	.345	.351	.355	.360	.364	.368	.373	.377	.381	.385	.390	.394
30.0	.291	.298	.305	.311	.317	.322	.328	.334	.338	.343	.347	.351	.356	.360	.364	.368	.373	.377

표 19 조직공중선량비(TAR) 4 MV X-ray, SAD = 100 cm

깊 이 (cm)	조 사 면 (㎠)								
	0×0	4×4	6×6	8×8	10×10	12×12	15×15	20×20	25×25
1.2	1.000	1.015	1.022	1.030	1.037	1.044	1.055	1.066	1.071
2.0	0.952	0.993	1.003	1.012	1.021	1.030	1.042	1.054	1.060
3.0	0.899	0.954	0.971	0.985	0.998	1.007	1.019	1.033	1.040
4.0	0.847	0.910	0.933	0.951	0.966	0.979	0.995	1.008	1.017
5.0	0.799	0.867	0.897	0.917	0.933	0.949	0.967	0.984	0.995
6.0	0.753	0.827	0.856	0.881	0.900	0.918	0.937	0.955	0.968
7.0	0.710	0.785	0.819	0.845	0.866	0.884	0.908	0.928	0.941
8.0	0.670	0.746	0.782	0.809	0.832	0.852	0.875	0.900	0.916
9.0	0.632	0.708	0.744	0.775	0.800	0.818	0.844	0.873	0.889
10.0	0.598	0.671	0.710	0.740	0.765	0.786	0.812	0.843	0.862
11.0	0.564	0.637	0.673	0.706	0.731	0.752	0.780	0.813	0.834
12.0	0.529	0.601	0.641	0.673	0.698	0.720	0.749	0.786	0.808
13.0	0.500	0.570	0.608	0.639	0.666	0.690	0.718	0.757	0.780
14.0	0.471	0.542	0.577	0.609	0.636	0.661	0.689	0.728	0.752
15.0	0.444	0.512	0.547	0.578	0.605	0.630	0.660	0.701	0.729
16.0	0.419	0.487	0.519	0.549	0.576	0.601	0.631	0.673	0.690
17.0	0.395	0.461	0.493	0.521	0.549	0.574	0.605	0.645	0.672
18.0	0.373	0.436	0.465	0.494	0.521	0.545	0.576	0.618	0.646
19.0	0.351	0.412	0.444	0.471	0.496	0.520	0.550	0.593	0.620
20.0	0.331	0.392	0.421	0.448	0.473	0.496	0.527	0.568	0.597
21.0	0.312	0.371	0.399	0.424	0.450	0.473	0.503	0.543	0.573
22.0	0.294	0.351	0.378	0.404	0.428	0.450	0.481	0.521	0.549
23.0	0.277	0.332	0.359	0.383	0.408	0.429	0.459	0.499	0.525
24.0	0.262	0.315	0.340	0.365	0.383	0.408	0.438	0.477	0.504
25.0	0.246	0.298	0.323	0.346	0.368	0.389	0.419	0.455	0.482

표 20 조직최대선량비(TMR) 4 MV X-ray, SAD = 100 cm

깊 이 (cm)	조 사 면 (㎠)								
	0	4×4	6×6	8×8	10×10	12×12	15×15	20×20	25×25
1.2	1.000	1.000	1.000	1.000	1.000	1.000	1.000	1.000	1.000
2.0	0.952	0.978	0.981	0.982	0.985	0.987	0.988	0.989	0.990
3.0	0.899	0.940	0.950	0.956	0.972	0.965	0.966	0.969	0.971
4.0	0.847	0.897	0.913	0.923	0.932	0.938	0.943	0.946	0.950
5.0	0.799	0.854	0.878	0.890	0.900	0.909	0.917	0.923	0.929
6.0	0.753	0.815	0.838	0.855	0.868	0.879	0.888	0.896	0.904
7.0	0.710	0.773	0.801	0.820	0.835	0.847	0.861	0.871	0.879
8.0	0.670	0.735	0.765	0.785	0.802	0.816	0.829	0.844	0.855
9.0	0.632	0.698	0.728	0.752	0.771	0.784	0.800	0.819	0.830
10.0	0.598	0.661	0.695	0.718	0.738	0.753	0.770	0.791	0.805
11.0	0.564	0.628	0.659	0.685	0.705	0.720	0.739	0.763	0.779
12.0	0.529	0.592	0.627	0.653	0.673	0.690	0.710	0.737	0.753
13.0	0.500	0.562	0.595	0.620	0.642	0.661	0.681	0.710	0.728
14.0	0.471	0.534	0.565	0.591	0.613	0.663	0.653	0.683	0.702
15.0	0.444	0.504	0.535	0.561	0.583	0.603	0.626	0.658	0.677
16.0	0.419	0.480	0.508	0.533	0.555	0.576	0.598	0.631	0.652
17.0	0.395	0.454	0.482	0.506	0.529	0.550	0.573	0.605	0.627
18.0	0.373	0.430	0.455	0.480	0.502	0.522	0.546	0.580	0.603
19.0	0.351	0.406	0.434	0.457	0.478	0.498	0.521	0.556	0.579
20.0	0.331	0.386	0.412	0.435	0.456	0.475	0.500	0.533	0.557
21.0	0.312	0.366	0.390	0.412	0.434	0.453	0.477	0.509	0.535
22.0	0.294	0.346	0.370	0.392	0.413	0.431	0.456	0.489	0.513
23.0	0.277	0.327	0.351	0.372	0.393	0.411	0.435	0.468	0.490
24.0	0.262	0.310	0.333	0.353	0.369	0.391	0.415	0.447	0.471
25.0	0.246	0.294	0.316	0.336	0.355	0.373	0.397	0.427	0.450

표 21 조직최대선량비(TMR) 6 MV X-ray, SAD = 100 cm

깊이 A/P (cm) F.S	1.00 4.0	1.25 5.0	1.50 6.0	1.75 7.0	2.00 8.0	2.25 9.0	2.50 10.0	2.75 11.0	3.00 12.0	3.25 13.0	3.50 14.0	3.75 15.0	4.00 16.0
1.0	0.9734	0.9744	0.9744	0.9749	0.9754	0.9767	0.9781	0.9808	0.9814	0.9823	0.9831	0.9838	0.9846
1.5	1.0000	1.0000	1.0000	1.0000	1.0000	1.0000	1.0000	1.0000	1.0000	1.0000	1.0000	1.0000	1.0000
2.0	0.9957	0.9962	0.9959	0.9956	0.9954	0.9961	0.9970	0.9966	0.9958	0.9956	0.9955	0.9954	0.9953
2.5	0.9808	0.9829	0.9828	0.9830	0.9832	0.9844	0.9857	0.9859	0.9858	0.9857	0.9857	0.9857	0.9856
3.0	0.9634	0.9676	0.9674	0.9692	0.9701	0.9715	0.9730	0.9733	0.9731	0.9724	0.9729	0.9735	0.9749
3.5	0.9466	0.9520	0.9532	0.9545	0.9557	0.9576	0.9598	0.9617	0.9610	0.9614	0.9620	0.9626	0.9631
4.0	0.9294	0.9354	0.9372	0.9393	0.9413	0.9440	0.9470	0.9495	0.9490	0.9496	0.9503	0.9511	0.9519
4.5	0.9120	0.9182	0.9226	0.9257	0.9284	0.9313	0.9342	0.9371	0.9374	0.9385	0.9396	0.9406	0.9417
5.0	0.8948	0.9003	0.9064	0.9109	0.9134	0.9166	0.9202	0.9235	0.9237	0.9249	0.9264	0.9270	0.9295
5.5	0.8775	0.8852	0.8900	0.8051	0.8989	0.9028	0.9069	0.9097	0.9110	0.9125	0.9133	0.9150	0.9175
6.0	0.8598	0.8673	0.8742	0.8800	0.8843	0.8884	0.8924	0.8956	0.8976	0.8987	0.9004	0.9022	0.9048
6.5	0.8422	0.8514	0.8583	0.8651	0.8693	0.8749	0.8793	0.8829	0.8849	0.8860	0.8880	0.8899	0.8918
7.0	0.8299	0.8339	0.8418	0.8486	0.8534	0.8595	0.8634	0.8676	0.8703	0.8730	0.8751	0.8772	0.8794
7.5	0.8049	0.8166	0.8245	0.8317	0.8376	0.8442	0.8488	0.8545	0.8563	0.8590	0.8616	0.8633	0.8668
8.0	0.7889	0.8004	0.8087	0.8164	0.8226	0.8285	0.8339	0.8396	0.8420	0.8452	0.8471	0.8499	0.8535
8.5	0.7721	0.7829	0.7917	0.8002	0.8069	0.8134	0.8193	0.8257	0.8288	0.8318	0.8344	0.8370	0.8404
9.0	0.7549	0.7666	0.7762	0.7852	0.7922	0.7989	0.8047	0.8111	0.8142	0.8172	0.8203	0.8233	0.8272
9.5	0.7389	0.7515	0.7614	0.7704	0.7780	0.7852	0.7912	0.7971	0.8012	0.8045	0.8080	0.8114	0.8147
10.0	0.7220	0.7355	0.7455	0.7556	0.7629	0.7701	0.7766	0.7822	0.7873	0.7909	0.7946	0.7981	0.8017
10.5	0.7074	0.7193	0.7306	0.7407	0.7475	0.7557	0.7623	0.7690	0.7736	0.7774	0.7814	0.7844	0.7890
11.0	0.6917	0.7027	0.7138	0.7249	0.7326	0.7415	0.7477	0.7553	0.7593	0.7637	0.7671	0.7711	0.7758
11.5	0.6765	0.6892	0.7004	0.7112	0.7194	0.7282	0.7346	0.7424	0.7470	0.7520	0.7555	0.7592	0.7637
12.0	0.6619	0.6746	0.6854	0.6956	0.7038	0.7120	0.7196	0.7278	0.7326	0.7369	0.7414	0.7455	0.7495
12.5	0.6480	0.6597	0.6702	0.6809	0.6891	0.6974	0.7051	0.7136	0.7187	0.7232	0.7280	0.7323	0.7366
13.0	0.6315	0.6440	0.6555	0.6671	0.6760	0.6848	0.6923	0.7005	0.7057	0.7101	0.7150	0.7186	0.7237
14.0	0.6048	0.6174	0.6287	0.6390	0.6473	0.6568	0.6648	0.6720	0.6793	0.6844	0.6890	0.6933	0.6984
15.0	0.5798	0.5921	0.6033	0.6147	0.6231	0.6328	0.6401	0.6486	0.6548	0.6608	0.6658	0.6704	0.6750
16.0	0.5549	0.5667	0.5769	0.5881	0.5971	0.6062	0.6145	0.6231	0.6297	0.6349	0.6407	0.6450	0.6504
17.0	0.5315	0.5419	0.5523	0.5641	0.5733	0.5824	0.5908	0.5993	0.6061	0.6116	0.6171	0.6220	0.6275
18.0	0.5087	0.5184	0.5290	0.5398	0.5488	0.5577	0.5662	0.5743	0.5819	0.5875	0.5930	0.5981	0.6031
19.0	0.4863	0.4963	0.5058	0.5183	0.5268	0.5360	0.5442	0.5520	0.5596	0.5651	0.5707	0.5766	0.5813
20.0	0.4641	0.4757	0.4862	0.4964	0.5053	0.5141	0.5224	0.5307	0.5378	0.5434	0.5495	0.5544	0.5601
22.0	0.4268	0.4359	0.4446	0.4561	0.4650	0.4734	0.4815	0.4886	0.4967	0.5025	0.5080	0.5132	0.5189
24.0	0.3924	0.4002	0.4077	0.4176	0.4263	0.4345	0.4430	0.4505	0.4575	0.4641	0.4696	0.4750	0.4800
26.0	0.3588	0.3669	0.3754	0.3847	0.3932	0.4008	0.4084	0.4160	0.4228	0.4289	0.4341	0.4392	0.4447
28.0	0.3298	0.3371	0.3446	0.3532	0.3609	0.3685	0.3756	0.3821	0.3892	0.3592	0.4002	0.4051	0.4101
30.0	0.3058	0.3121	0.3179	0.3259	0.3341	0.3411	0.3480	0.3545	0.3610	0.3670	0.3719	0.3769	0.3818

깊이 A/P (cm) F.S	4.25 17.0	4.50 18.0	4.75 19.0	5.00 20.0	5.50 22.0	6.00 24.0	6.50 26.0	7.00 28.0	8.00 32.0	9.00 36.0	10.00 40.0
1.0	0.9853	0.9861	0.9868	0.9875	0.9873	0.9877	0.9889	0.9913	0.9898	0.9915	0.9912
1.5	1.0000	1.0000	1.0000	1.0000	1.0000	1.0000	1.0000	1.0000	1.0000	1.0000	1.0000
2.0	0.9954	0.9956	0.9959	0.9961	0.9953	0.9940	0.9945	0.9955	0.9935	0.9955	0.9949
2.5	0.9858	0.9861	0.9863	0.9866	0.9864	0.9859	0.9865	0.9877	0.9857	0.9882	0.9875
3.0	0.9753	0.9747	0.9749	0.9752	0.9762	0.9759	0.9767	0.9781	0.9763	0.9781	0.9794
3.5	0.9638	0.9644	0.9651	0.9657	0.9671	0.9671	0.9670	0.9683	0.9678	0.9693	0.9698
4.0	0.9526	0.9534	0.9543	0.9551	0.9557	0.9557	0.9566	0.9584	0.9590	0.9604	0.9612
4.5	0.9427	0.9433	0.9440	0.9447	0.9457	0.9465	0.9476	0.9491	0.9502	0.9519	0.9526
5.0	0.9309	0.9320	0.9331	0.9342	0.9355	0.9359	0.9369	0.9387	0.9403	0.9422	0.9436
5.5	0.9192	0.9204	0.9216	0.9220	0.9247	0.9257	0.9270	0.9286	0.9304	0.9325	0.9343
6.0	0.9066	0.9072	0.9087	0.9102	0.9134	0.9146	0.9162	0.9183	0.9207	0.9227	0.9243
6.5	0.8938	0.8953	0.8969	0.8984	0.9019	0.9037	0.9056	0.9080	0.9095	0.9112	0.9135
7.0	0.8815	0.8831	0.8846	0.8862	0.8890	0.8914	0.8936	0.8966	0.8986	0.9010	0.9037
7.5	0.8693	0.8712	0.8729	0.8745	0.8776	0.8797	0.8818	0.8844	0.8879	0.8903	0.8929
8.0	0.8563	0.8585	0.8605	0.8624	0.8660	0.8681	0.8702	0.8732	0.8770	0.8793	0.8833
8.5	0.8430	0.8452	0.8472	0.8483	0.8529	0.8558	0.8587	0.8618	0.8664	0.8691	0.8721
9.0	0.8302	0.8328	0.8341	0.8362	0.8411	0.8443	0.8475	0.8502	0.8548	0.8581	0.8616
9.5	0.8189	0.8209	0.8232	0.8255	0.8308	0.8337	0.8366	0.8396	0.8446	0.8481	0.8520
10.0	0.8053	0.8084	0.8106	0.8129	0.8175	0.8210	0.8245	0.8283	0.8334	0.8369	0.8409
10.5	0.7927	0.7960	0.7983	0.8006	0.8052	0.8088	0.8123	0.8165	0.8218	0.8254	0.8299
11.0	0.7798	0.7835	0.7861	0.7887	0.7939	0.7976	0.8011	0.8053	0.8105	0.8143	0.8195
11.5	0.7675	0.7711	0.7739	0.7755	0.7816	0.7858	0.7898	0.7935	0.7997	0.8034	0.8092
12.0	0.7544	0.7584	0.7605	0.7634	0.7700	0.7742	0.7780	0.7819	0.7890	0.7929	0.7981
12.5	0.7417	0.7452	0.7482	0.7511	0.7577	0.7622	0.7663	0.7702	0.7776	0.7814	0.7871
13.0	0.7287	0.7324	0.7357	0.7389	0.7461	0.7500	0.7538	0.7585	0.7665	0.7703	0.7754
14.0	0.7027	0.7070	0.7106	0.7140	0.7208	0.7262	0.7306	0.7357	0.7437	0.7486	0.7533
15.0	0.6802	0.6848	0.6886	0.6913	0.6986	0.7042	0.7090	0.7144	0.7229	0.7275	0.7333
16.0	0.6559	0.6608	0.6643	0.6675	0.6740	0.6806	0.6852	0.6911	0.7003	0.7059	0.7117
17.0	0.6323	0.6371	0.6417	0.6453	0.6527	0.6594	0.6645	0.6702	0.6798	0.6855	0.6911
18.0	0.6087	0.6136	0.6184	0.6214	0.6292	0.6361	0.6417	0.6480	0.6579	0.6640	0.6698
19.0	0.5865	0.5923	0.5970	0.6006	0.6085	0.6156	0.6207	0.6271	0.6364	0.6442	0.6496
20.0	0.5653	0.5705	0.5756	0.5796	0.5869	0.5942	0.6000	0.6064	0.6163	0.6237	0.6298
22.0	0.5242	0.5299	0.5351	0.5392	0.5475	0.5553	0.5613	0.5669	0.5775	0.5852	0.5912
24.0	0.4854	0.4904	0.4954	0.5001	0.5078	0.5155	0.5219	0.5281	0.5387	0.5474	0.5534
26.0	0.4497	0.4547	0.4602	0.4648	0.4725	0.4805	0.4872	0.4926	0.5033	0.5121	0.5184
28.0	0.4150	0.4203	0.4251	0.4300	0.4379	0.4453	0.4523	0.4583	0.4688	0.4784	0.4839
30.0	0.3866	0.3910	0.3954	0.3997	0.4074	0.4143	0.4212	0.4275	0.4393	0.4485	0.4539

표 22 조직최대선량비(TMR) 10 MV X-ray, SAD = 100 cm

깊이 A/P (cm) F.S	1.00 4.0	1.25 5.0	1.50 6.0	1.75 7.0	2.00 8.0	2.25 9.0	2.50 10.0	2.75 11.0	3.00 12.0	3.25 13.0	3.50 14.0	3.75 15.0
1.0	0.8093	0.8177	0.8250	0.8305	0.8359	0.8421	0.8483	0.8536	0.8588	0.8630	0.8671	0.8712
1.5	0.9271	0.9329	0.9319	0.9350	0.9385	0.9420	0.9454	0.9478	0.9500	0.9523	0.9547	0.9571
2.0	0.9796	0.9830	0.9820	0.9825	0.9832	0.9842	0.9851	0.9869	0.9888	0.9896	0.9901	0.9906
2.5	1.0000	1.0000	1.0000	1.0000	1.0000	1.0000	1.0000	1.0000	1.0000	1.0000	1.0000	1.0000
3.0	1.0012	1.0009	0.9999	0.9995	0.9992	0.9998	1.0006	1.0003	0.9995	0.9991	0.9988	0.9986
3.5	0.9923	0.9936	0.9933	0.9928	0.9922	0.9927	0.9935	0.9936	0.9933	0.9930	0.9926	0.9922
4.0	0.9818	0.9823	0.9835	0.9836	0.9833	0.9838	0.9847	0.9850	0.9849	0.9848	0.9845	0.9842
4.5	0.9688	0.9700	0.9717	0.9722	0.9723	0.9733	0.9747	0.9754	0.9753	0.9752	0.9751	0.9749
5.0	0.9545	0.9579	0.9596	0.9604	0.9610	0.9620	0.9632	0.9642	0.9649	0.9654	0.9656	0.9658
5.5	0.9412	0.9444	0.9468	0.9484	0.9496	0.9512	0.9531	0.9541	0.9540	0.9542	0.9549	0.9556
6.0	0.9284	0.9303	0.9334	0.9358	0.9375	0.9392	0.9409	0.9423	0.9432	0.9441	0.9446	0.9452
6.5	0.9133	0.9174	0.9208	0.9234	0.9256	0.9277	0.9297	0.9313	0.9323	0.9332	0.9341	0.9350
7.0	0.8993	0.9037	0.9079	0.9110	0.9134	0.9158	0.9181	0.9201	0.9213	0.9224	0.9236	0.9248
7.5	0.8849	0.8896	0.8941	0.8979	0.9010	0.9039	0.9063	0.9085	0.9102	0.9118	0.9129	0.9139
8.0	0.8700	0.8754	0.8800	0.8839	0.8878	0.8913	0.8940	0.8966	0.8982	0.8998	0.9011	0.9024
8.5	0.8563	0.8613	0.8669	0.8717	0.8753	0.8787	0.8815	0.8843	0.8864	0.8885	0.8899	0.8914
9.0	0.8416	0.8475	0.8539	0.8592	0.8622	0.8654	0.8688	0.8721	0.8742	0.8764	0.8782	0.8890
9.5	0.8283	0.8350	0.8415	0.8466	0.8502	0.8539	0.8576	0.8613	0.8637	0.8661	0.8680	0.8698
10.0	0.8158	0.8220	0.8284	0.8341	0.8387	0.8431	0.8466	0.8502	0.8523	0.8545	0.8566	0.9588
10.5	0.8020	0.8085	0.8152	0.8214	0.8262	0.8308	0.8345	0.8381	0.8411	0.8440	0.8463	0.8484
11.0	0.7877	0.7949	0.8022	0.8087	0.8135	0.8182	0.8222	0.8262	0.8295	0.8327	0.8351	0.8372
11.5	0.7750	0.7824	0.7900	0.7970	0.8015	0.8060	0.8103	0.8146	0.8182	0.8217	0.8243	0.8265
12.0	0.7621	0.7693	0.7770	0.7845	0.7895	0.7945	0.7989	0.8034	0.8070	0.8105	0.8134	0.8158
12.5	0.7495	0.7568	0.7644	0.7716	0.7769	0.7822	0.7869	0.7917	0.7955	0.7990	0.8020	0.8046
13.0	0.7372	0.7443	0.7518	0.7595	0.7645	0.7695	0.7746	0.7797	0.7837	0.7872	0.7903	0.7931
14.0	0.7114	0.7189	0.7268	0.7351	0.7404	0.7456	0.7511	0.7567	0.7613	0.7653	0.7689	0.7716
15.0	0.6904	0.6966	0.7036	0.7127	0.7185	0.7243	0.7295	0.7347	0.7394	0.7437	0.7477	0.7509
16.0	0.6663	0.6735	0.6808	0.6890	0.6951	0.7012	0.7071	0.7130	0.7181	0.7221	0.7261	0.7294
17.0	0.6430	0.6511	0.6572	0.6676	0.6742	0.6808	0.6864	0.6915	0.6967	0.7019	0.7070	0.7103
18.0	0.6223	0.6290	0.6357	0.6436	0.6507	0.6578	0.6641	0.6697	0.6752	0.6800	0.6849	0.6886
19.0	0.6024	0.6089	0.6154	0.6225	0.6294	0.6363	0.6425	0.6480	0.6535	0.6592	0.6649	0.6690
20.0	0.5818	0.5887	0.5955	0.6026	0.6100	0.6174	0.6240	0.6293	0.6346	0.6404	0.6461	0.6504
22.0	0.5461	0.5516	0.5572	0.5647	0.5721	0.5792	0.5860	0.5916	0.5971	0.6022	0.6072	0.6117
24.0	0.5093	0.5149	0.5206	0.5279	0.5351	0.5420	0.5488	0.5543	0.5598	0.5652	0.5705	0.5756
26.0	0.4785	0.4828	0.4871	0.4943	0.5020	0.5089	0.5158	0.5213	0.5267	0.5320	0.5371	0.5422
28.0	0.4455	0.4508	0.4562	0.4630	0.4704	0.4771	0.4837	0.4889	0.4936	0.4984	0.5039	0.5094
30.0	0.4191	0.4243	0.4295	0.4356	0.4427	0.4493	0.4560	0.4614	0.4660	0.4707	0.4765	0.4823

깊이 A/P (cm) F.S	4.00 16.0	4.25 17.0	4.50 18.0	4.75 19.0	5.00 20.0	5.50 22.0	6.00 24.0	6.50 26.0	7.00 28.0	8.00 32.0	9.00 36.0	10.00 40.0
1.0	0.8753	0.8798	0.8844	0.8890	0.8935	0.8985	0.9029	0.9085	0.9141	0.9213	0.9180	0.9177
1.5	0.9595	0.9609	0.9620	0.9632	0.9643	0.9668	0.9694	0.9710	0.9724	0.9745	0.9738	0.9741
2.0	0.9911	0.9917	0.9923	0.9929	0.9935	0.9937	0.9937	0.9935	0.9933	0.9932	0.9936	0.9945
2.5	1.0000	1.0000	1.0000	1.0000	1.0000	1.0000	1.0000	1.0000	1.0000	1.0000	1.0000	1.0000
3.0	0.9983	0.9981	0.9980	0.9979	0.9978	0.9981	0.9986	0.9992	0.9999	1.0010	0.9975	0.9976
3.5	0.9919	0.9917	0.9917	0.9918	0.9918	0.9923	0.9930	0.9944	0.9963	0.9987	0.9930	0.9922
4.0	0.9839	0.9838	0.9840	0.9842	0.9844	0.9847	0.9849	0.9863	0.9887	0.9927	0.9872	0.9851
4.5	0.9748	0.9747	0.9748	0.9749	0.9750	0.9756	0.9765	0.9783	0.9812	0.9855	0.9813	0.9781
5.0	0.9660	0.9662	0.9665	0.9667	0.9670	0.9678	0.9689	0.9708	0.9738	0.9784	0.9743	0.9708
5.5	0.9562	0.9569	0.9572	0.9575	0.9578	0.9586	0.9598	0.9617	0.9651	0.9692	0.9656	0.9626
6.0	0.9457	0.9463	0.9467	0.9472	0.9476	0.9488	0.9504	0.9524	0.9553	0.9609	0.9581	0.9541
6.5	0.9359	0.9368	0.9372	0.9375	0.9379	0.9390	0.9409	0.9429	0.9453	0.9511	0.9503	0.9462
7.0	0.9259	0.9271	0.9276	0.9280	0.9284	0.9295	0.9316	0.9338	0.9364	0.9419	0.9416	0.9376
7.5	0.9149	0.9159	0.9169	0.9178	0.9188	0.9206	0.9221	0.9239	0.9272	0.9320	0.9313	0.9286
8.0	0.9037	0.9050	0.9061	0.9070	0.9080	0.9099	0.9119	0.9141	0.9174	0.9221	0.9216	0.9188
8.5	0.8928	0.8942	0.8955	0.8998	0.8981	0.9005	0.9025	0.9045	0.9081	0.9141	0.9144	0.9096
9.0	0.8818	0.8835	0.8850	0.8863	0.8876	0.8902	0.8923	0.8943	0.8973	0.9032	0.9056	0.9015
9.5	0.8716	0.8734	0.8750	0.8763	0.8776	0.8803	0.8828	0.8854	0.8888	0.8951	0.8971	0.8928
10.0	0.8610	0.8632	0.8650	0.8664	0.8677	0.8705	0.8728	0.8751	0.8788	0.8860	0.8888	0.8843
10.5	0.8504	0.8525	0.8543	0.8559	0.8574	0.8604	0.8635	0.8665	0.8696	0.8758	0.8802	0.8754
11.0	0.8392	0.8413	0.8432	0.8449	0.8466	0.8500	0.8529	0.8557	0.8588	0.8655	0.8709	0.8660
11.5	0.8287	0.8309	0.8330	0.8347	0.8365	0.8400	0.8429	0.8456	0.8487	0.8556	0.8623	0.8563
12.0	0.8183	0.8207	0.8231	0.8250	0.8269	0.8307	0.8335	0.8360	0.8394	0.8475	0.8547	0.8484
12.5	0.8072	0.8097	0.8123	0.8139	0.8156	0.8187	0.8224	0.8260	0.8295	0.8362	0.8434	0.8393
13.0	0.7958	0.7985	0.8012	0.8030	0.8047	0.8081	0.8119	0.8160	0.8198	0.8264	0.8341	0.8292
14.0	0.7743	0.7770	0.7798	0.7819	0.7838	0.7876	0.7915	0.7957	0.7996	0.8068	0.8143	0.8116
15.0	0.7540	0.7572	0.7603	0.7627	0.7647	0.7687	0.7727	0.7768	0.7809	0.7897	0.7955	0.7938
16.0	0.7326	0.7359	0.7392	0.7420	0.7441	0.7485	0.7528	0.7571	0.7614	0.7686	0.7769	0.7764
17.0	0.7134	0.7165	0.7197	0.7226	0.7249	0.7294	0.7337	0.7378	0.7419	0.7496	0.7578	0.7588
18.0	0.6921	0.6955	0.6990	0.7023	0.7046	0.7092	0.7138	0.7185	0.7231	0.7314	0.7384	0.7400
19.0	0.6725	0.6759	0.6794	0.6828	0.6852	0.6900	0.6947	0.6998	0.7040	0.7115	0.7193	0.7226
20.0	0.6535	0.6568	0.6600	0.6631	0.6660	0.6714	0.6768	0.6815	0.6862	0.6946	0.7021	0.7058
22.0	0.6155	0.6193	0.6231	0.6269	0.6301	0.6352	0.6403	0.6451	0.6498	0.6584	0.6662	0.6717
24.0	0.5795	0.5833	0.5871	0.5910	0.5946	0.5997	0.6047	0.6096	0.6142	0.6230	0.6314	0.6391
26.0	0.5459	0.5495	0.5531	0.5566	0.5602	0.5656	0.5709	0.5760	0.5857	0.5899	0.5987	0.6070
28.0	0.5135	0.5170	0.5204	0.5239	0.5273	0.5331	0.5386	0.5440	0.5487	0.5581	0.5670	0.5746
30.0	0.4871	0.4902	0.4934	0.4965	0.4997	0.5053	0.5104	0.5155	0.5206	0.5303	0.5381	0.5433

표 23 산란공중선량비(SAR) 4MV X-ray, SAD = 100 cm

깊 이 (cm)	조 사 면 (반경 : cm)								
	2	4	6	8	10	12	14	17	20
1.2	0.013	0.026	0.039	0.052	0.062	0.068	0.072	0.075	0.077
2.0	0.035	0.055	0.073	0.088	0.098	0.105	0.108	0.112	0.115
3.0	0.048	0.081	0.102	0.118	0.130	0.137	0.141	0.146	0.150
4.0	0.058	0.097	0.125	0.145	0.157	0.164	0.171	0.180	0.188
5.0	0.063	0.110	0.141	0.165	0.179	0.189	0.197	0.206	0.214
6.0	0.067	0.119	0.155	0.181	0.196	0.207	0.216	0.228	0.237
7.0	0.068	0.125	0.163	0.193	0.211	0.223	0.233	0.246	0.257
8.0	0.069	0.128	0.170	0.201	0.222	0.236	0.247	0.261	0.272
9.0	0.069	0.131	0.174	0.207	0.230	0.246	0.258	0.273	0.283
10.0	0.068	0.132	0.177	0.210	0.236	0.253	0.265	0.282	0.291
11.0	0.067	0.131	0.178	0.213	0.240	0.258	0.272	0.289	0.300
12.0	0.066	0.130	0.178	0.215	0.242	0.263	0.277	0.295	0.308
13.0	0.065	0.128	0.177	0.214	0.243	0.266	0.281	0.299	0.314
14.0	0.063	0.125	0.175	0.212	0.243	0.267	0.283	0.302	0.316
15.0	0.062	0.122	0.171	0.210	0.241	0.266	0.283	0.302	0.316
16.0	0.060	0.118	0.168	0.206	0.239	0.264	0.282	0.302	0.316
17.0	0.059	0.114	0.163	0.202	0.235	0.261	0.279	0.301	0.314
18.0	0.057	0.110	0.159	0.197	0.230	0.257	0.276	0.300	0.312
19.0	0.056	0.107	0.154	0.193	0.226	0.252	0.272	0.297	0.310
20.0	0.054	0.104	0.150	0.188	0.221	0.247	0.267	0.293	0.306

표 24 산란최대선량비(SMR) 10 MV X-ray, SAD = 100 cm

깊이(cm)	조사야(반경 : cm)											
	2	4	6	8	10	12	14	16	18	20	22	24
1.0	0.055	0.097	0.129	0.153	0.172	0.187	0.198	0.206	0.213	0.218	0.222	0.224
1.5	0.005	0.009	0.014	0.018	0.023	0.027	0.031	0.036	0.040	0.044	0.048	0.052
2.5	0.000	0.000	0.000	0.000	0.000	0.000	0.000	0.000	0.000	0.000	0.000	0.000
3.0	0.005	0.008	0.010	0.011	0.012	0.012	0.013	0.013	0.013	0.013	0.013	0.013
4.0	0.027	0.041	0.048	0.052	0.054	0.055	0.055	0.055	0.055	0.056	0.056	0.056
5.0	0.033	0.052	0.063	0.070	0.073	0.076	0.077	0.078	0.078	0.078	0.078	0.079
6.0	0.030	0.051	0.064	0.073	0.079	0.083	0.086	0.087	0.089	0.089	0.090	0.090
7.0	0.031	0.053	0.068	0.079	0.086	0.091	0.095	0.097	0.099	0.100	0.101	0.101
8.0	0.033	0.056	0.072	0.084	0.092	0.098	0.103	0.106	0.108	0.109	0.111	0.111
9.0	0.033	0.058	0.076	0.088	0.098	0.105	0.110	0.113	0.116	0.118	0.119	0.120
10.0	0.035	0.061	0.080	0.094	0.104	0.111	0.117	0.121	0.124	0.126	0.128	0.129
11.0	0.036	0.062	0.083	0.097	0.108	0.117	0.124	0.130	0.131	0.133	0.135	0.136
12.0	0.037	0.064	0.085	0.101	0.113	0.122	0.128	0.133	0.138	0.140	0.142	0.144
13.0	0.037	0.066	0.087	0.104	0.116	0.126	0.133	0.139	0.143	0.146	0.149	0.151
14.0	0.038	0.067	0.090	0.107	0.120	0.130	0.138	0.144	0.149	0.153	0.155	0.157
15.0	0.040	0.070	0.094	0.112	0.126	0.137	0.145	0.151	0.156	0.160	0.163	0.165
16.0	0.040	0.071	0.095	0.113	0.128	0.139	0.148	0.155	0.162	0.164	0.170	0.169
17.0	0.040	0.071	0.095	0.115	0.130	0.141	0.150	0.158	0.164	0.168	0.171	0.174
18.0	0.041	0.071	0.094	0.113	0.128	0.141	0.150	0.158	0.164	0.169	0.173	0.176
19.0	0.041	0.073	0.099	0.119	0.135	0.148	0.158	0.166	0.172	0.177	0.181	0.184
20.0	0.041	0.073	0.099	0.119	0.136	0.149	0.159	0.167	0.174	0.179	0.183	0.186
22.0	0.041	0.073	0.099	0.121	0.137	0.151	0.162	0.171	0.178	0.184	0.188	0.192
24.0	0.040	0.073	0.099	0.120	0.138	0.152	0.164	0.173	0.181	0.187	0.192	0.196
26.0	0.039	0.091	0.098	0.119	0.137	0.152	0.164	0.174	0.181	0.188	0.194	0.198
28.0	0.039	0.071	0.097	0.119	0.137	0.152	0.165	0.175	0.183	0.190	0.196	0.201
30.0	0.037	0.068	0.094	0.115	0.133	0.148	0.161	0.171	0.180	0.187	0.193	0.198

표 25 장방형조사면과 같은 심부선량백분율을 내는 원형조사면의 직경

단 축 (cm)	장 측(cm)																								
	1	2	3	4	5	6	7	8	9	10	11	12	13	14	15	16	17	18	19	20	22	24	26	28	30
1	1.1																								
2	1.5	2.2																							
3	1.8	2.7	3.4																						
4	1.9	3.0	3.9	4.5																					
5	2.1	3.3	4.2	5.0	5.6																				
6	2.2	3.5	4.6	5.4	6.1	6.7																			
7	2.3	3.7	4.8	5.7	6.5	7.2	7.8																		
8	2.3	3.8	5.0	6.0	6.9	7.7	8.4	8.9																	
9	2.4	3.9	5.2	6.3	7.2	8.1	8.8	9.5	10.1																
10	2.4	4.0	5.4	6.5	7.5	8.4	9.2	9.9	10.6	11.2															
11	2.5	4.1	5.5	6.7	7.7	8.7	9.6	10.3	11.1	11.7	12.3														
12	2.5	4.2	5.6	6.8	7.9	8.9	9.9	10.7	11.5	12.2	12.8	13.4													
13	2.5	4.2	5.7	6.9	8.1	9.2	10.1	11.0	11.8	12.6	13.3	13.9	14.5												
14	2.5	4.3	5.8	7.1	8.3	9.3	10.4	11.3	12.2	13.0	13.7	14.4	15.0	15.6											
15	2.5	4.4	5.8	7.2	8.4	9.5	10.6	11.5	12.4	13.3	14.1	14.8	15.5	16.1	16.7										
16	2.6	4.4	5.9	7.3	8.5	9.7	10.7	11.8	12.7	13.6	14.4	15.2	15.9	16.6	17.2	17.8									
17	2.6	4.4	5.9	7.3	8.6	9.8	10.9	11.9	12.9	13.9	14.7	15.6	16.3	17.0	17.7	18.3	18.9								
18	2.6	4.4	6.0	7.4	8.7	9.9	11.0	12.1	13.1	14.1	15.0	15.9	16.7	17.4	18.1	18.8	19.4	20.0							
19	2.6	4.5	6.0	7.4	8.8	10.0	11.2	12.3	13.3	14.3	15.3	16.2	17.0	17.8	18.5	19.3	19.4	20.5	21.1						
20	2.6	4.5	6.1	7.5	8.8	10.1	11.3	12.4	13.5	14.5	15.5	16.4	17.3	18.1	18.9	19.7	20.4	21.0	21.6	22.2					
22	2.6	4.5	6.1	7.6	8.9	10.2	11.5	12.6	13.7	14.8	15.8	16.8	17.8	18.7	19.5	20.3	21.1	21.9	22.6	23.2	24.4				
24	2.6	4.5	6.2	7.6	9.0	10.3	11.6	12.8	13.9	15.0	16.1	17.2	18.2	19.1	20.0	20.9	21.7	22.6	23.3	24.1	25.4	26.6			
26	2.6	4.5	6.2	7.7	9.1	10.4	11.7	12.9	14.1	15.2	16.4	17.4	18.5	19.4	20.4	21.4	22.3	23.1	24.0	24.8	26.2	27.6	28.7		
28	2.7	4.6	6.2	7.7	9.1	10.5	11.8	13.0	14.2	15.4	16.5	17.6	18.7	19.7	20.8	21.7	22.7	23.6	24.5	25.4	27.0	28.4	29.8	30.9	
30	2.7	4.6	6.2	7.7	9.2	10.5	11.8	13.1	14.3	15.5	16.7	17.8	18.9	20.0	21.0	22.0	23.0	24.0	24.9	25.8	27.6	29.2	30.6	31.9	33.1

표 26 장방형조사면과 같은 심부선량백분율을 내는 정방형조사면

단 축 (cm)	장 축(cm)																								
	1	2	3	4	5	6	7	8	9	10	11	12	13	14	15	16	17	18	19	20	22	24	26	28	30
1	1.0																								
2	1.4	2.0																							
3	1.6	2.4	3.0																						
4	1.7	2.7	3.4	4.0																					
5	1.8	3.0	3.8	4.5	5.0																				
6	1.9	3.1	4.1	4.8	5.5	6.0																			
7	2.0	3.3	4.3	5.1	5.8	6.5	7.0																		
8	2.1	3.4	4.5	5.4	6.2	6.9	7.5	8.0																	
9	2.1	3.5	4.6	5.6	6.5	7.2	7.9	8.5	9.0																
10	2.2	3.6	4.8	5.8	6.7	7.5	8.2	8.9	9.5	10.0															
11	2.2	3.7	4.9	5.9	6.9	7.8	8.6	9.3	9.9	10.5	11.0														
12	2.2	3.7	5.0	6.1	7.1	8.0	8.8	9.6	10.3	10.9	11.5	12.0													
13	2.2	3.8	5.1	6.2	7.2	8.2	9.1	9.9	10.6	11.3	11.9	12.5	13.0												
14	2.3	3.8	5.1	6.3	7.4	8.4	9.3	10.1	10.9	11.6	12.3	12.9	13.5	14.0											
15	2.3	3.9	5.2	6.4	7.5	8.5	9.5	10.3	11.2	11.9	12.6	13.3	13.9	14.5	15.0										
16	2.3	3.9	5.2	6.5	7.6	8.6	9.6	10.5	11.4	12.2	13.0	13.7	14.3	14.9	15.5	16.0									
17	2.3	3.9	5.3	6.5	7.7	8.8	9.8	10.7	11.6	12.4	13.2	14.0	14.7	15.3	15.9	16.5	17.0								
18	2.3	4.0	5.3	6.6	7.8	8.9	9.9	10.8	11.8	12.7	13.5	14.3	15.0	15.7	16.3	16.9	17.5	18.0							
19	2.3	4.0	5.4	6.6	7.8	8.9	10.0	11.0	11.9	12.8	13.7	14.5	15.3	16.0	16.7	17.3	17.9	18.5	19.0						
20	2.3	4.0	5.4	6.7	7.9	9.0	10.1	11.1	12.1	13.0	13.9	14.7	15.5	16.3	17.0	17.7	18.3	18.9	19.5	20.0					
22	2.3	4.0	5.5	6.8	8.0	9.1	10.3	11.3	12.3	13.3	14.2	15.1	16.0	16.8	17.6	18.3	19.0	19.7	20.3	20.9	22.0				
24	2.4	4.1	5.5	6.8	8.1	9.2	10.4	11.5	12.5	13.5	14.5	15.4	16.3	17.2	18.0	18.8	19.6	20.3	21.0	21.7	22.9	24.0			
26	2.4	4.1	5.5	6.9	8.1	9.3	10.5	11.6	12.6	13.7	14.7	15.7	16.6	17.5	18.4	19.2	20.1	20.9	21.6	22.4	23.7	24.9	25.0		
28	2.4	4.1	5.6	6.9	8.2	9.4	10.5	11.7	12.8	13.8	14.8	15.9	16.8	17.8	18.7	19.6	20.5	21.3	22.1	22.9	24.4	25.7	27.0	28.0	
30	2.4	4.1	5.6	6.9	8.2	9.4	10.6	11.7	12.8	13.9	15.0	16.0	17.0	18.0	18.9	19.9	20.8	21.7	22.5	23.3	24.9	26.4	27.7	29.0	30.0

찾아보기

(ㄱ)
가속관 113
가속부 112
간접 전리방사선 158
간접작용 49
감마나이프 35, 104, 472
감약곡선 161
강내 조사 34, 455
강내치료 431
거리역자승법 281
겐트리 508, 510
결합 에너지 152
고 LET 방사선 50, 59
고 에너지 엑스선 62, 111
고속 하전 입자선 71
고식적 치료 30
고정조사법 243
고주전자기파 109
고주파 발진부 110
고주파 증폭기 110
고주파 110
고체팬텀 168, 172, 184
골반 377
공간적 선량분포 61
공기 커마 교정계수 198
공기등가물질 177, 179
공기흡수 교정계수 198
공동 179, 224
공중선량 212
공진공동 121
과치사효과 72
관내조사 34, 457
광 조사면 512
광거리 지시기 509
광자선 에너지 252
광자스펙트럼 166
광전효과 152
광중성자 155
광핵반응 155
교란계수 196
교란보정계수 195, 202, 275
교류자장 123
교번자계 123
교정계수 198
교정깊이 202
국소 온열요법 81
국소요법 27
국제표준기구 497
궤도전자 152
그랜쯔선치료 장치 94
극성효과 198, 205, 275
근접치료 431
근치적 방사선 치료 31
근치적 치료 30
기계적 허용오차 518
기압 203
기하학적 반음영 103, 247
기하학적 변수 503
기하학적 조사면 247
기하학적본영 247

(ㄴ)
내시경 검사 22
내용선량 69, 404
내차폐 297
뇌 340
뇌종양 340
뇌척수막 341
뇌하수체 선종 347
누설 선량률 99
누설선량 116

(ㄷ)
다단 콜리메이터 101
다리고정장치 333
다엽콜리메이터 36, 119, 335
다중 산란 266
다형성 신경교아종 343
체표 윤곽도 324
대칭도 118
대향 2문조사 251, 350
도넛관 124
도파관 111
돌연변이 19
두경부 349
등선량곡선 시프트법 229
등선량곡선 이동법 227
등선량곡선 104
등선량분포곡선 245
디지털 방사선영상 317
딸 핵종 432

(ㄹ)
라듐 관 434
라듐 침 434
라듐 24, 432
라드 160
라디오파 가온 81
레디오그래픽 필름 183
레디오크로믹 필름 183
렌트겐 23
림프성 전이 47
릿지필터 77

(ㅁ)
마그네트론 110
마리 큐리 24
마이크로트론 120

마이크로파 가온 82
만발장해 66
맨틀 조사법 365
머리 고정기구 327, 333
면역요법 88
모니터유니트 199
모스펫 169, 187
모의선원 455
모의치료 309
모의치료촬영 310
모의치료촬영실 314
모의치료촬영장치 310
무산소 상태 52
물 등가깊이 277
물 팬텀 168, 200
물등가 물질 177
미분화암 43
미소전류계 203
밀도 170
밀도효과 265
밀봉선원 431, 432

(ㅂ)
반데·그라프 가속기 131
반가층 95, 162, 333
반감기 432
반도전자 175
반도체 검출기 185
반음영 96, 335
방사구 95
방사능 오염 451
방사능 432
방사선 감수성 43
방사선 장해 65
방사선 조사면 512
방사선량 155
방사선차폐물 333
방사선치료 44, 88
방사선치료계획 385
방사성동위원소 원격치료 장치 96
방사손실 175
방어제 56
배가시간 45
범위 보상체 142
β 입자 97
베릴늄 타겟 73
베릴늄 73
베릴륨창 95
베타트론 122
벨크로 329
변환계수 195
병기 분류 47
병기 22, 30
병변추적 장치 126
보상필터 146, 234, 470
보일-샤르의 법칙 204
보정 170, 224
보정계수 147, 198
복합여과판 96
볼루스 147
부정형 조사면 215
분극 265
분열기 47
분할 정위방사선 치료 35
분할조사 60
분할조사법 62
분할회수 63
붕괴 432
브래그 피크 71, 137
브레그·그레이 166
비밀봉 소선원요법 34
비방사능 96
비상피성 조직 43
비스무스 186
비인두 455
비탄성충돌 263
빌드업 154
빔 모델링 394
빔데이터 389
빔의 선량비중 407

(ㅅ)
사 조사법 355
4차원 방사선치료 476, 480
4R 58
사이버나이프 35, 125, 472
사이클로트론 73, 132
산란-공기중 선량비 215
산란광자 154
산란박 117
산란전자 175
산란체 141
산란-최대선량 비 221
산란판 301, 470
산소 분압 53
산소효과 52
산소효과비 61, 71
3문조사법 253
3중수소 137
3차원 보상필터 235
3차원 선량계획 311
3차원 입체조형 방사선치료 35, 400
상대저지능비 166
상피내암 46
상피성 조직 43
생물 등효과 선량 68
생물학적 효과비 59
생존곡선 50
생존확률 51
서혜부 림프절 371
선 감약 계수 160
선 선원 438
선 에너지 전달계수 49
선량 증가 두겁 179, 181
선량계측사 388
선량교정 178
선량단위 118
선량률 118
선량보강 147
선량분포 보정기구 146
선량분포 169
선량비 253
선량-체적 분석 400
선량-체적 히스토그램 409
선량측정 503

선량프로파일 392
선량효과 62
선량-흑화도 곡선 184
선속 160
선속의 평탄도 118
선속저지체 102
선암 43
선원용기 99
선원-측정기 203
선원크기 103
선원-피부간거리 209
선형가속기 109
성상세포종 343
세기조절방사선치료 36, 38, 474, 521
세기변조 회전치료 475
세포 41
세포분열 47
세포사 50
세포생존율 51
세포주기 47
소멸방사선 155
속 중성자선 136
스나우트 141
스캐너 184
스템효과 204
시간선량조사횟수 70
시간적 선량분포 61
시스테아민 56
시스테인 56
식도암 354
신경교종 343
신생물 41
실시간 환자호흡 추적장치 477
실효 점선원 281
실효감약법 226
실효원자번호 170
심부선량백분율 284
심부선량 62
심부선량곡선 74
심부선량백분율 209
심부선량분포 209
심부치료장치 31, 95
십자화 조사법 378
싱크로트론 135
쐐기 등선량각 250
쐐기 필터 보정 230
쐐기 필터 보정계수 230
쐐기필터 146, 250

(ㅇ)

아치사장해 회복 57, 58
아치사장해 51
아크릴 170
악성종양 15, 16, 41
γ선 49
알루미늄 여과판 95
α 49
α선 49
암 15, 41
암세포 19
암종 15, 43
액와 361
양성자 가속기 137
양성종양 16, 41
양자 123
양자선 71, 74
양전극 180
어깨 폭 51
에너지 감쇠기 139
에너지 보존법칙 153
에너지 선택 시스템 137
에너지 손실률 264
에너지 유량 156
에너지유량률 156
X선 상대선량 285
X선 오염 287
X선 출력선량측정 511
여과판 74, 96
여기상태 152
여자 코일 124
여자용 전원 123
역 Y자 조사법 371
역 치료계획 522
연부조직 166
열 감수성 78
열 내성 78
열형광선량계 169, 188
열효과비 62
염색체 49
영구 삽입 437
영구자입 437, 451
영상감지기 127
영상유도방사선치료 401, 477
영상증배관 317
50% 흡수선량 깊이 286
5-요오드데옥시우리딘 56
오보이드 455
오제효과 153
온도효과 54
온열요법 78
온열요법의 치료가능 79
고식적(완화목적) 방사선 치료 31
외과적 수술요법 44
외삽전리함 181
외차폐 297
외측 질원개 455
용적선량 311
우라늄 24
운동조사법 243
원격후장전 456
원격후장전 시스템 459
원격 후장전법 34
원격 후장전치료 458, 461
원격전이 47
원격조종장치 314
원격치료장치 93
원발병소 46
원자번호 165
원자핵 152
원통형 전리함 118, 178, 180
원통형 조리개 143
원형 조리개 126
월간 검사 526
유도가온 81
유도관 121

유량 155
유량률 155
유방 359
유역치선량 51
유효원자번호 173, 179
유효측정 203
유효측정점 198
^{60}Co 밀봉소선원 105
육종 15, 43
의학물리학자 387
2차 전자평형 175, 212
2차전자 스펙트럼 166
2차전자 49, 152, 174
이문조사법 251
이온 선량계 118
이온 원 139
이온 재결합 199, 276
이온쌍 157, 190
이온펌프 114
전리함 벽 180
전리함 169
이중촬영 339
인공방사성동위원소 431, 436
인체팬텀 174
^{137}Cs 원격치료 장치 104
1문조사 321
1문조사법 245
1차선 209
일시자입 451
임상적 표적 용적 239
입사각 291
입사광자 152
입자가속장치 109
입체적 세기조절 회전 방사선치료 478
입체조형치료 35

(ㅈ)

자궁내막 455
자기이력 효과 206
자동위치 시스템 105
자유공기 전리함 177
자유전자 153
잠재적 치사장해 회복 58
장방형 조사면 215
재결합 보정계수 205
재결합 205
재분배 58
재산소화 58
재증식 58
재현성 503
저 LET 방사선 49, 50
저산소분압 53
저용융점납합금 335
저지능 166, 265
적합성 505
전 뇌조사 341
전 치료일수 68
전달부 139
전도대 186
전리 152
전리방사선 49
전면쇄골상 361
전산화 단층모의치료촬영 311
전신 조사법 301
전신온열요법 88
전신요법 27
전신조사 469
전이 16, 41
전이성 뇌종양 341
전자 산란 266
전자 상호작용 263
전자 유량계수 275
전자 112, 174
전자밀도 173, 225, 310, 396
전자석 철심 133
전자석 코일 133
전자석 124
전자선 스펙트럼 267
전자선 조사통 143
전자선 출력선량 측정 511
전자선 콘 297
전자선 62, 262
전자선의 흡수선량 측정 271
전자선치료 262
전자쌍생성 154
전자오염 203
전자유량 보정계수 274
전자총 112
전자파 84
전후 대향 2문조사 355
접선조사 359
절대선량 169
접선조사법 362
점 선원 438
점막내암 46
정공 186
정도관리 521, 522
정방형 조사면 215
정상세포 168
정상조직 선량반응 169
정상조직 310
정상조직의 RBE 60
정상조직의 내용선량 61
정위방사선수술 143
정위적 방사선수술 35, 104, 471
정위적 체부 방사선치료 474
정재파형 가속관 113
제동X선 152
제어장치 102
조기반응 65
조기장해 66
조리개 96, 100, 119
조사 head 116
조사기간(일) 69
조사면 크기 지시기 509
조사면 표시등 317
조사면 표시장치 119
조사면 허용오차 518
조사면 확인 촬영 476
조사면 확인기구 149
조사면 100
조사면계수 235
조사선량 157, 190
조사용기 98
조사용적 240

조정제어기 118, 119
조종실 314
조직 검사 22
조직-공기중 선량비 213
조직내 조사 34, 456
조직내치료 431
조직-최대선량 비 219
조직-팬텀선량 비 220
종양 치사선량 59
종양 치유선량 168
종양 16, 41
종양세포 53, 168
종양의 RBE 60
종양조직 310
좌우 쇄골 상 림프절 조사 351
중성자 발생장치 136
중성자선 73
중심 십자선 509
중양자 73, 134
중이온 입자선 77
중이온치료 장치 143
중입자 가속장치 132
중추신경계 343
증감제 56
증식 41
지두형 전리함 177
직장 455
직접작용 49
진동자 84
진자조사 236
진행파형 가속관 113
질 보장 497, 502
질 455
질량 감약계수 162
질량 에너지전달계수 165
질량 에너지흡수계수 165
질량 저지능 166, 193, 265
집속부 114
집적선량 118
집전극 180

(ㅊ)
차폐블록 143, 146
차폐용기 125
차폐체 141
처방선량 404
척추와 사지 381
체관내치료 431
체외 방사선조사 31
체표 윤곽도 제작기구 324
체표윤곽도 238, 323, 324
초고압치료 장치 96
초음파 가온 84
초점-회전축간거리 209
총 선감약계수 163
총 종양 용적 239
최대 비정 269, 286
최대 에너지 267
최대 표적(흡수)선량 241
최대 흡수선량 깊이 286
최대-산란계수 214
최대선량점 176
최대장해선량 66
최대흡수선량 깊이 209
최빈 에너지 267
최소 표적(흡수)선량 241
최소에너지 154
최소장해 내용선량 404
최소장해선량 66
축소조사법 342
축외 선량비 223
출력선량 198
출입문 안전장치 514
충돌 손실 265
충돌방지장치 503, 512
충만대 186, 188
충전가온 81
측방산란 74, 199, 209, 291
측정 167
측정기 168
치료 테이블 회전 510
치료 테이블 103
치료 효과개선비 60
치료가능비 61
치료계획 표적 용적 240
치료부 139
치료용적 239, 240, 400
치료제어 시스템 128
침 432
침윤 16
침윤성 성장 41

(ㅋ)
카세트 홀더 317
커마 158
코발트-60 원격치료 장치 97
코발트그램 339
콜리메이터 각도지시기 508
콜리메이터 산란계수 217
콜리메이터 헬멧 시스템 105
콜리메이터 회전 509
콜리메이터-팬텀 산란계수 218
콤프톤효과 153
쿨롱력 175
크라이스트론 110
크룩스관 23
클락슨법 221

(ㅌ)
타겟 117
탄성충돌 263
텅스텐 합금 117
텐덤 455
토모테라피 128
투과 전리함 182
특성X선 152

(ㅍ)
π 중간자선 71
팬텀 산란계수 217
팬텀 168, 170, 199
펄스 방사선 271
펄스 전원 111
펄스발생장치 124

펄스변조기 111
편평상피암 43
편향전자석 116
평균 광자에너지 96
평균 수명시간 451
평균 표적(흡수)선량 242
평균수명 451
평균시간 451
평균에너지 166, 267, 269
평균저지능비 166
평탄도 512
평행평판형 전리함 118, 181
폴로늄 24
폴리스틸렌 172, 184, 200
폴리스틸렌팬텀 201
표면 주형치료 454
표면 흡수선량 286
표면조사 431
표면치료 장치 31, 94
표적 109
표적장기 310
표준선량계 177
품질검사 503
품질관리 503
품질보증 502
프라스틱팬텀 201
피리미딘인 5-브로모데옥시우리딘 56
피부보호 효과 234, 286
피부선량 62, 96
피에르 큐리 24
필라멘트 113
필러 124, 125
필름법 246
필름현상실 314

(ㅎ)

하키스틱 359
할로겐화 184
핫 스팟 251
핵반응 97, 137
헨리 베크렐 24
헬멧 조사법 342
혈관종 28
혈행성 전이 47
호치킨스병 365
호흡동조 방사선치료 401, 476
호흡조절시스템 477
호흡추적 장치 127
화질관리 518
화학요법 44, 88
확장된 SSD 469
환자 감시장치 503, 512
환자 고정기구 148
회전각도 257
회전조사 236
회전중심점 116
회전중심축 검사 509
회전지지 장치 119
후방산란 297
후방산란계수 211
후방산란선 212
흉부 354
흑화도 184
흡수계수법 280
흡수계수비 194
흡수선량 159, 190, 212

(A)

A(area)/P(perimeter) 216
A, B point 455
AAPM TG40 520
AAPM 498
ABC 477
absorbed dose 159
absorption coefficient method 280
absorption equivalent thickness method 278
accelerating tube 113
acceptance test 504
acceptance testing program 394
accessory mount 317
AET 278
air absorbed dose 212
air equivalent material 179
air gap 229, 322
air gap 281, 283
AJCC 30
Al filter 95
Al+Cu+Sn 96
Al+Cu 96
Alpha cradle 331
american college of radiology 499
Amorphous silicon 317
analytical anisotropic algorithm (AAA) 389
annealing 189
annihilation radiation 155
anthropomorphic phantom 174
applicator 84
applicator 85
Aquaplast 331
artificial breathing control 477
ATP 394
Au-198 437
Auger effect 153
automatic positioning system 105
average life 451
average time 451
AVF cyclotron 134

(B)

backscatter factor 211
Batho 227
beam flattening filter 117
beam profile 246
beam spoiler 470
beam stopper 102
beam transfer 139
beam weight 253
beamlet 401, 523
Belly board 333
bending magnet 116
benign tumor 16, 41

bequerrel 432
Bergonie-Tribondeau 47
betatron 122
binary multileaf 130
biological isoeffect dose 68
bite block 329
body contour 238
bolus 147, 233
booster therapy 340
Boyle-Chales 204
Bq 432
brachytherapy 431
bragg peak 137
Bragg-Gray 166, 179, 192
bragg-peak 71
brain 340
breast board 332
breast 359
bremsstrahlung X-rays 152
BSF 211
BUdR 56
build up cap 179, 181
build up 176
build up 147, 154, 176
build-down 170
buncher part 114
buncher 110

(C)

CA 322
calibration depth 202
caliper 325
cancer 41
capacitive coupling heating 81
carcinoma 15, 43
cell cycle 47
cell 41
cesium-137 teletherapy unit 104
characteristic X-rays 152
chemotherapy 88
chromoradiometer 25
Ci 432
Clarkson method 221
clinical target volume 239
Co-60 96, 437
coefficient of equivalent thickness 280
collimator angle indicator 508
collimator phantom scatter factor 218
collimator rotation 509
collimator scatter factor 217
collimator 96, 100, 119, 322
compensating filter 146, 234, 470
compton effect 153
cone beam 340
cone 95
contamination 287
control box 118
control units 119
correction 170
couch 315
coulomb force 175
critical organ 63, 240
crookes tube 23
cross hair line 509
Cs-137 96, 436
CT number 225, 310
CTV 239, 398
curative radiation therapy 31
cyber knife 125
cyclotron 132

(D)

D0 51
DAN 합성기 47
de Qing 112
decay 432
Dee 133
deflection tube 121
deflector 134
deuterones 134
dicom 411
Digital Reconstruction Radiography 310, 312
diode detector 185
distant metastasis 47
divergent block(custom) 337
DNA 49
dose volume histogram 400, 409
dose weight 407
dosimetric performance 503
doughnut tube 124
Dq 51
DRR 310, 312
D · T Generator 137
dual photon beam 111
dummy source 455
DVH 409
dynamic wedge 232

(E)

EDW 232
effective point source 281
electrometer 203
electron cone 143
electron contamination 203
electron gun 112
electron interactions 263
electron scattering 266
Electronic Portal Imaging Devices 339
Elkind 57
energy fluence 156
enhanced dynamic wedge 232
EPID 339
equivalent square area 322
exposure 157
external irradiation 31
extrapolation chamber 181

(F)

factor 98
fall−off 341
farmer type ionization chamber 178, 180
FFD 322

field size factor 235
field size indicator 509
field size 100, 322
filler 124, 125
flatness 512
fluence factor 277
fluence 155
front pointer 509
FSRT 143

(G)
gamma factor 98
gamma function test 524
gamma knife 104
gantry angle 322
gantry 119, 317
gap 322, 345
geometrical parameters 503
glioma 343
gold marker 125
grenz-ray unit 94
gross tumor volume 239
GTV 239

(H)
half value layer 162, 333
hard(physical) wedge 231
head & neck 349
head pillow 327
heat sensitivity 54
heavy ion particle 77
heavy-ion generator 143
Henri Becquerel 24
high-frequency electromagnetic waves 109
hinge angle 232
hockey-stick 359
Hodgkin' s disease 365
horn 249
hot spot 241, 251
Hounsfield Unit 396
housing 98
hyperthermia therapeutic ratio 79
hysteresis effect 206

(I)
I-125 437
I-131 438
ICRU 33, 50, 62, 157, 397, 498
IGRT 401, 477
image guided radiation therapy 401, 477
image intensifier tube 317
immuno-therapy 88
IMRT QA 521
IMRT 474
independent jaw 119
individual wedge system 231
inductive heating 81
integrated dose 118
intensity modulated radiation therapy 474
internal mammary nodes 359
International Commission on Radiation Units 397
interstitial radiotherapy 431, 456
intracavitary radiotherapy 431, 455
intrafield distance 322
intralumiual radiotherapy 431, 457
invasion 16
inverse treatment planning 522
inverted-Y field technique 371
ion pump 114
ion recombination correction factor 205
ion source 139
ionization chamber 118, 169
ionization 152
Ir-192 437
irradiated volume 240
ISO 497
isocenter 116, 311
isodose curve 104, 245
ITV 399
IUdR 56
IV 240

(J)
Jaw 510

(K)
keloid 28
KERMA 158
kilovoltage units 94
kinetic energy released per unit mass in the medium 158
klystron 110
KV X선 장치 94, 476

(L)
laser 314
leakage 203
LET 49
L-gram 476
life time 451
light localizer system 119
Linac 109
Linacgram 339
linear accelerator 109
linear attenuation coefficient 160
Linear Energy Transfer 49
lipowitz metal 335
lumpectomy 359

(M)
M(metastasis) 46
magnetic field 133
magnetron 110
malignant tumor 16, 41
Manchester법 440, 455
mantle technique 365
mass attenuation coefficient 162
mass energy transfer coefficient 165

mass stopping power 265
maximum energy 267
Mayneord F factor 211
mean energy 267
measurement 397
mechanical accuracy 508
mechanical 503
metal oxide semiconductors-field effect transistors 169, 187
metastasis 16, 41
Mev green 331
microtron 120
microwave heating 82
microwave network 110
mix Dp 184
MLC QA 526
MLC 119, 335
modifier 235
modulator 318
mold 34
monitor unit 118, 322, 392
MOSFET 169, 187
most probable energy 267
MU 118, 235, 322, 392
multileaf collimator 119, 335
multiple scattering 266
multi-target 50
MVCT detector 131
MVCT 130

(N)

N(node) 46
needle 432
neoplasia 15, 41
neutron beam 73
neutron production machine 136
nominal standard dose 68
non-coplanar 400
normal tissue complication probability 169, 405
nozzle 140
NSD 68
NTCP 169, 405
n형 186

(O)

OAR 223, 240
OBI 477
oblique technique 355
ODI 509
OER 61, 71
off - axis ratio 223
optical distance indicator 509
organs at risk 240
orthogonal imaging method 453
orthovoltage unit 95
output 198
over kill effect 72
ovoid 455
oxygen effect 52
oxygen enhancement ratio 61, 71

(P)

P-32 437
Pa-103 437
PACS 411
pair production 154
palliative radiation therapy 31
para-aortic lymph node 369
parallel plate chamber 181
Paris 450
partial tolerance 69
Paterson-Parker 445
PDD 209
peak-scatter factor 214
Peirre Currie 24
pelvis 377
pencil beam convolution 389
pencil beam 117, 291
pendant switch 318
penumbra 103
percentage depth dose 209
permanent implant 437, 451
perturbation correction factor 196
phantom scatter factor 217
phantom 199
photoelectric effect 152
photo - nuclear reaction 155
Picture Achieving Communication System 411
pituitary adenoma 347
Planning organ at risk volumes(PRV) 400
planning target volume 240
plaque 432
PLD 58
PMMA 169
point dose measurement 524
polarity effect 198, 205, 275
polarization 265
pole 124
polonium 24
polyp 28
primary tumor 46
probe 81
productive maintenance 504
proton beam 74
proton generator 137
proton 123
PSF 214
PT 69
PTV 240, 399

(Q)

QA 프로그램 498, 500
QA 497
quality assurance 497, 502
quality control 503
quality system 503
quasithreshold dose 51
Quimby 441

(R)

R&V 412
Ra-226 96
radiation loss 175
radiation losses 265
radioactivity 432
radio-frequency 81
radiographic 183
radioprotectors 56
radiosensitizers 56
radiotherapy 88
radium needle 434
radium tube 434
radium 24, 432
radon gas 436
range compensator 142
rate of energy loss 264
RBE 59
real-time position management 477
reassortment 58
rebuild-up 170
recovery 58
recurrence 47
regional node 47
regular part 114
relative biological effectiveness 59
relative stopping power ratio 166
reliability 503
remote afterloading system 34, 458, 461
reoxygenation 53, 58
repair of potentially lethal damage 58
repair 58
repopulation 58
reproducibility 503
resonance cavity 121
respiration gated radiation therapy 401, 476
RGRT 476
ridge filter 74, 77
robotic arm 126
RPM 477

(S)

SAD factor 236
SAD 209, 322
SAD법 236, 321
SAR 215
sarcoma 15, 43
SBRT 474
scatter air ratio 215
scatter maximum ratio 221
scatter 141
scattering foil 117
SCD 103
SCL 351
seed 432
serial organ 400
shadow tray 233, 337
shielding block 141, 146
shielding container 125
shutter 100
SH 56
single-target 50
skin sparing effect 234, 286
sliding window 523
SMR 221
snout 141
source axis distance 209, 236
source capsule 99
source collimator distance 103
source container 98
source skin distance 209, 235
source to axis distance 322
source-skin distance 100
specific activity 96
spirit level 508
SRS 471
SSD factor 235
SSD 100, 103, 209
SSD법 229, 235, 321
staging 22
stand 317
Stanford 301
stem effect 204
step and shoot 523
stereo-shift 453
stereotactic body radio therapy 474
stereotactic radio surgery 35, 104, 471
stopping power 166, 265
straight-cut block 337
sublethal damage repair 57
sublethal damage 51
superficial unit 94
supervoltage unit 96
supra clavicular lymph node 351
surface absorbed dose 212, 286
surface application 431
surface mold brachytherapy 454
swelling 41
synchro cyclotron 135
synchrony respiratory tracking system 127
synchrotron 135

(T)

T(tumor) 46
tabletop to isocenter distance 323
tandem 455
tangential beam 359
TAR 213
target locating system 126
target surface distance 323
target 109, 117
TAR법 228
TBI 469
TCD95 59
TCP 169
TD5/5 66, 405
TD50/5 66, 405

TDF 70
teleretherapy unit 93
TER 62
TGF 60
therapeutic gain factor 60
therapeutic range 286
therapeutic ratio 61
thermal enhancement ratio 62
thermal sensitivity 78
thermal tolerance 78
thermoluminescent dosimeter 169, 188
thermoplastic mold 331
thimble ionization chamber 178
thoraeus filter 96
thyratron 112
time-dose-fractionation 70
tissue maximum ratio 219
tissue phantom ratio 220
tissue tolerance dose 61
tissue - air ratio 213
TLD 61, 169, 188
TMR 219
TMR법 225
TNM 30, 46
tolerance dose 66
tomotherapy 128
total body irradiation 469
total linear attenuation coefficient 163
total skin electron therapy 301
TPR 220
TR 61
transmission chamber 182
treated volume 240, 400
treatment delivery QA 522
treatment room 139
treatment verification 338
3D conformal radiation therapy 35, 400
3D-CRT 400
trimmer 237
TSD 323
TSET 301
tube 432
tumor control dose 59
tumor control probability 169
tumor doubling time 45
tumor lethal dose 61
tumor 16, 41
TV 240
two opposing fields 251

(U)

UICC 30
ultrasound heating 84
universal wedge system 231

(V)

Vac-Lok 331
vaginal cylinder 456
valence band 188
van de graaff generator 131
verification 339
vertebrae & extremities 381
virtual simulation 338
virtual wedge 232
VMAT 478
volumetric modulated arc therapy 478

(W)

wafer 124
warm-up 203
water equivalent depth 277
wave guide tube 111
wedge angle 232
wedge filter factor 230
wedge filter 146, 250
WHA 117
WHO 497
whole abdomen 372
whole brain 341
wing board 330

(X)

X-ray detector 127

(Y)

yoke 124

방사선 치료학

1998년 3월 10일 초판 발행
2001년 3월 10일 개정 2판 발행
2010년 3월 3일 개정 3판 발행
2012년 9월 7일 개정 4판 발행
2018년 3월 2일 개정 5판 발행
2022년 3월 3일 개정 6판 발행
2024년 8월 10일 개정 6판 2쇄 발행

공 저 김연래 · 이정우 · 나수경 · 민정환
심재구 · 윤일규 · 정진범 · 조정희
박철우 · 김가중 · 김종언 · 강보선
박철수 · 이준행 · 김기복

펴 낸 이 윤 진 영
펴 낸 곳 도서출판 대학서림

03076
서울특별시 종로구 혜화로 2길 8
전화 / (02) 744-2811~3, 763-1220
FAX / (02) 744-1210
등록 / 1965. 1. 20.
번호 / 1-88

ISBN 978-89-6940-278-3 93510
정가 45,000원

저자와의 협의에 의해 인지를 생략합니다.